Matthias Sachsenweger
Augenheilkunde

Die überdurchschnittliche Ausstattung dieses Buches wurde durch die
großzügige Unterstützung der Firma

MLP Marschollek, Lautenschläger & Partner AG
Finanzdienstleistungen

ermöglicht, die sich seit vielen Jahren als Partner des Arztes versteht.

Nähere Informationen siehe hierzu am Ende des Buches.

Duale Reihe

Augenheilkunde

Herausgegeben von Matthias Sachsenweger

unter Mitarbeit von H. Burggraf, V. Klauß, J. Nasemann

376 Abbildungen in 493 Einzeldarstellungen, 60 Tabellen

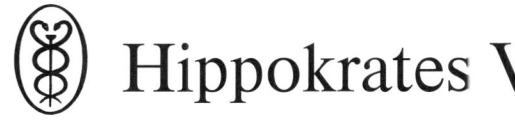 Hippokrates Verlag Stuttgart

Die Deutsche Bibliothek − CIP-Einheitsaufnahme

Augenheilkunde / hrsg. von Matthias Sachsenweger. Unter
Mitarb. von H. Burggraf ... - Stuttgart : Hippokrates-Verl.,
1994
 (Duale Reihe)
 ISBN 3-7773-1078-6
NE: Sachsenweger, Matthias [Hrsg.]; Burggraf, Harald

Anschrift des Bandherausgebers:

Priv.-Doz. Dr. med. Matthias Sachsenweger
Veldener Str. 16a
84036 Landshut

Anschrift der Reihenherausgeber:

Dr. med. Alexander Bob   Dr. med. Konstantin Bob
Weschnitzstraße 4   Weschnitzstraße 4
69469 Weinheim   69469 Weinheim

Studentische Mitarbeiter dieser Auflage:

Holger Baatz, Tübingen
Stephan Dunker, Marburg

Wichtiger Hinweis

Wie jede Wissenschaft ist die Medizin ständigen Entwicklungen unterworfen. For-
schung und klinische Erfahrung erweitern unsere Erkenntnisse, insbesondere was
Behandlung und medikamentöse Therapie anbelangt. Soweit in diesem Werk eine
Dosierung oder eine Applikation erwähnt wird, darf der Leser zwar darauf vertrauen,
daß Autoren, Herausgeber und Verlag große Sorgfalt darauf verwandt haben, daß
diese Angabe dem Wissensstand bei Fertigstellung des Werkes entspricht.
Für Angaben über Dosierungsanweisungen und Applikationsformen kann vom Verlag jedoch keine Gewähr übernommen werden. Jeder Benutzer ist angehalten, durch
sorgfältige Prüfung der Beipackzettel der verwendeten Präparate und gegebenenfalls
nach Konsultation eines Spezialisten festzustellen, ob die dort gegebene Empfeh-
lung für Dosierungen oder die Beachtung von Kontraindikationen gegenüber der
Angabe in diesem Buch abweicht. Eine solche Prüfung ist besonders wichtig bei selten verwendeten Präparaten oder solchen, die neu auf den Markt gebracht worden
sind. Jede Dosierung oder Applikation erfolgt auf eigene Gefahr des Benutzers.
Autoren und Verlag appellieren an jeden Benutzer, ihm etwa auffallende Ungenauig-
keiten dem Verlag mitzuteilen.
Geschützte Warennamen (Warenzeichen) werden nicht besonders kenntlich
gemacht. Aus dem Fehlen eines solchen Hinweises kann also nicht geschlossen werden, daß es sich um einen freien Warennamen handele.

ISBN 3-7773-1078-6

© Hippokrates Verlag GmbH, Stuttgart 1994

Printed in Germany 1994
Satz: Hofacker Digitale Druckvorbereitung, 73614 Schorndorf-Haubersbronn
Druck: W. Kohlhammer, Augsburger Str. 722, 70329 Stuttgart

Inhalt

18 Augenmotilität / Binokularsehen / Schielen,

Autorenverzeichnis

Dr. med. Harald Burggraf, Rentamstr. 7, 85368 Moosburg

Prof. Dr. med. Volker Klauß, Augenklinik der Ludwig-Maximilians-Universität München, Mathildenstr. 8, 80336 München

Priv.-Doz. Dr. med. Joachim Nasemann, Augenklinik der Ludwig-Maximilians-Universität München, Mathildenstraße 8, 80336 München

Priv.-Doz. Dr. med. Matthias Sachsenweger, Veldener Str. 16a, 84036 Landshut

Vorwort

Dieses Buch will entsprechend den Prinzipien der DUALEN REIHE mit einem übersichtlich gegliederten Text und einem effektiven Repetitorium dem Studierenden den Überblick über das Fachgebiet Augenheilkunde sowie die Vorbereitung auf das Examen erleichtern. Es verfolgt das Ziel, das Wesentliche in prägnanter Form als Wissensspeicher darzustellen, überflüssiges Faktenwissen zu vermeiden sowie als Ergänzung der Lehrveranstaltungen, als Basis des Selbststudiums und als nützliche Orientierungshilfe in der Praxis zu dienen.

Die zahlreichen Abbildungen sollen der besseren Anschaulichkeit und als visuelle Gedächtnisstütze dienen; aus didaktischen Gründen wurde dabei der oft instruktiveren, aussagekräftigeren Zeichnung der Vorzug gegenüber der Photographie gegeben. Die künstlerisch anspruchsvollen Zeichnungen wurden von Frau R. Welt-Herschel, Leipzig, und Herrn J. Hormann, Stuttgart, angefertigt. Die photographischen Abbildungen entstammen den Photosammlungen der Universitäts-Augenkliniken München und Leipzig, die computer- bzw. kernspintomographischen Aufnahmen der radiologischen Gemeinschaftspraxis Dr. v. Rottkay, Dr. Kiermayer, Dr. Lössl und Dr. Raum in Landshut. Herr Prof. Bornfeld/Berlin hat für die Kapitel Uvea und Glaskörper einige farbige Diapositive beigesteuert.

Ein besonderer Dank beim Erscheinen dieses Lehrbuches gebührt unseren akademischen Lehrern, den Herren Professoren R. Sachsenweger, O.-E. Lund und H. Sautter †, für das Wecken des Interesses am Fach Augenheilkunde und die solide Ausbildung, unseren Ehefrauen und Kindern wegen ihres Verständnisses für die zeitliche Beanspruchung, den Reihenherausgebern der DUALEN REIHE, den Gebrüdern Drs. Alexander und Konstantin Bob, für die interessante, didaktisch überzeugende Konzeption und dem Verlag für die erfolgreiche Umsetzung und großzügige Ausstattung.

Landshut
im Oktober 1993   *Priv.-Doz. Dr. med. Matthias Sachsenweger*

Vorwort der Reihenherausgeber

Das Fachgebiet Augenheilkunde hat wie alle medizinischen Disziplinen in den vergangenen Jahren einen stürmischen Zuwachs an qualitativ exzellenten, für den Menschen außerordentlich hilfreichen Operationstechniken und Behandlungsverfahren erlebt.

Dieser erfreuliche Wissenszuwachs bedeutet auf der Seite der Patienten eine deutlich verbesserte Behandlung ihrer Erkrankungen. Auf der Seite der Studenten und Ärzte ist jedoch wegen der immensen, mittlerweile fast unüberschaubaren Wissensfülle der vielen medizinischen Fachdisziplinen eine kolossale Energieleistung beim Erlernen der zigtausend einzelnen Parameter, die zum Verständnis der Erkrankungen respektive des Menschen notwendig sind, gefordert.

Aus diesem Grund haben die Reihenherausgeber und der Hippokrates Verlag ein didaktisches Konzept realisiert, welches den Bedürfnissen der Leser und Leserinnen nach möglichst rascher und umfassender Information sehr viel besser entgegenkommt als die bisherigen Bücher. Durch Merkhilfen, tabellarische Zusammenfassungen, Kasuistiken und viele didaktische Elemente ist für die Duale Reihe eine das verständnisvolle Lernen fördernde Struktur entwickelt worden.

Die üppige Ausstattung auch dieses Buches der Dualen Reihe mit Abbildungen und Zeichnungen bei dennoch günstigem Preis war nur durch die Firma MLP als medizinneutralem Sponsor möglich. Besonders durch die vielen eindrucksvollen Farbabbildungen dieses Bandes gelingt das Verstehen der ophthalmologischen Erkrankungen und damit auch das wünschenswerte langfristige Erinnern sehr viel leichter.

Die Doppelnutzbarkeit der Dualen-Reihe-Bände gewährleistet einerseits das schnelle Repetieren zur Prüfungsvorbereitung, andererseits im Lehrbuchteil ein semesterbegleitendes Lesen oder Lernen, aber auch das Nachschlagen bzw. Nachlesen in Klinik und Praxis. Auf eine praxis- bzw. klinikbezogene Ausrichtung der Bände wurde besonders geachtet.

Es ist ein gravierender Irrtum zu glauben, daß das unbefriedigende Lernen mit inhaltlich dürftigen und knappen Repetitorien in den vielen wichtigen vorklinischen und klinischen Fächern das Wissen über die gerade absolvierte Prüfung hinaus konservieren könne. Ein derartiges Lernen führt letztlich zu einem die Patienten gefährdenden Schmalspurwissen. Die Duale Reihe-Bände versuchen hier gegenzusteuern, und die sehr gute Resonanz der bisher erschienenen Bände läßt hoffen, daß dies geglückt ist. Mit dem Konzept der Dualen Reihe-Bücher möchten wir darüber hinaus den Spaß am Erlernen interessanter medizinischer Fachgebiete vergrößern. Verbesserungen sind immer möglich. Um dieses Ziel zu erreichen, ist ein permanenter Dialog zwischen den Leserinnen und Lesern und dem Verlag notwendig. Schreiben Sie uns deshalb bitte Ihre Meinung und Anregungen zu diesem Buch und den anderen Bänden (siehe auch letzte Buchseite).

Die Reihenherausgeber danken Herrn Priv.-Doz. Dr. med. Sachsenweger und seinen Koautoren für die didaktisch hervorragende Umsetzung des Konzeptes. Den Autoren ist es gelungen, dieses anspruchsvolle, klinisch wichtige Fachgebiet durch die interessante und lebendige Darstellung der Erkrankungen sehr gut verständlich zu machen.

Beim Lesen in und Lernen aus diesem Buch wünschen Ihnen die Reihenherausgeber viel Spaß und Erfolg.

Weinheim, im Oktober 1993

Dr. med. Alexander Bob,
Dr. med. Konstantin Bob

Geleitwort

Die **Augenheilkunde** unterscheidet sich in vielerlei Beziehung von anderen medizinischen Fächern. Sie befaßt sich mit einem Organ, in dem auf kleinstem Raum sehr verschiedenartige Gewebe dicht beieinander liegen, das bis zum 6. Lebensjahr und damit zeitiger als irgendein anderer Teil des menschlichen Körpers seine endgültige Größe und Leistungsfähigkeit erreicht hat, dessen Funktionen sich wie die keines anderen Organs äußerst exakt messen lassen und das in der appositionell wachsenden Linse sowie im Glaskörper die ältesten Strukturen eines jeden Organismus aufweist. Verhältnismäßig mühelos lassen sich am Auge auf Grund der Durchsichtigkeit seiner brechenden Medien wichtige klinische und experimentelle Beobachtungen anstellen, wie das kaum anderswo in der Medizin möglich ist. Schon frühzeitig lag für die Ophthalmologie auch bei Routineuntersuchungen die Verwendung vergrößernder Sehhilfen und Spezialmikroskope nahe, und dies war seit etwa 150 Jahren, als die Augenheilkunde ein selbständiges Fach der Medizin zu werden begann, Anlaß zu besonders exaktem Untersuchen und Beobachten, um pathologische Prozesse – auch solche im mikroskopischen Bereich – möglichst frühzeitig zu erkennen.

Zwischen der Augenheilkunde und anderen Fächern der Medizin bestehen zahlreiche enge Verflechtungen, insbesondere mit der Inneren Medizin wegen der Möglichkeit zur Inspektion des Augenhintergrundes bei Gefäßveränderungen und wegen der Augenbeteiligung bei vielen Allgemeinerkrankungen. Nicht geringer sind die Beziehungen zur Neurologie, denn das Auge ist ein vorgeschobener Gehirnteil, der Sehnerv eine Gehirnbahn, und die Hälfte aller Hirnnerven führt ausschließlich oder mittelbar zum Auge. Vielfältige Verbindungen gibt es auch zur Hals-Nasen-Ohrenheilkunde wegen der Orbitanähe der Nebenhöhlen, zur Dermatologie, zur Geburtshilfe, zum Ökologischen Stoffgebiet u.a.m.

Das Auge ist mit einem Gewicht von ca. 7,5 g verhältnismäßig klein, aber um so empfindlicher gegenüber pathologischen Prozessen, nicht minder auch gegenüber falschen oder ungeschickten Manipulationen. Fehldiagnosen und unsachgemäße Behandlung können bereits in sehr kurzer Zeit verheerende Folgen nach sich ziehen; jeder anfänglich harmlos erscheinende, eng begrenzte Krankheitsprozeß vermag schnell wichtige Bereiche des Auges zu erreichen. Das Risiko bei jeder Diagnosestellung und therapeutischen Maßnahme ist am Auge bemerkenswert groß. Die Mikrokonstruktion des Auges und das relativ kleine Organ haben dazu geführt, daß sich die Ophthalmologie sehr frühzeitig der Mikrochirurgie bei Augenoperationen bediente, die eine wesentliche Steigerung der operativen Sicherheit, Leistungsfähigkeit und methodischen Vielfalt brachte.

Die Optik spielt wegen der verschiedenen brechenden Medien des Auges besonders für die Brillenbestimmung, Kontaktlinsenanpassung und Berechnung der Brechkraft intraokularer Linsen eine herausragende Rolle; gleiches gilt für die Physik wegen der Licht- und Farbwahrnehmung.

Das Auge als optischer Analysator nimmt mehr als 80 % aller Informationen des Menschen auf; die Sehobjekte sind die Informationsquellen, das Auge ist der Informationsempfänger, der das Licht über biochemische in bioelektrische Impulse umsetzt, und die okzipitale Sehrinde dient der primären Informationsverarbeitung. Auch Vorstellungs-, Erinnerungs- und Erfahrungsgut des Menschen, seine Denkprozesse, Tätigkeiten und Phantasie beruhen wesentlich auf visuellen Eindrücken.

Das Sehvermögen besitzt eine immense Bedeutung für den Menschen, für seine Aus- und Weiterbildung, seine tägliche Arbeit, seine Leistungen und sein Lebensgefühl. Nicht minder wichtig ist es für jede Gemeinschaft und ihre sozialen Strukturen. Blindsein wird oft bedrükkender empfunden als Siechtum oder Tod. Dies sollte jedem Arzt bewußt sein, wenn er Augenkranken gegenübersteht; bei der Erhaltung des Sehvermögens ist er in eine sehr dringliche Pflicht vor seinem Patienten und der menschlichen Gesellschaft genommen.

Gegenwärtig beträgt die Erblindungsrate global etwa 1 % und betrifft ca. 40 Millionen Menschen. Augenerkrankungen in den Tropen stellen dabei die wichtigsten Erblindungsursachen dar; etwa 80 % der Blinden und Sehschwachen leben in Entwicklungsländern. Die Aussicht, die Zahl und das Leid der Blinden zu reduzieren, wäre groß, wenn es nicht an Ärzten und finanziellen Mitteln mangeln würde. Die erforderlichen Kenntnisse über Prophylaxe und Therapie sind bereits jetzt vorhanden.

Leipzig, im Oktober 1993   *Prof. (em.) Dr. med. Rudolf Sachsenweger*

1 Augapfel (Bulbus oculi)

1.1 Anatomie

In *Abbildung 1* ist ein Längsschnitt durch das Auge, in *Abbildung 2* ein Querschnitt mit Blick von hinten dargestellt. Der etwa 7,5 g schwere Augapfel (Bulbus oculi) liegt geschützt in der knöchernen **Augenhöhle (Orbita)**. Er wird in seiner Lage gehalten von 4 geraden und 2 schrägen Augenmuskeln und dem nasal hinten eintretenden Sehnerv (Nervus opticus). Durch sie erfolgt auch die arterielle und venöse Blutversorgung. Der Bulbus selbst ist von einer sehr lockeren bindegewebigen Hülle, der **Tenonschen Kapsel** umgeben; sie umgibt im vorderen Bereich auch die Augenmuskeln. Der weitere Orbitaraum ist von lockerem Binde- und Fettgewebe ausgefüllt. In ihm verlaufen Nerven und Gefäße. Nach vorn ist die Orbita durch die Bindehaut abgeschlossen. Sie beginnt am inneren Lidrand, geht in der Umschlagfalte auf den Bulbus über und inseriert im Kornearandbereich. Die Lider bilden eine kräftige mechanische Schutzplatte vor Umwelteinflüssen. **Wimpern (Zilien)** und **Augenbrauen (Superzilien)** unterstützen diese Schutzfunktion.

Die sagittale Bulbusachse ist beim Erwachsenen etwa 24 mm lang und beträgt beim Neugeborenen bereits 17 mm.

Zu den Anhangsgebilden **(Adnexe)** gehören die Bindehaut, das Ober- und Unterlid mit Wimpern, die Augenbrauen sowie Lidmuskeln, die Tränendrüse, die ableitenden Tränenwege mit Tränenkanälchen, Tränensack sowie Tränennasengang und die Orbita mit Gefäßen, Nerven, den Augenmuskeln, der Tenonschen Kapsel sowie dem Fettpolster.

1. Augapfel (Bulbus oculi)

1.1 Anatomie

Abb. 1 zeigt einen Längsschnitt, *Abb. 2* einen Querschnitt durch das Auge.
Der Augapfel wird geschützt von **Augenhöhle (Orbita), Wimpern (Zilien) und Augenbrauen (Superzilien)**. Die **Tenonsche Kapsel** umgibt den Bulbus.
Die Bulbuslänge beträgt beim Erwachsener 24, beim Neugeborenen 17 mm.

Die Anhangsgebilde des Bulbus werden **Adnexe** genannt. Zu ihnen gehören: Bindehaut, Lider mit Wimpern, Augenbrauen, Lidmuskeln, Tränendrüse, ableitende Tränenwege sowie Gefäße, Nerven u. Muskeln der Orbita.

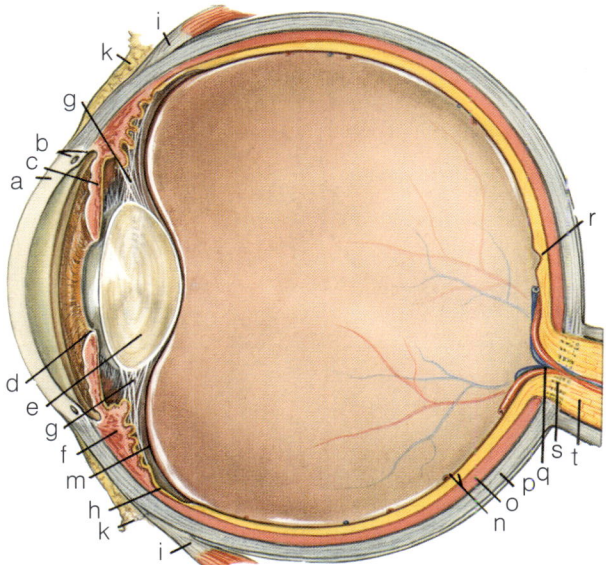

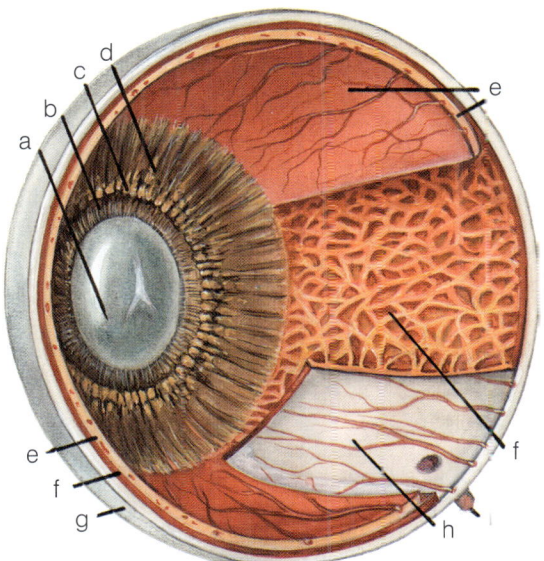

Abb. 1: Längsschnitt durch das Auge. **a** Hornhaut (Kornea); **b** Kammerwinkel mit Schlemmschem Kanal; **c** Regenbogenhaut (Iris) mit radiären und zirkulären Muskelfasern; **d** Pupille; **e** Linse; **f** Ziliarkörper (Corpus ciliare) mit dem M ciliaris; **g** Zonulafasern (Zonula ciliaris, Zonula Zinnii, Aufhängeapparat der Linse); **h** Pars plana der Netzhaut; **i** Augenmuskelansätze; **k** Bindehaut (Konjunktiva); **m** Glaskörpergrenzmembran; **n** Netzhaut (Retina) mit ihren Gefäßen; **o** Aderhaut (Chorioidea); **p** Lederhaut (Sklera); **q** A. et V. centralis retinae; **r** Makula; **s** Lamina cribrosa; **t** Sehnerv (Fasciculus opticus)

Abb. 2: Querschnitt durch das Auge (Blick von hinten). **a** Linse; **b** Zonulafasern (Zonula ciliaris, Zonula Zinnii, Aufhängeapparat der Linse); **c** Ziliarkörperzotten; **d** Ziliarkörper (Corpus ciliare); **e** Netzhaut (Retina); **f** Aderhaut (Chorioidea); **g** und **h** Lederhaut (Sklera); **i** Vortexvene

Das Auge besteht aus 3 Schichten und 3 Räumen *(Syn. 1):* Die derbe, äußere **Tunica fibrosa,** die gefäßreiche **Tunica vasculosa** u. die innere **Tunica nervosa** für die Sinnesfunktionen.

Das Auge besteht aus 3 Schichten und 3 Räumen, die in der *Synopsis 1* dargestellt sind.
● Die äußere Schicht, die **Tunica fibrosa,** stellt eine derbe, widerstandsfähige Schutzhülle dar und besteht aus Lederhaut (Sklera) und Hornhaut (Kornea). Die mittlere, gefäßreiche Schicht,
● die **Tunica vasculosa,** wird von der Gefäß- oder Traubenhaut (Uvea) mit Regenbogenhaut (Iris), dem Ziliarkörper (Corpus ciliare) und der Aderhaut (Chorioidea) gebildet. Ihre Aufgaben bestehen in der Regulierung des Lichteinfalls, der Akkommodation und Produktion von Kammerwasser sowie der Blutversorgung der inneren
● **Tunica nervosa,** der Netzhaut (Retina), die wegen ihrer hochspezialisierten Sinnesfunktionen einen hohen Energiebedarf hat.

Im Augeninneren befinden sich drei Räume: Die **Hinterkammer** liegt hinter, die **Vorderkammer** vor der Linse. Der **Glaskörperraum** nimmt mit fast ²/₃ den größten Anteil am Augeninneren ein.

Im Augeninneren befinden sich drei Räume bzw. Kammern:
● Die hintere Augenkammer **(Hinterkammer)** nimmt das vom Ziliarkörper gebildete Kammerwasser auf, welches durch die Zonulafasern und die Pupille in
● die vordere Augenkammer **(Vorderkammer)** gelangt, um über das Trabekelwerk und den Schlemmschen Kanal in die Kammerwasservenen abzufließen.
● Der **Glaskörperraum** nimmt mit fast ²/₃ den größten Anteil am Augeninneren ein und ist mit dem gelartigen Glaskörper (Corpus vitreum) ausgefüllt.

Synopsis 1: Hüllen und Kammern des Auges. I Tunica fibrosa mit Lederhaut (Sklera) und Hornhaut (Kornea); II Tunica vasculosa mit Gefäß- oder Traubenhaut (Uvea), bestehend aus Regenbogenhaut (Iris), Ziliarkörper (Corpus ciliare) und Aderhaut (Chorioidea); III Tunica nervosa mit Netzhaut (Retina); 1 vordere Augenkammer; 2 hintere Augenkammer; 3 Glaskörperraum

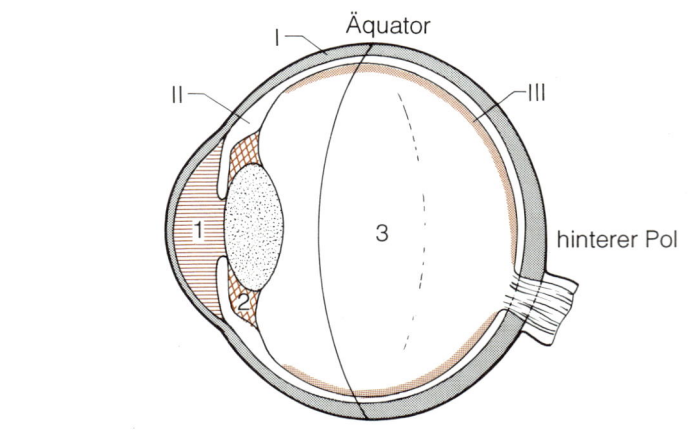

1.2 Embryologie

Zur embryonalen Entwicklung des Auges siehe *Abb. 3 a–h.* Zunächst bilden sich in der ektodermalen Hirnplatte zwei gewulstete **Sehgruben** (a), aus denen sich die **Sehfurchen** u. die **Augenblasen** (b), später **Augenbecher** (c) entwickeln. Das äußere Blatt differenziert sich zum Pigmentepithel, das innere zur Retina (f).

Durch unterschiedliches Wachstum einzelner Wandabschnitte des Augenbechers u. des **Augenbecherstieles** entsteht die **Augenspalte** (d, e, f), die sich in der 4. bis 6. Embryonalwoche schließt.

1.2 Embryologie

Die embryonale Entwicklung des Auges und seiner Anhangsgebilde ist in *Abbildung 3 a–h* dargestellt. Bereits bei einem 2 mm langen Embryo bilden sich in der ektodermalen Hirnplatte zwei flach gewulstete **Sehgruben** (a), aus denen sich die **Sehfurchen** und nach Schließung des Medullarrohres die **Augenblasen** (b) entwickeln. Diese verschieben sich nach lateral, bis sie dem Hautektoderm anliegen. Die dem Hautektoderm anliegende Wand der Augenblase wächst stärker und stülpt damit die Augenblase ein; es entsteht der doppelwandige **Augenbecher** (c). Das äußere Blatt des Augenbechers differenziert sich zum Pigmentepithel, das innere Blatt zur Retina; beide Blätter gehen an der späteren Pupille ineinander über (f).

Durch unterschiedliches Wachstum einzelner Wandabschnitte des **Augenbechers** und des **Augenbecherstieles** entsteht die **Augenspalte** (d, e, f). Wenn sie sich in der 4. bis 6. Embryonalwoche nicht schließt, kommt es zur Entstehung von **Kolobomen.**

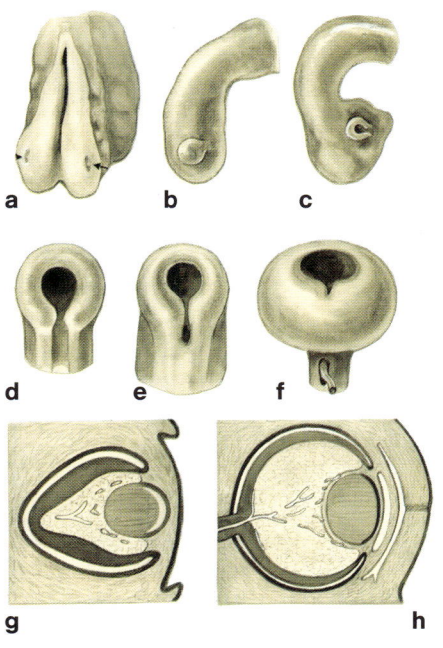

Abb. 3: Embryonale Entwicklung des Auges. **a** gewulstete Sehgruben in der ektodermalen Hirnplatte; **b** Augenblasen nach Schließung des Medullarrohres; **c** Augenbecher; **d** bis **f** unterschiedliches Wachstum einzelner Wandabschnitte, Differenzierung des Augenbechers, des Augenbecherstieles und der Augenspalte; **g** und **h** Eindringen von Mesenchym in die Augenspalte, Differenzierung zur A. hyaloidea und zum Glaskörper, Verdickung des Hautektoderms über der Linsenplatte und Differenzierung zur Linsengrube und Linsenblase

In die Augenspalte dringt Mesenchym ein, das sich im Glaskörperraum zur A. hyaloidea differenziert (g, h). Der durch die A. hyaloidea gebildete **primäre, vaskularisierte Glaskörper** wird während der Rückbildung des Gefäßes durch den **sekundären, avaskulären Glaskörper, d**er in Form von Kollagen-Fibrillen von der inneren Wand des Augenbechers (der späteren Netzhaut) produziert wird, ersetzt. Reste der A. hyaloidea formieren sich zum **Glaskörperkanal (Cloquetscher Kanal).** Der **tertiäre Glaskörper** stellt die vom Ziliarepithel gebildeten Zonulafasern der Linse dar (vergleiche *Kapitel 12.2*).

In der 3. Schwangerschaftswoche verdickt sich das Hautektoderm über der **Linsenplatte.** Hier erfolgt die Differenzierung zur **Linsengrube** und **Linsenblase,** die danach keine Verbindung mehr mit dem Hautektoderm besitzt (g) und den späteren Glaskörperraum zunächst fast vollständig ausfüllt (vergleiche *Kapitel 8.2*). Etwa in der 10. Embryonalwoche sondern die äußeren Zellen der Linsenblase ein Häutchen ab, aus dem sich die Linsenkapsel bildet, die auch eine gewisse Schutzfunktion hat. Am Linsenäquator kommt es zu einer ständigen Teilung der Epithelzellen, die sich zu Linsenfasern umbilden (g, h).

Merke. In den ersten drei Schwangerschaftsmonaten können Viren das Linsenepithel leicht schädigen und zu einer **Katarakt** führen.

Nach Abschnürung der Linse vom Hautektoderm wächst Mesenchym auch zwischen Linse und Hinterfläche des Hautektoderms, das sich mit dem Mesenchym aus der Augenspalte zur **Tunica vasculosa lentis,** eine vorübergehend existierende Ernährungs- und Schutzhülle der Linse, vereinigt. Das den Augenbecher umgebende Mesenchym differenziert sich zu Uvea, Sklera, Augenmuskeln, Tränendrüse, Horn- und Bindehautparenchym. Die Pigmentzellen der Uvea und das Epithel der Horn- und Bindehaut sowie alle Drüsengänge sind ektodermalen Ursprungs.

Die Sinneszellen der Netzhaut werden von **Neuroblasten,** die Membrana limitans interna und externa sowie die Gliazellen von **Glioblasten** gebildet. Im 3. Schwangerschaftsmonat wachsen aus den Neuroblasten Nervenfasern aus, die durch den Augenbecherstiel zentralwärts ziehen. Die Differenzierung der Neuroblasten zu Stäbchen und Zapfen erfolgt erst im 5. Schwangerschaftsmonat; ihre endgültige Reifung dauert jedoch noch bis nach der Geburt.

Im 2. Schwangerschaftsmonat wachsen Hautwülste als Lidanlage von Stirn und Wange einander entgegen und vereinigen sich im 3. Monat; die Lidspalte öffnet sich erst wieder im 7. Monat.

In die Augenspalte dringt Mesenchym ein u. differenziert sich zur A. hyaloidea, die den vaskularisierten, **primären Glaskörper** bildet (g, h). Der avaskuläre **sekundäre Glaskörper** stammt von der Innenseite des Augenbechers, der **tertiäre** stellt die Zonulafasern dar.

In der 3. Schwangerschaftswoche verdickt sich das Hautektoderm über der **Linsenplatte** u. entwickelt sich zur **Linsengrube** u. **Linsenblase** (g, h). Erst in der 10. Embryonalwoche wird die Linsenkapsel gebildet.

◄ Merke

Nach Abschnürung der Linse vom Hautektoderm wächst Mesenchym ein u. bildet die **Tunica vasculosa lentis.** Das Mesenchym differenziert sich zu Uvea, Sklera, Augenmuskeln, Tränendrüse, Horn- u. Bindehautparenchym.

Die Sinneszellen der Netzhaut werden von **Neuroblasten,** die Membrana limitans interna u. externa sowie die Gliazellen von **Glioblasten** gebildet.
Die Differenzierung zu Stäbchen und Zapfen erfolgt erst im 6. Schwangerschaftsmonat.
Im 3. Schwangerschaftsmonat ver-

einigen sich Ober- u. Unterlid, die Lidspalte öffnet sich erst wieder im 7. Monat. Zur Zeit der Geburt ist der Ductus nasolacrimalis mitunter noch nicht durchgängig (Hasnersche Membran).

1.3 Physiologie

Netzhaut u. Sehnerv werden als **rezeptorischer (sensorischer) Apparat** des Auges, Hornhaut, Vorderkammer, Linse u. Glaskörper als **optischer (lichtbrechender) Apparat** bezeichnet.
Die Brechkraft (Refraktion) der Hornhaut beträgt etwa 43 Dioptrien, die der Linse etwa 16 Dioptrien.

1.4 Untersuchungsmethoden

Mit einer Ultraschall-Längenmessung kann die Größe eines Auges festgestellt werden.

Die Untersuchung des Auges erfolgt systematisch von vorn nach hinten (Tab. 1).
Unter **vorderen Augenabschnitten** werden alle Strukturen bis zur Linse, unter **hinteren Augenabschnitten** hinter der Linse zusammengefaßt.

Der klinische Fall ▶

Zur Zeit der Geburt ist die Durchgängigkeit des Ductus nasolacrimalis oft noch nicht gegeben; der Ausgang in die Nasenhöhle ist evtl. noch durch eine Membran **(Hasnersche Membran, Hasner-Klappe)** verschlossen, die in der Regel postnatal spontan einreißt (vergleiche *Kapitel 3.4.2.1*). Es tritt deshalb Epiphora auf (vergleiche *Kapitel 3.4.2.1*).

1.3 Physiologie

Das Auge ist der periphere Teil des Lichtsinnesorgans, der zur Aufnahme elektromagnetischer Wellen der Wellenlängen von etwa 350 bis 750 nm dient. Diese physikalischen Reize werden in der Netzhaut durch photochemische Vorgänge in elektrische Impulse umgewandelt und über den Sehnerv zum Sehzentrum der Großhirnrinde geleitet, wo die eigentliche Auswertung und Beurteilung erfolgt. Das Auge, speziell die Netzhaut, ist somit ein vorgeschobener Gehirnteil. Netzhaut und Sehnerv werden als **rezeptorischer (sensorischer) Apparat** des Auges zusammengefaßt.

Das sichtbare Licht muß, um die Netzhaut reizen zu können, durch den **optischen (lichtbrechenden) Apparat** gelangen, der aus Hornhaut, Vorderkammer, Linse und Glaskörper besteht und die als **brechende Medien** des Auges bezeichnet werden. Bei Trübungen oder Abweichungen von der normalen Brechkraft (Refraktion), die für die Hornhaut etwa 43 Dioptrien und für die Linse etwa 16 Dioptrien beträgt, ist die Abbildung auf der Netzhaut unscharf.

1.4 Untersuchungsmethoden

Um festzustellen, ob die Größe eines Auges im Vergleich zum Partnerauge abweicht, ist eine Ultraschall-Längenmessung des Bulbus durchzuführen. Oftmals geben aber auch ungleich weite Lidspalten oder Refraktionsunterschiede wichtige Hinweise.

Die Untersuchung und Beurteilung des Auges und seiner Adnexe erfolgen systematisch in einer bestimmten Reihenfolge, wobei stets mit der Stellung der Augen und der Lider begonnen wird, um danach die tiefer gelegenen Gewebe und Strukturen zu beschreiben (siehe *Tabelle 1*). Die Art und Weise der Befunderhebung wird in den entsprechenden Kapiteln abgehandelt.

Unter den **vorderen Augenabschnitten** werden Lider, Binde-, Horn- und Regenbogenhaut, Vorderkammer, Pupille und Linse, unter den **hinteren Augenabschnitten** Glaskörper, Papille und Netzhaut zusammengefaßt.

Der klinische Fall. Zur Veranschaulichung eines Untersuchungsherganges: Eine 60jährige Frau sucht wegen Augenbrennen den Augenarzt auf. Zunächst wird die Sehschärfe in einer Entfernung von 5 m und beim Lesen bestimmt. Sie beträgt ohne Korrektur beiderseits 0,8; in der Nähe benötigt die Patientin eine Lesebrille der Stärke + 2,5 Dioptrien (vgl. *Kapitel 17.2.1*). Der Augendruck ist beiderseits normal (16 mmHg, vgl. *Kapitel 11.3*). Daraufhin werden an der Spaltlampe (vgl. *Kapitel 6.4*) die vorderen Augenabschnitte untersucht und beschrieben: Lidstellung unauffällig; Lider reizfrei; Bindehaut mit leichter konjunktivaler Injektion; Hornhaut klar, spiegelnd, Endothel unauffällig; Vorderkammer klar, normal tief; Iris reizfrei, keine Gefäße sichtbar, Farbe seitengleich; Pupille rund, seitengleich, prompte Reaktion auf Licht und Konvergenz; Linse mit zarten Trübungen der hinteren Rinde. Anschließend wird die Pupille erweitert, um die hinteren Augenabschnitte zu beurteilen (vgl. *Kapitel 13.4*); Glaskörper klar; Papille vital, randscharf, nicht prominent; Makula mit Foveolarreflex, Netzhaut einschließlich ihrer Gefäße regelrecht, Fundusperipherie unauffällig. Ein Schirmer-Test ergibt eine deutlich reduzierte Tränenproduktion (nur 2 mm des Teststreifens sind befeuchtet, vgl. *Kapitel 3.3*).

Es werden folgende Diagnosen gestellt: **Sicca-Syndrom** (dadurch sind die konjunktivale Bindehautinjektion und das Augenbrennen erklärt, vgl. *Kapitel 3.4.5* und *6.5.8.3*), **Presbyopie** (vgl. *Kapitel 16.1.4*), beginnende **subkapsuläre hintere Rindentrübung** (Cataracta senilis incipiens, vgl. *Kapitel 8.5.4.2* und *8.5.10*).

Wegen des Sicca-Syndroms wird das Tränenersatzmittel Lacrimal (Polyvinylalkohol und Polyvidon in Chlorobutanol konserviert) ordiniert, das bei Bedarf in beide Augen getropft werden soll. Die Patientin wird über das Wesen ihrer Beschwerden aufgeklärt.

Tab. 1: Morphologische Beurteilung der einzelnen Strukturen des Auges und ihrer Veränderungen

	Untersuchung	Normalbefund/ pathologische Veränderung
Augenstellung	Augenabstand Lage in der Orbita Schielstellung	z.B. Hypertelorismus Exophthalmus/Enophthalmus Phorien/Lähmungs- oder Begleitschielen
Lidstellung	Lage der Lider Lidspaltenweite Paragraphenform Fehlstellungen	mongoloid/antimongoloid weit/eng, z.B. Blepharophimose oder Blepharospasmus z.B. Dakryoadenitis Entropium/Ektropium/Ptosis
Lider	Entzündungzeichen Schwellung Wimpernfehlstellung	Lidrötung/-schuppung allergisch, Hämatom, Emphysem z.B. Trichiasis
Bindehaut	Injektion Absonderung Schwellung	reizfrei/konjunktival/ziliar gereizt serös/eitrig subkonjunktivales Exsudat (Chemosis)/ Blut (Hyposphagma)/Luft (Emphysem)
Hornhaut	Oberfläche Form Vaskularisation Parenchymtrübungen Endothelzellzahl Endothelbeschläge	z.B. klar, spiegelnd/Anfärbbarkeit mit Fluoreszein z.B. Keratokonus oberflächlich/tief/normalerweise keine Gefäße vorhanden Infiltrat/Narbe/Degeneration z.B. unregelmäßige Zellgrößen/Cornea guttata betaut/pigmentiert/speckig frisch/mittelfrisch/alt
Vorderkammer	Tiefe Trübungen Spiegelbildung	normal tief/vertieft (Luxation der Linse, Aphakie)/flach (Engwinkelglaukom)/aufgehoben (malignes Glaukom) Tyndall-Phänomen Eiter (Hypopyon)/Blut (Hyphäma)
Regenbogenhaut	Struktur Farbe (Seitenvergleich) Gefäßzeichnung Irisschlottern	verwaschen (Iritis)/reizfrei z.B. Heterochromie normal nicht sichtbar/Gefäßhyperämie/Neovaskularisa- tionen (Rubeosis iridis) (Sub)luxation der Linse
Pupille	Form Weite (Seitenvergleich) Reaktion auf Licht u. Konvergenz	rund/entrundet (z.B. Synechien) eng/mittelweit/weit; z.B. Anisokorie z.B. Pupillotonie/ Pupillenstarre
Linse	Trübungen Auflagerungen Lage/Schlottern Zustand nach OP	kapsulär/subkapsulär/kortikal/nukleär/klar Kapselhäutchen (Sub)luxation/Linse am Ort z.B. Aphakie/Pseudophakie
Glaskörper	Trübungen Struktur Einlagerungen/Einblutungen	Glaskörpertyndall/klar Abhebung der Grenzflächen z.B. Synchisis scintillans
Papille	Farbe Randschärfe Prominenz	vital, rosig/blaß/atrophisch/Neovaskularisationen randscharf/randunscharf prominent/nicht prominent
Fundus	Makula Struktur und Farbe Gefäße	mit oder ohne Reflex/Pigmentierungen gleichförmig/ungleichförmig Degenerationsareale, allgemeine Degenerations- zeichen (z.B. Fundus tabulatus)/Blutungen/Ödem eng/weit/gestaut/verschlossen/Neovaskularisationen

1.5 Pathologie

1.5.1 Fehlbildungen

Die unterschiedlichen Größenverhältnisse siehe *Abb. 4.*

1.5   Pathologie

1.5.1 Fehlbildungen

Unterschiedliche Größenverhältnisse des Augapfels sind in *Abbildung 4* zusammengestellt.

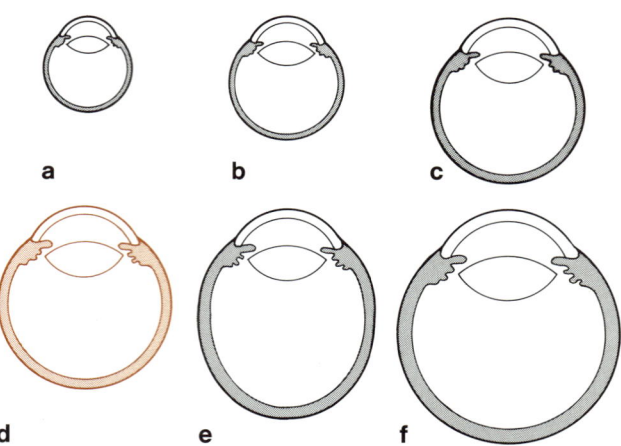

Abb. 4: Größenverhältnisse des Augapfels. **a** Mikrophthalmus; **b** Auge eines Neugeborenen; **c** Auge eines 2jährigen Kindes; **d** Normalauge; **e** myopes Auge; **f** Hydrophthalmus

1.5.1.1 Makrophthalmus
        (Megalophthalmus)

Das Auge ist zu groß. Er tritt häufig
beidseitig auf u. ist mit einer **Makrokornea** kombiniert.

Differentialdiagnostisch muß im
Säuglingsalter ein **Hydrophthalmus (Buphthalmus)** abgegrenzt
werden; ein erhöhter Augeninnendruck führt dabei zu einer Bulbus-
vergrößerung.

1.5.1.2 Mikrophthalmus

Das Auge ist zu klein. Es handelt
sich um eine oft einseitige, meist
vererbte Bildungsanomalie in Kombination mit einer **Mikrokornea.**
Häufig liegen Hyperopie, Disposition
zum Winkelblockglaukom u. Defektbildungen vor.

Merke ▶

1.5.1.1 Makrophthalmus (Megalophthalmus)

Dabei ist das Auge zu groß, ohne daß ein krankhafter Befund vorliegt. Häufig ist
der Makrophthalmus beidseitig und mit einer **Makrokornea** kombiniert (vergleiche *Kapitel 6.5.1.1*), wobei der Hornhautdurchmesser beim Neugeborenen
mehr als 10 mm und beim Erwachsenen mehr als 12 mm beträgt.
Differentialdiagnostisch muß im Säuglings- und Kleinkindesalter ein **Hydrophthalmus (Buphthalmus,** siehe *Kapitel 11.5.2.1*) abgegrenzt werden, der ohne entsprechende Behandlung zur Erblindung führt. Dabei bedingt ein **erhöhter intraokularer Druck** eine Vergrößerung des Bulbus, da das Bindegewebe der Lederhaut noch nicht so fest ist und dem erhöhten Innendruck nachgibt.

1.5.1.2 Mikrophthalmus

Dabei ist das Auge zu klein. Es handelt sich um eine oft einseitige, meist autosomal dominante Bildungsanomalie, die zusammen mit einer **Mikrokornea** angetroffen wird (vergleiche *Kapitel 6.5.1.2*): Der Hornhautdurchmesser beim Neugeborenen beträgt dabei unter 8 mm, beim Erwachsenen unter 10 mm. Häufig
sind derartige Augen hyperop. Wegen einer flachen Vorderkammer besteht eine
Disposition zum Winkelblockglaukom. Nicht selten liegen weitere Defektbildungen wie eine Katarakt oder ein Kolobom vor.

> *Merke.* Kleine Augen sind häufig weitsichtig (hyperop), große kurzsichtig
> (myop, vergleiche *Kapitel 16.4.2*).
> kleines (oder zu kurzes) Auge – scharfe Abbildung hinter der Retina – Hyper-
> opie
> großes (oder zu langes) Auge – scharfe Abbildung vor der Retina – Myopie

1.5.1.3 Anophthalmus

Fehlt das vordere Teil des Medullarrohres, wird der Bulbus nicht angelegt. Häufiger kommt die Augapfellosigkeit jedoch nach einer operativen Entfernung eines Auges vor *(Abbildung 5)*.

1.5.1.3 Anophthalmus

Augapfellosigkeit ist angeboren oder entsteht durch operative Entfernung des Auges *(Abb. 5)*.

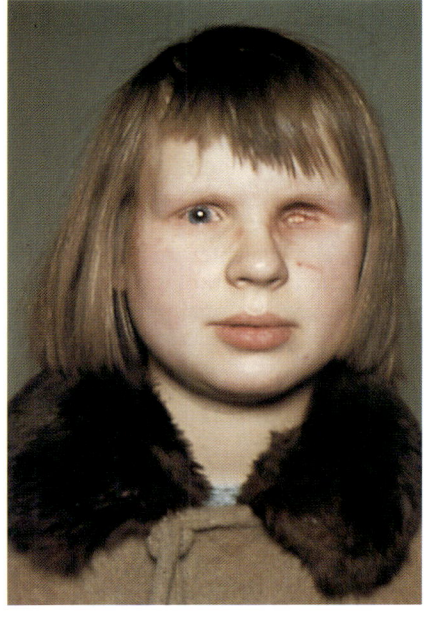

Abb. 5: Sechzehnjähriges Mädchen mit Anophthalmus (Enukleation des linken Auges nach einem schweren Unfall)

1.5.1.4 Zystenauge (Kryptophthalmus)

Mitunter ist das Auge zwar vorhanden, weist aber schwerste Mißbildungen auf. Beim Kryptophthalmus ist der Bulbus nur in Rudimenten nachweisbar, nicht selten findet sich anstelle des Auges eine große Zyste *(Abbildung 6)*. Die Störung liegt meist in einer fehlerhaften Anlage oder Degeneration des Augenbläschens oder einer Fehlbildung des vorderen Teils des Medullarrohres.

1.5.1.4 Zystenauge (Kryptophthalmus)

Das Auge weist schwerste Mißbildungen auf *(Abb. 6)*. Meist besteht eine fehlerhafte Anlage des Augenbläschens.

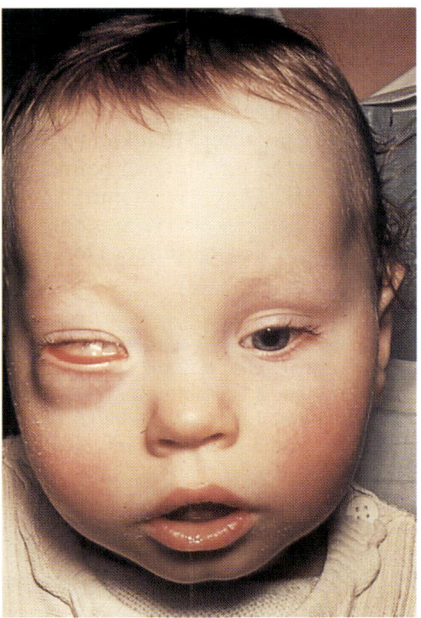

Abb. 6: Zystenauge rechts

1.5.2 Augapfelschrumpfung (Phthisis bulbi)

1.5.2 Augapfelschrumpfung (Phthisis bulbi)

Nach schweren Bulbusverletzungen, wiederholten intraokularen Operationen oder heftigen Uveitiden kann das Auge schrumpfen. Der Schrumpfungsprozeß ist oft schmerzhaft (Phthisis dolorosa).

Nach schweren Bulbusverletzungen, wiederholten intraokularen Operationen oder heftigen Uveitiden kann der Augapfel durch Schrumpfung zugrunde gehen. Dabei ist der intraokulare Druck durch die sekundäre Atrophie des Ziliarkörpers, der das Kammerwasser bildet, stets deutlich erniedrigt (vergleiche *Kapitel 9.6.2*). Das meist blinde Auge wird immer kleiner und verursacht nicht selten quälende Schmerzen **(Phthisis dolorosa).** Aus diesem, aber auch aus kosmetischen Gründen und wegen der Gefahr der sympathischen Ophthalmie sollte eine möglichst baldige Enukleation erfolgen.

1.5.3 Augapfelverletzungen

1.5.3 Augapfelverletzungen

Schädigungen bei Augapfelprellungen **(Contusio bulbi,** siehe *Abb. 7)* bestehen in: Iridodialyse, Sphinktereinrissen der Pupille, Sphinkterlähmung mit traumatischer Mydriasis, Hyphäma, Aniridie, Abreißen der Zonula Zinnii mit Linsenluxation u. Iridodonesis, traumatischer Aphakie, gedeckter Skleraperforation, Glaskörpereinblutung, Berlinschem Netzhautödem, Netzhautblutungen, Netzhauteinrissen, Ablatio retinae, Aderhautrupturen, Cataracta traumatica u. Sekundärglaukom.

Nach Augapfelprellung **(Contusio bulbi)** können alle Schichten des Auges Schädigungen aufweisen (*Abbildung 7*). Die entsprechenden pathologischen Veränderungen bestehen in: **Iridodialyse** (Abriß der Regenbogenhaut an ihrer Basis vom Ziliarkörper, *Abbildung 7a, Kapitel Augapfel*), **Einrissen des M. sphincter pupillae, Sphinkterlähmung mit traumatischer Mydriasis, Hyphäma** (Einblutung in die Vorderkammer mit Blutspiegelbildung), Abreißen der gesamten Iris **(traumatische Aniridie,** vergleiche *Kapitel 9.6*), **Abreißen der Zonula Zinnii** mit folgender **Luxation oder Subluxation der Linse** sowie **Iridodonesis** (Irisschlottern bei Augenbewegungen); bei vollständiger Linsenluxation in den Glaskörper liegt eine **traumatische Linsenlosigkeit (Aphakie)** vor (vergleiche *Kapitel 8.5.8*). Außerdem sind zu nennen: Bulbusruptur am Limbus corneae **(gedeckte Skleraperforation,** vergleiche *Kapitel 7.4 und 5.6.1*), **Glaskörpereinblutung, Makulaloch,** Netzhautödem **(Berlinsches Ödem), Netzhautblutungen, Netzhauteinrisse** mit der Gefahr der Entstehung einer **Ablatio retinae** (vergleiche *Kapitel 13.8*), **Aderhautrupturen** (meist zwiebelschalenförmig um den Sehnerven gelagert, vergleiche *Kapitel 9.6.3*), **Cataracta traumatica** (vergleiche *Kapitel 8.5.8*) und **Sekundärglaukom** (vergleiche *Kapitel 11.5.3*).

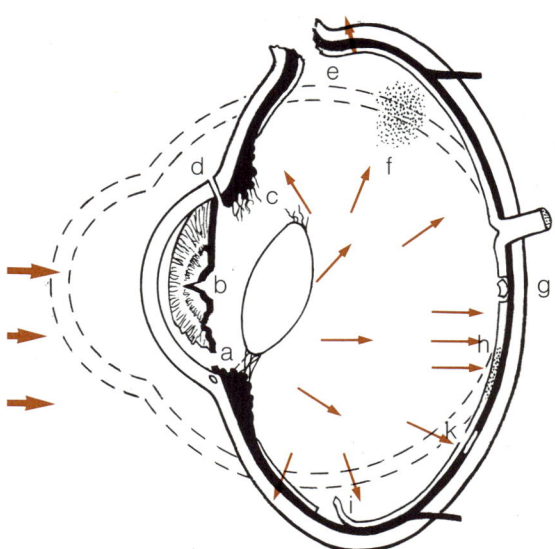

Abb. 7: Kontusionsfolgen am Augapfel. **a** Iridodialyse (Abriß der Regenbogenhaut an ihrer Basis vom Ziliarkörper); **b** Sphinktereinriß der Pupille; **c** Abriß der Zonula Zinnii mit folgender Luxation oder Subluxation der Linse; **d** Bulbusruptur am Limbus corneae; **e** gedeckte Sklerarutur; **f** Glaskörpereinblutung; **g** Makulaloch; **h** Netzhautödem (Berlin-Ödem); Netzhautblutung; **i** Netzhauteinriß; **k** Aderhautruptur

Wird der Bulbus aus der knöchernen Augenhöhle herausgehebelt, kann der Sehnerv abreißen **(Avulsio bulbi,** *Abb. 8*).

Bei Pfählungsverletzungen der Orbita kann der Bulbus aus der knöchernen Augenhöhle herausgehebelt werden und der Sehnerv abreißen **(Avulsio bulbi, Evulsio bulbi,** *Abbildung 8*, vergleiche *Kapitel 4.5.2*). Der Augapfel hängt meist noch an der Bindehaut und den Augenmuskeln und ist extrem weich.

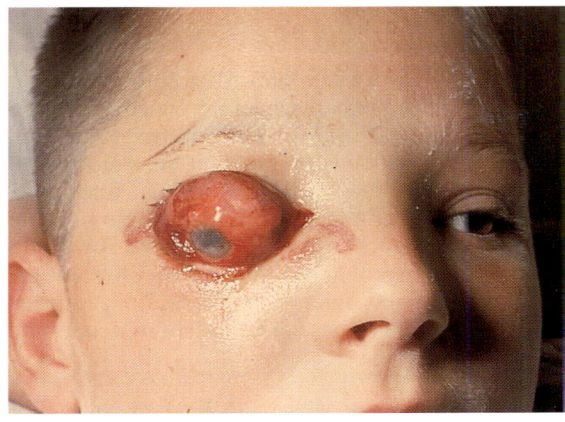

Abb. 8: Luxation des Bulbus vor die Orbita nach Pfählungsverletzung und Abriß des N. opticus (Avulsio bulbi)

Bei intraokularen oder intraorbitalen Fremdkörpern ist eine genaue echographische oder computertomographische Lokalisation notwendig *(Abbildung 9)*. Werden eisenhaltige Fremdkörper im Bulbus übersehen, kann sich innerhalb von Monaten eine **Siderosis bulbi** (Verrostung) mit graubräunlicher Verfärbung der Iris und der Linse (**Siderosis lentis**, vergleiche *Kapitel 8.5.8.5, Abbildung 186, Kapitel Linse*), chronischer Iridozyklitis, toxischen Netzhautschäden mit ausgelöschtem Elektroretinogramm (vergleiche *Kapitel 13.4.5*) und späterer Erblindung **(Amaurose)** ausbilden. Bei Kupfersplittern entsteht eine **Chalcosis bulbi** und **Chalcosis lentis** (vergleiche *Kapitel 8.5.8.5, Abbildung 187, Kapitel Linse*) mit ähnlichen Symptomen.

Werden eisenhaltige Fremdkörper im Bulbus *(Abb. 9)* übersehen, bildet sich eine **Siderosis bulbi** aus. Bei Kupfersplittern entsteht eine **Chalcosis bulbi** *(Abb. 187, Kapitel Linse)*.

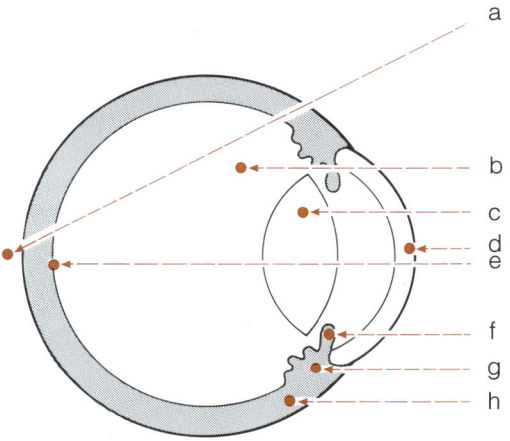

Abb. 9: Fremdkörperlokalisation; **a** Doppelperforation, der Fremdkörper liegt hinter dem Bulbus; **b** Fremdkörper im Glaskörperraum; **c** Linsenstecksplitter; **d** Hornhautfremdkörper; **e** intraokularer Sklerastecksplitter; **f**, **g** und **h** Fremdkörper in der Iris, im Ziliarkörper und in der vorderen Sklera

Der klinische Fall. Ein 7jähriger Knabe stürzt beim Rennen mit einem Bleistift in der Hand, wobei sich der Stift in die rechte Orbita einbohrt und vor dem Abbrechen den Bulbus vor die Augenhöhle luxiert (**Avulsio bulbi**, *Abbildung 8*). Bei der augenärztlichen Untersuchung ist der Knabe nicht mehr in der Lage, Lichtschein auf dem entsprechenden Auge wahrzunehmen (Sehschärfe: nulla lux, vergleiche *Kapitel 17.2.1.1*); der Bulbus ist nahezu immobil und kann aktiv nur noch nach unten bewegt werden (Prüfung der Augenmotilität, vergleiche *Kapitel 18.4.1*). Eine Ultraschalluntersuchung ergibt einen Sehnervenabriß.

Zunächst wird versucht, die abgerissenen Augenmuskeln wieder anzunähen. Intra operationem wird ein Abriß aller Augenmuskeln bis auf den M. rectus inferior und den M. obliquus superior festgestellt. Das Aufsuchen der Muskeln und ihre Fixation am ursprünglichen Ansatz gelingt mit Ausnahme des M. rectus lateralis. Wenige Tage nach der Operation wird allerdings der Bulbus nekrotisch, so daß eine **Enukleation** vorgenommen werden muß.

◀ **Der klinische Fall**

1.6 Operationen

Als **Enukleation (Enucleatio bulbi)** bezeichnet man die vollständige Entfernung des Bulbus *(Abb. 10)* mit anschließender Versorgung mit einer **Augenprothese** *(Abb. 11)*.

1.6 Operationen

Die **Enukleation (Enucleatio bulbi)** bedeutet die vollständige Entfernung des Bulbus, wobei die Adnexe in der Orbita verbleiben. Dabei wird nach der Durchtrennung der Bindehaut am Limbus corneae und der vier geraden Augenmuskeln mit einer gebogenen Schere der N. opticus durchschnitten, wie in *Abbildung 10* zu sehen ist. U. U. können die geraden Augenmuskeln über einer Kunststoffkugel vereinigt werden, damit der **Augenprothese** später ein besserer Sitz und eine bessere Beweglichkeit ermöglicht wird *(Abbildung 11)*. Die Bindehaut wird im Anschluß daran zusammengenäht. Beim Kleinkind besteht die Gefahr, daß das Wachstum der knöchernen Orbita nach einer Enukleation zurückbleibt. Aus diesem Grunde sollte eine Prothese möglichst oft erneuert und entsprechend groß gewählt werden.

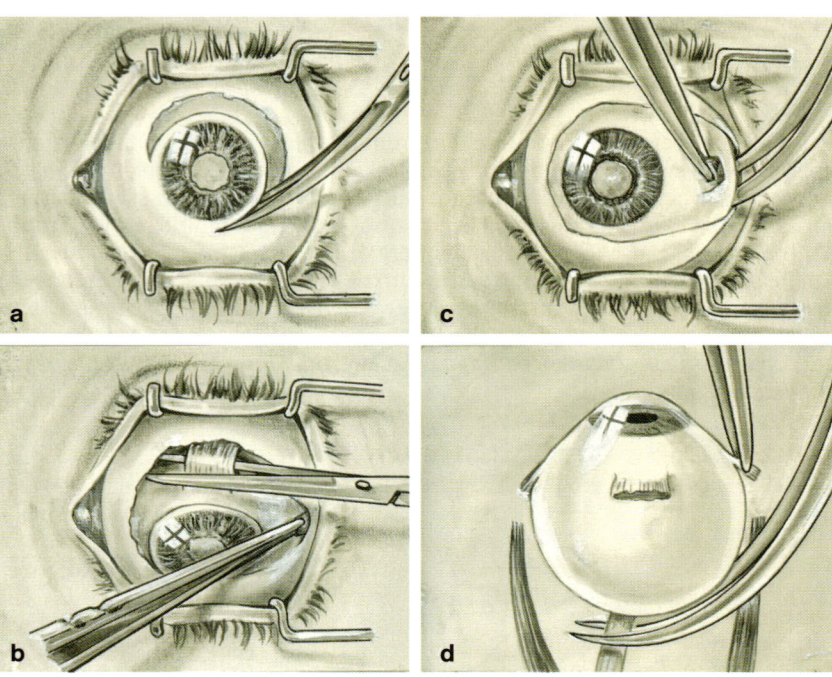

▲
Abb. 10: Entfernung des Augapfels (Enucleatio bulbi). **a** Bindehauteröffnung am Limbus corneae; **b** Durchtrennung der 4 geraden Augenmuskeln; **c** und **d** Durchschneidung des N. opticus mit einer gebogenen Schere

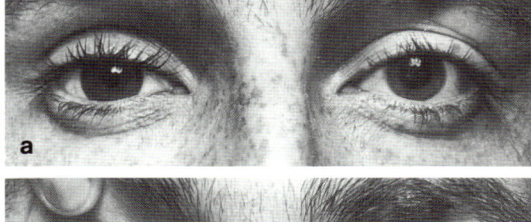
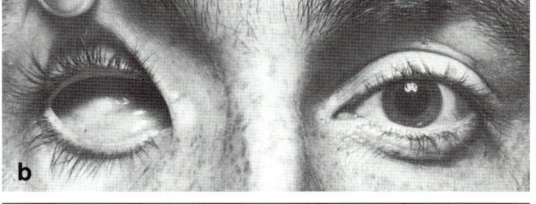
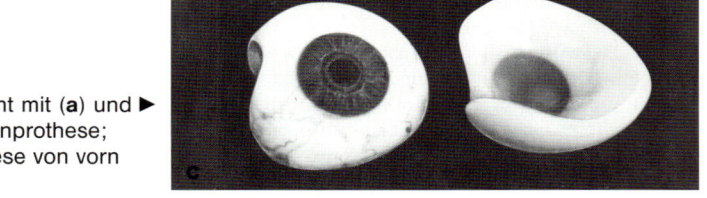

Abb. 11: Patient mit (**a**) und ▶ ohne (**b**) Augenprothese; **c** Augenprothese von vorn und hinten

Bei der **Eviszeration (Evisceratio bulbi)** wird nur der Bulbusinhalt ohne Sklera entfernt, bei der **Exenteratio orbitae** der gesamte Orbitainhalt. Letztere muß insbesondere bei durch die Sklera durchgebrochenen intraokularen Tumoren durchgeführt werden, wie beispielsweise in *Abbildung 12* bei einem dreijährigen ostafrikanischen Mädchen mit intraorbitalem Wachstum eines Retinoblastoms (vergleiche *Kapitel 4.6*).

Bei der **Eviszeration (Evisceratio bulbi)** wird nur der Bulbusinhalt ohne Sklera entfernt, bei der **Exenteratio orbitae** der gesamte Orbitainhalt *(Abb. 12)*.

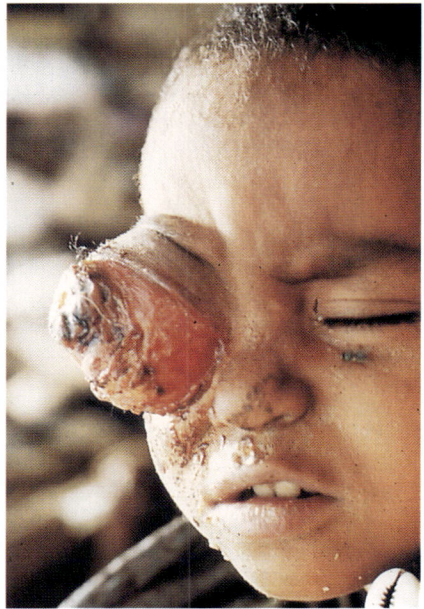 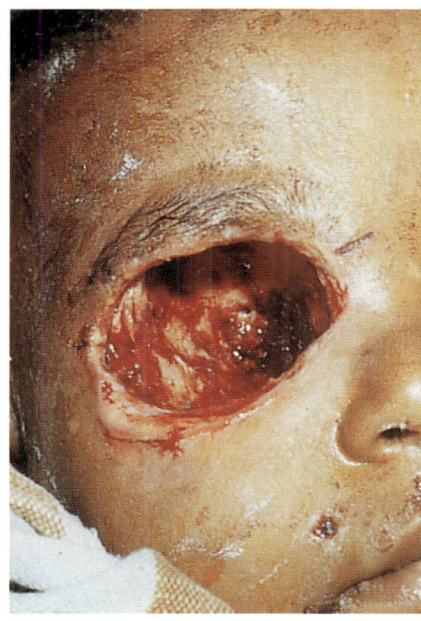

Abb. 12: Dreijähriges ostafrikanisches Mädchen mit intra- und extraorbitalem Wachstum eines Retinoblastoms vor und nach der Operation (Exenteratio orbitae)

Eisenhaltige Fremdkörper werden nach exakter Lokalisation mit einem **Magneten** schonend extrahiert. Befindet sich der Fremdkörper in der Vorderkammer, bestehen weniger große Probleme; er wird durch die Hornhautperforation gezogen, die u. U. etwas vergrößert werden muß. Bei einem Fremdkörper im Glaskörperraum kann versucht werden, ihn um die Linse herum in die Vorderkammer zu ziehen. Da die Verletzungsgefahr an Ziliarkörper, Linse und Iris allerdings sehr hoch ist, wird meistens die einfacher durchzuführende **diasklerale Extraktion** gewählt, bei der der Fremdkörper über einen Schnitt im Bereich der Pars plana corporis ciliaris entfernt wird. Die Gefahr, daß damit eine Netzhautablösung provoziert wird, ist gering. Wurde die Linse durch den Fremdkörper perforiert, so daß eine Linsenquellung eingetreten ist, wird der Fremdkörper mit dem Magneten durch die Linse gezogen *(Abbildung 13)*. Eine spätere Linsenentfernung ist unumgänglich.

Eisenhaltige Fremdkörper werden nach exakter Lokalisation mit einem **Magneten** auf dem schonendsten Wege extrahiert: bei Vorderkammerfremdkörpern durch die Hornhautperforation, bei Fremdkörpern im Glaskörperraum **diaskleral** *(Abb. 13)*.

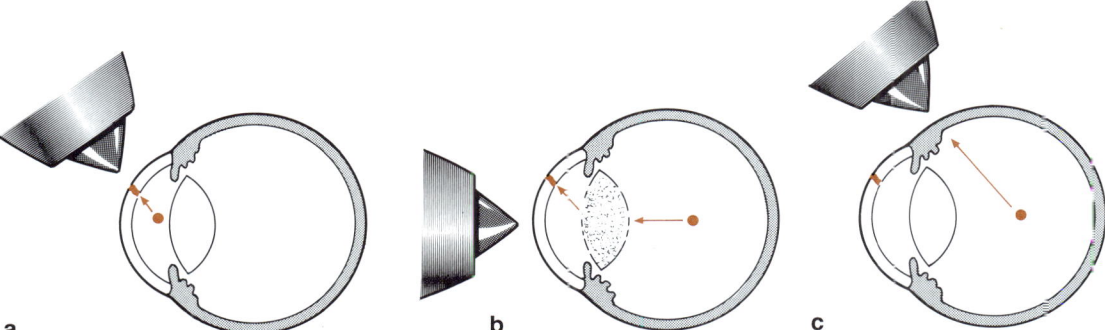

Abb. 13: Möglichkeiten der Extraktion eines Eisensplitters aus dem Auge mittels Magneten. **a** Extraktion aus der Vorderkammer durch die Hornhautwunde; **b** Extraktion aus dem Glaskörper durch die getrübte, quellende Linse und die Hornhautwunde; **c** diasklerale Extraktion aus dem Glaskörper durch die Pars plana

2 Lider

2.1 Anatomie

Zur Anatomie des Lides siehe *Abb. 14*. Es besteht aus 2 Blättern: Das äußere Blatt wird von der Lidhaut (a) u. der quergestreiften Muskulatur des **M. orbicularis oculi** (b) sowie des **M. levator palpebrae superioris** (e) gebildet. Das innere Blatt enthält den **Tarsus** (k) u. die glatte Muskulatur des **M. tarsalis** (e).

2 Lider

2.1 Anatomie

Den anatomischen Aufbau des Lides zeigt *Abbildung 14*. Es besteht aus 2 Blättern: Das äußere Blatt wird von der Lidhaut (a) und der quergestreiften Muskulatur zweier Muskeln gebildet: Der ringförmige Schließmuskel **M. orbicularis oculi** (b) wird vom N. facialis, der willkürliche Lidheber **M. levator palpebrae superioris** (e) vom N. oculomotorius innerviert. Das innere Blatt enthält den halbmondförmigen Lidknorpel **(Tarsus,** k), der fest mit der Conjunctiva tarsi verwachsen ist, sowie die glatte Muskulatur des sympathisch innervierten Müllerschen Lidhebers **(M. tarsalis,** e). Einige Sehnenfasern strahlen in die Lidhaut ein und bilden die lidrandparallele Deckfalte.

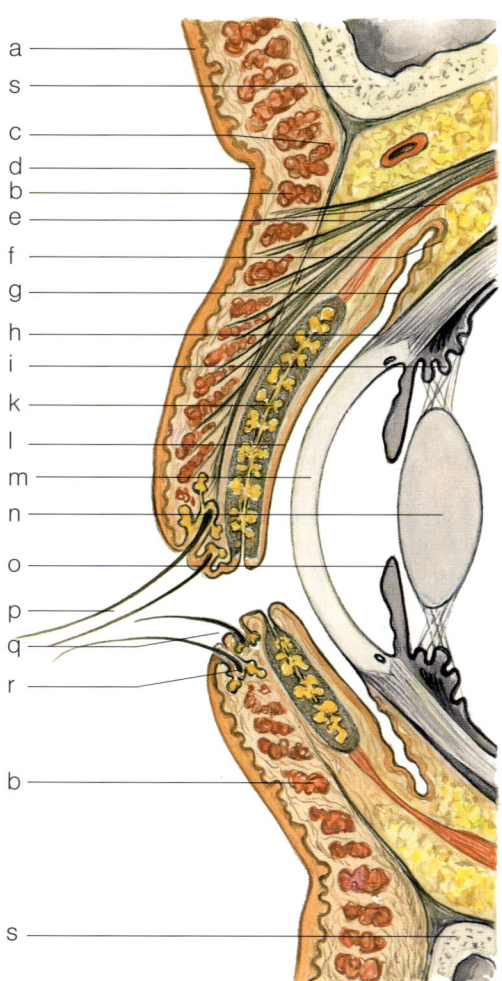

Abb. 14: Lidquerschnitt.
a Haut;
b M. orbicularis oculi (N. VII);
c Septum orbitale;
d Deckfalte;
e Sehne bzw. M. levator palpebrae superioris (N. III) und Müllerscher Lidmuskel (Sympathikus);
f obere Übergangsfalte der Konjunktiva (Bindehaut);
g Conjunctiva bulbi;
h Limbus corneae;
i Corpus ciliare (Ziliarkörper);
k Tarsus (Lidknorpel) mit Meibomschen Talgdrüsen;
l Conjunctiva tarsi;
m Kornea (Hornhaut);
n Lens (Linse);
o Iris (Regenbogenhaut);
p Zilien (Wimpern);
q Zeissche Talgdrüsen;
r Mollsche Schweißdrüsen;
s Orbitarandknochen

In der Tiefe des Tarsus befinden sich die **Meibomschen Drüsen** (k). Die kleineren **Zeisschen u. Mollschen Drüsen** (q, r) liegen oberflächlich an den Haarbälgen der Wimpern am äußeren Lidrand. Das **Septum orbitale** (c) ist zwischen Orbitarand u. Tarsus eingespannt.

Im Tarsus, also in der Tiefe des Lides, befinden sich die langen Drüsenschläuche der **Meibomschen Drüsen** (k). Die kleineren **Zeisschen und Mollschen Drüsen** (q, r) liegen wesentlich oberflächlicher unmittelbar an den Haarbälgen der Wimpern am äußeren Lidrand.

Das **Septum orbitale** (c) ist zwischen Orbitarand und Tarsus eingespannt. Seine verminderte Elastizität im Alter führt am Unterlid zuweilen zu Vorstülpungen des Orbitafettes, die im Volksmund fälschlicherweise als »Tränensäcke« bezeichnet werden. Das lockere Unterhautgewebe erleichtert die Bildung von Ödemen und Hämatomen.

Die sensible Versorgung des Oberlides erfolgt durch den 1. Ast des **N. trigeminus,** den N. ophthalmicus, die des Unterlides durch den N. infraorbitalis, der aus dem N. maxillaris, dem 2. Ast des **N. trigeminus,** entspringt.

An der arteriellen Versorgung beteiligen sich die A. frontalis und A. lacrimalis, die aus der A. ophthalmica (aus der **A. carotis interna)** stammen, sowie die Aa. palpebrales mediales und die A. palpebralis lateralis aus der **A. carotis externa,** die den Arcus palpebralis (tarsalis) bilden.

2.2 Embryologie

Im 2. Embryonalmonat wachsen Hautwülste als Lidanlage von Stirn und Wange einander entgegen und vereinigen sich im 3. Monat; die Lidspalte öffnet sich erst wieder im 7. Monat. Während die Lidhaut sowie die Lidranddrüsen ektodermalen Ursprungs sind, stammen die Lidmuskeln und der Tarsus vom Mesenchym ab.

2.3 Physiologie

Die Lider dienen dem Schutz des Augapfels. Sie können bei Gefahr blitzschnell geschlossen werden (reflektorischer Lidschluß). 5- bis 10mal in der Minute erfolgt ein unwillkürlicher Lidschlag, der wie ein Scheibenwischer das Sekret der Tränendrüse gleichmäßig auf der Hornhaut verteilt und sie regelmäßig befeuchtet. Der Hauttalg, der von den Zeisschen Drüsen an den Haarbälgen der Wimpern am äußeren Lidrand sezerniert wird, verhindert einen vorzeitigen Tränenabfluß. Die Mollschen Drüsen bilden Schweiß. Augenbrauen und Wimpern halten Staub und Schweiß ab.

Die im Tarsus gelegenen Meibomschen Drüsen haben ihre Öffnungen unmittelbar auf der Lidkante, wo sie eine Reihe von kleinen, rundlichen, gelblichen Punkten bilden. Mitunter kann man feine, ölige Absonderungen sehen, die in den Tränenfilm fließen, seine Lipidphase bilden und ihn vor Verdunstung schützen.

Der Lidspalt wird während des Tages durch den glatten, sympathisch innervierten Müllerschen Lidheber (M. tarsalis) offengehalten. Er reguliert die Weite der Lidspalte. Ihm kommt zusammen mit dem ebenfalls vom Truncus sympathicus innervierten M. dilatator pupillae und M. orbitalis eine dominierende Rolle für den **Gesichtsausdruck** zu.

Die Funktionen der Lidmuskeln sowie ihre Störungen sind in der *Synopsis 2* zusammengefaßt.

2.4 Untersuchungsmethoden

Das Aussehen der Lidhaut, die Stellung der Lider und des Lidrandes sowie die Form und Weite des Lidspaltes lassen sich sehr einfach ohne Hilfsmittel beurteilen.

Eine regelrechte **Lidspalte** ist gekennzeichnet durch einen abgerundeten inneren und einen spitz zulaufenden äußeren Lidwinkel. Sie ist normalerweise etwa 10 mm weit. Das Oberlid bedeckt beim Blick geradeaus den oberen Hornhautrand um 1 – 2 mm, die Unterlidkante liegt meist 1 – 2 mm unter dem Hornhautrand. Die Tränenpünktchen tauchen in den Tränensee.

Bei mongoloiden Rassen besteht eine Schrägstellung der Lidspalte nach oben, bei negroiden nach unten *(Synopsis 3).* Die **Lidspaltenweite** wird von einer Vielzahl von Faktoren beeinflußt *(Tabelle 2).* Bei Ermüdung ist die Lidspalte wegen des reduzierten Tonus des sympathisch innervierten M. tarsalis enger als im ausgeruhten Zustand.

Die sensible Versorgung des Oberlides erfolgt durch den N. ophthalmicus, die des Unterlides durch den N. infraorbitalis.
An der arteriellen Versorgung beteiligen sich A. frontalis, A. lacrimalis, Aa. palpebrales mediales u. A. palpebralis lateralis.

2.2 Embryologie

Im 3. Embryonalmonat vereinigen sich Ober- u. Unterlid; die Lidspalte öffnet sich wieder im 7. Monat. Lidhaut u. die Lidranddrüsen sind ektodermalen, die Lidmuskeln u. der Tarsus mesenchymalen Ursprungs.

2.3 Physiologie

Die Lider schützen das Auge. Der Hauttalg der Zeisschen Drüsen verhindert einen vorzeitigen Tränenabfluß. Augenbrauen u. Wimpern halten Staub u. Schweiß ab.
Die Meibomschen Drüsen geben ihr öliges Sekret in den Tränenfilm. Die Mollschen Drüsen bilden Schweiß.

Der sympathisch innervierte Müllersche Lidheber (M. tarsalis) reguliert die Weite der Lidspalte.
Zu Funktionen der Lidmuskeln sowie ihren Störungen s. *Syn. 2.*

2.4 Untersuchungsmethoden

Eine regelrechte **Lidspalte** ist etwa 10 mm weit. Das Oberlid bedeckt den Hornhautrand, die Unterlidkante reicht von unten meist nicht an ihn heran. Die Tränenpünktchen tauchen in der Tränensee ein.
Zur Form der Lidspalte s. *Syn. 3,* zur Beeinflussung der **Lidspaltenweite** s. *Tab. 2.*

Synopsis 2: Lidmuskeln, ihre Innervation, Funktion und mögliche Störung

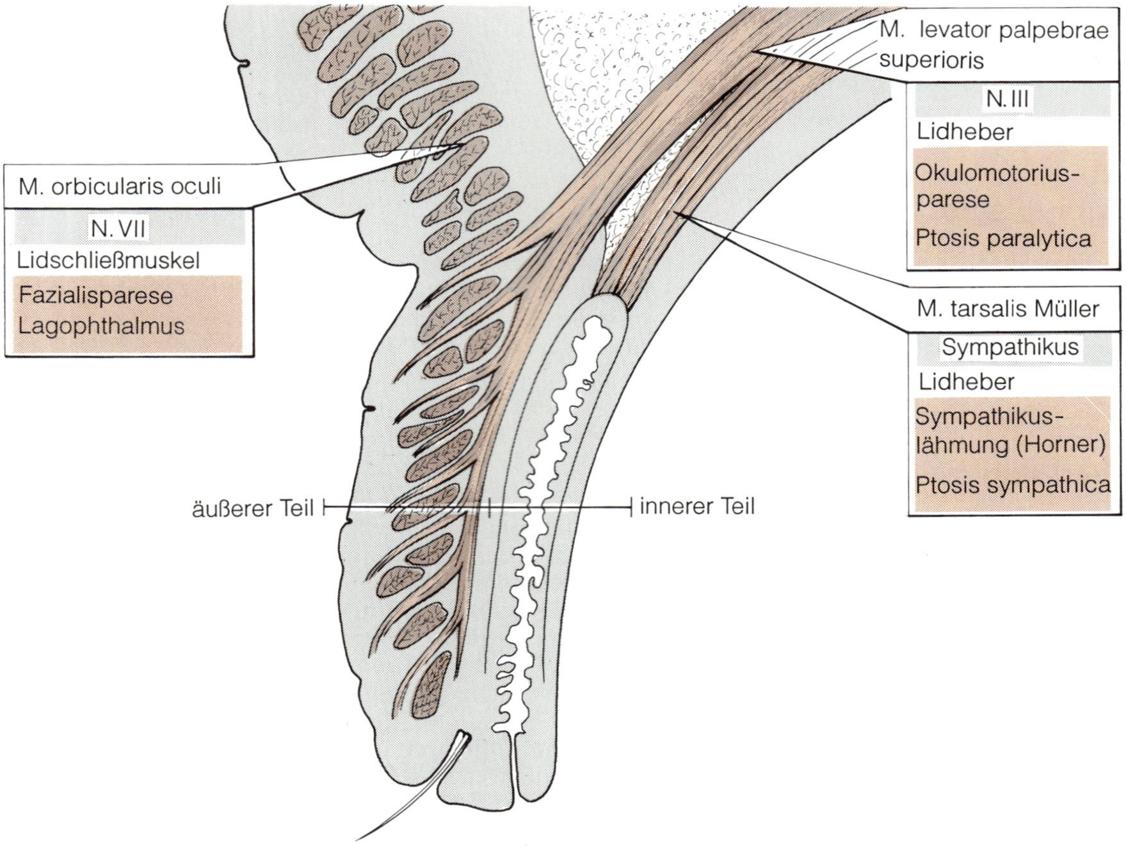

M. levator palpebrae superioris

N. III
Lidheber
Okulomotorius-parese
Ptosis paralytica

M. orbicularis oculi

N. VII
Lidschließmuskel
Fazialisparese Lagophthalmus

M. tarsalis Müller

Sympathikus
Lidheber
Sympathikus-lähmung (Horner)
Ptosis sympathica

äußerer Teil   innerer Teil

Synopsis 3: Mongoloide und antimongoloide (negroide) Lidspaltenstellung

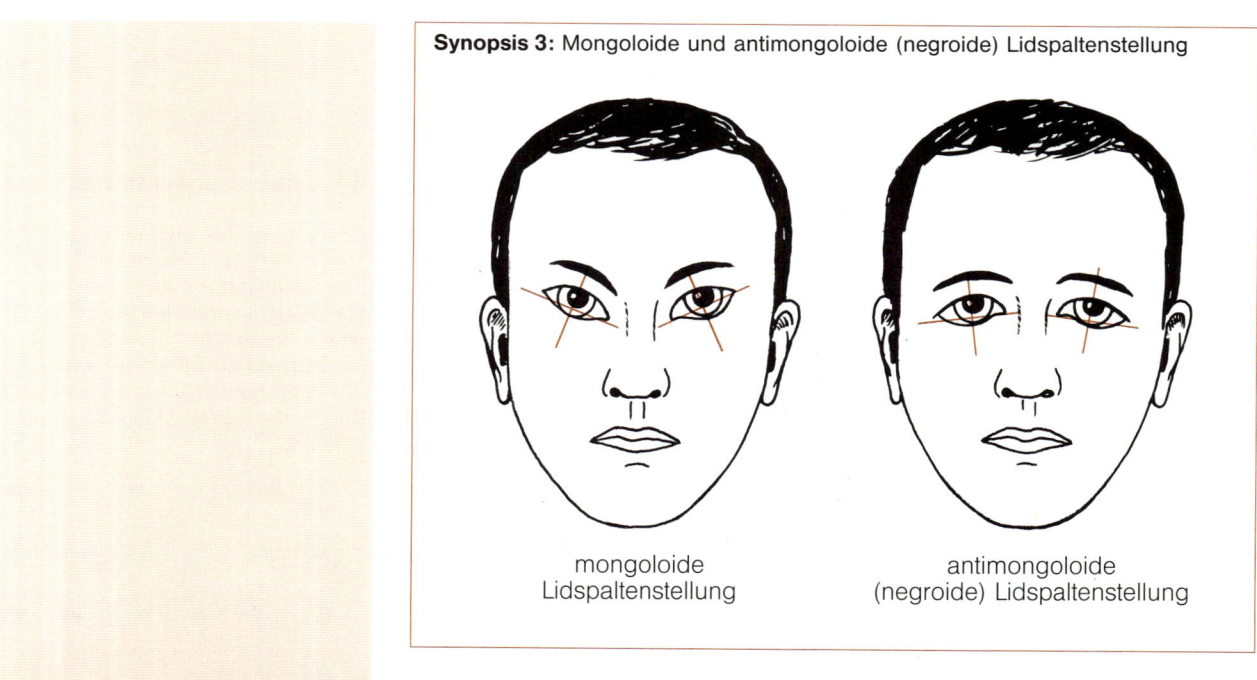

mongoloide
Lidspaltenstellung

antimongoloide
(negroide) Lidspaltenstellung

Tabelle 2: Veränderungen der Lidspaltenweite

Lidspaltenerweiterung	Lidspaltenverengung
Exophthalmus	Enophthalmus
Fazialisparese	Blepharospasmus
Buphthalmus (Hydrophthalmus)	Ptosis
Makrophthalmus	Mikrophthalmus
	Blepharochalasis

Eine Sensibilitätsprüfung des N. infraorbitalis des Unterlides, z. B. mit einem Zellstofftupfer, wird insbesondere bei Orbitabodenfrakturen mit Verdacht auf eine Läsion im Bereich des gleichnamigen Knochenkanals durchgeführt und mit der Gegenseite verglichen.

Das **Bellsche Phänomen** muß vor jeder Ptosisoperation geprüft werden, um auszuschließen, daß nicht bei einem unvollständigen Lidschluß nach Überkorrektur die Hornhaut austrocknet (Keratitis e lagophthalmo, vergleiche *Kapitel 6.5.9.2 und 2.5.3.5*). Es besteht darin, daß der Bulbus beim Lidschluß durch den M. rectus superior reflektorisch nach oben gerollt wird. Diese synkinetische Bewegung ist eine **Okulomotoriusleistung,** ihre Störung hat **supranukleäre Ursachen.**

Ein praktischer Tip: Bei der Prüfung des Bellschen Phänomens wird der Patient aufgefordert, die Lider zu schließen, während der Untersucher das Auge des Patienten aufhält und den Lidschluß blockiert. Ist das Bellsche Phänomen intakt, rollt der Bulbus nach oben, ein Mechanismus, der das Auge im Schlaf zusätzlich schützt.

Durch **Ektropionieren** des Unter- und Oberlides werden die tarsale Bindehaut und die obere bzw. untere Umschlagfalte dargestellt *(Abbildung 15)*.

Eine Sensibilitätsprüfung des N. infraorbitalis des Unterlides wird bei Orbitabodenfrakturen durchgeführt.

Das **Bellsche Phänomen** wird vor jeder Ptosisoperation geprüft. Im Schlaf oder bei Lidschluß wird der Bulbus durch den N. oculomotorius nach oben gerollt. Sein Ausfall hat **supranukleäre Ursachen.**

◄ **Ein praktischer Tip**

Zum **Ektropionieren** siehe *Abb. 15.*

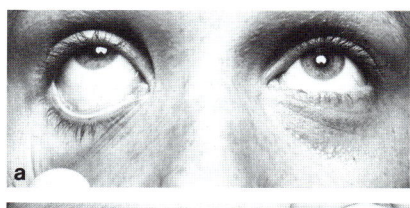
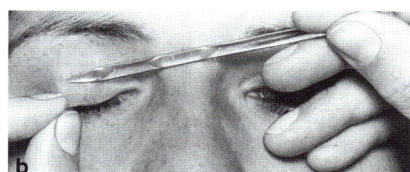
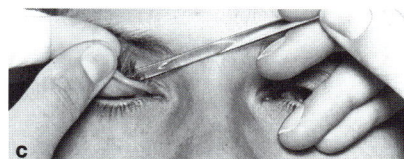
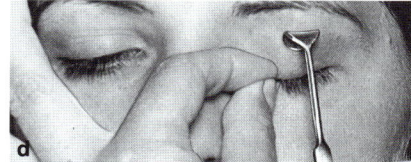
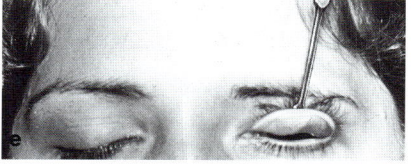
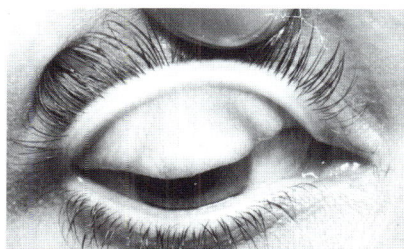
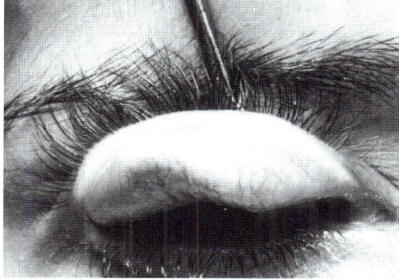

Abb. 15 Links: **a** Ektropionieren beim Blick nach oben (Darstellg. der Conjunctiva tarsi des Unterlides und der unteren Umschlagfalte); **b + c** einfaches Ektropionieren beim Blick nach unten (Darstellg. der Conjunctiva tarsi des Oberlides); **d + e** doppeltes Ektropionieren beim Blick nach unten mit dem Lidhalter nach Desmarres (Darstellg. der Conjunctiva tarsi des Oberlides und der oberen Umschlagfalte); rechts: einfach und doppelt ektropioniertes Oberlid

Um die untere Umschlagfalte darzustellen, wird das Unterlid nach
unten gezogen, während der Patient
nach oben schaut. Beim Ektropionieren des Oberlides blickt der
Patient nach unten; der Untersucher
erfaßt die Wimpern, drückt gegen
den oberen Tarsusrand u. kippt das
Oberlid um *(Abb. 15d u. e).*

Ein praktischer Tip ▶

Die Prüfung der **Levatorfunktion**
erfolgt durch leichtes Zurückhalten
der Oberlider bei der Lidöffnung.

2.5   Pathologie

2.5.1   Fehlbildungen

2.5.1.1 Lidkolobom

Es ist durch einen fehlerhaften Verschluß des Augenbechers bedingt
u. oft mit anderen Mißbildungen vergesellschaftet *(Abb. 16).* Ist der
Schutz der Hornhaut nicht mehr
gegeben, muß frühzeitig operiert
werden.

Zur Untersuchung der unteren Umschlagfalte wird das Unterlid nach unten gezogen, während der Patient nach oben schaut. Beim Ektropionieren des Oberlides, z. B. zum Aufsuchen von subtarsalen Fremdkörpern, blickt der Patient nach unten; der Untersucher erfaßt die Wimpern, drückt mit Finger, Glasstab oder Streichholz gegen den oberen Tarsusrand und kippt das Oberlid um. Zur Inspektion der oberen Umschlagfalte wird mit einem Lidhalter (nach Desmarres, *Abbildung 15d* und *e*) doppelt ektropioniert.

Ein praktischer Tip: Das einfache und doppelte Ektropionieren gelingt nur, wenn Glasstab oder Lidhalter etwa 1,5 cm von der Lidkante entfernt mit der führenden, meist rechten Hand auf das Lid aufgesetzt werden. Mit Daumen und Zeigefinger der anderen Hand werden Wimpern bzw. Lidkante gefaßt und mit einer raschen Hebelbewegung nach oben gekippt. Der Glasstab fungiert dabei gleichsam als „Scharnier".

Die Prüfung der Kraft des Lidhebers **(Levatorfunktion)** erfolgt durch leichtes Zurückhalten der Oberlider bei der Lidöffnung, was vorwiegend bei der Festlegung der Dosierung einer Ptosisoperation von Bedeutung ist.

2.5   Pathologie

2.5.1   Fehlbildungen

2.5.1.1 Lidkolobom

Diese angeborene Spaltbildung ist wie die Kolobome der Iris und Aderhaut durch einen fehlerhaften Verschluß des Augenbechers bedingt. Sie ist nicht selten mit anderen Mißbildungen wie Dermoiden, Mikrophthalmus oder mit den Fehlbildungssyndromen des ersten embryonalen Kiemenbogens **(Dysplasia mandibulo-facialis Franceschetti-Zwahlen, Dysplasia auriculo-ocularis Goldenhar,** vergleiche *Kapitel 4.4.1.1.3* und *4.4.1.1.4*) vergesellschaftet.

Meist handelt es sich um einen dreieckigen Defekt im Bereich der nasalen Hälfte des Oberlides oder der temporalen Hälfte des Unterlides. In extremen Fällen, wie in *Abbildung 16*, ist der Schutz der Hornhaut nicht mehr gegeben, so daß frühzeitig ein operativer Verschluß des Koloboms vorgenommen werden muß.

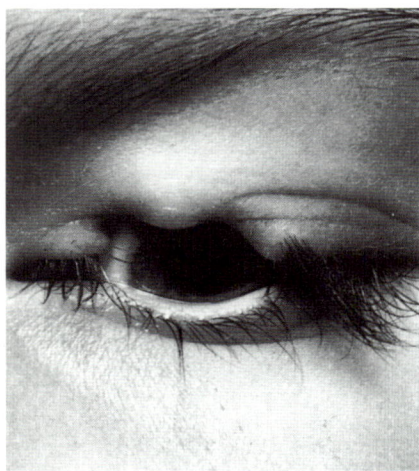

Abb. 16: Angeborenes Kolobom des Oberlides

2.5.1.2 Blepharophimose

Beträgt die Lidspalte horizontal weniger als 3 cm, handelt es sich um eine **Ble-pharophimose** *(Abbildung 17)*.

Oft liegen zusätzlich ein Epikanthus und eine Ptosis **(Waardenburg-Syndrom)** oder andere Mißbildungen im Gesicht vor. Abgesehen von der kosmetischen Störung hat die Erkrankung keine ernstere Bedeutung.

2.5.1.2 Blepharophimose

Die Lidspalte beträgt horizontal weniger als 3 cm *(Abb. 17)*.
Oft liegen zusätzlich Epikanthus u. Ptosis **(Waardenburg-Syndrom)** vor.

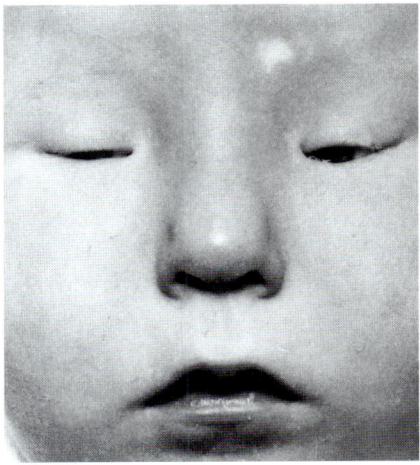

Abb. 17: Verkürzung der Lidspalte in der Horizontalen (Blepharophimose)

2.5.1.3 Ankyloblepharon

Bei ausbleibender oder unvollständiger Öffnung der Lidspalte im 7. Monat sind Ober- und Unterlid bei der Geburt in unterschiedlichem Ausmaß miteinander verwachsen. Nicht immer reicht zur Behebung der Mißbildung ein einfacher Scherenschlag, wie in *Abbildung 18*. Selten liegen vollständige Verwachsungen mit mangelhaft entwickeltem Augapfel vor.

2.5.1.3 Ankyloblepharon

Bei ausbleibender oder unvollständiger Öffnung der Lidspalte im 7. Monat sind Ober- u. Unterlid bei der Geburt verwachsen *(Abb. 18)*.

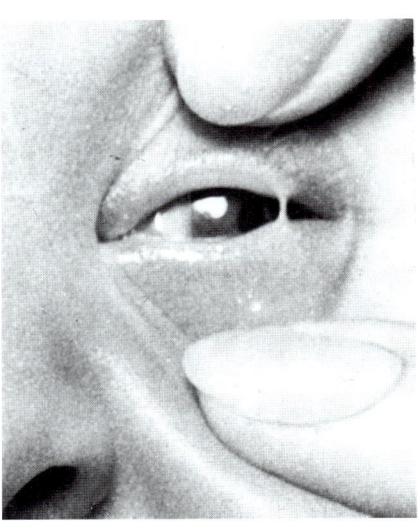

Abb. 18: Angeborene partielle Verwachsung von Ober- und Unterlid (Ankyloblepharon)

2.5.1.4 Mongolenfalte (Epikanthus)

Der Epikanthus kommt als Rassemerkmal, beim **Down-Syndrom** oder als harmlose angeborene Anomalie vor *(Abb. 19 u. 21)*. Eine sichelförmige Hautfalte überspannt den medialen Lidwinkel; ein Innenschielen kann vorgetäuscht werden **(Pseudostrabismus).**

2.5.1.5 Distichiasis

Bei dieser Mißbildung besteht eine doppelte Wimpernreihe *(Abb. 20)*. Die Wimpern der inneren Reihe können auf der Hornhaut reiben **(Trichiasis).** Die Therapie besteht in einer Elektrolyse der Haarbälge.

2.5.1.4 Mongolenfalte (Epikanthus)

Der Epikanthus kommt als Rassemerkmal, aber auch beim **Down-Syndrom** *(Trisomie 21)* oder als harmlose angeborene Anomalie, zuweilen auch einseitig, vor *(Abbildung 19* und *21)*. Dabei handelt es sich um eine sichelförmige, den medialen Lidwinkel überspannende Hautfalte, durch die ein Innenschielen vorgetäuscht werden kann **(Pseudostrabismus,** vergleiche *Kapitel 18.5.2.5)*. Diese manchmal bei Säuglingen zu beobachtende Veränderung verschwindet meist spontan bis zum 4. Lebensjahr infolge Anhebens des Nasenrückens (vergleiche *Kapitel 18.5.2.7)*.

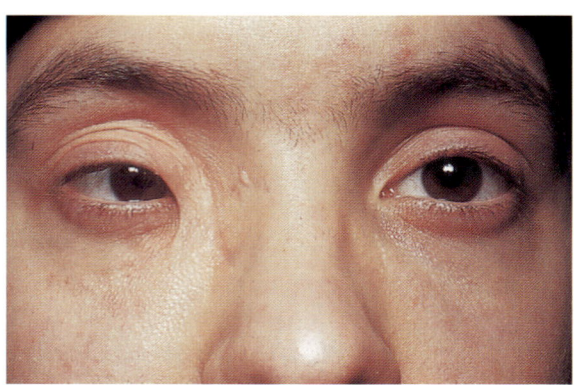

Abb. 19: Einseitiger Epikanthus rechts

2.5.1.5 Distichiasis

Bei dieser zuweilen dominant vererbten Mißbildung besteht eine teilweise *(Abbildung 20)* oder vollständige doppelte Wimpernreihe mit Umwandlung der Meibomschen in Haarbalgdrüsen. Die Wimpern der inneren Reihe sind oft zur Hornhaut hingewendet, auf der sie reiben **(Trichiasis)** und einen nicht unerheblichen Reizzustand mit entsprechenden kornealen Komplikationen verursachen können. Abhilfe bringt die Elektrolyse, bei der mit einer feinen Nadel in den Haarbalg eingestochen wird, um ihn daraufhin mittels Gleichspannung zu veröden.

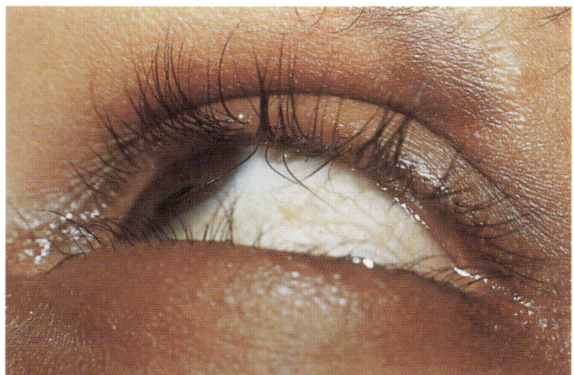

Abb. 20: Teilweise doppelte Wimpernreihe des Oberlides (Distichiasis) mit schleifenden Wimpern auf der Hornhaut (Trichiasis)

2.5.1.6 Ptosis congenita

2.5.1.6 Ptosis congenita

> **Definition.** Dabei handelt es sich um das angeborene ein- oder beidseitige Herabhängen des Oberlides.

◀ Definition

Ätiologie. Sie ist in 70% der Fälle einseitig und wird sowohl dominant als auch rezessiv vererbt. Die Parese beruht meist auf einem Ausfall im **Kerngebiet des M. levator palpebrae superioris,** seltener auf einer Hypoplasie des Muskels. Zuweilen ist der M. rectus superior, dessen Kerngebiet unmittelbar benachbart ist, mitbeteiligt. Der sympathisch innervierte M. tarsalis zeigt keinerlei Ausfälle *(Tabelle 3).*

Ätiologie
Sie ist in 70% der Fälle einseitig u. beruht meist auf einem Ausfall im **Kerngebiet des M. levator palpebrae superioris,** seltener auf einer Hypoplasie des Muskels *(Tab. 3).*

Tabelle 3: Lidfehlstellungen	
Lidfehlstellung	**Merkmal und Komplikation**
Ptosis congenita	meist teilweises Herabhängen des Oberlides durch Ausfall des Kerngebietes des M. levator palpebrae superioris, 70% nur einseitig, Gefahr der Amblyopie
Ptosis paralytica	meist vollständiges Herabhängen des Oberlides bei Okulomotoriusparese, Bulbus nach außen/unten abgewichen, evtl. Mydriasis und Akkommodationslähmung, meist einseitig
Ptosis sympathica	geringes Herabhängen des Oberlides, Sympathikuslähmung, beim Hornerschen Symptomenkomplex, stets einseitig
Ptosis bei Muskelerkrankungen	diskretes Herabhängen des Oberlides, bei Myasthenia gravis (Zunahme im Verlauf des Tages) und Myotonien, stets beidseitig
Ptosis traumatica	Herabhängen des Oberlides je nach Schädigung des M. levator palpebrae superioris, fast immer einseitig
Entropium senile	Lideinwärtskehrung mit Trichiasis, bei erhöhtem Tonus des M. orbicularis oculi
Entropium spasticum	Lideinwärtskehrung mit Trichiasis, bei Lidkrampf
Entropium cicatriceum	Lideinwärtskehrung mit Trichiasis, bei Pemphigus conjunctivae und Trachom infolge Narbenbildung der Conjunctiva tarsi
Ectropium senile	Lidauswärtskehrung mit Epiphora, bei vermindertem Tonus des M. orbicularis oculi
Ectropium paralyticum	Lidauswärtskehrung mit Epiphora, bei Fazialislähmung
Ectropium cicatriceum	Lidauswärtskehrung mit Epiphora, bei geschrumpften Lidhautnarben

Klinik
Das etwas unterentwickelte Oberlid hängt meist nur etwa bis zur Hornhautmitte herab *(Abb. 21)*.

Klinik. Das etwas unterentwickelte Oberlid hängt meist nur etwa bis zur Hornhautmitte herab *(Abbildung 21)*. Oft werden durch eine Anspannung des M. frontalis die Augenbrauen gehoben, um die Lidspalte kompensatorisch zu erweitern, oder der Kopf wird nach hinten geneigt, damit die Pupille nicht vom Oberlid verdeckt wird.

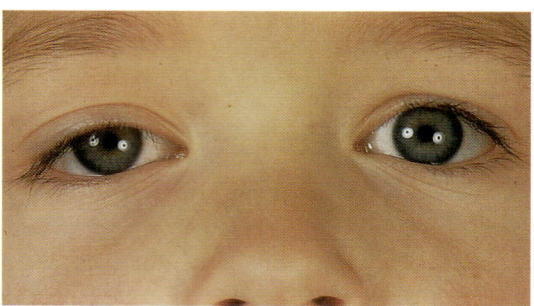

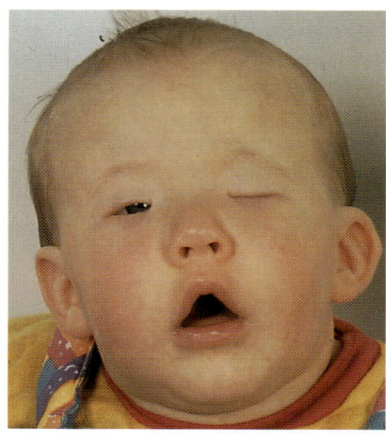

Abb. 21: Teilweise und vollständige Ptosis congenita; im unteren Bild als Nebenbefund ein Epikanthus beiderseits

Das **Marcus-Gunn-Phänomen** ist eine einseitige Ptosis congenita, bei der durch Fehlinnervation Kaubewegungen u. Mundöffnung eine reflektorische Hebung des Oberlides hervorrufen.

Das **Marcus-Gunn-Phänomen** ist eine einseitige Form der Ptosis congenita, bei dem durch Fehlinnervation Kaubewegungen und Mundöffnung eine reflektorische Hebung des Oberlides hervorrufen.

Wenn eine normale Entwicklung der Sehschärfe möglich ist, kann mit der Operation bis zur Einschulung oder sogar länger gewartet werden.

Bei gestörtem Bellschen Phänomen ist die Verkürzung des M. levator palpebrae superioris (vergleiche *Kapitel 2.7*) vorsichtiger zu dosieren.

Therapie
Eine operative Korrektur ist wegen der Gefahr einer Amblyopie so früh wie möglich durchzuführen, anderenfalls im Schulalter.

Therapie. Eine operative Korrektur ist wegen der Gefahr einer Amblyopie, insbesondere bei einseitiger Ptosis, so früh wie möglich durchzuführen. Wenn eine normale Entwicklung der Sehschärfe möglich ist, kann mit der Operation bis zur Einschulung oder sogar länger gewartet werden.

Bei gestörtem Bellschen Phänomen ist die Verkürzung des M. levator palpebrae superioris (vergleiche *Kapitel 2.7*) vorsichtiger zu dosieren.

Prognose
Sie ist bei rechtzeitiger Operation gut.

Prognose. Sie ist bei rechtzeitiger Operation gut. Manchmal sind mehrere Eingriffe notwendig.

2.5.2   Degenerationen / Dystrophien
2.5.2.1   Blepharochalasis

2.5.2   Degenerationen / Dystrophien

2.5.2.1 Blepharochalasis

Durch eine Erschlaffung der Oberlidhaut in der Pubertät kommt es zum Herabhängen der Oberlidfalte über den Lidrand.

Durch eine Erschlaffung und Atrophie der Oberlidhaut in der Pubertät, die auch familiär auftreten kann, kommt es zum Herabhängen einer Oberlidfalte über den Lidrand. In extremen Fällen kann das Sehen beeinträchtigt sein. Bei Beschwerden sollte die Hautfalte des Oberlides operativ entfernt werden.

2.5.2.2 Epiblepharon senile

Ein Epiblepharon senile ist ein Herabhängen der Oberlidhaut im Alter. Zuweilen ist das Sehen beeinträchtigt *(Abbildung 22)*.

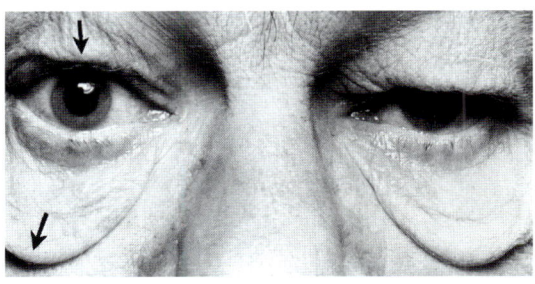

2.5.2.2 Epiblepharon senile

Eine herabhängende Oberlidhaut wird häufiger im Alter angetroffen *(Abb. 22)*.

Abb. 22: Senile Erschlaffung der Oberlidhaut (Epiblepharon senile) und des Unterlides

2.5.2.3 Fetthernie

Läßt im Alter die Elastizität des Septum orbitale nach, kann sich retrobulbäres Fett nach vorne vorwölben. Diese harmlose Veränderung bedarf keiner Behandlung.

2.5.2.3 Fetthernie

Durch Elastizitätsverlust des Septum orbitale im Alter wölbt sich das retrobulbäre Fett nach vorn.

2.5.3 Erworbene Stellungsanomalien

Verschiedene Wimpernstellungen am Oberlid sind in der *Synopsis 4,* alle Lidfehlstellungen in *Tabelle 3* zusammengestellt.

2.5.3 Erworbene Stellungsanomalen

Zu Wimpernstellungen s. *Syn. 4,* zu Lidfehlstellungen *Tab. 3.*

2.5.3.1 Entropium

> *Definition.* Es handelt sich um eine Einwärtskehrung des Lides, meist des Unterlides, mit schleifenden Wimpern auf der Hornhaut **(Trichiasis),** bedingt durch ein gestörtes Gleichgewicht zwischen dem Tonus des Lidschließmuskels und den beiden Lidöffnern.

2.5.3.1 Entropium

◄ Definition

Synopsis 4: Wimpern- und Lidstellungen des Oberlides. **a** normale Stellung; **b** Trichiasis bei normaler Lidstellung; **c** Distichiasis; **d** Narbenektropium; **e** Narbenentropium; **f** und **g** Keilexzision aus dem Tarsus zur Therapie eines Narbenentropiums

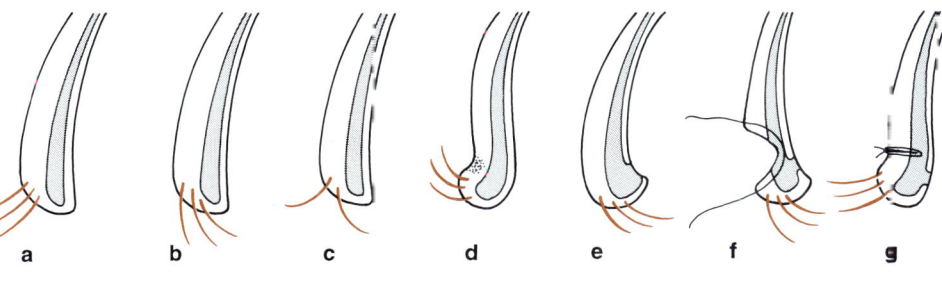

Ätiologie

Meist liegt ein erhöhter Tonus der lidrandnahen Fasern des M. orbicularis oculi im Alter vor **(Entropium senile,** *Abb. 23*). Es kommt aber auch angeboren, bei ständigem Lidkrampf **(Blepharospasmus),** bei bestehenden Augenentzündungen u. konjunktivalen Narben **(okulares Pemphigoid, Trachom, Narbenentropium, Entropium cicatriceum,** *Abb. 24*) vor.

Ätiologie. Meist liegt ein erhöhter Tonus der lidrandnahen Fasern des M. orbicularis oculi vor. Dieser tritt vorwiegend im Alter auf **(Entropium senile,** *Abbildung 23*), kommt aber auch angeboren bei Säuglingen oder bei ständigem Lidkrampf **(Blepharospasmus),** z. B. bei einer bestehenden Augenentzündung, vor **(Entropium spasticum).** Auch konjunktivale Narben können durch Schrumpfung insbesondere beim **okularen Pemphigoid** (vergleiche *Kapitel 5.5.8.3, Abbildung 112, Kapitel Bindehaut*) und **Trachom** (vergleiche *Kapitel 5.5.3.1, Abbildung 103, Kapitel Bindehaut*) zur Einwärtskehrung des Lides führen **(Narbenentropium, Entropium cicatriceum,** *Abbildung 24*).

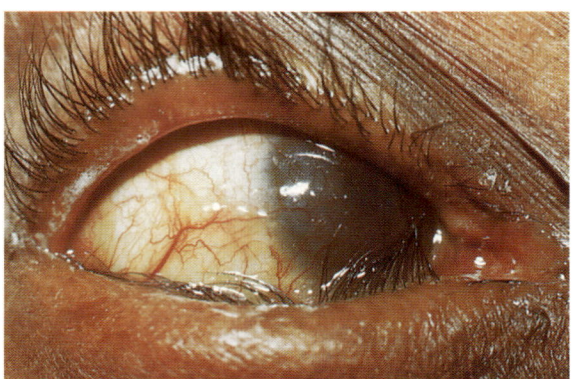

Abb. 23: Entropium senile des Unterlides. Die über Jahre auf der Hornhaut reibenden Wimpern haben zu einer chronischen Hornhautentzündung mit oberflächlicher Vaskularisation geführt

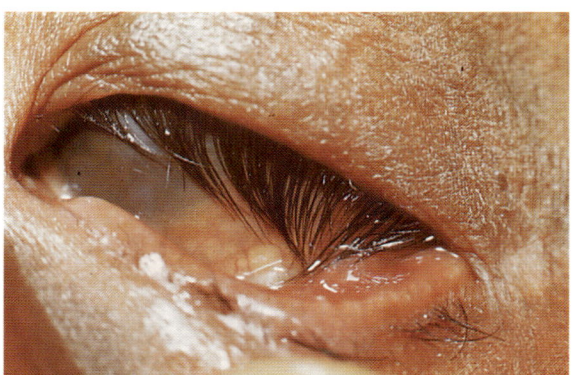

Abb. 24: Narbenentropium des Oberlides und dichte Hornhautnarben bei lange bestehendem Trachom

Klinik

Durch das Reiben der Wimpern auf dem Bulbus resultiert ein chronischer Reizzustand, später ein Hornhautulkus.

Klinik. Das ständige Reiben der Wimpern auf dem Bulbus verursacht einen chronischen Reizzustand der Bindehaut mit Hornhauterosionen, bei Infektion mit Ulkusbildung und Vaskularisation. Das von den Patienten empfundene Fremdkörpergefühl führt oft zum häufigen Zukneifen der Lider und damit zur Verstärkung des Entropiums (Circulus vitiosus).

Therapie. Bei geringfügiger und zeitweiliger Ausprägung reicht oft die Anbringung eines Heftpflasterzugs am Unterlid, um das Lid wieder in die richtige Stellung zu bringen (*Abbildung 25*). Bei stärkerer Ausprägung ist ein operatives Vorgehen notwendig. Zuweilen reichen auch einige **Schöpfer- oder Snellen-Nähte** aus, die tief durch das Lid greifend von außen über Perlen geknotet werden.

Therapie
Bei geringfügiger Ausprägung reicht ein Heftpflasterzug am Unterlid (*Abb. 25*). Bei stärkerer Ausprägung ist ein operatives Vorgehen notwendig.

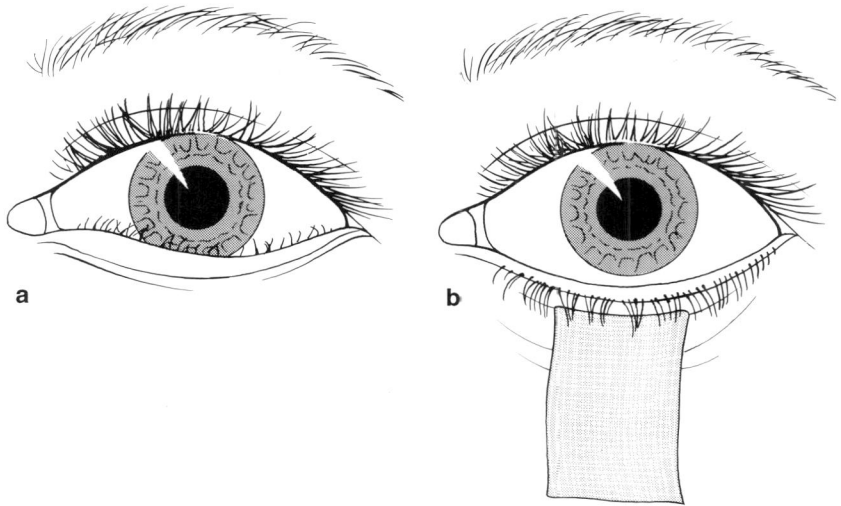

Abb. 25: Entropium senile. **a** schleifende Zilien des Unterlides auf der Bindehaut und Hornhaut; **b** Heftpflasterklebestreifen zur vorübergehenden Behandung eines Entropium des Unterlides

Prognose. Sie ist bei rechtzeitiger Behandlung und ständiger Kontrolle des Hornhautbefundes gut. Rezidive nach Operationen kommen vor. Das angeborene Entropium des Säuglings bildet sich meist von selbst zurück.

Prognose
Sie ist bei rechtzeitiger Behandlung gut. Rezidive nach Operationen kommen vor.

Der klinische Fall. Eine 75jährige Patientin sucht wegen einer chronischen beidseitigen Bindehautentzündung den Augenarzt auf. Die Augen wären seit Wochen rot und würden unentwegt tränen.

Schon bei der Inspektion der Lider fällt ein beidseitiges **Entropium** des Unterlides mit schleifenden Wimpern **(Trichiasis)** auf. Nach sanftem Druck auf das nach innen eingekrempelte Unterlid kommt es zum plötzlichen Zurückschnappen des Lides; nach mehreren Lidschlägen kippt es allerdings stets wieder nach innen.

Zunächst wird versucht, mit jeweils 3 Nähten, die unterhalb des Tarsus durch das Unterlid geführt, von außen über eine kleine Porzellanperle geknotet und etwa eine Woche belassen werden, die Lidfehlstellung zu korrigieren **(Schöpfer- oder Snellen-Nähte).** Nach einigen Monaten kommt es allerdings zunächst rechts, dann links zu einem Rezidiv, so daß eine Resektion des M. orbicularis oculi des Unterlides und eines schmalen Lidhautstreifens durchgeführt werden muß. Daraufhin ist die Patientin beschwerdefrei.

◀ Der klinische Fall

2.5.3.2 Ektropium

2.5.3.2 Ektropium

Definition. Die Ursache ist ebenfalls ein gestörtes Gleichgewicht zwischen dem Tonus des Lidschließmuskels und den beiden Lidöffnern, allerdings im umgekehrten Sinne. Die Auswärtskehrung fast ausschließlich des Unterlides bedingt ein ständiges Tränenträufeln **(Epiphora)** und eine chronische Konjunktivitis.

◀ Definition

Ätiologie
Im Alter liegt oft ein verminderter Tonus des **M. orbicularis oculi** vor (**Ectropium senile, Ectropium atonicum,** *Abb. 26*). Auch Fazialislähmungen **(Ectropium paralyticum)** u. Lidhautnarben **(Ectropium cicatriceum,** *Abb. 27*) können zum Auswärtsziehen des Lides führen.

Ätiologie. Im Alter liegt oft ein verminderter Tonus bzw. eine Atonie des vom **N. facialis** innervierten **M. orbicularis oculi** vor (**Ectropium senile, Ectropium atonicum,** *Abbildung 26*). Auch bei Fazialislähmungen ist der Schließmuskel des Lides erschlafft **(Ectropium paralyticum).** Lidhautnarben können durch Schrumpfung zum Auswärtsziehen des Lides führen (**Narbenektropium, Ectropium cicatriceum,** *Abbildung 27*).

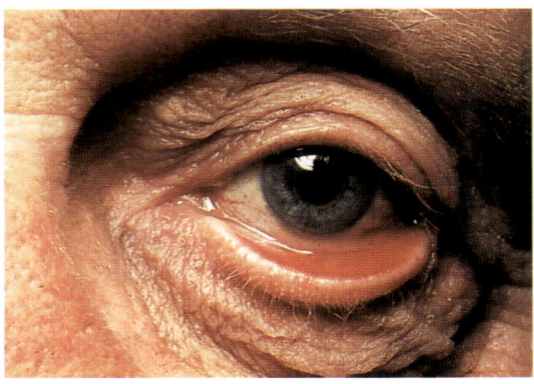

Abb. 26: Ectropium senile mit Reizung der Conjunctiva tarsi des Unterlides

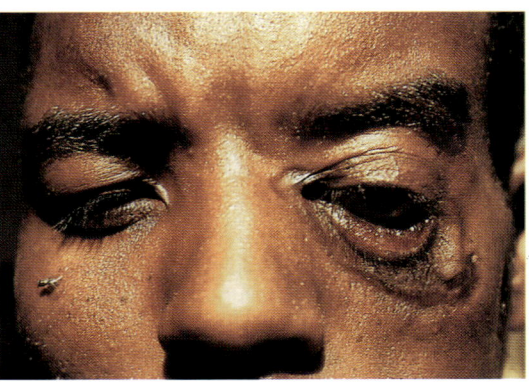

Abb. 27: Narbenektropium des linken Unterlides

Klinik
Das Tränenpünktchen liegt nicht mehr dem Bulbus an (**Eversio puncti lacrimalis**): Das Auge tränt u. ist ständig gereizt.

Klinik. Wegen der Auswärtskehrung und des Herabhängens des Unterlides liegt das Tränenpünktchen nicht mehr dem Bulbus an (**Eversio puncti lacrimalis**): Das Auge tränt und ist ständig gereizt. Da die Patienten häufig ihre Tränen aus dem Auge wischen, verstärkt sich das Ektropium (**Wischektropium**): Die Bindehaut wird nicht mehr vom Lid geschützt und liegt frei, sie entzündet sich leicht und trocknet aus.

Therapie
Nur eine Operation kann die Beschwerden beheben.

Therapie. Bereits bei geringer Ausprägung sollte operiert werden, wobei es eine Vielzahl von Operationsmethoden gibt.

Prognose
Sie ist bei baldiger operativer Behandlung gut.

Prognose. Sie ist bei baldiger operativer Behandlung gut. Mitunter sind mehrere Operationen notwendig.

2.5.3.3 Erworbene Ptosis

2.5.3.3 Erworbene Ptosis

Definition ▶

Definition. Darunter wird das ein- oder beidseitige Herabhängen des Oberlides durch neurogene oder myogene Ursachen verstanden.

Ätiologie. Die Ursachen sind mannigfaltig. Es kommen Lähmungen des N. oculomotorius mit Ausfall des M. levator palpebrae superioris als Zeichen einer Schädigung im Kerngebiet oder Verlauf des dritten Hirnnerven (Enzephalitis, basale Meningitis, Blutung, Traumen, Klivuskanten-Syndrom, Tumoren; **Ptosis paralytica**), Läsionen im Bereich des zervikalen **sympathischen Grenzstranges** im Zusammenhang mit einem Hornerschen Symptomenkomplex **(Ptosis sympathica)**, traumatische Schädigungen des M. levator palpebrae superioris **(Ptosis traumatica)** und allgemeine Muskelerkrankungen wie die **Myasthenia gravis** oder **myotone Dystrophie** in Frage (siehe *Kapitel 18.5.6.*).

Klinik. Die Lähmung ist bei der Ptosis paralytica, sympathica und traumatica **einseitig**, bei Myasthenie oder Myotonie **beidseitig.** Bei der Ptosis paralytica, bei der das Lid meist vollständig herabhängt, sind häufig andere Okulomotoriusäste mitbetroffen, so daß der Bulbus beim Anheben des paretischen Lides wegen der Nichtbeteiligung des N. abducens und des N. trochlearis nach außen und unten abgewichen ist **(äußere Okulomotoriuslähmung).** Beim Vollbild einer **totalen Okulomotoriuslähmung** sind durch den Ausfall der den N. oculomotorius begleitenden Faserzüge des Parasympathikus auch der M. sphincter pupillae und der M. ciliaris betroffen: die Pupille ist daher weit **(Mydriasis),** die Akkommodation aufgehoben.

Bei einer **Sympathikuslähmung** sind M. tarsalis, M. dilatator pupillae und M. orbitalis betroffen: Bei einem **Hornerschen Symptomenkomplex** liegen deshalb neben der nur diskret ausgebildeten Ptosis auch noch eine **Miosis** und ein **Enophthalmus** vor (vergleiche *Kapitel 10.5 3.1*).

Von einer **entzündlichen Ptosis (Pseudoptosis)** wird im Zusammenhang mit entzündlichen Lidveränderungen und -schwellungen gesprochen.

Therapie. Eine Abklärung der Lähmung und Behandlung des Grundleidens sind unverzichtbar. Bei einer traumatischen oder Lähmungsptose sollte frühestens nach 6 Monaten operiert werden, um eine mögliche spontane Rückbildung abzuwarten. In einigen Fällen kann eine **Ptosisbrille** Linderung bringen, bei der ein kleiner Steg das Oberlid etwas anhebt.

Prognose. Eine Ptosis traumatica bzw. paralytica bildet sich nicht selten von selbst zurück. Wird dennoch eine operative Korrektur notwendig, ist das kosmetische Ergebnis nicht immer befriedigend.

2.5.3.4 Blepharospasmus

Ein **Krampf** des vom N. facialis innervierten **M. orbicularis oculi** kann im Rahmen einer Abwehr- bzw. Reiztrias mit Lichtscheu **(Photophobie)** und Tränen **(Epiphora)** bei Entzündungen der vorderen Augenabschnitte, psychogen, im Gefolge von Erkrankungen des extrapyramidalen Systems (Enzephalitis, Lues cerebri, Arteriosklerose) und bei Trigeminusneuralgien auftreten.

Die Therapie bei neurologischen und psychiatrischen Ursachen ist äußerst problematisch: Neben der Behandlung der Grundkrankheit werden Fazialisakinesien mit Lokalanästhetika, Alkoholinfiltrationen des Lidschließmuskels, wiederholte Injektionen von Botulismus-Toxin und eine chirurgische Durchtrennung des N. facialis oder ausgiebige Resektion des M. orbicularis oculi durchgeführt.

2.5.3.5 Lagophthalmus

Nach **peripheren Fazialisparesen** ist ein aktiver Lidschluß nicht mehr oder nur teilweise möglich und die Lidspalte weit. Meist kommt es dabei zu einem Ektropium des Unterlides. Die Ursachen liegen in Schädelbasisbrüchen, Kleinhirn-, Brückenwinkel- oder Parotistumoren, Felsenbein- oder otogenen Prozessen.

Ätiologie
Es kommen Lähmungen des N. oculomotorius (Ptosis paralytica), Läsionen des sympathischen Grenzstranges bei Hornerschem Symptomenkomplex (Ptosis sympathica), traumatische Schädigungen (Ptosis traumatica) u. allgemeine Muskelerkrankungen (Myasthenia gravis, myotone Dystrophie) in Frage.

Klinik
Die Lähmung ist bei der Ptosis paralytica, sympathica u. traumatica einseitig, bei Myasthenie oder Myotonie beidseitig. Bei der Ptosis paralytica hängt das Lid meist vollständig herab, häufig sind andere Okulomotoriusäste mitbetroffen (äußere Okulomotoriuslähmung). Bei einer totalen Okulomotoriuslähmung ist die Pupille weit (Mydriasis). Bei einer Sympathikuslähmung (Hornerscher Symptomenkomplex) bestehen Ptosis, Miosis u. Enophthalmus. Eine entzündliche Ptosis (Pseudoptosis) liegt bei Lidschwellungen vor.

Therapie
Eine Abklärung der Lähmung ist unverzichtbar. Frühestens nach 6 Monaten sollte, sofern erforderlich, operiert werden. In einigen Fällen kann eine Ptosisbrille helfen.

Prognose
Nicht selten spontane Zurückbildung. Das Ergebnis nach Operationen ist nicht immer gut.

2.5.3.4 Blepharospasmus

Ein Krampf des M. orbicularis oculi kommt bei Entzündungen zusammen mit Lichtscheu (Photophobie) u. Tränen (Epiphora), psychogen bei Erkrankungen des extrapyramidalen Systems u. bei Trigeminusneuralgien vor. Die Therapie ist auf eine Schwächung des M. facialis ausgerichtet (Injektion von Botulismus-Toxin, Durchtrennung des N. facialis, Resektion des M. orbicularis oculi).

2.5.3.5 Lagophthalmus

Nach peripheren Fazialisparesen ist ein aktiver Lidschluß nicht mehr oder nur teilweise möglich u. die Lidspalte weit. Meist liegt ein Ektro-

pium des Unterlides vor.
Auch bei **Exophthalmus, Bewußt-losigkeit** mit unvollständigem Lid-schluß u. **Störung des Bellschen Phänomens** kann ein Lagophthal-mus entstehen.
Merke ▶

Durch die unzureichende Bedek-kung der Hornhaut durch das Ober-lid kommt es zu Hornhautkomplika-tionen.

2.5.3.6 Schleifende Wimpern (Trichiasis)

Nach Lidrandentzündungen, -opera-tionen oder im Alter kommt es evtl. zu Fehlstellungen der Wimpern mit Schleifen auf der Hornhaut. Als The-rapie kommen **Elektrolyse** u. Ope-ration in Frage.

2.5.4   Entzündung der Lidhaut

2.5.4.1 Lidabszeß / Lidphlegmone

Bei Verletzungen, Insektenstichen, Hämatomen, eitriger Sinusitis oder Osteomyelitis kann es zur Lidinfek-tion, später zur Abszedierung und zur **Pseudoptosis** kommen.
Therapie
Inzision, Behandlung mit Wärme u. Antibiotika.

Merke ▶

2.5.4.2 Lidherpes

Bei Virusinfektionen der Lidhaut mit Herpes-simplex-Viren entstehen kleine, gruppiert angeordnete, schmerzende Bläschen mit Rötung u. Schwellung *(Abb. 28)*.

Aber auch ein **Exophthalmus** durch Orbitatumoren bzw. eine endokrine Orbito-pathie, **Bewußtlosigkeit** mit unvollständigem Lidschluß und supranukleäre Au-genmuskellähmungen mit **Störung des Bellschen Phänomens** kommen in Frage.

> **Merke.** Bei zentralen, supranukleären Lähmungen ist der erste (frontale) Fazialisast nicht mitbetroffen, da er seine Impulse aus beiden Hirnhälften erhält.

Sind der zweite und dritte Fazialisast mitbetroffen, ist die Nasolabialfalte ver-strichen, hängt der Mundwinkel nach unten und kann die Nase nicht mehr ge-rümpft werden. Durch die unzureichende Bedeckung der Hornhaut durch das Oberlid kommt es zu Hornhautkomplikationen **(Expositionskeratitis, Keratitis e lagophthalmo** (siehe *Kapitel 6.5.9.2, Abbildung 143, Kapitel Hornhaut).*

2.5.3.6 Schleifende Wimpern (Trichiasis)

Nach Lidrandentzündungen oder Lidoperationen, zuweilen auch ohne erkenn-bare Ursache im Alter wachsen die Wimpern in eine falsche Richtung und schleifen auf der Hornhaut. Handelt es sich um kleinere oder dünne Wimpern, können sie mit einer Wimpernpinzette entfernt werden. Ansonsten bringt nur die **Elektrolyse,** eine Zerstörung des Wimpernbodens durch Gleichstrom, oder eine Operation dauerhaften Erfolg (siehe *Kapitel 2.5.1.5).*

2.5.4   Entzündung der Lidhaut

2.5.4.1 Lidabszeß / Lidphlegmone

Nach lokaler Infektion im Zusammenhang mit einer Verletzung, eines Insekten-stiches, Hämatoms oder fortgeleitet z. B. bei eitriger Sinusitis oder Osteomyeli-tis kann es zu starken Rötungen und Schwellungen des Lides **(Pseudoptosis),** Gesichtsödem und Fieber kommen. Später schmilzt die entzündliche Infiltra-tion ein, der Inhalt des Abszesses fluktuiert, nach Spaltung entleert sich Eiter. Vor einer Inzision sollten eine ursächliche Abklärung und eine Behandlung mit trockener Wärme sowie hochdosierten Breitbandantibiotika erfolgen.

> **Merke.** Im Gegensatz zur Orbitalphlegmone ist die Bulbusbeweglichkeit stets intakt.

2.5.4.2 Lidherpes

Bei einer Virusinfektion der Lidhaut infolge Aktivierung latent im Körper be-findlicher Herpes-simplex-Viren entstehen kleine, gruppiert angeordnete, schmerzende Bläschen mit umschriebener Rötung und Schwellung *(Abbil-dung 28).* Nach Ein-trocknung heilt die Entzündung ohne Narben ab. Virostati-sche Augensalben (z. B. Zovirax-Augen-salbe) beschleunigen die Heilung.

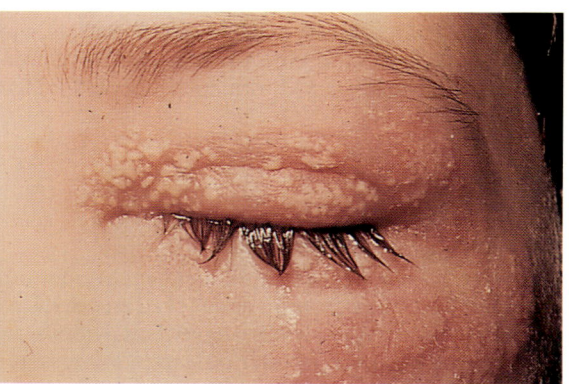

Abb. 28: Lidherpes des Ober- und Unterlides

2.5.4.3 Zoster ophthalmicus

> **Definition.** Es handelt sich um eine Infektion mit dem Varicella-zoster-Virus, das das Ganglion semilunare Gasseri sowie das Versorgungsgebiet des 1. Trigeminusastes, den N. ophthalmicus, befällt **(Gesichtsrose).**

Ätiologie. Die Erstinfektion mit dem neurotropen Varicella-Zoster-Virus führt zu Windpocken (Varicellae). Eine Zoster-Erkrankung ist Ausdruck einer Reinfektion oder einer Aktivierung von latent im Organismus vorhandenen Erregern.

Ätiologie

Eine Zoster-Erkrankung ist Ausdruck einer Reinfektion oder Aktivierung von latent im Organismus vorhandenen Viren.

Klinik. Nach einer Inkubationszeit von 7 bis 18 Tagen treten anfänglich starke neuralgiforme Schmerzen im Ausbreitungsgebiet des N. ophthalmicus auf. Nach einigen Tagen bilden sich ein Hauterythem sowie wasserklare, prall gefüllte Hautbläschen, deren Inhalt sich gelblich eintrübt, austrocknet und bräunlichgelbe Borken zurückläßt. Innerhalb von 3 Wochen ist der Zoster abgeheilt. Nicht selten verbleiben Narben.

Klinik

Nach Schmerzen im Ausbreitungsgebiet des N. ophthalmicus bilden sich Hauterytheme sowie wasserklare, prall gefüllte Hautbläschen.

Komplikationen. Insbesondere bei Beteiligung des N. nasociliaris treten neben Hauteffloreszenzen auch Konjunktivitiden, Skleritiden, Uveitiden, Sekundärglaukome, Vorderkammerblutungen, Augenmuskelparesen, Sehnervenentzündungen, Netzhautnekrosen und Keratitiden auf *(Synopsis 12, Kapitel Hornhaut*, vergleiche auch *Kapitel 6.5.6.4).*

Komplikationen

Es treten auch Konjunktivitiden, Skleritiden, Uveitiden, Sekundärglaukome, Vorderkammerblutungen, Augenmuskelparesen, Sehnervenentzündungen, Netzhautnekrosen u. Keratitiden auf (Syn. 12, Kap. Hornhaut).

Therapie. Es sollte eine virostatische Behandlung mit Aciclovir (Zovirax) i. v. oder per os über 5 Tage durchgeführt werden. Die Hauteffloreszenzen werden mit zinkhaltigen oder virostatischen Pasten abgedeckt.

Therapie

Virostatische Behandlung u. Abdeckung der Hauteffloreszenzen mit Pasten.

Prognose. Die Prognose ist gut, auch wenn äußerst hartnäckige postzosterische Neuralgien noch Jahre nach der Infektion bestehen bleiben können.

Prognose

Trotz hartnäckiger postzosterischer Neuralgien gut.

2.5.4.4 Parasitärer Lidhautbefall

Unter schlechten hygienischen Bedingungen können die Wimpern von bis zu 2 mm langen **Filzläusen** befallen sein **(Phthiriasis),** seltener von Kopfläusen. Sie saugen sich an der Lidkante zwischen den Zilien fest, ihre Nissen imponieren als kleine kohlenstaubartige Körnchen am Haarschaft *(Abbildung 29)*. Die Patienten klagen über Juckreiz, meist liegt eine chronische Blepharokonjunktivitis vor. Nach Entfernung der Läuse und Nissen mit der Pinzette sollte für einige Tage mit parasympathikomimetikahaltigen Augensalben (Pilocarpin, Abtötung der Parasiten) behandelt werden.

Filzläuse können die Wimpern befallen **(Phthiriasis).** Sie befinden sich an der Lidkante zwischen den Zilien, ihre Nissen imponieren als kleine kohlenstaubartige Körnchen im Haarschaft *(Abb. 29)*.

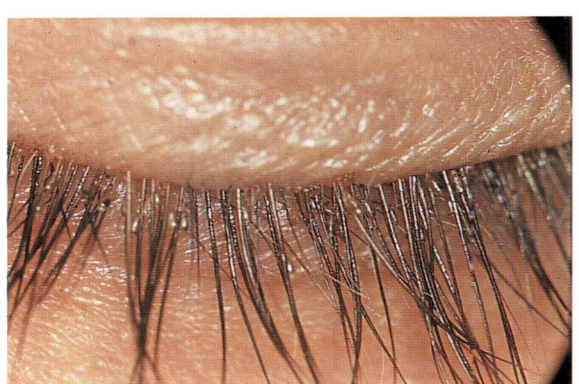

Abb. 29: Nissen der Filzläuse an den Wimpern (Phthiriasis)

Mitunter saugen sich **Zecken** am Lid fest *(Abb. 30)*. Sie können eine Borreliose (Lyme disease) u. Virusenzephalitiden hervorrufen.

Mitunter saugen sich **Zecken** am Lid fest *(Abbildung 30)*. Sie können herausgedreht werden. Verbleiben Teile der Mundwerkzeuge im Gewebe zurück, sollten sie chirurgisch entfernt werden. Zecken können eine Borreliose (Lyme disease) oder Virusenzephalitis mit z. T. jahrelangen Inkubationszeiten hervorrufen.

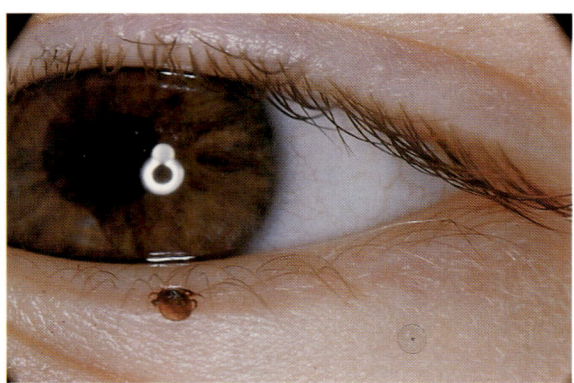

Abb. 30: Festgebissene Zecke am Unterlid in der Nähe der Lidkante

Haarbalgmilben in den Haartalgdrüsenfollikeln verursachen chronische Lidrandentzündungen.

Haarbalgmilben leben als 0,3 mm große Saprophyten in den Haartalgdrüsenfollikeln insbesondere bei Menschen mit seborrhoischem Hauttyp und verursachen chronische Lidrandentzündungen (Blepharitis squamosa).

2.5.4.5 Allergische Lidhautentzündung

Allergische Dermatosen **(Lidekzem)** äußern sich in Rötung, Schwellung *(Abb. 31)*, später Bläschenbildung und Schuppung. Nach Absetzen des auslösenden Agens wird mit kortisonhaltigen Augensalben behandelt.

2.5.4.5 Allergische Lidhautentzündung

Allergische Dermatosen der Lidhaut durch eine Überempfindlichkeit gegenüber Augentropfen oder -salben, Heftpflaster oder Kosmetika sind relativ häufig. Das **Lidekzem** äußert sich zunächst in Rötung, Schwellung *(Abbildung 31)*, später in Bläschenbildung und Schuppung. Nach Absetzen des auslösenden Agens sollte mit kortisonhaltigen Augensalben behandelt und eine Allergietestung empfohlen werden.

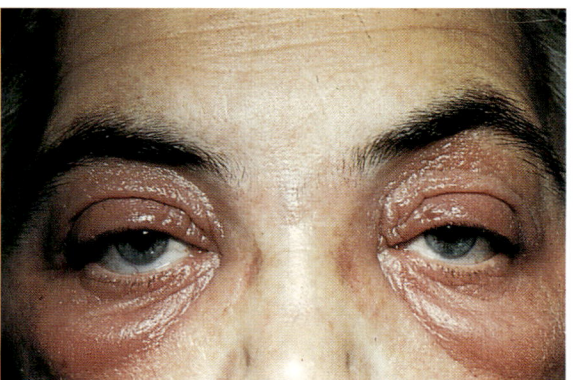

Abb. 31: Allergische Lidhautentzündung (Lidekzem) mit Lidschwellung und -rötung nach Applikation von Pilokarpin-Augentropfen bei Atopie

2.5.4.6 Spezifische Entzündungen

Ein **Liderysipel** ist selten. Es ist gekennzeichnet durch einen plötzlichen Beginn mit Kopfschmerzen, Fieber, intensiv rotem Liderythem bei nicht immer scharfer Begrenzung, unterschiedlich starker Ödembildung und Druckschmerzhaftigkeit. Die Ursache ist eine Wundinfektion im Lidbereich mit β-**hämolysierenden Streptokokken** (Wundrose). Es wird eine hochdosierte Penizillintherapie durchgeführt. Bettruhe ist notwendig.

Auch **luetische Primäraffekte, Milzbrand, Tuberkulose, Lepra** und **Diphtherie** (vergleiche *Kapitel 5.5.3.4, Abbildung 106, Kapitel Bindehaut*) der Lider kommen vor.

Der klinische Fall. Ein 14jähriger ostafrikanischer Knabe verletzt sich beim Häuten eines Kalbes am linken Oberlid. Nach nur 36 Stunden wird er hochfieberhaft und komatös in ein Krankenhaus eingeliefert. An der Eintrittsstelle des Erregers findet sich eine rote Papel mit schwarzem Zentrum, aus der sich eine Pustel mit serös-blutiger Flüssigkeit entwickelt (Pustula maligna) und nach Austrocknung einen schwarzen Schorf bildet (*Abbildung 32*). Durch die massive Lidschwellung ist eine Untersuchung des Auges nicht möglich.

Es handelt sich um eine **Milzbrandinfektion (Anthrax)** mit Milzbrandbazillen **(Bacillus anthracis)**. Unter der hochdosierten Gabe von intravenösen Penizillinen klingt die Sepsis mit erheblichen Kreislaufstörungen und einer beginnenden Meningitis allmählich ab, der anfangs bedenkliche Allgemeinzustand bessert sich. Am Lid bleiben große Substanzdefekte zurück, der Lidschluß ist dadurch unvollständig, der Bulbus zeigt keinerlei Veränderungen.

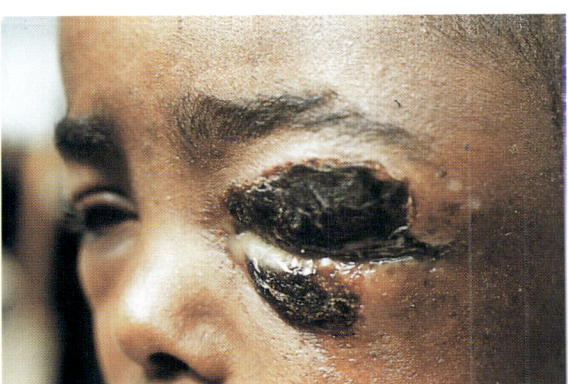

Abb. 32: Milzbrand mit Pustula maligna des Oberlides, Schorfbildung, eitriger Absonderung und erheblicher Lidschwellung

2.5.5 Entzündung des Lidrandes (Blepharitis)

2.5.5.1 Blepharitis ulcerosa

Definition. Es handelt sich um eine bakteriell bedingte Lidrandentzündung, die relativ schnell zu narbig veränderten Lidkanten und zu Wimpernausfall führt.

Ätiologie. Die Erreger sind meistens Strepto- und Staphylokokken.

2.5.4.6 Spezifische Entzündungen

Ein **Liderysipel** tritt nach einer Wundinfektion mit β-**hämolysierenden Streptokokken** (Wundrose) auf u. wird mit hochdosierten Penizillingaben therapiert.

Auch **luetische Primäraffekte, Milzbrand, Tuberkulose, Lepra** u. **Diphtherie** der Lider kommen vor.

◄ **Der klinische Fall**

2.5.5 Entzündung des Lidrandes (Blepharitis)
2.5.5.1 Blepharitis ulcerosa

◄ **Definition**

Ätiologie

Es sind meist Staphylo- oder Streptokokkeninfektionen.

Klinik
Die Lidränder sind entzündlich verdickt. Multiple Abszesse *(Abb. 33)* zerstören die Haarbälge u. führen zu Wimpernausfall **(Madarosis)** u. zu **Trichiasis.**

Therapie
Nach Reinigung sollte mit Silbernitratlösung touchiert u. mit Antibiotika behandelt werden.

Prognose
Bei nicht rechtzeitiger Therapie können Komplikationen auftreten.

2.5.5.2 Blepharitis squamosa

Definition ▶

Ätiologie
Seborrhö, Refraktionsfehler, Infektionen, Milben- u. Läusebefall sowie äußere Reize

Klinik
Auf den Lidrändern liegen weißliche Schuppen. Die Lidranddrüsen sezernieren vermehrt Talg u. lassen die Wimpern leicht verkleben *(Abb. 34).*

Klinik. Die Lidränder sind entzündlich verdickt. Multiple Abszesse *(Abbildung 33)* zerstören schnell die Haarbälge und führen zu Wimpernausfall **(Madarosis)** oder zu Lidfehlstellungen mit **Trichiasis.** Die Absonderungen der Ulzerationen trocknen ein und lassen gelbliche Krusten entstehen. Es wird eine deutliche Neigung zum Auftreten von Hordeola beobachtet.

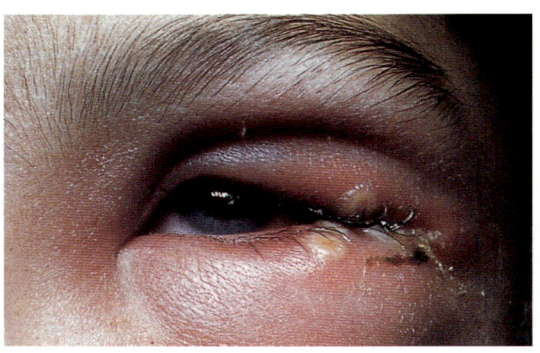

Abb. 33: Blepharitis ulcerosa des Ober- und Unterlides mit Lidrötung und -schwellung

Therapie. Sie besteht in einer Reinigung des Wimpernbodens, Touchieren mit Silbernitratlösung und dem Auftragen von antibiotischen Salben.

Prognose. Sie ist bei rechtzeitiger, erfolgreicher Therapie gut. Andernfalls ist mit Madarosis, Lidfehlstellungen und Hornhautkomplikationen zu rechnen.

2.5.5.2 Blepharitis squamosa

> **Definition.** Schuppende Lidrandentzündungen sind gewöhnlich außerordentlich hartnäckig und multifaktoriell bedingt.

Ätiologie. Ursächlich spielen oft eine Seborrhö mit Hypersekretion der Talgdrüsen, Refraktionsanomalien, Milben- und Läusebefall sowie banale äußere Reize wie Staub, Rauch und Sonnenexposition eine Rolle.

Klinik. Die Lidränder sind nur leicht verdickt, aber deutlich gerötet und mit weißlichen Schuppen behaftet. Darüber hinaus sezernieren die Lidranddrüsen vermehrt Talg und lassen die Wimpern leicht verkleben *(Abbildung 34)*. Zuweilen kommt es zu einem langsamen Wimpernausfall **(Madarosis).**

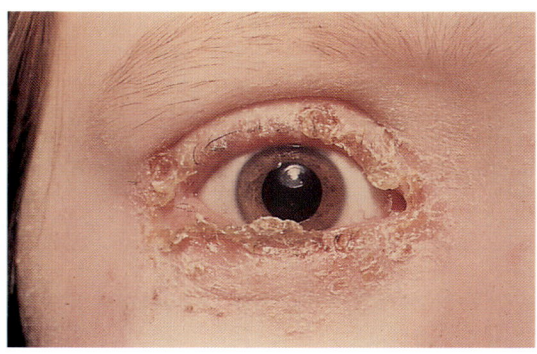

Abb. 34: Blepharitis squamosa mit eitriger Bindehautentzündung (Blepharokonjunktivitis)

Therapie. Zunächst sollten die Krusten und Schuppen abgetragen werden. Danach können milde, **desinfizierende Salben.** z. B. Bibrocathol (Noviform), oder Augenbäder, z. B. Zinkborat (Ophtopur), später auch **kortisonhaltige Augensalben** (z. B. Novifort, Blephamide) auch in Kombination mit Antibiotika (Terracortril) angewendet werden. Auslösende Faktoren müssen erkannt und beseitigt werden.

Prognose. Sie ist stets gut. Der Verlauf ist aber hartnäckig, die Therapie mitunter unbefriedigend.

Der klinische Fall. Wegen rezidivierender Augenentzündungen ist eine 35jährige Patientin stark belastet. Da keine der durchgeführten therapeutischen Maßnahmen, insbesondere die Anwendung von Kortison, eine Besserung der Beschwerden erbracht hat und mehrfache Allergietestungen auch von Kosmetika ergebnislos geblieben sind, wechselt die Patientin häufig den Augenarzt.

Bei einer abermaligen Vorstellung wird eine **Epilation,** eine Entfernung von mehreren Wimpern, vorgenommen, um sie mikroskopisch zu untersuchen. Dabei findet sich an fast allen Wimpern ein Befall von **Demodex folliculorum (Haarbalgmilbe).** Die daraufhin eingeleitete Therapie mit Bisrenin, einem wismuthaltigen Antiseptikum, in Kombination mit dem Parasympathikomimetikum Pilocarpin, unter dem bekanntermaßen Läuse absterben, kommt es nach einigen Wochen zur Beschwerdefreiheit.

2.5.6 Entzündung der Liddrüsen

2.5.6.1 Gerstenkorn (Hordeolum)

> **Definition.** Durch eine **akute** Infektion der Lidranddrüsen entsteht eine entzündliche, schmerzhafte Schwellung.

Ätiologie. Sind die **Zeisschen Talg-** oder die **Mollschen Schweißdrüsen,** die beide oberflächlich unmittelbar an den Haarbälgen der Wimpern am äußeren Lidrand lokalisiert sind, entzündet, handelt es sich um ein **Hordeolum externum;** sind die im Tarsus befindlichen **Meibomschen Drüsen** betroffen, um ein **Hordeolum internum.** Meist liegen Infektionen mit Staphylokokken, seltener mit Streptokokken vor.

Klinik. Beim Hordeolum externum läuft die Entzündung als akute **Follikulitis** mit Lidrandrötung und -ödem, gelblichem Eiterhof und Bindehautreizung ab. Beim Hordeolum internum liegt eine umschriebene, mitunter sehr **schmerzhafte,** hochrote Vorwölbung der Lidkante und der Lidbindehaut mit Durchbruchsneigung zur Bindehautseite sowie Reizung und Schwellung der Bindehaut vor.

Das Allgemeinbefinden kann durchaus beeinträchtigt sein, nicht selten sind die präaurikulären Lymphknoten geschwollen, und die Körpertemperatur ist erhöht. Die Patienten geben Spannungs- und Druckgefühl an.

Komplikationen. Die Ausbildung eines Lidabszesses oder einer Orbitalphlegmone ist beim Hordeolum selten. Thrombosierungen der V. angularis bzw. des Sinus cavernosus sind beschrieben worden.

Therapie. Zur Beschleunigung der Einschmelzung werden trockene Wärme (Rotlicht), desinfizierende Salben, z.B. Bibrocathol (Noviform), und zur Beseitigung der Infektion antibiotische Salben verabreicht. Auf feuchte Wärme und auf Verbände sollte wegen der möglichen Mazeration der Lidhaut und der Keimverschleppung verzichtet werden. Bei ausbleibendem Durchbruch kann eine Stichinzision lindern.

Therapie

Die Schuppen sollten abgetragen u. milde, **desinfizierende Salben** oder Augenbäder, später **kortisonhaltige Augensalben** in Kombination mit Antibiotika verabreicht werden.

Prognose

Sie ist stets gut. Der Verlauf ist hartnäckig.

◀ **Der klinische Fall**

2.5.6 Entzündung der Liddrüsen
2.5.6.1 Gerstenkorn (Hordeolum)

◀ **Definition**

Ätiologie

Die **Zeisschen Talg-** oder die **Mollschen Schweißdrüsen (Hordeolum externum)** oder die **Meibomschen Drüsen (Hordeolum internum)** sind entzündet.

Klinik

Es liegen eine akute **Follikulitis** mit Lidrandrötung, gelblichem Eiterhof u. Bindehautreizung zuweilen auch eine umschriebene **schmerzhafte,** hochrote Vorwölbung der Lidkante vor.
Nicht selten sind die präaurikulären Lymphknoten geschwollen, u. die Körpertemperatur ist erhöht.

Komplikationen

Lidabszeß oder Orbitalphlegmone sind selten.

Therapie

Es werden trockene Wärme sowie desinfizierende u. antibiotische Salben verabreicht. Evtl muß inzidiert werden.

Prognose
Sie ist sehr gut.

Merke ▶

2.5.6.2 Chalazion (Hagelkorn)

Definition ▶

Ätiologie
Bei einer Retention des Sekrets entsteht eine umschriebene tiefe Lidschwellung.

Klinik
Der etwa hagelkorngroße, schmerzfreie, derbe Knoten ist frei verschieblich u. kaum gerötet *(Abb. 35)*.

Differentialdiagnose
Adenokarzinom der Meibomschen Drüse.

Therapie
Bei entzündlichen Veränderungen wie beim Hordeolum. Ansonsten sollte das Chalazion exzidiert werden *(Abb. 36)*.

Prognose. Die Erkrankung ist harmlos. Komplikationen sind selten.

> *Merke.* Bei Neigung zu Rezidiven oder multiplem Auftreten **(Hordeolosis)** muß an Diabetes mellitus gedacht werden (siehe auch *Synopsis 29, Kapitel Netzhaut*).

2.5.6.2 Chalazion (Hagelkorn)

> *Definition.* Das Hagelkorn wird durch einen Sekretstau mit **chronischer Entzündung** der **Meibomschen Drüsen** hervorgerufen und äußert sich in einer tumorartigen, schmerzfreien Schwellung.

Ätiologie. Kommt es in den langen Drüsenschläuchen der Meibomschen Drüsen zu einer Retention des Sekrets, entsteht eine umschriebene Schwellung in der Tiefe des Lides.

Klinik. Ein etwa hagelkorngroßer, schmerzfreier, derber Knoten drückt auf den Bulbus und kann mitunter kosmetisch stören. Die Lidhaut über der tumorartigen Schwellung ist frei verschieblich und kaum gerötet *(Abbildung 35)*. Bei einer sekundären Infektion ist die Abgrenzung zu einem Hordeolum kaum möglich.

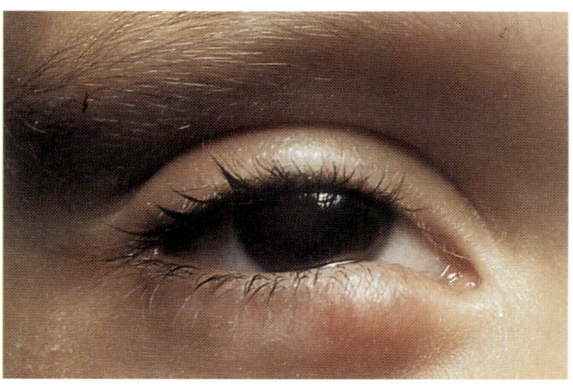

Abb. 35: Hagelkorn (Chalazion) im nasalen Unterlid mit reizfreier, indolenter Schwellung

Differentialdiagnose. Ein **Adenokarzinom** der Meibomschen Drüsen verursacht eine ähnliche Symptomatik (vergleiche *Kapitel 2.5.8.2.3*).

Therapie. Bei entzündlichen Veränderungen wird konservativ wie beim Hordeolum behandelt. Ansonsten sollte das Chalazion von der Lidhaut oder der Bindehaut aus entfernt werden. Histologisch findet man neben reichlich Entzündungszellen Granulationsgewebe, das von einer Kapsel umgeben wird, die gleichfalls mit entfernt werden sollte. Zur Verhinderung einer Blutung wird das Chalazion samt dem Tarsus mit einer speziellen Klemme eingeklemmt *(Abbildung 36)*.

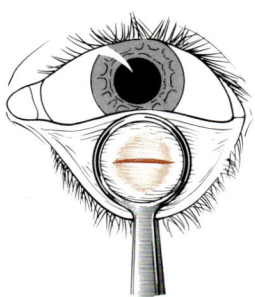

Abb. 36: Operation eines Chalazions von innen mit Hilfe einer Chalazionklemme

Prognose. Das Chalazion ist harmlos, auch wenn es beim Zurückbleiben von Kapselresten zuweilen Rezidive gibt.

Ein praktischer Tip: In der Naturheilkunde werden bei chronischen Lid- und Bindehautentzündungen sowie bei Gersten- und Hagelkörnern milde, lauwarme Augenbäder und Auflagen mit Aufgüssen adstringierend wirkender Kräuter, insbesondere dem **Augentrost** (Euphrasia officinalis), durchgeführt.

   Kamille (Matricaria chamomilla) sollte demgegenüber wegen häufig auftretender Allergien nicht verwendet werden.

Prognose
Gut, zuweilen Rezicive.

◀ **Ein praktischer Tip**

2.5.7   Lidödem

Da das subkutane Lidgewebe sehr locker aufgebaut ist, wird sehr schnell Flüssigkeit eingelagert. Dies erfolgt in erster Linie bei Entzündungen der Lider, des Bulbus sowie seiner Umgebung, insbesondere bei **Tenonitis, Orbitalphlegmone, Sinusitis, Sinus-cavernosus-Thrombose** und **Entzündungen der Tränenorgane.**

   Auch bei **Lymphstauungen, Allergien (Heuschnupfen), Parasitosen, Nierenerkrankungen, Schilddrüsenunterfunktion (Myxödem)** und **Quincke-Ödem** treten mitunter Lidödeme auf. Wenn die Ursache beseitigt ist, bilden sich Lidödeme immer zurück.

2.5.7 Lidödem

Es tritt in erster Linie auf bei **Tenonitis, Orbitalphlegmone, Sinusitis, Sinus-cavernosus-Thrombose, Entzündungen der Tränenorgane, Lymphstauungen, Allergien, Parasitosen, Nierenerkrankungen, Schilddrüsenunterfunktion** u. **Quincke-Ödem.**

2.5.8   Tumoren

Da das Lid ein Teil der Haut ist, treten nahezu die gleichen Tumoren auf. Auf die wichtigsten soll eingegangen werden.

2.5.8 Tumoren

2.5.8.1   Gutartige Tumoren

2.5.8.1.1 Xanthelasma

Xanthelasmen sind meist bilateral und symmetrisch angeordnete, gelbliche, beetartig erhabene, scharf begrenzte, verschiebliche, weiche Plaques am nasalen Ober- und Unterlid *(Abbildung 37)*. Sie werden den **Xanthomatosen** zugerechnet (xanthos = gelb, oma = Tumor), sind aber keine eigentlichen Tumoren, sondern lokale Fettstoffwechselstörungen mit Lipoproteinablagerung. Ein gehäuftes Auftreten wird bei Frauen jenseits des Klimakteriums, bei Diabetes mellitus sowie **erhöhten Plasmalipoproteinkonzentrationen** im Serum beobachtet. Nach operativer Entfernung bilden sie sich oft neu.

2.5.8.1   Gutartige Tumoren

2.5.8.1.1 Xanthelasma

Xanthelasmen sind gelbliche, erhabene, scharf begrenzte Lipoproteinablagerungen vor allem am nasalen Ober- und Unterlid *(Abb. 37)*. Ein gehäuftes Auftreten wird bei Frauen jenseits des Klimakteriums, bei Diabetes mellitus sowie **erhöhten Plasmalipoproteinkonzentrationen** beobachtet.

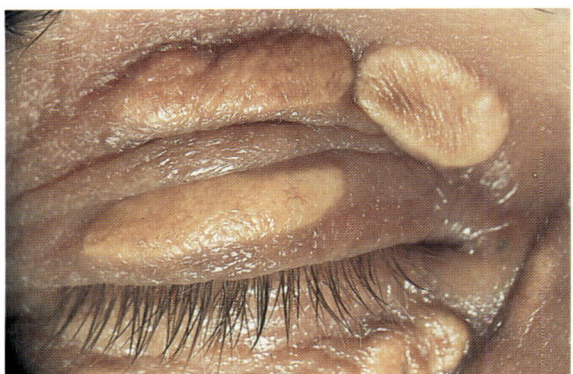

Abb. 37: Multiple Xanthelasmen

2.5.8.1.2 Molluscum contagiosum

Diese häufige **nichtentzündliche Virusinfektion** äußert sich in meist zahlreichen, stecknadel- bis erbsgroßen, hautfarbenen, relativ harten Papeln mit zentraler Delle **(Dellwarze).** Sie werden ausgedrückt oder abgetragen.

2.5.8.1.3 Milium

Es handelt sich um eine **Epidermiszyste,** die mit Hornzellamellen ausgefüllt ist. Sie können nach Anritzen entleert werden.

2.5.8.1.4 Dermoidzyste

Es ist eine prallelastische Vorwölbung am Orbitarand. Sie ist mit dem Periost verwachsen, nicht verschieblich u. enthält mehr oder weniger viele Hautanhangsgebilde. Sie wird mit ihrer derben Wand exzidiert.
Differentialdiagnose
Enzephalo-Meningozelen, Mukozelen u. Atherome.

2.5.8.1.5 Atherom

Diese **Follikelzyste** ist ein weicher, gut verschieblicher Tumor ohne entzündliche Reaktion *(Abb. 38).* Sie ist mit weißlicher, pastenartiger Masse angefüllt. Ein Atherom wird mit seiner Zystenwand entfernt.

2.5.8.1.2 Molluscum contagiosum

Es wird durch ein DNA-Virus der Pockengruppe verursacht und handelt sich um eine **nichtentzündliche Virusinfektion.** Die Inkubationszeit beträgt bis zu 7 Wochen, die Übertragung erfolgt von Mensch zu Mensch. Diese häufige Erkrankung äußert sich in meist zahlreichen, stecknadel- bis erbsgroßen, hautfarbenen, relativ harten Papeln mit zentraler Delle **(Dellwarze),** deren Inhalt (Epidermiszellen voller Viren) sich exprimieren läßt. Sie werden mit einer Pinzette ausgedrückt oder abgetragen. Oft liegt eine begleitende Konjunktivitis vor.

2.5.8.1.3 Milium

Milien (Hautgrieß) ähneln klinisch den Dellwarzen, nur daß sie keine zentrale Delle aufweisen. Insbesondere bei jungen Mädchen können sie sich relativ plötzlich in sehr großer Zahl bilden. Histologisch handelt es sich um **Epidermiszysten,** die mit Hornzellamellen ausgefüllt sind. Sie stellen nur ein kosmetisches Problem dar und können nach Anritzen entleert werden.

2.5.8.1.4 Dermoidzyste

Sie gehört zu den **Choristomen,** die von einer embryonalen Gewebsversprengung ektodermaler Keime im Bereich der Gesichtsspalten und Knochennähte ausgehen. Dermoidzysten sind prallelastische, kirschkern- bis kirschgroße Vorwölbungen meist am temporal oberen, seltener am nasal oberen Orbitarand. Sie wachsen nur langsam, sind mit dem Periost verwachsen, somit nicht verschieblich, und enthalten mehr oder weniger viele Hautanhangsgebilde. Sie werden problemlos exzidiert, zumal sie eine derbe Wand besitzen.

Differentialdiagnostisch müssen **Enzephalo-Meningozelen,** Mukozelen und Atherome abgegrenzt werden.

2.5.8.1.5 Atherom

Dabei handelt es sich um eine **Follikelzyste** (Grützbeutel) infolge Sekretstaus mit Sitz an den Ausführungsgängen der Talgdrüsen. Dieser weiche, gut verschiebliche, bis etwa weinbeergroße Tumor weist meist keine entzündlichen Reaktionen auf *(Abbildung 38)* und enthält eine weißliche, pastenartige, zuweilen übelriechende Masse. Das Atherom wird samt seiner Zystenwand operativ entfernt.

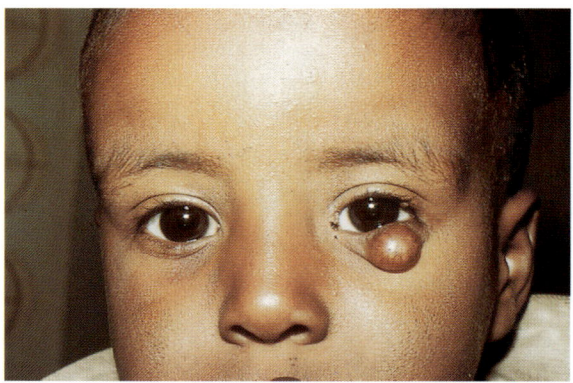

Abb. 38: Großes Atherom des Unterlides

2.5.8.1.6 Hauthorn / Cornu cutaneum

Hauthörner sind Auswüchse der Haut verschiedenartiger Histogenese, die einem Tierhorn ähneln, eine gelblich-bräunliche Farbe aufweisen und aus Keratin bestehen *(Abbildung 39)*.

2.5.8.1.6 Hauthorn / Cornu cutaneum

Hauthörner sind Auswüchse der Haut *(Abb. 39)*.

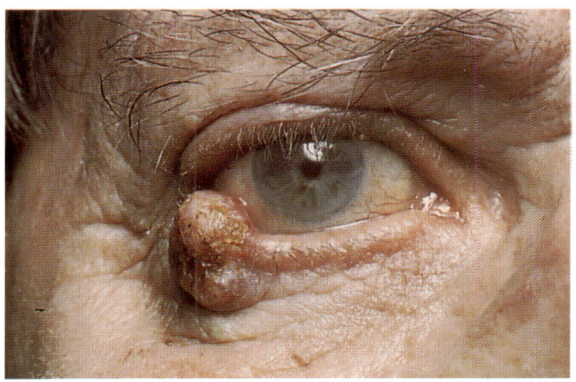

Abb. 39: Hauthorn (Cornu cutaneum) des temporalen Unterlides

Merke. In 25% der Fälle kann diese Veränderung nach Jahren in ein **Spinaliom** übergehen. Daher sollte jedes Hauthorn exzidiert werden.

◀ Merke

2.5.8.1.7 Hämangiom

Hämangiome sind relativ häufig vorkommende, scharfrandige, weiche, gutartige kapillare Gefäßneubildungen; sie sind meist angeboren oder treten in der frühen Kindheit auf. Man kann entsprechend dem Wachstum **plane, tuberöse** und **kavernöse** Formen voneinander unterscheiden.

Das **Haemangioma cavernosum (Blutschwamm)** ist ein blauroter, kutan oder subkutan gelegener, das Hautniveau überragender Tumor *(Abbildung 40)*, der zuweilen eine monströse Größe aufweisen und eine Pseudoptosis hervorrufen kann. Er besitzt in Abhängigkeit von der Tageszeit eine wechselnde Größe. Trotz seiner Auffälligkeit erübrigt sich meist eine Therapie, weil er sich oft nach einer anfänglichen Wachstumsperiode im ersten Lebensjahr bei etwa 70% der Patienten in den darauffolgenden Jahren zurückbildet. Bei Amblyopiegefahr wird eine hochdosierte systemische Behandlung mit Kortikosteroiden über etwa 3 bis 4 Wochen empfohlen, die auch wiederholt werden kann. Eine operative Ausräumung oder eine Kryobehandlung ist nur in sehr wenigen Fällen indiziert.

Das **Haemangioma simplex** (plano-tuberöse Form) befindet sich im subkutanen Gewebe. Es ist weniger prominent und reicht mitunter tief in die Orbita hinein. Die Therapie entspricht der des Haemangioma cavernosum.

2.5.8.1.7 Hämangiom

Hämangiome sind relativ häufig vorkommende, scharfrandige, weiche, gutartige kapillare Gefäßneubildungen.
Es werden **plane, tuberöse** u. **kavernöse** Formen unterschieden.
Das **Haemangioma cavernosum (Blutschwamm)** ist ein blauroter, kutan oder subkutan gelegener, das Hautniveau überragender Tumor *(Abb. 40)*. Er bildet sich meist in den ersten Lebensjahren zurück. Deswegen wird eine abwartende Haltung eingenommen.
Bei Amblyopiegefahr wird eine Behandlung mit Kortkosteroiden empfohlen. Eine Operation oder Kryobehandlung ist nur in wenigen Fällen indiziert.

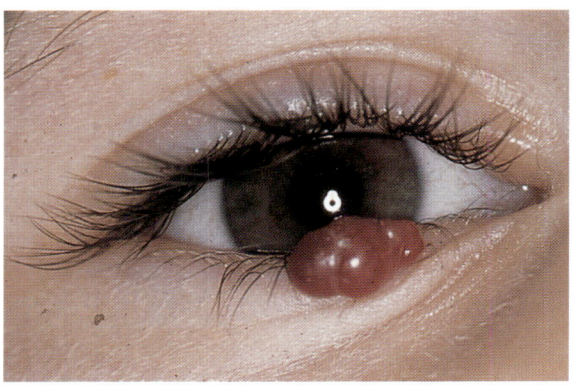

Abb. 40: Kavernöses Hämangiom des Unterlides

Der klinische Fall ▶

Der klinische Fall. Eine 30jährige Patientin leidet nach eigenen Angaben seit Geburt an einem Hämangiom des linken Unterlides. Bis zur Einschulung wäre das Auge verdeckt gewesen, danach hätte sich der Tumor allmählich zurückgebildet. Seit Jahren würde es unter die Bindehaut bluten, was die Patientin zunehmend stören würde. In *Abbildung 41* ist das Hämangiom mit einem nasalen Hyposphagma dargestellt. Es wird nach Kopftieflage und Pressen deutlich prominenter, schimmert intensiver durch die Lidhaut hindurch und führt zu einem leichten Exophthalmus **(intermittierender Exophthalmus,** siehe *Kapitel 4.3.3.1).* Die Sehschärfe beträgt bei sonst regelrechtem Augenbefund nur 0,1, zweifellos als Folge der Ausschaltung des Auges beim Sehvorgang im Vorschulalter **(Deprivationsamblyopie,** vergleiche *Kapitel 18.3.3).* Im Computertomogramm zeigt sich eine Ausdehnung des Tumors temporal und nasal des Bulbus bis in den Orbitatrichter. Offenbar aus diesen orbitalen Gefäßschlingen blutet es bei Belastung. Von einer chirurgischen Maßnahme wird der Patientin abgeraten; nach einer mehrmaligen Umspritzung mit Triamcinolon-Kristallsuspension, einem Kortikosteroid, bildet sich das Hämangiom allmählich zurück.

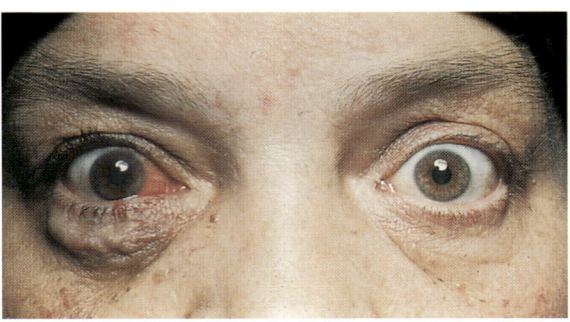

Abb. 41: Razemöses Hämangiom des rechten Unterlides und der Orbita mit gelegentlicher Einblutung unter die Bindehaut (Hyposphagma)

2.5.8.1.8 Naevus flammeus

Der **Naevus flammeus** ist eine Gefäßerweiterung unter der Epidermis. Er tritt bei Geburt oder frühkindlich auf, zeigt keine Wachstums- oder Regressionstendenz u. imponiert als hellroter oder blauroter, scharf umschriebener wegdrückbarer Fleck.
Das **Sturge-Weber-Syndrom (enzephalo-trigeminale Angiomatose)** ist eine Kombination von halbseitigem Naevus flammeus mit **zerebraler u. intraokularer Angiomatose u. Hydrophthalmie** infolge Gefäßanomalien im Kammerwinkel *(Abb. 42).*

2.5.8.1.8 Naevus flammeus

Der **Naevus flammeus (Feuermal, planes Hämangiom)** ist keine Neubildung, sondern eine Gefäßerweiterung unter der Epidermis. Er tritt wie das Hämangiom bei Geburt oder frühkindlich auf, zeigt aber keine spontane Wachstumstendenz und imponiert als hellroter oder blauroter, scharf umschriebener, mit dem Glasspatel wegdrückbarer Fleck. Die Therapie erübrigt sich meist, zumal eine Rückbildungstendenz in den ersten Lebensmonaten besteht.

Das **Sturge-Weber-Syndrom (enzephalo-trigeminale Angiomatose),** eine Phakomatose mit autosomal dominantem Erbgang, ist eine Kombination von halbseitigem Naevus flammeus mit gleichartigen zerebralen und intraokularen Gefäßanomalien. Die **zerebrale Angiomatose** betrifft vorwiegend die weichen Hirnhäute und führt zu Hirnschädigungen, Kalkablagerungen in der Hirnrinde, Epilepsie und geistiger Retardierung.

Die Augenbeteiligung äußert sich in einem **Hydrophthalmus** (siehe *Kapitel 11.5.5)* infolge Gefäßanomalien im Kammerwinkel sowie in einer **Angiomatosis retinae** (siehe *Kapitel 13.6.8.3).* Aus diesem Grunde sollten bei einem halbseitigen Naevus flammeus regelmäßige neurologische und ophthalmologische Kontrollen durchgeführt werden.

Die *Abbildung 42* zeigt ein Sturge-Weber-Syndrom mit kompensiertem Hydrophthalmus und komplizierender Katarakt (Cataracta complicata) nach mehreren drucksenkenden Operationen.

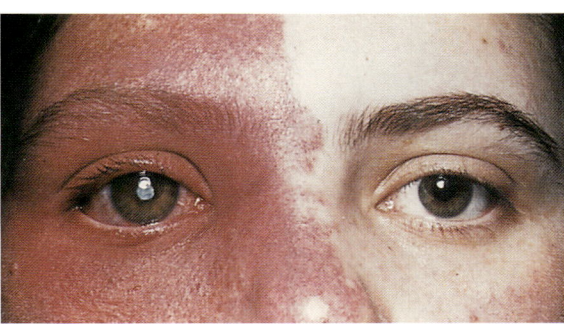

Abb. 42: Naevus flammeus der rechten Gesichtsseite mit Hydrophthalmie und Cataracta complicata nach mehreren drucksenkenden Operationen

Beim **von Hippel-Lindau-Syndrom** liegen eine **Angiomatosis cerebelli et retinae,** mitunter auch ein Naevus flammeus, zuweilen auch abdominale Veränderungen (Zystenbildungen), Hämangioblastome und Nierenkarzinome vor. Das angeborene Syndrom wird unregelmäßig dominant vererbt.

Beim **von Hippel-Lindau-Syndrom** liegen eine **Angiomatosis cerebelli et retinae** mitunter auch ein Naevus flammeus vor.

2.5.8.1.9 Fibrom / Neurofibrom

Fibrome sind weiche, flächenförmig erhabene oder gestielte, gutartige Tumoren, die sehr häufig auch multipel auftreten *(Abbildung 43)*.

2.5.8.1.9 Fibrom / Neurofibrom

Fibrome sind gutartige Tumoren, die auch multipel auftreten *(Abb. 43)*.

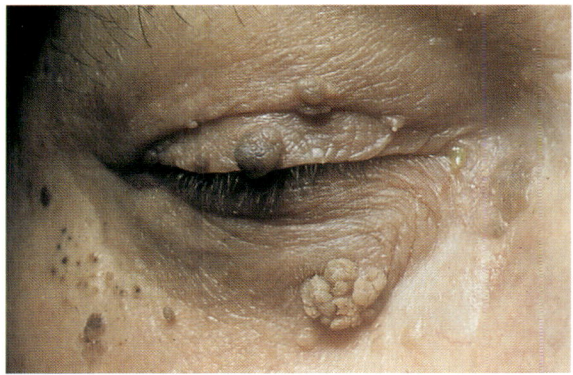

Abb. 43: Multiple Fibrome am Ober- und Unterlid

Beim **M. von Recklinghausen** werden kutan und subkutan gelegene Neurofibrome neben **Café-au-lait-Flecken** auch an den Lidern beobachtet. Diese erbliche neuroektodermale Systemerkrankung (eine Phakomatose) bildet zuweilen sehr große Neurofibrome, die anfangs am Oberlid die Form einer lokalen Dermatochalasis darstellen und als **Elephantiasis des Oberlides** imponieren können *(Abbildung 44)*. Neurofibrome werden an verschiedenen Augenabschnitten, insbesondere an der Iris **(Lish-Knötchen),** angetroffen. Eine Therapie ist problematisch.

Beim **M. von Recklinghausen** werden kutan u. subkutan gelegene Neurofibrome neben **Café-au-lait-Flecken** beobachtet. Diese Phakomatose bildet zuweilen Tumoren am Oberlid, die als **Elephantiasis** imponieren *(Abb. 44)*. Neurofibrome werden auch an der Iris angetroffen **(Lish-Knötchen).**

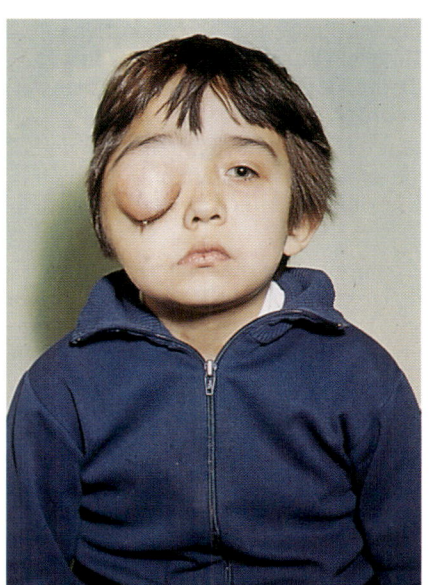

Abb. 44: Neurofibrom des rechten Oberlides mit Elephantiasis

2.5.8.2 Bösartige Tumoren

2.5.8.2.1 Basaliom

Das Basaliom geht von den basalen Zellschichten der Epidermis u. der Talgdrüsen-Haar-Follikel aus, wächst infiltrierend u. destruierend, metastasiert aber nicht. Es tritt mit zunehmendem Alter und nach chronischen Hautschädigungen gehäuft auf.
Der derbe, schmerzlose, hautfarbene Tumor besitzt meist eine zentrale Eindellung *(Abb. 45)* oder eine Ulzeration sowie Teleangiektasien.

2.5.8.2 Bösartige Tumoren

2.5.8.2.1 Basaliom

Das Basaliom (Basalzellenkarzinom) geht von den basalen Zellschichten der Epidermis und der Talgdrüsen-Haar-Follikel aus, wächst infiltrierend und destruierend, metastasiert aber, von seltenen Ausnahmen abgesehen, nicht. Es tritt mit zunehmendem Alter häufiger auf und ist von der Sonneneinstrahlung und von chronischer Hautschädigung abhängig. 70% aller malignen Tumoren im Lidbereich sind Basaliome.

Der stets derbe, schmerzlose, hautfarbene Tumor tritt meist als Knoten mit zentraler Eindellung *(Abbildung 45)* oder Ulzeration sowie Teleangiektasien in Erscheinung, kann aber ein sehr unterschiedliches Aussehen haben. Bei größeren Tumoren ist der Tumorrand mitunter aufgeworfen, z. T. auch perlschnurartig. Der Tumor wächst sehr langsam und infiltriert nicht selten die Lidkante.

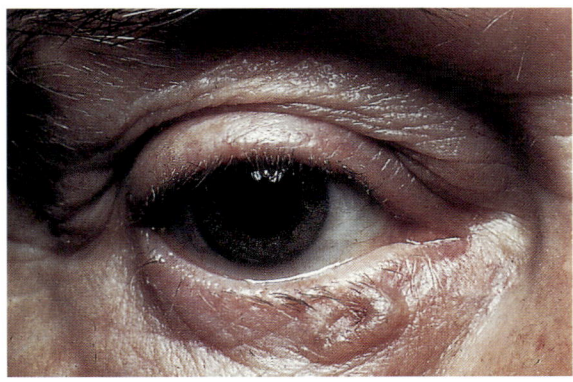

Abb. 45: Basaliom des Unterlides mit zentraler Eindellung

Die Therapie besteht in der **chirurgischen Exzision.**

Bei ungünstiger Lokalisation sollte eine fraktionierte **Röntgenweichbestrahlung** erfolgen. Auch eine **Vereisung** mit flüssigem Stickstoff ist möglich.

Die Therapie besteht in der **chirurgischen Exzision,** wobei größter Wert darauf gelegt werden muß, den Tumor im Gesunden zu entfernen. Der histologischen Untersuchung der Schnittränder kommt deshalb eine entscheidende Bedeutung zu. Bei größeren Tumoren oder bei Wachstum im Lidkantenbereich werden nach der Exzision u. U. plastische Operationen erforderlich *(Abbildung 50 und 51).*

Wenn wegen ungünstiger Lokalisation ein chirurgisches Vorgehen nicht möglich ist, sollte nach einer Probeexzision eine fraktionierte **Röntgenweichbestrahlung** erfolgen. Bei einer Bestrahlung im inneren Lidwinkel verhindert eine vorher durch das obere und untere Tränenpünktchen eingelegte Silikontamponade die spätere entzündungsbedingte Verlegung der abführenden Tränenwege. Auch eine **Vereisung** mit flüssigem Stickstoff ist möglich.

2.5.8.2.2 Spinaliom

Das Spinaliom ist epidermalen Ursprungs, wächst sehr schnell destruierend u. **metastasiert** vorwiegend regional. Es muß exzidiert werden.

2.5.8.2.2 Spinaliom

Das Spinaliom **(Plattenepithelkarzinom, spinozelluläres Karzinom)** ist mit 20% der zweithäufigste maligne Lidtumor. Er ist epidermalen Ursprungs, wächst sehr schnell destruierend und metastasiert. Es kommt vorwiegend zu regionalen, seltener zu Fernmetastasen. Die Therapie der Wahl besteht in der chirurgischen Exzision.

2.5.8.2.3 Adenokarzinom der Meibomschen Drüsen

Der Tumor ist anfangs einem **Chalazion** zum Verwechseln ähnlich. Bei unvollständiger Entfernung wächst er schnell infiltrierend u. metastasiert lymphogen.

2.5.8.2.3 Adenokarzinom der Meibomschen Drüsen

Dieser seltene Tumor zeichnet sich durch eine schmerzfreie, langsam wachsende, derbe, mit der Haut, aber nicht mit seiner Unterlage verschieblichen Schwellung aus, die anfangs von einem **Chalazion** kaum zu unterscheiden ist. Wird der Tumor bei einer „Chalazionoperation" unvollständig entfernt, schreitet er schnell fort und metastasiert in die regionalen Lymphknoten.

2.5.8.2.4 Melanom

Maligne Melanome gehen von Melanozyten aus und stellen sich als tiefbraune bis blauschwarze Tumoren dar. Sie verursachen zuweilen Juckreiz, besitzen häufig einen entzündlichen Rand und wachsen sehr schnell.

Differentialdiagnostisch sind harmlose Pigmentnävi abzugrenzen, wie in *Abbildung 46* ein **Naevus pigmentosus et papillomatosus** des nasalen Ober- und Unterlides.

2.5.8.2.4 Melanom

Melanome gehen von Melanozyten aus u. haben eine tiefbraune bis blauschwarze Farbe.
Differentialdiagnose: harmlose Pigmentnävi *(Abb. 46).*

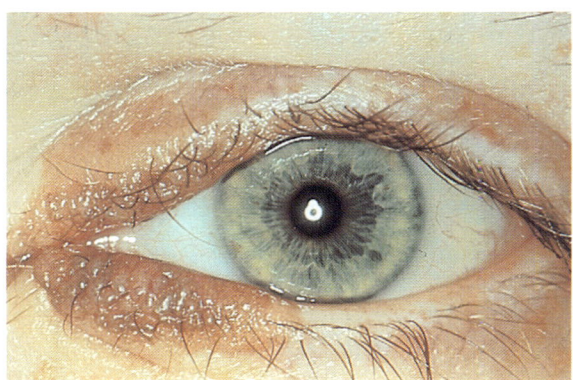

Abb. 46: Naevus pigmentosus et papillomatosus des nasalen Ober- und Unterlides

2.5.8.2.5 Kaposi-Sarkom

Im Rahmen einer **HIV-Infektion (AIDS)** kann ein disseminiertes Kaposi-Sarkom auch die Lider und die Bindehaut befallen (siehe auch *Synopsis 30, Kapitel Netzhaut*). Es handelt sich um einen Tumor der Gefäßendothelien, dessen Ursache bislang noch unklar ist. Die violett-roten bis bräunlichen Tumoren können einem Hämangiom ähneln, wachsen meist langsam progredient und rezidivieren häufig nach Exzision *(Abbildung 47)*. Eine Kryobehandlung oder Strahlentherapie unter Schutz der Linse ist meist schonender bei jedoch insgesamt schlechter Prognose.

2.5.8.2.5 Kaposi-Sarkom

Bei **HIV-Infektionen** können violett-rote bis bräunliche, meist langsam wachsende Kaposi-Sarkome die Lider u. Bindehaut befallen *(Abb. 47)*. Kryobehandlung u. Strahlentherapie sind am effektivsten.

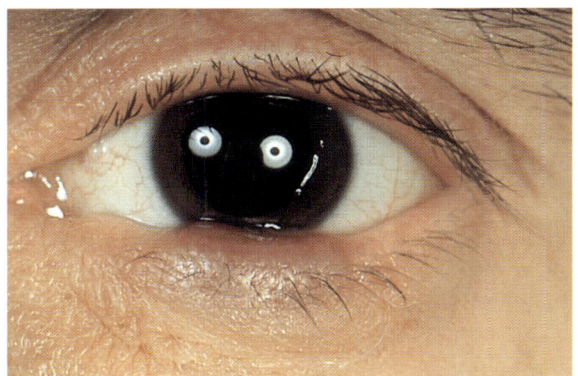

Abb. 47: Kaposi-Sarkom

2.6 Verletzungen

Lidhämatome kommen nach direkter Gewalteinwirkung, bei Schädelbasisbrüchen oder spontan bei hämorrhagischen Diathesen vor (Abb. 48).

Therapie
feuchte Aufschläge u. Heparinsalbe.

2.6 Verletzungen

Einseitige **Lidhämatome** kommen nach direkter Gewalteinwirkung, bei Schädelbasisbrüchen oder spontan bei hämorrhagischen Diathesen vor. Mitunter schwellen die Lider derart an, daß ihre Öffnung beeinträchtigt ist, wie in *Abbildung 48* bei einem rechtsseitigen Monokelhämatom nach Contusio bulbi mit Orbitabodenfraktur zu sehen ist. Bei Schädelbasisfrakturen ist ein beidseitiges Brillenhämatom häufig. Die Resorption wird durch feuchte Aufschläge und Heparin-Augensalbe unterstützt.

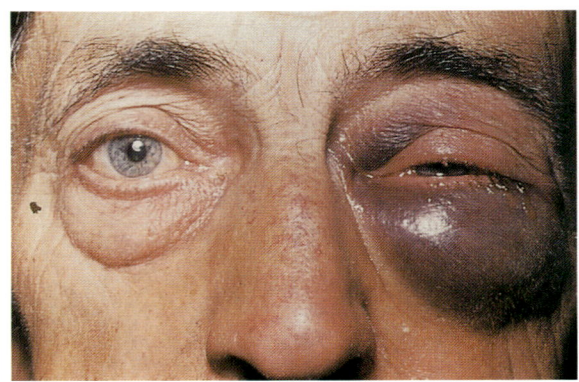

Abb. 48: Monokelhämatom nach Contusio bulbi

Lidemphyseme treten bei Frakturen der Lamina papyracea des Siebbeines auf. Bei Palpation des Lides u. beim Schneuzen fällt ein leichtes Knistern auf. Das Emphysem bildet sich rasch zurück.

Merke ▶

Lidemphyseme treten bei Frakturen der Lamina papyracea des Siebbeines nach Eindringen von Luft aus den Nasennebenhöhlen in die Orbita und unter die Lidhaut auf. Bei Palpation des Lides und beim Schneuzen fällt ein leichtes Knistern auf. Das Emphysem bildet sich innerhalb von wenigen Tagen zurück.

> **Merke.** Eine Mitbehandlung durch den HNO-Kollegen sowie eine antibiotische Abschirmung sind erforderlich.

Ein praktischer Tip ▶

Ein praktischer Tip: Bei **Verbrennungen und Verätzungen** der Lider muß abgeklärt werden, ob die vorderen Augenabschnitte mitbetroffen sind. Bei Vorliegen eines Blepharospasmus empfiehlt es sich, das Auge nach dem Einträufeln eines Lokalanästhetikums (Chibro-Kerakain) mit Hilfe eines Desmarreschen Lidhalters, der am Ober-, gegebenenfalls auch am Unterlid eingesetzt wird, zu öffnen.

Bei **Schnitt- und Rißwunden** der Lider sind häufig tiefer gelegene Augenabschnitte mitverletzt. Bei **Stichverletzungen** ist oft die Orbita involviert.
Röntgen!
Mögliche Fremdkörper müssen lokalisiert u. entfernt werden. Evtl. Antibiose u. Tetanusschutzimpfung.

Schnitt- und Rißwunden der Lider sind häufig. Meist handelt es sich dabei um komplexe Schädigungen auch tiefer gelegener Augenabschnitte, vorwiegend der Bindehaut und der Hornhaut, z. B. nach einem Autounfall. Bei **Stichverletzungen** ist oft die Orbita involviert; eine exakte Diagnostik einschließlich einer Röntgenaufnahme ist daher unentbehrlich. Mögliche Fremdkörper müssen lokalisiert und entfernt, die Tetanusimmunisierung überprüft und gegebenenfalls aktualisiert werden. Bei schwereren Verletzungen ist eine antibiotische Abschirmung notwendig, insbesondere bei Beteiligung der Orbita.

2.7 Lidchirurgie

Bei **Lidverletzungen** mit Durchtrennung der Lidkante ist die schichtweise Vereinigung der Lidränder mit **Intermarginalnaht** (Abb. 49) notwendig.

2.7 Lidchirurgie

Bei **Lidverletzungen** mit Durchtrennung der Lidkante sind eine schichtweise Vereinigung der Lidränder und eine sorgfältige Naht zur Wiederherstellung der Lidkante **(Intermarginalnaht,** *Abbildung 49*) ohne wesentliche Gewebeausschneidung notwendig. Bei Mitbeteiligung der Lidmuskeln müssen diese gleichfalls exakt zusammengenäht werden, da sonst Motilitätsstörungen, Lagophthalmus, Narbenektropium und Tränenträufeln drohen. Ist das Tränenröhrchen abgerissen, wird vor der Wundversorgung eine Silikonsonde durch das obere und untere Tränenpünktchen gezogen, die mehrere Wochen verbleiben sollte.

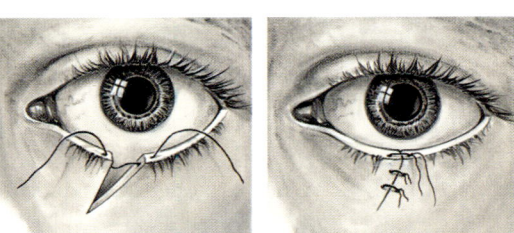

Ist das Tränerröhrchen abgerissen, wird vor der Wundversorgung eine Silikonsonde durch das obere u. untere Tränenpünktchen gezogen.

Abb. 49: Operative Versorgung einer Lidschnittwunde mit einer Intermarginalnaht und zwei Lidnähten

Bei der **Tumorchirurgie** ist darauf zu achten, daß der maligne Tumor im gesunden Gewebe entfernt werden muß. Handelt es sich um größere Tumoren, kann eine plastische Operation erforderlich werden *(Abbildung 50* und *51).*

Bei der **Tumorchirurgie** ist u. U. nach der Exzision eine plastische Operation erforderlich *(Abb. 50* u. *51).*

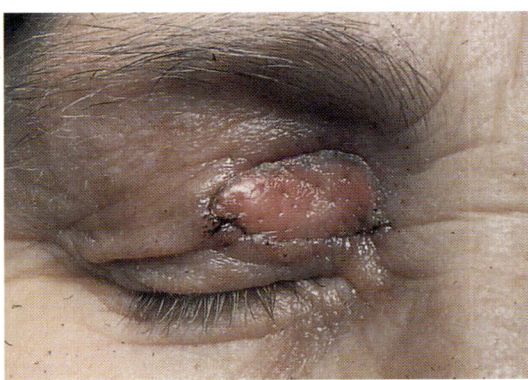

Abb. 50: Freie Hautlappenplastik des nasalen Oberlides nach operativer Entfernung eines Spinalioms

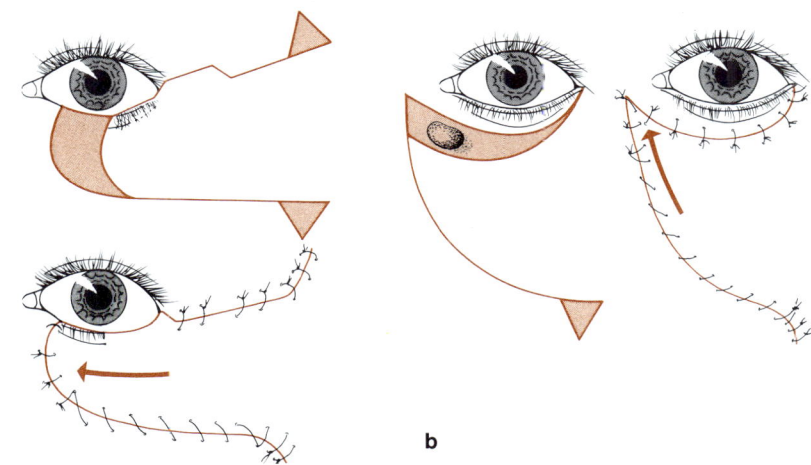

a   b

Abb. 51: Lidplastiken nach Tumorexstirpation. **a** Verschiebeplastik von temporal; **b** Verschiebeplastik von unten

Der klinische Fall. Eine 65jährige Patientin sucht wegen einer schnell wachsenden Geschwulst des rechten Oberlides den Augenarzt auf. Der Tumor hat bereits eine Größe von 2 cm x 1,5 cm erreicht. Während der Operation wird ein histologischer Schnellschnitt vorgenommen, der die Verdachtsdiagnose eines **Spinalioms** bestätigt. Nach Entfernung des Tumors weit im Gesunden ist der Hautdefekt zu groß, als daß eine Vereinigung der Wundränder möglich wäre. Aus diesem Grunde wird eine **freie Hautlappenplastik** durchgeführt, wobei die Hautlappenentnahme retroaurikulär erfolgt. In der *Abbildung 50* ist der Zustand des Oberlides 8 Wochen nach der Operation dargestellt.

Auch Verschiebeplastiken können bei Lidtumoren eine Alternative sein *(Abb. 51)*

Auch **Verschiebeplastiken** können in vielen Fällen eine wertvolle Alternative bei größeren Lidtumoren darstellen. In der *Abbildung 51* ist eine solche Verschiebeplastik des Unterlides von temporal und von unten dargestellt.

Bei einem **Ektropium** des Unterlides kann die Lidhaut verschoben werden *(Abb. 52b)*. Liegt ein ausgedehntes Narbenektropium vor, wird die Narbe ausgeschnitten u. durch eine **freie Hautlappenplastik** gedeckt.

Auch bei der Operation eines **Ektropiums** des Unterlides ist gegebenenfalls eine Verschiebung der Lidhaut notwendig *(Abbildung 52b)*. Liegt ein ausgedehntes Narbenektropium vor, muß die Narbe sorgfältig ausgeschnitten und durch eine **freie Hautlappenplastik** gedeckt werden.

Bei der Operation eines **Entropium senile** werden lidrandnahe Fasern des M. orbicularis oculi, mitunter auch ein schmaler Lidhautstreifen entfernt *(Abb. 52a)*.

Bei der Operation eines **Entropium senile** werden lidrandnahe Fasern des M. orbicularis oculi, mitunter auch ein schmaler Lidhautstreifen entfernt *(Abbildung 52a)*. Im Falle eines Narbenentropiums des Oberlides bei Trachom hat sich die keilförmige Exzision aus dem Tarsus von außen oder eine Verschiebeplastik bewährt *(Abbildung 52b)*.

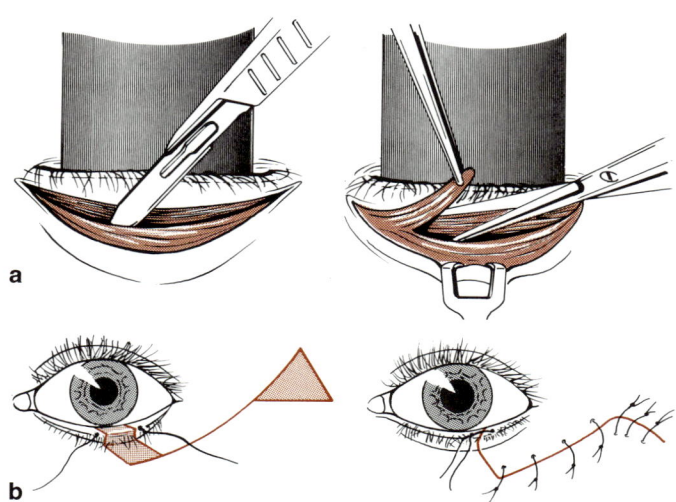

Abb. 52: Operationen bei Stellungsanomalien der Lider. **a** Operation eines Entropium senile mit Exzision lidrandnaher Fasern des M. orbicularis oculi (um nicht mit dem Skalpell den Bulbus zu verletzen, wird dieser mit einer Lidplatte geschützt); **b** Operation eines Ectropium senile durch Unterlidverkürzung und -verschiebung

Bei einer **Ptosis** wird der M. levator palpebrae superioris verkürzt.

Es existieren eine Vielzahl von Operationsmethoden der **Ptosis.** Ihnen allen liegt letzten Endes eine Verkürzung des M. levator palpebrae superioris zugrunde.

3 Tränenorgane

3.1 Anatomie

Der Tränenapparat besteht aus
- Tränendrüse und akzessorischen Drüsen
- Tränenkanälchen
- Tränensack
- Tränennasengang

Die topographischen Verhältnisse zeigt *Abbildung 53.*

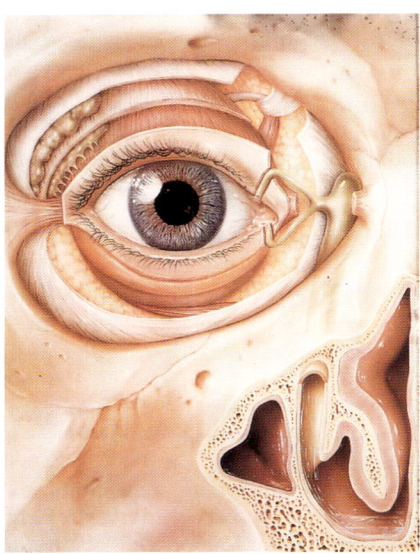
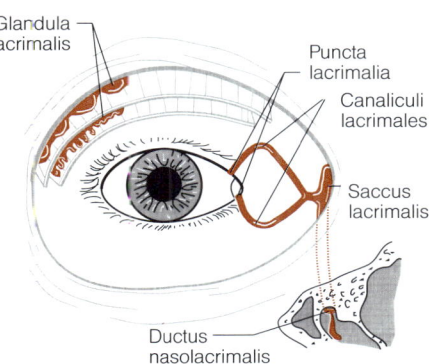

Glandula lacrimalis
Puncta lacrimalia
Canaliculi lacrimales
Saccus lacrimalis
Ductus nasolacrimalis

Abb. 53: Topographisch-anatomische Verhältnisse der Tränenwege (linkes Bild aus Krey, Grunau, Bräuer: Exempla ophtalmologica. Albert-Roussel Pharma GmbH, Wiesbaden, 1986)

Die **Tränendrüse** (Glandula lacrimalis) hat einen orbitalen und einen palpebralen Anteil; sie sind durch das laterale »Horn« des M. levator palpebrae voneinander getrennt. Der orbitale Teil liegt in einer Knochenimpression in der vorderen lateral-oberen Orbita.

Der palpebrale Teil der Tränendrüse ist kleiner ($^1/_3$ der Größe) und oberhalb des konjunktivalen Fornix zu finden, beim Ektropionieren des Oberlids ist er wenig sichtbar, deutlich bei pathologischer Vergrößerung. Die normale Tränendrüse ist nicht tastbar. Zehn und mehr Ausführungsgänge führen in den lateralen oberen Bindehautfornix. Kleine akzessorische Tränendrüsen (Krause) liegen in der oberen Übergangsfalte. Im histologischen Aufbau ähnelt die Tränendrüse der Parotis mit einer tubuloalveolären Struktur und zahlreichen Läppchen. Die Innervation ist parasympathisch (Sekretion), sympathisch und sensibel (N. lacrimalis, N. sympathicus, V. 1).

Tränenabflußwege
Der Tränenabfluß beginnt bei den Tränenpünktchen – oberes und unteres Punctum lacrimale –, setzt sich fort durch Canaliculus, Saccus lacrimalis und Ductus nasolacrimalis in die untere Muschel der Nase. Die Canaliculi können getrennt in den Tränensack einmünden, zumeist bilden sie vor dem Tränensack einen Canaliculus communis.

3.2 Physiologie

Der präkorneale und präkonjunktivale Tränenfilm haben folgende Aufgaben:

1. Verbesserung der optischen Eigenschaften der Hornhaut durch Glättung der Oberfläche, – 2. Befeuchtung des Bindehaut- und Hornhautepithels, – 3. Spülung und Desinfektion durch Tränenfluß und bakterizide Eigenschaften der Tränen (Lysozyme) – 4. Ernährung des Hornhautepithels

3 Tränenorgane

3.1 Anatomie

Aufbau des Tränenapparates:
(Abb. 53)
- Tränendrüse u. akzessorische Drüsen
- Tränenkanälchen
- Tränensack
- Tränennasengang

Die **Glandula lacrimalis** besteht aus orbitalem u. palpebralem Anteil

Der palpebrale Anteil der Tränendrüse wird nur bei pathologischer Vergrößerung tastbar u. durch Ektropionieren des Oberlids sichtbar. Die Ausführungsgänge von Tränendrüse u. akzessorischen Drüsen münden in den oberen Bindehautfornix. Die Tränendrüse hat eine tubuloalveoläre Struktur. Die Innervation ist parasympathisch, sympathisch u. sensibel.

Tränenabflußwege
Die Tränen fließen ab über: Tränenpünktchen, Tränenkanälchen, Tränensack u. Tränennasengang.

3.2 Physiologie

Aufgaben des präkornealen Tränenfilms:
1. Verbesserung der optischen Eigenschaften der Hornhaut
2. Oberflächenbefeuchtung
3. Spülung u. Desinfektion
4. Epithelernährung

Schichten des Tränenfilms:
1. Der oberflächliche Lipidanteil wird von Meibom-Drüsen gebildet (schützt vor Verdunstung).
2. Die mittlere wäßrige Phase entstammt den Haupt- u. akzessorischen Tränendrüsen (sezerniert auf Reiz).
3. Die innere Muzinschicht wird von Becherzellen der Bindehaut gebildet (wäßrige Phase, kann sich ausbreiten).

Das Zwinkern verteilt den Tränenfilm gleichmäßig über Hornhaut u. Bindehaut.

3.3 Untersuchungsmethoden

Sekretionstests
Schirmer- u. Basissekretionstest:
Einlegen eines 5 mm breiten Filterpapiers 5 Minuten lang in den unteren Fornix (s. *Abb. 54*). Befeuchtung über 10 mm ist normal. **Basissekretionstest** nach Oberflächenanästhesie der Bindehaut.
Die **Tränenfilmaufrißzeit** bestimmt die Stabilität des Tränenfilms. Normale Benetzungszeit 20 – 30 Sekunden.

Abflußtests
Konjunktivaler Farbstofftest: Durch normalen Abfluß laufen die fluoreszeingefärbten Tränen in 2 Minuten ab. Nachweis des Fluoreszeins durch Schneuzen in der Nase.

Druck auf den Tränensack: Bei chronischer Dakryozystitis u. beim Tränensackhydrops entleert sich das Sekret im Tränensack über die Canaliculi nach oben oder in die Nase.

Tränenwegspülung: Durchspülen der Tränenwege mit stumpfer Kanüle zur Diagnose u. Lokalisation einer Stenose (s. *Abb. 55, 56, 57*). Bei Canaliculusstenose Reflux durch den gespülten Canaliculus, bei tieferer Stenose durch den obe-

Schichten des Tränenfilms:
Der Bindehaut und Hornhaut bedeckende Tränenfilm hat drei Schichten:

● 1. Der oberflächliche Anteil (Lipidanteil) wird von den Meibom-Drüsen gebildet und schützt die wäßrige Phase vor rascher Verdunstung.
● 2. Der mittlere wäßrige Anteil entstammt den Haupt- und akzessorischen Tränendrüsen, die auf äußere Reize – Licht, Fremdkörper, Staub –, aber auch auf psychische sowie extra- und intraokulare Reize hin stark sezernieren.
● 3. Becherzellen der Bindehaut bilden das Muzin (Glykoproteine), das dem hydrophoben Hornhaut- und Bindehautepithel (Lipoproteine) eine glatte, hydrophile Oberfläche gibt, damit sich die wäßrige Phase gleichmäßig über die Augenoberfläche ausbreiten kann als Grundlage für die guten optischen Eigenschaften der Hornhaut. Der Tränenfilm wird durch periodisches Zwinkern gleichmäßig verteilt, vor allem um Tränenfilmaufrisse und Austrocknung der Hornhaut zu vermeiden.

3.3   Untersuchungsmethoden

Sekretionstests
Schirmer-Test und Basissekretionstest: Die Menge der Tränensekretion wird über das Einlegen eines 5 mm breiten Filterpapiers *(Abbildung 54)* in den unteren Bindehautfornix bestimmt **(Schirmer-Test).** Mindestens 10 mm des Teststreifens sollten in fünf Minuten befeuchtet sein; weniger als 5 mm gelten als pathologisch. Da der Streifen die Bindehaut reizt, wird hiermit die Reizsekretion bestimmt. Zur Untersuchung der **Basissekretion** wird die Bindehaut vor dem Test anästhesiert.

Nicht allein die Menge, sondern auch die Zusammensetzung des präkornealen Tränenfilms wird über die **Tränenfilmaufrißzeit** geprüft. Fluoreszein färbt den Tränenfilm an, unter Spaltlampenbeobachtung wird gemessen, wann der Film die ersten Aufrisse bekommt. Die Aufrißzeit beträgt 20 – 30 Sekunden.

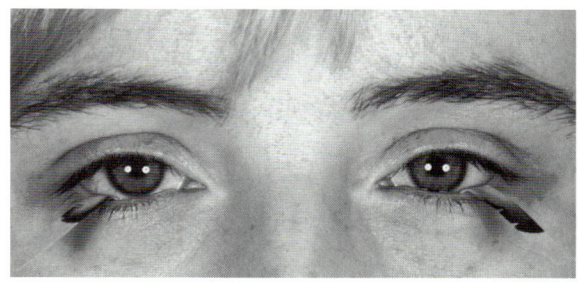

Abb. 54: Schirmer-Test: Befeuchten eines in den unteren Konjunktivalsack eingelegten Filterpapierstreifens zur Feststellung der Tränenmenge

Abflußtests
Konjunktivaler Farbstofftest: 2%iges Fluoreszein-Natrium wird in den Bindehautsack eingeträufelt. Nach spätestens 2 Minuten ist der Tränenmeniskus auf der Lidkante bei normalen Abflußverhältnissen nicht mehr gelb gefärbt. Durch Schneuzen läßt sich der Farbstoff bei offenen Tränenwegen in der Nase nachweisen.

Druck auf den Tränensack: Bei Sekret-/Eiteransammlung im Tränensack (Hydrops/Dakryozystitis) entleert sich der Inhalt auf sanften Druck mit dem Zeigefinger nach oben über die Canaliculi oder nach unten über den Tränennasengang in die Nase. Sofort mikrobiologische Untersuchung anschließen!

Tränenwegspülung: Das Durchspülen der Tränenwege erfolgt nach Tropfanästhesie mit stumpfer Kanüle zur Differentialdiagnose einer Stenose *(Abbildungen 55, 56, 57)*.

Bei Canaliculusstenose erfolgt Reflux durch denselben Canaliculus, bei tieferer **absoluter Stenose** Reflux durch den oberen Canaliculus, bei **relativer Stenose** läuft die Spülflüssigkeit auf sanften Druck hin in die Nase ab. Leidet ein Patient unter Epiphora (Tränenträufeln) und die Tränenwege sind spülbar, handelt es sich um eine relative Stenose. Eine Sondierung der Tränenwege mit einer Sonde (Bowman-S.) ist zu diagnostischen Zwecken nicht angezeigt (Verletzungsgefahr), therapeutisch kann sie bei Kindern angewendet werden.

ren Canaliculus, bei **relativer Stenose** Abfluß in die Nase. Eine Sondierung der Tränenwege zu diagnostischen Zwecken ist nicht angezeigt, ggf. therapeutisch bei Kindern.

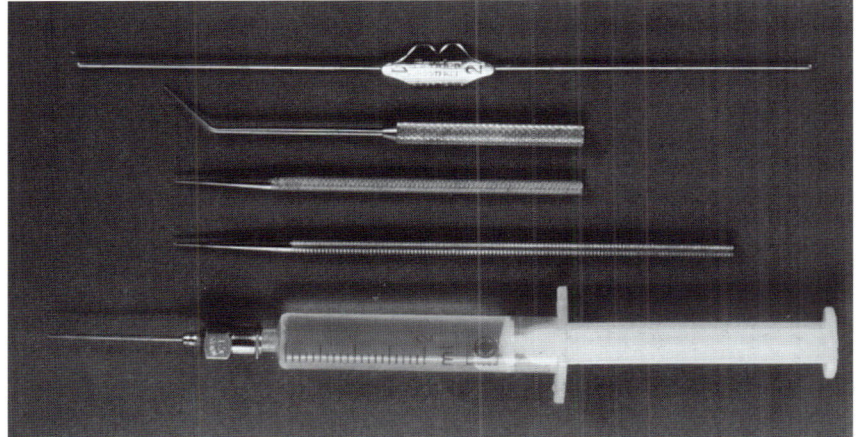

Abb. 55: Instrumentarium zur Tränenwegsspülung und -sondierung: Bowman-Sonde, 3 Konische Sonden zur Öffnung / Erweiterung des Punctum, Tränenwegskanüle (stumpf) mit Spritze zum Durchspülen der Tränenwege

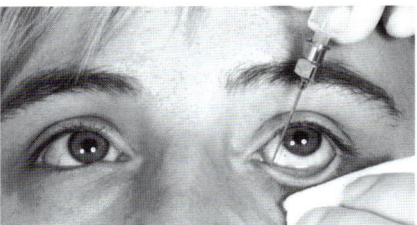 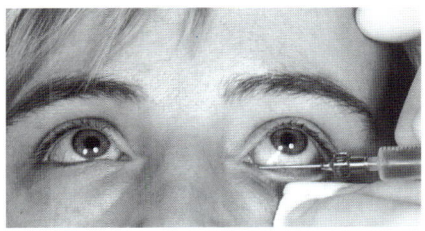

Abb. 56: Einführen der stumpfen Kanüle in den vertikalen Teil des unteren Canaliculus

Abb. 57: Kanüle im horizontalen Teil des unteren Canaliculus, Vorschieben bis in den Tränensack

Mit Hilfe der **Impressionszytologie** kann die Dichte der konjunktivalen Becherzellen gemessen werden. Hierbei wird ein Milliporefilter 2 Sekunden auf die Bindehaut aufgedrückt. Normalerweise finden sich 1 bis 4 Becherzellen pro Beobachtungsfeld mit dem 10er Objektiv. Eine Reduzierung der Becherzellzahl wird bei Sicca-Syndrom (vergleiche *Kapitel 6.5.8.3*), Trachom (vergleiche *Kapitel 5.5.3.1*), okularem Pemphigoid (vergleiche *Kapitel 5.5.8.3*), Stevens-Johnson-Syndrom (vergleiche *Kapitel 5.5.8.1*) und Vitamin-A-Mangel (Xerophthalmie, vergleiche *Kapitel 5.5.1.3*) beobachtet.

Die **Impressionszytologie** kann den Mangel an Becherzellen der Bindehaut nachweisen, wie bei Sicca-Syndrom, okularem Pemphigoid, Stevens-Johnson-Syndrom, Xerophthalmie.

Verschiedene **Röntgen-Kontrastmittelverfahren** dienen der Darstellung der Tränenwege und Lokalisation der Stenose. Diese Verfahren – heute vor allem die **Digitale Subtraktionsdakryographie (DSD)** - sind insbesondere präoperativ indiziert. Wie bei der Digitalen Subtraktionsangiographie gelingt es bei der DSD, Knochenstrukturen auszublenden und hierdurch mit Kontrastmitteln ein klares Bild der abführenden Tränenwege zu erhalten (siehe *Abbildung 58*).

Röntgenkontrastmittelverfahren dienen der Darstellung der Tränenwege und Lokalisation der Stenose (s. *Abb. 58*).

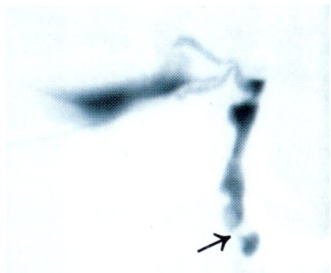

Abb. 58: Digitale Subtraktionsdakryographie rechte Seite: es stellen sich Canaliculi, Tränensack und Tränennasengang dar, Stenose kurz vor Eintritt in die Nase (tiefe Stenose, Pfeil)

3.4   Pathologie

3.4.1   Erkrankungen der Tränen-
        drüse

3.4.1.1 Dakryoadenitis

Sie ist eine seltene Erkrankung. Auftreten gehäuft bei Kindern mit viralen u. bakteriellen Infekten (Mumps,
Masern, Scharlach).

Klinik
Schwellung, Rötung im temporalen
Oberlid, **Paragraphenform der Lid-
spalte** (s. *Abb. 59*).

3.4 Pathologie

3.4.1 Erkrankungen der Tränendrüse

3.4.1.1 Dakryoadenitis

Die **akute Dakryoadenitis** ist eine seltene Erkrankung, die gehäuft bei Kindern als Komplikation von Mumps, Masern, Grippe, Scharlach und anderen bakteriellen Infektionen beobachtet wird.

Klinik. Schwellung, Rötung, Druckschmerzhaftigkeit im Drüsenbereich, **Paragraphenform der Lidspalte** *(Abbildung 59),* bei Anheben des Oberlids wird die geschwollene Drüse sichtbar.

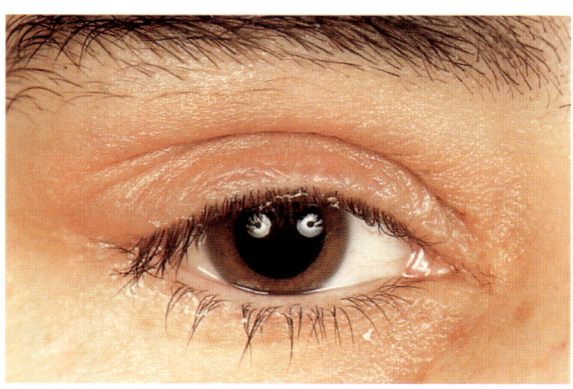

Abb. 59: Dakryoadenitis rechts mit Paragraphenform der Lidspalte

Differentialdiagnose
Chalazion, Lidabszeß, Orbitalphlegmone.

Differentialdiagnose.
Gerstenkorn (im Lid lokalisiert),
Lidabszeß (Ausdehnung über das gesamte Lid),
Orbitalphlegmone (Allgemeinsymptomatik mit Fieber, Exophthalmus, gegebenenfalls Motilitätseinschränkung des Bulbus).

Therapie
Behandlung der Grunderkrankung,
symptomatisch.

Therapie. Behandlung der Grunderkrankung, symptomatische Therapie, z. B. Umschläge, Analgetika.

3.4.1.2 Chronische Dakryoadenitis

3.4.1.2 Chronische Dakryoadenitis

Definition ►

> *Definition.* Die **chronische Dakryoadenitis** kann ein- oder beidseitig auftreten und verursacht keine Schmerzen. Als Ursachen sind chronische Entzündungen (Lues, Tuberkulose, Trachom) und Systemerkrankungen (Morbus Boeck, Leukämie, Lymphogranulomatose u. a.) bekannt.

Klinik
Blande, tumorartige Schwellung im
temporalen Oberlid.
Therapie
Behandlung der Grunderkrankung,
ggf. Kortikosteroide.

Klinik. Blande, derbe, tumorartige Schwellung im temporalen Oberlid. Paragraphenform der Lidspalte, Schwellung tastbar.

Therapie. Behandlung der Grunderkrankung, ggf. Kortikosteroide bei unspezifischer Dakryoadenitis.

3.4.1.3 Tumoren der Tränendrüse

Maligne und benigne Prozesse müssen differenziert werden, da sich Prognose und Therapie unterscheiden.

Maligne: Adenoid-zystisches Karzinom und pleomorphes Adenokarzinom stellen seltene Erkrankungen mit langsamem Verlauf dar.

Benigne: Als benigne Raumforderungen der Orbita werden vor allem pleomorphes Adenom, Lymphom und Zysten beobachtet.

Klinik. Abhängig von Verlauf und Lokalisation bemerkt der Patient Doppelbilder, einseitigen Exophthalmus und Bulbusverlagerung.

Diagnostik. Durch intensive präoperative Diagnostik wird angestrebt, eine Aussage über die histologische Beschaffenheit des Tumors zu erhalten. Da die Orbita chirurgisch schwer zugänglich ist, kann nicht zweizeitig – erst Biopsie, dann Tumorexzision – vorgegangen werden. Wesentliche Verfahren der Diagnostik umfassen neben Klinik, Motilitätsprüfung und Palpation die Ultraschalluntersuchung (A- und B-Bild), Computer- und Kernspintomogramm.

Therapie. Alle benignen und malignen Tumoren sollen bei Erstoperation in toto entfernt werden – unter maximaler Schonung der Orbitastrukturen. Der entzündliche Pseudotumor wird mit systemischer Steroidtherapie behandelt. Lymphome werden nach erfolgter Biopsie (Immunpathologie) internistisch-onkologisch behandelt.

3.4.2 Erkrankungen der abführenden Tränenwege

3.4.2.1 Angeborene Stenosen

Es soll streng unterschieden werden zwischen Stenosen der ableitenden Tränenwege ohne und mit Entzündung, speziell des Tränensackes. Stenosen können über Jahre bestehen, ohne eine Dakryozystitis hervorzurufen, andererseits stellen sie das wesentliche Risiko zur Ausbildung einer Entzündung dar. Stenose und Tränenstau bieten ideale Bedingungen für Bakterienwachstum. Bindehaut und Tränenwege sind auch unter physiologischen Bedingungen von zahlreichen fakultativ pathogenen Keimen besiedelt, die unter veränderten Bedingungen Entzündungen hervorrufen können. Stenosen entstehen mit Vorliebe an physiologischen Engstellen der abführenden Tränenwege. Bei Neugeborenen stellt die Hasner-Klappe/Membran den häufigsten Stenoseort dar. Sie findet sich am Übergang von Tränennasengang zu unterem Nasengang. Normalerweise öffnet sich die Membran spontan am Ende der Schwangerschaft oder in den ersten 6 (– 12) Lebensmonaten. Bei persistierender Membran fällt den Eltern des Neugeborenen nach einigen Lebenswochen **Epiphora** auf.

Therapie. **Massagen** durch die Eltern im Bereich des Tränensacks mehrmals täglich. Treten keine Entzündungen auf, besteht bis Ende des ersten Lebensjahres keine Indikation zu einem Eingriff, da die Möglichkeit der Spontanöffnung noch immer gegeben ist. Nach Ablauf des ersten Lebensjahres wird in Kurznarkose eine **Überdruckspülung** oder **Sondierung der Tränenwege** vorgenommen, um die Membran zu öffnen. In 75% der Fälle genügt eine einmalige Spülung/Sondierung, um die Tränenwege dauerhaft offenzuhalten. Etwa 5 – 7% der Neugeborenen leiden unter einer angeborenen Tränenwegstenose. Stenosen unterhalb des Tränensackes können zum Tränensackhydrops, einer blanden Schwellung des Tränensackes, führen.

Weitere angeborene Veränderungen der abführenden Tränenwege manifestieren sich als Punktumatresie, Canaliculusatresie und Fisteln.

3.4.2.2 Erworbene Stenosen

Häufigste Ursachen für erworbene Tränenwegstenosen sind **Traumen** u. **Infektionen.** Traumen betreffen Weichteile u. knöcherne Strukturen.

Therapie

Eine Stenose sollte nur bei störender Epiphora oder rezidivierender Entzündung therapiert werden. Zunächst Versuch der Rekonstruktion der natürlichen Tränenwege. Dann Bypass-Operation, Verbindung von Konjunktiva u. Tränensack, Konjunktiva u. Nase oder Tränensack u. Nase (OP nach Toti), abhängig von der Lokalisation der Stenose.

3.4.3 Canaliculitis

Canaliculitis zumeist nur **eines** Canaliculus bevorzugt bei älteren Menschen, mit lokalisierter Schwellung, Rötung u. Eiter/Sekret aus dem Tränenpünktchen *(s. Abb. 60 u. 61)*. Im Canaliculus werden bei der häufigen Aktinomyzeten-Entzündung Konkremente/Steine gefunden. Auch Viren (HSV, Adenoviren als Erreger der Keratoconjunctivitis epidemica), Bakterien (Chlamydien) u. Pilze führen zu Canaliculitis u. Stenose.

3.4.2.2 Erworbene Stenosen

Trauma und Infektionen stellen die wesentlichen Ursachen für erworbene Tränenwegstenosen dar. Tumoren der Tränenwege sind äußerst selten.

Traumen können die Weichteile – Canaliculi/Tränensack – oder auch knöcherne Strukturen, zumeist den Tränennasengang z. B. bei Gesichtsschädelfrakturen – treffen. Bis 20% der erworbenen Tränenwegstenosen treten nach Operationen im Nasen- und Nebenhöhlenbereich auf. Canaliculusverletzungen werden bei Arbeits- und Sportunfällen, auch bei Tierbissen beobachtet.

Therapie. Eine Behandlung ist nur bei störender Epiphora oder rezidivierender Entzündung erforderlich. Es soll immer versucht werden, die physiologischen Tränenwege – z. B. nach Canaliculusverletzung durch Intubation – wiederherzustellen. Die Wundversorgung muß rasch erfolgen, ehe es zu einer Narbenbildung kommt. Ist die Rekonstruktion nicht möglich, wird bei hohen Stenosen eine Bypass-Operation, bei tiefen Stenosen eine anastomosierende Operation erforderlich. Ein Bypass-Silikon- oder Glasröhrchen verbindet Konjunktivalsack und Tränensack (Konjunktivodakryozystostomie) oder Konjunktivalsack und Nasenlumen (Konjunktivorhinostomie). Die Anastomose schafft einen Tränenabfluß durch die Verbindung von Tränensack und Nasenlumen **(Operation nach Toti)** nach Eröffnung des Nasenknochens über der Crista und Fossa lacrimalis. Die Erfolgsrate dieser Operationen – Wiederherstellung des Tränenabflusses – liegt bei gut 80%. Bei der Indikation zur Operation sind Lebensalter des Patienten (Nachlassen der Tränenproduktion mit zunehmendem Alter!), Beruf und Grad der Epiphora zu berücksichtigen.

3.4.3 Canaliculitis

Klinik. Die Canaliculusentzündung betrifft zumeist nur **einen** Canaliculus bevorzugt älterer Menschen und verursacht eine lokalisierte schmerzhafte Rötung und Schwellung, die sich von der Tränensackentzündung durch ihre Lokalisation im Lid unterscheiden läßt. Eine Begleitkonjunktivitis ist charakteristisch. Häufigste Erreger sind Aktinomyzeten, pilzähnliche Bakterien, die in den Canaliculi Konkremente bilden. Typisch ist weißer Eiter, der im Tränenpünktchen erscheint *(Abbildung 61).*

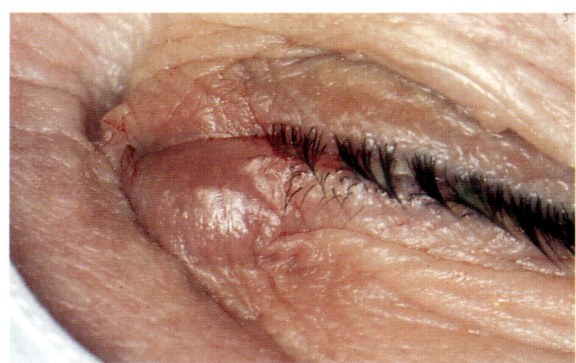

Abb. 60: Linkes Auge: akute Canaliculitis unten: Aufreibung, Rötung über dem Canaliculus

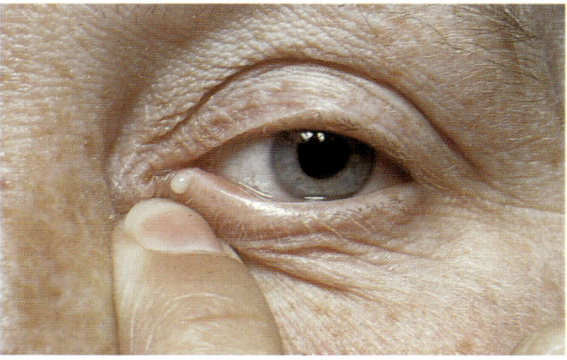

Abb. 61: Entleerung von Eiter bei Druck auf Canaliculus u. Tränensack bei Vorliegen einer Canaliculitis / Dakryozystitis

Therapie. Sie umfaßt die operative Entfernung der Ablagerungen durch das erweiterte Tränenpünktchen oder die Inzision des betroffenen Canaliculus sowie die gezielte lokale Antibiotikagabe (Augentropfen). Auch Candida albicans und Aspergillus werden gefunden. Andere Formen der Canaliculitis verlaufen akut als Begleitinfektion einer Konjunktivitis und können unbemerkt bleiben. Erst die resultierende Canaliculusstenose, z. B. nach Keratoconjunctivitis epidemica oder Herpes-simplex-Infektionen weist auf die Canaliculitis hin. Auch Chlamydien (Erreger von Trachom und Paratrachom) führen zu Canaliculitis und Stenose.

Therapie
Entfernung der Konkremente, lokale Antibiotika.

3.4.4 Dakryozystitis

Ätiologie. Grundlage der Tränensackentzündung ist zumeist eine infrasaccale Stenose, die zu einem Tränenstau und einer Ausweitung des Sackes führt. Häufigste Erreger der Dakryozystitis sind Staphylokokken, Pneumokokken, Pseudomonas und Anaerobier.

3.4.4 Dakryozystitis

Ätiologie
Zumeist eine infrasaccale Tränengangstenose. Erreger: Staphylokokken, Pneumokokker, Pseudomonas, Anaerobier.

Akute Dakryozystitis

Klinik. Schmerz, Schwellung und Rötung nasal und unterhalb des inneren Kanthus sind Symptome der akuten Dakryozystitis *(Abbildungen 62* und *63)*. Gelegentlich kommt es zur spontanen Öffnung durch die Haut und Fistelbildung. Das Allgemeinbefinden kann beeinträchtigt sein, auch mit erhöhter Temperatur. Kinder sollten wegen der Gefahr einer Sepsis, Phlegmone oder Sinus-cavernosus-Thrombose stationär behandelt werden.

Akute Dakryozystitis

Klinik
Schmerz, Rötung u. Schwellung über dem Tränensack (s. Abb. 62 u. 63), gelegentlich Spontanperforation u. Fistelbildung. Gefahr einer Sepsis, Phlegmone u. Sinus-cavernosus-Thrombose.

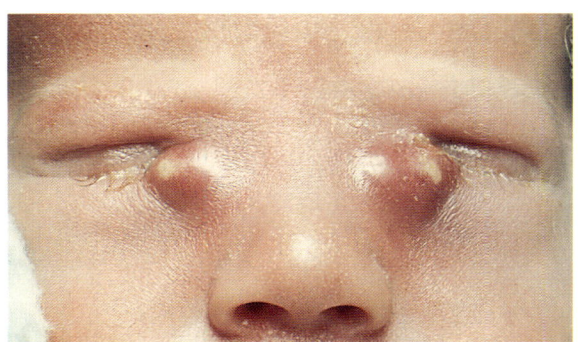

Abb 62: Beidseitige Dakryozystitis bei einem Neugeborenen

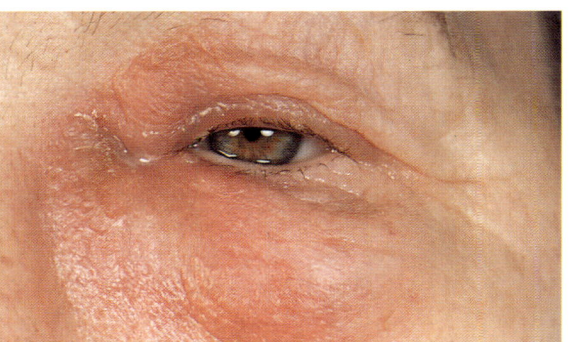

Abb. 63: Akute Dakryozystitis links mit Beteiligung der Lider bei einem Erwachsenen

Merke. Der Erregernachweis steht an erster Stelle der zu ergreifenden Maßnahmen. Sekret und Eiter werden aus dem Konjunktivalsack und über leichten Druck auf den Tränensack gewonnen. Weitere Manipulationen wie Spülung oder Sondierung sind wegen der Gefahr der Keimverschleppung im akuten Stadium zu unterlassen.

Eine HNO-ärztliche Untersuchung weist Abflußstörungen in der Nase oder gleichzeitig bestehende Nebenhöhlenentzündungen nach.

◄ Merke

Therapie
Gezielte Antibiotikagabe lokal u. systemisch. Nach Rückgang der akuten Entzündung Tränensackspülung.

Chronische Dakryozystitis
Symptome: Mäßige Schwellung u. Rötung *(s. Abb. 64* u. *65).*
Sekret kann exprimiert oder ausgespült werden. Digitale Subtraktionsdakryographie zur OP-Vorbereitung. (s. *Tab. 4)*

Therapie. Antibiotikagabe lokal und systemisch nach Antibiogramm. Die Therapie muß sofort eingeleitet, ggf. nach Resistenzspektrum geändert werden. Nach Rückgang der akuten Entzündungszeichen kann der Tränensack gespült werden, wobei sich Eiter und Sekret über die Canaliculi entleeren. Selten sind die Tränenwege bis in die Nase spülbar, weil eine komplette infrasaccale Stenose vorliegt.

Chronische Dakryozystitis
Eine Inzision ist nur selten erforderlich. Es kann nach Abklingen der akuten Symptome eine mäßige Rötung und Schwellung verbleiben *(Abbildungen 64* und *65).* Das Sekret kann ausgespült oder exprimiert werden. Als zusätzliche Diagnostik ist die Tränenwegdarstellung durch digitale Subtraktionsdakryographie angezeigt, vor allem zur Operationsvorbereitung (siehe *Tabelle 4).*

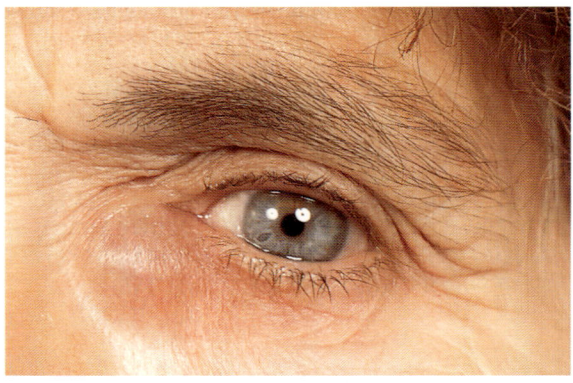

Abb. 64: Chronische Dakryozystitis links (Tränensackhydrops)

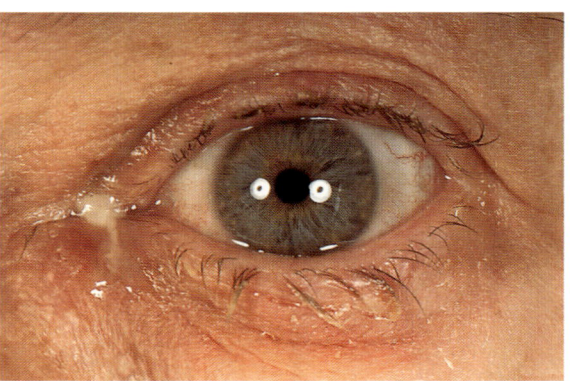

Abb. 65: Chronische Dakryozystitis mit Sekret im inneren Lidwinkel

Therapie. Bei Fortbestehen von Stenose, Epiphora und Entzündungszeichen ist die **Dakryozystorhinostomie** (Operation nach Toti, siehe *Kapitel 3.4.2.2*) angezeigt. Ohne Operation ist mit hoher Rezidivrate zu rechnen. Bei allen Patienten, die eine herabgesetzte Tränenproduktion haben und für die eine Vollnarkose ein Risiko darstellt, kann eine Dakryozystektomie in Lokalanästhesie die rezidivierenden Entzündungen beenden. Bei der Operation finden sich gelegentlich Tränenwegsteine – Dakryolithen – im Tränensack *(Abbildungen 66 und 67)*. Ausnahmsweise wäre eine Operation nach Toti auch in Lokalanästhesie durchführbar.

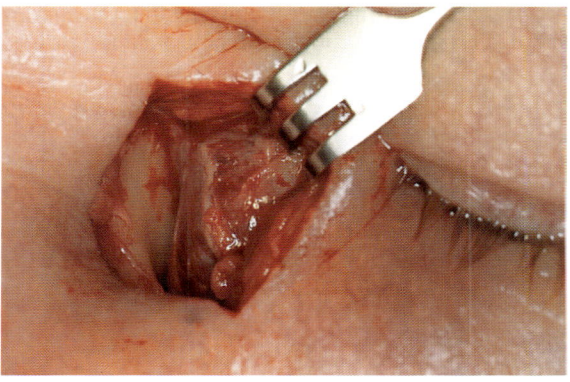

Abb. 66: Operationssitus (linkes Auge): nasal des stark vergrößerten Tränensackes ist die Fossa lacrimalis sichtbar.

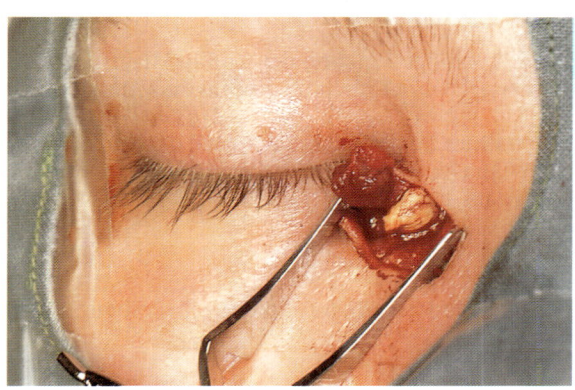

Abb. 67: Nach Eröffnung des Tränensackes wird ein Stein (Dakryolith) sichtbar.

Therapie
Schaffung eines neuen Tränenabflusses durch Dakryozystorhinostomie nach Toti in Vollnarkose, ggf. Dakryozystektomie in Lokalanästhesie. Gelegentlich finden sich Tränenwegsteine (s. *Abb. 66 u. 67*).

Tabelle 4: Zusammenfassung der Symptome, Diagnostik und Therapie der Dakryozystitis		
	akut	**chronisch**
Symptome:	Schmerz Rötung Schwellung Begleitödem Epiphora +/- Eiter/Sekret	Epiphora TS-Hydrops • exprimierbar • spülbar Sekret/Eiter
Diagnostik:	Bakteriologie NNH HNO	Bakteriologie NNH HNO DSA
Therapie:	Antibiotika lokal und systemisch Inzision? Entleerung über Canaliculus	Dakryozystektomie Dakryozystorhinostomie nach Toti TW-Intubation

3.4.5 Tränenmangel

(Keratoconjunctivitis sicca, Sicca-Syndrom)
Tränendrüsenaplasie, Sjögren-Syndrom, Sarkoidose, Leukämie, Infektionen (Trachom u. Mumps) führen zu reduzierter Tränendrüsenfunktion. Xerophthalmie, Stevens-Johnson-Syndrom, okulares Pemphigoid, Verätzungen verringern die Muzinproduktion. Blepharitis u. Verletzungen stören die Lipidbildung (s. Tab. 5).

3.4.5 Tränenmangel (Keratoconjunctivitis sicca, Sicca-Syndrom, vergleiche *Kapitel 6.5.9.3*)

Verschiedene Ursachen können zu Störungen im Aufbau des Tränenfilms führen, je nachdem ob sie die wäßrige, ölige oder Schleimphase des Tränenfilms betreffen. Eine reduzierte Tränendrüsenfunktion wird bei Tränendrüsenaplasie, Sjögren-Syndrom (chronische Polyarthritis mit Austrocknung aller Schleimhäute), Sarkoidose, Leukämie sowie bei Infektionen wie Trachom und Mumps beobachtet. Die Muzinschicht ist verringert bei Vitamin-A-Mangel (Xerophthalmie), Stevens-Johnson-Syndrom, okularem Pemphigoid, chronischer Konjunktivitis und nach Verätzung. Bei chronischer Blepharitis oder nach Verletzungen kann es zu Verlust der Lipidphase kommen (siehe *Tabelle 5*).

Tabelle 5: Zusammenfassung der Ursachen des trockenen Auges		
Tränendrüsen-erkrankungen	**Muzin-mangel**	**Störungen der Lipidphase**
Aplasie Sjögren-Syndrom Sarkoidose Leukämie Infektion	Vitamin-A-Mangel Stevens-Johnson-Syndrom Verätzung	chronische Blepharitis Verletzung

Symptome
Fremdkörpergefühl, Reizung der Bindehaut, Kontaktlinsenunverträglichkeit.
Schwere Formen: Keratitis punctata, Keratitis filiformis

Symptome. Fremdkörpergefühl, häufige Reizung der Konjunktiven, Gefühl des trockenen Auges, Schwierigkeiten beim Lidschluß, Kontaktlinsenunverträglichkeit.

Betroffen: zumeist ältere Menschen, bevorzugt Frauen nach der Menopause, was auch hormonelle Ursachen nahelegt. Bei schweren Formen treten Keratitis punctata und Keratitis filiformis auf.

Diagnostik
● Spaltlampenuntersuchung
● Anfärbung mit Bengalrosa oder Fluoreszein
● Tränenfilmaufrißzeit
● Schirmer-Test
● Impressionszytologie

Diagnostik.
● Spaltlampenuntersuchung
● Anfärbung mit Bengalrosa oder Fluoreszein, um Epithelzellveränderungen bzw. -verluste nachzuweisen
● Tränenfilmaufrißzeit (s. o.)
● Schirmer-Test (s. o.)
● Impressionszytologie (s. o.)

Therapie
Tränensubstitution, Vitamin A, Verschluß der Tränenpünktchen.

Therapie. Tränensubstitution durch lokale Applikation von »künstlichen Tränen«, Methylzellulose, gelartige Augentropfen, Vitamin-A-Substitution, ggf. Verschluß oder Verödung der Tränenpünktchen können die Symptome lindern.

Es gibt Anzeichen für eine Zunahme des Sicca-Syndroms in der Bevölkerung. Ursachen hierfür müssen weiter untersucht werden.

3.4.6 Epiphora

Tränen des Auges durch **Hypersekretion** oder **Abflußstörung,** durch Stenose der Tränenwege, Entzündung, Fremdkörper oder durch Lidfehlstellungen wie Eversio puncti lacrimalis, Ektropium.

3.4.6 Epiphora (Tränenträufeln)

Tränen des Auges kann durch **Hypersekretion** oder (häufiger) **Abflußstörungen** verursacht werden. Für Hypersekretion kommen psychische, neurogene Ursachen und Reizung der Augenoberfläche, wie z. B. Fremdkörper im Auge, auch Entropium und Trichiasis in Betracht.

Abflußstörungen betreffen Tränenpünktchen, Canaliculus, Tränensack und Tränennasengang bei Vorliegen von Stenose, Entzündung oder Fremdkörpern. Lidfehlstellungen (Eversio puncti lacrimalis, Ektropium) führen ebenfalls zu Tränenfluß.

Der klinische Fall. Eine 49jährige Patientin sucht die Notfallambulanz der Augenklinik an einem Sonntagnachmittag auf.

Anamnestisch gibt sie an, vor 7 Monaten in einer HNO-Klinik wegen chronischer Sinusitis operiert worden zu sein, gleichzeitig sei die Nasenscheidewand korrigiert worden. Seit zwei Tagen bemerkt sie eine zunehmende Schwellung und Rötung unterhalb des inneren Lidwinkels links, seit einigen Stunden zusätzlich einen klopfenden Schmerz. Auch das Allgemeinbefinden sei eingeschränkt, sie fühle sich abgeschlagen und schwach.

Über dem Tränensack links befindet sich eine hochrote druckdolente Schwellung mit gespannter Haut. Auf leichten Druck läßt sich über die Canaliculi Eiter exprimieren. Diagnose: **akute Dakryozystitis.**

Diagnostisches und therapeutisches Vorgehen. Anlegen einer Kultur zum Erregernachweis und Resistenzprüfung. Sofortige Antibiose mit einem Breitbandantibiotikum oral, stationäre Aufnahme wegen der Gefahr einer Sinus-cavernosus-Thrombose bzw. -Sepsis.

Nach Rückgang der akuten Entzündungszeichen vorsichtiges Spülen der Tränenwege. Es entleert sich erneut Eiter, die Tränenwege sind nicht spülbar. Nach vollständigem Rückgang der Entzündungszeichen Röntgenkontrastdarstellung der Tränenwege. Es zeigt sich hierbei eine Stenose im unteren Drittel des Ductus nasolacrimalis. Wegen Epiphora und Rezidivgefahr der Dakryozystitis wird in Intubationsnarkose eine Dakryozystorhinostomie nach Toti vorgenommen.

◀ **Der klinische Fall**

Die knöcherne Orbita wird von
7 Knochen gebildet: **Os frontale,
Os ethmoidale, Os lacrimale,
Os sphenoidale, Os maxillare,
Os palatinum, Os zygomaticum**
(Synopsis 5).

4   Augenhöhle (Orbita)

4.1   Anatomie

Die knöcherne Orbita stellt eine vierseitige Pyramide dar mit der Spitze am Foramen opticum; ihre Tiefe beträgt 40 bis 50 mm. Die Orbitawand wird von 7 Knochen gebildet, dem **Os frontale** (Stirnbein), **Os ethmoidale** (Siebbein), **Os lacrimale** (Tränenbein), **Os sphenoidale** (Keilbein), **Os maxillare** (Oberkieferknochen), **Os palatinum** (Gaumenbein) und dem **Os zygomaticum** (Jochbein, *Synopsis 5*). Unten und medial sind die Knochen zum Teil nur 0,3 mm dick.

Synopsis 5: Knochen und Öffnungen der Orbita. **a Os frontale**
(Stirnbein); **b** Incisura supraorbitalis; **c** Trochlea; **d Os ethmoidale**
(Siebbein); **e Os lacrimale** (Tränenbein); **f Os sphenoidale** (Keilbein);
g Os maxillare (Oberkieferknochen); **h Os palatinum** (Gaumenbein); **i** Sulcus infraorbitalis;
k Os nasale (Nasenbein); **l Os zygomaticum** (Jochbein); **m** Canalis opticus; **n** Fissura orbitalis superior; **o** Foramen rotundum;
p Fissura orbitalis inferior; **q** Canalis infraorbitalis (die Knochen in Fettdruck bilden die Orbitawand)

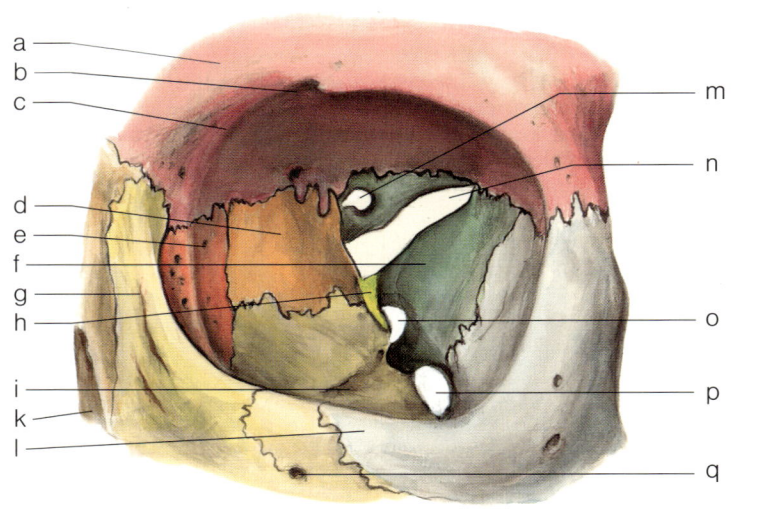

Zu Öffnungen der Augenhöhle
siehe *Synopsis 5* u. *Tab. 6*. Durch
das **Foramen opticum** ziehen der
Fasciculus opticus u. die **A. ophthalmica,** durch die **Fissura orbitalis superior** die **Nn. oculomotorius,
trochlearis, abducens, ophthalmicus** u. die **Vv. ophthalmicae superiores,** durch die **Fissura orbitalis
inferior** die **V. ophthalmica inferior,**
durch das **Foramen rotundum** der
N. maxillaris, durch den **Canalis
infraorbitalis** der **N. infraorbitalis.**

In unmittelbarer Nachbarschaft liegen Stirn-, Kiefer- und Keilbeinhöhle, Siebbeinlabyrinth, vordere und mittlere Schädelgrube, Sinus cavernosus sowie Sella turcica mit Hypophyse und Chiasma opticum.

Die Augenhöhle weist verschiedene Öffnungen auf *(Synopsis 5, Tabelle 6)*. Durch das **Foramen opticum** ziehen der **Fasciculus opticus** und die **A. ophthalmica,** die aus der A. carotis interna stammt und die gesamte Orbita arteriell versorgt; durch die **Fissura orbitalis superior** verlaufen die **Nn. oculomotorius, trochlearis, abducens, ophthalmicus** (1. Ast des N. trigeminus, der sich in der Fissur in die Nn. frontalis, lacrimalis und nasociliaris teilt) und die **Vv. ophthalmicae superiores,** die in den Sinus cavernosus einmünden. Durch die **Fissura orbitalis inferior** fließt das Blut der **V. ophthalmica inferior** in den Plexus pterygoideus. Das **Foramen rotundum** enthält den **N. maxillaris** (2. Ast des N. trigeminus), dessen **N. infraorbitalis** durch den **Sulcus infraorbitalis** am Orbitaboden und den **Canalis infraorbitalis** zieht *(Synopsis 5)*.

Tabelle 6: Öffnungen der Orbita und ihr Inhalt	
Öffnung der Orbita	**Inhalt**
Foramen opticum	Fasciculus opticus, A. ophthalmica
Fissura orbitalis superior	N. oculomotorius, N. trochlearis, N. abducens, N ophthalmicus, Vv. ophthalmicae superiores
Fissura orbitalis inferior	V. ophthalmica inferior
Foramen rotundum	N. maxillaris
Canalis infraorbitalis	N. infraorbitalis

Die sensible Versorgung von Orbitainhalt, Bulbus, Bindehaut und Haut des Oberlides erfolgt durch den **N. ophthalmicus.** Die Haut des Unterlides sowie der Wange wird vom **N. infraorbitalis** (aus dem N. maxillaris) innerviert. Der **Sympathikus** führt vom Ganglion cervicale superior über den Plexus caroticus und versorgt den M. dilatator pupillae, den M. tarsalis (Müllerscher Lidheber) und den **M. orbitalis,** einer dünnen Lage glatter Muskulatur über der Fissura orbitalis inferior. Der **Parasympathikus** stammt aus dem Okulomotoriuskerngebiet, verläuft im N. oculomotorius und versorgt den M. ciliaris und den M. sphincter pupillae.

Das **Ganglion ciliare** liegt etwa 15 mm hinter dem Bulbus und hat eine parasympathische (aus dem N. oculomotorius), eine sensible (aus dem N. trigeminus) und eine sympathische Wurzel (aus dem Plexus caroticus). Vom Ganglion führen die Ziliarnerven mit Fasern aus 3 Wurzeln zum Auge *(Abbildung 68).*

Die Orbita wird nach vorn durch das **Septum orbitale,** das sich vom Orbitarand zum Tarsusrand erstreckt, mit den Lidbändchen (Ligamentum palpebrale mediale und laterale, *Abbildung 69)* und die Lider abgeschlossen (vergleiche *Kapitel 2.1).* Sie wird durch Periost ausgekleidet **(Periorbita).**

Die sensible Versorgung von Orbita, Bulbus u. Oberlid erfolgt durch den **N. ophthalmicus,** die des Unterlides durch den **N. nfraorbitalis.** Der **Sympathikus** versorgt den M. dilatator pupillae, M. tarsalis und **M. orbitalis.** Der **Parasympathikus** stammt aus dem Okulomotoriuskerngebiet u. versorgt den M. ciliaris u. den M. sphincter pupillae. Das **Ganglion ciliare** liegt hinter dem Bulbus u. hat eine parasympathische, eine sensible u. eine sympathische Wurzel. Vom Ganglion führen die Ziliarnerven zum Auge *(Abb. 68).* Die Orbita wird nach vorn durch das **Septum orbitale** *(Abb. 69)* u. die Lider abgeschlossen u. durch Periost ausgekleidet.

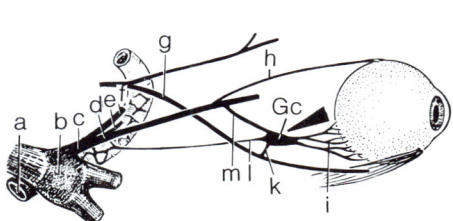

Abb. 68: Lage des Ganglion ciliare (Gc) mit Nervenversorgung des Orbitainhaltes. **a** A. carotis interna; **b** Ganglion semilunare; **c** N. ophthalmicus; **d** N. nasociliaris; **e** N. frontalis; **f** N. lacrimalis; **g** N. oculomotorius, **h** Nn. ciliares longi; **i** Nn. ciliares breves; **k** Radix oculomotorica (parasympathisch); **l** Radix sympathica aus dem Plexus caroticus; **m** Radix N. nasociliaris für die sensible Versorgung

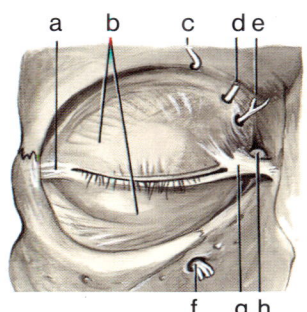

Abb. 69: Orbitaeingang. **a** Ligamentum palpebrale laterale; **b** Septum orbitale; **c** N. supraorbitalis; **d** N. frontalis medialis; **e** Ramus infratrochlearis; **f** N. infraorbitalis; **g** Ligamentum palpebrale mediale; **h** Tränensackgrube

Abbildung 70 zeigt den **arteriellen Zufluß** sowie den **venösen Abfluß** der Orbita. Die Aa. supraorbitalis und supratrochlearis anastomosieren über die A. angularis mit den Aa. temporalis superficialis und facialis der A. carotis externa.

Abb. 70 zeigt die Blutversorgung. Die Aa. supraorbitalis u. supratrochlearis anastomosieren mit Ästen der A. carotis externa.

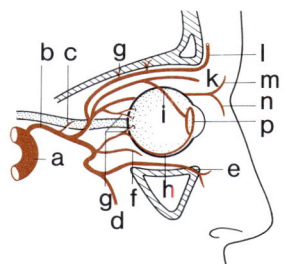
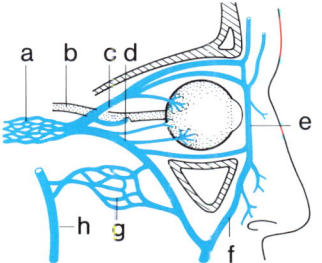

Abb. 70: Gefäße der Orbita. Links: Arterieller Zufluß. **a** Arteria carotis interna; **b** A. ophthalmica; **c** A. centralis retinae; **d** Ramus maxillaris; **e** Ramus infraorbitalis; **f** Rami musculares; **g** Aa. ciliares posteriores breves; **h** Aa. ciliares posteriores longi; **i** Aa. ciliares anteriores; **k** A. lacrimalis; **l** A. supraorbitalis; **m** Ramus palpebralis; **n** Ramus angularis; **o** Rami ethmoidales; **p** Circulus arteriosus iridis
Rechts: Venöser Abfluß. **a** Sinus cavernosus; **b** Sehnerv; **c** Vena ophthalmica superior; **d** V. ophthalmica inferior; **e** V. angularis; **f** V. facialis anterior; **g** Plexus pterygoideus; **h** V. retromandibularis

Ein praktischer Tip ▶

Ein praktischer Tip: Bei Verschlüssen oder hochgradigen Stenosen der A. carotis interna findet eine Umkehrung der Blutströmung in der A. supraorbitalis und A. supratrochlearis statt: Äste der A. carotis externa werden über die Anastomose (A. carotis externa – A. facialis – A. angularis – A. supraorbitalis und A. supratrochlearis) hirnversorgend. Die Stromumkehr ist dopplersonographisch nachweisbar.

Die Venen münden in den Sinus cavernosus sowie den Plexus pterygoideus, sind klappenlos und kommunizieren mit den Gesichtsvenen.

Merke ▶

Merke. Bei Infektionen der Oberlippe, Nase und Orbita ist durch Bakteriämie eine Sinus-cavernosus-Thrombose möglich.

Die Orbita wird von Bulbus, Tränendrüse, Sehnerv, Augenmuskeln, Nerven, Gefäßen u. fetthaltigem Bindegewebe ausgefüllt *(Abb. 71 u. 72).*

Die Orbita wird vom Bulbus, der nur etwa ein Viertel ihres Rauminhaltes einnimmt, dem orbitalen Teil der Tränendrüse, dem Sehnerven, von Augenmuskeln, Nerven, Gefäßen, zum größten Teil jedoch von fetthaltigem Bindegewebe ausgefüllt *(Abbildung 71 und 72).*

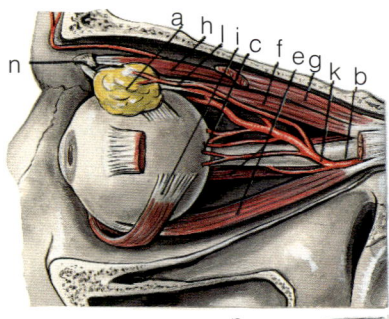

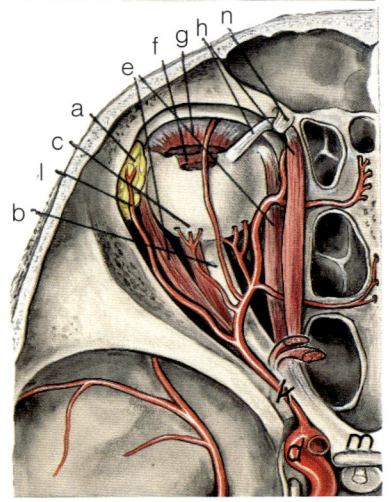

Abb. 71: Orbitainhalt von der Seite und von oben. **a** Tränendrüse; **b** N. opticus; **c** Aa. ciliares posteriores breves; **d** A. carotis interna; **e** M. rectus lateralis, medialis bzw. inferior; **f** M. rectus superior; **g** M. levator palpebrae superioris (abgeschnitten); **h** M. obliquus superior; **i** M. obliquus inferior; **k** A. ophthalmica; **l** A. lacrimalis; **m** Chiasma opticum; **n** Trochlea

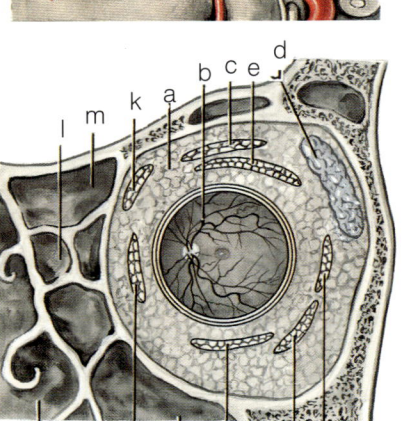

Abb. 72: Frontalschnitt durch die Orbita etwa 2 cm hinter der Hornhaut. **a** orbitales Fettgewebe; **b** Bulbus mit Sehnervenpapille und Makula; **c** M. levator palpebrae superioris; **d** Tränendrüse; **e** M. rectus superior; **f** M. rectus lateralis; **g** M. rectus medialis; **h** M. rectus inferior; **i** M. obliquus inferior; **k** M. obliquus superior; **l** Ethmoidalzellen; **m** Sinus frontalis; **n** Sinus maxillaris; **o** Nasenhöhle

4.2 Physiologie

Die Orbita dient zum Schutz des Auges. Zu einer Hervordrängung des Bulbus mit Lidspaltenerweiterung (**Exophthalmus, Protrusio bulbi**) kommt es bei einem erhöhten Tonus der schrägen Augenmuskeln, einer entzündlichen, tumorösen oder vaskulär bedingten Vermehrung des Orbitainhaltes oder Vorwölbung der Orbitawand. Eine Lähmung der Lidmuskeln bzw. geraden Augenmuskeln fördert einen Exophthalmus.

Ein **Pseudoexophthalmus** entsteht bei zu großem (Makrophthalmus, Hydrophthalmie, vergleiche *Kapitel 1.5.1.1*) oder zu langem Auge (Myopie, vergleiche *Kapitel 16.3.2.2*). Die Ursache ist demnach eine okulare, nicht eine orbitale.

Ein Zurücksinken des Augapfels (**Enophthalmus,** Höhlenauge) wird hervorgerufen durch Schwund des Orbitagewebes, beispielsweise des orbitalen Fettes im Alter oder im Zusammenhang mit einer allgemeinen Dehydratation, durch Verlagerung von Orbitagewebe in die Nasennebenhöhlen nach Orbitafrakturen (Blow-out-Fraktur, vergleiche *Kapitel 4.5.3*) oder Lähmung der schrägen Augenmuskeln bzw. des M. orbitalis im Gefolge einer Sympathikuslähmung (Hornerscher Symptomenkomplex, vergleiche *Kapitel 2 5.3.3*).

Bei Mikrophthalmus oder Phthisis bulbi wird ein **Pseudoenophthalmus** hervorgerufen (vergleiche *Kapitel 1.5.1.2*).

Lageveränderungen des Auges in der Orbita sind in der *Tabelle 7,* die Differentialdiagnose von ein- und beidseitigem Exophthalmus in *Tabelle 8* zusammengestellt.

4.2 Physiologie

Die Orbita dient zum Schutz des Auges. Zum **Exophthalmus (Protrusio bulbi)** kommt es bei erhöhtem Tonus der schrägen Augenmuskeln, entzündlicher, tumoröser oder vaskulär bedingter Vermehrung des Orbitainhaltes oder Vorwölbung der Orbitawand.
Ein **Pseudoexophthalmus** entsteht bei Makrophthalmus, Hydrophthalmie oder Myopie.

Ein **Enophthalmus** wird hervorgerufen durch Schwund des Orbitagewebes, Blow-out-Fraktur, Lähmung der schrägen Augenmuskeln bzw. des M. orbitalis (Hornerscher Symptomenkomplex).
Bei Mikrophthalmus oder Phthisis bulbi entsteht ein **Pseudoenophthalmus.**
Zu Lageveränderungen des Auges in der Orbita s. *Tab. 7,* zu Exophthalmus s. *Tab. 8.*

Tabelle 7: Lageveränderungen des Auges in der Orbita

Lageveränderung	Ursachen
Exophthalmus	**Tumorexophthalmus** intra- und extraorbitale Tumoren Leukämie maligne Lymphome **entzündlicher Exophthalmus** intra- und extraorbitale Entzündungen Zellulitis Orbitalphlegmone Abszeß Sinus-cavernosus-Thrombose Tenonitis Myositis der Augenmuskeln Pseudotumor Mukozele **Exophthalmus bei Allgemeinleiden** endokriner Exophthalmus (Orbitopathie) Histiozytosis X Osteopathien **vaskulär bedingter Exophthalmus** intermittierend (Orbitavarizen) pulsierend (arteriovenöse Aneurysmen) Orbitahämatom **Exophthalmus bei Bildungsanomalien** Dysostosen Mengingoenzephalozelen
Enophthalmus	**Schwund des Orbitagewebes** Atrophie des orbitalen Fettes im Alter Dehydratation **Orbitafrakturen** Blow-out-Fraktur **Lähmungen** der schrägen Augenmuskeln des M. orbitalis

Tabelle 8: Differentialdiagnose von ein- und beidseitigem Exophthalmus	
Einseitiger Exophthalmus	**Beidseitiger Exophthalmus**
Orbitaentzündungen Orbitalphlegmone Periostitis orbitae Myositis/Tenonitis	Dyskranien Osteopathien
Tumoren	endokrine Orbitopathie
Pseudotumoren	Leukämien
Parasiten	maligne Lymphome
vaskuläre Orbitaveränderungen Varizen arteriovenöse Aneurysmen	Sinus-cavernosus-Thrombose
Monokelhämatom	Brillenhämatom

4.3 Untersuchungsmethoden

Die **radiologische Untersuchung** (Röntgenaufnahme des Schädels u. der Orbita, *Abb. 73,* CT u. NMR) ist besonders wichtig. Die Beurteilung der Befunde sollte mit den **Nachbardisziplinen** erfolgen.

4.3 Untersuchungsmethoden

Der **radiologischen Untersuchung,** speziell der a. p.-Röntgenaufnahme des Schädels und der Orbita *(Abbildung 73)* sowie der Computer- (CT) und Kernspintomographie (NMR), kommt eine Schlüsselrolle zu. Die Beurteilung der Befunde sollte stets mit den entsprechenden Nachbardisziplinen, insbesondere der **HNO, Kieferchirurgie, Neurochirurgie, Inneren Medizin und Neurologie** erfolgen.

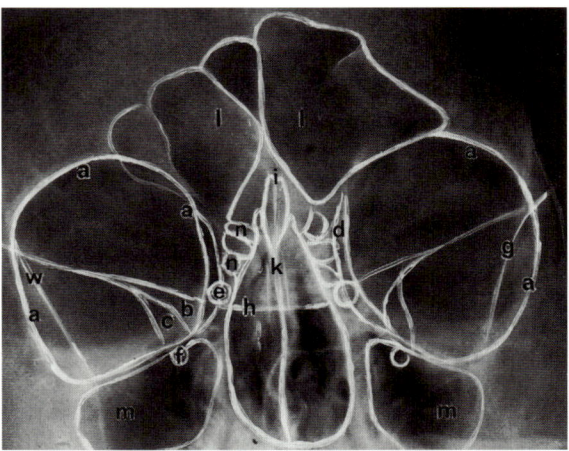
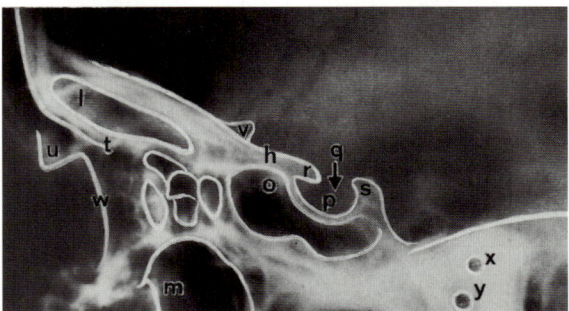

Abb. 73: Röntgenbild der Orbitae. Oben: anterior-posteriore Aufnahme. Unten: seitliche Aufnahme. **a** Orbitarand; **b** kleiner Keilbeinflügel; **c** Fissura orbitalis superior; **d** Crista lacrimalis anterior; **e** Canalis opticus; **f** Foramen rotundum; **g** Linea innominata; **h** Planum sphenoidale; **i** Crista galli; **k** Septum nasi; **l** Sinus frontalis; **m** Sinus maxillaris; **n** Siebbeinzellen; **o** Sinus sphenoidalis; **q** Boden der Sella turcica; **r** Processus clinoidei anterior; **s** Dorsum sellae mit Processus clinoidei posterior; **t** Orbitadach; **u** Os nasale; **v** Alae ossis sphenoidalis; **w** Os zygomaticum; **x** Meatus acusticus internus; **y** Meatus acusticus externus

Eine Messung der Bulbuslage in der Orbita erfolgt mit dem **Spiegelexophthalmometer nach Hertel** *(Abbildung 74)*. Dabei wird das Gerät nach Einstellung des Augenabstandes auf einer Meßschiene an der lateralen Orbitawand aufgesetzt und der Hornhautscheitel eines Auges im Spiegel eingestellt. Auf einer Skala kann so die Lage des Bulbus bestimmt und mit dem Partnerauge verglichen werden. Geringe Seitendifferenzen können durch Gesichtsasymmetrien bedingt sein. Unterschiede von mehr als 2 mm sind meist pathologisch.

Eine Messung der Bulbuslage in der Orbita erfolgt mit dem **Spiegelexophthalmometer nach Hertel** *(Abb. 74)*. Unterschiede von mehr als 2 mm sind pathologisch.

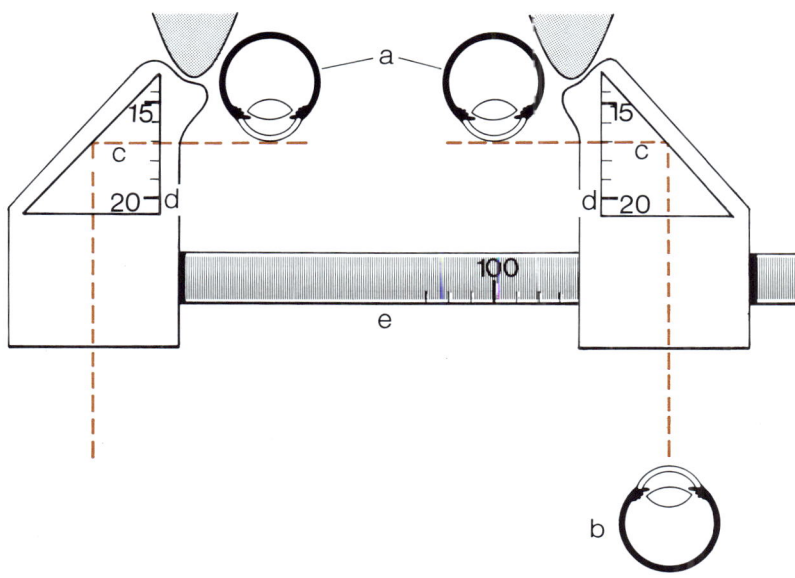

Abb. 74: Funktionsweise des Spiegelexophthalmometers nach Hertel. **a** Augen des Patienten; **b** Auge des Untersuchers; **c** Spiegel, in dem der Untersucher den Hornhautscheitel des Patientenauges sieht; **d** Meßskala, auf der der Hornhautscheitel des Patientenauges erscheint; **e** Meßskala, auf der der Augenabstand abgelesen wird

Auch mit Hilfe eines speziell gefertigten, durchsichtigen Lineals, das am seitlichen Orbitarand ohne Verkantung aufgesetzt wird, kann relativ einfach und reproduzierbar die Bulbuslage in der Orbita bestimmt werden.

Ein praktischer Tip: Einfacher ist ein Vergleich der Lage der Hornhautscheitel bei zurückgeneigtem Kopf und Blick nach unten, wobei der Untersucher hinter dem sitzenden Patienten steht und die Oberlider leicht anhebt (vergleiche Diagnostik des Keratokonus, *Kapitel 6.5.1.3*).

◀ **Ein praktischer Tip**

Mittels **Spaltlampenuntersuchung** werden bei entzündlichen Prozessen konjunktivale oder ziliare Injektionen sowie eine Chemosis (vergleiche *Kapitel 5.3*), bei vaskulären Veränderungen eine vermehrte Füllung der episkleralen Gefäße festgestellt. Raumfordernde Prozesse der Orbita können im **ophthalmoskopischen Bild** zu Stauungspapille, Optikusatrophie oder Impressionen des Auges von hinten mit Netzhautfältelung führen.

Mittels **Spaltlampenuntersuchung** werden Reizzustand, Chemosis u. vermehrte Füllung der episkleralen Gefäße festgestellt. Raumfordernde Prozesse können zu Stauungspapille, Optikusatrophie oder Impressionen des Auges führen.

Die **Piezometrie** bestimmt das Ausmaß und die Geschwindigkeit der Verdrängbarkeit des Bulbus durch das Auflegen von Gewichten bzw. nach Okulopression (vergleiche *Kapitel 11.3.2.5*). Bei retrobulbären Tumoren ist die Rückdrängbarkeit reduziert, bei entzündlichen Ödemen verstärkt, weil sich die extrazelluläre Flüssigkeit exprimieren läßt.

Die **Piezometrie** bestimmt die Verdrängbarkeit des Bulbus durch das Auflegen von Gewichten. Bei Tumoren ist sie reduziert, bei Entzündungen verstärkt.

Sonographie im ein- (A-Bild) und zweidimensionalen Schnitt (B-Bild), **Angiographie, Myographie** und **Augenmotilitätsprüfung** vervollständigen die diagnostischen Verfahren.

Sonographie (A- u. B-Bild), **Angiographie, Myographie** u. **Augenmotilitätsprüfung** vervollständigen die Diagnostik.

4.4 Pathologie

4.4.1 Fehlbildungen

4.4.1.1 Dyskranien

Schädelmißbildungen führen häufig zum doppelseitigen **Exophthalmus,** zu einer Vergrößerung des Augenabstandes **(Hypertelorismus)** und zum **Auswärtsschielen.** Zuweilen entstehen wegen einer mechanischen Beeinträchtigung des Chiasmas und Sehnervs **Stauungspapillen** mit nachfolgender **Optikusatrophie** und **Nystagmus** (vergleiche *Kapitel 14.4.3.2.2* und *18.5.5*). Verschiedene Vererbungsmuster werden beobachtet.

4.4.1.1.1 Turmschädel (Turrizephalus)

Bei einem **vorzeitigen Verschluß der Schädelkranznähte** kommt es zur Aufrichtung, Abflachung und Verkleinerung der Orbita. Der Scheitel ist erhöht, der Längsdurchmesser des Schädels verkürzt. Stirn und Hinterkopf fallen steil ab. Mitunter liegt zusätzlich ein Nystagmus vor.

4.4.1.1.2 Dysostosis craniofacialis (M. Crouzon)

Synostosieren Kranz- und Sagittalnaht vorzeitig, entsteht ebenfalls ein hoher Schädel und eine zu kleine Orbita. Zusätzlich liegen eine breite Nasenwurzel (Papageiennase) sowie ein Vorstehen des Kinns und der unteren Zähne (Progenie, *Abbildung 75*) vor.

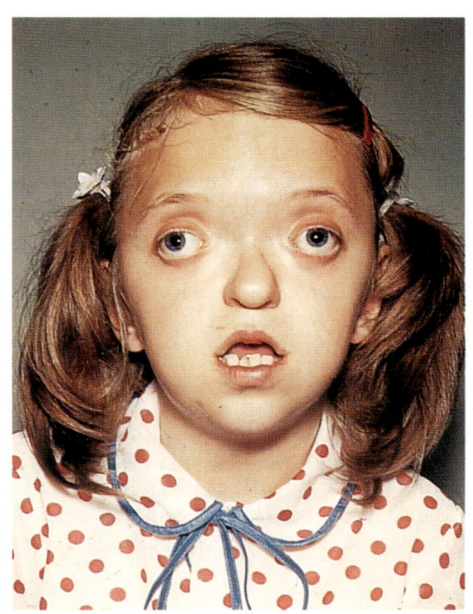

Abb. 75: Dysostosis craniofacialis (Crouzon) bei einem sechsjährigen Mädchen mit Protrusio bulbi, Strabismus divergens und Vergrößerung des Orbitalabstandes

4.4   Pathologie

4.4.1   Fehlbildungen

4.4.1.1 Dyskranien

Schädelmißbildungen führen zum doppelseitigen **Exophthalmus, Hypertelorismus,** zum **Auswärtsschielen** u. zu **Stauungspapillen** mit **Optikusatrophie.**

4.4.1.1.1 Turmschädel (Turrizephalus)

Bei einem **vorzeitigen Verschluß der Schädelkranznähte** entwickelt sich eine kleine Orbita, dazu evtl. Nystagmus.

4.4.1.1.2 Dysostosis craniofacialis (M. Crouzon)

Synostosieren Kranz- u. Sagittalnaht vorzeitig, entstehen eine breite Nasenwurzel sowie ein Vorstehen des Kinns (Progenie, *Abb. 75*).

4.4.1.1.3 Dysplasia mandibulofacialis (Franceschetti-Zwahlen)

Der Dysplasia mandibulofacialis liegen Störungen im Entwicklungsbereich des 1. Kiemenbogens zugrunde. Dabei bestehen neben den Orbitadeformitäten antimongoloide Lidstellung, Tieferstand der Ohren, Fehlbildung der Zähne, hypoplastischer Unterkiefer und **Unterlidkolobome** (vergleiche *Kapitel 2.5.1.1*).

4.4.1.1.4 Dysplasia auriculoocularis (Goldenhar)

Die Dysplasia auriculoocularis ähnelt der Dysplasia mandibulofacialis. Es kommt zusätzlich zu Außenohrfehlbildungen, Kiemengangsrudimenten im Wangenbereich und bilateralen epibulbären, limbusnahen **Dermoiden** (vergleiche *Kapitel 2.5.1.1*).

4.4.1.1.5 Hypertelorismus (M. Greig)

Dabei handelt es sich um einen Entwicklungsstopp des Schädels im frühen Embryonalstadium, so daß sich die Augenhöhlen nicht nach medial verlagern, sondern in einer lateralen Position verbleiben **(Laterofixation der Orbitae).** Der Abstand beider Orbitae ist extrem vergrößert, der Nasenrücken verbreitert *(Abbildung 76).* Darüber hinaus finden sich weitere Schädelmißbildungen, insbesondere Dysplasien des Oberkiefers und Zahnfehlstellungen.

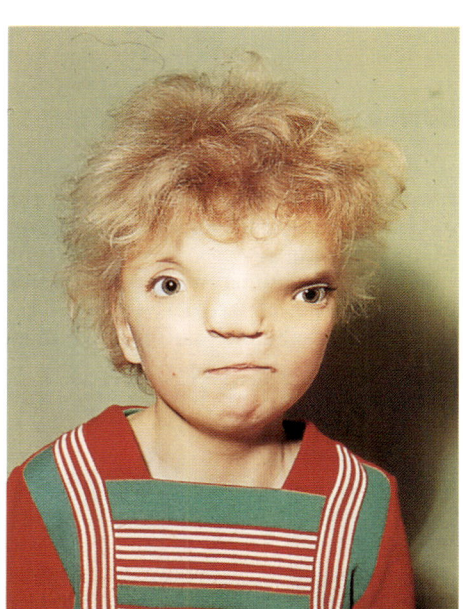

Abb. 76: Hypertelorismus (M. Greig) bei einem vierjährigen Mädchen mit extremer Vergrößerung des Orbitaabstandes, Verbreiterung des Nasenrückens und Dysplasie des Oberkiefers

4.4.1.1.3 Dysplasia mandibulofacialis (Franceschetti-Zwahlen)

Neben den Orbitadeformitäten bestehen antimorgoloide Lidstellung, Tieferstand der Ohren, Fehlbildung der Zähne, hypoplastischer Unterkiefer u Unterlidkolobome.

4.4.1.1.4 Dysplasia auriculoocularis (Goldenhar)

Es liegen zusätzlich Außenohrfehlbildungen, Kiemengangsrudimente der Wange u. limbusnahe Dermoide vor.

4.4.1.1.5 Hypertelorismus (M. Greig)

Die Augenhöhlen befinden sich in einer lateralen Position (Laterofixation der Orbitae). Der Abstand beider Orbitae ist vergrößert, der Nasenrücken verbreitert (Abb. 76).

4.4.1.2 Meningoenzephalozele

Durch Spaltbildung an den Knochennähten der Orbita stülpt sich der Durasack mit Gehirnteilen vor. Es kommt zum Exophthalmus, der Pulsationen aufweisen kann, oder zu tumorartigen Vorwölbungen *(Abb. 77).*

4.4.1.2 Meningoenzephalozele

Meningoenzephalozelen sind meist angeboren, können aber auch spontan oder posttraumatisch entstehen. Durch Spaltbildung an den Knochennähten der Orbita stülpt sich der Durasack mit Gehirnteilen vor. Es kommt zum Exophthalmus, der Pulsationen aufweisen kann, oder in extremen Fällen zu großen tumorartigen Vorwölbungen, die weit über die Orbita hinausreichen können *(Abbildung 77).*

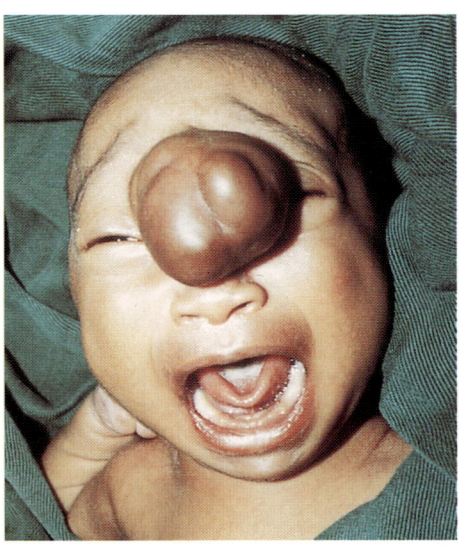

Abb. 77: Meningoenzephalozele bei einem 6 Wochen alten Säugling mit rechtsseitiger Orbita- und Nasenrückenveränderung ohne Bulbusschädigung

4.4.2 Degenerationen / Dystrophien

Nach frühkindlichen Enukleationen werden Orbitahypoplasien beobachtet. Das frühzeitige Anpassen von Augenprothesen ist wichtig. Im Alter erschlafft das Septum orbitale, so daß subkonjunktival gelegene **Fetthernien** im Lidspaltenbereich auftreten können *(Abb. 78).*

4.4.2 Degenerationen / Dystrophien

Degenerationen im Orbitabereich sind selten. Nach frühkindlicher Enukleation werden **Orbitahypoplasien** beobachtet, weil das Auge einen Wachstumsreiz für die Augenhöhle darstellt. Aus diesem Grunde ist die frühzeitige Anpassung von Augenprothesen entsprechender Größe wichtig.

Im Alter erschlafft neben einer Atrophie des retrobulbären Fettgewebes mit nachfolgendem Enophthalmus das Septum orbitale, so daß meist temporal gelegene, subkonjunktivale **Fetthernien** im Lidspaltenbereich auftreten können *(Abbildung 78).*

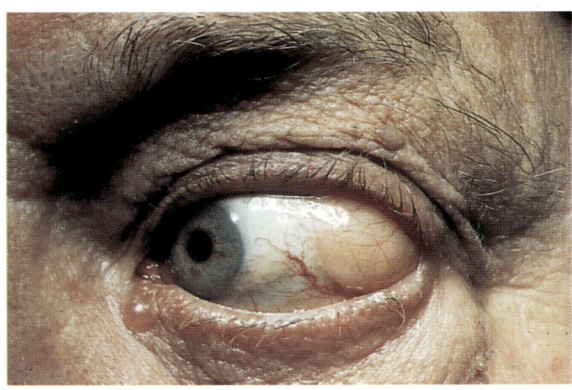

Abb. 78: Subkonjunktivale Fetthernie durch Atrophie des Septum orbitale

4.4.3　Vaskuläre Orbitaveränderungen

4.4.3.1 Intermittierender Exophthalmus

> **Definition.** Dieser meist geringgradige Exophthalmus tritt beim Bücken, Pressen, starker körperlicher Anstrengung und Kompression der Halsvenen auf.

Ätiologie. Er wird verursacht durch eine **variköse Erweiterung** der Orbitalvenen, meist nach einem Trauma, oder im Zusammenhang mit einem **M. Osler,** einer vererbbaren Gefäßanomalie mit Kapillarerweiterung, die mit Teleangiektasien auch der Lider und der Bindehaut einhergeht.

Klinik. Der meist einseitige Exophthalmus besteht nur zeitweise, oft in Kombination mit einer verstärkten Füllung der Episklera- bzw. Konjunktivalgefäße, und bildet sich nach Beseitigung des Abflußhindernisses schnell zurück. Mitunter können Phlebolithen der Orbitalvenen bei der Orbitaphlebographie sichtbar werden.

Therapie. Sie ist meist nicht notwendig; bei stärkeren Beschwerden kann eine Operation, eine risikoreiche Entfernung der Varizen, erforderlich werden.

4.4.3.2 Pulsierender Exophthalmus

> **Definition.** Dieser plötzlich auftretende Exophthalmus ist gekennzeichnet durch tast- und hörbare, pulssynchrone Pulsationen.

Ätiologie. Dem Exophthalmus liegen abnorme Verbindungen zwischen der A. carotis interna bzw. A. ophthalmica und dem Sinus cavernosus in Form einer **Karotis-Kavernosus-Fistel** oder eines **arteriovenösen Aneurysmas** zugrunde. Das retrobulbäre Venennetz wird praktisch durch den arteriellen Puls »aufgeblasen«. Die Ursache ist zu 80% traumatischer Natur, meist infolge einer Schädelbasisfraktur. Andernfalls kommen auch Lues oder Gefäßsklerose in Frage.

Klinik. **Bulbuspulsationen** und **Orbitageräusche** werden vom Patienten als äußerst lästig empfunden. Der einseitige Exophthalmus wird begleitet von einer deutlichen Stauung aller das Auge und die Orbita verlassenden Venen, insbesondere die der Bindehaut (**Caput medusae,** *Abbildung 79*), der Netzhaut und der Lider. **Retinale Blutungen, Exsudationen und Stauungspapillen** kommen vor. Ferner werden **Augenmuskelparesen** und **Optikusatrophien** durch verstärkten Druck des Sinus cavernosus auf die Nerven beobachtet.

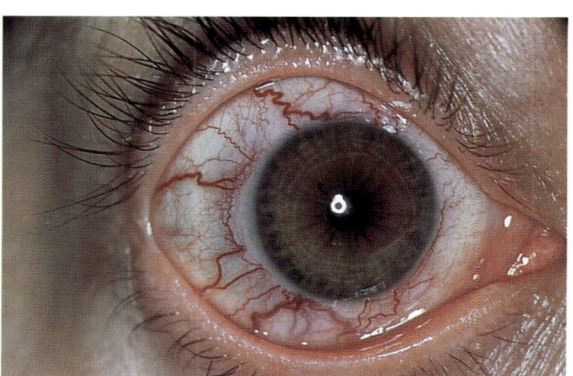

Abb. 79: Pralle Blutfüllung der episkleralen Gefäße (Caput medusae) durch Rückstau des Blutes bei einer nach Trauma entstandenen Karotis-Kavernosus-Fistel mit pulsierendem Exophthalmus

4.4.3　Vaskuläre Orbitaveränderungen

4.4.3.1　Intermittierender Exophthalmus

◀ Definition

Ätiologie
Er wird verursacht durch eine **variköse Erweiterung** der Orbitalvenen oder im Zusammenhang mit einem **M. Osler.**

Klinik
Der Exophthalmus besteht nur zeitweise u. bildet sich nach Beseitigung des Abflußhindernisses schnell zurück.

Therapie
Sie ist meist nicht notwendig.

4.4.3.2 Pulsierender Exophthalmus

◀ Definition

Ätiologie
Ihm liegen Verbindungen zwischen der A. carotis interna u. dem Sinus cavernosus (**Karotis-Kavernosus-Fistel**) oder ein **Aneurysma** zugrunde. Zu 80% traumatischer Natur.

Klinik
Bulbuspulsationen u. **Orbitageräusche** sind lästig. Venenstauung insbesondere der Bindehaut (*Abb. 79*). **Retinale Blutungen, Exsudationen, Stauungspapillen, Augenmuskelparesen** u. **Optikusatrophien** kommen vor.

Komplikation. In ausgeprägten Fällen ist die Hirnversorgung auf der betreffenden Seite unzureichend, so daß sich **neurologische Krankheitsbilder** ausbilden können. Durch die starke Hyperämie kommt es verstärkt zum **Nasenbluten.** Okuläre Komplikationen bestehen in Optikusschäden sowie der Ausbildung eines **Sekundärglaukoms** (der hohe Venendruck stellt ein Abflußhindernis für das Kammerwasser dar) und einer **Katarakt.**

Therapie. Bei stärkeren, anhaltenden Beschwerden kann eine Ligatur der A. carotis communis oder interna vorgenommen werden. Allerdings können damit zerebrale Durchblutungsstörungen induziert werden.

4.4.3.3 Orbitalhämatom

> **Definition.** Es handelt sich um orbitale Blutungen unterschiedlichster Genese.

Ätiologie. Meist liegen Verletzungen, oft Kontusionen zugrunde. Aber auch hämorrhagische Diathesen, Vitamin-C-Mangel, Leukämien, Hypertonie, Varizen, Aneurysmen, Arteriosklerose, retrobulbäre Injektionen und akute venöse Stauungen (Hustenanfälle, Geburt, Asphyxie) kommen ursächlich in Frage.

Klinik. Neben **Monokel-** *(Abbildung 48, Kapitel Lider)* oder **Brillenhämatom, Lidschwellung** und **Hyposphagma** fallen insbesondere **Protrusio bulbi (Exophthalmus)** und **Motilitätseinschränkungen** des Bulbus auf. Entzündliche Veränderungen fehlen.

Komplikation. Bei Druck des retrobulbären Hämatoms auf den Sehnerv kann es zu Druckschäden und Durchblutungsstörungen der A. centralis retinae kommen.

Therapie. Sie besteht in kalten Umschlägen, evtl. gefäßabdichtenden Mitteln. Bei den ersten Anzeichen einer Durchblutungsstörung infolge erhöhten intraorbitalen Druckes ist eine sofortige Druckentlastung (Lidspaltenschnitt, Orbitotomie) durchzuführen.

4.4.4   Entzündliche Orbitaveränderungen

4.4.4.1 Orbitalphlegmone

> **Definition.** Die Orbitalphlegmone ist eine akute Entzündung des Orbitainhaltes, die durch **Protrusio bulbi, Chemosis, Lidschwellung, Einschränkung der Bulbusbeweglichkeit** und **allgemeines Krankheitsgefühl** mit **Fieber** gekennzeichnet ist.

Ätiologie. In 60% der Fälle ist die Phlegmone von den Nebenhöhlen der Nase, insbesondere den Siebbeinzellen und der Stirnhöhle, bei Säuglingen von abszedierenden Zahnkeimentzündungen fortgeleitet *(Synopsis 6c* und *7).* Eine **HNO-ärztliche Vorstellung bzw. Mitbehandlung** ist daher unerläßlich.
Gesichtsfurunkel, Erysipel, Hordeolum, Dakryozystitis, Orbitaverletzungen, Panophthalmien und Bakterienmetastasen bei Sepsis sowie Infektionskrankheiten, z. B. bei Typhus, kommen seltener als Ursache in Frage.

Komplikation
In ausgeprägten Fällen ist die Hirnversorgung unzureichend. Es kommt verstärkt zum **Nasenbluten.** Okuläre Komplikationen durch Optikusschäden, **Sekundärglaukom** u. **Katarakt.**

Therapie
Bei Beschwerden wird eine Ligatur der A. carotis communis oder interna vorgenommen.

4.4.3.3 Orbitalhämatom

Definition ▶

Ätiologie
Ursächlich in Frage kommen: Verletzungen, Kontusionen, hämorrhagische Diathesen, Vitamin-C-Mangel, Leukämien, Hypertonie, Varizen, Aneurysmen, Arteriosklerose, retrobulbäre Injektionen u. venöse Stauungen.

Klinik
Monokel- *(Abb. 48, Kapitel Lider)* oder **Brillenhämatom, Lidschwellung, Hyposphagma, Protrusio bulbi** u. **Motilitätseinschränkungen.**

Komplikation
Druckatrophien des Sehnervs u. Minderdurchblutung der A. centralis retinae.

Therapie
Bei erhöhtem intraorbitalen Druck ist eine Druckentlastung (Lidspaltenschnitt, Orbitotomie) durchzuführen.

4.4.4   Entzündliche Orbitaveränderungen
4.4.4.1 Orbitalphlegmone

Definition ▶

Ätiologie
Sie wird meist von den Nebenhöhlen, bei Säuglingen von abszedierenden Zahnkeimentzündungen fortgeleitet *(Synopsis 6c u. 7).*

Synopsis 6: Entzündungen in der Orbita. **a** subperiostaler Abszeß; **b** orbitaler Abszeß mit Tenonitis; **c** Orbitalphlegmone mit Protrusio bulbi; **d** Tenonitis und Zellulitis im vorderen Bereich der Orbita

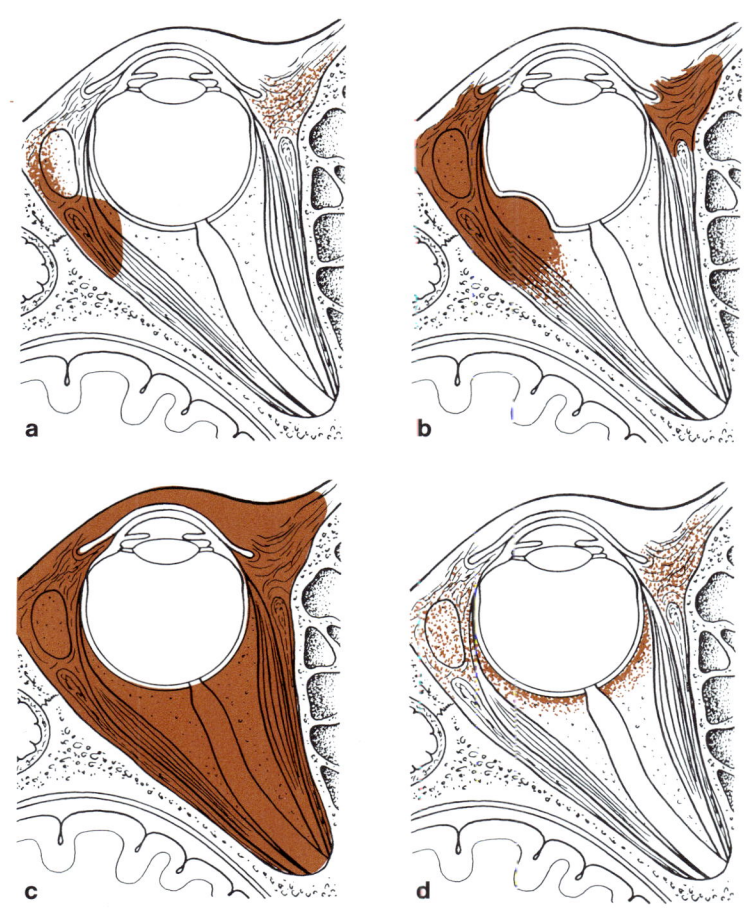

Synopsis 7: Orbitakomplikationen bei Erkrankungen der Nasennebenhöhlen.
1 Orbita; **2** Kieferhöhle; **3** Stirnhöhle; **4** Nasenraum; **5** Siebbeinzellen;
links Entzündungen: **a** Mukozele der Stirnhöhle; **b** Stirnbeinosteomyelitis;
c subperiostaler Abszeß; **d** Entzündung der Siebbeinzellen;
rechts Tumoren: **e** der Kieferhöhle; **f** und **g** der Siebbeinzellen

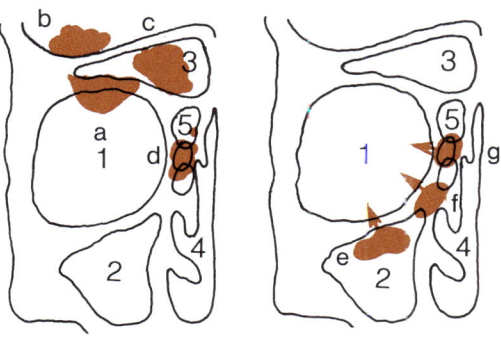

Klinik
Starke Schmerzen. Eine Lidöffnung gelingt oft nur passiv; bei geöffnetem Lid quillt die chemotische Bindehaut hervor *(Abb. 80 u. 81)*. Vorstufen der Orbitalphlegmone werden als **Zellulitis** bezeichnet *(Synopsis 6d)*.

Klinik. Die Patienten haben erhebliche Schmerzen, insbesondere bei Berührung und dem Versuch, das Auge zu bewegen. Eine Lidöffnung gelingt oft nur passiv; bei geöffnetem Lid quillt die chemotische Bindehaut hervor. Oft ist der vorgedrängte Bulbus nach außen abgewichen *(Abbildung 80 und 81)*.

Vorstufen der Orbitalphlegmone werden als **Zellulitis** bezeichnet *(Synopsis 6d)*.

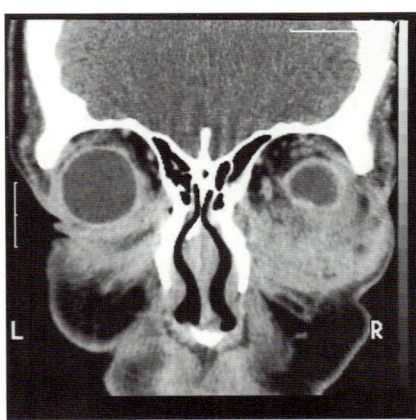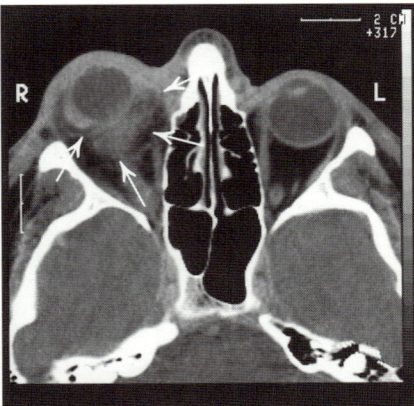

Abb. 80: Rechtsseitige Orbitalphlegmone (Pfeile) mit erheblichen entzündlichen Infiltrationen der Lider und Wangen, Protrusio bulbi und Bulbuseindellung unten (Computertomogramm nach intravenöser Kontrastmittelapplikation, koronare und axiale Schnittführung)

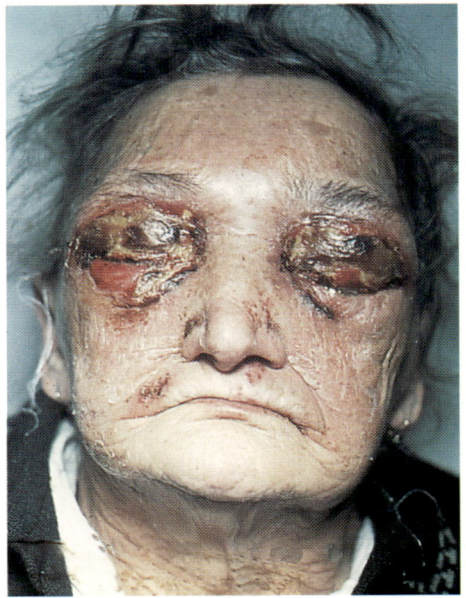

Abb. 81: Beidseitige Orbitalphlegmone bei Thrombophlebitis des Sinus cavernosus

> **Merke.** Das wichtigste differentialdiagnostische Merkmal der Orbitalphlegmone gegenüber einem Lid-, subperiostalem oder orbitalem Abszeß ist die Unfähigkeit, das Auge zu bewegen.

◀ Merke

Komplikation. Erblindung durch nachfolgende Optikusatrophie ist möglich. Über eine eitrige Thrombophlebitis der Orbitalvenen kann es zur Sinus-cavernosus-Thrombose mit Meningitis, Hirnabszeß oder Sepsis kommen.

Komplikation
Erblindung durch Optikusatrophien Sinus-cavernosus-Thrombosen mit Meningitis, Hirnabszeß oder Sepsis

> **Merke.** Eine Orbitalphlegmone ist eine **lebensbedrohliche Situation.**

◀ Merke

Therapie. Die Behandlung muß stationär erfolgen und besteht nach Abklärung der Ursache und eventuellen Sanierung des Herdes im HNO-Bereich in hochdosierten Antibiotikagaben. Mitunter ist eine Spaltung mit anschließender Drainage erforderlich.

Therapie
Die Behandlung (stationär) besteht nach Abklärung der Ursache in hochdosierten Antibiotikagaben, evtl. in einer Spaltung mit Drainage.

4.4.4.2 Periostitis orbitae

4.4.4.2 Periostitis orbitae

> **Definition.** Eine Periostitis orbitae ist eine Entzündung der die Orbita auskleidenden Knochenhaut.

◀ Definition

Ätiologie. Ursächlich kommen in erster Linie Aktinomykose, Tuberkulose, Osteomyelitis, Lues und Entzündungen der Zahnkeimanlage bei Säuglingen und der Nebenhöhlen in Frage.

Ätiologie
Aktinomykose Tbc Osteomyelitis, Lues u. Entzündungen der Zahnkeimanlage u. der Nebenhöhlen.

Klinik. Eine Periostitis orbitae zeigt ähnliche Symptome wie eine Orbitalphlegmone, allerdings mit geringerer Ausprägung und ohne Augenmuskelbeteiligung. Der Orbitarand ist oft druckempfindlich. Die Intensität der Lid- und Bindehautschwellung bzw. -rötung hängt davon ab, ob die Entzündung des Periosts in der vorderen oder hinteren Orbita lokalisiert ist (**Periostitis orbitae anterior oder posterior**). Bei Einschmelzung des Prozesses entsteht ein **subperiostaler Abszeß** *(Synopsis 6a und 7c)*, bei weiterer Ausbreitung eine Orbitalphlegmone.

Klinik
Ähnliche Symptome wie Orbitalphlegmone, allerdings ohne Augenmuskelbeteiligung. Der Orbitarand ist druckempfindlich.
Bei Einschmelzung entsteht ein **subperiostaler Abszeß** *(Synopsis 6a u. 7c)*, bei weiterer Ausbreitung eine Orbitalphlegmone.

4.4.4.3 Sinus-cavernosus-Thrombose

4.4.4.3 Sinus-cavernosus-Thrombose

> **Definition.** Es handelt sich um ein schweres, akutes Krankheitsbild mit Kopfschmerzen, Benommenheit, Fieber, Erbrechen, multiplen Paresen der Hirnnerven und ein-, meist jedoch beidseitigem Exophthalmus mit Stauungshyperämie der Bindehäute.

◀ Definition

Ätiologie. Es bestehen Thrombosierungen des Sinus cavernosus oder septische Thrombosen bei eitrigen Prozessen der Nachbarschaft, insbesondere des Mittelohrs, des Felsenbeins und des Gesichtes (V. angularis).

Ätiologie
Es bestehen Thrombosierungen des Sinus cavernosus oder septische Thrombosen.

Klinik. Der Exophthalmus ist stark progredient, es liegen massive Lid- und Bindehautschwellung bzw. -rötung *(Abbildung 81)* sowie eine gleichzeitige Lähmung aller Augenmuskeln (**Ophthalmoplegia totalis,** vergleiche *Kapitel 18.5.3.4*) und eine Aufhebung der Hornhautsensibilität vor. Bei zusätzlicher Sehnervenbeteiligung wird von einem **Orbitaspitzensyndrom** gesprochen.

Klinik
Es liegen vor: Exophthalmus, Lid- u. Bindehautschwellungen bzw. -rötung *(Abb. 81)*, Lähmung aller Augenmuskeln (**Ophthalmoplegia totalis**), Aufhebung der Hornhautsensibilität, evtl. Sehnervenbeteiligung (**Orbitaspitzensyndrom**).

Merke ▶

Merke. Bei der Orbitalphlegmone handelt es sich um eine muskulär, bei der Sinus-cavernosus-Thrombose um eine vorwiegend neurogen bedingte Bewegungseinschränkung des Bulbus.

Therapie
Gabe von Antikoagulanzien u. Antibiotika, evtl. Operation.

Therapie. Die Behandlung liegt in den Händen von Internisten, Neurochirurgen oder HNO-Ärzten und besteht in der Gabe von Antikoagulanzien und Antibiotika, in manchen Fällen in einer Operation.

4.4.4.4 Okuläre Myositis

Ätiologie
Infektionserkrankungen, Allergien, Kollagenosen, Rheuma.

Klinik
Exophthalmus, Entzündungen von Bindehaut sowie Lidern u. **Augenmotilitätsstörungen** mit **Diplopie** u. **Bewegungsschmerz.** Häufig ist die okulare Myositis mit einer **Tenonitis** kombiniert.

Diagnose
Im Ultraschall u. im CT sind die Augenmuskeln verdickt, das EMG ist pathologisch.

Therapie
Steroide lokal u. evtl. systemisch.

4.4.4.4 Okuläre Myositis

Ätiologie. Sie tritt auf bei Infektionserkrankungen, allergisch-hyperergischen Prozessen, Kollagenosen und rheumatischen Affektionen.

Klinik. Mit und ohne Exophthalmus sowie entzündlichen Veränderungen von Bindehaut (Chemosis) und Lidern kann es zu z. T. schubartigen **Augenmotilitätsstörungen** mit **Diplopie** und **Bewegungsschmerz** kommen (vergleiche *Kapitel 18.5.6*). Die Entzündung befällt einen einzigen oder mehrere Augenmuskeln und vermag zu einer Mitbeteiligung der Uvea und der Sehnerven zu führen. Häufig ist die okulare Myositis mit einer **Tenonitis** (vergleiche *Kapitel 7.3.2.2*) kombiniert.

Diagnose. Im Ultraschall und im Computertomogramm sind die Augenmuskeln verdickt, die Potentiale des Elektromyogramms verändert.

Therapie. Sie besteht in einer lokalen, evtl. auch allgemeinen Steroidanwendung.

4.4.4.5 Pseudotumor orbitae

Definition ▶

4.4.4.5 Pseudotumor orbitae

Definition. Bei dieser entzündlichen Orbitaveränderung handelt es sich um einen lymphozytischen Tumor unbekannter Genese.

Klinik
Mäßige Entzündungszeichen, Exophthalmus mit Bulbusverdrängung u. Beweglichkeitseinschränkung.

Diagnose
Durch eine **Probeexzision** wird die Diagnose gesichert. Im Röntgen fehlen Knochendestruktionen *(Abb. 82)*.

Klinik. Begleitet von meist nur mäßigen Entzündungszeichen der vorderen Augenabschnitte tritt ein schnell zunehmender ein-, seltener beidseitiger Exophthalmus mit Bulbusvordrängung, eventuell Beweglichkeitseinschränkung auf.

Diagnose. Nur durch eine **Probeexzision** kann die Diagnose gesichert werden. Histologisch finden sich eine zunehmende Fibrosierung des retrobulbären Fettgewebes und der Lymphfollikel. Im Röntgenbild fehlen Knochendestruktionen *(Abbildung 82)*.

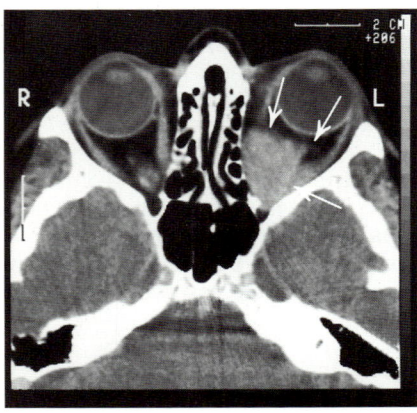

Abb. 82: Pseudotumor orbitae im linken Orbitatrichter (Pfeile) bei intakten Knochenstrukturen (Computertomogramm nach intravenöser Kontrastmittelapplikation, axiale Schnittführung)

Therapie. Häufig kommt es nach einer allgemeinen Kortisonbehandlung zu einer Rückbildung des Exophthalmus; auch spontane Remissionen werden beobachtet. Bei Steroidresistenz und weiterer Progression kann eine Röntgenbestrahlung der Orbita oder eine Entlastungsoperation durchgeführt werden.

Differentialdiagnose. Der Pseudotumor orbitae muß von einem echten Orbitatumor und einer endokrinen Orbitopathie abgegrenzt werden. Da stärkere Entzündungszeichen fehlen und die Motilität des Auges nicht eingeschränkt ist, fällt die Abgrenzung zur Orbitalphlegmone nicht schwer.

4.4.4.6 Mukozele

Mukozelen sind Schleimzysten, die nach einer **chronischen Sinusitis** entstehen, sich von den Nasennebenhöhlen, meist aus dem Sinus frontalis oder ethmoidalis, in die Orbita vorwölben *(Synopsis 7a)* und zu einem Exophthalmus mit Bulbusverdrängung führen *(Abbildung 83).* Oft ist die Orbitawand extrem verdünnt *(Abbildung 84).*

> ***Merke.*** Mukozelen bedürfen der chirurgischen Entfernung, bevor eine Druckatrophie des Sehnervs eintritt.

Therapie
Nach Kortisonbehandlung bzw. Röntgenbestrahlung der Orbita kommt es zu einer Rückbildung; spontane Remissionen werden beobachtet.
Differentialdiagnose
Echter Tumor, endokrine Orbitopathie, Orbitalphlegmone.

4.4.4.6 Mukozele

Mukozelen sind Schleimzysten nach **chronischer Sinusitis**, die sich in die Orbita vorwölben *(Synopsis 7a)* u. zu einem Exophthalmus führen *(Abb. 83).* Oft ist die Orbitawand extrem verdünnt *(Abb. 84).*

◄ **Merke**

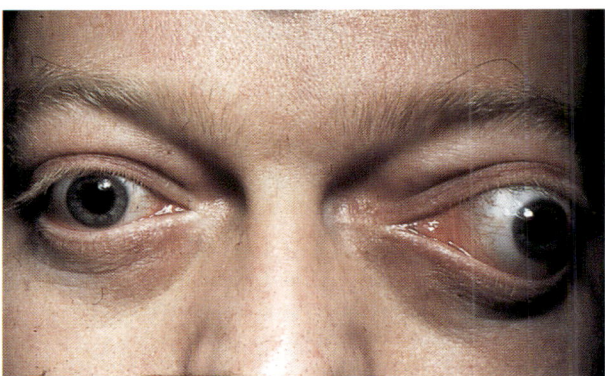

Abb. 83: Linksseitige, vom Sinus frontalis ausgehende Mukozele mit Exophthalmus und Verdrängung des Bulbus nach temporal unten

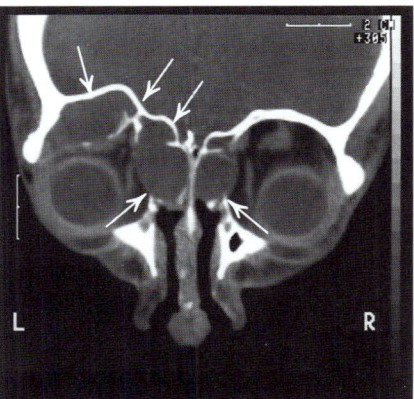

Abb. 84: Von der Stirnhöhle und von den Siebbeinzellen ausgehende Mukozele (Pfeile) beidseits mit Exophthalmus, Deformierung (Ballonierung) und Druckatrophie des Os frontale links
(Computertomogramm nach intravenöser Kontrastmittelapplikation, koronare Schnittführung)

4.4.4.7 Mykose

Mykotische Orbitainfektionen werden bei **Nasennebenhöhlenbefall, medikamentöser Immunsuppression, HIV**-Infektion u. **Diabetes** beobachtet.

4.4.4.8 Parasitärer Orbitabefall

Die **Zystizerkose** führt zu einem Exophthalmus ohne Knochendestruktion. Eine orbitale **Echinokokkusfinne** kann zu Motilitätsstörungen, Schmerzen, unvollständigem Lidschluß u. Hornhautkomplikationen führen. **Madenbefall** der Augen bzw. der Orbita können unter schlechten hygienischen Bedingungen eine Rolle spielen.

4.4.5   Orbita u. Allgemeinleiden

4.4.5.1 Endokrine Orbitopathie

Definition ▶

Ätiologie
Die Veränderungen treten bei der **Immunthyreopathie Typ Basedow** auf. Die endokrine Orbitopathie ist bedingt durch **entzündlich-infiltrative Prozesse,** die Orbitagewebe, Augenmuskeln u. Lider einschließen. Sie treten bei **Hyperthyreose,** selten bei euthyreoter u. hypothyreoter Stoffwechsellage auf.

4.4.4.7 Mykose

Mykotische Orbitainfektionen sind selten. Sie werden gelegentlich im Zusammenhang mit einem **Nasennebenhöhlenbefall** beobachtet, treten im Verlauf einer **medikamentösen Immunsuppression** sowie einer HIV-Infektion (Candida albicans) und bei **Diabetes mellitus** (Mukormykose) auf.

Das klinische Bild ist sehr verschieden und kann allen anderen entzündlichen Orbitaveränderungen ähneln.

4.4.4.8 Parasitärer Orbitabefall

Eine parasitäre Orbitainfektion ist ebenfalls selten. Bei der **Zystizerkose** (Schweinefinnenbandwurmbefall) steht die intraokulare Lokalisation im Vordergrund; bei orbitalem Sitz führen Zystizerken zu einem stetig wachsenden Exophthalmus, ohne den Knochen zu zerstören. Eine orbitale **Echinokokkusfinne** (Finne des Hundebandwurms) kann beträchtliche Ausmaße annehmen und zu Motilitätsstörungen, Schmerzen und unvollständigem Lidschluß mit Hornhautkomplikationen führen.

Madenbefall der Augen bzw. Orbita durch bestimmte Fliegenarten **(Ophthalmomyiasis)** können unter schlechten hygienischen Bedingungen, insbesondere in tropischen Regionen, eine Rolle spielen.

4.4.5   Orbita und Allgemeinleiden

4.4.5.1 Endokrine Orbitopathie

> *Definition.* Bei **Hyperthyreose** kann es zu komplexen Augenveränderungen kommen, deren wichtigste der Exophthalmus als Teil der klassischen **Merseburger Trias** (Exophthalmus, weiche Struma, Tachykardie) ist.

Ätiologie. Die **Immunthyreopathie Typ Basedow** wird durch thyreoideastimulierende Immunglobuline (TSI) hervorgerufen, die im Hypophysenvorderlappen eine vermehrte Produktion des thyreotropen Hormons bewirken. Immunologische Prozesse sind auch in der Orbita nachweisbar.

Die Veränderungen bei endokriner Orbitopathie gehen auf **entzündlich-infiltrative Prozesse** (lymphozytäre Infiltration mit Einlagerung von Glukosaminoglykanen) mit anschließender **Fibrose** zurück, die Orbitagewebe, Augenmuskeln und Lider einschließen. Gelegentlich treten sie auch bei euthyreoter oder hypothyreoter Stoffwechsellage bzw. im Zusammenhang mit der Behandlung (Thyreostatika, Schilddrüsenresektion) auf.

Bei einem autonomen Adenom der Schilddrüse entsteht keine endokrine Orbitopathie.

Merke. Es besteht keine Korrelation zwischen dem Schweregrad der endokrinen Orbitopathie und der aktuellen Schilddrüsenfunktion.

Nicht jede Hyperthyreose bzw. jeder M. Basedow führt zu Augensymptomen.

◄ **Merke**

Klinik. Die ophthalmologische Symptomatik ist vielgestaltig und in der *Tabelle 9* zusammengefaßt.

Klinik
Zur ophthalmologischen Symptomatik siehe *Tab. 9.*

Tabelle 9: Klinische Veränderungen bei endokriner Orbitopathie	
Protrusio bulbi	10% einseitig, Differentialdiagnose: Orbitatumor, Ausmaß des Exophthalmus ist kein Hinweis für die Schwere der Stoffwechselstörung
Lidveränderungen	Lidspalte erweitert, beim Lidschluß Lidflattern, Lidödeme, **Dalrymplesches Zeichen:** Retraktion des Oberlides, **v. Graefesches Zeichen:** Retraktion des Oberlides bei Blicksenkung, **Giffordsches Zeichen:** Erschwertes Ektropionieren des Oberlides, **Stellwagsches Zeichen:** seltener Lidschlag
Augenmuskelbeteiligung	Verdickung der äußeren Augenmuskeln, Blickhebung reduziert **(Pseudoparese),** **Möbiussches Zeichen:** Konvergenzvermögen eingeschränkt
Augenveränderungen	Kompression des Sehnervs, Glanzauge
maligner Exophthalmus	chemotische Bindehaut, unvollständiger Lidschluß, **Keratitis e lagophthalmo**

Protrusio bulbi: Das Leitsymptom der endokrinen Orbitopathie ist der **Exophthalmus** *(Abbildung 85),* der zu etwa **10% auch einseitig** vorkommen kann. In diesen Fällen muß eine sehr genaue differentialdiagnostische Abgrenzung zu Orbitatumoren erfolgen. Die Protrusio bulbi gibt keinen Hinweis auf die Schwere der Stoffwechselstörung.

Protrusio bulbi: Das Leitsymptom ist der **Exophthalmus** *(Abb. 85),* der zu etwa **10% auch einseitig** vorkommt.
Differentialdiagnose
Orbitatumoren.

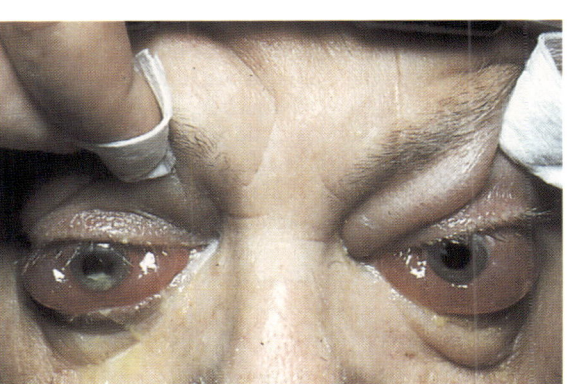

Abb. 85: Maligner Exophthalmus mit Chemosis, unvollständigem Lidschluß und rechtsseitigem Lagophthalmus bei endokriner Orbitopathie

Lidveränderungen: Die Lidspalte ist erweitert, die Sklerasichel am oberen Limbus sichtbar **(Dalrymplesches Zeichen).** Die Oberlidretraktion wird bei Blicksenkung deutlicher **(v. Graefesches Zeichen).** Ektropionieren ist erschwert **(Giffordsches Zeichen),** der Lidschlag seltener **(Stellwagsches Zeichen).**

Augenmuskelbeteiligung: Es kommt zu einer Verdickung der äußeren Augenmuskeln *(Abb. 86).* Die Blickhebung ist mit Doppelbildwahrnehmung **(Diplopie)** eingeschränkt **(Pseudoparese).** Das Konvergenzvermögen kann reduziert sein **(Möbiussches Zeichen).**

Lidveränderungen: Die weite Lidspalte ist bedingt durch die Retraktion des Oberlides mit sichtbarer Sklerasichel am oberen Limbus **(Dalrymplesches Zeichen)** und durch den Exophthalmus. Diese Retraktion wird bei Blicksenkung noch deutlicher **(v. Graefesches Zeichen).** Sie wird hervorgerufen durch eine chronisch-entzündliche Infiltration des M. levator palpebrae superioris mit Lymphozyten. Darüber hinaus bestehen meist deutliche Lidödeme, die ein Ektropionieren erschweren **(Giffordsches Zeichen),** mitunter auch ein seltener Lidschlag **(Stellwagsches Zeichen).** Beim Lidschluß tritt zuweilen ein Lidflattern und fibrilläres Zucken auf.

Augenmuskelbeteiligung: Es kommt zu einer schmerzfreien Verdickung der äußeren Augenmuskeln durch Einlagerung von Mukopolysacchariden und Fetten, die computertomographisch und echographisch gut verifizierbar ist *(Abbildung 86).* Meist sind davon die Heber betroffen; die Blickhebung ist eingeschränkt **(Pseudoparese),** Doppelbildwahrnehmung **(Diplopie)** nicht selten. Das Konvergenzvermögen kann reduziert sein **(Möbiussches Zeichen).**

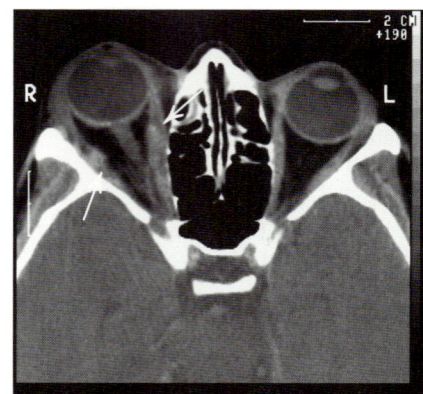 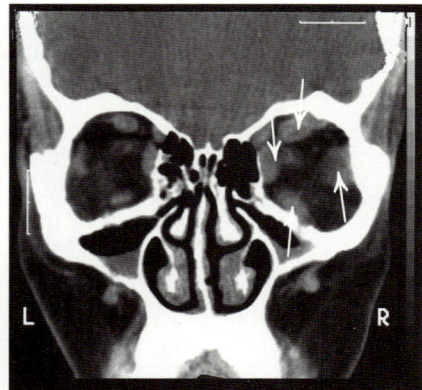

Abb. 86: Endokrine Orbitopathie mit rechtsseitigem Exophthalmus und erheblicher Verdickung (Pfeile) der geraden Augenmuskeln (Computertomogramm nach intravenöser Kontrastmittelapplikation, axiale und koronare Schnittführung)

Augenveränderungen: Papillenödeme, konjunktivale Reizungen u. verstärkte Tränenproduktion **(Glanzauge)** kommen vor.

Komplikation
Maligner Exophthalmus. Die Bindehaut ist stark gereizt bzw. gestaut. Da die Hornhaut nur noch partiell durch das Oberlid bedeckt wird, trocknet sie aus **(Keratitis e lagophthalmo,** *Abb. 143).*

Diagnose
Sie erfolgt zusammen mit **Internisten, Endokrinologen u. Röntgenologen.**

Augenveränderungen: Durch Kompression des Sehnervs sind Papillenödeme mit entsprechendem Funktionsverlust möglich. Häufig finden sich eine vermehrte konjunktivale Reizung und eine verstärkte Tränenproduktion **(Glanzauge).**

Komplikation. Bei schneller und ständiger Zunahme der Protrusio bulbi, insbesondere bei völliger hormoneller Entgleisung, kann sich ein **maligner Exophthalmus** entwickeln, bei dem die Lidränder die chemotische Bindehaut strangulieren und einen vollständigen Lidschluß unmöglich machen: Die Bindehaut ist stark gereizt bzw. gestaut und quillt aus der Lidspalte hervor. Da die Hornhaut nur noch partiell durch das Oberlid bedeckt wird, trocknet sie aus. Im unteren Hornhautdrittel kann sich eine Erosio, später ein Ulkus ausbilden **(Keratitis e lagophthalmo,** *Abbildung 143,* vergleiche *Kapitel 6.5.9.2).*

Diagnose. Die Stellung der Diagnose muß zusammen mit dem **Internisten, Endokrinologen und Röntgenologen** erfolgen. Der Bestimmung der Schilddrüsenhormon-Parameter, der Sonographie und Szintigraphie kommen dabei entscheidende Bedeutung zu.

Mit dem Exophthalmometer nach Hertel wird der Exophthalmus gemessen. Wichtiger ist jedoch dabei die Dokumentation der Verlaufskontrolle. Mittels Sonographie, gegebenenfalls Computertomographie *(Abbildung 86)* lassen sich die Verdickung der Augenmuskeln durch die para- und retrobulbäre Fibrose nachweisen.

Therapie. Eine gute Stoffwechselführung ist sehr wichtig. Während einer hochdosierten Therapie mit Thyreostatika oder nach einer Resektion der Schilddrüse kommt es nicht selten zu einer deutlichen Zunahme des Exophthalmus.

Die endokrine Orbitopathie wird mit systemischen Gaben von **Kortikosteroiden** und einer **Röntgenbestrahlung** der Orbitaspitze behandelt. Bei bleibenden Motilitätsstörungen ist eine Augenmuskeloperation, bei malignem Exophthalmus zuweilen eine **Tarsorrhaphie** oder **operative Orbitadekompression** notwendig.

Prognose. Trotz erfolgreicher internistischer Behandlung bleibt der Exopthalmus oft bestehen, sofern sich bereits eine peri- und retrobulbäre Fibrose entwickelt haben. Bei rechtzeitiger Behandlung bleibt die Sehschärfe gut, Hornhautkomplikationen sind selten.

Der klinische Fall. Bei einer 70jährigen Patientin wird wegen **Hyperthyreose** und Struma nodosa eine Strumektomie durchgeführt. 3 Monate später wird die Patientin wegen zunehmenden beidseitigen Exophthalmus und konjunktivalen Reizzustandes beim Augenarzt vorstellig. Die Tränenfilmaufrißzeit ist mit 5 Sekunden stark verkürzt (vergleiche *Kapitel 3.3*).

Trotz der Applikation von benetzenden Augentropfen und Tränenersatzmitteln (Vidisic und Vidisept) sowie der Verordnung einer Lichtschutzbrille mit Seitenschutz nehmen Fremdkörpergefühl und Juckreiz nicht ab. Der **Exophthalmus** verstärkt sich innerhalb von wenigen Wochen, bis der Lidschluß nicht mehr vollständig ist und sich rechts trotz Tragens eines Uhrglasverbandes und häufigem Einbringen von Salben in den unteren Bindehautsack ein Lagophthalmus ausbildet *(Abbildung 85)*.

Nach einem 4wöchigen Kortisonstoß (Ultralan), beginnend mit einer Initialdosis von 100 mg, einer Röntgenbestrahlung der Orbitaspitze, wobei in 20 Tagen 20 Gy appliziert werden, und einer rechtsseitigen Tarsorrhaphie geht der Exophthalmus langsam zurück, der Hornhautbefund rechts bessert sich. Eine geplante Resektion der medialen Orbitawand zur Entlastung des Orbitaraumes ist nicht mehr erforderlich.

4.4.5.2 Histiozytosis X

Bei der **Hand-Schüller-Christianschen** und der **Letterer-Siwe-Erkrankung** sowie dem **eosinophilen Granulom** treten ein beidseitiger Exophthalmus infolge Infiltration der Orbita durch lipoidhaltiges Granulationsgewebe oder Auftreibung der knöchernen Orbitawandung sowie ein Landkartenschädel durch multiple Knochengranulome auf.

4.4.5.3 Osteopathien

Zahlreiche Osteopathien gehen mit Orbitaveränderungen einher, z. B. die **Osteopathia deformans Paget** oder die **Dysostosis multiplex Hurler (Gargoylismus).**

Bei der **Marmorknochenkrankheit Albers-Schönberg (Osteopetrosis),** einer systemischen, vererbbaren Störung der Knochenbildung mit zunehmender Ossifikation des Markraums, entstehen Verdickungen der Orbitalränder, ein beidseitiger Exophthalmus und Druckatrophien des Sehnervs.

4.4.6 Tumoren

4.4.6.1 Dermoidzyste

Zur Klinik und Therapie der Dermoidzyste siehe *Kapitel 2.5.8.1.4.*

Therapie
Kortikosteroide u. Röntgenbestrahlung der Orbitaspitze, bei bleibenden Motilitätsstörungen Augenmuskeloperationen, bei malignem Exophthalmus **Tarsorrhaphie** oder **operative Orbitadekompression.**

Prognose
Der Exophthalmus bleibt bei retrobulbärer Fibrose trotz Therapie bestehen. Bei rechtzeitiger Behandlung ist die Sehschärfe gut, Hornhautkomplikationen sind selten.

◄ Der klinische Fall

4.4.5.2 Histiozytosis X

Die **Hand-Schüller-Christiansche,** die **Letterer-Siwe-Erkrankung** sowie das **eosinophile Granulom** zeigen einen beidseitigen Exophthalmus u. einen Landkartenschädel durch multiple Knochengranulome.

4.4.5.3 Osteopathien

Viele Osteopathien gehen mit Orbitaveränderungen einher.
Bei der **Marmorknochenkrankheit** entstehen Verdickungen der Orbitalränder, ein beidseitiger Exophthalmus u. Druckatrophien des Sehnervs.

4.4.6 Tumoren

4.4.6.1 Dermoidzyste

s. *Kap. 2.5.8.1.4.*

4.4.6.2 Hämangiom

Es ist der **häufigste Orbitatumor** u. tritt besonders im Kleinkindesalter auf. Hämangiome führen zuweilen zu **Bulbusverlagerung** *(Abb. 87)* u. Knochenusuren. Drücken sie auf den Sehnerv, ist eine Operation indiziert; ansonsten kann abgewartet werden.

4.4.6.3 Neurinom / Neurofibrom

Sie treten bei der **Neurofibromatose v. Recklinghausen** auf. Im Canalis nervi optici verursachen sie Druckatrophien.

4.4.6.4 Maligne Lymphome

Bei **M. Hodgkin** u. **Non-Hodgkin-Lymphomen** ist der Orbitabefall meist beidseitig. Die Tumoren sind strahlenempfindlich.
Der maligne **Burkitt-Tumor** ist bei Kindern in Afrika endemisch.

4.4.6.5 Leukämien

Leukämische Infiltrate der Orbita treten oft beidseitig auf u. werden nicht selten von chorioretinalen Veränderungen begleitet.

4.4.6.6 Rhabdomyosarkom

Extrem maligner Tumor der äußeren Augenmuskeln im Kindesalter. Er wächst schnell u. führt zu extremem Exophthalmus *(Abb. 88)*.

4.4.6.2 Hämangiom

Es ist der **häufigste Orbitatumor** (meist nasal oben) und tritt vorzugsweise im Kleinkindesalter auf. Hämangiome sind gut verkapselt und führen bei entsprechender Größe oft zur **Bulbusverlagerung** *(Abbildung 87)*. Drücken sie auf den Sehnerv, ist eine Operation indiziert; bei fehlenden Beschwerden kann abgewartet werden, zumal spontane Rückbildungen häufig sind. Bei Druck auf die knöcherne Orbitawand entstehen Knochenusuren.

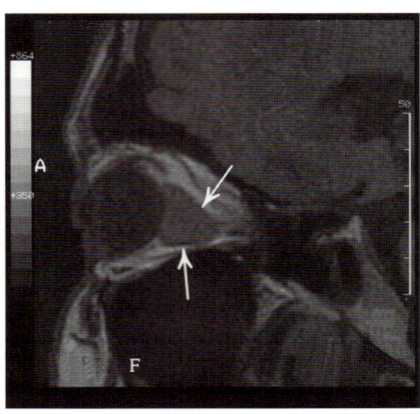

Abb. 87: Retrobulbär gelegenes, gut abgekapseltes kavernöses Hämangiom (Pfeile), das zu einem Exophthalmus und zu einer Optikusatrophie geführt hat (Kernspinaufnahme ohne Konstrastmittel in Fettunterdrückungstechnik, T1-Wichtung)

4.4.6.3 Neurinom / Neurofibrom

Meist im Zusammenhang mit einer generalisierten **Neurofibromatose v. Recklinghausen** treten Neurofibrome in der Orbita auf, meist am N. opticus gelegen, wo sie insbesondere im Canalis nervi optici Druckatrophien verursachen können und entfernt werden sollten.

4.4.6.4 Maligne Lymphome

Der Orbitabefall bei **M. Hodgkin** und mit **Non-Hodgkin-Lymphomen** ist nicht häufig, tritt aber meist beidseits auf. Da die Tumoren strahlenempfindlich sind, werden Strahlen- und Chemotherapie oft miteinander kombiniert.

Der äußerst maligne **Burkitt-Tumor,** ein lymphoblastisches Lymphosarkom, ist bei Kindern in Afrika endemisch und hat eine auffällige Affinität zur Orbita.

4.4.6.5 Leukämien

Leukämische Infiltrate der Orbita (z. B. bei myeloischer, lymphatischer Leukämie; bei akuter, undifferenzierter Leukämie) treten sowohl diffus als auch lokalisiert auf, sind oft beidseitig und werden nicht selten von chorioretinalen Veränderungen begleitet. Eine operative Entfernung ist problematisch, sie werden meist bestrahlt.

4.4.6.6 Rhabdomyosarkom

Das Rhabdomyosarkom ist ein wenig differenzierter, extrem maligner Tumor im Kindesalter, der in der Orbita von den quergestreiften äußeren Augenmuskeln seinen Ausgang nimmt. Er wächst auffallend schnell, führt zu extremem Exophthalmus *(Abbildung 88)* mit Motilitätsstörungen und Blutungsneigung.

Die Diagnose kann nur mit Hilfe einer Biopsie gestellt werden. Ist der Tumor noch klein, kann eine sofortige Exstirpation unter Schonung des Auges in Kombination mit einer chemo- und radiotherapeutischen Behandlung vorgenommen werden; andernfalls ist eine Exenteratio orbitae notwendig.

Die Diagnose wird durch Biopsie gestellt. Ist der Tumor noch klein, wird er exstirpiert; andernfalls ist eine Exenteratio orbitae notwendig.

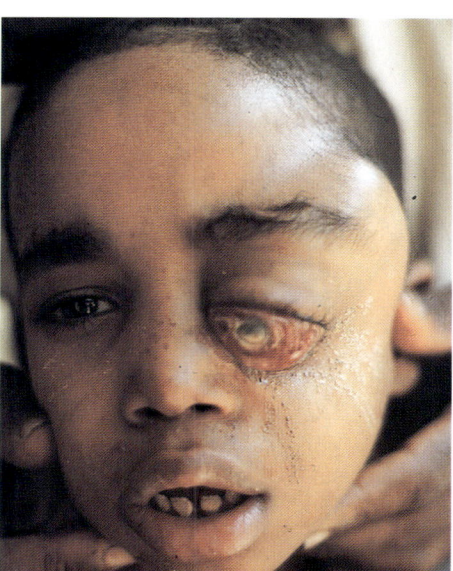

Abb. 88: Schnell wachsendes linksseitiges Rhabdomyosarkom mit erheblichem Exophthalmus, nasaler Bulbusverdrängung und extraorbitalem Wachstum, unvollständigem Lidschluß, Lagophthalmus sowie Amaurose bei einem sechsjährigen ostafrikanischen Knaben

4.4.6.7 Meningeom

Meningeome nehmen ihren Ausgang von den Optikushüllen (**Optikusscheidenmeningeome,** *Abbildung 89a)* oder können vom Schädelinnenraum in die Orbita einwachsen, was weitaus häufiger der Fall ist (**Keilbeinmeningeome,** *Abbildung 89b).* Die Symptome sind je nach Sitz unterschiedlich und schließen nicht selten Exophthalmus, Augenmuskelparesen, Sehstörungen, Gesichtsfeldausfälle, Optikusatrophie, evtl. auch ein Foster-Kennedy-Syndrom (vergleiche *Kapitel 15.3.2.1)* ein. Bei entsprechender Ausdehnung wird der Knochen destruiert, häufig treten Hyperostosen auf. Die Therapie ist eine neurochirurgische.

4.4.6.7 Meningeom

Es tritt als **Optikusscheidenmeningeom** *(Abb. 89a)* oder **Keilbeinmeningeom** *(Abb. 89b)* auf u. führt zu Exophthalmus, Augenmuskelparesen, Sehstörungen, Gesichtsfeldausfällen u. Optikusatrophie. Knochendestruktionen u. Hyperostosen kommen vor. Die Therapie ist neurochirurgisch.

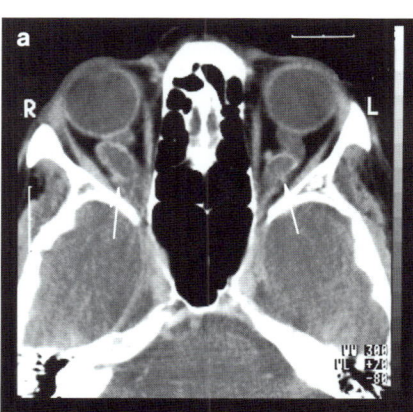 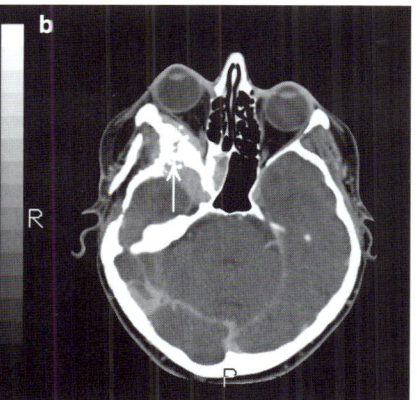

Abb. 89: Axiale Computerschichtung nach intravenöser Kontrastmittelapplikation bei Meningeom.
a Beidseitiges, gut abgekapseltes Optikusscheidenmeningeom (Pfeile) mit Kalkeinlagerung, Verdickung der Durascheide, Exophthalmus, Optikusatrophie und Augenmuskelparese bei einer 75jährigen Patientin;
b Rezidiv eines vom Keilbein ausgehenden, bereits zweimal operierten rechtsseitigen Meningeoms der mittleren Schädelgrube mit Einbruch in die Orbita (Pfeil), Knochendestruktionen und Sklerosierungen, Exophthalmus und Optikusatrophie bei einer 49jährigen Patientin.

4.4.6.8 Fortgeleitete und metastatische Tumoren

Stammen aus den Nasennebenhöhlen, dem Epipharynx, Schädelinnenraum oder Auge sowie seinen Adnexen *(Abb. 221, Kap. 9.5.4.3).* Metastasen der Orbita sind meist Karzinome, z. B. der Mamma oder Prostata *(Abb. 90).*

4.4.6.8 Fortgeleitete und metastatische Tumoren

Fortgeleitete Tumoren stammen aus den Nasennebenhöhlen, dem Epipharynx, Schädelinnenraum oder Auge sowie seinen Adnexen. Gelegentlich brechen bei verschlepptem Verlauf Melanome der Uvea oder Retinoblastome *(Abbildung 221, Kapitel 9.5.4.3)* durch die Sklera oder wachsen Lid- bzw. Bindehautkarzinome sowie Mischtumoren der Tränendrüse in die Tiefe.

Metastasen in der Orbita sind selten. Meist handelt es sich um Karzinome, z. B. der Mamma oder Prostata *(Abbildung 90).*

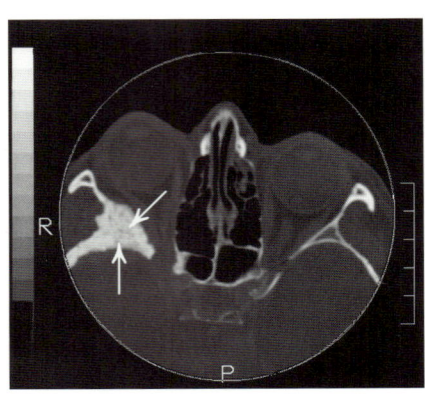

Abb. 90: Osteoplastische Knochenmetastase der rechten lateralen Orbitawand (Pfeile) mit Exophthalmus bei einem Prostatakarzinom (axiales Computertomogramm)

4.5   Verletzungen

4.5.1 Hämatome

Bei Prellungen, Frakturen, Stich-, Pfählungs-, Schuß- u. Fremdkörperverletzungen *(Abb. 8, Kap. Augapfel)* sowie bei Schädelbasis- bzw. Mittelgesichtsverletzungen entstehen **Monokel-** oder **Brillenhämatome.** Sie sind nach 1 bis 2 Wochen resorbiert.

Merke ▶

4.5   Verletzungen

4.5.1 Hämatome

Bei Prellungen, Frakturen, Stich-, Pfählungs-, Schuß- und Fremdkörperverletzungen, z. B. durch Metallsplitter oder Geschosse (vergleiche *Kapitel 1.5.3, Abbildung 8, Kapitel Augapfel*), sowie bei Schädelbasis- bzw. Mittelgesichtsverletzungen entstehen ausgedehnte ein- und beidseitige retrobulbäre Hämatome **(Monokelhämatom, Brillenhämatom).** Sie resorbieren sich meist komplikationslos nach 1 bis 2 Wochen.

> ***Merke.*** Eine exakte Inspektion der Lidhaut und eine Röntgenaufnahme zur Lokalisation eines möglichen Fremdkörpers sind unentbehrlich.

4.5.2 Avulsio bulbi

Durch Pfählungsverletzungen kann der Bulbus vor die Orbita luxiert werden; meist ist der Sehnerv abgerissen **(Evulsio bulbi,** *Abb. 8, Kap. 1.5.3).*

4.5.2 Avulsio bulbi

Durch eine Pfählungsverletzung kann der Bulbus vor die Orbita luxiert werden, meist ist dabei der Sehnerv abgerissen **(Evulsio bulbi,** *Abbildung 8, siehe Kapitel 1.5.3).* Das meist weiche Auge kann kaum noch gerettet, geschweige denn eine Sehfunktion erhalten werden.

4.5.3 Blow-out-Fraktur

Definition ▶

4.5.3 Blow-out-Fraktur

> ***Definition.*** Die Blow-out-Fraktur ist ein Knochenbruch des knöchernen Orbitabodens, bei dem Teile des Orbitainhaltes, insbesondere die unteren Augenmuskeln, durch den Frakturspalt in die Kieferhöhle gepreßt werden.

Ätiologie. Meist handelt es sich um **Kontusionsverletzungen,** beispielsweise um den Aufprall eines Tennisballs oder Pucks auf das Auge, oder um Autounfälle. Der derbe Bulbus weicht dem aufprallenden Gegenstand aus und drückt den Orbitainhalt durch den Orbitaboden, der schwächsten Stelle der knöchernen Orbitabegrenzung, in die Kieferhöhle.

Klinik. Durch die Inkarzeration der Muskeln am Orbitaboden ist die **Blickhebung behindert** und der Bulbus in die Orbita eingesunken **(Enophthalmus),** selten auch durch eine starke retrobulbäre Blutung vorgedrängt **(Protrusio bulbi).** Weiterhin bestehen eine **Hypästhesie** der Gesichtshaut (Wange und Unterlid) durch Einklemmung des N. infraorbitalis, ein **Lidemphysem** durch Eindringen von Luft aus der Nase oder den Nebenhöhlen in die Orbita mit Knistern bei leichtem Fingerdruck auf die Lidhaut, evtl. auch ein Hyposphagma und ein Lidhämatom (vergleiche *Kapitel 18.5.7, Abbildung 374*).

Komplikation. Nicht selten ist eine Orbitabodenfraktur mit Brüchen des Jochbeins, der Maxilla oder der medialen Orbitawand, insbesondere der Lamina papyracea, kombiniert *(Abbildung 91, Synopsis 8).*

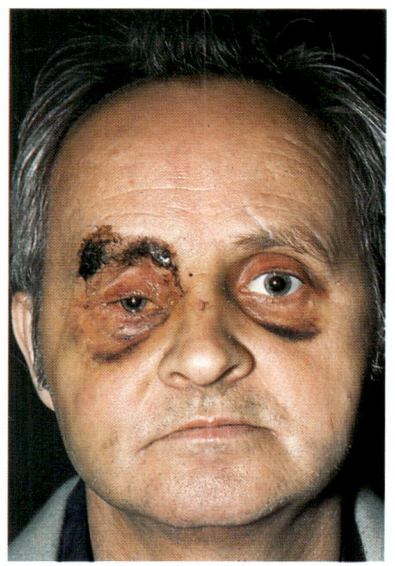

Abb. 91: Jochbein-Orbitabodenfraktur rechts mit Oberlidschwellung (Pseudoptosis), Bulbusverlagerung nach unten durch Einbruch von Orbitainhalt in die Kieferhöhle und Brillenhämatom bei einem 56jährigen Patienten

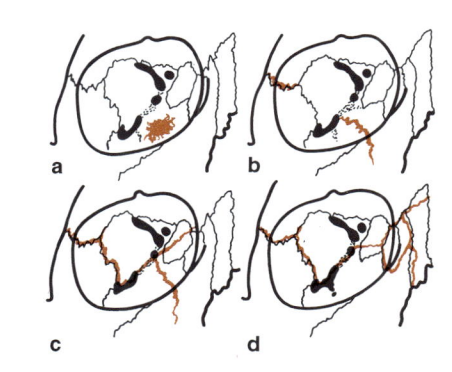

Synopsis 8: Knochenfrakturen der Orbita. **a** Orbitabodenfraktur (Blow-out-Fraktur); **b** Jochbein-Orbitabodenfraktur; **c** Orbitamaxillarfraktur; **d** Orbitamittelgesichtsfraktur

Diagnose. Motilitäts- und Doppelbildprüfung, Sensibilitätsprüfung der Haut unterhalb der Orbita sowie radiologische bzw. sonographische Verfahren sichern die Diagnose.

Ätiologie
Meist Kontusionsverletzungen. Der derbe Bulbus weicht dem aufprallenden Gegenstand aus u. drückt den Orbitainhalt durch den Orbitaboden.

Klinik
Durch Einklemmung der Muskeln im Frakturspalt ist die **Blickhebung behindert** und der Bulbus eingesunken **(Enophthalmus).** Hypästhesie der Gesichtshaut, **Lidemphysem,** Hyposphagma u. Lidhämatom bestehen *(Abb. 374).*

Komplikation
Brüche des Jochbeins, der Maxilla oder der Lamina papyracea *(Abb. 91, Synopsis 8).*

Diagnose
Motilitäts- u. Doppelbildprüfung, Sensibilitätsprüfung der Unterlidhaut, radiologische bzw. sonographische Verfahren sichern die Diagnose.

Therapie
Nur eine baldige Reposition der Fraktur evtl. mit Silikonunterfütterung kann bleibende Bulbusdislokationen vermeiden. Tetanusprophylaxe, Antibiotika.

Prognose
Bei rechtzeitiger Operation meist gut.

Therapie. Nur eine baldige Reposition des Gewebes und Wiederherstellung des Orbitabodens, evtl. zusätzliche Unterfütterung mit einem Silikonträger, zusammen mit dem Otologen oder Kieferchirurgen können bleibende Bulbusdislokationen und Motilitätsstörungen vermeiden. Orbitatrümmerfrakturen gehen meist dennoch mit nachfolgenden Störungen der Augenmuskeltätigkeit einher.

Eine Tetanusprophylaxe und antibiotische Abschirmung sind unerläßlich.

Prognose. Sie ist bei rechtzeitiger Operation meist gut. Besteht eine Augenmuskelparese dennoch weiter, sollte sie frühestens nach 9 Monaten operativ angegangen werden.

4.5.4 Läsionen des Sehnervs

Ein **Optikusscheidenhämatom** oder eine **Fraktur** des **Canalis nervi optici** können eine plötzliche Erblindung nach sich ziehen (Sehnerven-Kompression).

Der klinische Fall ▶

4.5.4 Läsionen des Sehnervs

Ein **Optikusscheidenhämatom** oder eine **Fraktur** des **Canalis nervi optici** können den Sehnerv komprimieren oder quetschen und eine plötzliche Erblindung mit amaurotischer Pupillenstarre nach sich ziehen. Später stellt sich eine absteigende Optikusatrophie ein (vergleiche *Kapitel 14.4.3.2.2*). Operative Maßnahmen zur Entlastung des Sehnervs sind meist wenig erfolgreich.

Der klinische Fall. Das rechte Auge eines 21jährigen Mannes wird beim Eishockey von einem Puck getroffen. Der Patient wird wegen zunehmender Schwellung und Ausbildung eines Monokelhämatoms in ein Krankenhaus eingeliefert. Im Computertomogramm ist ein Bruch des Orbitabodens und der nasalen Orbitawand sichtbar.

Eine ophthalmologische Untersuchung des rechten Auges erbringt folgenden Befund: Visus 0,1; Ober- und Unterlidhämatom mit Pseudoptosis; nasale weiche Schwellung mit Knistern bei leichtem Fingerdruck (Lidemphysem); Hypästhesie des Unterlides und der Wange; Bindehautunterblutung (Hyposphagma) unten; zentrale Hornhauterosio, 3 mm Einblutung (Hyphäma) und aufgewirbeltes Blut in der Vorderkammer; Sphinkterrisse der Pupille bei 2 und 5 Uhr; Einschränkung der Motilität beim Blick nach oben mit Doppelbildwahrnehmung (Diplopie). Es handelt sich um eine **Blow-out-Fraktur** mit **Contusio bulbi.**

Nach kühlen Umschlägen, Bepanthensalbenverbänden und allgemeiner antibiotischer Abschirmung klingt die Schwellung deutlich ab, das Blut in der Vorderkammer wird fast vollständig resorbiert, und das Hornhautepithel regeneriert, so daß nach 3 Tagen eine Funduskopie in medikamentöser Mydriasis durchgeführt werden kann. Dabei werden ein Orariß der Netzhaut im temporal unteren Quadranten und ein zentrales Netzhautödem (Berlinödem der Makula, vergleiche *Kapitel 13.6.4.4*) sichtbar. Mit Argonlaserkoagulation wird daraufhin sofort der Orariß mit einem dreifachen Riegel von Koagulationen umstellt.

Am 4. Tag hat sich die Motilität nicht entscheidend gebessert, so daß eine Reposition der Fraktur und Wiederherstellung des Orbitabodens vorgenommen wird. Nach der Operation ist die Motilität frei. Bei späteren ophthalmologischen Kontrollen bleibt die Linse klar, es entwickelt sich kein Sekundärglaukom. Der Visus ist inzwischen wieder auf 0,8 angestiegen.

4.6 Orbitachirurgie

Bei der **anterioren Orbitotomie** wird transkonjunktival oder transpalpebral in die Orbita eingegangen, bei der **lateralen Orbitotomie nach Krönlein** eine temporäre Resektion des temporalen Orbitalrandes vorgenommen.
Bei malignen Tumoren wird eine **Exenteratio orbitae** notwendig, bei der Orbitainhalt, Periost u. Lider ausgeräumt werden (*Abb. 12, Kap. Augapfel*).

4.6 Orbitachirurgie

Es gibt verschiedene Zugänge zur Orbita: Bei der **anterioren Orbitotomie** wird transkonjunktival oder transpalpebral vorgegangen, bei der **lateralen Orbitotomie nach Krönlein** eine temporäre Resektion des temporalen Orbitalrandes vorgenommen. Transantrale (Zugang von der Kieferhöhle aus), transfrontale, transkraniale und nasale Orbitotomien werden seltener angewendet.

Bei fortgeschrittenen malignen Tumoren kann eine **Exenteratio orbitae** notwendig werden, bei der das Gewebe der gesamten Orbita einschließlich des Periosts und zusammen mit den Lidern ausgeräumt werden muß (vergleiche *Kapitel 1.6; Abbildung 12, Kapitel Augapfel*).

5 Bindehaut (Konjunktiva)

5.1 Anatomie

Die Bindehaut erstreckt sich als **Conjunctiva bulbi** vom **Limbus corneae** zur oberen und unteren Übergangsfalte **(Fornix conjunctivae)** und geht dort als **Conjunctiva tarsi** auf die Innenseite der Lider und der Tarsi über *(Synopsis 9)*. Sie ist transparent, so daß die Lederhaut unter der Conjunctiva bulbi und die Meibomschen Drüsen unter der Conjunctiva tarsi sichtbar sind.

5 Bindehaut (Konjunktiva)

5.1 Anatomie

Die Bindehaut besteht aus **Conjunctiva bulbi** (vom **Limbus corneae** zur Übergangsfalte, **Fornix conjunctivae**) u. aus **Conjunctiva tarsi** (Innenseite der Lider, *Synopsis 9*).

Synopsis 9: Ausdehnung der Bindehaut

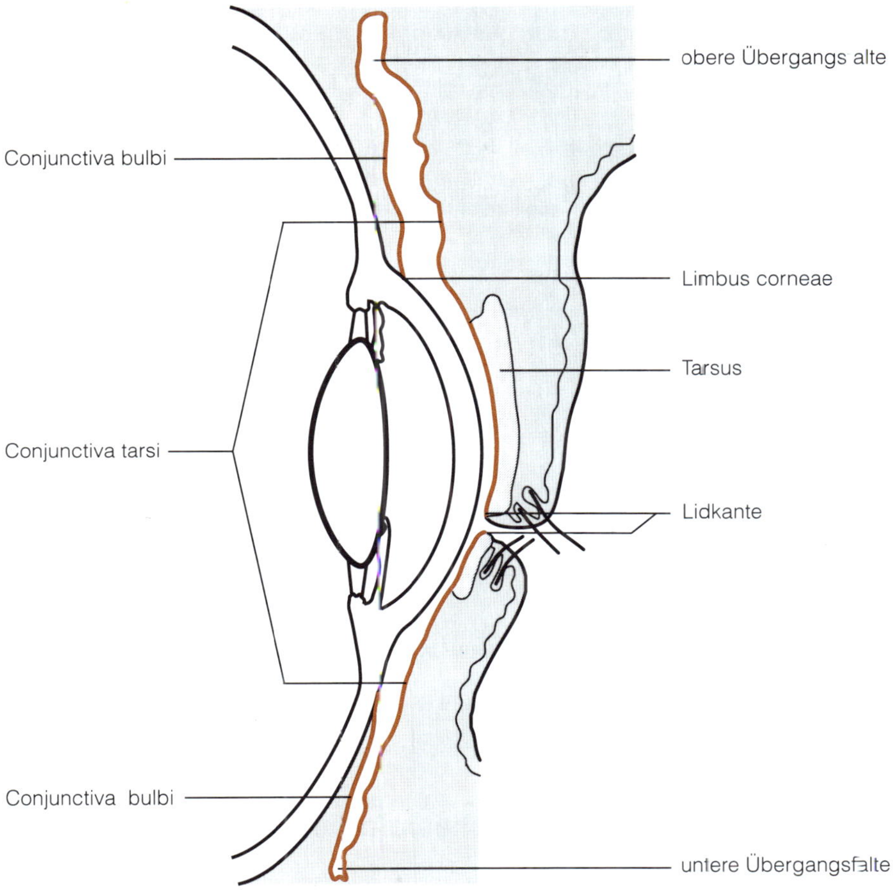

- obere Übergangsfalte
- Conjunctiva bulbi
- Limbus corneae
- Tarsus
- Conjunctiva tarsi
- Lidkante
- Conjunctiva bulbi
- untere Übergangsfalte

Während die Conjunctiva tarsi eine feste Verbindung mit dem Tarsus bildet, ist die Conjunctiva bulbi nur lose mit ihrer Unterlage verbunden und frei verschieblich. Obere und untere Übergangsfalte sind faltenreich und dienen als Reserve für extreme Augenbewegungen *(Abbildung 92)*.

Die Conjunctiva tarsi bildet eine feste Verbindung mit dem Tarsus, die Conjunctiva bulbi liegt lose auf dem Bulbus auf *(Abb. 92)*.

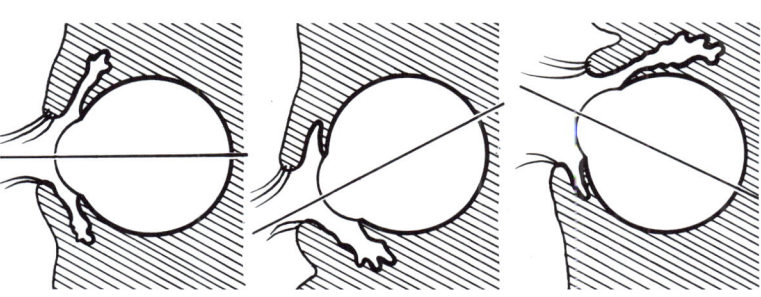

Abb. 92: Funktion der Umschlagsfalten bei extremen Augenbewegungen

Im inneren Lidwinkel *(Abb. 93)* befindet sich die **Plica semilunaris**, nasal davon die **Karunkel (Caruncula lacrimalis).**

Die Conjunctiva bulbi besitzt ein Plattenepithel mit **Becherzellen.** Ihr schleimiges Sekret ist Bestandteil des **präkornealen Tränenfilms;** fehlt er, führt dies zu einem trockenen Auge.
Die tarsale Bindehaut trägt ein Zylinderepithel u. ist reich an Lymphozyten u. Plasmazellen. Bei Entzündungen bilden sie **Follikel.**

5.2 Embryologie

Binde- u. Hornhaut sind mesenchymaler, ihr Epithel ektodermaler Herkunft.

5.3 Pathophysiologie

Die Bindehautgefäße treten bei Reizungen stärker in Erscheinung **(konjunktivale, oberflächliche Injektion),** sind ziegelrot u. verschieblich *(Abb. 94).*

Im inneren Lidwinkel *(Abbildung 93)* befindet sich die **Plica semilunaris,** eine Schleimhautduplikatur. Sie ist das Rudiment der Nickhaut aus der Phylogenese, die im Tierreich als zusätzlicher Schutz des Auges dient und sich reflektorisch von der nasalen Seite her vor den Bulbus schieben kann.

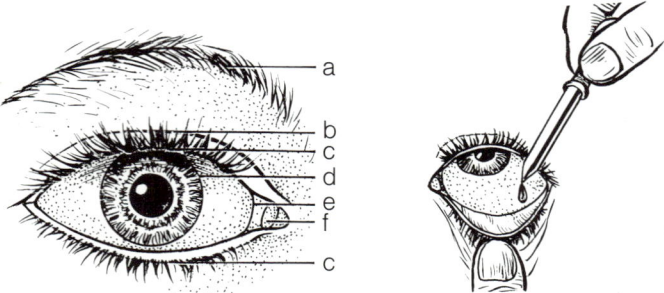

Abb. 93: Links: Anatomie des inneren Lidwinkels. **a** Augenbraue (Supercilium); **b** Deckfalte; **c** Zilien; **d** Limbus corneae; **e** Plica semilunaris; **f** Caruncula lacrimalis. Rechts: Applikation von Augentropfen in den unteren Bindehautsack

Nasal davon liegt die **Karunkel (Caruncula lacrimalis),** ein hautähnliches Tränenwärzchen, welche vereinzelte Haare und Drüsen besitzt.

Die Conjunctiva bulbi trägt ein mehrschichtiges, nicht verhornendes Plattenepithel mit **Becherzellen.** Deren schleimiges Sekret dient zur Anfeuchtung des Auges, verleiht ihm eine glänzende Oberfläche und stellt einen wesentlichen Bestandteil des **präkornealen Tränenfilms** dar. Ein Mangel an Becherzellen, z. B. nach großflächigen Bindehautverätzungen, kann zu instabilem Tränenfilm und trockenem Auge führen (vergleiche *Kapitel 3.2*).

Die tarsale Bindehaut besitzt ein mehrschichtiges Zylinderepithel und ist reich an follikelähnlichen Ansammlungen von Lymphozyten und Plasmazellen, die sich bei Entzündungen vergrößern und vorwölben **(Follikelschwellung).**

5.2 Embryologie

Die Bindehaut ist wie die Hornhaut mesenchymaler, das Epithel ektodermaler Herkunft.

5.3 Pathophysiologie

Die Bindehautgefäße sind verschieblich und mit bloßem Auge kaum sichtbar. Bei Reizungen treten sie stärker in Erscheinung **(konjunktivale, oberflächliche Injektion)** und besitzen dann eine ziegelrote Farbe *(Abbildung 94).*

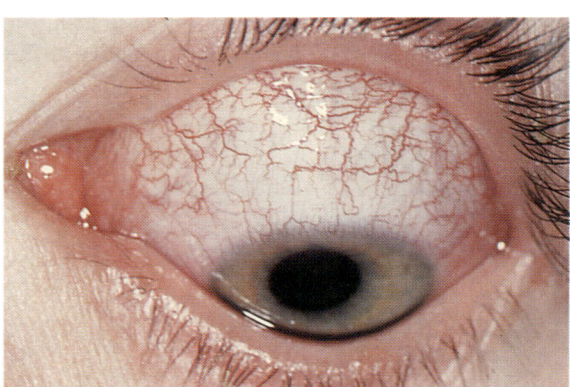

Abb. 94: Konjunktivale, oberflächliche Injektion mit dilatierten, ziegelroten Bindehautgefäßen

Bei Entzündungen der Hornhaut oder der Uvea tritt eine **ziliare, tiefe Injektion** auf, die durch eine düsterrote, diffuse Rötung im Bereich des Limbus corneae gekennzeichnet ist *(Abbildung 122, Kapitel Hornhaut)*. Sie ist Ausdruck einer Gefäßhyperämie des Ziliarkreislaufs. Die Gefäße sind nicht verschieblich, da sie episkleral liegen *(Tabelle 10)*.

Häufig treten konjunktivale und ziliare Injektion zusammen auf **(gemischte Injektion)**.

Tabelle 10: Unterschiede zwischen konjunktivaler (oberflächlicher) und ziliarer (tiefer) Injektion (Gefäßzeichnung) als Zeichen eines okularen Reizzustandes		
	Konjunktivale Injektion	**Ziliare Injektion**
Ursachen	Gefäße der Konjunktiva betroffen bei Konjunktivitis	Gefäße des Ziliarkreislaufs betroffen bei Keratitis und Uveitis
Farbe	ziegelrot	bläulichrot
Lokalisation	in der peripheren, weniger in der limbusnahen Bindehaut	unter der Bindehaut, perikorneal, ringförmig
Gewebstiefe	**oberflächliche Bindehautgefäße,** Gefäße deutlich sichtbar und mit der Bindehaut verschieblich	**tiefe,** episkleral gelegene **Ziliargefäße,** oft nicht einzeln sichtbar und unverschieblich

Da die Bindehaut nur lose auf ihrer Unterlage aufliegt und reich an Leukozyten, Lymphozyten und Plasmazellen ist, kommt es bei Reizungen, Allergien, fortgeleiteten Entzündungen, insbesondere von den Nasennebenhöhlen, und Stauungen der Bindehautgefäße (endokrine Orbitopathie, Tumoren) oft zu ödematösen, glasigen Schwellungen **(Chemosis)**. Die Bindehautschwellung kann so ausgeprägt sein, daß sie sackartig über die Lidkante quillt und die Hornhaut verdeckt.

Sehr häufig treten Blutungen in den subkonjunktivalen Raum auf **(Hyposphagma)**, insbesondere nach Traumen, starken Belastungen (Husten, Wehen) oder bei Blut- und Gefäßerkrankungen (Hypertonie, Arteriosklerose). Die Unterblutung der Bindehaut ist scharf begrenzt, intensiv rot gefärbt *(Abbildung 95)*, verursacht keine Beschwerden und resorbiert sich nach 1 bis 2 Wochen.

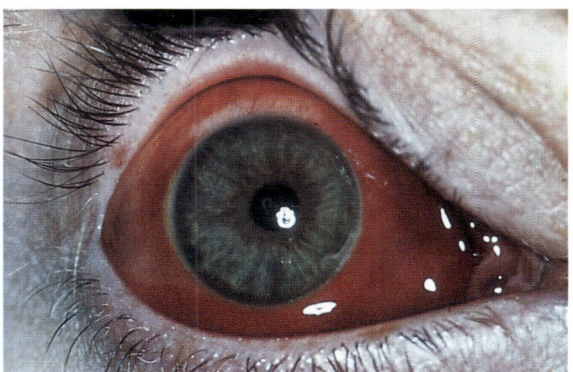

Abb. 95: Vollständige, traumatisch bedingte Unterblutung der Bindehaut (Hyposphagma)

Eine Keratitis oder Uveitis wird von einer **ziliaren, tiefen Injektion** begleitet. Sie ist düsterrot, nicht verschieblich, befindet sich am Rand des Limbus corneae *(Abb. 122, Kapitel Hornhaut)* u. ist Ausdruck einer Dilatation der Ziliargefäße *(Tab. 10)*.

Bei **gemischter Injektion** liegen sowohl konjunktivale als auch ziliare Injektion vor

Bei Reizungen, Allergien, fortgeleiteten Entzündungen u. Stauungen der Bindehautgefäße (endokrine Orbitopathie, Tumoren) kommt es zum Bindehautödem **(Chemosis)**.

Nach Traumen, starken Belastungen (Husten, Wehen) oder bei Blut- u. Gefäßerkrankungen (Hypertonie, Arteriosklerose) treten Bindehautunterblutungen auf **(Hyposphagma,** *Abb. 95)*. Sie sind harmlos u. werden resorbiert.

5.4 Untersuchungsmethoden

Die nicht sichtbare Bindehaut wird durch **Ektropionieren des Ober- und Unterlides** *(Abb. 15, Kapitel Lider)* dargestellt.

Ein praktischer Tip ▶

Zur Inspektion der oberen Übergangsfalte wird das Oberlid mit einem Lidhalter doppelt ektropioniert *(Abb. 15d u. e, Kapitel Lider)*. Zum Nachweis von Bakterien wird ein **Bindehautausstrich** vorgenommen *(Abb. 96)*.

5.4 Untersuchungsmethoden

Alle Abschnitte der Bindehaut kann man durch **Ektropionieren des Ober- und Unterlides** mit der Aufforderung zu entsprechender extremer Bulbusbewegung sichtbar machen, um z. B. Fremdkörper oder Tumoren feststellen zu können (*Abbildung 15, Kapitel Lider,* vergleiche *Kapitel 2.4*). Bei kleineren Veränderungen kann die Spaltlampe zu Hilfe genommen werden (vergleiche *Kapitel 6.4*).

Ein praktischer Tip: Bei der Applikation von Augensalben oder -tropfen muß, wie bei der Untersuchung der unteren Übergangsfalte auch, das Unterlid nach unten gezogen werden, während der Patient nach oben schaut. Danach werden die Salben und Tropfen in den unteren Bindehautsack verabreicht *(Abbildung 93)*.

Zur Inspektion der oberen Übergangsfalte muß das Oberlid mit einem Lidhalter (nach Desmarres) doppelt ektropioniert werden (vergleiche *Abbildung 15d* und *e, Kapitel Lider)*.

Für die Diagnostik der bakteriellen Bindehautentzündungen ist ein **Ausstrich** von der unteren Übergangsfalte mit ausgeglühter Platinöse oder sterilem Watteträger notwendig. Bei der Gramfärbung werden grampositive Erreger blauviolett und gramnegative Erreger rot gefärbt *(Abbildung 96);* mit der Giemsafärbung ist eine zytologische Differenzierung möglich.

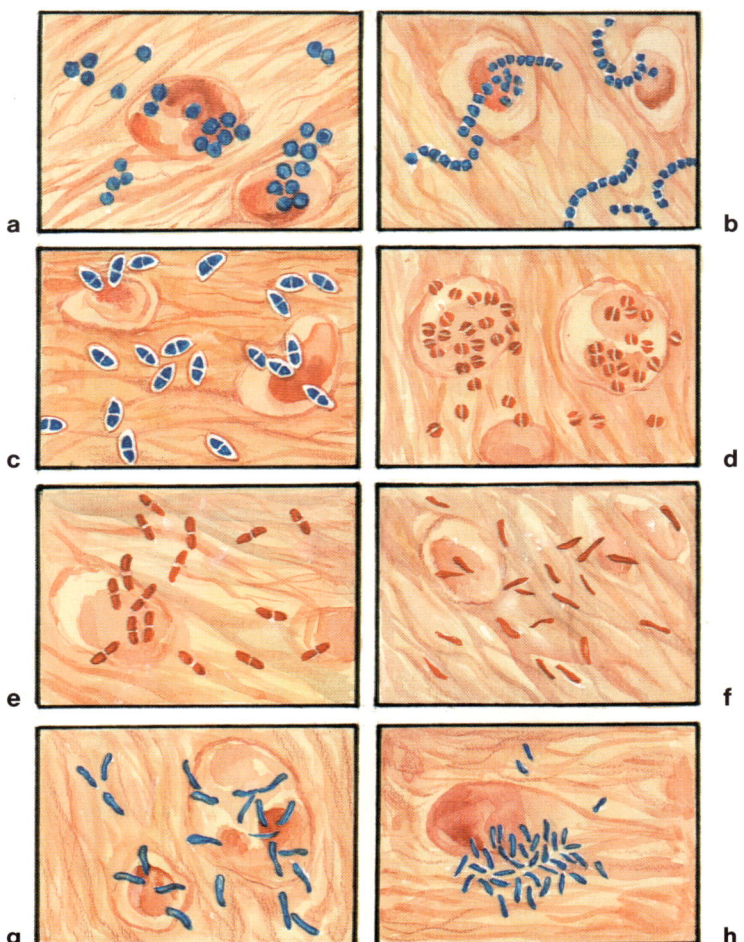

Abb. 96: Die wichtigsten Erreger der infektiösen Bindehautentzündung im Ausstrich nach Gramfärbung. **a** Staphylokokken; **b** Streptokokken; **c** Pneumokokken; **d** Gonokokken; **e** Diplobacillus Morax-Axenfeld (Haemophilus lacunatus); **f** Haemophilus aegypticus (Koch-Weeks); **g** Corynebacterium diphtheriae; **h** Corynebacterium xerosis (Xerose-Bazillen)

5.5 Pathologie

5.5.1 Degenerationen / Dystrophien

5.5.1.1 Pinguecula (Lidspaltenfleck)

Der harmlose Lidspaltenfleck stellt eine gelbliche, scharfrandige, leicht erhabene Verdickung der Bindehaut im Lidspaltenbereich dar *(Abbildung 97)*. Er tritt vorzugsweise im Alter zunächst am nasalen, später temporalen Limbus auf und wird als nicht störend empfunden, neigt allerdings zu Entzündungen. Histologisch handelt es sich um eine elastoide Degeneration. Eine Therapie erübrigt sich.

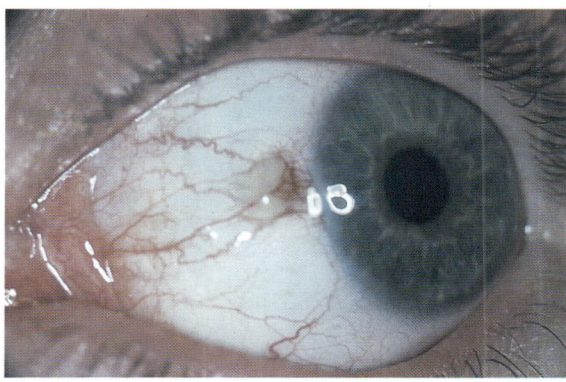

Abb. 97: Harmloser Lidspaltenfleck (Pinguecula) am nasalen Limbus corneae

5.5.1.2 Pterygium (Flügelfell)

Das Pterygium kann in der Anfangsphase dem Lidspaltenfleck ähneln. Die prominente Bindehautverdickung im Lidspaltenbereich greift allerdings schnell auf die Hornhaut über. Ihm liegen Veränderungen der Bowmanschen Membran der Hornhaut zugrunde (vergleiche *Kapitel 6.5.2.5* und *Abbildung 130* sowie *131a* bis *d, Kapitel Hornhaut*).

5.5.1.2 Kalkinfarkt

Er ist bedingt durch Sekretstauung und Induration in den Meibomschen Drüsengängen. Die scharfrandigen Kalkspitzen können die Conjunctiva tarsi durchschneiden, zu einem erheblichen Fremdkörpergefühl und zu einer chronischen Konjunktivitis führen *(Abbildung 98)*. Sie werden bei Beschwerden nach Tropfanästhesie mit Stichinzision entfernt.

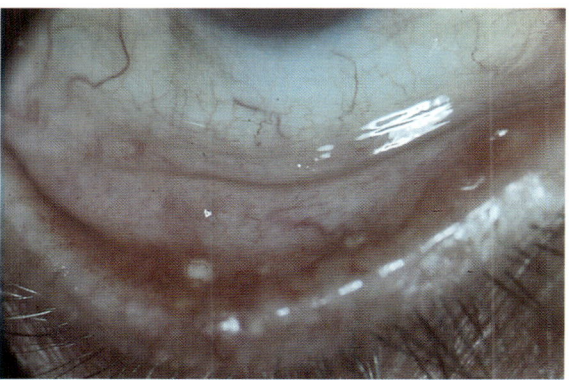

Abb. 98: Kalkinfarkt der Conjunctiva tarsi an der Innenseite des ektropionierten Unterlides

5.5 Pathologie
5.5.1 Degenerationen / Dystrophien
5.5.1.1 Pinguecula (Lidspaltenfleck)

Der harmlose Lidspaltenfleck ist eine gelbliche, scharfrandige, leicht erhabene Bindehautverdickung *(Abb. 97)*. Er tritt vorzugsweise im Alter auf u. neigt zu Entzündungen.

5.5.1.2 Pterygium (Flügelfell)

Die prominente Bindehautverdickung im Lidspaltenbereich greift im Unterschied zur Pinguecula schnell auf die Hornhaut über *(Abb. 130* sowie *131a* bis *d, Kapitel Hornhaut)*.

5.5.1.2 Kalkinfarkt

Scharfrandige Kalkspitzen innerhalb der Meibomschen Drüsen können die Conjunctiva tarsi reizen u. zu einem Fremdkörpergefühl führen *(Abb. 98)*.

5.5.1.3 Bindehautxerose

Sie ist bedingt durch Mangel an Vitamin A. Die oberflächlichen Epithelien des Auges verhornen, u. die Becherzellen degenerieren, so daß die Bindehautoberfläche ihren Glanz verliert. Epithelzellen sterben ab u. werden durch den Lidschlag in den Lidspaltenbereich massiert, wo sie die schaumigen, weißlichen **Bitotschen Flecken** *(Abb. 99)* bilden. Häufig siedeln sich Xerose-Bakterien an *(Abb. 96h).*

5.5.1.3 Bindehautxerose

Die Bindehautxerose ist Folge eines Mangels an Vitamin A, das für den epithelialen Stoffwechsel unabdingbar ist. Als Ursachen kommen eine fehlerhafte oder mangelnde Ernährung, Resorptionsstörungen bzw. eine ungenügende Synthese von Karotin, einer Vorstufe des Vitamin A, in Frage.

Zunächst verhornen die oberflächlichen Epithelien des Auges, die Becherzellen der Konjunktiva degenerieren, so daß die Bindehautoberfläche ihren Glanz verliert. Abgestorbene Epithelzellen werden durch den Lidschlag in den Lidspaltenbereich massiert, wo sie als schaumig weißliche Auflagerungen liegen bleiben **(Bitotsche Flecke,** *Abbildung 99)* und keinerlei Beschwerden verursachen. Sie können von ihrer Unterlage abgekratzt werden, bilden sich aber innerhalb kurzer Zeit neu. Häufig siedeln sich Xerose-Bakterien an *(Abbildung 96h).*

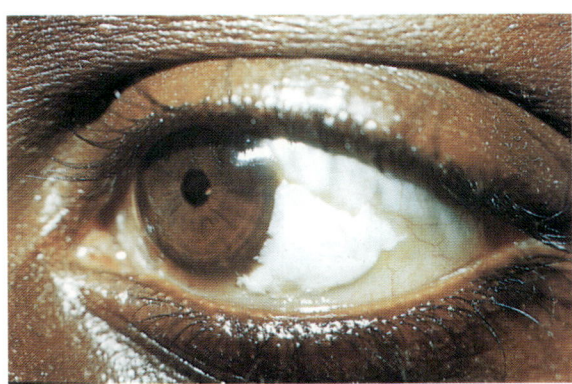

Abb. 99: Bitotscher Fleck im temporalen Lidspaltenbereich bei Vitamin-A-Mangel

Bei stärkerer Ausbildung kommt es zur **Keratomalazie.**

Bei stärkerer Ausbildung kommt es zur **Keratomalazie** (vergleiche *Kapitel 6.5.3.6, Abbildung 134, Kapitel Hornhaut),* anfänglich liegen auch Störungen der Dunkeladaptation und des skotopischen Sehens **(Hemeralopie,** vergleiche *Kapitel 17.1.4.1)* vor.

Die Therapie besteht in der oralen oder intravenösen Gabe von Vitamin A.

Therapie
Vitamin A oral oder intravenös.

5.5.1.4 Bindehauteinlagerungen

Sie kommen in Binde- u. Hornhaut gleichermaßen vor.
Nach langer Anwendung von silberhaltigen Augentropfen können braun-schwarze Silberablagerungen in der Bindehaut auftreten **(Argyrosis conjunctivae).**
Bei **Ikterus** ist die Bindehaut gelblich.

5.5.1.4 Bindehauteinlagerungen

Stoffwechselprodukte und Bestandteile von Medikamenten werden in Binde- und Hornhaut gleichermaßen abgelagert (vergleiche *Kapitel 6.5.3* und *6.5.4),* wobei die Ablagerungen in der Hornhaut den klinisch höheren Stellenwert besitzen.

Silberhaltige Augentropfen, die gelegentlich als Desinfiziens in Form von Argentum nitricum Verwendung finden, können nach langer Applikation zu braun-schwarzen Silberablagerungen in der Bindehaut führen **(Argyrosis conjunctivae).**

Bei einem **Ikterus** ist die Bindehaut gelblich gefärbt.

5.5.1.5 Keratoconjunctivitis sicca

Sie entsteht durch eine **verminderte Tränenproduktion** oder fehlerhafte Zusammensetzung des **präkornealen Tränenfilms.** Die Patienten klagen über Augenbrennen, Fremdkörpergefühl u. Absonderung eines klebrigen Sekrets. Es finden sich konjunktivale Injektion, Lidrandrötung, bei stärkerer Ausprägung auch Hornhautbeteiligung.
Therapie
Benetzende Augentropfen, visköser Tränenersatz.

5.5.1.5 Keratoconjunctivitis sicca

Sie ist durch eine **verminderte Tränenproduktion** oder eine fehlerhafte Zusammensetzung des **präkornealen Tränenfilms** (Muzin- oder Lipidmangel) bedingt. Die Patienten klagen über Augenbrennen und Fremdkörpergefühl, häufig wird ein fadenförmig-klebriges Sekret abgesondert. Es finden sich eine konjunktivale Injektion, mitunter auch eine Lidrandrötung, bei stärkerer Ausprägung auch Hornhautbeteiligung (vergleiche *Kapitel 6.5.9.3* und *6.5.9.4, Abbildung 144).*

Als Therapie kommen benetzende Augentropfen (Oculotect, Liquifilm, Vidisept, Siccaprotect, Artelac, Lacrimal) bzw. visköse Tränenersatzmittel (Coliquifilm, Vidisic, Thilotears) zur Anwendung. Damit ist aber nur eine Linderung der Beschwerden, keine Restitutio ad integrum möglich.

5.5.2 Konjunktivitis

> **Definition.** Es liegt eine Entzündung der Bindehaut unterschiedlichster Ursache vor.

Ätiologie. Ursächlich kommen **Infektionen** mit **Bakterien** (Staphylokokken, Streptokokken, Pneumokokken, Gonokokken, Chlamydien, Mykobakterien, Haemophilus-Arten, Corynebakterien, z. T. auch die an sich gutartigen Xerose-Bakterien), **Viren** (Adenoviren, Herpes) und **Pilzen, physikalische, thermische oder chemische Reize, ultraviolette Strahlen, Traumen, Benetzungsstörungen, Stellungsanomalien der Lider, Störungen des Tränenabflusses, fortgeleitete Entzündungen,** insbesondere aus den Nasennebenhöhlen, **Allergien und Allgemeinerkrankungen** in Frage. Auch nicht oder falsch korrigierte **Refraktionsfehler** können zu Bindehautreizungen führen.

Klinik. Die Patienten klagen über **Fremdkörpergefühl,** Brennen, z. T. auch Schmerzen, verstärkten Tränenfluß **(Epiphora),** Lichtscheu **(Photophobie)** und halten oft die Lider krampfartig geschlossen **(Blepharospasmus)** oder haben Probleme, das Auge zu öffnen.

> **Merke.** Lidkrampf (Blepharospasmus), Lichtscheu (Photophobie) und Tränenfluß (Epiphora) gehören zur Abwehrtrias des Auges.
> An der Conjunctiva bulbi besteht eine **konjunktivale Injektion** oder eine Schwellung **(Chemosis),** die Conjunctiva tarsi ist hyperämisch und zeigt zuweilen die Ausbildung von **Follikeln,** insbesondere bei chronischen Reizen. Die Bindehaut produziert ein seröses, schleimiges, eitriges oder hämorrhagisches **Sekret,** das an den Lidrändern als Borke haften kann. Mitunter bilden sich auch **fibrinöse Membranen** aus.

Komplikationen. Hornhautkomplikationen in Form von Randinfiltraten oder oberflächlichen Stippungen **(Keratitis punctata superficialis),** begleitende Lidrandentzündung **(Blepharokonjunktivitis)** oder Oberlidschwellung **(Pseudoptosis)** und **Schwellung der präaurikularen und submandibularen Lymphknoten** kommen vor.

Therapie. Sie richtet sich nach der Ursache der Entzündung.

> **Merke.** Bei jeder chronischen Bindehautreizung sollte eine Visusprüfung erfolgen, um mögliche Refraktionsfehler als Ursache auszuschließen.

Prognose. Sie ist bei akuten Entzündungen meist gut, bei chronischen Entzündungen muß die auslösende Noxe ausgeschaltet werden.

5.5.3 Bakterielle Konjunktivitis

Bakterielle Bindehautentzündungen sind überaus häufig *(Tabelle 11).* In unseren Breiten liegen meist Infektionen mit **Staphylo-, Strepto- oder Pneumokokken** vor *(Abbildung 96a bis c),* oft in Kombination mit **Blepharitis** und **Keratitis punctata superficialis.** Die Absonderungen sind zuweilen **eitrig.**

Die Bindehaut ist bereits im gesunden Zustand mikrobiell besiedelt. Eine bakterielle Entzündung entsteht durch belastende Faktoren (Schwächung der körpereigenen Abwehr, Verletzung), meist aber durch Neuinfektion bei direktem Kontakt (Finger, Handtücher, Schwimmbäder) mit pathogenen Keimen.

Tabelle 11: Bakterielle Bindehautentzündungen und ihre Kardinalsymptome		
Konjunktivitis	Erreger	Kardinalsymptome
Trachom	Chlamydia trachomatis (Serotypen A bis C)	Lymphfollikel in der tarsalen Bindehaut des Oberlides, Narbenentropium mit Trichiasis, Hornhautnarben
Einschlußkonjunktivitis (Paratrachom, Schwimmbad- konjunktivitis)	Chlamydia trachomatis (Serotypen D bis K)	Lymphfollikel in der tarsalen Bindehaut des Oberlides, keine Komplikationen
Gonokokken- Konjunktivitis	Gonokokken	hochrote Bindehautentzün- dung, Lidschwellung, erhebliche eitrige Sekretion, Hornhautulzerationen
Conjunctivitis diphtherica	Corynebacterium diphtheriae	Bindehautnekrosen, fest haftende Beläge (Pseudomembranen)
Blepharoconjunctivitis angularis	Haemophilus lacunatus (Diplobacillus Morax-Axenfeld)	Entzündung der Lidwinkel
Koch-Weeks- Konjunktivitis	Haemophilus aegypticus Koch-Weeks	hochinfektiöse Konjunktivitis mit Chemosis, Lidschwellung und Hornhautrandulzera
Pseudomonaden- Konjunktivitis	Pseudomonas aeruginosa (Bacterium pyocyaneum)	Bindehautentzündung mit Hornhautulzera
Bindehauttuberkulose	Mycobacterium tuberculosis	ulzerierende, noduläre, granulomatöse, tumoröse oder phlyktänöse Konjunktivitis

Ein praktischer Tip ▶

Ein praktischer Tip: Nur in schweren oder unklaren Fällen wird bei einer bakte-riellen Konjunktivitis ein **Abstrich** abgenommen, zumal einige Tage vergehen, bis das Ergebnis der Kultur und der Resistenzbestimmung vorliegen.

In der täglichen Praxis wird die Therapie unverzüglich mit antibiotischen Au-gentropfen und -salben breiten Spektrums eingeleitet, z. B. Gentamicin (Refo-bacin), Tobramycin, Aureomycin, Chloramphenicol, Neomycin (Nebacetin), Polymyxin B in Kombination mit Bacitracin und Neomycin (Polyspectran), Ter-ramycin, Kanamycin (Kanamytrex), Fusidinsäure (Fucithalmic), Ofloxacin (Floxal) oder Azidamfenicol (Leukomycin). In leichteren Fällen wird 5 x täg-lich, in schweren Fällen stündlich getropft und abends eine Salbe verabreicht.

Wird ein Antibiotikum in Kombination mit einem Kortikosteroid eingesetzt, z. B. Dexa-Gentamicin (Gentamicin, Dexamethason), Isopto-Max, Mycino-pred (Neomycin, Polymyxin B, Dexamethason), Dexa-Polyspektran (Polymy-xin B, Neomycin, Gramicidin, Dexamethason) oder Terracortril (Tetracyclin, Polymyxin B, Hydrokortison), sind der Entzündungsprozeß und die subjekti-ven Beschwerden oft schneller rückläufig.

5.5.3.1 Trachom

5.5.3.1 Trachom

Definition ▶

Definition. Das Trachom ist eine durch Chlamydia trachomatis der Seroty-pen A bis C hervorgerufene, chronische follikuläre, stets beidseitige Kon-junktivitis der warmen Länder, die okular übertragen wird und zu Binde-hautvernarbung mit Trichiasis, Hornhautnarben und Erblindung führen kann.

Ätiologie. Das Trachom ist die **häufigste Augenerkrankung der Welt** (500 Millionen Menschen sind daran erkrankt). Es ist nach dem ersten Weltkrieg durch den angestiegenen Lebensstandard und die verbesserten hygienischen Verhältnisse in Mitteleuropa ausgestorben. Das Trachom ist an Armut, Wassermangel und hohe Bevölkerungsdichte gebunden und tritt vorzugsweise in Gebieten mit trockenheißem Klima, u. a. in der Sahelzone, auf.

Die Übertragung erfolgt durch Schmierinfektion und durch Fliegen. Kleinkinder stellen das Hauptreservoir des Erregers dar, in hyperendemischen Gebieten beträgt der Durchseuchungsgrad oft 100%.

Durch unzureichende hygienische Bedingungen kommt es immer wieder zu Reinfektionen. Die Erkrankung zieht sich meist über viele Jahre hin.

Klinik. Der Erkrankungsbeginn liegt meist im frühen Kindesalter. Die Inkubationszeit beträgt 5 bis 8 Tage. Zunächst tritt die Infektion als **unspezifische Bindehautreizung (Stadium I nach McCallan)** mit Fremdkörpergefühl, Epiphora und seröser Sekretion in Erscheinung.

Im **II. Stadium** treten obligatorisch avaskuläre, gelbweißliche, leicht erhabene **Lymphfollikel** an der Conjunctiva tarsi des Oberlides auf *(Abbildung 100),* die der Oberfläche des ektropionierten Oberlides ein rauhes Aussehen verleihen (Trachom bedeutet auf Griechisch rauh; wegen der Häufigkeit des Vorkommens in Nordafrika wird die Erkrankung auch als **Ägyptische Körnerkrankheit** bezeichnet).

Ätiologie
Häufigste Augenerkrankung der Welt u. an Armut, Wassermangel u hohe Bevölkerungsdichte gebunden.
Die Übertragung erfolgt durch Schmierinfektion u. durch Fliegen. Kleinkinder sind besonders betroffen.
Durch unzureichende Hygiene kommt es häufig zu Reinfektionen.

Klinik
Stadium I: unspezifische Bindehautreizung. Die Erkrankung beginnt im frühen Kindesalter.
II. Stadium: avaskuläre, gelbweißliche, leicht erhabene **Lymphfollikel an der Conjunctiva tarsi des Oberlides** *(Abb. 100).*

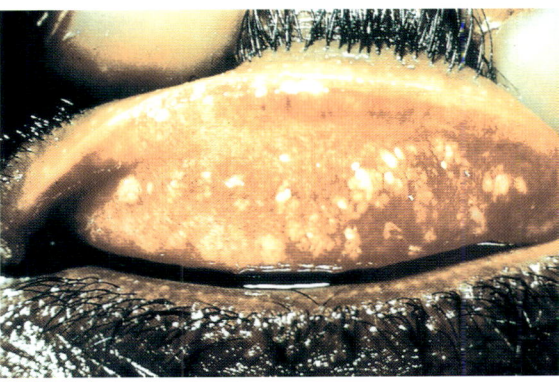

Abb. 100: Avaskuläre, gelbweißliche, leicht erhabene Trachomfollikel an der Conjunctiva tarsi des Oberlides

Durch die entzündungsbedingte Gewichtszunahme und die Schwellung des Oberlides kommt es zur **Ptosis trachomatosa.** Am oberen Limbusrand sprossen oberflächliche Bindehautgefäße in die Hornhaut ein **(Pannus trachomatosus,** *Abbildung 101).*

Das **III. Stadium** ist gekennzeichnet durch eine Einschmelzung und Platzen der Follikel mit **subkonjunktivaler Narbenbildung** *(Abbildung 102).*

Die Oberlidschwellung bedingt eine **Ptosis trachomatosa.** Am oberen Limbusrand tritt eine oberflächliche Vaskularisation ein **(Pannus trachomatosus,** *Abb 101).*
Im **III. Stadium** schmelzen die Follikel u. leiten die **subkonjunktivale Narbenbildung** ein *(Abb. 102).*

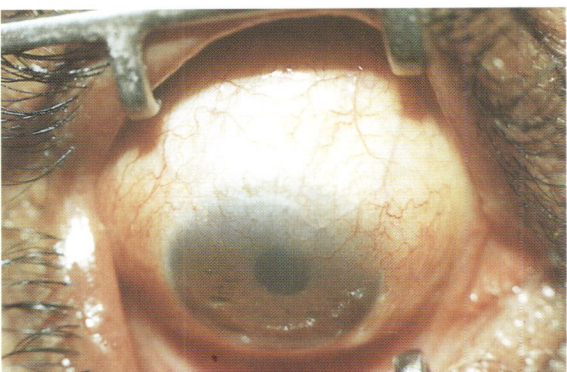

Abb. 101: Einsprossen oberflächlicher Bindehautgefäße in die Hornhaut am oberen Limbusrand bei Trachom (Pannus trachomatosus)

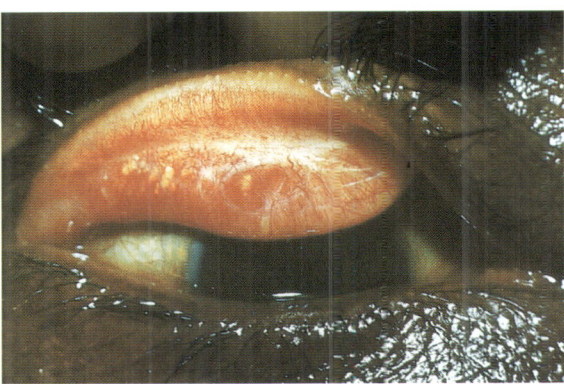

Abb. 102: Subkonjunktivale Narbenbildung bei Trachom

Komplikationen
Im **IV. Stadium** schrumpfen die Narbenzüge u. ziehen Tarsus, oberen Lidrand u. Wimpern nach innen **(Narbenentropium mit Trichiasis,** *Abb. 103*). Bedingt durch mechanische Irritationen entstehen **Hornhauterosionen und -ulzerationen,** die später vernarben. Im Endstadium ist der Lidschluß unvollständig.

Komplikationen. Das **IV. Stadium** beschreibt die Spätfolgen: Die subkonjunktivalen Narbenzüge schrumpfen und ziehen den Tarsus und den oberen Lidrand einschließlich der Wimpern nach innen. Die Distorsion des Oberlides führt zum **Narbenentropium** mit **Trichiasis** (Schleifen der Wimpern auf dem Auge, *Abbildung 103*). Durch den ständigen mechanischen Reiz auf der Hornhaut entstehen **Erosionen und Ulzerationen,** die sich infizieren und narbig verheilen. Das Ausmaß der **Hornhautnarben** bestimmt den Grad der Sehbeeinträchtigung.

Im Endstadium ist durch eine Bindehautvernarbung der Lidschluß unvollständig und die Tränensekretion reduziert.

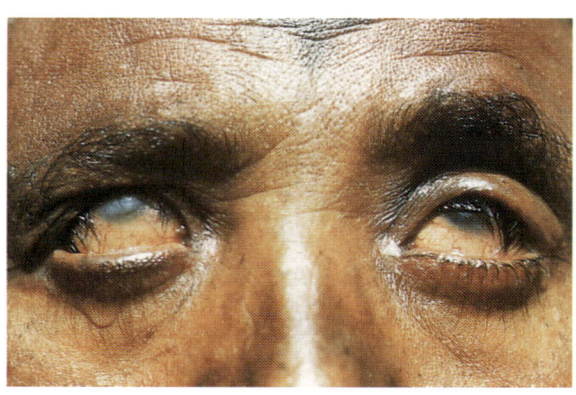

Abb. 103: Narbenentropium mit schleifenden Wimpern auf der Hornhaut (Trichiasis) und unvollständigem Lidschluß bei Trachom

Diagnose
Der Erreger ist intrazellular in Form von **Halberstädter-Prowazekschen Einschlußkörperchen** nachweisbar. Meldepflicht in Mitteleuropa.

Diagnose. Die Diagnose wird klinisch gestellt. Da der Erreger, Chlamydia trachomatis, intrazellular parasitiert, ist er in Form von **Halberstädter-Prowazekschen Einschlußkörperchen** in der Nähe des Zellkerns elektronenmikroskopisch nachweisbar *(Abbildung 104).* In Mitteleuropa ist die Erkrankung **meldepflichtig.**

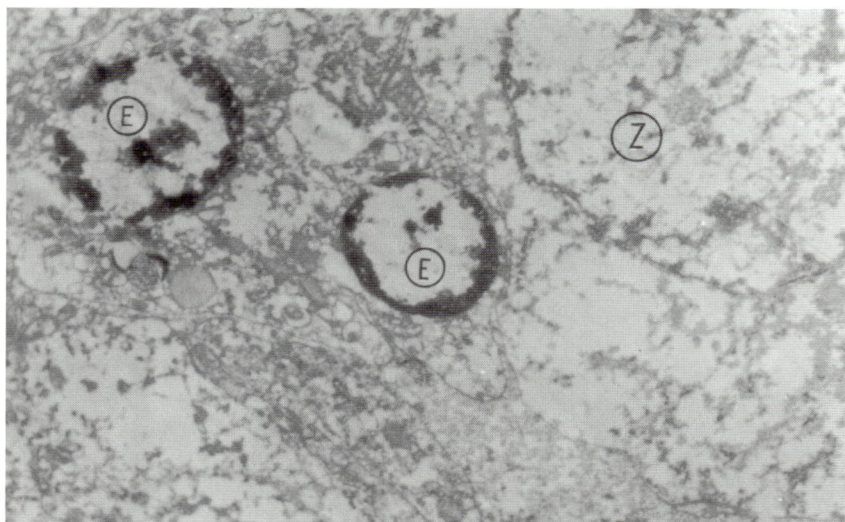

Abb. 104: Elektronenmikroskopische Aufnahme einer mit Chlamydia trachomatis befallenen Bindehautzelle. Neben dem Zellkern (Z) befinden sich zwei Einschlußkörperchen (E).

Differentialdiagnose. Eine Abgrenzung zu anderen follikulären Bindehautentzündungen (**Paratrachom, Conjunctivitis follicularis** und **Conjunctivitis vernalis**) ist durch den trachomatösen Pannus, eventuelle subkonjunktivale Narben und das gleichzeitige Vorliegen von frischen und eingeschmolzenen Follikeln möglich. Die Charakteristika und Unterschiede zwischen Trachom und Paratrachom sind in *Tabelle 12* zusammengestellt.

Differentialdiagnose
Bei **Paratrachom** *(Tab. 12)*, **Conjunctivitis follicularis** u. **Conjunctivitis vernalis** legen kein trachomatöser Pannus, keine subkonjunktivalen Narben u. keine frischen u. eingeschmolzenen Follikel gleichzeitig vor.

Tabelle 12: Differentialdiagnose von Trachom und Paratrachom	Trachom	Paratrachom
Erreger	Chlamydia trachomatis (Serotyp A bis C)	Chlamydia trachomatis (Serotyp D bis K)
Übertragung	okular	okulogenital
Epidemiologie	endemisch, hyperendemisch	sporadisch
Inkubationszeit	5 bis 8 Tage	8 (6) bis 10 Tage
Vorkommen	Entwicklungsländer	Industrieländer
Augenbefall	stets beidseitig	ein- und beidseitig
Leitsymptom	Bindehautfollikel	Bindehautfollikel
Komplikation	Hornhautbeteiligung, Narbenentropium, Trichiasis	keine
Visusverlust	+	–
Verlauf	chronisch über Jahre	mehrere Wochen
Therapie	lokal	lokal und systemisch
Prognose	bei häufigen Re- und Superinfektionen schlecht	gut

Therapie. Der antibiotischen lokalen Therapie mit **Tetracyclinen** (z.B. Aureomycin-Augensalbe), Rifampicin und Erythromycin kommt eine besondere Bedeutung zu. Gentamicin und Chloramphenicol sind unwirksam, Kortikosteroide kontraindiziert. Eine allgemeine Antibiotikagabe ist nicht notwendig. Bei Lidfehlstellungen ist eine chirurgische Korrektur erforderlich, meist eine keilförmige Exzision aus dem Tarsus von außen. Liegen dichte Hornhautnarben vor, kann eine Keratoplastik erwogen werden, die allerdings wegen der reduzierten Tränenproduktion und der schlechten hygienischen Bedingungen in Entwicklungsländern wenig erfolgversprechend ist.

Therapie
Lokal antibiotische Therapie mit **Tetracyclinen**, Rifampicin oder Erythromycin. **Kortison ist kontraindiziert.**
Bei Lidfehlstellungen keilförmige Exzision aus dem Tarsus. Liegen dichte Hornhautnarben vor, evtl. Keratoplastik.

Prophylaxe. Eine Verbesserung der sozioökonomischen und hygienischen Verhältnisse einschließlich der Wasserversorgung ist für die Eindämmung des Trachoms wichtiger als die medikamentöse Therapie. Das Hauptaugenmerk liegt bei der **Gesundheitsaufklärung** und **-erziehung.**

Prophylaxe
Verbesserung der sozioökonomischen u. hygienischen Verhältnisse, **Gesundheitsaufklärung u. -erziehung.**

Prognose. Sie ist in frühen Stadien immer gut. Eine Erblindung tritt nicht zwangsweise, sondern nur nach häufigen Re- und Superinfektionen und jahrelangem Krankheitsverlauf auf. Frauen erblinden wegen der häufigen „Pingpong"-Infektionen zwischen Mutter und Kind häufiger als Männer.

Prognose
Eine Erblindung tritt nur nach häufigen Re- u. Superinfektionen u. jahrelangem Krankheitsverlauf ein.

5.5.3.2 Einschlußkonjunktivitis / Paratrachom

Definition ►

Schwimmbadkonjunktivitis bei Erwachsenen, Einschlußblennorrhoe bei Neugeborenen.

Merke ►

Ätiologie
Die Übertragung erfolgt bei Erwachsenen okulogenital oder über kontaminiertes Wasser, bei Neugeborenen während der Geburt.

Klinik
Die inkubationszeit beträgt 8 bis 10 Tage. Es treten **Lymphfollikel** der Conjunctiva tarsi *(Abb. 105)*, konjunktivale Injektion u. Sekretion auf. Schäden bleiben nicht zurück.

Diagnose
Der Erreger liegt intrazellular als **Halberstädter-Prowazeksches Einschlußkörperchen** vor *(Abb. 104)*.

Differentialdiagnose
Im Gegensatz zum **Trachom** heilt das Paratrachom ohne Hornhautnarben ab, die Bindehautfollikel platzen nicht oder schmelzen nicht ein u. führen zu keiner Vernarbung *(Tab. 12)*.
Im Unterschied zur **Gonoblennorrhö** hat es eine längere Inkubationszeit u. läßt die Hornhaut unbeteiligt.

5.5.3.2 Einschlußkonjunktivitis / Paratrachom

> **Definition.** Die Einschlußkonjunktivitis ist eine durch Chlamydia trachomatis der Serotypen D bis K hervorgerufene, akute, ein- und beidseitige follikulare Konjunktivitis der Industrieländer, die okulogenital übertragen wird und komplikationslos abheilt.

Sie tritt als **Schwimmbadkonjunktivitis bei Erwachsenen** und als **Einschlußblennorrhoe bei Neugeborenen** auf.

> **Merke.** Eine Blennorrhoe ist eine Eiterabsonderung aus der Lidspalte eines Neugeborenen oder Säuglings.

Ätiologie. Chlamydia trachomatis der Serotypen D bis K kann sowohl urogenitale als auch okulare Infektionen hervorrufen. Die Übertragung erfolgt bei Erwachsenen vorzugsweise durch intimen Kontakt oder über kontaminiertes Wasser in Schwimmbädern (Schwimmbadkonjunktivitis), bei Neugeborenen während der Geburt im infizierten Genitaltrakt der Mutter.

Klinik. Die Inkubationszeit beträgt etwa 8 bis 10 Tage, bei Neugeborenen zuweilen auch nur 6 Tage. Die Symptomatik ist gekennzeichnet durch eine starke **Lymphfollikelbildung** der Conjunctiva tarsi *(Abbildung 105)* mit ausgeprägter konjunktivaler Injektion und Sekretabsonderung, die bei Neugeborenen vorwiegend eitrig ist. Der Verlauf zieht sich nicht selten über mehrere Wochen hin, obwohl keine Komplikationen und bleibenden Schäden auftreten.

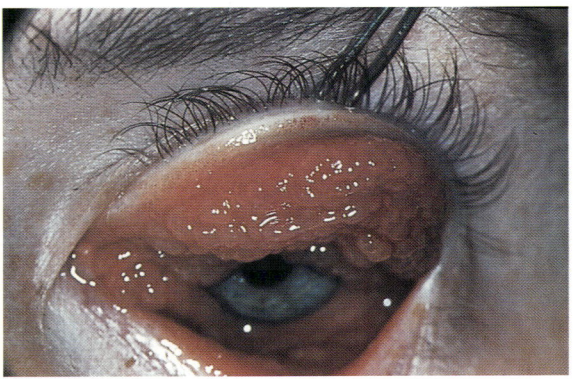

Abb. 105: Starke Lymphfollikelbildung der Conjunctiva tarsi bei Schwimmbadkonjunktivitis

Extraokulare Manifestationen des Erregers rufen beim Erwachsenen Urethritis, Epididymitis, Prostatitis, Zervizitis, Endometritis, Salpingitis und (Peri-)Hepatitis, beim Neugeborenen Pneumonie, Pharyngitis, Bronchitis, Otitis und Gastroenteritis hervor.

Diagnose. In den Bindehautepithelzellen sind elektronenmikroskopisch wie beim Trachom **Halberstädter-Prowazeksche Einschlußkörperchen** zu finden *(Abbildung 104)*. Heute werden zur Diagnose vorwiegend Immunfluoreszenztests bzw. Anzüchtung des Erregers auf einer McCoy-Zellkultur vorgenommen.

Differentialdiagnose. Im Gegensatz zum **Trachom** heilt das Paratrachom ohne Hornhautnarben ab. Die Bindehautfollikel platzen nicht, schmelzen nicht ein und führen nicht zur Vernarbung. Die Charakteristika und Unterschiede zwischen Trachom und Paratrachom sind in *Tabelle 12* zusammengestellt.
Im Unterschied zur **Gonoblennorrhö** hat die Einschlußblennorrhö der Neugeborenen eine längere Inkubationszeit, läßt die Hornhaut unbeteiligt und weist einen geringeren Bindehautreizzustand und weniger eitrige Absonderung auf.

Merke. Die Gonoblennorrhö tritt 2 bis 4 Tage, die Einschlußblennorrhö 6 bis 10 Tage nach der Geburt auf.

◀ Merke

Therapie. Lokal kommen Tetrazykline (z. B. Aureomycin-Augensalbe), Sulfonamide oder Erythromycin (Ecolicin-Augentropfen) zur Anwendung. In schweren Fällen ist eine allgemeine Antibiotikagabe notwendig.

Therapie
Lokal u. systemisch werden Tetrazykline, Sulfonamide oder Erythromycin angewendet.

Prophylaxe. Sie besteht im Meiden von intimem Kontakt mit infizierten Personen und sorgfältiger Hygiene.

Prophylaxe
Meiden von intimem Kontakt u. sorgfältige Hygiene.

Prognose. Sie ist stets gut. Das Paratrachom heilt nach zum Teil wochenlangem Verlauf ohne Folgen ab.

Prognose
Sie ist stets gut.

Der klinische Fall. 8 Tage nach dem Besuch eines Freibades tritt bei einem 20jährigen Mann eine massive Bindehautreizung zunächst rechts, einen Tag später auch links auf. Es liegt ein starker konjunktivaler Reizzustand mit Bindehautchemosis und Lidschwellung vor. Beim Ektropionieren des Ober- und Unterlides fallen Follikel der Conjunctiva tarsi auf. Die präaurikularen Lymphdrüsen sind geschwollen.

◀ Der klinische Fall

Ein Bindehautabstrich zeigt keine pathologischen Keime. Auf einen Immunfluoreszenztest zum Nachweis der Einschlußkörperchen und eine Serumantikörperbestimmung wurde auf Grund der Eindeutigkeit der Befunde verzichtet.

Es handelt sich um eine durch Chlamydia trachomatis der Serotypen D bis K hervorgerufene **Schwimmbadkonjunktivitis.** Unter der Therapie von Ecolicin-Augentropfen (Erythromycin), die alle 2 Stunden appliziert werden, und Doxycyclin 200 mg (z.B. Doxy Wolff Tabletten) einmal täglich kommt es zu einer Befundbesserung und Heilung innerhalb von 2 bis 3 Wochen.

5.5.3.3 Gonokokken-Konjunktivitis

5.5.3.3 Gonokokken-Konjunktivitis

Definition. Die Gonoblennorrhö ist eine durch Gonokokken hervorgerufene, hochakute, eitrige Konjunktivitis, die durch Schmierinfektion übertragen wird und schwere Hornhautkomplikationen verursachen kann.

◀ Definition

Ätiologie. Die Erkrankung wird bei Erwachsenen durch Gonokokken-Schmierinfektion *(Abbildung 96d)*, bei Neugeborenen während der Geburt im infizierten Genitaltrakt der Mutter **(Gonoblennorrhö)** hervorgerufen.

Ätiologie
Bei Erwachsenen durch Schmierinfektion *(Abb. 96d)*, bei Neugeborenen durch den infizierten Genitaltrakt der Mutter **(Gonoblennorrhö)**.

Klinik. Bei Neugeborenen ist die Konjunktivitis meist beidseitig und beginnt 2 bis 4 Tage nach der Geburt. Erfolgt der Blasensprung vorzeitig, ist die Bindehaut bereits am 1. Tag entzündet. Bei Erwachsenen tritt die Erkrankung auch einseitig auf, die Inkubationszeit beträgt oft nur wenige Stunden.
Die Gonoblennorrhö bei Neugeborenen ist gekennzeichnet durch eine hochrote Bindehautentzündung und Lidschwellung mit erheblicher eitriger Sekretion. Beim Erwachsenen ist der Verlauf stürmischer und komplikationsreicher.

Klinik
Bei Neugeborenen tritt die Konjunktivitis 2 bis 4 Tage nach der Geburt beidseitig, bei Erwachsenen wenige Stunden nach der Infektion meist einseitig auf.
Die Konjunktiven sind hochrot u. sondern Eiter ab, die Lider sind prallhart geschwollen.

Merke. Das hochinfektiöse Sekret kann sich hinter den fest zugekniffenen Lidern (Blepharospasmus) stauen und während des passiven Öffnens der Lider herausspritzen. Beim Untersuchen ist daher das Tragen einer Schutzbrille beim Verbandwechsel unerläßlich.

◀ Merke

Komplikationen. Die größte Gefahr besteht in der raschen Entwicklung von Hornhautulzerationen, die vor Einführung der Credéschen Prophylaxe und vor der Antibiotikaära zu ausgedehnten Hornhautnarben und -einschmelzungen mit nachfolgender Erblindung geführt haben.

Komplikationen
Es können Hornhautulzerationen mit nachfolgenden Hornhautnarben u. Erblindung entstehen.

Diagnose. Sie wird gesichert durch einen Ausstrich, bei dem gramnegative Diplokokken nachweisbar sind *(Abbildung 96d)*. Das Anlegen einer Kultur und die Bestimmung von möglichen Resistenzen ist notwendig, weil es antibiotikaresistente Gonokokkenstämme gibt.

Diagnose
Nachweis von Diplokokken im Ausstrich *(Abb. 96c)*.

Differentialdiagnose

Eine Blennorrhö wird auch durch Strepto-, Staphylo- u. Enterokokken, Chlamydien, Dacryozystitis neonatorum oder Argentum-Katarrh verursacht.

Therapie

Anfangs 5minütiges, später halb- u. stündliches Tropfen von **Penicillin-G-Lösung** in Kombination mit **Gentamicin. Depot-Penicillin i.m.**

Prophylaxe

Gesetzlich vorgeschriebene, einmalige Gabe von 1%iger **Argentum-nitricum-Lösung** in den Bindehautsack des Neugeborenen (**Prophylaxe nach Credé**).

Prognose

Sie ist bei sofortiger Behandlung gut, bei Hornhautbeteiligung ernst.

5.5.3.4 Conjunctivitis diphtherica

Sie ist gekennzeichnet durch **membranöse Beläge, Bindehautnekrosen** mit nachfolgendem Symblepharon, Narbenentropium u. Trichiasis, brettharte Lidschwellung u. evtl. scharf ausgestanzten Ulzerationen *(Abb. 106)* u. Hornhautulzerationen. Erreger: **Corynebacterium diphtheriae** *(Abb. 96g)*. Es besteht Meldepflicht.

Differentialdiagnose. Eine Blennorrhoe kann neben Gonokokken auch durch andere Keime (**Strepto-, Staphylo- und Enterokokken),** durch eine **Einschlußblennorrhö** (Inkubationszeit 6–10 Tage), eine **Dacryozystitis neonatorum** (siehe *Kapitel 3.3.1*) oder durch einen **Argentum-Katarrh** (Reizkonjunktivitis nach der Credéschen Prophylaxe) ausgelöst werden.

Therapie. Anfangs ist 5minütiges, später halb- und stündliches Tropfen von **Penicillin-G-Lösung,** am besten in Kombination mit **Gentamicin** (Gentamytrex, Refobacin, Gent-Ophthal) notwendig. Bei Penicillin-Allergie oder -Resistenz werden Ecolicin- oder Kanamycin-Augentropfen gegeben. Außerdem muß ein **Depot-Penicillin** (Säugling 3 Mill. I. E., Erwachsener 5 Mill. I. E.) i. m., bei Allergie oder Resistenz Gentamicin oder Erythromycin i. m. oder i. v. bis zur Abheilung verabreicht werden. Der Eiter wird mit warmer NaCl-Lösung aus dem Auge gespült.

Prophylaxe. Die Prophylaxe der Gonoblennorrhoe besteht in der gesetzlich vorgeschriebenen, einmaligen Gabe von 1%iger **Argentum-nitricum-Lösung** in den Bindehautsack des Neugeborenen (**Prophylaxe nach Credé**). Das Einträufeln eines Antibiotikums hat sich wegen bestehender und gezüchteter Resistenzen nicht generell durchsetzen können. Bei einer einseitigen Infektion wird das nichterkrankte Auge durch einen **Uhrglasverband** geschützt.

Prognose. Bei sofortiger Behandlung ist sie gut, bei Hornhautbeteiligung äußerst ernst. Deshalb ist eine frühe Diagnosestellung und bei Verdacht auf eine Gonokokken-Konjunktivitis eine stationäre Behandlung von großer Bedeutung.

5.5.3.4 Conjunctivitis diphtherica

Die seltene, meldepflichtige, meist einseitige diphtherische Konjunktivitis ist gekennzeichnet durch **Bindehautnekrosen,** die nach Abheilung Symblepharonstränge, Narbenentropium und Trichiasis zurücklassen. Auf der Bindehaut haften **membranöse Beläge.** Es besteht eine brettharte Lidschwellung und die Gefahr der Ausbildung von Hornhautulzerationen. Dabei steht meist die allgemeine Symptomatik (Fieber, Lymphknotenschwellung, diphtherischer Krupp) im Vordergrund. An der Lidhaut finden sich gelegentlich scharf ausgestanzte Ulzerationen mit festhaftenden Belägen auf dem Ulkusgrund *(Abbildung 106)*. Der Erreger ist das **Corynebacterium diphtheriae** *(Abbildung 96g)*.

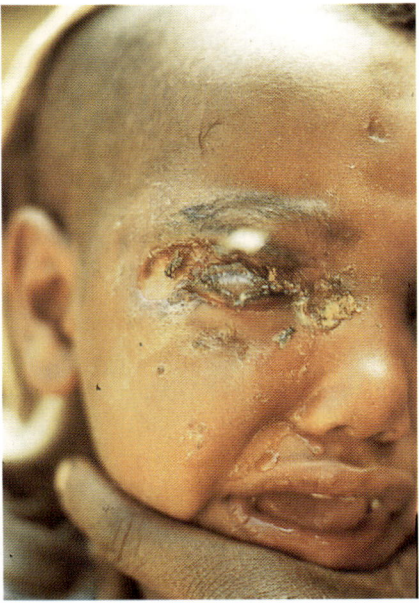

Abb. 106: Augendiphtherie mit scharf ausgestanzten Lidhautulzerationen, brettharter Lidschwellung, festhaftenden Belägen auf dem Ulkusgrund und membranösen Bindehautbelägen.

Als toxische Begleiterscheinung werden Augenmuskellähmungen und Sehnervenentzündung beobachtet. Die **postdiphtherische Akkommodationslähmung** tritt Wochen nach der Erkrankung auf und verschwindet wieder spontan (vergleiche *Kapitel 16.3.3).* Die Diagnose erfolgt durch den Abstrich.

Therapeutisch werden systemisch Diphtherieantitoxin und Antibiotika (Penicillin, Erythromycin) sowie lokal Antibiotika und Diphtherieserum verabreicht.

Komplikationen: Augenmuskellähmungen, Sehnervenentzündungen u. postdiphtherische Akkommodationslähmung.

5.5.3.5 Blepharoconjunctivitis angularis

Das Krankheitsbild wird durch **Haemophilus lacunatus (Diplobacterium Morax-Axenfeld,** *Abbildung 96e)* hervorgerufen und ist gekennzeichnet duch eine beidseitige, subakut bis chronisch verlaufende **Entzündung der Lidwinkel** mit Beteiligung der angrenzenden Lidränder und Bindehaut bei nur mäßiger Sekretion.

Die Therapie besteht in Zincum-sulfuricum- oder Gentamicin-Augentropfen. Folgenlose Abheilung.

5.5.3.5 Blepharoconjunctivitis angularis
Erreger: **Haemophilus lacunatus,** *(Abb. 96e).* Es besteht eine beidseitige **Entzündung der Lidwinkel.**

Therapie
Zink- oder Gentamicin- Augentropfen.

5.5.3.6 Koch-Weeks-Konjunktivitis

Diese in Europa seltene, in subtropischen Ländern endemische, sehr infektiöse, schleimig-eitrige, zuweilen hämorrhagische Bindehautentzündung mit Chemosis und Lidschwellung bildet Hornhautrandgeschwüre, die nach einigen Wochen problemlos abheilen. Der Erreger ist **Haemophilus aegypticus (Koch-Weeks,** *Abbildung 96f).* Es werden Tetracyclin- und Gentamicin-Augentropfen und -salben angewendet.

5.5.3.6 Koch-Weeks-Konjunktivitis
Erreger: **Haemophilus aegypticus** *(Abb. 96f).* Sehr infektiöse, schleimig-eitrige Bindehautentzündung mit gut abheilenden Hornhautgeschwüren.
Therapie
Tetrazykline u. Gentamicin lokal.

5.5.3.7 Pseudomonaden-Konjunktivitis

Pseudomonas aeruginosa (Bacterium pyocyaneum) wird in erster Linie durch nicht ausreichend steril gehaltene Augentropfflaschen und unsaubere Kontaktlinsenbehältnisse übertragen. Neben der eitrigen Bindehautentzündung entstehen durch die von den Bakterien gebildeten proteolytischen Enzyme schnell fortschreitende Hornhautgeschwüre. Eine intensive lokale Therapie mit Gentamicin oder Polymyxin B (stündliche Applikation) ist wirksam.

5.5.3.7 Pseudomonaden-Konjunktivitis

Pseudomonas aeruginosa führt schnell zu progredienten Hornhautgeschwüren.
Reservoir: **unsterile Augentropfen.**

5.5.3.8 Bindehauttuberkulose

Die Bindehautbeteiligung bei Tuberkulose ist entsprechend der Virulenz von **Mycobacterium tuberculosis** und der Immunitätslage des Organismus mannigfaltig. Es können ulzerierende *(Abbildung 107),* noduläre, granulomatöse, tumoröse oder phlyktänöse *(Abbildung 108,* vergleiche *Kapitel 5.5.7.1)* Veränderungen vorliegen.

5.5.3.8 Bindehauttuberkulose

Es bestehen ulzerierende *(Abb. 107),* noduläre, granulomatöse, tumoröse oder phlyktänöse *(Abb. 108)* Veränderungen.

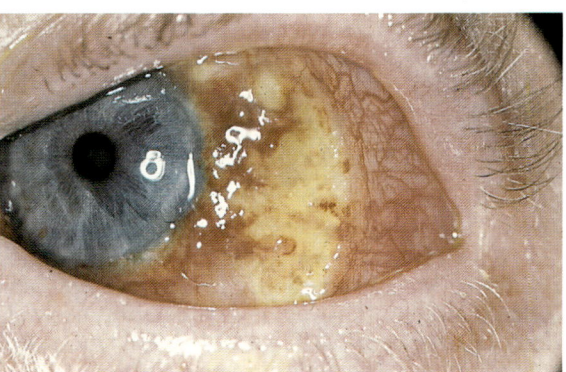

Abb. 107: Ulzerierende Bindehautveränderung bei Tuberkulose

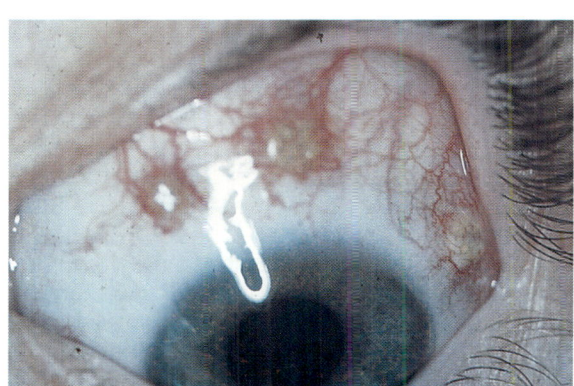

Abb. 108: Reiskorngroße, gelbliche, von Gefäßen umgebene Knötchen (Bindehautphlyktänen) bei Überempfindlichkeit gegen Mykobakterien

5.5.4 Virale Konjunktivitis

Sie tritt oft im Gefolge einer fieberhaften Allgemeinerkrankung auf. Die Absonderungen sind **serös**. Die Hornhaut ist oft mitbeteiligt.

5.5.4.1 Keratoconjunctivitis epidemica

Definition ▶

Ätiologie
Sie ist sehr kontagiös u. wird durch Tröpfcheninfektion oder direkten Kontakt übertragen. Begünstigend sind oberflächliche Bagatellverletzungen.

Klinik
Die Bindehaut ist hyperämisch u. chemotisch. **Plica semilunaris, Karunkel** u. **Lider** sind geschwollen. Das Allgemeinbefinden ist beeinträchtigt. **Lymphknotenschwellung.**

Die **Hornhaut** weist münzförmige, subepithelial gelegene Infiltrationen auf **(Keratitis nummularis,** *Abb. 140, Kapitel Hornhaut).* Nach etwa 2 Wochen gehen die Entzündungszeichen zurück.

Komplikationen
Die Hornhautinfiltrationen lassen visusbeeinträchtigende Narben zurück.

Diagnose
Sie wird durch die Hornhautbeteiligung bestätigt.
Therapie
Antibiotika zur Verhinderung einer Mischinfektion u. abschwellende, später zur Aufhellung der Hornhautnarben steroidhaltige Augentropfen.

Prophylaxe
Vorsichtiger Umgang mit Erkrankten. Da die Übertragung oft beim Augenarzt erfolgt, werden Tonometer-Meßkopf u. Hände häufig desinfiziert sowie erkrankte Patienten isoliert.

5.5.4 Virale Konjunktivitis

Eine Viruskonjunktivitis ist oft mit fieberhaften Allgemeinerkrankungen kombiniert und sehr ansteckend. Als Erreger kommen nahezu alle pathogenen Viren in Betracht, ihr Nachweis ist allerdings meist problematisch. Die Absonderungen sind überwiegend **serös**. Die Hornhaut reagiert sehr häufig in Form einer Keratitis punctata superficialis mit.

5.5.4.1 Keratoconjunctivitis epidemica

> ***Definition.*** Sie ist eine durch APC-Viren (Adeno-pharyngokonjunktivaler Befall) hervorgerufene, epidemisch auftretende, beidseitige Binde- und Hornhautentzündung, bei der Schwellungen der Plica semilunaris sowie münzförmige, subepithelial gelegene Hornhautinfiltrationen im Vordergrund stehen.

Ätiologie. Die sehr kontagiöse Erkrankung wird durch Tröpfcheninfektion und direkten Kontakt hervorgerufen. Begünstigend wirken sich dabei oberflächliche Bagatellverletzungen der Hornhaut, z.B. durch das Messen des intraokularen Druckes oder durch winzige Fremdkörper, aus. Die Inkubationszeit beträgt 8 bis 10 Tage.

Klinik. Zunächst kommt es zu einer meist einseitigen, akut einsetzenden Hyperämie und Chemosis der Konjunktiva, besonders der **Plica semilunaris** und der **Karunkel,** mit seröser Sekretion und eventuell mit kleinen Bindehautunterblutungen. Die Lidschwellung führt oft zu einer Pseudoptosis. Das zweite Auge folgt etwas später nach.

Es besteht eine grippeähnliche Mattigkeit mit Kopfschmerzen, leichtem Fieber und **Schwellung der präaurikularen Lymphknoten.**

Sehr typisch ist die **Hornhautbeteiligung.** Sie besteht in münzförmigen, subepithelial gelegenen, nicht mit Fluoreszein anfärbbaren Infiltrationen *(Abbildung 140, Kapitel Hornhaut,* siehe *Kapitel 6.5.6.3),* die aus Ansammlungen von Leuko- und Lymphozyten bestehen und zu der Krankheitsbezeichnung **Keratitis nummularis** geführt haben. Seltener liegt nur eine Keratitis punctata superficialis vor. Nach etwa 2 Wochen gehen die Entzündungszeichen zurück.

Komplikationen. Die Hornhautinfiltrationen lassen mitunter nach Abheilung runde Narben zurück, die selbst nach einer längeren Gabe von steroidhaltigen Augentropfen nicht vollständig verschwinden und die Sehschärfe auch noch nach Jahren geringgradig beeinträchtigen können.

Diagnose. Sie wird durch die Hornhautbeteiligung bestätigt.

Therapie. Ein wirksames lokales Virostatikum gibt es bislang nicht. Es werden Antibiotika zur Verhinderung einer Mischinfektion und abschwellende (Dacrin, Biciron, Ophtalmin), später zur Aufhellung der Hornhautnarben steroidhaltige Augentropfen (Efflumidex, Dexa-Biciron, Totocortin) empfohlen.

Prophylaxe. Sie ist wegen der starken Infektiosität äußerst wichtig und besteht in vorsichtigem Umgang mit Erkrankten. Gemeinsame Handtücher sollten nicht verwendet werden. Da die Übertragung oft beim Augenarzt erfolgt, müssen spezielle hygienische Maßnahmen getroffen werden (Reduzierung der Messung des Augendruckes, exakte Desinfektion des Tonometer-Meßkörpers, Isolierung der erkrankten Patienten, häufige Händedesinfektion).

5.5.4.2 Herpes conjunctivae

Meist tritt die unspezifische Konjunktivitis im Zusammenhang mit einem Lidherpes (siehe *Kapitel 2.5.4.2*) oder einer Keratitis dendritica (siehe *Kapitel 6.5.6.1*) auf. Bei einer Hornhautbeteiligung findet man darüber hinaus oft auch eine ziliare Injektion und eine herabgesetzte Sensibilität. Die Therapie besteht in der Gabe von Virostatika, z. B. Zovirax-Augensalbe oder Trifluorthymidin (TFT).

5.5.4.2 Herpes conjunctivae

Sie tritt als unspezifische Konjunktivitis bei Lidherpes oder Keratitis dendritica auf.

5.5.4.3 Zosterkonjunktivitis

Das Varizellen-Zoster-Virus führt bei einer **Windpocken**-Infektion zu phlyktäneartigen Bindehauteffloreszenzen, bei **Zoster ophthalmicus** (Gesichtsrose) zu einer unspezifischen Konjunktivitis, mitunter auch zu Entzündungen tieferer Augenabschnitte (Keratitis, Skleritis, Uveitis mit Sekundärglaukom und Vorderkammerblutungen, Augenmuskelparesen, Sehnervenentzündungen und Retinitis mit Netzhautnekrosen, vergleiche *Kapitel 6.5.6.4* und *Synopsis 14, Kapitel Hornhaut*).

5.5.4.3 Zosterkonjunktivitis

Bei einer **Windpocken**-Infektion können phlyktäneartige Bindehauteffloreszenzen, bei **Zoster ophthalmicus** eine unspezifische Konjunktivitis, mitunter auch Entzündungen tieferer Augenabschnitte auftreten *(Synopsis 14, Kapitel Hornhaut)*.

5.5.4.4 Myxo-Viren-Konjunktivitis

Influenza, Mumps, Masern und **Röteln** gehen oft mit einer katarrhalischen Konjunktivitis, fallweise auch mit Chemosis, Bindehautunterblutung und oberflächlicher Keratitis einher. Während der Eruption bei Masern kann eine bakterielle Superinfektion, insbesondere bei Vitamin-A-Mangel in Entwicklungsländern, den Verlauf erheblich komplizieren.

5.5.4.4 Myxo-Viren-Konjunktivitis

Influenza, Mumps, Masern u. **Röteln** gehen oft mit einer katarrhalischen Konjunktivitis, mitunter einer oberflächlichen Keratitis einher.

5.5.4.5 Parinaudsche Konjunktivitis

Es handelt sich dabei um eine stets **einseitige Bindehautentzündung** mit Follikelbildung und granulomatösen, später u. U. ulzerierenden Bindehautveränderungen mit **Anschwellung der präaurikularen und submandibularen Lymphdrüsen (okuloglanduläres Syndrom Parinaud).** Die Ursachen sind mannigfaltig. Neben Virusinfektionen (einseitige Keratoconjunctivitis epidemica, Katzenkratzkrankheit) kommen Tularämie, luetische Primäraffekte, Tuberkulose und Pilzinfektionen in Frage.

5.5.4.5 Parinaudsche Konjunktivitis

Stets **einseitige follikulare Bindehautentzündung** mit **Lymphknotenschwellung (okuloglanduläres Syndrom Parinaud)** bei Virusinfektionen, Tularämie, luetischen Primäraffekten, Tbc u. Pilzinfektionen.

5.5.5 Mykotische Konjunktivitis

Mykosen der Bindehaut sind selten und kommen meist mit Beteiligung anderer Augenabschnitte (Keratomykose, vergleiche *Kapitel 6.5.7*) oder im Zusammenhang mit einer mykotischen Canaliculitis (vergleiche *Kapitel 3.3.2*) vor. Sie stellen sich als umschriebene gelbliche Infiltrate, proliferative und ulzerierende Granulome, pseudomembranöse, follikuläre oder katarrhalische Bindehautveränderungen dar. Die Therapie besteht in einer lokalen Antimykotikaanwendung (Amphotericin B, Nystatin, Pimaricin).

5.5.5 Mykotische Konjunktivitis

Bindehautmykosen kommen im Zusammenhang mit Keratomykosen oder einer mykotischen Canaliculitis vor. Meist liegen umschriebene gelbliche Infiltrate oder Granulome vor.
Therapie
Lokal Antimykotika.

Merke. Antibiotika und Steroide dürfen nicht angewendet werden.

◀ **Merke**

5.5.6 Parasitäre Konjunktivis

Durch Wurmbefall können allergo-toxische Konjunktivitiden u. Lidschwellung auftreten.

5.5.6.1 Loaiasis

Makrofilarien bewegen sich im lockeren subkonjunktivalen Bindegewebe, führen zu Augenjucken u. -brennen. Sie werden chirurgisch entfernt *(Abb. 109)*.

5.5.6.2 Ophthalmomyiasis

Dringen Fliegeneier in die Bindehaut, entsteht eine Larven-Konjunktivitis.

5.5.6.3 Conjunctivitis nodosa

Raupen- bzw. Klettenhaare oder Insektenstachel verursachen eine knötchenförmige **Raupenhaarkonjunktivitis.** Werden sie nicht entfernt, gelangen sie ins Augeninnere u. führen zu einer schweren Hypopyon-Iritis **(Ophthalmia nodosa).**

5.5.7 Allergische Konjunktivitis

Überempfindlichkeit gegen Antigene.
Klinik
Bindehautentzündung mit Tränenfluß, Chemosis u. ausgeprägter Lidschwellung.

5.5.6 Parasitäre Konjunktivis

Durch Wurmbefall (Askariasis, Toxokariasis, Trichinose) können allergo-toxische Konjunktivitiden mit Chemosis, zuweilen auch mit Lidschwellung oder Entzündung tieferer Augenabschnitte, auftreten.

5.5.6.1 Loaiasis

Die Loa-loa-Filariose wird in Westafrika beobachtet. Die bis zu 7 cm großen Makrofilarien verursachen durch schnelle Bewegungen im lockeren subkonjunktivalen Bindegewebe Augenjucken und -brennen *(Abbildung 109)*. Die Würmer werden nach Lokalanästhesie mit einer Pinzette gegriffen und chirurgisch entfernt.

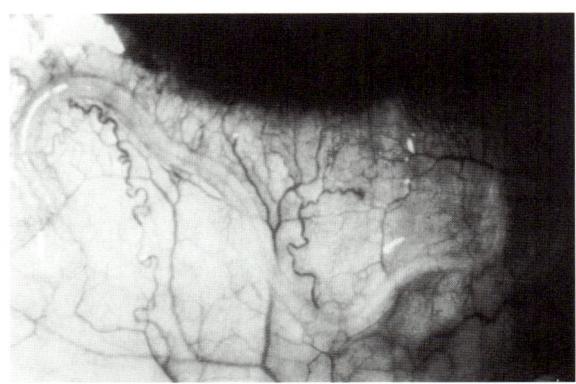

Abb. 109: Subkonjunktival gelegene Loa-loa-Filarie

5.5.6.2 Ophthalmomyiasis

Durch das Eindringen von Fliegeneiern unter die Bindehaut, in besonders schweren Fällen auch in die Orbita und das Augeninnere (vergleiche *Kapitel 4.4.4.9*) entsteht eine Larven-Konjunktivitis. Mitunter sind die Larven auf der Bindehaut sichtbar.

5.5.6.3 Conjunctivitis nodosa

Um die ins Auge gelangten Raupen- bzw. Klettenhaare oder Insektenstachel bilden sich kleine, knötchenförmige Granulationen. Die Bindehautentzündung **(Raupenhaarkonjunktivitis)** ist äußerst hartnäckig. Die rechtzeitige chirurgische Entfernung der Granulome ist notwendig, sonst können sie ins Augeninnere eindringen und zu einer schweren Hypopyon-Iritis **(Ophthalmia nodosa)** führen. Diese Gefahr besteht deshalb, weil die Raupenhaare Widerhaken besitzen, die ein weiteres Penetrieren in tieferes Gewebe begünstigen.

5.5.7 Allergische Konjunktivitis

Bei Überempfindlichkeit gegenüber Medikamenten oder bestimmten Antigenen (Pollenstaub, Bakterien) tritt eine Bindehautentzündung mit konjunktivaler Injektion, verstärktem Tränenfluß (Epiphora), Chemosis und ausgeprägter Lidschwellung (vergleiche *Kapitel 2.5.4.5*) auf.

5.5.7.1 Keratoconjunctivitis eczematosa / Keratoconjunctivitis scrofulosa / Keratoconjunctivitis phlyctaenosa

Es handelt sich um eine knötchenförmige Entzündung der Bindehaut, die hauptsächlich bei Kindern insbesondere durch eine Überempfindlichkeit gegen Mykobakterien auftritt.

In der Bindehaut liegen multiple, reiskorngroße, gelbliche Knötchen, die von Gefäßen umgeben sind (**Phlyktänen**, *Abbildung 108*). Sie verschwinden innerhalb weniger Tage komplikationslos, rezidivieren aber häufig. Gleichzeitig treten fallweise **Hornhautphlyktänen** mit Narbenbildung auf (vergleiche *Kapitel 6.5.9.2.*).

Eine ursächliche Abklärung und Behandlung sind unumgänglich. Unter der lokalen Applikation von Kortikosteroiden heilen die Phlyktänen rasch ab.

5.5.7.2 Conjunctivitis vernalis

Die Ursache ist bislang nicht schlüssig geklärt. Neben allergisch-hyperergischen Faktoren spielen auch klimatische Einflüsse eine Rolle, zumal die Bindehautentzündung vorwiegend im Frühjahr und Herbst auftritt (**Frühjahrskatarrh**). Vorwiegend sind Kinder und Jugendliche betroffen.

An der tarsalen Bindehaut des Oberlides bilden sich beidseitig rötliche, abgeplattete, **pflastersteinartige Proliferationen** aus (**tarsale Form**, *Abbildung 110*), die zu einem erheblichen Fremdkörpergefühl führen. Diese Proliferationen sind wirkliche Gewebsvermehrungen und keine Follikel. In der Bindehaut sind massenhaft eosinophile Granulozyten zu finden.

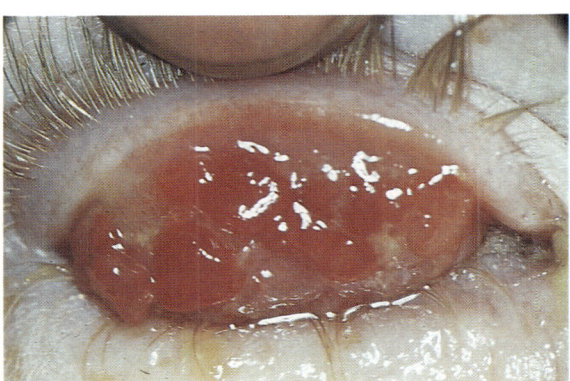

Abb. 110: Pflastersteinartige Proliferationen der tarsalen Bindehaut des ektropionierten Oberlides (tarsale Form der Conjunctivitis vernalis, Frühjahrskatarrh)

In warmen Ländern kommt es zu **ringförmigen Schwellungen der bulbären, limbusnahen Bindehaut,** die auf die Hornhaut übergreifen können (**limbale Form**). Der Verlauf ist ausgesprochen chronisch.

Therapeutisch werden abschwellende (Dacrin, Biciron, Ophtalmin), chromoglyzinhaltige (Chromohexal) oder steroidhaltige Augentropfen (Efflumidex, Dexa-Biciron, Totocortin) empfohlen. Mitunter ist eine chirurgische Abtragung oder **Kryobehandlung** der Proliferationen notwendig. Rezidive sind häufig, dennoch ist die Prognose gut.

5.5.7.1 Keratoconjunctivitis eczematosa,
– scrofulosa,
– phlyctaenosa

Multiple, reiskorngroße, gelbliche, rezidivfreudige Knötchen der Bindehaut (**Phlyktänen**, *Abb. 108*) mit Gefäßen. Tritt vorzugsweise bei Kindern durch Überempfindlichkeit gegen Mykobakterien, oft mit **Hornhautphlyktänen**, auf.
Therapie
lokale Kortikosteroidapplikation.

5.5.7.2 Conjunctivitis vernalis

Bislang unbekannte allergisch-hyperergische u. klimatische Faktoren führen zu **pflastersteinartigen Proliferationen** der tarsalen Bindehaut des Oberlids vorwiegend im Frühjahr u. Herbst (**tarsale Form des Frühjahrskatarrhs,** *Abb. 110*).

In warmen Ländern kommt es zu **ringförmigen Schwellungen der bulbären, limbusnahen Bindehaut** (limbale Form).
Therapie
abschwellende, chromoglycinhaltige oder steroidhaltige Augentropfen, evtl. chirurgische Entfernung.

5.5.7.3 Conjunctivitis follicularis

Chronisch-allergische Bindehautentzündung mit **Follikelbildung (Follikularkatarrh,** *Abb. 111*). Die Follikel schmelzen nicht ein u. führen zu keiner Narbenbildung. Eine Behandlung ist meist nicht notwendig.

5.5.7.3 Conjunctivitis follicularis

Bei dieser chronisch-allergischen Form der Bindehautentzündung steht die Ausbildung von **Follikeln,** insbesondere in den Übergangsfalten, im Vordergrund **(Follikularkatarrh,** *Abbildung 111*). Die Follikel sind denen bei Trachom ähnlich, schmelzen aber nicht ein und führen zu keiner Narbenbildung.

Eine Behandlung ist meist nicht notwendig, der Verlauf zieht sich oft über Jahre hin.

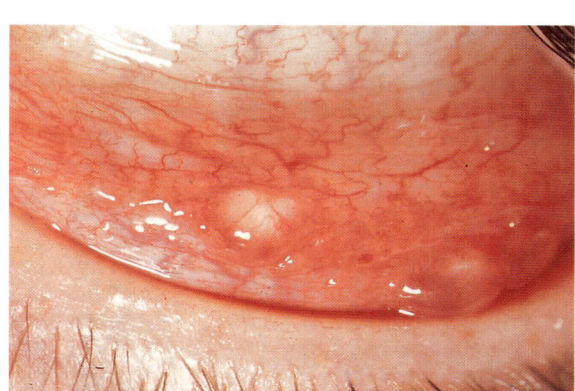

Abb. 111: Follikelbildung der unteren Umschlagsfalte der Bindehaut (Conjunctivitis follicularis, Follikularkatarrh)

5.5.7.4 Großfollikuläre Konjunktivitis bei Kontaktlinsenträgern

Nach jahrelangem Tragen von weichen Kontaktlinsen bilden sich pflastersteinartige Schwellungen der tarsalen Bindehaut des Oberlides aus.

5.5.7.4 Großfollikuläre Konjunktivitis bei Kontaktlinsenträgern

Nach jahrelangem Tragen von weichen Kontaktlinsen können sich pflastersteinartige Schwellungen der tarsalen Bindehaut des Oberlides ausbilden, die denen der tarsalen Form bei Conjunctivitis vernalis ähneln. Möglicherweise wirken dabei denaturierte Proteine auf der Kontaktlinsenoberfläche als Antigen (vergleiche *Kapitel 16.5.2.5*).

5.5.7.5 Reiter-Syndrom

Konjunktivitiden als allergische bzw. bakteriotoxische Komplikation treten nach urethritischen oder intestinalen Infekten auf.

5.5.7.5 Reiter-Syndrom

Konjunktivitiden, mitunter auch Iridozyklitiden werden als allergische bzw. bakteriotoxische Spätkomplikation nach urethritischen oder intestinalen Infekten, insbesondere der Ruhr, beobachtet. Rezidive sind häufig (vergleiche *Kapitel 9.5.3.1*).

Merke ▶

> **Merke.** Das Reiter-Syndrom ist durch die Trias Konjunktivitis oder Iridozyklitis, Urethritis und Polyarthritis gekennzeichnet.

5.5.8 Konjunktivitis bei Hauterkrankungen / okulomukokutane Syndrome

Erkrankungen, die Haut, Schleimhaut u. Bindehaut betreffen, evtl. mit Hornhautbeteiligung. Neben den unten erwähnten Erkrankungen gehören die Tbc, Lues, Sarkoidose, Virusinfektionen u. das Reiter-Syndrom dazu.

5.5.8 Konjunktivitis bei Hauterkrankungen / okulomukokutane Syndrome

Es gibt eine Reihe von Erkrankungen, die Haut, Schleimhaut und Bindehaut gleichermaßen betreffen. Mitunter findet sich zusätzlich auch eine Hornhautbeteiligung.

Hierzu gehören neben den unten aufgeführten Erkrankungen die Tuberkulose, Lues, viele Virusinfektionen, aber auch die Rosacea, das Boecksche Sarkoid, das generalisierte Arzneimittelexanthem und das Reiter-Syndrom. Die Ursache ist die gemeinsame ektodermale Herkunft des Epithels.

5.5.8.1 Stevens-Johnson-Syndrom / Fuchs-Syndrom

> **Definition.** Dieses polyätiologische Krankheitsbild ist gekennzeichnet durch erythemato-papulöse Effloreszenzen mit Blasenbildung und Nekrosen der Haut, Schleimhaut und auch der Bindehaut mit der Gefahr der Symblepharonbildung.

Ätiologie. Es handelt sich wahrscheinlich um ein infektionstoxisches immunologisches Krankheitsgeschehen nach viralen (Herpes) oder bakteriellen Infektionen (Streptokokken) oder um eine allergisch-hyperergische Reaktion auf Antibiotika oder Sulfonamide.

Klinik. Die Bindehaut ist chemotisch und bildet **Blasen,** die Konjunktivitis läuft **pseudomembranös, ulzerierend oder nekrotisierend** ab. Mitunter finden sich flache Hornhautulzerationen.

Diese schwere Bindehautentzündung ist Ausdruck einer generalisierten Erkrankung der Haut und Schleimhaut **(Erythema exsudativum multiforme)** mit Fieber und Herz-Kreislaufkomplikationen.

Komplikationen. Aus dem entzündungsbedingten Verlust der Becherzellen kann ein **Sicca-Syndrom** resultieren (vergleiche *Kapitel 5.5.1.5* und *3.4.5*). Bindehautnekrosen bilden nach Abheilung **Symblepharonstränge,** die zu Lidfehlstellungen mit Trichiasis und Motilitätseinschränkung des Bulbus führen. Intraokulare Komplikationen sind selten.

Therapie. Die Therapie besteht in der häufigen Reinigung der Konjunktiven von Fibrin und Schleim und der Gabe von steroidhaltigen (Hydrokortison) oder indifferenten (Bepanthen) Augensalben ohne antibiotische Zusätze.

Prognose. Sie ist quoad vitam et visum zweifelhaft.

5.5.8.2 Lyell-Syndrom

Die Ursachen und klinischen Symptome von Stevens-Johnson- und Lyell-Syndrom sind ähnlich, auch wenn das Lyell-Syndrom akuter und schwerer verläuft und eine höhere Letalität besitzt. Die Haut einschließlich der Lider hebt sich in großen Blasen ab **(Syndrom der verbrannten Haut),** die ophthalmologischen Komplikationen entsprechen denen des Stevens-Johnson-Syndroms.

5.5.8.3 Okulares Pemphigoid / essentielle Bindehautschrumpfung

> **Definition.** Durch eine chronische, autoimmunologisch bedingte Bindehautentzündung kommt es zur Verödung und Schrumpfung des Bindehautsackes mit Hornhautnarben und Erblindung.

Ätiologie. Es handelt sich um eine Autoimmunerkrankung, an der meist Frauen jenseits des 60. Lebensjahres erkranken. Antikörper gegen die Basalmembran der Bindehaut und anderer Schleimhäute lassen sich nachweisen.

5.5.8.1 Stevens-Johnson-Syndrom / Fuchs-Syndrom

◄ Definition

Ätiologie
Wahrscheinlich infektionstoxisch-immunologisches oder allergisch-hyperergisches Krankheitsgeschehen.

Klinik
Im Zusammenhang mit generalisierten Haut- u. Schleimhauterkrankungen **(Erythema exsudativum multiforme)** bildet die Bindehaut **Blasen, Pseudomembranen, Ulzerationen** oder **Nekrosen** aus.

Komplikationen
Sicca-Syndrom u. durch Bindehautnekrosen **Symblepharonstränge** mit Lidfehlstellungen, Trichiasis u. Motilitätseinschränkung des Bulbus.

Therapie
Häufige Reinigung der Konjunktiven u. Gabe von steroidhaltigen oder indifferenten Augensalben.

Prognose
Sie ist quoad vitam et visum zweifelhaft.

5.5.8.2 Lyell-Syndrom

Ursachen und Symptomatik ähneln dem Stevens-Johnson-Syndrom, der Verlauf ist schwerer. Die Lidhaut hebt sich blasenförmig ab **(Syndrom der verbrannten Haut).**

5.5.8.3 Okulares Pemphigoid / essentielle Bindehautschrumpfung

◄ Definition

Ätiologie
Autoimmunerkrankung, bei der Antikörper gegen die Basalmembran der Bindehaut gebildet werden.

Klinik. Die Beschwerden und die Klinik entsprechen zunächst denen einer chronischen, in Schüben verlaufenden Bindehautentzündung mit der Ausbildung von **subepithelialen Blasen,** die oft nur im akuten Schub klinisch sichtbar werden. Mitunter ist die Sekretion zähflüssig-schleimig.

Innerhalb von Monaten oder Jahren bilden sich subepithelial gelegene Narbenstränge aus, die schrumpfen und zu **Symblepharonbildung** und einer **Abflachung der Übergangsfalten** führen. Der Schrumpfungsprozeß der Bindehaut kann so weit fortschreiten, daß die Lider unmittelbar an die Hornhaut gezogen werden. Durch die Degeneration der Becherzellen trocknet das Auge aus (schweres **Sicca-Syndrom),** die **Trichiasis** führt zu ständigen Hornhautalterationen. Im Endstadium findet man einen bis zum Limbus eingemauerten Augapfel und dichte Hornhautnarben, die zur Erblindung führen *(Abbildung 112).*

Andere Schleimhäute des Körpers können ebenfalls subepitheliale Blasen aufweisen, der Bindehautbefall steht allerdings im Vordergrund **(Pemphigus conjunctivae).**

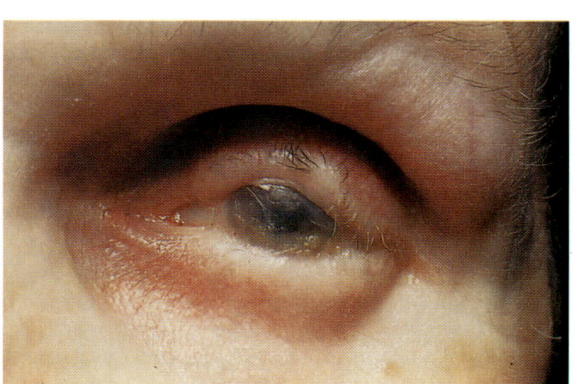

Abb. 112: Bindehautschrumpfung mit Einmauerung des Bulbus, Trichiasis und Hornhautnarben bei okularem Pemphigoid (essentielle Bindehautschrumpfung)

Therapie. Die medikamentöse Therapie beschränkt sich auf die Gabe von Tränenersatzmitteln. Chirurgische Eingriffe oder eine lokale Steroidtherapie können den Prozeß nicht aufhalten, mitunter aber eine langandauernde **immunsuppressive Behandlung.** Lidfehlstellungen müssen operativ korrigiert werden. Beim Vorliegen von dichten Hornhautnarben ist eine Keratoplastik wegen des Sicca-Syndroms problematisch.

Prognose. Sie ist quoad vitam günstig (im Gegensatz zum Pemphigus vulgaris), quoad visum ungünstig.

5.5.8.4 Pemphigus vulgaris

Der Pemphigus vulgaris geht mit Augenveränderungen einher, die denen beim okularen Pemphigoid ähneln. Allerdings liegen die **Blasen** nicht sub-, sondern **intraepithelial,** die Bildung konjunktivaler Narben mit all ihren begleitenden Komplikationen bleibt aus. Aus diesem Grunde ist die Prognose, was das Sehen anbetrifft, wesentlich günstiger.

5.5.9 Tumoren

5.5.9.1 Bindehautzyste

Sie entsteht spontan, posttraumatisch, meist jedoch postoperativ und führt zu Fremdkörpergefühl, mitunter auch zu Bindehautreizungen. Es handelt sich um flüssigkeitsgefüllte Einschlüsse des Konjunktivalepithels *(Abbildung 113)*, die bei Beschwerden nach Tropfanästhesie aufgestochen, bei Rezidiven chirurgisch entfernt werden können.

5.5.9 Tumoren

5.5.9.1 Bindehautzyste

Sie entsteht spontan, posttraumatisch, meist postoperativ u. stellt einen flüssigkeitsgefüllten Einschluß von Konjunktivalepithel dar *(Abb. 113)*.

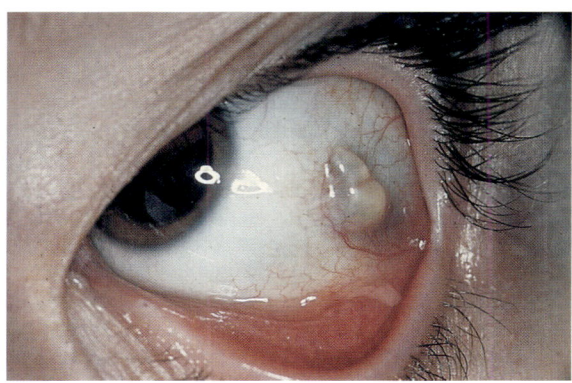

Abb. 113: Spontan entstandene, harmlose Bindehautzyste

5.5.9.2 Melanosis conjunctivae

Es handelt sich um flächenhafte, kaum prominente, bräunliche, z. T. plaqueartige Pigmentierungen *(Abbildung 114)*, die auch die Hornhaut und die Lidkante mit einbeziehen können. Die Pigmentierungen sind im Gegensatz zu Veränderungen der Sklera mit der Bindehaut verschieblich. Sie können angeboren oder erworben sein; insbesondere bei letzterer Form ist ein Übergang in ein **malignes Bindehautmelanom** möglich, welches deutlich prominent oder gestielt ist und chirurgisch entfernt, bei großer Ausdehnung mehrfach kryotherapiert werden muß. Eine exakte Befunddokumentation und regelmäßige Kontrollen sind unbedingt erforderlich.

5.5.9.2 Melanosis conjunctivae

Diese flächenhaften, kaum prominenten, bräunlichen, verschieblichen Pigmentierungen *(Abb. 114)* können in ein **malignes Bindehautmelanom** übergehen, welches deutlich prominent ist u. chirurgisch entfernt oder kryotherapiert werden muß. Regelmäßige Kontrollen!

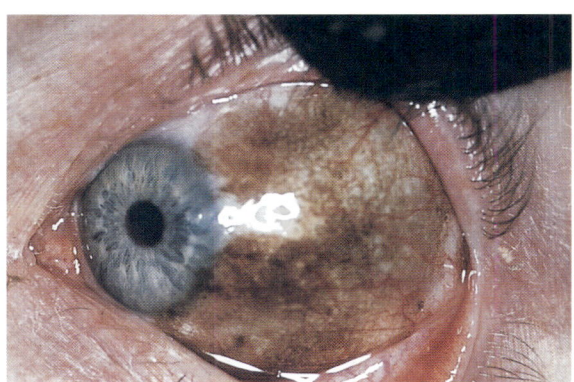

Abb. 114: Flächenhafte, nicht prominente, scharfrandige Bindehautpigmentierung (Melanosis conjunctivae)

5.5.9.3 Bindehautnävus

Nävi liegen meist im temporalen Lidspaltenbereich, sind pigmentiert sowie erhaben *(Abb. 115)* u. können maligne entarten. Regelmäßige Kontrollen.

5.5.9.3 Bindehautnävus

Diese meist im temporalen Lidspaltenbereich gelegenen, gutartigen, mehr oder weniger pigmentierten, leicht erhabenen Pigmentflecken *(Abbildung 115)* sind oft angeboren, können sich aber im Laufe des Lebens vergrößern. Da sie in seltenen Fällen maligne entarten, ist eine Kontrolle, bei deutlicher Größenzunahme oder Entzündungszeichen eine Exzision notwendig.

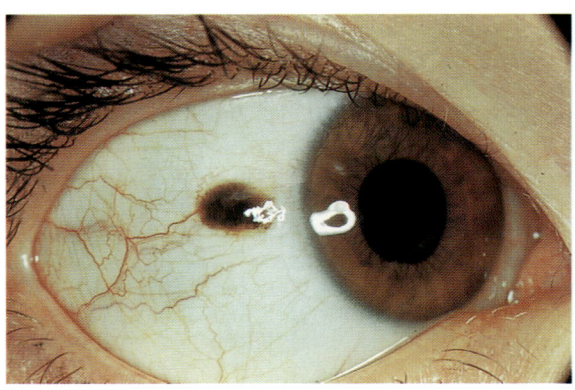

Abb. 115: Stark pigmentierter, leicht prominenter, kontrollbedürftiger Bindehautnävus in der temporalen Lidspalte

5.5.9.4 Epibulbäres Dermoid

Solider, runder, graugelblicher oder weißlicher, angeborener Tumor im Bereich des Limbus, der ins Hornhautstroma vorwächst *(Abb. 150, Kapitel Hornhaut)* u. bei der **Dysplasia auriculo-ocularis** auftritt.

5.5.9.4 Epibulbäres Dermoid

Es ist ein solider, runder, graugelblicher oder weißlicher angeborener Tumor im Bereich des Limbus, der unterschiedlich tief und weit ins Hornhautstroma vorwachsen kann (vergleiche *Kapitel 6.5.11.1* und *Abbildung 150, Kapitel Hornhaut*). Der gutartige Tumor wird auch bei der **Dysplasia auriculo-ocularis (Goldenhar,** vergleiche *Kapitel 4.4.1.1.4)* beobachtet.

Histologisch finden sich alle Bestandteile der verhornenden Kutis, z. B. Haarfollikel, Haare und Zahnkeime.

5.5.9.5 Hämangiom

Hämangiome der Conjunctiva bulbi et tarsi *(Abb. 116 u. 117)* bestehen oft seit Geburt, wachsen im frühen Kindesalter, bilden sich aber später oft spontan zurück. Bei fehlender Rückbildung werden sie exzidiert.

5.5.9.5 Hämangiom

Hämangiome kommen als umschriebene, weiche, dunkelrotblaue Knoten *(Abbildung 116)* oder als sich flächenhaft ausbreitende Tumoren *(Abbildung 117)* der Bindehaut vor. Sie bestehen oft seit Geburt oder entwickeln sich im frühen Kindesalter, bilden sich jedoch in vielen Fällen spontan zurück. Sie treten gleichermaßen an den Conjunctivae bulbi und tarsi auf und zeigen einen kapillaren oder kavernösen Aufbau.

Erfolgt die spontane Rückbildung nicht oder nur unvollkommen, ist eine Exzision im Gesunden notwendig.

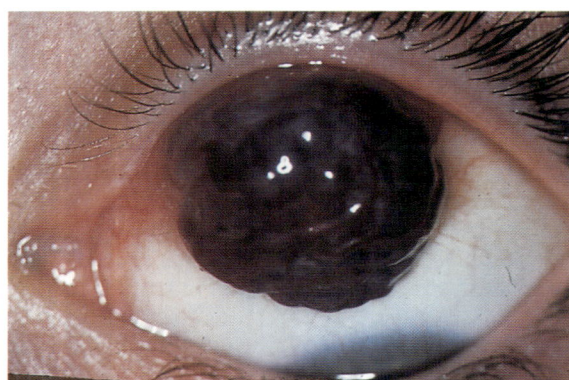

Abb. 116: Stark prominentes kavernöses Hämangiom der tarsalen oberen Bindehaut

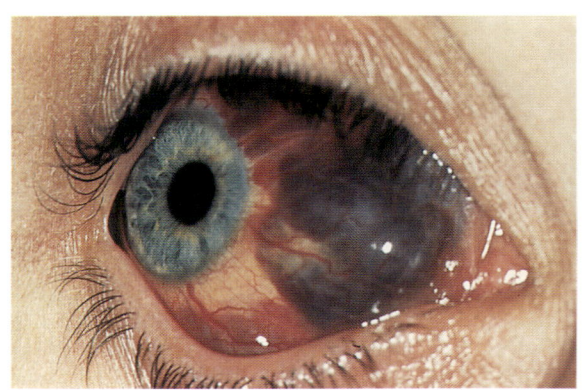

Abb. 117: Flaches kapillares Hämangiom der bulbären Bindehaut

5.5.9.6 Karzinom

Es handelt sich meist um verhornende Plattenepithelkarzinome, die sich aus einer Präkanzerose, meist einem **intraepithelialen Carcinoma in situ (Bowen's disease,** *Abbildung 118*) entwickeln. Diese intraepithelialen Epitheliome sind vorwiegend am Limbus corneae lokalisiert, grauweiß und besitzen eine unregelmäßig höckrige Oberfläche (vergleiche *Kapitel 6.5.10.3*). Histologisch handelt es sich um ein Carcinoma in situ.

Die Therapie besteht in einer frühzeitigen Exzision mit Nachbestrahlung, bei stärkerer Infiltration der Umgebung und Wachstum in die Tiefe in einer Enukleation.

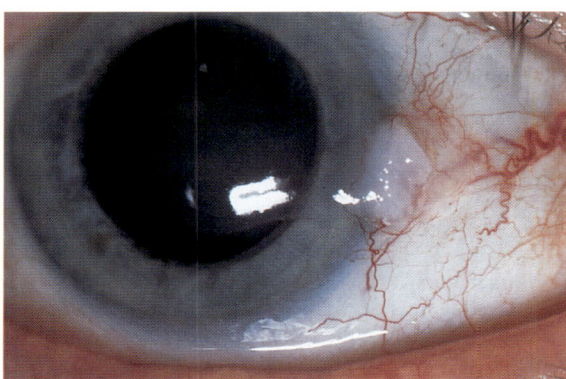

Abb. 118: Bindehautkarzinom am Limbus corneae, das sich aus einem intraepithelialen Carcinoma in situ (Bowen's disease) entwickelt hat

5.5.9.7 Lymphom

Die überschießende Bildung von lymphoiden Zellen kann sich als **lymphoide Hyperplasie (Lymphadenose), lymphatisch-leukämische Infiltration, Lymphogranulomatose (M. Hodgkin), Lymphosarkom** oder **Retikulosarkom** darstellen. Die Differenzierung der einzelnen Formen und die Bestimmung des Malignitätsgrades ist nur immunhistologisch möglich.

Klinisch handelt es sich meist um langsam wachsende, oft gelbliche, gallertartige Tumoren, die nicht selten in die Orbita hineinreichen (*Abbildung 119,* vergleiche *Kapitel 4.4.6.4* und *4.4.6.5*). Da Lymphome strahlenempfindlich sind, werden nach einer Probeexzision meist Strahlen- und Chemotherapie miteinander kombiniert.

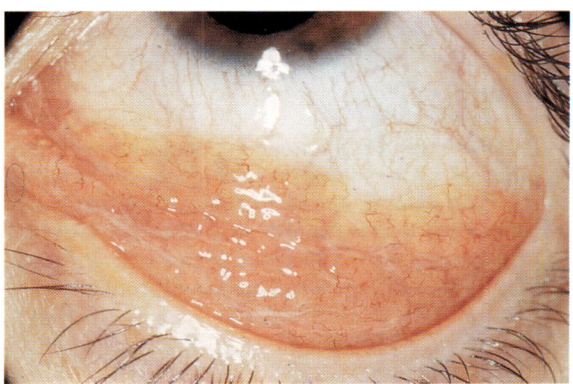

Abb. 119: Lymphatischer Tumor der unteren Umschlagfalte

5.5.9.8 Papillom

Es kann von der Conjunctiva bulbi oder tarsi ausgehen und auch auf die Kornea überwachsen (vergleiche *Kapitel 6.5.11.2, Abbildung 151, Kapitel Hornhaut*). Der Tumor besitzt eine grau-rote Farbe, eine höckrige Oberfläche und einen auffälligen Kapillarreichtum. Tiefere Augenabschnitte werden nicht infiltriert. Klinisch kann er einem Bindehautkarzinom ähneln, so daß die Diagnose unbedingt histologisch gesichert werden muß.

5.5.9.6 Karzinom

Meist verhornende Plattenepithelkarzinome, die sich aus einer Präkanzerose, einem **intraepithelialen Carcinoma in situ (Bowen's disease,** *Abb. 118*) entwickeln. Sie müssen frühzeitig exzidiert u. nachbestrahlt werden, bei Wachstum in die Tiefe ist eine Enukleation notwendig.

5.5.9.7 Lymphom

Es tritt als **lymphoide Hyperplasie (Lymphadenose), lymphatisch-leukämische Infiltration, M. Hodgkin, Lympho-** oder **Retikulosarkom** in Erscheinung.

Klinisch handelt es sich oft um gelbliche, gallertartige Tumoren, die in die Orbita hineinreichen (*Abb. 119*).
Therapie
Strahlen- u. Chemotherapie.

5.5.9.8 Papillom

Der Tumor besitzt eine graurote Farbe, höckrige Oberfläche sowie reichlich Gefäße u. wächst oft auf die Kornea über (*Abb. 151, Kapitel Hornhaut*).
Differentialdiagnose
Bindehautkarzinom!

5.6 Verletzungen

5.6.1 Hyposphagma

Traumatisch bedingte Bindehautunterblutungen *(Abb. 95)* resorbieren sich rasch.
Therapie
feuchte Umschläge u. Heparin-Augentropfen.

Ein praktischer Tip ▶

Der klinische Fall ▶

5.6 Verletzungen

5.6.1 Hyposphagma

Traumatisch bedingte Bindehautunterblutungen *(Abbildung 95)* treten insbesondere nach Augapfelkontusionen, Schnitt- und Fremdkörperverletzungen, aber auch bei Schädelbasisbrüchen und Orbitafrakturen auf. Eine Therapie erübrigt sich meist; zur Resorptionsförderung können aber feuchte Umschläge sowie Heparin-Augentropfen und -salbe angewendet werden.

Ein praktischer Tip: Stets sollte man sich durch Sondierung und Verschiebung der Bindehaut auf ihrer Unterlage nach Tropfanästhesie davon überzeugen, daß die unter dem Hyposphagma liegende Sklera unverletzt ist. Andernfalls würde eine gedeckte Skleraperforation vorliegen, die chirurgisch versorgt werden müßte (vergleiche *Kapitel 7.4*).

Der klinische Fall. Ein 60jähriger Mann sucht wegen eines »roten Auges« und einer Sehverschlechterung links nach einem Boxschlag den Augenarzt auf. Bei der Untersuchung ist die Bindehaut des linken Auges unterblutet *(Abbildung 95)*, die Sehschärfe beträgt nur Fingerzählen, die Lichtscheinprojektion ist richtig, die Tension weich; das rechte Auge zeigt keinerlei pathologische Veränderungen. In medikamentöser Mydriasis kann der Fundus wegen einer Glaskörpereinblutung nicht eingesehen werden. Daraufhin wird in Lokalanästhesie die Bindehaut eröffnet, da der Verdacht auf eine **gedeckte Skleraperforation** besteht und eine Verschiebung der Bindehaut über der Sklera mit einer Sonde keinen eindeutig pathologischen Befund ergibt. Bei 12 Uhr stellt sich 2 mm vom Limbus entfernt eine Sklerawunde dar, die sich über 3 Stunden ausdehnt und chirurgisch versorgt wird. Nach zwei Wochen kommt es zur Resorption der Glaskörpereinblutung mit einem Visusanstieg auf 0,8. Die Netzhaut ist nicht von ihrer Unterlage abgehoben. Innerhalb der nächsten 6 Monate tritt eine allmähliche Visusreduktion auf, die durch eine Cataracta traumatica (vergleiche *Kapitel 8.5.8.1*) bedingt ist und erfolgreich operiert werden kann.

5.6.2 Bindehautemphysem

5.6.2 Bindehautemphysem

Es tritt bei Siebbeinfrakturen auf u. bildet sich innerhalb von wenigen Tagen zurück. Oft liegt auch ein Lidemphysem vor.
Bei Orbitafrakturen sind eine HNO-ärztliche Mitbehandlung u. Antibiotikagabe erforderlich.

Es tritt bei Frakturen der Lamina papyracea des Siebbeines nach Eindringen von Luft aus den Nasennebenhöhlen unter die Bindehaut beim Schneuzen oder im Zusammenhang mit Lidwunden auf und bildet sich innerhalb von wenigen Tagen zurück. Oft liegt gleichzeitig ein Lidemphysem vor (vergleiche *Kapitel 2.6*). Übt man einen geringen Druck auf den Bulbus aus, entsteht ein leichtes Knistern. Das Emphysem ist meist scharf begrenzt, subkonjunktival sind feine Luftblasen sichtbar. Bei Orbitafrakturen sind eine Mitbehandlung durch den HNO-Kollegen sowie eine antibiotische Abschirmung erforderlich.

5.6.3 Bindehautfremdkörper

5.6.3 Bindehautfremdkörper

Bindehautfremdkörper *(Abb. 120)* führen zu einem konjunktivalen Reizzustand **(Conjunctivitis traumatica)** u. zu einer Abwehrtrias. Nach Tropfanästhesie werden sie mit einer Pinzette oder einem Watteträger entfernt.

Fremdkörper werden oft mit dem Wind ins Auge getragen oder gelangen bei der Bearbeitung von Metall oder Holz auf die Konjunktiva *(Abbildung 120)*. Getreidegrannen haken sich oft an der Bindehaut fest. Neben einem konjunktivalen Reizzustand **(Conjunctivitis traumatica)** besteht meist eine Abwehrtrias (Lidkrampf, Lichtscheu, Tränenfluß). Bindehautfremdkörper lassen sich gut nach Tropfanästhesie mit einer Pinzette oder einem Watteträger entfernen.

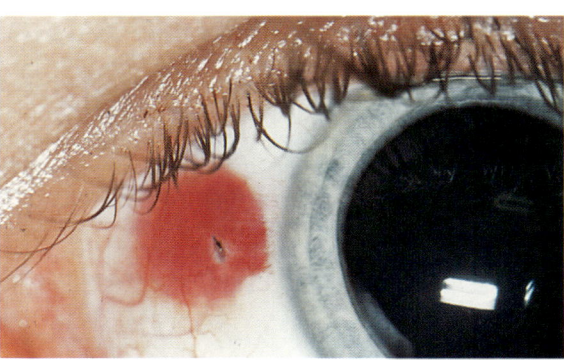

Abb. 120: Metallischer Bindehautfremdkörper mit umschriebenem Hyposphagma ohne Skleraperforation

5.6.4 Bindehautwunde

Bindehautschnitt-, -riß- und -quetschwunden sind häufig, meist liegt gleichzeitig ein Hyposphagma vor. Sie haben eine ausgesprochen gute Heilungstendenz und müssen nur bei größerer Ausprägung und klaffenden Wundlefzen chirurgisch versorgt werden. Die Gabe von antibiotischen Augentropfen soll Infektionen verhindern.

Merke. Stets muß geklärt werden, ob ein ausreichender Impfschutz gegenüber Tetanusinfektionen besteht.

5.6.5 Keratoconjunctivitis photoelectrica

Durch längere Exposition des ungeschützten Auges mit ultravioletten Strahlen (Schweißarbeiten, Höhensonne, im Hochgebirge) entsteht eine Bindehautreizung sowie eine Keratitis punctata superficialis mit massivsten Beschwerden und Reiztrias (vergleiche *Kapitel 6.6.6.*).

5.6.6 Verätzungen / Verbrennungen

Zu Bindehautverätzungen und -verbrennungen siehe *Kapitel 6.6.2* und *6.6.3*.

5.6.4 Bindehautwunde

Bindehautschnitt-, -riß- u. -quetschwunden führen meist zu einem Hyposphagma. Sie haben eine gute Heilungstendenz u. müssen selten chirurgisch versorgt werden.
Therapie
lokal Antibiotika.

◄ **Merke**

5.6.5 Keratoconjunctivitis photoelectrica

Eine Exposition des ungeschützten Auges mit ultravioletten Strahlen führt zu Bindehautreizung u. Keratitis punctata superficialis mit massivsten Beschwerden u. Reiztrias.

5.6.6 Verätzungen / Verbrennungen
Siehe *Kap. 6.6.2* u. *6.6.3*.

6   Hornhaut (Kornea)

6.1 Anatomie

Die Hornhaut ist uhrglasförmig in die Lederhaut eingepaßt, ihre Übergangszone wird als **Limbus corneae** bezeichnet.

Zum histologischen Aufbau siehe *Synopsis 10:* Das mehrschichtige **Epithel** ist sehr regenerationsfreudig. Bei Verletzung des **Hornhautparenchyms** erfolgt eine Defektheilung mit Narbenbildung.

Das Hornhautparenchym besteht aus Keratozyten u. kollagenen Fibrillen, die miteinander verwoben sind. Die **Bowmansche Membran (Lamina limitans externa)** ist der äußere Teil, die **Descemetsche Membran (Lamina limitans interna)** der innere Teil des Stromas.
Die Descemetsche Membran ist regenerationsfähig, die Bowmansche Membran nicht.

6 Hornhaut (Kornea)

6.1 Anatomie

Die Hornhaut ist wie ein Uhrglas keilförmig in die Lederhaut eingesetzt, ihre etwa einen Millimeter breite Übergangszone wird als **Limbus corneae** bezeichnet. Oberflächlich inseriert hier auch die Conjunctiva bulbi. Der normale **Durchmesser** der Hornhaut beträgt beim **Erwachsenen 10 bis 12 mm,** beim **Neugeborenen 8 bis 10 mm,** wobei der horizontale Durchmesser nicht selten etwas größer ist als der vertikale. Ihre Form ist meniskusartig, da sie im Zentrum eine Dicke von etwa 0,6 mm, in der Peripherie etwa 1,0 mm besitzt.

Der histologische Aufbau einschließlich der morphologischen Veränderungen bei entsprechenden Schädigungen ist in der *Synopsis 10* zusammengestellt: Das locker auf seiner Unterlage aufsitzende mehrschichtige **Epithel** ist sehr regenerationsfreudig und vermag sich bei kleinen Läsionen innerhalb von wenigen Stunden neu zu bilden. Bei Beteiligung des **Hornhautparenchyms (Hornhautstroma, Substantia propria corneae)** erfolgt allerdings eine Defektheilung mit Narbenbildung, die das Sehen beeinträchtigt.

Eine kleinere Narbe wird als **Nubecula** bzw. **Macula,** eine größere als **Leukom** bezeichnet.

Das Hornhautparenchym besteht vorwiegend aus Hornhautzellen (Keratozyten) und aus kollagenen **Fibrillen,** die sich zum Epithel und zum Endothel hin verdichten und die **Bowmansche Membran (Lamina limitans externa)** bzw. die **Descemetsche Membran (Lamina limitans interna)** bilden. Die Descemetsche Membran ist im Gegensatz zur Bowmanschen Membran regenerationsfähig.

Die Fibrillen sind untereinander zu Stromalamellen verwoben, die zentral eine vorwiegend radiäre, peripher eine zirkuläre Anordnung besitzen. Interfibrillär sind **Proteoglykane** eingelagert, die mit ihrer konstanten Molekülgröße für einen gleichbleibenden Abstand zwischen den Kollagenfibrillen sorgen und Wasser binden können.

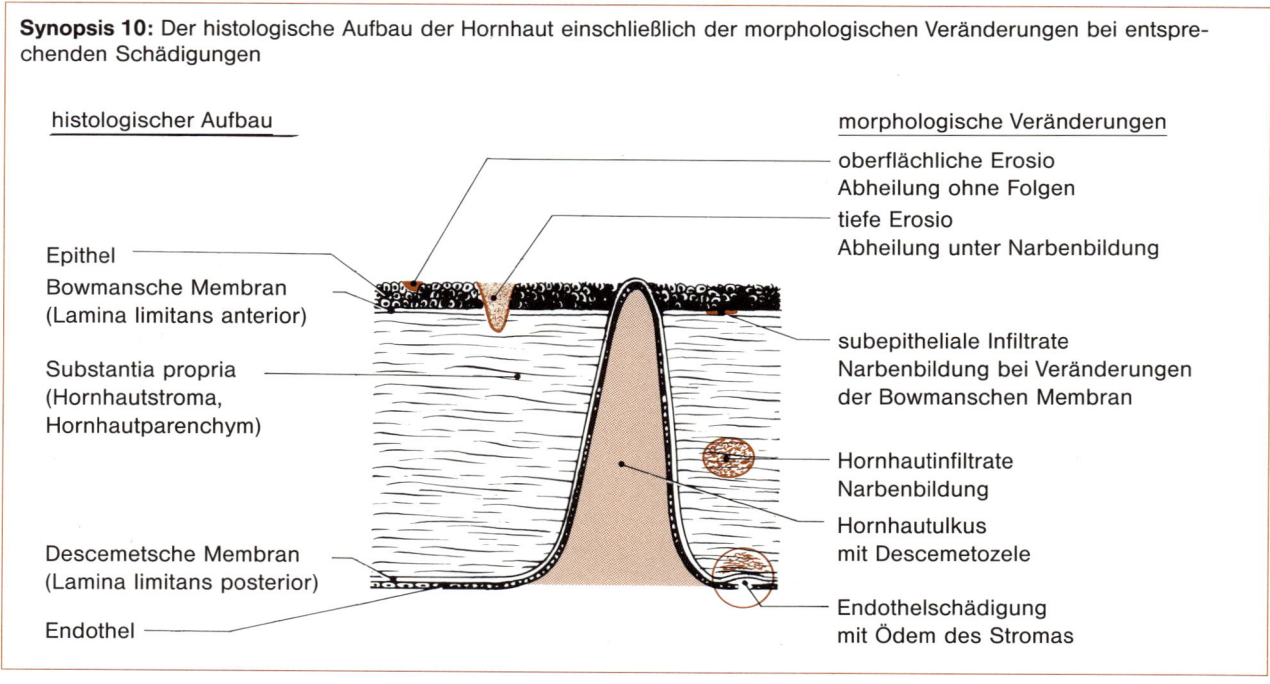

Synopsis 10: Der histologische Aufbau der Hornhaut einschließlich der morphologischen Veränderungen bei entsprechenden Schädigungen

histologischer Aufbau

Epithel
Bowmansche Membran
(Lamina limitans anterior)

Substantia propria
(Hornhautstroma,
Hornhautparenchym)

Descemetsche Membran
(Lamina limitans posterior)

Endothel

morphologische Veränderungen

oberflächliche Erosio
Abheilung ohne Folgen

tiefe Erosio
Abheilung unter Narbenbildung

subepitheliale Infiltrate
Narbenbildung bei Veränderungen
der Bowmanschen Membran

Hornhautinfiltrate
Narbenbildung

Hornhautulkus
mit Descemetozele

Endothelschädigung
mit Ödem des Stromas

Befindet sich ein größerer Substanzdefekt in der Hornhaut, der bis zur Descemetschen Membran reicht, wölbt sich diese auf Grund ihrer enormen Elastizität nach außen (Descemetozele). Es besteht akute Perforationsgefahr! Das **Hornhautendothel** besteht aus einer einschichtigen Lage von hexagonalen Zellen, wie aus *Abbildung 121* links ersichtlich ist.

Bei entsprechender optischer Vergrößerung sind die größeren Hornhautnerven, die aus den Ziliarnerven bzw. dem ersten Ast des N. trigeminus stammen, subepithelial sichtbar.

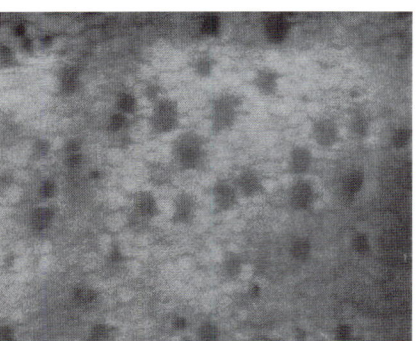

Abb. 121: Linkes Bild zeigt normales Hornhautendothel mit hexagonalen Zellen; rechtes Bild zeigt Verminderung der Endothelzellzahl (Cornea guttata, vergleiche *Kapitel 6.5.2.7*)

6.2 Embryologie

Die Hornhaut wird zusammen mit der Lederhaut im 2. Embryonalmonat angelegt. Das Epithel ist ektodermaler Herkunft, die die gelegentliche Hornhautbeteiligung bei endogenen Hauterkrankungen erklärt. Alle tieferen Hornhautabschnitte stammen vom Mesenchym ab.

6.3 Physiologie

Die Hornhaut ist transparent und gefäßfrei, ihre Ernährung erfolgt über das **Kammerwasser,** die **Tränenflüssigkeit** und das Gefäßsystem der Bindehaut, das am Limbus corneae ein arkadenartiges **Randschlingennetz** bildet.

Das **Endothel** ist für den Stoffaustausch zwischen Kornea und Kammerwasser verantwortlich und wirkt darüber hinaus als Diffusionsbarriere, die das Kammerwasser daran hindert, in das Hornhautparenchym einzudringen.

Durch den aktiven An- (Glukose) und Abtransport (Laktat) von Stoffwechselprodukten leisten Endothel und Epithel einen entscheidenden Anteil für die ständige Dehydratation der Hornhaut **(Ionenpumpe).** Ist eine der beiden Hornhautgrenzschichten geschädigt, kommt es nicht selten zu einem erheblichen Hornhautödem (vergleiche *Kapitel 6.5.2.7*).

Das **Epithel** wirkt darüber hinaus als Infektionsschranke und verhindert das Eindringen der Tränenflüssigkeit. Es ist hydrophob und wird erst durch die Benetzung durch das von den Becherzellen der Bindehaut gebildete Muzin hydrophil.

Merke. Die Transparenz der Hornhaut ist in erster Linie eine Stoffwechselleistung seiner Grenzschichten.

Die Descemetsche Membran ist sehr elastisch u. schließt das Stroma nach innen ab. Das **Hornhautendothel** besteht aus einer einschichtigen Lage von hexagonalen Zellen *(Abb. 121).*

6.2 Embryologie

Die Hornhaut wird im 2. Embryonalmonat angelegt. Das Epithel ist ektodermaler, die tieferen Hornhautabschnitte mesenchymaler Herkunft.

6.3 Physiologie

Die Hornhaut ist transparent u. gefäßfrei, ihre Ernährung erfolgt über das **Kammerwasser,** die **Tränenflüssigkeit** u. das **Randschlingennetz** der Bindehaut. Das Endothel ist eine Diffusionsbarriere für das Kammerwasser. Sind Epithel oder Endothel geschädigt, entsteht ein Hornhautödem. Es besteht ein aktiver An- (Glukose) u. Abtransport (Laktat) von Stoffwechselprodukten **(Ionenpumpe).**

Das **Epithel** wirkt als Infektionsschranke.

◄ Merke

Bei chronischen Schäden der oberflächlichen Hornhaut kommt es zur **oberflächlichen (konjunktivalen) Vaskularisation (Injektion)**. Die **tiefe (ziliare) Vaskularisation (Injektion)** entsteht bei tiefen parenchymatösen Prozessen. Häufig sind gemischte Vaskularisationen *(Abb. 122).*

Beim **Pannus corneae** greifen die Bindehautgefäße in breiter Front auf die Hornhaut über, z. B. beim Trachom oder bei Degenerationen.

Bei chronischen Schäden der oberflächlichen Hornhaut wachsen Bindehautgefäße in das subepitheliale Stroma ein, zuweilen liegen die Gefäße auch intraepithelial. Sie sind ziegelrot und unregelmäßig baumastförmig verzweigt. Es handelt sich um eine **oberflächliche Vaskularisation** (vergleiche *Kapitel 5.5.1.5* und *5.5.2*). Die **tiefe Vaskularisation** (vergleiche *Kapitel 6.5.5.1, 7.3.2.3* und *9.5.3.1*) kommt bei tiefen parenchymatösen Hornhautprozessen vor. Ihre Gefäße stammen von den vorderen Ziliararterien, sind purpurrot, gerade gestreckt (besenreiserartig), wenig verzweigt und tauchen unmittelbar am Limbus auf. Nicht selten werden gemischte Vaskularisationen angetroffen.

Beim **Pannus corneae** greifen die Bindehautgefäße in breiter Front auf die Hornhaut über. Dies tritt gelegentlich im Gefolge einer schweren chronischen Entzündung, z. B. beim Trachom (vergleiche *Kapitel 5.5.3.1*), oder einer degenerativen Erkrankung auf.

Die unterschiedlichen Injektions- und Vaskularisationsformen sind in *Abbildung 122* dargestellt.

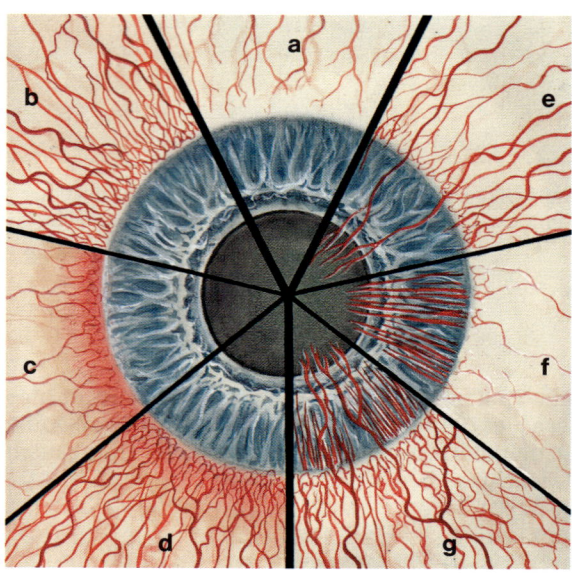

Abb. 122: Injektions- und Vaskularisationsformen. **a** normale Verhältnisse; **b** konjunktivale Injektion; **c** ziliare Injektion; **d** gemischte (konjunktivale und ziliare) Injektion; **e** oberflächliche Hornhautvaskularisation; **f** tiefe Hornhautvaskularisation; **g** gemischte (oberflächliche und tiefe) Vaskularisation

Die Hornhaut hat eine Brechkraft von **43 Dioptrien.** Die Krümmungsradien der Hornhaut können unterschiedlich sein, woraus der **Hornhautastigmatismus** resultiert.

Die Hornhaut besitzt eine optische Wirkung mit einer Brechkraft von ca. **43 Dioptrien.** Ist sie stärker gewölbt, nimmt die Dioptrienzahl zu (z. B. beim Keratokonus, vergleiche *Kapitel 6.5.1.3*). Die Krümmungsradien der Hornhaut können in verschiedenen Achsen unterschiedlich sein, woraus der **Hornhautastigmatismus** (vergleiche *Kapitel 16.3.2.3*) resultiert.

Merke ▶

Merke. Je kleiner der Krümmungsradius desto höher ist die Brechkraft.

6.4 Untersuchungsmethoden

Mittels **fokaler seitlicher Beleuchtung** *(Abb. 123),* **Placido-Scheibe (Keratoskop)** oder der Beobachtung des Spiegelbildes eines Fensterkreuzes wird eine gröbere Untersuchung durchgeführt *(Abb. 124 u. 125).*

6.4 Untersuchungsmethoden

Bei **fokaler seitlicher Beleuchtung** mit Hilfe einer Konvexlinse und einer lichtstarken Lampe lassen sich gröbere Veränderungen der vorderen Augenabschnitte einschließlich der Hornhaut gut beurteilen, auch am Krankenbett. Unter Umständen kann zusätzlich eine Lupenbrille verwendet werden *(Abbildung 123).*

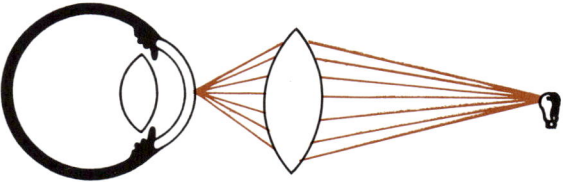

Abb. 123: Untersuchung bei fokaler seitlicher Beleuchtung mit Lupe

Die Hornhautoberfläche ist allerdings auch mittels einer einfachen **Placido-Scheibe (Keratoskop)** oder durch Beobachtung des Spiegelbildes eines Fensterkreuzes zu untersuchen, wie in *Abbildung 124* und *125* zu sehen ist. Bei der Placido-Scheibe beurteilt der Untersucher die Form der sich auf der Hornhaut abbildenden konzentrischen Ringe durch ein zentrales Loch.

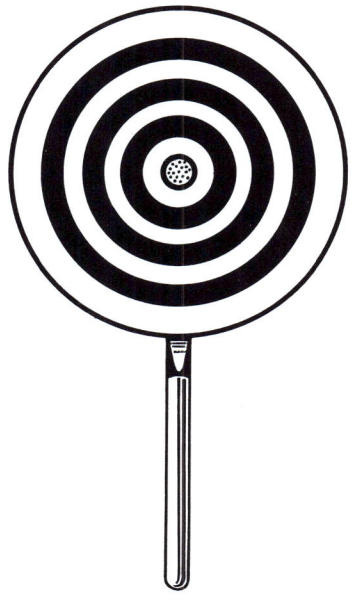

Abb. 124: Keratoskop (Placido-Scheibe). Es besteht aus konzentrisch angeordneten Ringen, die sich auf der Hornhautoberfläche abbilden

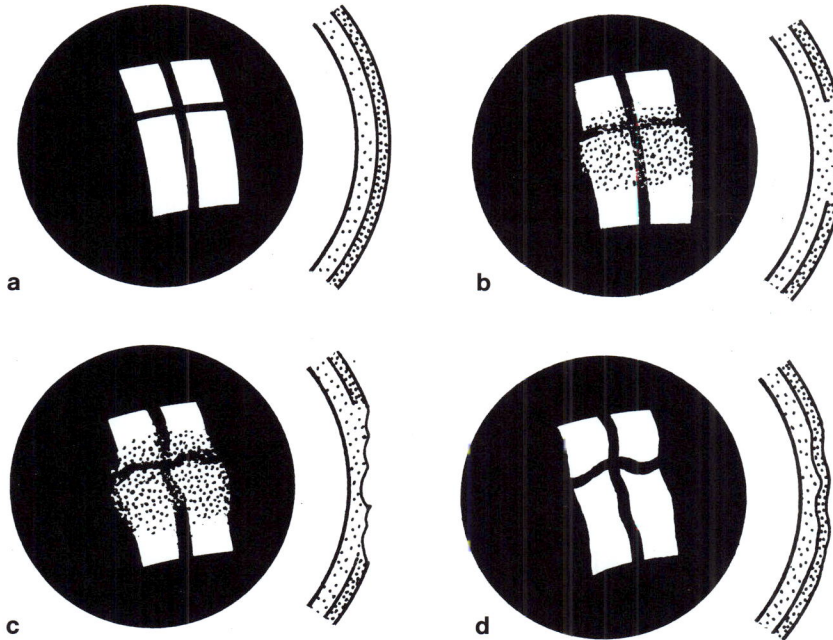

Abb. 125: Hornhautspiegelbilder des Fensterkreuzes. **a** bei normaler Hornhaut (das Spiegelbild ist glänzend); **b** bei einem Epitheldefekt (das Spiegelbild ist matt); **c** bei einem Substanzdefekt des Hornhautparenchyms (das Spiegelbild ist matt und verzerrt); **d** bei einem epithelisierten Defekt des Hornhautparenchyms, z. B. bei Hornhautnarben (das Spiegelbild ist glänzend und verzerrt)

Exaktere Untersuchungen sind mit dem **Spaltlampenmikroskop (Spaltlampe)** bei 6- bis 60facher Vergrößerung möglich. Mit einem speziellen **Endothelmikroskop** läßt sich das Hornhautendothel begutachten *(Abb. 121)*.

Epitheldefekte färben sich mit 2%igem **Fluoreszeinnatrium** oder **Bengalrosa** an *(Abb. 152)*.

Brechkraft u. Krümmungsradien der Hornhaut werden mit einem **Ophthalmometer** oder computertechnisch (**Hornhauttopographie,** *Abb. 126*), der Hornhautdurchmesser mit einem Meßzirkel bzw. einem Keratometer gemessen.

Genauer ist aber die Verwendung des binokularen **Spaltlampenmikroskopes (Spaltlampe),** bei der eine Untersuchung bei 6- bis 60facher Vergrößerung im optischen Schnitt, aber auch bei diffuser bzw. regredienter Beleuchtung möglich ist. Mittels letzterer Technik ist insbesondere die Hornhautrückfläche gut darzustellen. Mit einem speziellen **Endothelmikroskop** lassen sich das Mosaik des Hornhautendothels sowie seine Zelldichte begutachten und fotografieren, was vor intraokularen Eingriffen, speziell jedoch zur Beurteilung der Qualität eines zu implantierenden Hornhauttransplantats bei Keratoplastik (vergleiche *Kapitel 6.7.1*) von Bedeutung ist *(Abbildung 121)*.

Epitheldefekte lassen sich mit speziellen Farbstoffen wie z. B. 2 %igem **Fluoreszeinnatrium** oder **Bengalrosa** anfärben, die vom Epithel abgestoßen werden, an der Bowmanschen Membran hingegen haften bleiben *(Abbildung 152)*.

Brechkraft und Krümmungsradien der Hornhaut können mit Hilfe eines **Ophthalmometers** (z. B. dem nach Javal), der Hornhautdurchmesser mit einem Meßzirkel bzw. einem Keratometer, das aus einer Röhre mit eingebautem Lupensystem und einer Millimetereinteilung besteht, gemessen werden.
  Die Hornhautbrechkraft kann auch mittels spezieller Computertechnik bestimmt und ausgedruckt werden (**Hornhauttopographie,** *Abbildung 126*).

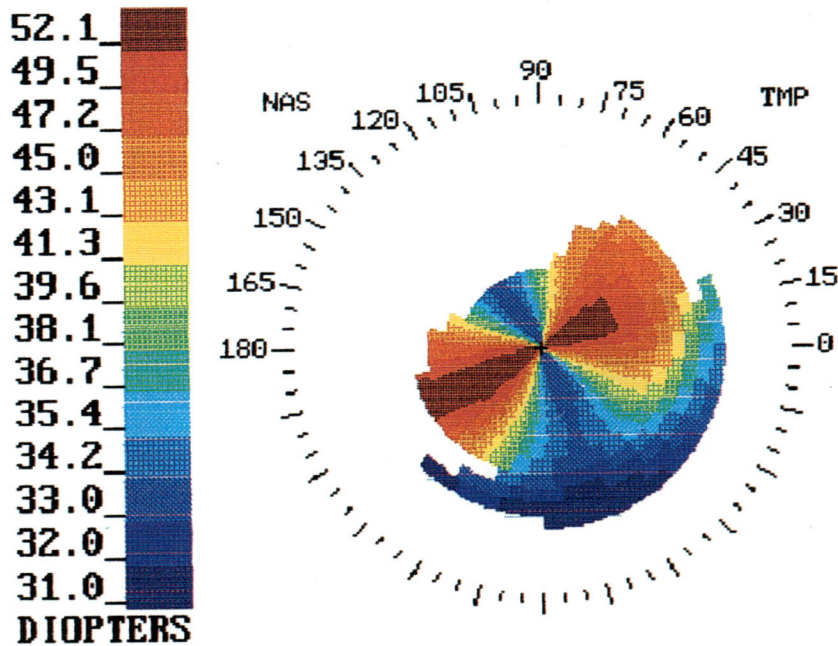

Abb. 126: Computertechnische Bestimmung der Hornhautbrechkraft zur Diagnostik und Verlaufskontrolle eines postoperativen Astigmatismus nach Keratoplastik (Hornhauttopographie). Links neben dem Ausdruck der Hornhautoberflächentopographie befindet sich eine Farbskala, an der die Höhe der Brechkraft in verschiedenen Hornhautmeridianen abgelesen werden kann

Die **Hornhautsensibilität** wird mittels eines spitz ausgezogenen Wattetupfers, exakter aber mit den Freyschen Reizhaaren bzw. dem Ästhesiometer geprüft.

Die **Hornhautsensibilität,** die vom sehr empfindlichen Hornhautzentrum zur Peripherie abfällt, wird mittels eines spitz ausgezogenen Wattetupfers geprüft und mit dem Partnerauge verglichen. Bei normaler Empfindlichkeit tritt bei Berührung der Hornhaut sofort ein kräftiger, reflektorischer Lidschluß auf. Eine exaktere, abgestufte Prüfung ist mit den Freyschen Reizhaaren bzw. mit dem Ästhesiometer möglich, bei dem ein in seiner Länge variierbarer Nylonfaden senkrecht mit geringem Druck auf die Hornhaut aufgesetzt wird, so daß er sich eben durchbiegt.

Die Einteilung der Hornhautoberfläche erfolgt entsprechend dem Aufbau einer Uhr in Stunden.

Um bestimmte Veränderungen besser zu bezeichnen und zu lokalisieren, wird die Hornhautoberfläche entsprechend dem Aufbau einer Uhr in Stunden eingeteilt.

6.5   Pathologie

6.5.1   Fehlbildungen

Die Topographie verschiedener Hornhautfehlbildungen und -degenerationen ist in der *Synopsis 11*, ihre Kardinalsymptome und Komplikationen sind in *Tabelle 13* zusammengefaßt.

Synopsis 11: Hornhautfehlbildungen und -degenerationen. **a** Makrokornea; **b** Mikrokornea; **c** Keratokonus; **d** Dysgenesis mesodermalis; **e** Arcus senilis; **f** Ulcera marginalia, senile Randfurchenkeratitis; **g** Pterygium; **h** bandförmige Hornhautdegeneration

6.5   Pathologie

6.5.1   Fehlbildungen

Zur Topographie verschiedener Hornhautfehlbildungen u. -degenerationen s. *Synopsis 11,* zu Kardinalsymptomen u. Komplikationen *Tab. 13.*

Tabelle 13: Kardinalsymptome und Komplikationen bei Hornhautfehlbildungen und -degenerationen		
Krankheitsbild	**Kardinalsymptome**	**Komplikationen**
Makrokornea	Hornhautdurchmesser >12 mm	
Mikrokornea	Hornhautdurchmesser <10 mm	
Keratokonus	Kegelbildung, zentrale Trübung, Keratokonuslinien, Hämosiderinablagerung	Visusverlust, besonders bei akutem Keratokonus
Dysgenesis mesodermalis	Endothelschädigung, Pupillenverformung, »Katzenpupille«	Hydrophthalmus
Arcus senilis	Lipoproteinring	
Ulcus marginale	limbale Ulzeration	limbale Narbenbildung
Senile Randfurchenkeratitis	periphere Stromaverdünnung	Astigmatismus, Visusverlust
Rezidivierende Erosio	Epithelabhebung	
Pterygium	Bindehautüberwachsung der Hornhaut	Astigmatismus, Visusverlust
Primäre heredofamiliäre Dystrophie	Stromaveränderung	Visusverlust
Fuchssche Dystrophie	Ödeme	Visusverlust
Bandförmige Degeneration	Trübung im Lidspaltenbereich	Visusverlust

6.5.1.1 Makrokornea (Megalokornea)

Bei der Makrokornea beträgt der Hornhautdurchmesser beim Neugeborenen mehr als 10, beim Erwachsenen mehr als 12 mm, wobei der Augeninnendruck im Gegensatz zum differentialdiagnostisch abzugrenzenden Hydrophthalmus (Buphthalmus, vergleiche *Kapitel 11.5.2.1*) im Normbereich liegt. Es handelt sich um ein meist beidseitiges, angeborenes, nicht selten vererbtes Merkmal ohne Folgen. Die Hornhaut ist klar, der Kammerwinkel normal angelegt. Allerdings sind **Refraktionsanomalien** mit z. T. hohem Astigmatismus häufig. Die Makrokornea kommt isoliert, oft aber im Gefolge eines Makrophthalmus vor.

6.5.1.2 Mikrokornea

Bei der Mikrokornea beträgt der Hornhautdurchmesser beim Neugeborenen weniger als 8, beim Erwachsenen weniger als 10 mm. Oft tritt sie zusammen mit einem Mikrophthalmus oder Defektbildungen wie z. B. **Kolobomen** auf. Meist besteht eine **Hypermetropie;** gehäuft wird eine Disposition zum **Glaukom** beobachtet. Nicht selten kommt eine Mikrokornea auch einseitig vor.

6.5.1.3 Keratokonus (Hornhautkegel)

> **Definition.** Dem Keratokonus liegt eine kegelförmige Verformung der Hornhautmitte mit Verdünnung der Kegelspitze zugrunde, die meist schon in der Jugend manifest wird und häufiger bei Frauen anzutreffen ist.

Ätiologie. Die Ursachen des Keratokonus sind bislang nicht schlüssig geklärt. Offenbar liegen **Abweichungen im molekularen Aufbau,** insbesondere der Kollagene und einiger Enzyme, vor.

Die Erkrankung ist zumeist erblich, wobei sowohl ein dominanter als auch ein rezessiver Erbgang beobachtet wird. Sie tritt zunächst einseitig auf, später folgt das zweite Auge nach. Kombinationen mit degenerativen Erkrankungen, inbesondere tapetoretinaler Degeneration und Mißbildungen wie dem Down-Syndrom, kommen vor.

Klinik. Dem Patienten fällt zunächst eine Sehminderung auf, die sich anfänglich noch mit Minusgläsern beheben läßt. Sie resultiert aus einer durch die Kegelbildung der Hornhaut bedingten Brechkraftzunahme (Verkleinerung des Krümmungsradius), die mit einem **Myopisierungseffekt** verbunden ist.

An der Spaltlampe sieht man neben der kegelförmigen Verformung der Hornhautmitte, in der *Abbildung 127* gut von der Seite aus zu erkennen, zentrale Trübungen in Höhe der Bowmanschen Membran sowie des Stromas und vertikal angeordnete **Keratokonuslinien,** die durch die veränderte Spannung des Hornhautgewebes bedingt sind. An der Basis des Kegels werden in 50% der Fälle eisenhaltige Hämosiderinablagerungen im Epithel gefunden **(Fleischerscher Ring).** Oft besteht eine Hypersensibilität der Hornhaut.

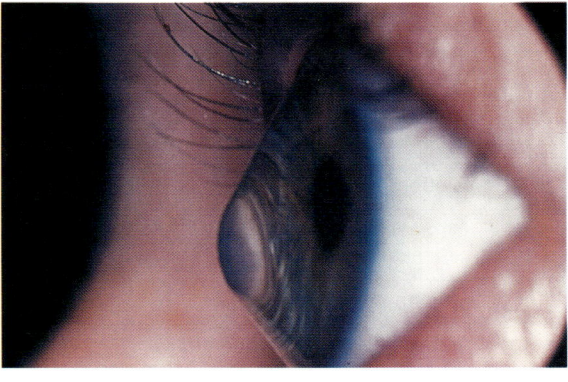

Abb. 127: Keratokonus mit kegelförmiger Vorwölbung aller Hornhautschichten

---

6.5.1.1 Makrokornea (Megalokornea)

Bei der Makrokornea beträgt der Hornhautdurchmesser beim Neugeborenen mehr als 10, beim Erwachsenen mehr als 12 mm. Bis auf gehäufte **Refraktionsanomalien** mit z. T. hohem Astigmatismus ist der übrige Befund normal.

6.5.1.2 Mikrokornea

Der Hornhautdurchmesser beim Neugeborenen ist kleiner als 8, beim Erwachsenen kleiner als 10 mm. Kombinationen mit **Kolobomen, Hypermetropien** u. **Glaukom** werden beobachtet.

6.5.1.3 Keratokonus (Hornhautkegel)

Definition ▶

Ätiologie
Noch unklar. Offenbar liegen **Störungen im molekularen Aufbau** vor. Vererbung ist häufig. Kombinationen mit tapetoretinalen Degenerationen u. dem Down-Syndrom kommen vor.

Klinik
Dem Patienten fällt zunächst eine zunehmende **Myopisierung** auf. An der Spaltlampe sieht man eine kegelförmige Verformung der Hornhautmitte *(Abb. 127)*, zentrale Stromatrübungen, vertikal angeordnete **Keratokonuslinien** und Hämosiderinablagerungen im Epithel **(Fleischerscher Ring).** Oft besteht Hypersensibilität.

Komplikation. Reißt die Descemetsche Membran ein, kommt es durch eine gleichzeitige Schädigung des Endothels zum schnellen Eindringen von Kammerwasser in die Hornhaut, was mit einer plötzlichen Sehverschlechterung verbunden ist und als **akuter Keratokonus** bezeichnet wird. Die Häufigkeit wird mit etwa 11% angegeben.

Diagnose. Auf Grund des irregulären Astigmatismus ist eine Messung der Hornhautradien mit dem Ophthalmometer nicht möglich, da die auf die Hornhautoberfläche projizierten Bilder unscharf werden und in sich zerfallen. Die Befunde an der Spaltlampe können zu Anfang sehr diskret sein. Ein Hornhauttopographiegerät mißt die Brechkraftveränderung exakt.

Ein praktischer Tip: Den Keratokonus kann man sehr einfach und gut diagnostizieren, indem man den Patienten nach unten blicken läßt und direkt von oben die kegelförmige Verformung der unteren Lidkante betrachtet.

Therapie. Zu Anfang der Erkrankung wird der Brechungsfehler mit Brillengläsern (Konkav- und Zylindergläser) korrigiert, später ist für die Gewährleistung einer guten Sehschärfe die Anpassung von **harten Kontaktlinsen** notwendig. Bei starker Kegelbildung ist allerdings ein befriedigender Sitz nicht mehr möglich, so daß eine **durchgreifende Keratoplastik** durchgeführt werden muß.

Prognose. Obwohl die Erkrankung langsam fortschreitet, ist die Prognose nicht ungünstig, zumal lange mit Kontaktlinsen eine annehmbare Funktion erreicht werden kann. Hornhauttransplantate heilen gewöhnlich recht gut ein, da die periphere Wirtshornhaut normal ist und keine Vaskularisation aufweist, die sonst eine Abstoßungsreaktion begünstigen würde.

Ist die Vorwölbung der Hornhaut nicht kegel-, sondern mehr kugelförmig, spricht man vom **Keratoglobus.** Hier sind auch die peripheren Hornhautanteile verdünnt, so daß eine Keratoplastik schwer durchzuführen ist.

6.5.1.4 Dysgenesis mesodermalis (Axenfeld-Rieger-Anomalie)

Bei dieser angeborenen, z. T. dominant vererbten, meist einseitigen mesodermalen Fehlbildung treten neben einer Schädigung des Hornhautendothels mit zentralen Hornhauttrübungen auch Irisstromadefekte und Pupillenverziehungen (**Katzenpupille,** vergleiche *Abbildung 210, Kapitel 9.5.1.8*) auf. Wegen einer **Fehlanlage des Kammerwinkels** (unvollständige Trennung zwischen Hornhautrückfläche und Iriswurzel) kommt es nicht selten zum **Hydrophthalmus** (vergleiche *Kapitel 11.5.2.1*).

Das **Embryotoxon corneae posterius** ist eine Mikroform des Leidens, die in einer glasigen Randleiste der peripheren Anteile als Randtrübung der Hornhautrückfläche besteht.

Der klinische Fall. Eine 24jährige Patientin sucht wegen einer progredienten Myopie den Augenarzt auf. Die Stärke ihrer Brille ist innerhalb von 2 Jahren rechts von – 1,5 auf – 5,5 und links von – 2,0 auf – 6,5 angewachsen. Dabei hat sich die Sehschärfe beiderseits von 1,0 auf 0,5 verschlechtert.
Bei der Bestimmung der Hornhautradien mit dem Ophthalmometer bilden sich die Testmarken verzerrt ab, an der Spaltlampe fallen diskrete zentrale Parenchymtrübungen und die Ausbildung eines **Keratokonus** auf. Daraufhin erfolgt die Anpassung von harten Kontaktlinsen, mit denen die Patientin über nahezu 8 Jahre eine Sehschärfe von etwa 0,6 erreicht. Die *Abbildung 127* zeigt den Befund des linken Auges kurz vor der Entstehung eines akuten Keratokonus, der die Sehschärfe auf 0,15 absinken läßt und zur Durchführung einer Keratoplastik zwingt, die erfolgreich gelingt; das Transplantat heilt klar ein. Das rechte Auge folgt in 2 Jahren nach.

6.5.2 Degenerationen / Dystrophien

Zur Topographie verschiedener Hornhautfehlbildungen u. -degenerationen s. *Synopsis 11,* zu Kardinalsymptomen u. Komplikationen *Tab. 13.*

6.5.2.1 Arcus senilis (Greisenbogen, Gerontoxon)

Im Alter finden sich weiße ringförmige Lipoproteineinlagerungen am Hornhautrand, die durch eine klare Zone vom Limbus getrennt sind **(luzides Intervall,** *Abb. 128).* Es handelt sich um **Lipoproteinablagerungen.**

6.5.2.2 Ulcus marginale (Ulcus catarrhale, Hornhautrandgeschwür)

Am Limbusrand befinden sich Infiltrationen u. Ulzerationen *(Abb. 129).* Unter lokaler Steroidanwendung kommt es sehr schnell zur narbigen Abheilung.

6.5.2 Degenerationen / Dystrophien

Die Topographie verschiedener Hornhautfehlbildungen und -degenerationen ist in der *Synopsis 11,* ihre Kardinalsymptome und Komplikationen sind in *Tabelle 13* zusammengefaßt.

Es handelt sich um sehr verschiedenartige Krankheitsbilder, deren Ursache bislang nicht geklärt ist. Sie sind entweder genetisch fixiert, altersabhängig oder treten nach Entzündungen bzw. Infektionen oder im Gefolge eines allergisch-hyperergischen Geschehens auf.

6.5.2.1 Arcus senilis (Greisenbogen, Gerontoxon)

Mit zunehmendem Alter finden sich nahezu regelmäßig, aber individuell sehr verschiedenartige weiße ringförmige Trübungen am Rande der Hornhaut, die durch eine schmale klare Zone vom Limbus getrennt sind **(luzides Intervall)** und das Zentrum stets freilassen. Es handelt sich hierbei um Einlagerungen von **Lipoproteinen,** die im jüngeren Lebensalter auch an das Vorliegen einer Fettstoffwechselstörung denken lassen müssen. Eine ophthalmologische Therapie erübrigt sich, Komplikationen wie Hornhautrandulzera oder Randfurchenkeratitis sind äußerst selten *(Abbildung 128).*

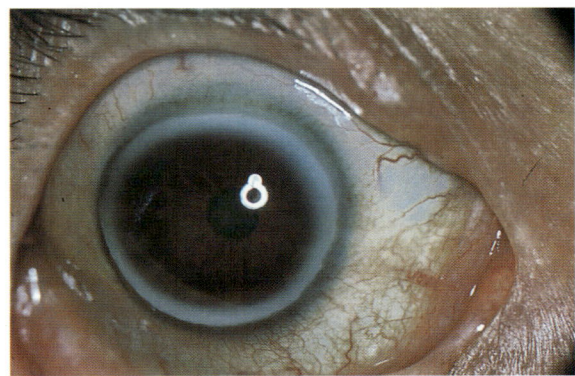

Abb. 128: Arcus senilis (Greisenbogen, Gerontoxon) mit kreisrunder peripherer Hornhauttrübung und luzidem klaren Intervall zum Limbus zu

6.5.2.2 Ulcus marginale (Ulcus catarrhale, Hornhautrandgeschwür)

Beim Hornhautrandgeschwür, das vorwiegend bei alten Menschen und dann meist nach einer Bindehautentzündung angetroffen wird, treten konzentrisch zum Limbusrand angeordnete Hornhautinfiltrationen auf, die sehr rezidivfreudig sind und meist mit Narbenbildung abheilen *(Abbildung 129).* Es werden sowohl bakterielle als auch allergische Ursachen diskutiert. Unter lokal applizierten Steroiden kommt es sehr schnell zur Abheilung.

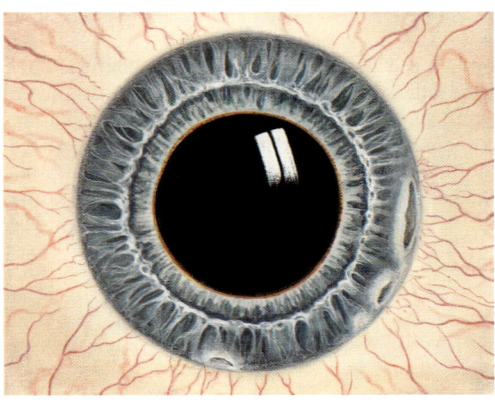

Abb. 129: Ulcera marginalia (kleine, flache Hornhautrandgeschwüre)

Merke. Bei entzündlichen Hornhautveränderungen und Hornhautepithel-
defekten dürfen lokal gewöhnlich keine Steroide gegeben werden, da sie die
Regenerationsfähigkeit des Hornhautepithels beeinträchtigen. Das Ulcus
marginale ist dabei eine der wenigen Ausnahmen.

◄ Merke

6.5.2.3 Senile Randfurchenkeratitis (Randektasie der Hornhaut, Terriensche Marginaldystrophie)

Durch degenerative Veränderungen im höheren Lebensalter bilden sich an gleicher Stelle wie der Arcus senilis und häufig auf dem Boden eines solchen rinnsteinartige Vertiefungen, die in der oberen Hornhauthälfte beginnen und stets
mit Epithel ausgekleidet sind. Verdünnungen und narbige Veränderungen im
Bereich der Bowmanschen Membran sowie des Stromas führen zu astigmatischen Verzerrungen, die im späteren Verlauf das Sehvermögen beeinflussen.
Die Ursache ist unbekannt.

6.5.2.3 Senile Randfurchenkeratitis (Randektasie der Hornhaut, Terriensche Marginaldystrophie).
An gleicher Stelle wie der Arcus senilis bilden sich rinnsteinartige Vertiefungen durch Stromaverdünnung mit Astigmatismus.

6.5.2.4 Rezidivierende Erosio corneae

Nach einer Verletzung des Hornhautepithels kommt es gewöhnlich zu einer raschen Reepithelisation. Stellen Kratzer von Fingernägeln oder von Pflanzen die
Ursache einer Erosio dar, ist die Regenerationsfähigkeit des Epithels zuweilen
eingeschränkt. Das Epithel bildet sich zwar neu, haftet jedoch nicht fest genug
auf seiner Unterlage. So kommt es zu umschriebenen bläschenförmigen Abhebungen, die durch den Lidschlag insbesondere früh beim Aufstehen aufgerissen werden. Die Patienten haben neuerliche Schmerzen, Fremdkörpergefühl,
Tränenträufeln und Lichtscheu. Oftmals ist die ausschließliche Verordnung eines Hornhautgleitmittels nicht ausreichend, so daß eine **Abrasio des defekten
Hornhautepithels durchgeführt werden muß. Diese kann mechanisch oder mittels
Jod** bzw. **Kryotherapie** erfolgen. Bei einer phototherapeutischen Keratektomie
wird die defekte Hornhaut mittels **Excimer-Laser** entfernt.

Danach bildet sich meist ein intaktes Epithel. Mitunter werden auch weiche
Kontaktlinsen über einem defekten, immer wieder aufreißenden Epithel angepaßt, unter denen allmählich eine Wundheilung stattfindet.

6.5.2.4 Rezidivierende Erosio corneae
Nach manchen Verletzungen des Hornhautepithels haftet das neu gebildete Epithel nicht fest genug auf seiner Unterlage u. hebt sich immer wieder bläschenförmig ab. Oftmals muß eine **Abrasio corneae** durchgeführt werden. Danach bildet sich intaktes Epithel.

Der klinische Fall. Eine 55jährige Frau mit Sicca-Syndrom sticht sich beim Blumengie-
ßen an einer Agave und zieht sich eine umschriebene **Erosio corneae** zu, die unter der Therapie von Bepanthen-Augensalbe und Homatropin-Augentropfen (Iritisprophylaxe)
schnell abheilt. Nach 3 Wochen bricht an der gleichen Stelle das Epithel erneut auf. Auch
in den darauffolgenden Monaten kommt es zu Rezidiven, die innerhalb kurzer Zeit unter
reepithelisierenden Salben immer wieder abheilen. Erst nach einer Abrasio des geschädigten Epithels mit einem Hockeymesser unter Tropfanästhesie und der allabendlichen
Gabe von Vidisic-Augengel als Gleitmittel kommt es zur Beschwerdefreiheit.

◄ Der klinische Fall

6.5.2.5 Pterygium (Flügelfell)

Definition. Das Pterygium ist gekennzeichnet durch das Übergreifen von
proliferativem gefäßhaltigem Bindegewebe von der limbalen Bindehaut auf
die Hornhaut im Lidspaltenbereich.

◄ Definition

Ätiologie. Der Erkrankung liegen Veränderungen der Bowmanschen Membran zugrunde. Auslösende Faktoren sind oft chronische äußere Reizeinwir-
kungen, meist durch verstärkte Exposition ultravioletter Strahlen. Deshalb wird
das Pterygium vorwiegend bei Landwirten, Seeleuten sowie in tropischen und
subtropischen Klimazonen angetroffen.

Ätiologie
Veränderungen der Bowmanschen Membran durch chronische äußere Reize oder meist durch eine verstärkte Exposition von UV-Strahlen.

Klinik
Es wächst gefäßreiches Bindegewebe im Lidspaltenbereich in Richtung Hornhautzentrum vor
(*Abb. 130* u. *131a* bis *d*). Ein Astigmatismus stört die Sehschärfe.

Klinik. Die Veränderungen beginnen zunächst nasal, später auch temporal, in einem oder beiden Augen. Dabei wächst gefäßreiches Bindegewebe meist innerhalb von Jahren in Richtung Hornhautzentrum vor und zieht eine Bindehautschürze hinter sich her (*Abbildung 130* und *131a* bis *d*). Neben der Gefährdung der zentralen Optik der Hornhaut kann insbesondere ein irregulärer Astigmatismus zu erheblicher Visuseinschränkung führen.

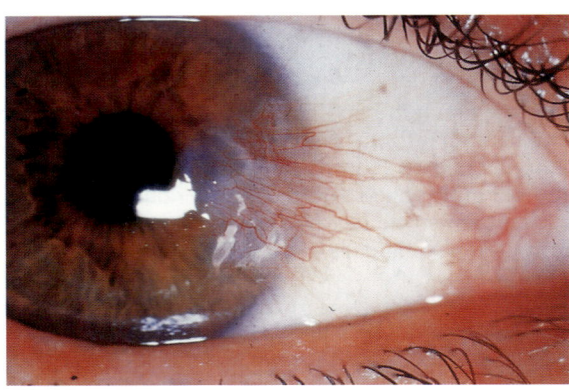

Abb. 130: Pterygium, von nasal auf die Hornhaut überwachsend

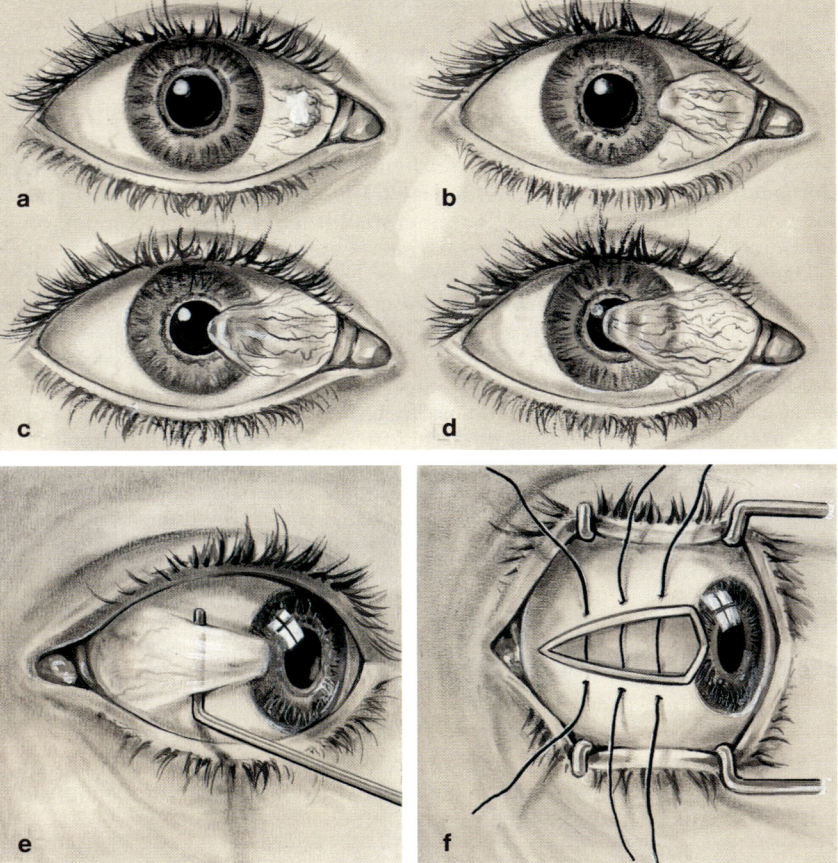

Abb. 131: Wachstumsstadien des Pterygiums und seine Exzision. **a** Beginn des Wachstums im inneren Lidwinkel; **b** Überschreiten des Limbus corneae; **c** Erreichen des Pupillarbereiches mit Beeinträchtigung der Sehschärfe; **d** Wachstum über die Pupillenmitte hinweg; **e** Unterfahren des Pterygiums mit einer Sonde; **f** Exzision des Pterygiums

Differentialdiagnose. Nach Verletzungen oder Entzündungen der Hornhaut kann ein Pseudopterygium entstehen, das auch außerhalb der Lidspalte liegen kann.

Ein praktischer Tip: Während bei einem Pterygium der Kopf stets mit der Hornhaut verwachsen ist, kann die Basis mit einer Sonde unterfahren werden *(Abbildung 131e)*. Bei einem **Pseudopterygium** ist eine Sondierung auf Grund seiner vollständigen und festen Verwachsung mit der Hornhaut nicht möglich. Es entsteht nach kornealen Entzündungen oder Traumen und wird ebenfalls operativ behandelt.

Therapie. Weder die lokale Behandlung mit Steroiden und Zytostatika oder die Bestrahlung mit Betastrahlen (Applikation von 90 Strontium) noch operative Verfahren (ausgiebige Resektion, *Abbildung 131f,* korneosklerale Hornhauttransplantation) schützen sicher vor Rezidiven.

Prognose. Sofern sich ein Flügelfell im Fortschreiten befindet, hat es die Tendenz, sich auch nach der Operation weiterzuentwickeln. Insbesondere die pseudotumorösen, stark vaskularisierten „malignen" Formen neigen mehr zu Rezidiven als weniger gefäßhaltige, membranöse, „blasse" Pterygien.

6.5.2.6 Primär heredofamiliäre Hornhautdystrophien

Es gibt eine Reihe von erblichen Veränderungen des Hornhautparenchyms, die in der Jugend meist im Hornhautzentrum beginnen, während des Lebens fortschreiten und je nach ihrem klinischen Erscheinungsbild als **bröcklig, gittrig, fleckig** oder **kristallin** bezeichnet werden. In der *Abbildung 132* ist eine fleckige Degeneration dargestellt.

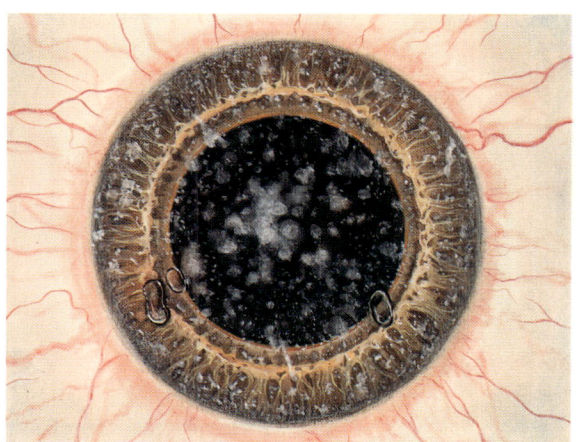

Abb. 132: Fleckige Hornhautdystrophie

Sie treten doppelseitig, meist symmetrisch auf, gehen ohne Vaskularisation und Entzündungszeichen, manchmal mit einer Herabsetzung der Hornhautsensibilität einher und führen u. U. nach vielen Jahren zu einer Sehschärfenherabsetzung, die zu einer **Keratoplastik** zwingen kann. Bei oberflächlichen Stromaveränderungen kann eine Excimer-Ablation durchgeführt werden (vergleiche *Kapitel 6.7.7).*

Differentialdiagnose
Nach Verletzungen oder Entzündungen der Hornhaut kann ein **Pseudopterygium** entstehen.

◄ **Ein praktischer Tip**

Therapie
Lokale Behandlung mit Steroiden, Zytostatika, Bestrahlungen u. Operationen schützen nicht vor Rezidiven.

Prognose
Die pseudotumorösen, „malignen" Formen neigen zu Rezidiven; die membranösen, „blassen" Pterygien weniger.

6.5.2.6 Primäre heredofamiliäre Hornhautdystrophien
Erbliche Veränderungen des Parenchyms, die je nach Erscheinungsbild als **bröcklig, gittrig, fleckig** oder **kristallin** bezeichnet werden *(Abb. 132).* Sie sind doppelseitig u. oft symmetrisch, gehen ohne Vaskularisation u. Entzündungszeichen einher u. führen zu Sehstörungen.
Therapie: Keratoplastik

6.5.2.7 Fuchssche Hornhautdystrophie (endoepitheliale Hornhautdegeneration)

Endothelveränderungen führen zu visusreduzierenden Stroma- u. Epithelödemen **(Cornea guttata)** durch den Zusammenbruch des Hornhautstoffwechsels. Folge sind Endothelveränderungen, Stromatrübungen u. Epithelblasen **(Keratitis bullosa),** die nach Platzen schmerzhafte Erosionen zurücklassen. Die Therapie mit Steroiden, Acetazolamid u. hypertonen Glukoselösungen ist unbefriedigend. Oft hilft nur eine Keratoplastik.

6.5.2.8 Bandförmige (gürtelförmige) Hornhautdegeneration

Sie ist durch grauweiße, bandförmige Trübungen im Lidspaltenbereich gekennzeichnet *(Abb. 133)*. Das Epithel erfährt später schwere Veränderungen mit Kalkeinlagerungen, die zu starken Reizerscheinungen u. Fremdkörpergefühl führen.

6.5.2.7 Fuchssche Hornhautdystrophie (endoepitheliale Hornhautdegeneration)

Diese Hornhautdegeneration beginnt im mittleren Lebensalter mit Endothelveränderungen mit Verminderung der Zellzahl sowie drusenartigen Veränderungen der Descemetschen Membran, die im regredienten Licht als Wassertröpfchen imponieren *(Abbildung 121, rechts)*. Dieser als **Cornea guttata** bezeichneten, den Patienten nicht weiter beeinträchtigenden Veränderung folgen visusreduzierende Stroma- und Epithelödeme, die durch den Zusammenbruch des Hornhautstoffwechsels und durch die gestörte Schrankenfunktion des Epithels und Endothels bedingt sind.

An der Spaltlampe werden neben dichten Parenchymtrübungen nicht selten größere Epithelblasen gefunden **(Keratitis bullosa),** die nach Platzen schmerzhafte Erosionen entstehen lassen. Nach intraokularen Eingriffen kommt es mitunter zu einer deutlichen Zunahme der Veränderungen, so daß beispielsweise die Indikation zur Kataraktoperation beim Vorliegen einer Fuchsschen Dystrophie kritisch gestellt werden muß.

Die Therapie mit Steroiden, Acetazolamid und lokal applizierten hypertonen Glukoselösungen zum Entquellen führt langfristig nicht zur Linderung der Beschwerden und zur Visusverbesserung, so daß meist nur eine Keratoplastik hilft.

6.5.2.8 Bandförmige (gürtelförmige) Hornhautdegeneration

Sie ist durch grauweiße, bandförmige Trübungen im Lidspaltenbereich in der Höhe der Bowmanschen Membran gekennzeichnet *(Abbildung 133)*. Zu Anfang der Erkrankung fallen in diesen Trübungszonen klare, runde Areale auf, die sehr typisch sind. Das Epithel bleibt zunächst intakt, erfährt aber später schwere Veränderungen, die zu starken Reizerscheinungen und Fremdkörpergefühl Anlaß geben.

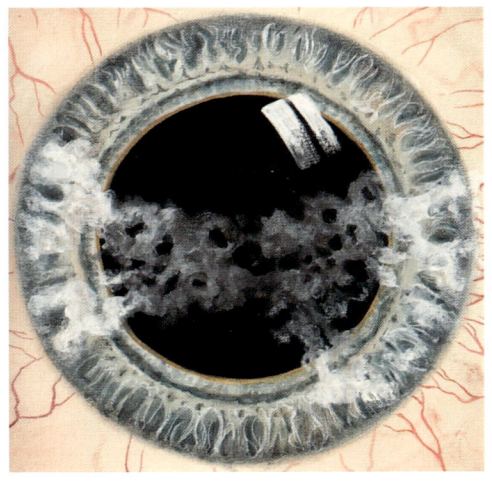

Abb. 133: Bandförmige (gürtelförmige) Hornhautdegeneration mit Kalkeinlagerung

Im weiteren Krankheitsverlauf wird zusätzlich Kalk eingelagert, der die subjektiven Beschwerden noch verstärkt.

Die Ursachen der bandförmigen Hornhautdegeneration sind mannigfaltig. Meist tritt sie nach schweren intraokularen Erkrankungen, insbesondere nach Uveitiden, bei Kindern im Zusammenhang mit einer **infantilen rheumatischen Arthritis (Still-Chauffardsche Erkrankung)** auf. Aber auch Stoffwechselstörungen, chronische chemische Reize und Alternsfaktoren sind diskutiert worden.

Die Therapie besteht in der Entfernung der Kalkspangen. Zuerst wird mittels Abrasio das Hornhautepithel entfernt, dann mit Dinatrium-Äthylendiamintetraessigsäure (EDTA) der Kalk herausgelöst. Rezidive sind häufig. Manchmal kommt auch eine lamelläre Keratoplastik oder eine Excimer-Ablation in Frage.

Meist tritt sie nach schweren intraokularen Erkrankungen, nach Stoffwechselstörungen, chronischen chemischen Reizen u. im Alter auf.

Therapie
Chemische, mechanische oder laserchirurgische Entfernung. Rezidive sind häufig.

6.5.3 Hornhautveränderungen bei Stoffwechselstörungen

In der *Tabelle 14* sind Hornhautablagerungen bei Stoffwechselstörungen, bei intrakornealen Fremdkörpern und durch Medikamente zusammengestellt.

6.5.3 Hornhautveränderungen bei Stoffwechselstörungen
Vergleiche *Tab. 14.*

Tabelle 14: Hornhautveränderungen bei Stoffwechselerkrankungen; Hornhautablagerungen	
Erkrankung/intrakornealer Fremdkörper/Medikamente	**Art der Einlagerung/Bezeichnung**
M. Wilson	grünlichgelber Kupferring im tiefen Stroma **(Kayser-Fleischer)**
Hyperkalzämie	Kalkablagerung im Lidspaltenbereich
M. Scheie	Trübungen der peripheren Hornhaut
M. Morquio	Trübungen der peripheren Hornhaut
M. Maroteaux-Lamy	Trübungen der peripheren Hornhaut
Dysostosis multiplex Hurler (Gargoylismus)	gelblich-graue Trübungen im Hornhautzentrum mit Ödem
Zystinose	glitzernde Kristalle in den vorderen Hornhautanteilen
Alkaptonurie	dunkle Pigmentationen
Gicht	Harnsäurekristalle
Fabrysche Erkrankung	wirbelartige Trübungen im Epithel **(Cornea verticillata)**
Silber	graublau, **Argyrosis**
Kupfer	grünlich-bräunlich, **Chalkosis**
Eisen	braun, **Siderosis**
Gold	goldglänzend, **Chrysosis**
Resochin	wirbelartige Trübungen im Epithel **(Cornea verticillata)**
Cordarex	wirbelartige Trübungen im Epithel **(Cornea verticillata)**
Phenothiazinderivate	pigmentierte Linien im tiefen Stroma

6.5.3.1 Kayser-Fleischer-Ring bei M. Wilson

Es werden grünlichgelbe bis bräunliche Kupfersalze im peripheren tiefen Hornhautstroma eingelagert. Die Veränderung ist **rückbildungsfähig** u. optisch nicht störend.

6.5.3.2 Hyperkalzämie

Bei Überfunktion der Nebenschilddrüsen bzw. Vitamin-D-Therapie kann Kalk in der Hornhaut abgelagert werden.

6.5.3.3 Störungen des Kohlehydratstoffwechsels

Mukopolysaccharidosen führen zu Ablagerungen in der Hornhaut, im Skelett u. ZNS. Sie beruhen auf Enzymdefekten u. sind erblich. Beim **Scheie-, Morquio-** u. **Maroteaux-Lamy-Syndrom** sind Trübungen der peripheren Hornhaut, bei der **Dysostosis multiplex Hurler (Gargoylismus)** in den zentralen Hornhautanteilen oft schon bei Säuglingen sichtbar.

6.5.3.4 Störungen des Proteinstoffwechsels

Bei der **Zystinose** finden sich sehschärfenbeeinträchtigende glitzernde weißliche Kristalle in den vorderen Hornhautanteilen u. der Bindehaut, bei der **Alkaptonurie (Ochronose)** schwarzbraune, harmlose Pigmentierungen der Binde-, Leder- u. Hornhaut u. bei der **Gicht** Harnsäurekristalle im Hornhautepithel, die zu Reizungen führen.

6.5.3.5 Störungen des Fettstoffwechsels

Hornhautveränderungen bei Fettstoffwechselstörungen sind sehr selten.
Bei der **Fabryschen Erkrankung** bestehen die Trübungen in wirbelartigen Linien im Hornhautepithel **(Cornea verticillata).**

6.5.3.1 Kayser-Fleischer-Ring bei M. Wilson

Bei der **hepatolentikulären Degeneration (M. Wilson)** werden grünlichgelbe bis bräunliche Kupfersalze im peripheren tiefen Hornhautstroma eingelagert. Die Veränderungen beginnen meist bereits im zweiten Lebensjahrzehnt. Eine Relation zwischen Ausprägung der ringartigen Hornhautveränderungen und Schweregrad der Erkrankung besteht nicht. Der Kayser-Fleischersche Ring ist **rückbildungsfähig** und optisch nicht störend.

6.5.3.2 Hyperkalzämie

Bei Überfunktion der Nebenschilddrüsen bzw. zu lang andauernder Vitamin-D-Therapie kommt es zu Kalkablagerungen in Binde-, Leder- und Hornhaut vorwiegend im Lidspaltenbereich.

6.5.3.3 Störungen des Kohlehydratstoffwechsels

Bei den Mukopolysaccharidosen lassen sich Ablagerungen von Polysacchariden in der Hornhaut oft bereits in den ersten Lebensjahren finden, die die Sehschärfe mehr oder weniger beeinträchtigen. Es handelt sich um unterschiedliche erbliche Enzymdefekte, die neben der Sehbeeinträchtigung Skelettdeformitäten und geistige Retardierung zeigen.

Das **Scheie-,** das **Morquio-** und das **Maroteaux-Lamy-Syndrom** gehen vorwiegend mit Trübungen der peripheren Hornhaut einher, die Sehschärfe bleibt deshalb relativ unbeeinträchtigt.

Die Ablagerungen bei der **Dysostosis multiplex Hurler (Gargoylismus, Dysostosis multiplex,** Hepatosplenomegalie, Zwergwuchs) bestehen aus gelblichgrauen Körnchen in den zentralen Hornhautanteilen, die meist von einem Hornhautödem begleitet werden **(Pfaundler-Hurlersche Hornhautdystrophie).** Nicht selten sind derartige Veränderungen schon im Säuglingsalter nachweisbar.

6.5.3.4 Störungen des Proteinstoffwechsels

Glitzernde weißliche Kristalle in der Bindehaut, vorwiegend jedoch in den vorderen Hornhautanteilen, werden bei der **Zystinose** (Abbaustörung des Zystins) gefunden. Es handelt sich dabei um die Aminosäure Zystin, welche eine ausgeprägte Photophobie und Bindehautreizungen verursachen kann. Das weitere klinische Bild der Erkrankung wird bestimmt durch Aminoazidurie, Niereninsuffizienz, Phosphatdiabetes, Minderwuchs und Knochenveränderungen.

Bei der **Alkaptonurie (Ochronose,** Fehlen der Homogentisinsäureoxidase, Störung des Abbaus von Phenylalanin und Tyrosin) treten klinisch nicht störende schwarzbraune Pigmentierungen (Homogentisinsäure) der Binde-, Leder- und Hornhaut, aber auch in Gelenken und Knorpel, auf.

Bei der **Gicht** werden wegen der Störung des Harnsäurestoffwechsels Harnsäurekristalle im Hornhautepithel gefunden. Sie können zu Entzündungen und Fremdkörpergefühl führen.

6.5.3.5 Störungen des Fettstoffwechsels

Hornhautveränderungen bei Fettstoffwechselstörungen werden selten angetroffen. Meist handelt es sich um Parenchymtrübungen.

Bei der **Fabryschen Erkrankung** (Alpha-Galaktosidasemangel, Anhäufung von Ceramiden, dunkelrote Hautflecken, Fieberschübe, Gelenkschmerzen, Herz- und Niereninsuffizienz, Gefäßveränderungen der Bindehaut und Netzhaut) bestehen die Trübungen in wirbelartigen, leicht geschwungenen Linien im Hornhautepithel **(Cornea verticillata),** die die Sehschärfe kaum beeinträchtigen und oft der einzige Hinweis auf die Erkrankung sein können.

6.5.3.6 Störungen des Vitamin-A-Stoffwechsels (Xerophthalmie)

Vitamin-A-Mangel kommt vor als Folge einer fehlerhaften oder mangelhaften Ernährung, Resorptionsstörungen bzw. einer ungenügenden Karotinsynthese, einer Vorstufe des Vitamin A. Neben einer Beeinträchtigung der Dunkeladaptation und des skotopischen Sehens (**Hemeralopie,** vergleiche *Kapitel 17.1.4.1*) durch eine unzureichende Bildung von Rhodopsin, dem Sehpurpur der Stäbchen der Netzhaut, und der Bildung der sog. **Bitotschen Flecken** im Lidspaltenbereich der Bindehaut (vergleiche *Kapitel 5.5.1.3)*, treten ernste Hornhautkomplikationen auf.

Sie bestehen anfänglich in einer trockenen, glanzlosen Hornhautoberfläche (**Hornhautxerose),** die noch reversibel ist; im späteren Verlauf kommt es zu schweren Ulzerationen bis hin zur Einschmelzung der gesamten Hornhaut mit freiliegender Iris, die als **Keratomalazie** bezeichnet wird und in der *Abbildung 134* dargestellt ist. Nur bei einer rechtzeitigen oralen oder intravenösen Gabe von Vitamin A läßt sich der verhängnisvolle Verlauf abwenden. Dennoch verbleiben nicht selten störende Hornhautnarben. Alle Augenveränderungen bei Vitamin-A-Mangel werden als **Xerophthalmie** bezeichnet.

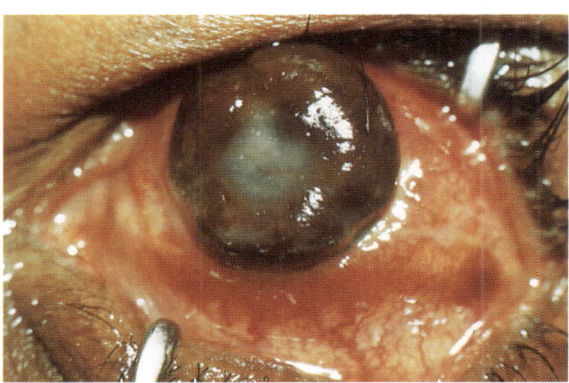

Abb. 134: Xerophthalmie mit Einschmelzung der gesamten Hornhaut und Prolaps der gesamten Regenbogenhaut

6.5.4 Hornhauteinlagerungen durch Medikamente und Fremdkörper

Silbereinlagerungen in die Binde- und Hornhaut (Stroma) nach jahrelanger Anwendung silberhaltiger Präparate am Auge (**Argyrosis**) zeigen einen graublauen, Kupferablagerungen nach Kupfersplitterverletzung (**Chalkosis**) einen grünlichbräunlichen, Eisenablagerungen nach entsprechenden Fremdkörperverletzungen (**Siderosis**) einen braunen und Goldeinlagerungen nach allgemeiner Goldtherapie (**Chrysosis**) einen schiefergrauen bzw. blauvioletten Farbton.

Nach jahrelanger **Resochinmedikation** kann es neben Ablagerungen des Wirkstoffes in allen pigmenthaltigen Strukturen des Auges, insbesondere im Pigmentepithel der Netzhaut, auch zu feinen wirbelartig angeordneten Trübungslinien im Hornhautepithel kommen (**Cornea verticillata**). Sie sind stets reversibel, beeinträchtigen die Sehschärfe kaum und stellen somit beim alleinigen Vorliegen keine Indikation zum Absetzen der Therapie dar.

Ähnliche Veränderungen treten während der Behandlung mit dem **Antiarrhythmikum Amiodaron (Cordarex)** auf; sie sind meist innerhalb von 6 Monaten rückbildungsfähig.

Auch bei der Therapie von **Phenothiazinderivaten,** die als Neuroleptikum eingesetzt werden, sind an der Rückfläche der Hornhaut und im tieferen Stroma Ablagerungen, z. T. als pigmentierte Linien, beschrieben worden.

6.5.3.6 Störungen des Vitamin A-Stoffwechsels (Xerophthalmie)

Die Hornhautveränderung besteht zunächst in einer trockenen, glanzlosen Hornhautoberfläche (**Hornhautxerose),** später in Ulzerationen und Einschmelzungen der gesamten Hornhaut mit freiliegender Iris (**Keratomalazie,** *Abb. 134).* Nur bei einer rechtzeitigen Gabe von Vitamin A erfolgt Abheilung meist mit störenden Hornhautnarben. Andere Störungen am Auge sind eine **Hemeralopie u. Bitotsche Flecken** im Lidspaltenbereich der Bindehaut.

6.5.4 Hornhauteinlagerungen durch Medikamente und Fremdkörper

Bei Silbereinlagerungen (**Argyrosis**) zeigen sich graublaue, bei Kupferablagerungen (**Chalkosis**) grünlichbräunliche, bei Eisenablagerungen (**Siderosis**) braune u. bei Goldeinlagerungen (**Chrysosis**) goldglänzende Ablagerungen.
Nach jahrelanger **Resochinmedikation** gibt es stets reversible, wirbelartig angeordnete, reversible Trübungslinien im Hornhautepithel (**Cornea verticillata**).

Ähnliche Veränderungen treten während der Behandlung mit dem **Antiarrhythmikum Amiodaron (Cordarex)** auf.
Bei der Therapie von **Phenothiazinderivaten** entstehen pigmentierte Ablagerungen.

Ähnliche Ablagerungen gibt es bei älteren myopen Patienten **(Krukenbergspindel).** Dabei wird zentral zwischen den Endothelzellen spindelartig Pigmentstaub eingelagert *(Abb. 135).*

Differentialdiagnostisch müssen derartige Ablagerungen von der **Krukenbergspindel** abgegrenzt werden, die sehr häufig, insbesondere bei älteren myopen Patienten, meist beidseitig auftreten und auch zu einem **Pigmentglaukom** führen können (vergleiche *Kapitel 11.5.3.5).* Dabei wird zentral zwischen den Endothelzellen spindelartig Pigmentstaub eingelagert, wie es in der *Abbildung 135* zu sehen ist. Oftmals findet man in diesem Zusammenhang einen stark pigmentierten Kammerwinkel und die Neigung zur Pigmentdispersion. Eine Behandlung erübrigt sich.

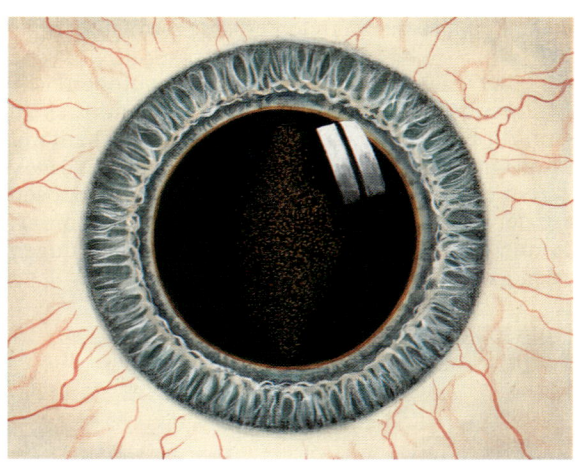

Abb. 135: Krukenbergsche Pigmentspindel mit feinsten Pigmentstaubablagerungen am Endothel

6.5.5 Bakterielle Keratitiden

Vergleiche *Synopsis 12* u. *Tab. 15*

6.5.5 Bakterielle Keratitiden

Die Topographie verschiedener bakterieller, viraler und mykotischer Keratitiden sind in der *Synopsis 12,* ihre Kardinalsymptome und Komplikationen in *Tabelle 15* zusammengefaßt.

Tabelle 15: Kardinalsymptome und Komplikationen bei bakteriellen, viralen und mykotischen Keratitiden		
Krankheitsbild	**Kardinalsymptome**	**Komplikationen**
Ulcus corneae serpens	zentraler Substanzdefekt, ziliare Reizung, Hypopyon, Iritis	Synechien, Iris bombé, Sekundärglaukom, Perforation
Ringabszeß	ringförmiges Ulkus	Perforation
Keratitis dendritica	astartige Effloreszenzen	häufige Rezidive
Keratitis disciformis	zentrale Stromainfiltration	Sekundärglaukom, zentrale Narben
Keratoconjunctivitis epidemica	Karunkelschwellung, Nummularisherde	Visusverlust durch Nummularisnarben
Zosterkeratitis	tiefe Stromainfiltration	Visusverlust durch zentrale Narben
Keratomykose	zentrales Ulkus	Perforation

Synopsis 12: Hornhauterkrankungen. **a** Ulcus serpens; **b** Keratitis eczematosa (Keratitis phlyctaenosa, Keratitis scrofulosa, Rosazeakeratitis); **c** Pannus trachomatosus; **d** Keratitis e lagophthalmo mit beginnender Ulkusbildung; **e** Keratitis neuroparalytica; **f** Keratitis epidemica; **g** Keratitis dendritica; **h** Keratitis disciformis; **i** sklerosierende Keratitis; **k** Keratomykose

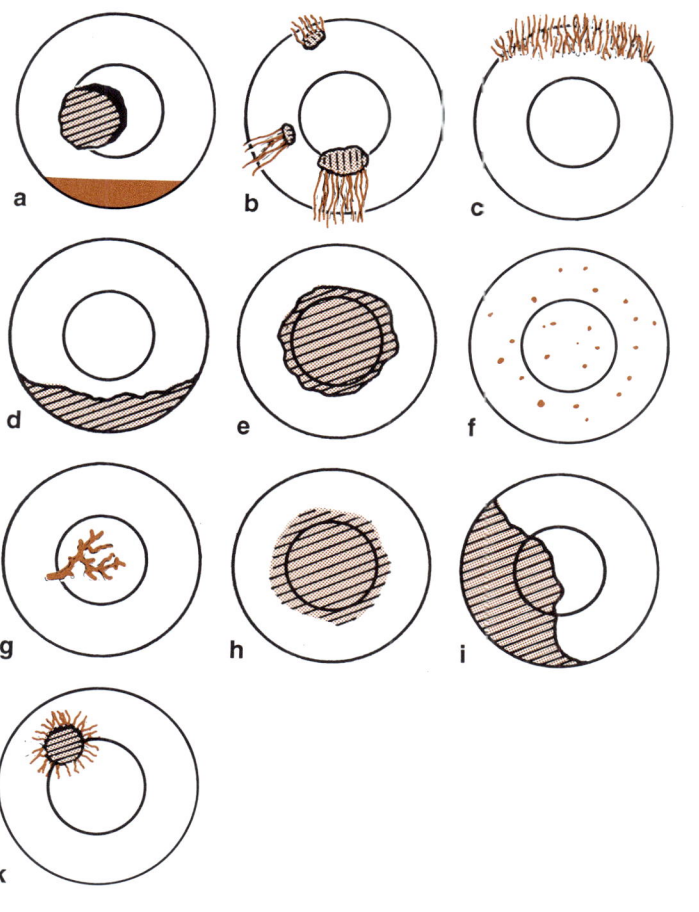

Hornhautentzündungen bakterieller Genese kommen gelegentlich im Gefolge einer bakteriellen Konjunktivitis vor.

Zunächst entstehen punktförmige Hornhautepithelläsionen, die mit Fluoreszein gut anfärbbar sind. Dieses klinische Bild wird unabhängig von seiner Ursache als **Keratitis punctata superficialis** bezeichnet. Oft werden solche Epitheldefekte von einer leukozytären Infiltration und einem gräulichen Ödem in der Umgebung dieser Veränderungen begleitet.

> **Merke.** Eine **Keratitis punctata superficialis** (punktförmige, mit Fluoreszein anfärbbare Hornhautepithelläsionen) kann durch viele Ursachen hervorgerufen werden (Bakterien, Viren, UV- und Wärmestrahlen, Sicca-Syndrom).

Hornhautentzündungen kommen im Gefolge von bakteriellen Konjunktivitiden als punktförmige Hornhautepithelläsionen (**Keratitis punctata superficialis**) vor.

◀ **Merke**

Aber auch nach Hornhautverletzung, bei unzureichender Therapie, fehlerhaftem Tränenfilm, gestörter Immunabwehr, unkritischer Kortikosteroidbehandlung, Dakryostenose oder Virulenz des Erregers treten bakterielle Keratitiden auf.

Bakterielle Keratitiden können aber auch nach einer Hornhautverletzung auftreten. Bei ausbleibender oder unzureichender Therapie, fehlerhaftem Tränenfilm, gestörter Immunabwehr des Organismus oder entsprechender Virulenz des Erregers können sich daraus Hornhautinfiltrationen oder -ulzerationen entwickeln. Meist handelt es sich um Staphylo-, Strepto- oder Pneumokokken, Pseudomonas aeruginosa, Kolibakterien, Klebsiellen, Proteus, Haemophilus, Enterobacter oder Diplobakterien.

Oft spielen in diesem Zusammenhang auch eine unkritische lokale Kortikosteroidbehandlung oder eine Dakryostenose eine Rolle.

Merke ▶

Merke. Lokal applizierte Kortikosteroide hemmen zwar Entzündungsprozesse, aber auch die beabsichtigte Epithelisierung der Hornhaut. Sie begünstigen bereits nach einer Woche Anwendung bakterielle und mykotische Infektionen und sind somit bei Epithelschäden und Hornhautinfektionen kontraindiziert. Allgemein und lokal angewendet können sie schon nach einem Monat zum Glaukom, nach einem Jahr zur Katarakt führen.

Kortison wird beim Ulcus marginale, der Keratoconjunctivitis epidemica, eczematosa und rosacea, dem Zoster ophthalmicus, der Keratitis parenchymatosa und disciformis sowie bei Verätzungen und Verbrennungen angewendet.

6.5.5.1 Ulcus corneae serpens (Hypopyonkeratitis)

6.5.5.1 Ulcus corneae serpens (Hypopyonkeratitis)

Definition ▶

Definition. Das Ulcus corneae serpens, das „kriechende" Hornhautgeschwür, ist gekennzeichnet durch einen Hornhautsubstanzdefekt mit weiterer Einschmelzung am progredienten Rand, starker ziliarer oder gemischter Injektion sowie Eiteransammlung in der Vorderkammer. Die Hypopyonkeratitis gilt als Vorstufe dafür: die Hornhaut zeigt noch keinen Substanzdefekt, dafür größere Infiltrationen.

Ätiologie
Das Ulkus entsteht im Erwachsenenalter nach einer Hornhautverletzung u. Infektion mit Bakterien.

Ätiologie. Meist entsteht das Ulkus im Erwachsenenalter nach einer Hornhautverletzung und Infektion der Wunde mit eingeschleppten oder aus dem Tränensack stammenden Keimen. Oft handelt es sich um Pneumokokken, Staphylokokken oder Pseudomonas aeruginosa.

Merke ▶

Merke. Beim Vorliegen eines Ulcus corneae serpens gilt es als Kunstfehler, nicht den Tränensack zu spülen, um eine Dakryostenose auszuschließen. Darüber hinaus ist es unerläßlich, einen Abstrich insbesondere vom Ulkusgrund bzw. dem progredienten Ulkusrand abzunehmen.

Klinik
Die Bindehaut ist **ziliar oder gemischt gereizt** u. chemotisch. Das Ulkus erscheint als grauweiße Scheibe mit ödematösen Rändern. Der Rand ist aufgeworfen, unterminiert u. intensiv graugelblich gefärbt. Am Boden der Vorderkammer bildet sich ein steriles **Hypopyon**.

Die Patienten klagen über Schmerzen, Tränenfluß u. Lichtscheu.

Klinik. Die Bindehaut ist als Zeichen der **ziliaren oder gemischten Injektion** düsterrot, oft liegt zusätzlich eine Chemosis (Bindehautschwellung) vor.

Das Ulkus stellt sich als grauweiße Scheibe mit ödematösen Rändern dar. Der progrediente Rand ist besonders aufgeworfen, unterminiert und intensiv graugelblich gefärbt. Am Endothel finden sich Präzipitate, d. h. Anlagerungen von Leukozyten, die als Reaktion auf Bakterientoxine von der entzündeten Iris ausgeschwitzt werden. Sie sammeln sich am Boden der Vorderkammer und bilden einen Eiterspiegel, das **Hypopyon**. Es ist meist steril, nur gelegentlich finden sich vereinzelt Bakterien.

Die Patienten klagen über dumpfe, starke Schmerzen, erheblichen Tränenfluß und Lichtscheu. Die Sehschärfe ist gravierend beeinträchtigt.

Komplikationen. Erfolgt keine rechtzeitige **Pupillenerweiterung,** bilden sich Verklebungen zwischen Pupillarrand und der vorderen Linsenkapsel, die als hintere **Synechien** bezeichnet werden.Bei Einbeziehung der gesamten Zirkumferenz resultiert daraus auf Grund der Abflußbehinderung des Kammerwassers eine Vorbuckelung der Regenbogenhaut mit Sekundärglaukom. Diese Veränderung wird **Iris bombata (Iris bombé)** bezeichnet.

Das Ulkus kann innerhalb weniger Stunden fortschreiten, die gesamte Hornhaut einbeziehen und einen Hornhautabszeß ausbilden. Breitet es sich in die Tiefe bis zur elastischen Descemetschen Membran aus, wölbt sich diese sackartig als **Descemetozele** (Keratozele) vor. Sie kündigt sich als scharf begrenzter, runder, klarer Punkt inmitten des hellen Ulkus an. Da die tieferen Augenabschnitte durch die Descemetozele schemenhaft sichtbar werden, erscheint sie dunkel *(Abbildung 136).*

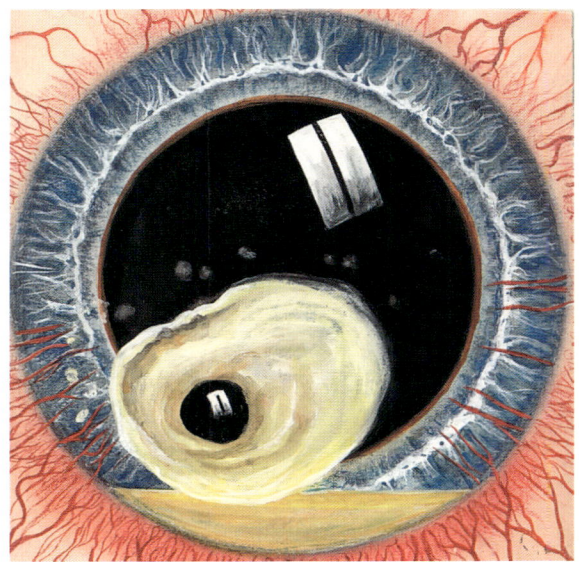

Abb. 136: Ulcus corneae serpens mit Hypopyon und Descemetozele im Ulkusbereich

Kann der entzündliche Prozeß nicht gestoppt werden, kommt es zur Bulbusperforation mit Irisprolaps und Abfließen der Vorderkammer. Die Iris dichtet den Defekt nach außen ab, indem sie sich mit der Hinterfläche der Hornhaut bzw. dem perforierten Ulkus verbindet (vordere Synechie). Damit wird die natürliche Heilung eingeleitet. Es verbleiben dichte Hornhautnarben, die nicht selten die Regenbogenhaut mit einbeziehen und als **Leucoma adhaerens** (breite vordere Synechie im Narbenbereich) bezeichnet werden.

Allerdings ist auch die Ausbildung einer **Endophthalmitis (Panophthalmie,** vergleiche *Kapitel 8.6.5* und *12.5.3.2)* möglich, wenn sich die Infektion im Innern des Bulbus ausbreitet und damit praktisch den Verlust des Augenlichtes einleitet. Später schrumpfen derartige Augen oft **(Phthisis bulbi,** vergleiche *Kapitel 1.5.2).* In der *Synopsis 13* sind alle klinischen Symptome und Komplikationen beim Ulcus corneae serpens zusammengefaßt.

Komplikationen
Erfolgt keine rechtzeitige **Pupillenerweiterung,** bilden sich hintere **Synechien** der Iris aus. Bei Abflußbehinderung des Kammerwassers buckelt sich die Regenbogenhaut vor. Es entsteht eine **Iris bombata** mit Sekundärglaukom.
Das Ulkus kann in einen Hornhautabszeß übergehen. Breitet es sich in die Tiefe bis zur elastischen Descemetschen Membran aus, resultiert eine **Descemetozele** *(Abb. 136).*

Wird der entzündliche Prozeß nicht gestoppt, kommt es zur Bulbusperforation mit Irisprolaps u. Abfließen der Vorderkammer. Es verbleiben dichte Hornhautnarben, die die Regenbogenhaut mit einbeziehen **(Leucoma adhaerens).**

Bei Infektion des gesamten Auges entsteht eine **Endophthalmitis (Panophthalmie).** Später schrumpfen derartige Augen oft **(Phthisis bulbi).** Vergleiche *Synopsis 13.*

Synopsis 13: Ulcus corneae serpens. **a** im Blick von vorn mit Hypopyon und progressivem Ulkusrand oben; **b** im Querschnitt mit progressivem Ulkusrand; **c** Descemetozele kurz vor der Perforation; **d** Verschluß der Perforation durch die Iris; **e** Hornhautnarbe mit vorderer Synechie (Leucoma corneae adhaerens); **f** Hornhautstaphylom

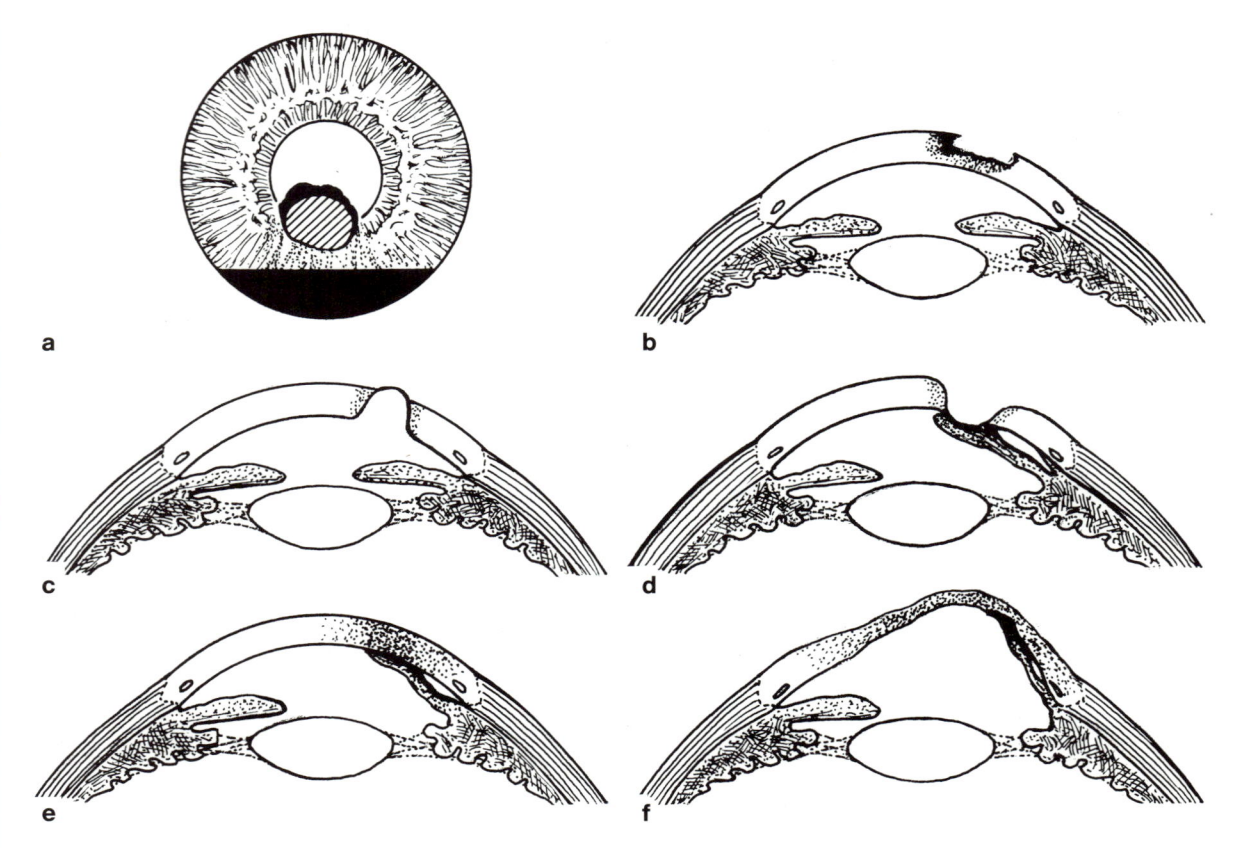

a

b

c

d

e

f

Diagnose
Typisches klinisches Bild, massive Beschwerden u. Erregernachweis.

Differentialdiagnose
Bei der Hypopyonkeratomykose ist der Verlauf langwieriger. Bei der Keratitis disciformis gibt es Hornhautinfiltrationen, aber kein Hypopyon u. keine Descemetozele.

Therapie
Nach Einweisung in eine Augenklinik kommen **Breitspektrumantibiotika** zur Anwendung. Steroide sind kontraindiziert. Die **Pupillenerweiterung** erfolgt mit Atropin.

Diagnose. Die Stellung der Diagnose ergibt sich aus dem typischen klinischen Bild, den massiven Beschwerden des Patienten und dem Erregernachweis.

Differentialdiagnose. Ähnliche klinische Veränderungen lassen sich bei der Hypopyonkeratomykose finden. Der Verlauf der Erkrankung ist jedoch wesentlich langwieriger. Bei der Keratitis disciformis werden zwar auch dichte, helle, zentrale Hornhautinfiltrationen, nicht jedoch ein Hypopyon und eine Descemetozele angetroffen.

Therapie. Eine Einweisung in eine Augenklinik ist unumgänglich. Es kommen vorwiegend **Breitspektrumantibiotika,** die hochdosiert lokal, u. U. auch systemisch, verabreicht werden, zur Anwendung. Neomycin, Polymyxin B, Bacitracin, Gentamicin, sowie neuerdings auch Gyrasehemmer (Ofloxacin) haben sich, zunächst halbstündlich, später stündlich getropft, sehr bewährt. Auch Chloramphenicol ist in vielen Fällen wirksam. Steroide sind kontraindiziert.

Eine **Pupillenerweiterung** mit Atropin ist wegen der starken Begleitiritis sowie der Exsudation von Entzündungszellen und Fibrin notwendig.

Beim Sekundärglaukom wird Acetazolamid (Diamox) gegeben. Bei einer Iris bombata ist zuweilen eine Iridotomie mittels YAG-Lasers notwendig, damit das Kammerwasser von der hinteren in die vordere Augenkammer gelangen kann.

Droht eine Hornhautperforation oder ist sie bereits erfolgt, muß eine Keratoplastik im akuten Zustand durchgeführt werden. Ein derartiger operativer Eingriff wird **Keratoplastik à chaud** genannt. Oft heilt jedoch das Transplantat nicht klar ein, so daß zu einem späteren Zeitpunkt noch eine optische Keratoplastik zur Verbesserung der optischen Situation notwendig wird, die auch bei großen störenden Hornhautnarben stets im reizfreien Zustand vorgenommen wird.

Prognose. Sie ist immer ernst. Das Ulcus corneae serpens stellt eine der gefährlichsten Augenerkrankungen dar.

6.5.5.2 Ringabszeß

Diese seltene, aber nicht weniger eindrucksvolle Erkrankung wird von hochvirulenten Keimen (Pyocyaneus) verursacht und tritt posttraumatisch oder metastatisch auf. Es liegen tiefe, limbusparallele Hornhautinfiltrationen bzw. -ulzerationen, erhebliche iritische Reizungen und eine Bindehautchemosis mit gemischter Injektion vor *(Abbildung 137)*. Klinisch ist ein gelblicher Infiltrationsring sichtbar, der vom Limbus durch eine klare Zone getrennt ist. Ein oberflächlicher Substanzdefekt entsteht erst sekundär.
    Bei einer Einschmelzungstendenz ist eine sofortige Bindehautdeckung erforderlich. Die übrige Therapie entspricht der des Ulcus corneae serpens.

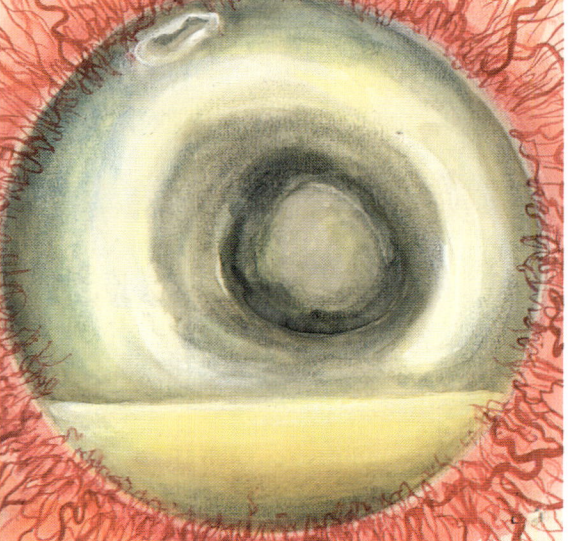

Abb. 137: Ringabszeß der Hornhaut mit Einschmelzung der vorderen Hornhautanteile und Perforationsgefahr. Ähnliche Hornhautveränderungen finden sich bei der Akanthamöbenkeratitis

Beim Sekundärglaukom wird Acetazolamid (Diamox) gegeben, bei einer Iris bombata ist eine Iridotomie notwendig.

Bei Hornhautperforation muß eine Keratoplastik im akuten Zustand durchgeführt werden **(Keratoplastik à chaud),** später u. U. eine optische Keratoplastik.

Prognose
Sie ist immer ernst.

6.5.5.2 Ringabszeß

Er wird von hochvirulenten Keimen verursacht u. tritt posttraumatisch oder metastatisch auf. Es liegen tiefe limbusparallele Infiltrationen oder Ulzerationen u. erhebliche iritische Reizungen vor *(Abb. 137)*.
Bei Einschmelzung ist eine sofortige Bindehautdeckung erforderlich. Antibiotika lokal u. systemisch.

6.5.6 Virale Keratitiden

Zur Topographie von Keratitiden s. *Synopsis 12*, zu Kardinalsymptomen u. Komplikationen *Tab. 15*.

6.5.6.1 Keratitis dendritica

Definition ▶

Ätiologie
Das neurotrope Virus befällt das Ganglion semilunare Gasseri, wo es nach Abheilung zu Rezidiven führen kann.

Klinik
Baumastartig anfärbbare Hornhauteffloreszenzen, mäßige ziliare Injektion u. eine **herabgesetzte Hornhautsensibilität** mit starkem Fremdkörpergefühl *(Abb. 138)*.

Komplikation
Häufige Rezidive führen zu Narben. Mitunter entsteht ein **metaherpetisches Hornhautulkus** durch die Absonderung von **Kollagenase** aus dem Ulkusrand.

Therapie
Virostatische Augentropfen, z. B. Aciclovir u. Trifluorthymidin, sind hochwirksam. Bei Rezidiven wird das **Epithel abradiert,** bei Begleitiritis die Pupille mit einem Mydriatikum weitgestellt.

6.5.6 Virale Keratitiden

Die Topographie verschiedener bakterieller, viraler und mykotischer Keratitiden ist in der *Synopsis 12*, ihre Kardinalsymptome und Komplikationen sind in *Tabelle 15* zusammengefaßt.

6.5.6.1 Keratitis dendritica

> **Definition.** Die Keratitis dendritica ist die oberflächliche Infektion der Hornhautnerven mit Herpes-simplex-Viren. Typisch ist eine baumastartige Anordnung der mit Fluoreszein anfärbbaren, zerfallenden Epithelzellen über den befallenen Nerven.

Ätiologie. Das Virus, mit dem etwa 85% aller Erwachsenen latent infiziert sind, ist neurotrop und befällt vorzugsweise das Ganglion semilunare Gasseri. Selbst nach Abheilung der kornealen Effloreszenzen verbleibt es oft im Ganglion und führt bei einer verminderten Resistenzlage des Patienten zu Rezidiven.

Klinik. In der *Abbildung 138* sind die typischen baumast- oder hirschgeweihartigen Hornhauteffloreszenzen dargestellt. Neben einem begleitenden Hornhautepithelödem treten darüber hinaus eine oft nur mäßige ziliare Injektion und eine deutlich **herabgesetzte Hornhautsensibilität** in Erscheinung. Der Patient empfindet ein stark ausgeprägtes Fremdkörpergefühl.

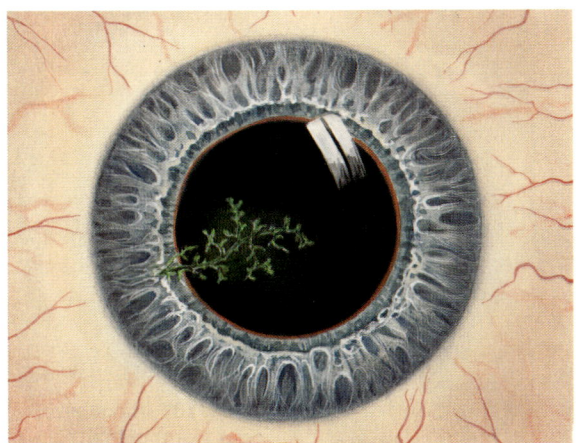

Abb. 138: Keratitis dendritica mit baumast- oder hirschgeweihartigen Hornhauteffloreszenzen

Komplikationen. Es treten sehr häufig Rezidive auf, die nicht selten mit einer Infiltration der Bowmanschen Membran und des vorderen Hornhautstromas einhergehen und demzufolge zu Narben führen. Langandauernde und rezidivierende oberflächliche Herpesinfektionen der Hornhaut können in ein **metaherpetisches Ulkus** übergehen, das meist durch die Absonderung von **Kollagenase** aus den Ulkusrändern entsteht und schlecht wieder verheilt.

Therapie. Auf Grund der hohen Wirksamkeit virostatischer Augentropfen wird zunehmend Aciclovir (**Zovirax-Augensalbe**) und Trifluorthymidin (**TFT, als Tropfen und Salbe**) angewendet. Die früher häufig praktizierte **Abrasio** der Hornhaut mittels Jod, Kryotherapieapplikation oder eines speziellen Messerchens kommt nur noch bei Rezidiven zur Anwendung. Wegen einer Begleitiritis wird die Pupille mit einem kurz wirksamen Mydriatikum weitgestellt.

Prognose. Besonders lästig sind häufige Rezidive, die auch durch eine längere Gabe von Virostatika nicht vermieden werden können. Eine allgemeine Verbesserung der Immunitätslage wird häufig empfohlen.

Prognose
Charakteristisch sind Rezidive.

Der klinische Fall. Ein 45jähriger Patient sucht wegen Fremdkörpergefühl und einer Rötung des rechten Auges nach einem Infekt der oberen Atemwege den Augenarzt auf. An der Spaltlampe zeigen sich fluoreszenzpositive astartig angeordnete Hornhauterosionen zwischen 7 und 8 Uhr. Die Hornhautsensibilität ist stark vermindert. Es handelt sich um eine **Keratitis dendritica,** die unter der Therapie von Zovirax-Augensalbe nach 5 Tagen abheilt und sehr zarte, das Sehvermögen nicht störende Narben zurückläßt. In den darauffolgenden Jahren kommt es bei nahezu jedem Infekt zu einem Rezidiv, das unter virostatischen Augensalben zwar wieder abheilt, aber immer stärkere Narben zurückläßt. Sie reduzieren die Sehschärfe auf 0,2, da sich die Viruskeratitis zunehmend nach zentral ausgebreitet hat.

Eine 4 Jahre nach Erstinfektion durchgeführte Keratoplastik verbessert die Sehschärfe auf 0,8, am Transplantatrand bei 7 Uhr treten aber gelegentlich neue Effloreszenzen auf, die glücklicherweise nicht nach zentral fortschreiten.

◀ **Der klinische Fall**

6.5.6.2 Keratitis disciformis

6.5.6.2 Keratitis disciformis

> **Definition.** Die Keratitis disciformis ist die tiefe, parenchymatöse Form der herpetischen Infektion, die durch eine dichte, scheibenförmige zentrale Stromatrübung charakterisiert ist.

◀ **Definition**

Ätiologie. Sie ist ähnlich wie bei der Keratitis dendritica. Häufig sind Hornhautverletzungen oder eine Keratitis dendritica vorausgegangen. Allerdings liegt eine **endotheliale** Herpes-simplex-Infektion vor.

Ätiologie
Häufig spielen Hornhautverletzungen eine Rolle. Endotheliale Infektion mit Herpes-simplex-Viren.

Klinik. Meist ist der ziliare Reizzustand geringfügig. Im Stroma befindet sich eine ausgeprägte Zellinfiltration mit entsprechender Hornhautverdickung (**Keratitis interstitialis herpetica**).

Es treten nicht selten Descemetfalten auf. Das Epithel ist gestippt und leicht ödematös, die **Hornhautsensibilität** stark herabgesetzt. An der Hornhautrückfläche befinden sich reichlich Beschläge. Die Sehschärfe ist erheblich reduziert.

Klinik
Bei geringer ziliarer Reizung befinden sich im Stroma ausgeprägte Zellinfiltrationen mit Hornhautverdickung, Descemetfalten u. Iritis. Die **Hornhautsensibilität** ist herabgesetzt.

Komplikationen. Mitunter tritt ein Sekundärglaukom durch entzündliche Veränderungen im Kammerwinkel auf. Nicht selten verbleiben nach Abheilung zentrale Narben. Rezidive sind auch hier häufig. Dann wird auch, wie in *Abbildung 139* ersichtlich, eine meist gemischte Vaskularisation angetroffen.

Komplikationen
Mitunter tritt ein Sekundärglaukom auf. Nicht selten verbleiben zentrale Narben. Rezidive sind häufig (Abb. 139).

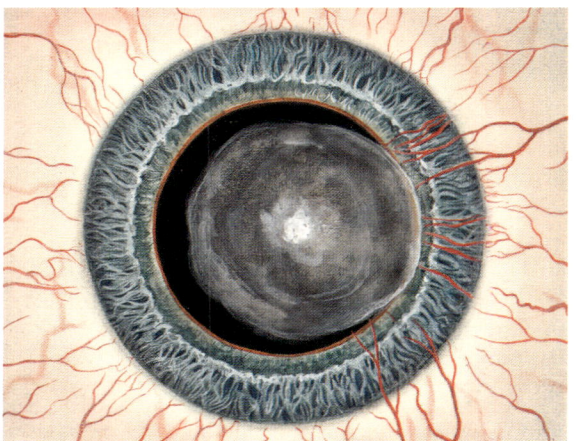

Abb. 139: Keratitis disciformis mit zentraler scheibenförmiger Hornhautparenchymtrübung und gemischter Vaskularisation

Therapie
Hochdosierte langandauernde Lokalbehandlung mit **Kortikosteroiden.**

Prognose
Rezidivfreudigkeit u. verbleibende Hornhautnarben.

6.5.6.3 Keratoconjunctivitis epidemica / Keratitis nummularis

Diese durch Adenoviren verursachte kontagiöse Erkrankung ist gekennzeichnet durch münzförmige, **subepithelial** gelegene Infiltrationen aus Leuko- u. Lymphozyten, die nach Abheilung entsprechende Narben zurücklassen *(Abb. 140)*. Selbst nach einer längeren Gabe von **steroidhaltigen Augentropfen** verschwinden sie meist nicht vollständig.

Therapie. Die Therapie mit Virostatika ist unbefriedigend. Unter der hochdosierten Lokalbehandlung mit **Kortikosteroiden** (Ultracortenol, Inflanefran forte), die nicht selten über mehrere Wochen aufrechterhalten werden muß, kommt es allmählich zur Befundbesserung.

Prognose. Durch die Rezidivfreudigkeit der Erkrankung und verbleibende Hornhautnarben muß die Prognose als eher ungünstig angesehen werden.

6.5.6.3 Keratoconjunctivitis epidemica / Keratitis nummularis

Diese durch Adenoviren (adeno-pharyngeo-konjunktivaler Befall) verursachte kontagiöse Erkrankung zeichnet sich neben den typischen konjunktivalen Reizerscheinungen mit Schwellungen der **Plica semilunaris** (siehe *Kapitel 5.5.4.1*) und der **regionalen Lymphknoten** insbesondere durch münzförmige, **subepithelial** gelegene, nicht mit Fluoreszein anfärbbare Infiltrationen aus. Sie bestehen aus Leuko- und Lymphozytenansammlungen, die nach Abheilung entsprechende sehschärfenreduzierende Narben zurücklassen. Solche, über die gesamte Hornhaut verstreute Narben zeigt die *Abbildung 140*. Diese münzähnlichen Veränderungen haben zu der Krankheitsbezeichnung **Keratitis nummularis** geführt. Selbst nach einer längeren Gabe von **steroidhaltigen Augentropfen** verschwinden sie meist nicht vollständig.

Mitunter beschränkt sich die korneale Reaktion allerdings auch nur auf eine Keratitis punctata superficialis, die selbstverständlich keine Narben zurückläßt.

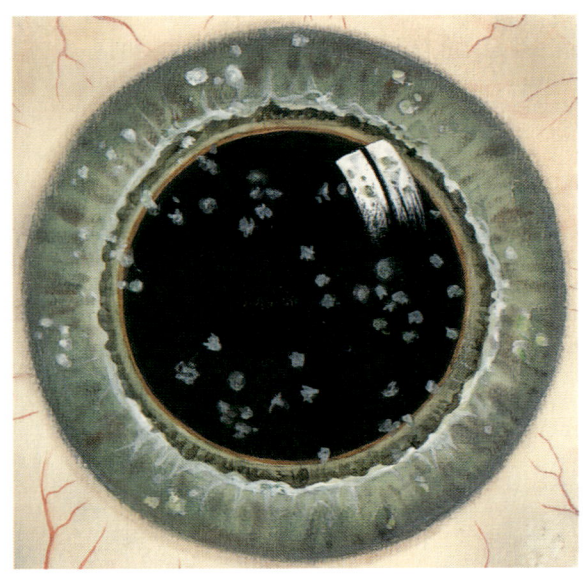

Abb. 140: Schneeflockenartige subepitheliale Hornhautnarben nach Keratoconjunctivitis epidemica

6.5.6.4 Hornhautbeteiligung bei Zoster ophthalmicus / Zosterkeratitis

Definition ▶

Klinik
In 40% tritt eine Hornhautbeteiligung auf, meist **tiefe Hornhautinfiltrate.**

6.5.6.4 Hornhautbeteiligung bei Zoster ophthalmicus / Zosterkeratitis

> *Definition.* Der Zoster ophthalmicus (Gesichtsrose) ist eine Infektion des Ganglion semilunare Gasseri sowie des Versorgungsgebietes des 1. Trigeminusastes (N. ophthalmicus) durch das Varicella-Zoster-Virus.

Klinik. Meist erkranken ältere Erwachsene. Die Hornhautbeteiligung, die in etwa 40% der Fälle zu beobachten ist, äußert sich meist in **tiefen Hornhautinfiltraten,** die über mehrere Monate bestehen bleiben, seltener in einer Keratitis punctata superficialis oder subepithelial gelegenen Trübungsarealen.

Komplikationen. Insbesondere bei Beteiligung des N. nasociliaris treten neben Hauteffloreszenzen auch **Konjunktivitiden, Skleritiden, Uveitiden, Sekundärglaukome, Vorderkammerblutungen, Augenmuskelparesen, Sehnervenentzündungen** und **Netzhautnekrosen** auf. Alle Augenveränderungen bei Zoster ophthalmicus sind in der *Synopsis 14* zusammengestellt (vergleiche *Kapitel 2.5.4.3*).

Bei äußerst starken Schmerzen ist die Hornhautsensibilität herabgesetzt, ein Phänomen, das als **Anaesthesia dolorosa** bezeichnet wird.

Merke. Bei Befall des Nasenrückens muß immer auf eine Keratitis geachtet werden (Hutchinsonsche Regel).

Therapie. Sie besteht in der Gabe von Zovirax-Augensalbe, nach Abklingen der akuten Symptome werden kortikosteroidhaltige Augentropfen und -salben, bei iritischen Reizungen Atropin-Augentropfen gegeben. Liegt ein Sekundärglaukom vor, kommt Acetazolamid (Diamox) oral zur Anwendung.

Prognose. Der Verlauf ist trotz Steroidtherapie bei parenchymatösen Prozessen sehr schleppend. Mitunter bleiben Hornhautnarben zurück.

Komplikationen
Weiterhin können vorliegen: **Konjunktivitiden, Skleritiden, Uveitiden, Sekundärglaukome, Vorderkammerblutungen Augenmuskelparesen, Sehnervenentzündungen, Netzhautnekrosen** u. **Keratitiden** (s. Synopsis 14).
Bei äußerst starken Schmerzen ist die Hornhautsensibilität herabgesetzt **(Anaesthesia dolorosa).**

◀ **Merke**

Therapie
Zunächst Zovirax-Augensalbe, später Steroide. Bei erhöhtem Augendruck Acetazolamid u. bei iritischer Reizungen Atropin.

Prognose
Der Verlauf ist schleppend, oft bleiben Hornhautnarben zurück.

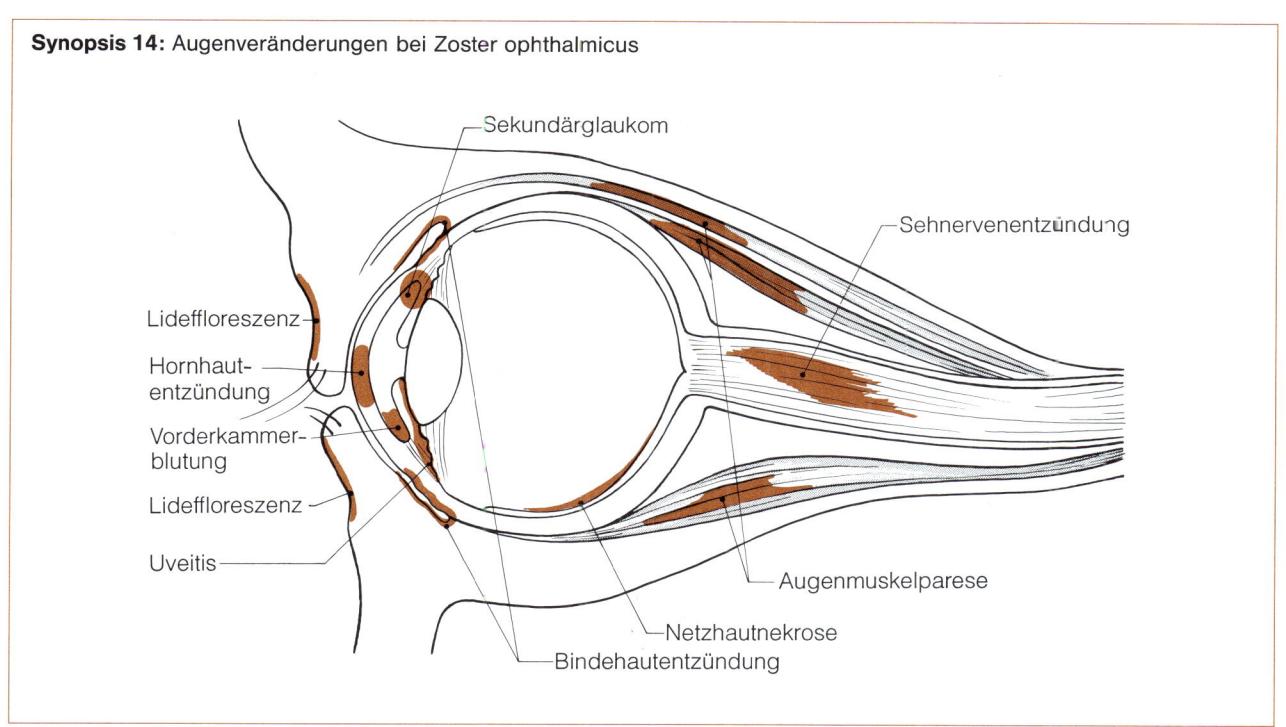

Synopsis 14: Augenveränderungen bei Zoster ophthalmicus

Sekundärglaukom

Sehnervenentzündung

Lideffloreszenz

Hornhautentzündung

Vorderkammerblutung

Lideffloreszenz

Uveitis

Augenmuskelparese

Netzhautnekrose

Bindehautentzündung

6.5.7 Mykotische Keratitiden / Keratomykosen

Keratomykosen sind durch den z. T. unkritischen Einsatz von Antibiotika u. Steroiden deutlich angestiegen. Schimmel-, Hefepilze u. Aktinomyzeten verursachen tiefe Infiltrationen *(Abb. 141)*. Satellitenherde u. Hypopyon kommen vor. Der Übergang in eine Nekrose bzw. eine Perforation mit **Endophthalmitis (Panophthalmie)** ist möglich.

6.5.7 Mykotische Keratitiden / Keratomykosen

Die Zahl der Pilzerkrankungen der Hornhaut ist durch den z. T. unkritischen Einsatz von Antibiotika und Steroiden auch in der Augenheilkunde deutlich angestiegen. Keratomykosen werden vorwiegend durch **Schimmel- und Hefepilze** sowie **Aktinomyzeten** hervorgerufen und sind gekennzeichnet durch runde, weißliche oder gelbliche, sehr dichte, scharf abgegrenzte, tiefe Infiltrationen, deren Rand oft leicht gefiedert ist *(Abbildung 141)*. Satellitenherde und Hypopyon kommen häufig vor. Diese massiven Trübungen gehen schnell in eine Nekrose über und können so zu einer Perforation mit anschließender **Endophthalmitis (Panophthalmie)** führen.

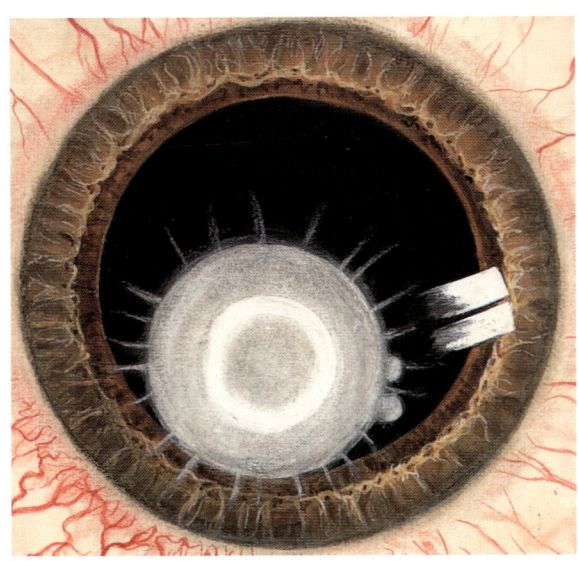

Abb. 141: Pilzerkrankung der Hornhaut (Keratomykose) mit sternförmigen Hornhautparenchyminfiltraten

Ein praktischer Tip ▶

Ein praktischer Tip: Der mykologische Nachweis gelingt nur, wenn Material aus dem Infiltrat oder Ulkus, möglichst von seinem Rand, mit einem scharfen Instrument gewonnen werden kann. Ein einfacher Abstrich reicht nicht.

Therapie
Abrasio mit anschließender lokaler Antimykotikaanwendung, bei Superinfektion Antibiotika. Droht eine Ulkusperforation, Keratoplastik à chaud.

Die Therapie besteht in einer Abrasio des befallenen Hornhautgewebes, was nur gelingt, wenn der Prozeß nicht allzu tief gelegen ist, mit anschließender lokalen Antimykotikaanwendung (Amphotericin B, Nystatin, Pimaricin). Da zu Anfang der Therapie eine bakterielle Ursache nicht ausgeschlossen werden kann, empfehlen sich Kombinationspräparate. Bei einer Ulkusperforation kann eine Keratoplastik à chaud notwendig werden.

6.5.8 Akanthamöben-Keratitis

6.5.8 Akanthamöben-Keratitis

Definition ▶

Definition. Es handelt sich um eine hartnäckige, schwere Keratitis des Hornhautstromas mit Abszedierung, die mitunter bei Kontaktlinsenträgern, insbesondere Dauerkontaktlinsenträgern, auftreten kann.

Ätiologie
Saprophytäre Protozoen, die ubiquitär vorkommen. Sie werden meist mit Kontaktlinsen ins Auge eingeschleppt u. gelangen über eine Erosio in die Kornea.

Ätiologie. Die Ursache stellen saprophytäre Protozoen dar, die in der Erde, der Luft, frischem und verunreinigtem Wasser, Schwimmbädern und der Mundhöhle leben und weit verbreitet sind. Sie gelangen beim Baden, Waschen oder mit der **Kontaktlinse** ins Auge und durch eine **Erosio** in die Hornhaut.

Klinik. Innerhalb von etwa 2 Wochen entsteht an der Eintrittspforte ein Infiltrat des tiefen Stromas mit Hornhautödem und begleitender Iritis, später ein **Hornhautulkus** und **Ringabszeß** (vergleiche *Kapitel 6.5.5.2*). Das zentrale Hornhautparenchym schmilzt weiter ein und kann zur Perforation führen. Die Erkrankung ist ausgesprochen schmerzhaft.

Therapie. Sie ist problematisch und z. T. unbefriedigend. Die monatelange Gabe von Antimykotika und Antibiotika im Wechsel hat sich nur in einigen Fällen bewährt. Meist wird letztendlich eine perforierende **Keratoplastik** notwendig.

Prophylaxe. Sie besteht in der gezielten Aufklärung von Kontaktlinsenträgern, insbesondere der Warnung vor dem Gebrauch **nicht steriler Kontaktlinsenlösung**. Die Indikation für **Dauertragelinsen** sollte sehr streng gestellt werden.

Klinik
Äußerst schmerzhafte Keratitis des tiefen Stromas mit Entwicklung eines **Hornhautulkus** u. **Ringabszesses.**

Therapie
Antimykotika u. Antibiotika sind nur selten hilfreich. Meist muß eine **Keratoplastik** durchgeführt werden.

Prophylaxe
Kontaktlinsenträger müssen vor **nicht sterilen Kontaktlinsenlösungen** gewarnt werden. Vorsicht mit **Dauertragelinsen.**

6.5.9 Neurogene (trophoneurotische) Erkrankungen

Die Topographie verschiedener neurogener und endogener Hornhauterkrankungen ist in der *Synopsis 12*, ihre Kardinalsymptome und Komplikationen sind in *Tabelle 16* zusammengefaßt.

6.5.9 Neurogene (trophoneurotische) Erkrankungen
Vergleiche *Synopsis 12* u. *Tab. 16.*

Tabelle 16: Kardinalsymptome und Komplikationen bei neurogenen und endogenen Hornhauterkrankungen

Krankheitsbild	Kardinalsymptome	Komplikationen
Keratitis neuroparalytica	zentrale Stromainfiltrationen	zentrales Ulkus, Narben, Perforation
Keratitis e lagophthalmo	Epitheldefekte, Ulkus im unteren Drittel	Narben, Perforation
Keratoconjunctivitis sicca	kleinste Erosionen	ständiges Fremdkörpergefühl
Keratoconjunctivitis filiformis	Epithelproliferationen, Erosionen	ständiges Fremdkörpergefühl
Keratitis parenchymatosa	sektorenförmige Stromainfiltration mit tiefer Vaskularisation	Narben, Astigmatismus
Keratoconjunctivitis eczematosa	subepitheliale Infiltrate mit oberflächlicher Vaskularisation	periphere Narben
Rosazea-Keratokonjunktivitis	limbale Ulzeration mit Vaskularisation	Rezidive, Narben
sklerosierende Keratitis	limbale Infiltrate	Narben, Visusverlust
Ulcus rodens Mooren	schmerzhaftes, zirkulär fortschreitendes Ulkus	Erblindung

6.5.9.1 Keratitis neuroparalytica

6.5.9.1 Keratitis neuroparalytica

Definition. Durch Lähmung des 1. Trigeminusastes entstehen schwere trophische Störungen der Hornhaut mit Ulzerationen und Perforationsgefahr.

◄ **Definition**

Ätiologie

Die Ursachen für die Lähmung sind tumoröser, entzündlicher oder traumatischer Natur. Infolge einer Schädigung des N. ophthalmicus kommt es zu gleichseitigen Hornhautalterationen. Durch die völlig anästhetische Hornhaut fehlt der reflektorische Lidschluß.

Klinik

Bei Schmerzfreiheit u. oft geringen Entzündungszeichen bildet sich zunächst ein zentraler Epitheldefekt **im Lidspaltenbereich,** später eine Parenchymtrübung sowie ein scharf begrenztes Ulkus *(Abb. 142).*

Therapie

Epithelisierende, regenerationsfördernde Augensalben. Bei drohender Perforation Bindehautdeckung.

Prognose

Der Verlauf ist langwierig u. oft von Superinfektionen u. Iritiden begleitet. Es verbleiben Narben.

6.5.9.2 Keratitis e lagophthalmo

Definition ▶

Ätiologie

Periphere Fazialisparese, Protrusio bulbi, komatöse Zustände, M. Parkinson u. Unterlidektropien.

Klinik

Am Beginn stehen kleinste Hornhauterosionen **im unteren Hornhautdrittel (Expositionskeratitis),** die später zur Ulzeration, mitunter zur Perforation führen *(Abb. 143).*

Ätiologie. Die Ursachen für die Lähmung sind meist tumoröser, entzündlicher oder traumatischer Natur. Zuweilen wird bei schweren Trigeminusneuralgien das Ganglion semilunare Gasseri operativ ausgeschaltet. Infolge einer Schädigung der Nervenfasern des N. ophthalmicus kommt es zu einer Störung der Hornhauttrophik und in etwa **20 %** der Fälle sofort oder innerhalb eines halben Jahres zu gleichseitigen Hornhautalterationen. Durch die völlig anästhetische Hornhaut und den fehlenden reflektorischen Lidschluß ist die Verletzungsgefahr besonders groß. Mitunter ist die Tränensekretion reduziert.

Klinik. Als Frühsymptom gilt eine konjunktivale Reizung, die den eigentlichen Hornhautveränderungen vorausgeht und nach ein bis zwei Wochen abklingt. Bei völliger Schmerzfreiheit und oft erstaunlich geringen Entzündungszeichen bildet sich zunächst ein **im Lidspaltenbereich** gelegener Epitheldefekt aus. Im weiteren Verlauf entstehen zentrale Parenchymtrübungen sowie ein scharf begrenztes Ulcus corneae, das zur Perforation neigt *(Abbildung 142).*

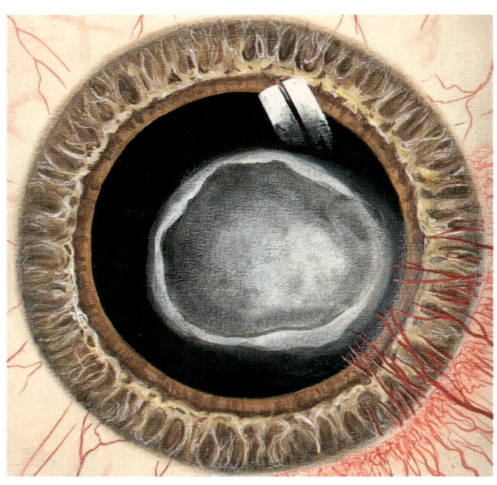

Abb. 142: Keratitis neuroparalytica mit zentraler Hornhautparenchymtrübung und Ulkusbildung

Therapie. Die Therapie ist problematisch. Sie beschränkt sich auf die Gabe von epithelisierenden, regenerationsfördernden Augensalben (Bepanthen, Actovegin). Bei drohender Perforation empfiehlt sich eine Bindehautdeckung des Defektes; ein Hornhauttransplantat heilt wegen der gestörten Trophik schlecht ein.

Prognose. Der Verlauf ist langwierig. Häufig treten Superinfektionen und Iritiden mit all ihren Komplikationen auf. Nach Abheilung verbleiben meist dichte Narben.

6.5.9.2 Keratitis e lagophthalmo

> *Definition.* Infolge eines unvollständigen Lidschlusses wird der Tränenfilm nicht richtig auf der Hornhautoberfläche verteilt und der Bulbus nicht ausreichend vor Austrocknung geschützt.

Ätiologie. Die Ursachen für einen defekten Lidschluß sind meist periphere Fazialisparesen, aber auch alle Arten von Protrusio bulbi bzw. Exophthalmus, komatöse Zustände, M. Parkinson und ausgeprägte Ektropien des Unterlides.

Klinik. Meist bleiben die Veränderungen auf das untere Drittel der Hornhaut beschränkt. Am Beginn stehen kleinste Hornhauterosionen im Sinne einer Keratitis punctata superficialis **(Expositionskeratitis),** die sich später zu einer größeren Epithelläsion vereinigen und letztendlich zur Ulzeration, mitunter sogar Perforation führen *(Abbildung 143).* Bei Sekundärinfektion sprossen Gefäße ein.

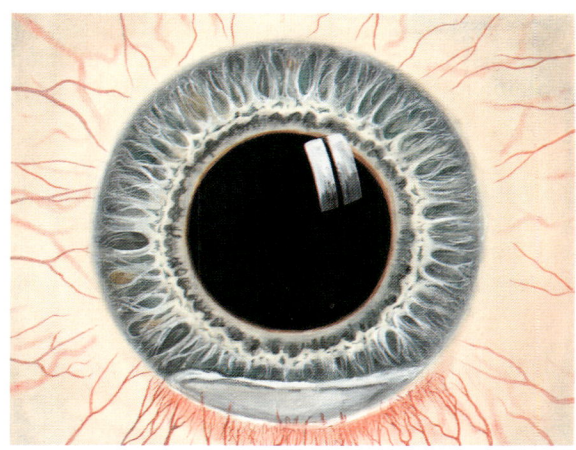

Abb. 143: Keratitis e lagophthalmo mit beginnender Ulkusbildung im unteren Hornhautdrittel

Therapie. Die Therapie ist symptomatisch und besteht in der Gabe von epithelisierenden Salben (Bepanthen, Actovegin) sowie von benetzenden Augentropfen (Oculotect, Liquifilm, Vidisept, Siccaprotekt) bzw. viskösen Tränenersatzmitteln (Coliquifilm, Vidisic, Thilotears). Die Verdunstung des Tränenfilms kann ein Uhrglasverband oder ein Brillenseitenschutz reduzieren. Auch weiche Kontaktlinsen sind mit Erfolg angewendet worden. In ausgeprägten Fällen ist die partielle, vorübergehende Vernähung der Lidspalte (**Tarsorrhaphie, Blepharorrhaphie**) notwendig.

Prognose. Der Krankheitsverlauf zieht sich bei Fazialisparesen nicht selten über Monate oder Jahre hinweg. Eine oft aufwendige, langwierige Hornhautpflege kann Superinfektionen und tiefe Substanzverluste der Hornhaut verhindern. Treten sie dennoch auf, verbleiben nach Abheilung meist dichte Narben.

6.5.9.3 Keratoconjunctivitis sicca

> **Definition.** Die überaus häufige Binde- und Hornhautentzündung wird ausgelöst durch eine verminderte Tränenproduktion bzw. durch eine fehlerhafte Zusammensetzung des präkornealen Tränenfilms und äußert sich in Augenbrennen, Fremdkörpergefühl, Trockenheitsgefühl und Lichtscheu.

Ätiologie. Die Ursache ist letztendlich ungeklärt, meist handelt es sich um eine generalisierte sekretorische Störung der Drüsen und Schleimhäute. Oft bestehen Verbindungen zum **Sjögren-Syndrom** (Atrophie und Unterfunktion der Tränendrüse sowie weiterer Körperdrüsen unklarer Genese), zur **Rheumatoidarthritis** und zum **Klimakterium.**

Klinik. Dabei sind die klinischen Befunde sehr heterogen und reichen von leichten, unspezifischen Bindehautreizungen (vergleiche *Kapitel 5.5.1.5*) bis hin zu einer Keratitis filiformis.
Oftmals findet man nur Stippungen des Hornhautepithels, die mit Fluoreszein anfärbbar sind und eine Ursache der Keratitis punctata superficialis darstellen. Mitunter finden sich auch subepitheliale Infiltrate.

Diagnose. Die Diagnose wird durch den **Schirmer-Test** oder die Bestimmung der **Tränenfilmaufrißzeit** (break-up-time) bestimmt (vergleiche *Kapitel 3.3*).

Therapie
Epithelisierende Salben, benetzende Augentropfen sowie visköse Tränenersatzmittel. Die Verdunstung des Tränenfilms kann ein Uhrglasverband reduzieren, auch weiche Kontaktlinsen werden angewendet. In ausgeprägten Fällen Vernähung der Lidspalte (**Tarsorrhaphie**).

Prognose
Hornhautpflege kann Superinfektionen u. tiefe Substanzverluste der Hornhaut verhindern. Mitunter verbleiben dichte Narben.

6.5.9.3 Keratoconjunctivitis sicca

◄ Definition

Ätiologie
Die Ursache ist unklar. Oft entsteht das Krankheitsbild im Gefolge eines **Sjögren-Syndroms** oder einer **Rheumatoidarthritis** bzw. im Klimakterium.

Klinik
Es treten unspezifische Bindehautreizungen, aber auch eine Keratitis filiformis auf. Oftmals findet man aber nur Stippungen des Hornhautepithels (Keratitis punctata superficialis).

Diagnose
Sie erfolgt mit dem **Schirmer-Test** oder der Bestimmung der **Tränenfilmaufrißzeit.**

Differentialdiagnose
Das gleiche Bild wird gleichfalls durch trophische Hornhautstörungen, Infektionen, Allergien, Trichiasis u. bei einer Keratoconjunctivitis photoelectrica hervorgerufen.

Therapie
Benetzende Augentropfen oder visköse Tränenersatzmittel.

Differentialdiagnose. Andere Ursachen für das gleiche klinische Bild können trophische Hornhautstörungen, bakterielle und virale Infektionen, Allergien, Trichiasis und ultraviolette Strahlen (Keratoconjunctivitis photoelectrica, vergleiche *Kapitel 6.6.6*) sein.

Therapie. Sie besteht in der Gabe von benetzenden Augentropfen (Oculotect, Liquifilm, Vidisept, Siccaprotect, Lacrimal, Artelac) bzw. visköse Tränenersatzmittel (Coliquifilm, Vidisic, Thilotears), die je nach Beschwerden ins Auge eingegeben werden.

6.5.9.4 Keratoconjunctivitis filiformis/Fädchenkeratitis

6.5.9.4 Keratoconjunctivitis filiformis / Fädchenkeratitis

Definition ▶

> **Definition.** Das Krankheitsbild ist die Maximalvariante eines trockenen Auges. Es ist charakterisiert durch Epithelproliferation und die Bildung von Epithelfädchen, die unterstützt durch die mangelnde Gleitfähigkeit des Oberlides auf der Hornhautoberfläche bei jedem Lidschlag geradezu aus dem Epithelverband herausmassiert werden.

Ätiologie
Vitamin-A-Mangel, Bindehauterkrankungen, Aplasien der Tränendrüse, das **okulare Pemphigoid, Trachom, Verätzungen** sowie operative, traumatische u. neurogene Läsionen. **Verschiedene systemische Erkrankungen** führen zu einer Mindersekretion der Tränen.

Ätiologie. Ursachen für eine derartig extreme Trockenheit des Auges können **Bindehauterkrankungen** sein, die eine Verlegung der Ausführungsgänge der Tränendrüse nach sind ziehen, wie z. B. beim Trachom, dem beginnenden Pemphigoid oder nach schweren **Verätzungen**. Aber auch Aplasien der Tränendrüse, operative, traumatische und neurogene Läsionen (Lähmung des N. lacrimalis, N. zygomaticus oder N. petrosus superficialis major) und das **okulare Pemphigoid** (vergleiche *Kapitel 5.5.8.3*) kommen in Frage. **Systemische Erkrankungen** wie das Sjögren-Syndrom, das **Stevens-Johnson-Syndrom** (vergleiche *Kapitel 5.5.8.1*), die rheumatoide Arthritis, die Sklerodermie, die Polyangiitis nodosa und der Lupus erythematodes führen über eine Dakryoadenitis zur Atrophie und zu Mindersekretion. **Vitamin-A-Mangel** kann ebenfalls zu einer Fädchenkeratitis führen.

Klinik
Der Tränenfilm wird zu einem klebrigen, zähflüssigen, fadenziehenden, Sekret. Das Hornhautepithel bildet stecknadelkopfartige Prominenzen aus, die durch den Lidschlag fadenartig von der Unterlage abgezogen werden (*Abb. 144*).

Klinik. Bei verminderter Tränenproduktion wird der präkorneale Tränenfilm zu einem klebrigen, zähflüssigen, fadenziehenden, z. Teil schaumigen Sekret. Das Hornhautepithel hat die Neigung, zu proliferieren und stecknadelkopfartige Prominenzen auszubilden, die durch den Lidschlag fadenartig von der Unterlage abgezogen werden (*Abbildung 144*). Die so entstehenden anfärbbaren Erosionen sind meist mit einem starken konjunktivalen Reizzustand verbunden und führen zu Fremdkörpergefühl, Lichtscheu und Blepharospasmus.

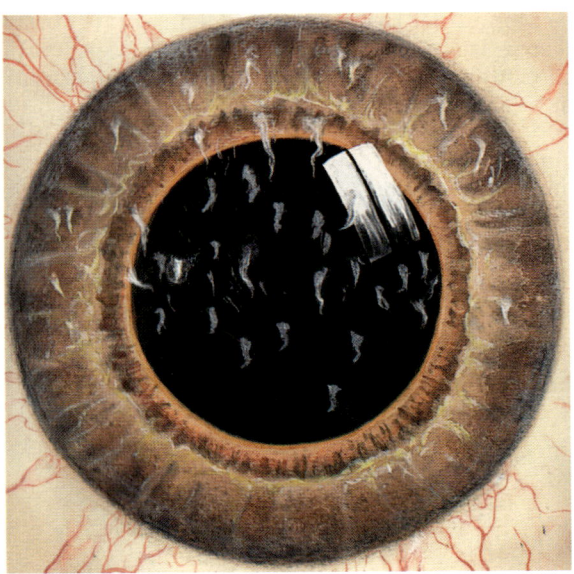

Abb. 144: Keratitis filiformis mit fädchenartigem Abrollen des Hornhautepithels bei Sicca-Syndrom

Komplikationen. Der Übergang in eine tiefe Stromakeratitis und in eine Ulzeration ist selten, aber insbesondere bei einer Sekundärinfektion möglich.

Diagnose. Die Diagnose ist auf Grund des eindeutigen klinischen Befundes leicht zu stellen. Liegt jedoch nur eine Keratitis punctata superficialis vor, sollte ein **Schirmer-Test,** die Bestimmung der Tränenproduktion bzw. die Bestimmung der **Tränenfilmaufrißzeit** vorgenommen werden.

Therapie. Therapeutisch werden epithelisierende Salben (Bepanthen, Actovegin) sowie benetzende Augentropfen (Oculotect, Liquifilm, Vidisept, Siccaprotect) bzw. visköse Tränenersatzmittel (Coliquifilm, Vidisic, Thilotears) verwendet, die stündlich oder häufiger appliziert werden sollten. In extremen Fällen kann ein Uhrglasverband eine feuchte Kammer schaffen, in der die Verdunstung der Tränenflüssigkeit weitestgehend ausgeschaltet werden kann. Auch weiche Kontaktlinsen und die Verödung der Tränenpünktchen können eine Linderung bringen. Nach einer möglichen Grundkrankheit muß gefahndet werden.

> **Merke.** Vasokonstringenzien, z. B. naphthazolinhaltige Augentropfen, die bei unspezifischen Reizzuständen der Bindehaut verwendet werden, dürfen nicht über einen längeren Zeitraum gegeben werden, weil sie zu einer weiteren Austrocknung des Auges und zu trophischen Störungen führen.

Prognose. Der Verlauf ist langwierig. Das ständige Fremdkörpergefühl ist lästig, hat aber nur in Ausnahmefällen ernste Folgen. Oft ist eine Langzeitbehandlung notwendig.

6.5.10 Endogene Erkrankungen

6.5.10.1 Keratitis parenchymatosa / Keratitis interstitialis

> **Definition.** Durch immunpathologische Prozesse kommt es bei verschiedenen Infektionen Jahre danach zu diffusen tiefen Keratitiden mit tiefer Vaskularisation.

Ätiologie. Nach bestimmten Infektionen, z. B. **konnataler Lues** (90% der Fälle), **Tuberkulose, Lepra, Toxoplasmose, Lymphogranuloma venereum, Mumps** und **Herpes** können Jahre nach der Erstmanifestation tiefe Hornhautentzündungen auftreten. Dabei ist nicht primär der Erreger für die Keratitis verantwortlich. Vielmehr geht man heute von einer allergisch-hyperergischen Genese aus, zumal sich bei der sog. Keratitis parenchymatosa e lue congenita, der tiefen Keratitis bei angeborener Syphilis, nie Treponemen im Hornhautstroma haben nachweisen lassen.

Klinik. Nach diskreten und daher oft unbemerkten Endothelschwellungen beginnt die Erkrankung mit sektorenförmigen, diffusen, grauweißen **Infiltrationen des mittleren oder tiefen Stromas,** die von der Peripherie ihren Ausgang nehmen, sich nach zentral ausbreiten und von einer starken **ziliaren Injektion** begleitet werden. Die Patienten leiden unter **Schmerzen, Photophobie und Blepharospasmus.**

Komplikationen
Sekundärinfektion u. Ulzeration sind möglich.
Diagnose
Der klinische Befund ist typisch. **Schirmer-Test** bzw. Bestimmung der Tränenfilmaufrißzeit bestätigen die Diagnose.
Therapie
Epithelisierende Salben sowie benetzende Augentropfen bzw. visköse Tränenersatzmittel. In extremen Fällen Uhrglasverband, weiche Kontaktlinsen u. Verödung der Tränenpünktchen. Nach einer möglichen Grundkrankheit muß gefahndet werden.
◄ Merke
Prognose
Der Verlauf ist langwierig, aber nur selten ernst.
6.5.10 Endogene Erkrankungen
6.5.10.1 Keratitis parenchymatosa / Keratitis interstitialis
◄ Definition
Ätiologie
Es liegt immer eine Infektionskrankheit wie konnatale Lues (90% der Fälle), Tbc, Lepra, Toxoplasmose, Lymphogranuloma venereum, Mumps oder Herpes zugrunde. Die Ursache ist eine allergisch-hyperergische Reaktion.
Klinik
Die Erkrankung beginnt mit **ziliarer Injektion** u. sektorenförmigen **Infiltrationen des Stromas.** Die Patienten leiden unter **Schmerzen, Photophobie** u. **Blepharospasmus.**

Danach folgt eine **besenreiserartige Vaskularisation.** Nach Monaten klart sich die Hornhaut auf *(Abb. 145).* Intraokular sind dann Irisatrophien, hintere Synechien sowie periphere Netz- u. Aderhautnarben sichtbar.

Danach folgt eine typische Invasion tiefer Gefäße. Die bis ins Zentrum fortschreitende **besenreiserartige Vaskularisation** verleiht der Hornhaut einen zuweilen lachsfarbenen Ton. Erst nach Monaten klart sich die Hornhaut teilweise vom Limbus beginnend wieder auf *(Abbildung 145),* so daß ausgeprägte Irisatrophien, hintere Synechien sowie periphere Netz- und Aderhautnarben als Folge der schweren begleitenden intraokularen Entzündung sichtbar werden. Gleichwohl kann trotz verbleibender obliterierter Gefäße und erheblichem irregulären Astigmatismus ein relativ gutes Sehvermögen erreicht werden.

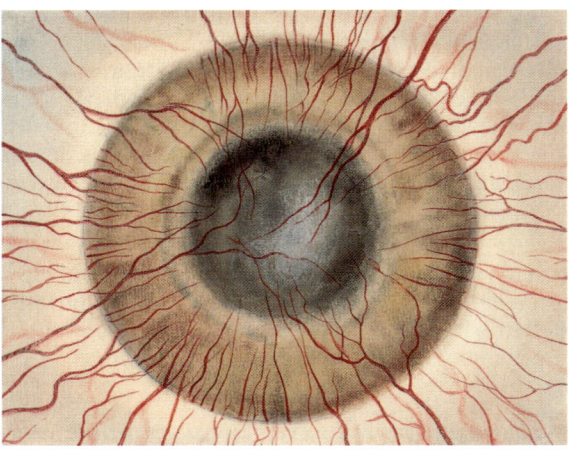

Abb. 145: Keratitis parenchymatosa mit bis ins Zentrum fortgeschrittener oberflächlicher und tiefer Vaskularisation und diffusen Hornhautnarben

Die doppelseitigen Hornhautveränderungen bei **angeborener Syphilis** beginnen **zwischen dem 5. u. 20. Lebensjahr. Bei der Hutchinsonschen Trias** liegen Tonnenzähne, Schwerhörigkeit u. Keratitis parenchymatosa vor.

Bei **angeborener Syphilis** beginnen die doppelseitigen Hornhautveränderungen meist **zwischen dem 5. und dem 20. Lebensjahr,** wobei das zweite Auge gewöhnlich nach einem Intervall von einigen Wochen befallen wird. Es lassen sich neben der Keratitis eine Reihe weiterer typischer Merkmale finden, wie ausgeprägte Stirnhöcker, Sattelnase, Mundwinkelrhagaden und Säbelscheidentibia. Das Syndrom tonnenförmige, eingekerbte Schneidezähne, Schwerhörigkeit und Keratitis parenchymatosa wird als **Hutchinsonsche Trias** bezeichnet.

Diagnose
Durch **serologische Untersuchungen.**

Diagnose. Zur Diagnosefindung sind unbedingt **serologische Untersuchungen** erforderlich. Die Wassermannreaktion kann bei angeborener Lues negativ sein.

Therapie
Lokal **hochdosierte, langandauernde Kortikosteroidgaben.** Wegen der schweren intraokularen Reizungen **Atropinmydriasis.**

Therapie. Die lokale Therapie besteht in **hochdosierten Kortikosteroidgaben,** die auch subkonjunktival verabreicht werden sollten und sich über viele Monate, u. U. sogar Jahre erstrecken müssen. Wegen der schweren intraokularen Reizung ist eine langanhaltende Mydriasis mit Atropin notwendig.

Prognose
Bei spezifischer Therapie der Grundkrankheit u. lokaler Kortikosteroidanwendung günstig. Narben u. Astigmatismus bleiben zurück.

Prognose. Sie ist unter der spezifischen Therapie der Grundkrankheit und lokaler Kortikosteroidanwendung meist günstig. Rezidive in der Abheilungsphase treten in 10 – 20% auf und sind oft Zeichen einer ungenügenden Behandlung der Ersterkrankung. Narben und irregulärer Astigmatismus bleiben zurück.

6.5.10.2 Keratoconjunctivitis
**   eczematosa,**
**   – scrofulosa,**
**   – phlyctaenosa**

6.5.10.2 Keratoconjunctivitis eczematosa / Keratoconjunctivitis scrofulosa / Keratoconjunctivitis phlyctaenosa

Definition ▶

Definition. Dabei handelt es sich um eine knötchenförmige Entzündung der Binde- und Hornhaut, die hauptsächlich durch eine Überempfindlichkeit gegen Mykobakterien hervorgerufen wird.

Ätiologie. Die durch eine allergische Antigen-Antikörper-Reaktion verursachte Erkrankung befällt vorwiegend Kinder, die fehlernährt und vernachlässigt sind. Sie war um die Jahrhundertwende ausgesprochen häufig, hat aber in den letzten Jahrzehnten ihre Bedeutung in Europa größtenteils verloren.

Klinik. Am Hornhautrand befinden sich kleine, knötchenförmige, subepitheliale Infiltrate, die geschwürig zerfallen und ein flaches Ulkus mit erhabenen Rändern hinterlassen. Sie werden als **Phlyktänen** bezeichnet und führen zu Lichtscheu und Blepharospasmus. Die Abheilung erfolgt unter Einwachsen von Gefäßen. In schweren Fällen entwickeln sich multiple Infiltrate auch in zentralen Hornhautarealen *(Abbildung 146)*, die massive Vaskularisationen (**Pannus eczematosus, Pannus scrofulosus**) und erhebliche Narbenbildungen nach sich ziehen. Ähnliche Veränderungen lassen sich auch an der Bindehaut finden (vergleiche *Kapitel 5.5.7.1*).

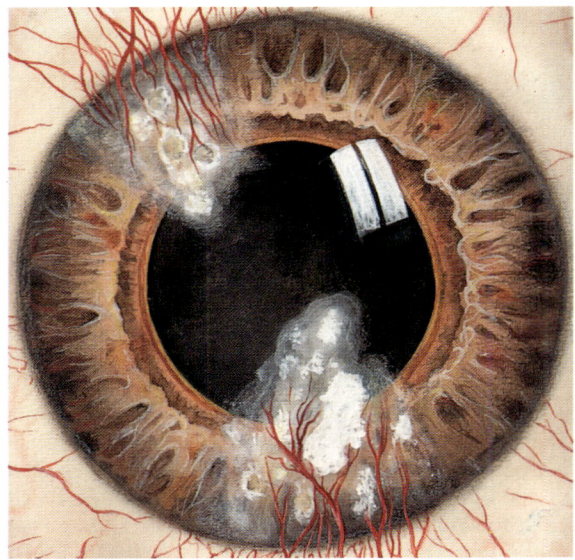

Abb. 146: Keratoconjunctivitis eczematosa (Keratoconjunctivitis scrofulosa, Keratoconjunctivitis phlyctaenosa) mit vaskularisierten Hornhautnarben

Diagnose. Die Diagnose stützt sich auf eine pädiatrische Untersuchung und die Durchführung spezieller Tests, insbesondere des Tuberkulintests, der bei einem negativen Ergebnis eine tuberkulogene Erkrankung praktisch ausschließt.

Therapie. Unter der lokalen Applikation von **Kortikosteroiden** kommt es **auch bei nicht intaktem Hornhautepithel** zu einer prompten Besserung des Befundes. Bei Bestehen von Superinfektionen sind zusätzlich Antibiotika, bei Iritiden Mydriatika erforderlich.

Prognose. Unter der entsprechenden Therapie ist die Prognose günstig. Dichtere Narbenbildungen sind heutzutage die Ausnahme.

6.5.10.3 Rosazeakeratokonjunktivitis / Keratoconjunctivitis rosacea

In **2 bis 5%** der Fälle treten bei Rosazea ziliare Reizzustände sowie scharf begrenzte Randinfiltrationen und -vaskularisationen der Hornhaut auf. Das Krankheitsbild ist in vielerlei Hinsicht **der Keratoconjunctivitis eczematosa verwandt,** auch wenn es im Gegensatz zu dieser verstärkt im Erwachsenenalter auftritt. Meist wird die Hornhaut in gewissen Zeitabständen an verschiedenen Stellen vornehmlich im unteren Limbusbereich betroffen. Auffallend ist, daß der

Ätiologie
Die durch eine immunologische Reaktion verursachte Erkrankung befällt vorwiegend fehlernährte u. vernachlässigte Kinder.

Klinik
Am Hornhautrand befinden sich bei starker ziliarer Injektion, Blepharospasmus u. Lichtscheu knötchenförmige Infiltrate, die geschwürig zerfallen (**Phlyktänen**), **Vaskularisationen** *(Abb. 146)* u. erhebliche Narbenbildungen nach sich ziehen.

Diagnose
Pädiatrische Untersuchung u. Tuberkulintest.

Therapie
Lokale Applikation von **Kortikosteroiden** u. Mydriatika. Bei Superinfektionen Antibiotika.

Prognose
Sie ist günstig. Narben sind die Ausnahme.

6.5.10.3 Rosazeakeratokonjunktivitis / Keratoconjunctivitis rosacea

Das Krankheitsbild ist **der Keratoconjunctivitis eczematosa verwandt;** es tritt im Erwachsenenalter auf. Meist wird die Hornhaut in gewissen Zeitabständen an verschiedenen Stellen im unteren Limbusbereich betroffen *(Abb. 147)*. Die Abheilung erfolgt unter Narbenbildung.

Prozeß regelmäßig von einwachsenden Gefäßen begleitet wird *(Abbildung 147)*, die die Infiltrate mitunter schlingenartig umwachsen. Nach einer Ulzeration bilden sich dichte Narben aus, die oft ein kalkig-weißliches Aussehen haben und wenig Tendenz zeigen, sich aufzuhellen.

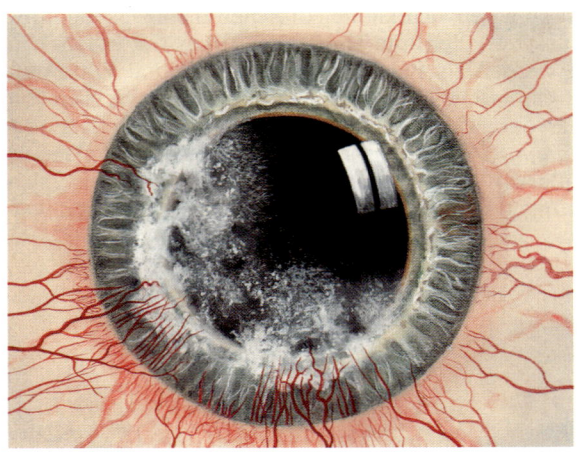

Abb. 147: Rosazeakeratokonjunktivitis (Kerato-conjunctivitis rosacea) mit scharf begrenzten Randinfiltrationen und -vaskularisationen der Hornhaut

Therapie
Steroide u. Mitbehandlung durch Hautarzt.
Rezidive sind häufig.

Die Behandlung erfolgt zusammen mit dem Dermatologen. Die Keratitis spricht gut auf Steroide an. Rezidive sind selbst nach einer erfolgreichen optischen Keratoplastik keine Ausnahme.

6.5.10.4 Sklerosierende Keratitis

Im Gefolge einer Skleritis finden sich graue bis gelblich-weiße Infiltrate am Limbusrand, die ein porzellanweißes Narbengewebe hinterlassen *(Abb. 148)*. Es gibt häufige Rezidive. Steroidtherapie ist unbefriedigend. Nach rheumatischen Erkrankungen, Fokalinfektionen u. Tbc muß gefahndet werden.

6.5.10.4 Sklerosierende Keratitis

Im Gefolge einer vorderen Skleritis finden sich graue bis gelblich-weiße Infiltrate am Limbusrand, die sich zum Zentrum hin ausbreiten und ein undurchsichtiges, porzellanweißes Narbengewebe hinterlassen. Durch häufige Rezidive entsteht der Eindruck, als ob die Lederhaut auf die Hornhaut übergriffe. In *Abbildung 148* werden diese typischen Veränderungen dargestellt. Die Therapie ist trotz lokaler Steroidanwendung unbefriedigend, die Prognose schlecht. Meist bestehen wie bei allen Skleritiden erhebliche Schmerzen. Nach rheumatischen Erkrankungen, Fokalinfektionen und Tuberkulose muß gefahndet werden.

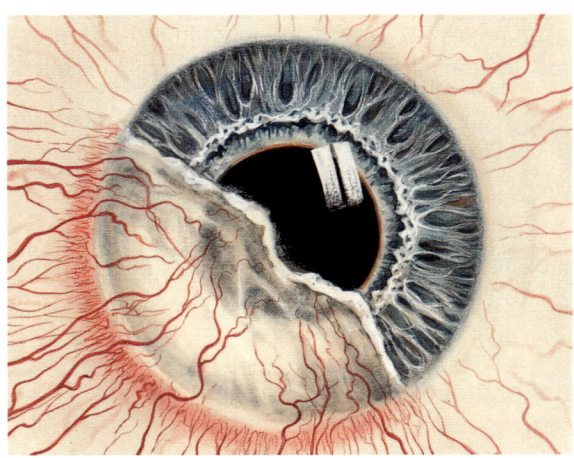

Abb. 148: Sklerosierende Keratitis mit bis ins Zentrum hineinreichenden porzellanweißen Hornhautnarben, die direkt am Limbus beginnen

6.5.10.5 Ulcus rodens (Ulcus Mooren)

> **Definition.** Diese oft zur Erblindung führende, glücklicherweise seltene Erkrankung des Erwachsenenalters imponiert als oberflächlich ulzerierende, später nekrotisierend-granulomatöse, aber selten perforierende Hornhautentzündung.

> **Merke.** Nicht zu verwechseln mit dem Ulcus rodens der Haut als Sonderform des Basalioms.

Ätiologie. Die Ursache ist mit großer Wahrscheinlichkeit in immunologischen Faktoren zu suchen, zumal in den letzten Jahren Antikörper gegen die Basalmembran des Hornhautepithels nachgewiesen werden konnten. In der den Hornhautprozeß umgebenden Bindehaut wurde eine dichte Infiltration mit Plasmazellen gefunden, die Kollagenase produzieren.

Ätiologie
Die Ursache besteht in immunologischen Faktoren (Antikörper gegen die Basalmembran des Hornhautepithels).

Klinik. Die Erkrankung ist äußerst schmerzhaft und betrifft in 30% beide Augen, meist in einem zeitlichen Abstand. Sie beginnt mit der Ausbildung von Randinfiltrationen und -ulzerationen, die unaufhaltsam nach zentral und zirkulär fortschreiten. Der Prozeß ist auf das Epithel und das vordere Stroma begrenzt. Das Ulkus weist in der Ausbreitungsrichtung einen ausgeprägten unterminierten Rand auf, wie in der *Abbildung 149* zu erkennen ist.

Klinik
Die Erkrankung ist äußerst schmerzhaft. Sie beginnt mit Randulzerationen. Der Prozeß ist auf das Epithel u. das vordere Stroma begrenzt. Das Ulkus weist einen ausgeprägten unterminierten Rand auf (Abb. 149).

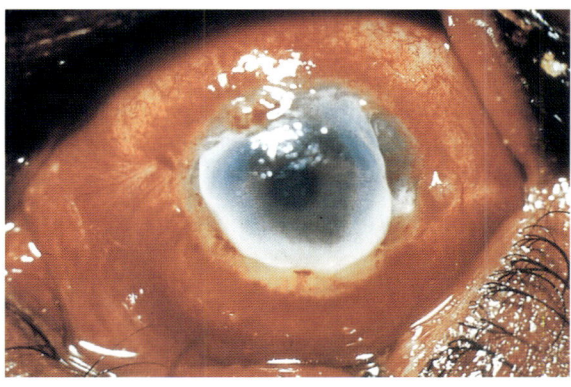

Abb. 149: Ulcus rodens (Ulcus Mooren) mit sich flach nach zentral ausbreitendem Ulkus und unterminiertem Rand

Therapie. Sie ist sehr problematisch und nicht selten erfolglos. Es werden Steroide, epithelisierende Salben, bei Superinfektionen Antibiotika und Immunsuppressiva angewendet. Auch chirurgische Maßnahmen wie Bindehautdeckung und Keratoplastik sind versucht worden.

Therapie
Steroide, epithelisierende Salben u. chirurgische Maßnahmen sind nicht selten erfolglos.

Prognose. Meist schreitet der Prozeß bis zur vollständigen Zerstörung der Hornhaut fort. Bindegewebe und Epithel ersetzen mit erheblicher Narbenbildung das vordere Hornhautparenchym. Anhaltende Schmerzen können zu einer vorzeitigen Enukleation zwingen.

Prognose
Meist schreitet der Prozeß bis zur vollständigen Zerstörung der Hornhaut fort.

6.5.11 Tumoren

6.5.11 Tumoren

Tumoren, die direkt von der Hornhaut ausgehen, sind extrem selten. Meist handelt es sich um Bindehauttumoren mit Wachstum auf die Hornhaut.

Hornhauttumoren sind extrem selten.

6.5.11.1 Epibulbäres Dermoid

6.5.11.1 Epibulbäres Dermoid

Solider, runder, angeborener Tumor im Bereich des Limbus *(Abb. 150)*. An der Tumorbasis befinden sich Lipidinfiltrationen. Eine maligne Entartung erfolgt nicht; der Tumor sollte exzidiert werden.
Das Dermoid tritt auch bei der **Dysplasia auriculo-ocularis (Goldenhar)** auf.

Das epibulbäre Dermoid ist ein solider, runder, graugelblicher oder weißlicher, angeborener Tumor im Bereich des Limbus, der unterschiedlich tief ins Stroma reicht. Er ist nicht verschieblich und enthält gelegentlich Haarfollikel *(Abbildung 150,* vergleiche *Kapitel 5.5.9.4)* sowie Schweiß- und Talgdrüsen. An der Tumorbasis befinden sich konzentrisch zu dieser ringförmige Lipidinfiltrationen. Eine mäßige Größenzunahme im Kindesalter ist möglich. Ein höherer Astigmatismus kann die Sehschärfe beeinträchtigen. Deshalb, aber auch aus kosmetischen Gründen sollte eine chirurgische Entfernung durchgeführt werden. Eine maligne Entartung erfolgt nicht. Dermoide werden auch bei der **Dysplasia auriculo-ocularis (Goldenhar,** vergleiche *Kapitel 4.4.1.1.4)* beobachtet.

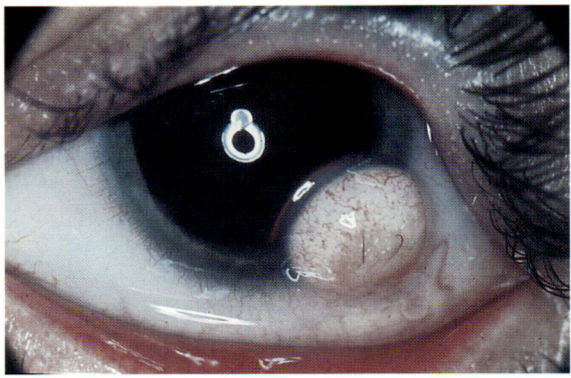

Abb. 150: Epibulbäres Dermoid mit Haarfollikeln am Limbusrand

6.5.11.2 Papillom

6.5.11.2 Papillom

Grauroter, gefäßreicher, erworbener Tumor, der von der Bindehaut ausgeht u. sich zwischen Epithel u. Bowmanscher Membran ausbreitet *(Abb. 151)*. Eine Exzision ist notwendig.

Dieser erworbene Tumor geht ebenfalls von der Bindehaut aus und breitet sich zwischen Epithel und Bowmanscher Membran aus. Er besitzt eine graurote Farbe, eine höckrige Oberfläche, ist gefäßreich und kann im Extremfall die gesamte Hornhautoberfläche einnehmen *(Abbildung 151)*. Eine Infiltration tieferer Augenabschnitte und eine Metastasierung kommen praktisch nicht vor (vergleiche *Kapitel 5.5.9.8)*. Die chirurgische Exzision ist einer Bestrahlung vorzuziehen.

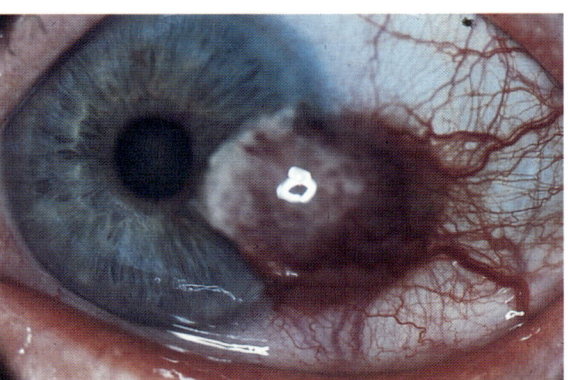

Abb. 151: Vom Limbus corneae ausgehendes Papillom

6.5.11.3 Karzinom

Dabei handelt es sich um grauweiße Tumoren mit unregelmäßig höckriger Oberfläche, die immer am Limbus und meist im Lidspaltenbereich gelegen sind (*Abbildung 118, Kapitel Bindehaut,* vergleiche *Kapitel 5.5.9.6*). Der intraepithelial entstandene Tumor, bei dem es sich primär meist um ein **Carcinoma in situ** (Bowen's disease) handelt, geht in ein **Plattenepithelkarzinom** über und kann in die Tiefe vordringen, aber auch längere Zeit stationär bleiben. Eine rechtzeitige chirurgische Entfernung ist deshalb anzuraten.

6.6 Verletzungen

6.6.1 Hornhauterosion / Hornhautfremdkörper

Erosionen der Hornhaut sind Epitheldefekte und entstehen z. B. durch Verletzungen, durch unsachgemäßes Handhaben der Kontaktlinsen, durch glühende Partikel beim Schleifen oder durch das Scheuern eines subtarsal gelegenen Fremdkörpers auf dem Epithel, wobei typische vertikal angeordnete Kratzspuren entstehen. Die Epitheldefekte lassen sich mit Fluoreszein gut anfärben (*Abbildung 152*).

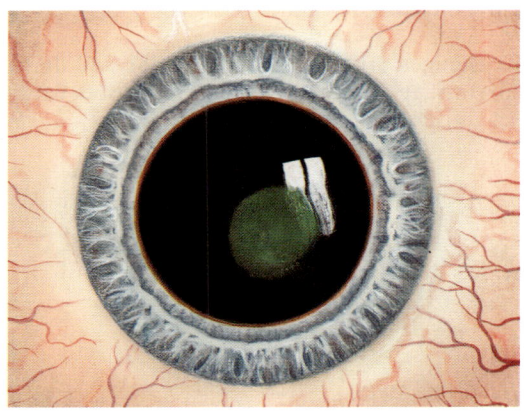

Abb. 152: Mit Fluoreszenz anfärbbare Erosio corneae (Hornhautepitheldefekt)

Die Beschwerden bestehen in Lichtscheu, Tränenträufeln und krampfartigem Lidschluß **(Reiztrias).** Nicht selten befinden sich Fremdkörper auf oder in der Hornhaut. Liegen sie oberflächlich, können sie nach ausgiebiger örtlicher Betäubung mit einem Wattetupfer weggewischt werden. Befinden sie sich tiefer, werden sie mit feinen Instrumenten herausgehebelt. Nicht selten haben sie sich jedoch in den kollagenen Lamellen der Hornhaut verhakt, so daß die Entfernung nicht unproblematisch ist. Glas, Kunststoffe und Steine heilen meist reizfrei ein, führen zu keinerlei Beschwerden und können noch nach Jahren an der Spaltlampe beobachtet werden. Bei metallischen intrakornealen Fremdkörpern bildet sich in kurzer Zeit ein Rostring um den Fremdkörper, der möglichst entfernt werden sollte. Dabei eignet sich am besten ein Fremdkörperbohrer. **Epithelisierende Salben** unterstützen eine schnelle Reepithelisierung. Bei großen Defekten werden zusätzlich **Mydriatika** wegen der Gefahr der Entstehung einer Iritis notwendig. Ein Augenverband ist erforderlich. Wegen der Gefahr einer bakteriellen Infektion, insbesondere bei Verletzung der Bowmanschen Membran, müssen Nachkontrollen erfolgen.

Merke. Lokalanästhetika zur Schmerzlinderung dürfen dem Patienten nie ausgehändigt oder ordiniert werden, da sie bei unkontrollierter Anwendung zu schweren irreversiblen Hornhautschäden mit Ulkusbildung und Vaskularisation führen können.

6.5.11.3 Karzinom

Grauweiße, limbale Tumoren mit höckriger Oberfläche. Histologisch handelt es sich meist um ein **Carcinoma in situ (Bowen's disease)**. Es kann in die Tiefe vorwachsen. Eine rechtzeitige chirurgische Entfernung ist anzuraten.

6.6 Verletzungen
6.6.1 Hornhauterosion / Hornhautfremdkörper

Epitheldefekte (**Erosionen**) lassen sich mit Fluoreszein gut anfärben (*Abb. 152*).

Die Beschwerden bestehen in Lichtscheu, Tränenträufeln u. krampfartigem Lidschluß **(Reiztrias).** **Hornhautfremdkörper** werden mit einem Wattetupfer oder feinen Instrumenten entfernt. Glas, Kunststoffe u. Steine heilen meist reizfrei ein. Bei metallischen intrakornealen Fremdkörper bildet sich ein Rostring, der mit einem Fremdkörperbohrer entfernt werden sollte. Die Therapie besteht in **epithelisierenden Salben,** Augenverband u. bei großen Defekten **Mydriatika** wegen der Gefahr einer Iritis. Nachkontrollen sind wegen der Infektionsgefahr erforderlich.

◄ Merke

6.6.2 Verätzungen

Bei Verätzungen **ersten Grades (Rötung)** finden sich eine hyperämische Bindehaut u. oberflächliche Hornhautepithelläsionen.

Verätzungen **zweiten Grades (Ischämie)** führen zu großen Epithelerosionen u. grauweißlichen Parenchymtrübungen. Der **Schädigung des kornealen Randschlingennetzes** folgen Durchblutungsstörungen des Limbus u. der Bindehaut mit Chemosis, Miosis, Iritis mit Proteinaustritt in das Kammerwasser u. Sekundärglaukom. Lysosomale Enzyme **(Kollagenase)** lösen das Stroma auf. Leukozyten leiten eine Gefäßeinsprossung ein, die Transparenz des Stromas geht verloren.

Bei **Verätzungen dritten Grades (Nekrose)** sind diese Veränderungen so ausgeprägt, daß vom „gekochten Fischauge" gesprochen wird *(Abb. 153)*.

Säureverätzungen führen zu einer **Koagulationsnekrose.**
Alkaliverätzungen hydrolysieren die Strukturproteine der Hornhaut **(Kolliquationsnekrose)** u. führen zu intraokularen Reizungen, Sekundärglaukom u. Katarakt.

Therapie
Die **Sofortbehandlung** besteht in einer ausgiebigen **Spülung** des Auges unter fließendem Wasser. Nach Gabe eines Lokalanästhetikums sollte das Auge inspiziert u. von evtl. ätzenden Substanzen befreit werden.

6.6.2 Verätzungen

Es werden 3 Schweregrade unterschieden:

● Bei leichteren Verätzungen **(Verätzung ersten Grades, Rötung)** ist die Bindehaut hyperämisch oder chemotisch, es finden sich oberflächliche Epithelläsionen.

● Mittelschwere Verätzungen **(Verätzung zweiten Grades, Ischämie)** führen zu großen Epithelerosionen und grauweißlichen Parenchymtrübungen. Kurz nach der Verätzung ist nicht selten das Stroma noch klar. Einer **Schädigung des kornealen Randschlingennetzes** folgen Durchblutungsstörungen des Limbus und der Bindehaut mit Chemosis. Bei entsprechender Vergrößerung kann man unterbrochene Blutsäulen in den Bindehautgefäßen sehen. Es entstehen entzündungserregende Substanzen, insbesondere **Prostaglandine und Leukotriene,** die u. a. zu einer Miosis, Iritis mit Proteinaustritt in das Kammerwasser und zu einer Steigerung des intraokularen Druckes führen.
Lysosomale Enzyme, vor allem **Kollagenasen** und Glykosidasen, lösen das Stroma auf. Leukozyten leiten im späteren Verlauf eine Gefäßeinsprossung ein. Damit ist eine normale Regeneration nicht mehr möglich, die Transparenz des Stromas geht verloren. Oftmals wird zu Anfang dem verätzten Auge die Schwere der Verletzung nicht angesehen; erst nach mehreren Tagen wird durch die Folgen der Stoffwechselstörung der ganze Schaden sichtbar.

● Bei schweren Verätzungen **(Verätzungen dritten Grades, Nekrose)** sind diese Veränderungen so ausgeprägt, daß vom „gekochten Fischauge" gesprochen wird: Die Bindehaut ist weiß und ischämisch, die Hornhaut dicht getrübt *(Abbildung 153)*.

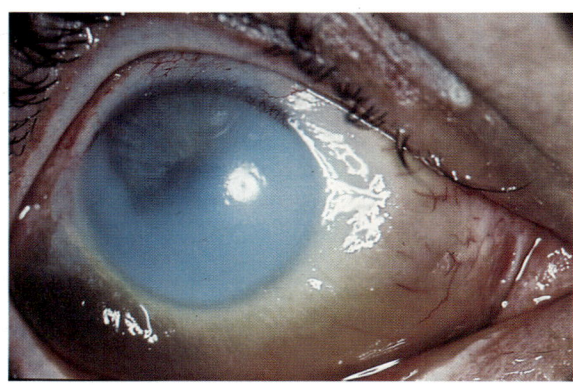

Abb. 153: Schwere Verätzung mit anämischer Bindehaut und dichten Parenchymtrübungen in den unteren Hornhautanteilen

Weiterhin wird nach der Art der Verätzung unterschieden:

● **Säureverätzungen** führen zu einer *oberflächlichen* Koagulation des Gewebes mit Krustenbildung, die abgetragen werden sollten **(Koagulationsnekrose).**
● **Alkaliverätzungen** hydrolysieren die Strukturproteine der Hornhaut **(Kolliquationsnekrose).** Die ätzende Substanz gelangt damit rasch *in die Tiefe* und kann zu einer Alkalisierung des Kammerwassers mit erheblichen intraokularen Reizungen, Sekundärglaukom und einer Katarakt führen.

Therapie. Der **Sofortbehandlung** am Unfallort kommt die entscheidende Bedeutung zu. Sie besteht in einer ausgiebigen **Spülung** des Auges unter fließendem Wasser. Noch am ersten Tag sollten die Spülungen mit physiologischer Kochsalzlösung weitergeführt werden, um die ätzende Substanz und toxische Substanzen auszuwaschen. Nach Gabe eines Lokalanästhetikums sollte das Auge am Mikroskop und nach Ektropionieren des Oberlides inspiziert und eventuell von festen ätzenden Substanzen befreit werden. Das Spülen mit neutralisierenden Lösungen (z. B. bei Säureverätzungen mit einer 2%igen Natriumbikarbonatlösung – Isogutt) wird immer seltener praktiziert.

Im Nachfolgenden werden lokal **Antibiotika** zur Verhinderung einer Sekundärinfektion, **Kortikosteroide** zur Unterdrückung der reaktiven Entzündung und **Mydriatika** wegen der intraokularen Reizungen verabreicht.

Als systemische Therapie werden **Indometacin oder Diclofenac** zur Entzündungshemmung und Schmerzlinderung, **Ascorbinsäure** wegen des stark reduzierten Ascorbinsäurespiegels im Kammerwasser und evtl. **Zuckerlösungen** wegen des Glukosemangels im verätzten Gewebe gegeben.

Bei mittelschweren Verätzungen wird die chemotische Bindehaut vom Limbus abgetrennt **(Peritomie)**, damit Toxine und entzündungserregende Substanzen abfließen können; bei schweren Verätzungen wird die Bindehaut am Limbus ausgeschnitten (Peridektomie).

Die **Prognose** bei schweren Verätzungen ist ungünstig.

Nachfolgende Behandlung: Die Behebung des Narbenzustandes ist schwierig. Keratoplastiken heilen meist wegen der starken Vaskularisation der Hornhaut, wie sie in der *Abbildung 154* nach einer schweren Kalkverätzung zu sehen ist, und der damit zusammenhängenden ausgeprägten immunologischen Reaktion selten klar ein, oft weist auch der Tränenfilm massive Störungen auf.

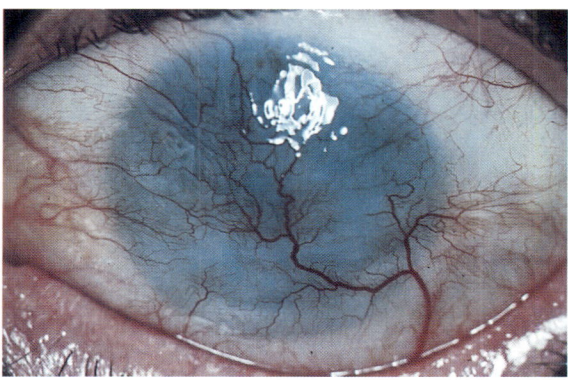

Abb. 154: Dichte Hornhautparenchymtrübungen mit oberflächlichen Vaskularisationen nach einer Kalkverätzung

In extremen Fällen kann eine aufwendige und risikoreiche **Keratoprothese** versucht werden, bei der eine Kunststoffoptik in die geschädigte Hornhaut eingepaßt wird. Die häufigen Verwachsungen zwischen Bulbus und Lid, die als **Symblepharonstränge** bezeichnet werden, machen u. U. plastische Operationen an der Bindehaut notwendig.

Der klinische Fall. Ein 40jähriger Maurer erleidet bei der Arbeit eine **beiderseitige Augenverätzung** durch ungebundenen Kalk. Seine Kollegen spülen sofort mit Leitungswasser und bringen ihn in eine Augenklinik. Dort werden nach Tropfanästhesie noch einige Kalkpartikel herausgespült oder mit dem Tupfer entfernt. Auf dem rechten Auge liegt eine massive Bindehautreizung mit vollständiger Erosio corneae vor. Der Befund des linken Auges ist in der *Abbildung 153* dargestellt: Die Bindehaut ist von 3 bis 11 Uhr geschwollen und anämisch, von 11 bis 3 Uhr stark injiziert; die Hornhaut zeigt über 3 Quadranten dichte Parenchymtrübungen. Es wird eine sofortige Peridektomie durchgeführt. Trotz lokaler Therapie mit Ultracortenol-, Gentamicin- und Atropin-Augentropfen sowie der systemischen Gabe von Indometacin, Vitamin C und Fruktose sprießen links 12 Tage später von unten und nasal oberflächliche und tiefe Gefäße in die Hornhaut ein. Ein schweres Sekundärglaukom entsteht, das anfänglich nur unter Diamox-Tabletten und einem lokalen Betablocker kompensiert werden kann. Die Hornhaut klart sich in den darauffolgenden Wochen nur temporal und oben partiell auf, nasal und unten verbleiben dichte vaskularisierte Narben. Die Sehschärfe beträgt bei neutraler Pupille 0,15, bei weiter Pupille 0,4. Der Patient tropft nach Abklingen der Entzündung ein Mydriatikum zur visusverbessernden Pupillenerweiterung (Homatropin) und einen Betablocker (Betamann) wegen des erhöhten intraokularen Druckes. Das rechte Auge heilt ohne Schäden ab.

Lokal werden **Antibiotika, Kortikosteroide u. Mydriatika** verabreicht.

Systemisch werden **Indometacin, Ascorbinsäure** u. evtl. **Zuckerlösungen** gegeben.

Bei mittelschweren Verätzungen wird die Bindehaut vom Limbus abgetrennt **(Peritomie)**, bei schweren Verätzungen am Limbus ausgeschnitten **(Peridektomie).**

Die **Prognose** bei schweren Verätzungen ist ungünstig *(Abb. 154).* Keratoplastiken heilen schlecht ein.

In extremen Fällen kann eine **Keratoprothese** versucht werden. Die häufigen Verwachsungen zwischen Bulbus u. Lid **(Symblepharonstränge)** machen u. U. Operationen der Bindehaut notwendig.

◄ **Der klinische Fall**

6.6.3 Verbrennungen

Bei Verbrennungen ist die Oberfläche des Epithels verschorft. Nach dessen Entfernung kommen tiefere, klare Hornhautanteile u. Nekrosen zum Vorschein. Die Vernarbungstendenz ist groß. Die Therapie ist ähnlich wie bei Verätzungen.

6.6.4 Perforierende Hornhautverletzung

Metallische intraokulare Fremdkörper können röntgenologisch dargestellt werden. Glassplitter sind oft schwer im Auge auszumachen.

Die wichtigsten Symptome sind: **flache oder aufgehobene Vorderkammer, Iris- oder Glaskörperprolaps mit verzogener Pupille** *(Abb. 155)*, **quellende Linse (Cataracta traumatica) u. Vorderkammer- oder Glaskörperblutungen.**

Merke ►

Kleine Perforationen verschließen sich oft durch eine Stromaquellung von selbst. Andernfalls kann eine weiche Kontaktlinse als Verband verwendet werden.

6.6.3 Verbrennungen

Bei Verbrennungen der Hornhaut ist nicht selten die gesamte Oberfläche des Epithels verschorft. Nach Entfernung des Epithels kommen dann die tieferen, klaren Hornhautanteile zum Vorschein. In schweren Fällen finden sich tiefgreifende Nekrosen mit erheblichen leukozytären Exsudationen, die zu einer Vernarbung führen. Die Therapie ist ähnlich wie bei Verätzungen. Bei großen Bindehautdefekten können Schleimhautplastiken (Materialgewinnung aus der Mundhöhle) oder Bindehauttransplantationen aus dem Partnerauge vorgenommen werden. Ist das Hornhautstroma längere Zeit ohne schützendes Epithel, kann mit einem Gewebekleber eine harte Kontaktlinse aufgeklebt werden.

6.6.4 Perforierende Hornhautverletzung

Nach einer meist typischen Anamnese, z. B. dem Arbeiten mit Hammer und Meißel, Glasscheibenverletzungen oder Explosionen, tritt ein intensives Druckgefühl auf. Metallische Fremdkörper, die die Hornhaut durchschlagen haben, können sehr gut röntgenologisch dargestellt werden. Glassplitter sind oft schwer im Auge aufzufinden.

Die wichtigsten Symptome sind eine **flache oder aufgehobene Vorderkammer, Iris- oder Glaskörperprolaps mit verzogener Pupille, eine quellende Linse (Cataracta traumatica) und Vorderkammer- oder Glaskörperblutungen.** In der *Abbildung 155* hat ein Glassplitter zu einer nasalen Hornhautperforation mit Vorderkammerabflachung, einem Irisprolaps und Pupillenverziehung nach 3 Uhr geführt.

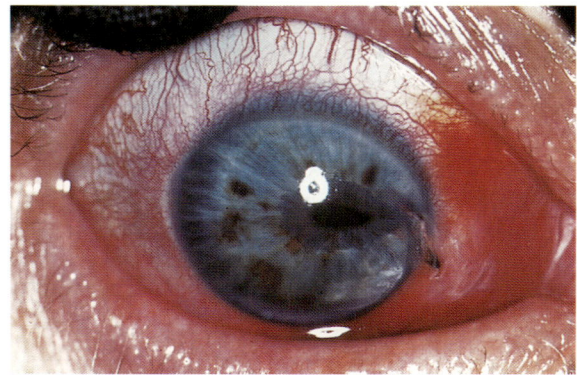

Abb. 155: Perforierende Hornhautverletzung bei 3 Uhr mit Irisprolaps, Verziehung der Pupille und Hyposphagma

> *Merke.* Sobald der Verdacht auf eine perforierende Verletzung der Hornhaut gestellt wird, muß das Auge steril abgedeckt und der Patient einem Augenarzt vorgestellt werden. Bei Schmerzen Analgetikagabe.

Mitunter sind die Hornhautwunden aber so klein, daß sie leicht übersehen werden, insbesondere bei Stichverletzungen. Ist die Perforation kleiner als einen Millimeter, verschließt sich der Defekt durch eine Stromaquellung von selbst. Andernfalls kann eine weiche Kontaktlinse als Verband für einige Wochen verwendet werden (vergleiche *Kapitel 16.6.2.2*).

Größere Hornhautwunden bedürfen einer mikrochirurgischen Versorgung, wobei die Wundränder mit feinsten fortlaufenden oder Einzelknopfnähten adaptiert werden. Die Wundheilung beansprucht mehrere Monate, da die Hornhaut ein bradytrophes Gewebe ist. Die Fadenentfernung kann daher erst nach Monaten erfolgen. Runde Substanzdefekte werden neuerdings auch mit Gewebekleber verschlossen. Handelt es sich um ausgedehnte schwere Hornhautverletzungen mit intraokularen Komplikationen, kann zum Erhalt des Auges und Verhinderung einer Sekundärinfektion eine **partielle oder totale Bindehautdeckung** vorgenommen werden *(Abbildung 156)*.

Größere Hornhautwunden bedürfen einer mikrochirurgischen Versorgung mit feinsten Nähten.

Bei ausgedehnten Perforationen wird eine **partielle oder totale Bindehautdeckung** vorgenommen *(Abb. 156)*.

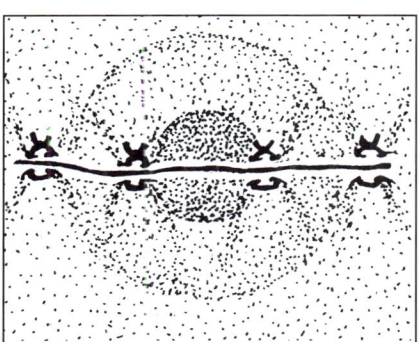

Abb. 156: Partielle und totale Bindehautdeckung nach schwerer perforierender Verletzung

Nach der operativen Versorgung ist eine lokale und systemische antibiotische Abschirmung, bei iritischen Reizungen eine Pupillenerweiterung notwendig.

Danach lokale u. systemische antibiotische Abschirmung u. eine Pupillenerweiterung.

6.6.5 Kontusionsbedingte Hornhautveränderungen

Bei Prellungen der Hornhaut kann die Descemetsche Membran einreißen. Die daraus resultierenden Parenchymquellungen sind reversibel. Besteht eine Vorderkammerblutung **(Hyphäma)** über einen längeren Zeitraum, kann es zur Blutimbibition der tieferen Hornhautschichten kommen (Eindringen von Blutabbauprodukten), die als z. T. reversible, scheibenförmige rötliche, später grünliche bzw. gelbliche Trübung in Erscheinung tritt.

6.6.5 Kontusionsbedingte Hornhautveränderungen

Bei Prellungen der Hornhaut kann die Descemetsche Membran einreißen, oder es kann zu einer Vorderkammerblutung **(Hyphäma)** kommen.

6.6.6 Keratoconjunctivitis photoelectrica / Ophthalmia electrica

6.6.6 Keratoconjunctivitis photoelectrica / Ophthalmia electrica

◄ Definition

> *Definition.* Die durch ultraviolette Strahlen hervorgerufene Keratitis punctata superficialis führt zu massiven Beschwerden: Die Patienten sind wegen eines starken Blepharospasmus oft nicht in der Lage, ihre Augen zu öffnen.

Ätiologie. Ultraviolette Strahlen mit einer Wellenlänge unterhalb von 310 nm werden von der Hornhaut, speziell von ihrem Epithel, absorbiert. Beim Schweißen **(Verblitzung)** oder dem Sonnenbad mit einer Höhensonne ohne Lichtschutzbrille muß bereits nach einer Expositionszeit von einer Minute mit Schäden gerechnet werden. Bei intensiver Sonneneinstrahlung im Schnee insbesondere in großen Höhen treten, allerdings nach längerer Einwirkungszeit, die gleichen Veränderungen auf **(Schneeblindheit)**.

Ätiologie
UV-Strahlen mit einer Wellenlänge unterhalb von 310 nm werden vom Epithel absorbiert. Beim Schweißen **(Verblitzung)** u. Sonnenbad im Schnee ohne Lichtschutzbrille **(Schneeblindheit)** treten Epithelschäden auf.

Klinik. Nach einer **Latenz von 4–6 Stunden** kommt es zu einem äußerst **schmerzhaften Zerfall des Hornhautepithels** mit beidseitigem konjunktivalen Reizzustand und kleinsten punktförmigen Erosionen, die über die gesamte Hornhaut verteilt und mit Fluoreszein anfärbbar sind. Die Hornhautoberfläche ist nicht mehr klar und spiegelnd, sondern wirkt matt und stumpf. Starkes Fremdkörpergefühl, Lichtscheu **(Photophobie)**, Tränenfluß **(Epiphora)**, Lidkrampf **(Blepharospasmus)** und Lidrötung führen den Patienten zum Augenarzt.

In der *Tabelle 17* sind alle Augenschäden durch strahlende Energie zusammengestellt.

Tabelle 17: Augenschäden durch strahlende Energie und Elektrizität	
Strahlenart	**Anwendung/Augenveränderung**
Betastrahlen (Ruthenium- und Strontiumstrahlen)	Behandlung von Aderhauttumoren und rezidivierenden Pterygien
Gammastrahlen (Telekobalt- und Radiumstrahlen)	Katarakt (Radiumstar)
Röntgenstrahlen	Katarakt (Röntgenstar), Binde- und Hornhautnarben
Ultraviolettstrahlen	Keratoconjunctivitis photoelectrica (Verblitzung), Schneeblindheit, tropfenförmige Keratopathie
sichtbares Licht	-
Ultrarotstrahlen (um 760 nm)	Lichtkoagulation, chorioretinitische Narben
Ultrarotstrahlen (über 1400 nm)	Katarakt (Feuerstar, Wärmestar)
elektrischer Strom	Katarakt (Cataracta electrica)

Therapie. Nach dem Tropfen eines Lokalanästhetikums lassen die Beschwerden schnell nach und ermöglichen eine Untersuchung an der Spaltlampe. Es werden epithelisierende (Bepanthen, Actovegin, Corneregel, Corneregen, Panthenol), vitaminhaltige oder antibiotische Augensalben- und -tropfen verordnet und ein Verband angelegt. Da die Beschwerden nach etwa einer halben Stunde zurückkehren, sollten zusätzliche Schmerzmittel gegeben werden.

Merke. Das Lokalanästhetikum darf nie als Therapeutikum dienen! Es führt zur verzögerten Wundheilung und zu trophischen Störungen.

Prognose. Oft ist bereits nach einem Tag das Epithel wieder regeneriert. Spätschäden gibt es nicht.

Nach jahrzehntelanger extremer Sonnenexposition kann es besonders in Wüstengebieten und in Küstennähe der Tropen durch UV-Strahlen zu irreversiblen Schäden in Höhe der Bowmanschen Membran kommen, die in besonders schweren Fällen zur Erblindung führen **(tropfenförmige, noduläre Keratopathie).**

6.7 Hornhautchirurgie

Verschiedene hornhautchirurgische Maßnahmen sind in der *Synopsis 15* zusammengestellt.

6.7 Hornhautchirurgie

Hornhautchirurgische Maßnahmen s. *Synopsis 15*.

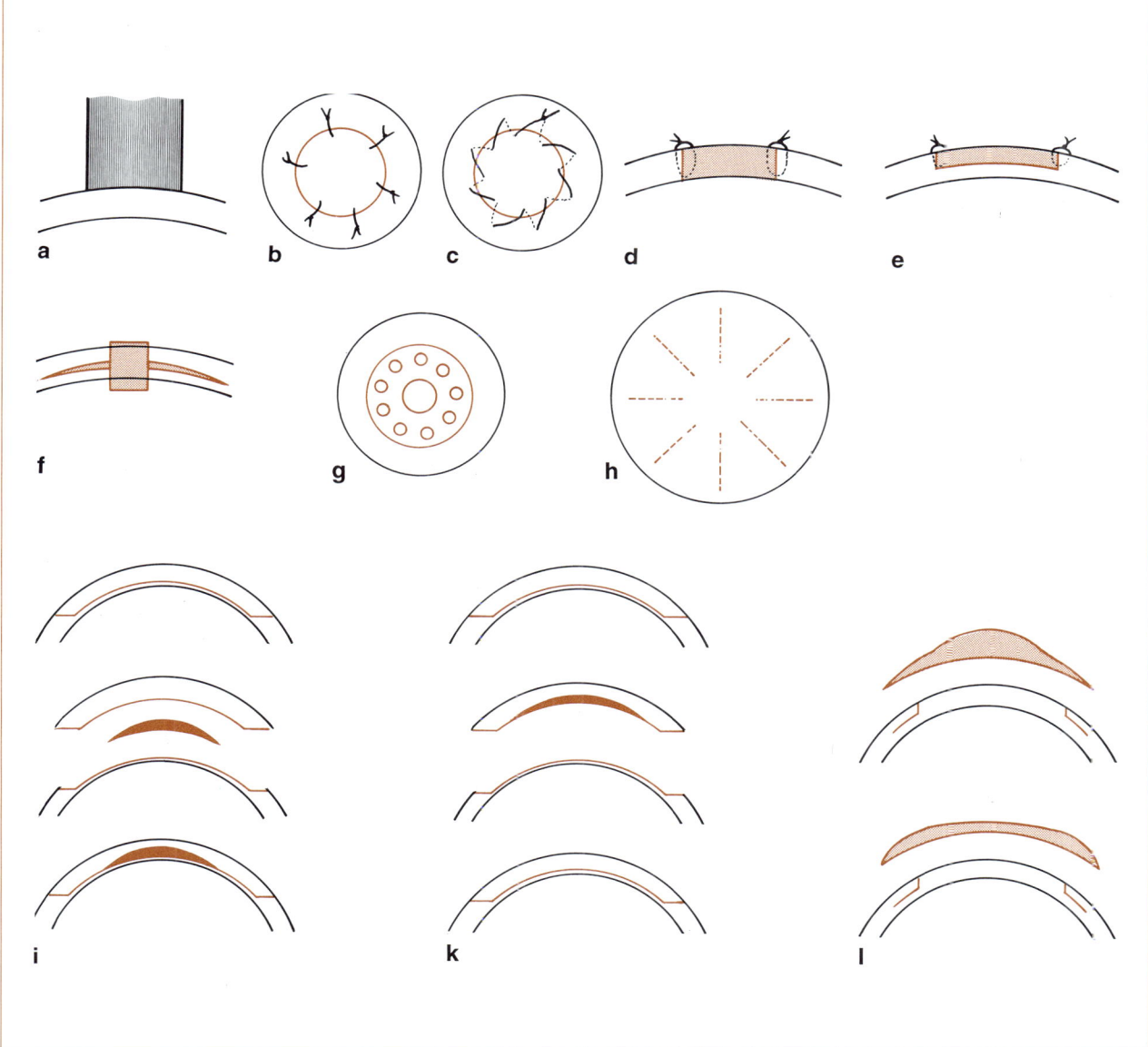

Synopsis 15: Hornhautchirurgie. **a** Ausstanzen der Hornhaut mit einem runden Trepan; **b** eingenähtes Transplantat mit Knopfnähten; **c** eingenähtes Transplantat mit fortlaufender Naht; **d** durchgreifende (perforierende) Keratoplastik; **e** lamelläre Keratoplastik; **f** Keratoprothese im Querschnitt; **g** Keratoprothese von oben; **h** Einschnitte bei radiärer Keratotomie **i** Prinzip der Keratophakie; **k** Prinzip der Keratomileusis zur Korrektur der Myopie; **l** Prinzip der Epikeratophakie zur Korrektur einer Aphakie

Um die Brechkraft der Hornhaut zu beeinflussen oder gar zu korrigieren, wurden in den letzten Jahren eine Vielzahl von Methoden wie Keratomileusis, Keratophakie, Epikeratophakie, Keratotomie und Excimer-Laserchirurgie entwikkelt, die unter der Bezeichnung **„refraktive Hornhautchirurgie"** zusammengefaßt werden, noch etliche Unwägbarkeiten in sich bergen, aber immer häufiger Anwendung finden.

Um die Brechkraft der Hornhaut zu verbessern werden verschiedene Methoden wie die Keratotomie u. Laserchirurgie angewendet (sog. **refraktive Hornhaut-Chirurgie**).

6.7.1 Keratoplastik / Hornhautübertragung

Bei einer kurativen, der Heilung dienenden, oder einer optischen, dem Sehvermögen dienenden Keratoplastik wird mit einem Trepan eine Scheibe aus einer Leichenhornhaut (Spenderhornhaut) herausgeschnitten u. unter einem Operationsmikroskop in die Wirtshornhaut eingenäht, nachdem dort vorher ein gleich großes Hornhautstück entnommen wurde *(Synopsis 15a-c).* **Formen:** Es gibt **durchgreifende (perforierende) u. lamelläre Keratoplastiken** *(Synopsis 15d-e).*

Indikationen für eine **optische Keratoplastik** sind: Keratokonus, Hornhautnarben (Leukome) oder Degenerationen *(Abb. 157).*

Kurative Keratoplastiken (Keratoplastik à chaud) werden bei Hornhautulzerationen durchgeführt. Bei zentralen Hornhauttrübungen können diese durch eine **Rotationskeratoplastik** aus dem Zentrum herausgedreht werden u. kommen peripher zu liegen, die klaren peripheren Anteile liegen dann zentral.

Die **Prognose** hängt vom Ausmaß der Vaskularisation, Abstoßungsreaktionen u. Wiedereintrübung der Spenderhornhaut ab.

Nach der Operation werden lokal u. systemisch Kortikosteroide u. Immunsuppressiva verabreicht. Bei Eintrübung des Transplantates kann

6.7.1 Keratoplastik / Hornhautübertragung

Bei einer kurativen, der Heilung dienenden, oder einer optischen, dem Sehvermögen dienenden Keratoplastik wird mit einem kreisrunden Trepan eine Scheibe aus einer Leichenhornhaut (Spenderhornhaut) herausgeschnitten und unter einem Operationsmikroskop in die Wirtshornhaut mit feinstem Nahtmaterial eingenäht, nachdem dort vorher ein gleich großes Hornhautstück entnommen wurde.

Dabei ist es besonders wichtig, daß das Transplantat genau eingepaßt wird und die Fäden gleichmäßig, aber nicht zu straff angezogen werden, um keinen Astigmatismus zu provozieren *(Synopsis 15a* bis *c).* Die Fäden können erst nach etwa einem Jahr entfernt werden.

Formen: Man unterscheidet eine

● **durchgreifende (perforierende)** und eine

● **lamelläre Keratoplastik,** bei der nur die mittleren und oberflächlichen Hornhautschichten übertragen werden *(Synopsis 15d* und *e).* Letztere hat eine bessere Prognose, weil sie kein eigentlicher intraokularer Eingriff ist (das tiefe Stroma verbleibt im Auge). Sie kann aber nur bei oberflächlichen Hornhauttrübungen (vorderes Stroma) angewendet werden.

● Indikationen für eine **optische Keratoplastik** sind Keratokonus und dichte Hornhautnarben (Leukome) nach Entzündungen, Verletzungen oder Degenerationen. Die *Abbildung 157* zeigt eine Keratoplastik wegen einer schweren Hornhautverätzung 3 Wochen post operationem.

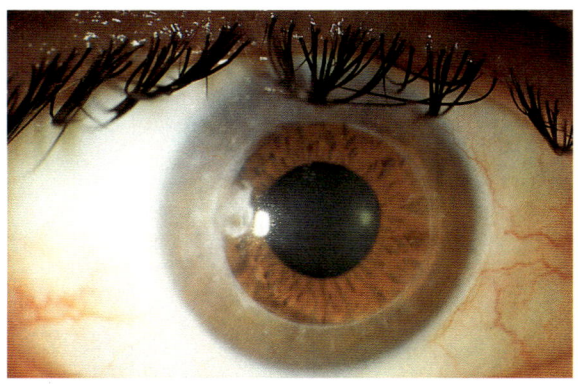

Abb. 157: Keratoplastik wegen einer schweren Hornhautverätzung 2 Jahre post operationem. Das Hornhauttransplantat (Spenderhornhaut) ist klar in der Wirtshornhaut eingeheilt. Die bereits nach einem Jahr entfernten Fäden haben feine Narben hinterlassen

● **Kurative Keratoplastiken (Keratoplastik à chaud)** werden bei Hornhautulzerationen und -einschmelzungen durchgeführt.
● Zentrale Hornhauttrübungen können durch eine **Rotationskeratoplastik** aus dem Zentrum herausgedreht werden. Die Technik besteht darin, daß das Hornhautgewebe nicht zentral, sondern exzentrisch herausgeschnitten wird; durch Drehung der runden Hornhautscheibe kommen ehemals trübe, zentrale Anteile peripher, klare periphere Anteile zentral zu liegen. Eine Spenderhornhaut wird dabei nicht benötigt. Da es sich um körpereigenes Material handelt, besteht keine Abstoßungsgefahr.

Die **Prognose** hängt vom Ausmaß der Vaskularisation der Wirtshornhaut ab. Sie ist beim Keratokonus, umschriebenen zentralen Narben und einigen Arten von Dystrophien sehr gut, bei Verbrennungen, Augenverätzungen und degenerativen Prozessen mit Vaskularisationen schlecht, da hier die Abstoßungsgefahr und die Gefahr der Eintrübung der Spenderhornhaut auf Grund von immunologischen Prozessen groß ist.

Nach der Operation werden lokal und systemisch Kortikosteroide, evtl. auch systemische Immunsuppressiva (z. B. Cyclosporin A) zur Unterdrückung einer Immunreaktion verabreicht, die sich in ziliaren Reizungen, Präzipitaten am Endothel und leukozytärer Invasion des Stromas mit nachfolgender Vaskularisation kundtut. Bei Eintrübung des Transplantates kann eine Rekeratoplastik nach HLA-Typisierung der Empfänger- und Spenderhornhaut vorgenommen werden. Neuerdings werden zunehmend Hornhautbanken gegründet, die entsprechendes Gewebe zur Verfügung halten.

Zuweilen kann bei zentralen Hornhautnarben auch eine **optische Sektoriridektomie** hilfreich sein. Dabei wird ein Teil der Regenbogenhaut einschließlich des Sphincter pupillae herausgeschnitten, damit der Patient durch die somit neu geschaffene künstliche Pupille an den Trübungen vorbeisehen kann.

6.7.2 Keratoprothese

Bei dichten, vaskularisierten Hornhautnarben nach Verätzungen und Verbrennungen werden in speziellen Zentren Kunststoffprothesen implantiert (*Synopsis 15f und g*). Derartige Keratoprotheseoperationen sind äußerst zeit- und materialaufwendig und bergen nicht unwesentliche Risiken in sich, insbesondere die Gefahr des Sekundärglaukoms und der Abstoßung.

6.7.3 Keratomileusis / Hornhautschleifung

Bei der Keratomileusis werden die oberflächlichen Stromaschichten lamellär abgetragen, im eingefrorenen Zustand entsprechend zurechtgeschliffen und danach wieder in das Hornhautbett eingenäht (*Synopsis 15k*). Diese Methode dient zur Korrektur hoher Myopien und Hyperopien sowie der Aphakie, wird aber nicht routinemäßig angewendet.

6.7.4 Keratophakie

Die Keratophakie wird nur im Ausnahmefall zur Korrektur einer Aphakie angewendet. Dabei wird eine Spenderhornhaut als Sammellinse geschliffen und in die Wundtasche einer vorher präparierten lamellären Keratoplastik eingenäht (*Synopsis 15i*).

6.7.5 Epikeratophakie

Nach einer sorgfältigen Abrasion des Hornhautepithels wird eine als Sammeloder Zerstreuungslinse geschliffene Spenderhornhaut auf die Bowmansche Membran aufgenäht und in der Hornhautperipherie im Stroma verankert (*Synopsis 15l*). Der Vorteil besteht darin, daß das Hornhautstroma einschließlich der Bowmanschen Membran nicht tangiert wird. Das Epithel wächst allmählich über die transplantierte Linse, mitunter manchmal auch darunter, was die Optik stört. Die Epitheleinwachsungen können allerdings wieder entfernt werden.
Die Methode wird in besonderen Fällen bei **aphaken Kindern** angewendet (vergleiche *Kapitel 8.6.3.4*).

6.7.6 Keratotomie

Bei der Keratotomie werden radiäre oder zirkuläre Schnitte bis zur Descemetschen Membran vorgenommen, damit die später einsetzende Narbenbildung eine Veränderung der Wölbung der Hornhaut und somit eine Brechkraftveränderung bewirkt (*Synopsis 15h*). Die Keratotomie wird zuweilen zur Korrektur der Myopie und des Astigmatismus angewendet, führt aber nicht selten zu Brechkraftschwankungen und verstärktem Blendungsgefühl.

eine Rekeratoplastik nach HLA-Typisierung vorgenommen werden.

Bei zentralen Hornhautnarben ist auch eine **optische Sektoriridektomie,** eine Ausschneidung der Regenbogenhaut, zur Schaffung einer großen künstlichen Pupille hilfreich.

6.7.2 Keratoprothese

Bei dichten, vaskularisierten Hornhautnarben nach Verätzungen u. Verbrennungen werden Kunststoffprothesen implantiert (*Synopsis 15f u. g*).

6.7.3 Keratomileusis / Hornhautschleifung

Hierbei werden die oberflächlichen Stromaschichten lamellär abgetragen, zurechtgeschliffen u. wieder in das Hornhautbett eingenäht (*Synopsis 15k*).

6.7.4 Keratophakie

Es wird eine Spenderhornhaut als Sammellinse geschliffen u. in die Wundtasche einer Keratoplastik eingenäht (*Synopsis 15i*).

6.7.5 Epikeratophakie

Nach Abrasion des Hornhautepithels wird eine geschliffene Spenderhornhaut auf die Bowmansche Membran genäht. Das Epithel wächst allmählich über die transplantierte Linse (*Synopsis 15l*), als Komplikation manchmal auch darunter. Die Methode wird bei **aphaken Kindern** angewendet.

6.7.6 Keratotomie

Es werden Schnitte bis zur Descemetschen Membran vorgenommen. Die Narbenbildung bewirkt eine Brechkraftveränderung. Nicht selten treten Brechkraftschwankungen u. verstärktes Blendungsgefühl auf (*Synopsis 15h*).

6.7.7 Laserchirurgie

Die Nachteile der Keratotomie versucht man durch Hornhautschnitte mittels **Excimer-Laser (photorefraktive Keratektomie, Excimer-Ablation)** zu reduzieren.

Bei der **phototherapeutischen Keratektomie (PTK)** wird bei Hornhautnarben oder rezidivierenden Pterygien das oberflächliche Hornhautstroma abgetragen.

Der klinische Fall ▶

6.7.7 Laserchirurgie

Die Nachteile der Keratotomie versucht man in der letzten Zeit durch eine Oberflächenveränderung der Hornhaut mittels **Excimer-Laser (photorefraktive Keratektomie, PRK, Excimer-Ablation)** zu reduzieren. Diese Methode ist noch nicht völlig ausgereift und kann störende Narben verursachen **(Haze)**, die sich allerdings im Verlaufe eines Jahres wieder zurückbilden.

Nach einer mechanischen Abrasio des Hornhautepithels wird das Hornhautparenchym stufenförmig abgetragen, zur Korrektur der Myopie zentral, der Hyperopie ringförmig und des Astigmatismus in einer Achse. Das Epithel wächst danach erneut über das brechkraftveränderte Parenchym.

Bei einer **phototherapeutischen Keratektomie (PTK)** wird aus therapeutischen Gründen, z.B. bei Hornhautnarben, oberflächlichen Hornhautdegenerationen oder rezidivierenden Pterygien, das oberflächliche Hornhautstroma abgetragen.

Der klinische Fall. Ein 30jähriger Lehrer leidet seit Kindheit an einer **Anisometropie:** Während sein rechtes Auge eine Myopie von nahezu unverändert –1,5 dpt aufweist, änderte sich die Brechkraft des linken Auges bis zum 20. Lebensjahr jährlich um etwa 1 dpt und beträgt nunmehr –14 dpt. Anfangs war die Korrektur mit Brille möglich, mit zunehmender Anisometropie wurde aber die Aniseikonie (unterschiedliche Bildgrößen beider Augen) größer, so daß mit formstabilen, harten Kontaktlinsen korrigiert werden mußte (vergleiche *Kapitel 16.5.2*). Durch ein **Sicca-Syndrom** mit instabilem Tränenfilm unklarer Genese ist das Tragen von Kontaktlinsen nunmehr allerdings nicht mehr möglich, so daß zur Ausnutzung der Sehschärfe des linken Auges und der Aufrechterhaltung des stereoskopischen Sehens (vergleiche *Kapitel 18.3.2.1*) eine **Excimer-Ablation** vorgenommen wird, woraus nach Behandlung eine Myopie von –2,5 resultiert, die auch präoperativ angestrebt wurde, damit der Patient bei aufkommender Presbyopie ohne Brille lesen kann (vergleiche *Kapitel 16.3.4*). Beide Augen des Patienten werden mit einer Fernbrille auskorrigiert.

7 Lederhaut (Sklera)

7.1 Anatomie

Die porzellanweiße Lederhaut ist die schützende Hülle des Augapfels, die sich vom Limbus corneae bis zum Sehnerveneintritt erstreckt. Sie besteht aus derben, bradytrophen kollagenen und elastischen Fasern, die vielfach ineinander verwoben sind. Nur in der Nähe der Hornhaut, des Sehnervs und der Muskelansätze finden sich Gefäße; die Lederhaut ist ansonsten kaum durchblutet, obwohl sie von zahlreichen Ziliargefäßen durchbohrt wird. In ihr verlaufen Ziliarnerven, die bei Entzündung und Glaukomanfall ein Schmerzgefühl hervorrufen.

Durch den intraokularen Druck erhält die Sklera ihre ballonartig stabile Form. Ist bei kleinen Kindern der intraokulare Druck erhöht, gibt das noch nicht so feste Bindegewebe diesem Druck nach und führt zu einer Auftreibung des gesamten Bulbus (**Hydrophthalmie, Buphthalmus,** siehe *Kapitel 11.5.2.1*).

Die Dicke der Lederhaut ist meist von der Bulbusgröße abhängig; Hypermetrope, zu klein gebaute Augen haben eine sehr feste Sklera, während myope, zu lange Augen eine Dehnung und Verdünnung der Sklera erfahren.

Die Lederhaut besitzt eine siebartige Öffnung für den Sehnerv (**Lamina cribrosa**) sowie Durchtrittskanäle für die hinteren Ziliararterien und -nerven in der Nähe des N. opticus, für die vorderen Ziliargefäße in Höhe der Pars plana und für die Vortexvenen unmittelbar hinter dem Bulbusäquator. In der Kammerwinkelregion befindet sich der ringförmige **Schlemmsche Kanal,** durch den das Kammerwasser abfließt. Die **Episklera** liegt der Sklera auf und ist eine lockere, dünne, gefäßreiche Bindegewebsschicht zwischen Leder- und Bindehaut. Die Sklera wird hinter dem Bulbusäquator von der elastischen **Tenonschen Kapsel** umgeben, die am vorderen Bulbus die Augenmuskeln aufnimmt und sie als Muskelscheide bis zu ihrem Ansatz an der Sklera begleitet.

7.2 Embryologie

Die Lederhaut wird zusammen mit der Hornhaut im zweiten Embryonalmonat angelegt, sie ist allerdings ausschließlich mesenchymaler Herkunft. Anfangs ist sie wie die Hornhaut transparent.

7.3 Pathologie

7.3.1 Anomalien / Degenerationen / Dystrophien

Degenerative Lederhautveränderungen sind in der *Tabelle 18* zusammengefaßt.

Tabelle 18: Degenerative Lederhautveränderungen	
Lederhautveränderung	**Symptome**
Blaue Skleren (Syndrom von Lobstein – van der Hoeve, Marfan-Syndrom, Kollagenkrankheiten)	Mesenchymschwäche; diffuses Durchschimmern der Uvea
Melanosis sclerae	Einlagerung von Melanozyten; einseitige, blaugraue, unregelmäßig begrenzte Flecken
Alkaptonurie	schwärzliche Ablagerung
M. Addison	bräunliche diffuse Verfärbung
Senile Skleraflecken (**senile hyaline Plaques**)	Lederhautverdünnung mit hyaliner Degeneration; nahezu rechteckige, schwarzblaue Flecken
Sklerastaphylom (höhere Myopien, Entzündungsfolge)	Ausstülpung und Verdünnung der Lederhaut; Durchschimmern der Uvea

7 Lederhaut (Sklera)

7.1 Anatomie

Die porzellanweiße Lederhaut ist die schützende Hülle des Augapfels. Sie besteht aus derben, bradytrophen kollagenen u. elastischen Fasern u. ist kaum durchblutet.

Ist bei Kindern der Augendruck erhöht, gibt das noch nicht so feste Bindegewebe nach u. führt zu einer Auftreibung des Bulbus (**Hydrophthalmie, Buphthalmus**). Hypermetrope, zu klein gebaute Augen haben eine sehr feste Sklera, myope, zu große Augen haben eine dünnere. Die Lederhaut besitzt eine siebartige Öffnung für den Sehnerv (**Lamina cribrosa**). In der Kammerwinkelregion befindet sich der **Schlemmsche Kanal**. Der Lederhaut liegt die **Episklera** auf. Die Sklera wird hinter dem Bulbusäquator von der **Tenonschen Kapsel** umgeben.

7.2 Embryologie

Die Sklera ist mesenchymaler Herkunft. Anfangs ist sie transparent.

7.3 Pathologie
7.3.1 Anomalien / Degenerationen / Dystrophien

Zu degenerativen Skleraveränderungen s. Tab. 18.

7.3.1.1 Blaue Skleren

Bei allgemeiner Mesenchymschwäche **(Syndrom von Lobstein – van der Hoeve)**, beim **Marfan-Syndrom** u. bei **Kollagenkrankheiten** kann die Uvea durch die verdünnte Sklera bläulich hindurchscheinen.

Blaue Skleren werden zuweilen bei Neugeborenen beobachtet, wenn bei vermehrter Transparenz der Lederhaut die Uvea bläulich durchschimmert.

Bei allgemeiner Mesenchymschwäche kann es im Rahmen des **Syndroms von Lobstein – van der Hoeve** neben abnormer Knochenbrüchigkeit **(Osteogenesis imperfecta)**, Innenohrschwerhörigkeit und verspäteter Zahnentwicklung zur Skleraverdünnung mit gleichen Farbveränderungen kommen. Auch beim **Marfan-Syndrom** und bei **Kollagenkrankheiten** werden diffuse bläuliche Verfärbungen der Sklera beobachtet, die allerdings keinen Krankheitswert besitzen.

7.3.1.2 Melanosis sclerae

Angeborene blaugraue Pigmentflecken der Sklera sind immer einseitig, unregelmäßig begrenzt u. harmlos (Abb. 158).

Angeborene blaugraue Pigmentflecken der Sklera sind immer einseitig, unregelmäßig begrenzt, harmlos und haben keinerlei klinische Bedeutung *(Abbildung 158)*. Es handelt sich dabei um Einlagerungen von Melanozyten zwischen den Sklerafasern. Die Bindehaut darüber ist verschieblich.

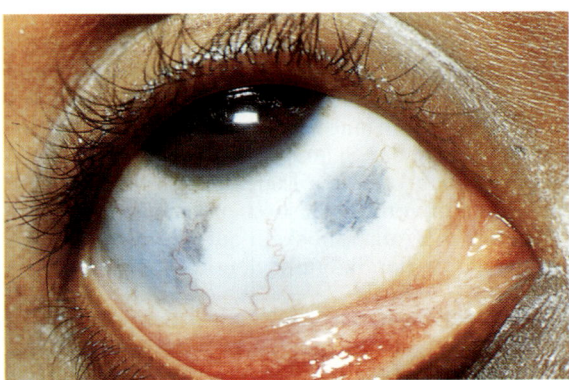

Abb. 158: Unregelmäßig begrenzte, scharfrandige Bezirke, in denen Melanozyten eingelagert sind

7.3.1.3 Erworbene Pigmentierungen

Sie treten auf bei **Alkaptonurie (Ochronose), M. Addison,** allgemeiner **Argyrose** u. lokaler **Siderose.**

Sie treten in erster Linie auf bei der **Alkaptonurie (Ochronose),** einer Eiweißstoffwechselstörung, bei der die Homogentisinsäure nicht weiter abgebaut und zu einer schwärzlichen Substanz oxydiert wird, beim **M. Addison,** wobei sich durch eine mangelnde Produktion von Nebennierenrindenhormon die Skleren diffus bräunlich verfärben, bei der allgemeinen **Argyrose** und der lokalen **Siderose.**

Merke ▶

> *Merke.* Beim **Ikterus** verfärbt sich primär die Bindehaut, nicht die Lederhaut.

7.3.1.4 Senile Skleraflecken

Es sind ovale bis fast rechteckige schwarzblaue Flecken vor den Ansätzen der geraden Augenmuskeln; sie stellen Lederhautverdünnungen mit hyaliner Degeneration dar.

Im Alter nimmt die Elastizität der Lederhaut ab. Lipidablagerungen können sie gelblich verfärben. Darüber hinaus treten zuweilen, insbesondere vor den Ansätzen der geraden Augenmuskeln, ovale bis fast rechteckige schwarzblaue Flecken auf, die Lederhautverdünnungen mit hyaliner Degeneration darstellen und als senile Skleraflecken oder **senile hyaline Plaques** bezeichnet werden.

7.3.1.5 Sklerastaphylome

7.3.1.5 Sklerastaphylome

◀ Definition

> **Definition.** Sklerastaphylome sind Vorwölbungen der schwärzlichen Uvea durch eine Verdünnung der Lederhaut.

Sie kommen anlagebedingt, nach Verätzungen bzw. Verbrennungen, bei höheren Myopien oder als Folge von Entzündungen *(Abbildung 159)* bzw. Verletzungen vor.

Lederhautverdünnungen kommen anlagebedingt bei höheren Myopien oder nach Entzündungen bzw. Verletzungen vor (*Abb. 159*).

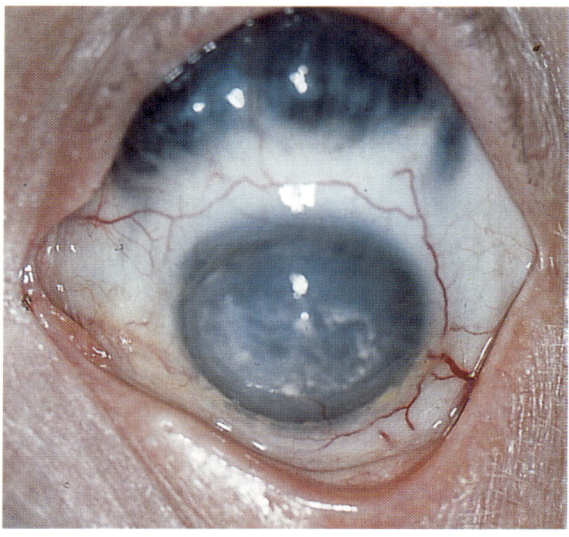

Abb. 159: Großes Sklerastaphylom nach schwerer nekrotisierender Skleritis (Skleromalazie) und sklerosierender Keratitis bei Rheumatoidarthritis

Bei exzessiven Myopien, aber auch kongenital kann es zu ausgedehnten Ausstülpungen des hinteren Augenpols kommen **(Staphyloma posticum)**. Oft treten Staphylome auch am Bulbusäquator auf und werden mehr oder weniger zufällig während einer Augenoperation entdeckt.

Je dünner die Lederhaut ist, um so mehr scheint die dunkle Uvea durch und um so größer ist die Wahrscheinlichkeit, daß der intraokulare Druck zu einer Vorbuckelung der Sklera führt.

Exzessive Myopien zeigen eine ausgedehnte Ausstülpung des hinteren Augenpols (**Staphyloma posticum**).

7.3.2 Entzündungen

7.3.2.1 Episkleritis

7.3.2 Entzündungen

7.3.2.1 Episkleritis

Eine Episkleritis ist durch eine umschriebene, sektorenförmige ziliare Reizung des Auges gekennzeichnet *(Abbildung 160)*.

Eine Episkleritis ist durch eine umschriebene, sektorenförmige ziliare Reizung mit Tränen Lichtscheu u. Schmerzen gekennzeichnet (*Abb. 160*).

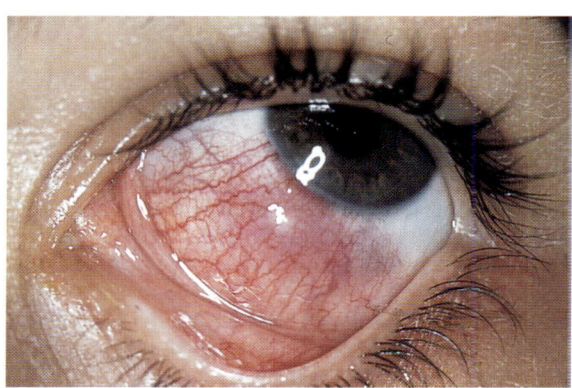

Abb. 160: Sektorenförmige, limbusnahe Episkleritis mit ziliarer Injektion und Schwellung der darüberliegenden Bindehaut

Sie tritt in Verbindung mit **rheumatischen Erkrankungen, Kollagenosen** u. **Gicht** auf.

7.3.2.2 Tenonitis

Sie wird bei Infektionskrankheiten, rheumatischen Affektionen u. Kollagenosen beobachtet. Kennzeichnend sind Chemosis, Bindehautreizung, Schmerzen bei Augenbewegungen u. Bewegungseinschränkungen der Augenmuskeln.

7.3.2.3 Skleritis

Definition ▶

Ätiologie
Sie tritt bei **primär chronischer Polyarthritis**, Erkrankungen des Immunsystems, **Kollagenosen, Gicht, M. Crohn, Infektionskrankheiten** (Tbc, Lues) u. Iridozyklitiden auf.

Klinik
Symptome sind: Ziliare Injektion mit u. ohne Vorbuckelung, Chemosis, Lidschwellung, dumpfe Schmerzen u. Druckschmerzhaftigkeit. Lederhautentzündungen können verschiedenartige Verlaufsformen zeigen (**nekrotisierend bei Skleromalazie,** *Abb. 159,* **ulzerierend, eitrig granulomatös**) u. die Tendenz haben, auf die Hornhaut überzugreifen (**sklerosierende Keratitis, progressive Skleroperikeratitis**).

Komplikationen
Neigung zu Rezidiven. Beim Übergreifen auf die Hornhaut Narben. Durch entzündungsbedingte Skleraatrophien bilden sich **Staphylome.**

Diagnose
Eindeutige Klinik. Abklärung der evtl. zugrundeliegenden Erkrankung.

Differentialdiagnose
Abzugrenzen sind umschriebene Bindehautreizungen u. -phlyktänen.

Mitunter buckelt sich der entzündete Bereich vor. Die injizierten episkleralen Gefäße verleihen dem entzündeten Areal einen blauvioletten Farbton. Der Patient klagt über Tränen, Lichtscheu und mehr oder weniger heftige Schmerzen, insbesondere bei Druck oder Berührung. Die Ätiologie bleibt oft unklar. Die Episkleritis tritt in Verbindung mit **rheumatischen Erkrankungen, Kollagenosen** und **Gicht** verstärkt auf. Die Therapie entspricht der bei Skleritis.

7.3.2.2 Tenonitis

Eine Tenonitis wird zuweilen bei akuten Infektionskrankheiten, bei rheumatischen Affektionen und Kollagenosen meist beidseitig beobachtet. Neben Entzündungszeichen der Sklera kommen Bindehautschwellung (**Chemosis**) und -reizung, Schmerzen bei Augenbewegungen, Bewegungseinschränkungen der Augenmuskeln, evtl. auch ein leicht entzündlicher Exophthalmus vor.

7.3.2.3 Skleritis

Definition. Die Skleritis ist eine tiefe Entzündung der Lederhaut, die häufig chronisch verläuft und vielfältige, ernste Komplikationen mit sich bringen kann.

Ätiologie. Nicht selten tritt eine Skleritis im Zusammenhang mit chronischen Entzündungen des Bindegewebes auf. In erster Linie kommt dabei eine **primär chronische Polyarthritis** in Frage. Aber auch Erkrankungen des Immunsystems sowie **Kollagenosen** (Erythematodes, Periarteriitis nodosa, Wegenersche Granulomatose), **Gicht,** der **M. Crohn** und **Infektionskrankheiten,** insbesondere Tuberkulose und Lues, können zu Lederhautentzündungen führen. Mitunter bleibt die Pathogenese unklar.

Gelegentlich werden Lederhautentzündungen auch bei Iridozyklitiden beobachtet.

Klinik. Unter der Bindehaut treten umschriebene bläulich-rötliche Verfärbungen durch eine ziliare Injektion mit und ohne Vorbuckelung (postentzündliches Staphylom) auf. Die Entzündung ist durch dumpfe Schmerzen und durch Druckschmerzhaftigkeit gekennzeichnet. Bei schweren Entzündungen liegen eine Chemosis und Lidschwellungen vor. Die Sehschärfe ist nur dann reduziert, wenn tiefere Augenabschnitte mitbefallen sind, insbesondere bei Iridozyklitiden.

Lederhautentzündungen können verschiedenartige Verlaufsformen zeigen (**nekrotisierend, ulzerierend, eitrig granulomatös**) und die Tendenz haben, auf die Hornhaut überzugreifen (**sklerosierende Keratitis, progressive Skleroperikeratitis**).

Die schwerste Form ist die nekrotisierende Skleritis (**Skleromalazie**) mit schmerzloser Einschmelzung, so daß große Anteile der Uvea frei liegen und nur von der Bindehaut bedeckt werden *(Abbildung 159).*

Komplikationen. Lederhautentzündungen neigen zu Rezidiven. Bei tiefen Entzündungen reagiert die Uvea mit. Beim Übergreifen auf die Hornhaut bleiben meist Hornhautnarben zurück. Durch entzündungsbedingte Skleraatrophien bilden sich **Staphylome.**

Diagnose. Sie ist durch die eindeutige klinische Symptomatik und die dumpfen Schmerzen meist leicht zu stellen. Entsprechende Untersuchungen zur Abklärung der Ursache müssen eingeleitet werden.

Differentialdiagnose. Abzugrenzen sind umschriebene Bindehautreizungen und -phlyktänen. Dabei ist der entzündliche Prozeß allerdings stets mit der Bindehaut verschieblich und nicht druckschmerzhaft.

Ein praktischer Tip: Um eine Episkleritis oder Skleritis von einer Konjunktivitis abzugrenzen, sollte nach Lokalanästhesie mit einem Tupfer leicht auf die entzündliche und gerötete Stelle gedrückt werden: Bei einer Lederhautentzündung verursacht dies Schmerzen, bei einer Bindehautentzündung nicht.

Therapie. Eine ursächliche Behandlung der Erkrankung steht im Vordergrund. Lokal werden Kortikosteroide als Augentropfen oder -salbe (Inflanefran forte, Hydrocortison) bzw. als subkonjunktivale Injektion (Fortecortin, Urbascon) verabreicht. Zur Ruhigstellung der Iris wird Atropin gegeben. Bei Schmerzen wird Wärme oft als angenehm empfunden. Bei schweren Verläufen kann u. U. auch mit Immunsuppressiva behandelt werden.

Prognose. Sie ist oft gut. Günstig ist, wenn die Grundkrankheit gefunden und behandelt wird. Schwere Verläufe können aber auch, insbesondere bei Rezidivneigung, zu quälenden Schmerzen, mitunter sogar zum Verlust des Auges führen.

Der klinische Fall. Eine 25jährige Patientin leidet unter einer rezidivierenden sektorenförmigen Lederhautentzündung bei 8 Uhr, die nahezu zweimal jährlich auftritt, mit einer heftigen Iridozyklitis, mit Glaskörperinfiltrationen und Endothelbeschlägen einhergeht und nunmehr auch auf die Hornhaut übergreift. Mehrfache internistische Untersuchungen einschließlich der Suche nach einer Erkrankung des rheumatischen Formenkreises bleiben ergebnislos. Ein fokales Geschehen wird ebenfalls nicht gefunden.

Es handelt sich um eine progressive **Skleroperikeratitis.** Durch mehrere Krankheitsschübe ist bereits die Sklera bei 8 Uhr deutlich verdünnt und buckelt sich nach außen vor. Oberflächliche Hornhautvaskularisationen und beginnende Narbenbildungen zeigen die Hornhautbeteiligung an. Die *Abbildung 161* wurde in einem entzündungsfreien Intervall aufgenommen. Lokal und allgemein verabreichte Kortikosteroide führen regelmäßig zur Befundbesserung. Eine immunsuppressive Behandlung wird bei weiteren Rezidiven erwogen.

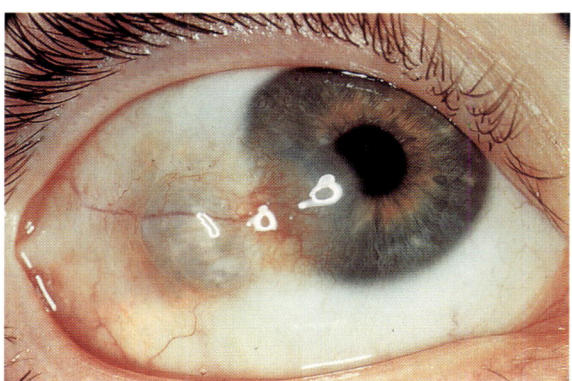

Abb. 161: Sektorenförmige Lederhautentzündung bei 8 Uhr mit oberflächlicher Hornhautvaskularisation und beginnender Narbenbildung (progressive Skleroperikeratitis)

7.3.3 Tumoren

Echte Lederhauttumoren wie Dermoide, Neurofibrome oder Fibrosarkome sind extrem selten. Häufiger wird hingegen eine intrasklerale Ausbreitung eines Aderhautmelanoms oder ein Tumordurchbruch durch die Lederhaut beobachtet.

◀ Ein praktischer Tip

Therapie
Eine ursächliche Behandlung der Erkrankung steht im Vordergrund. Lokal werden Kortikosteroide, Atropin u. Wärme, u. U. auch Immunsuppressiva verabreicht.

Prognose
Schwere Verläufe können zu quälenden Schmerzen mitunter sogar zum Verlust des Auges führen.

◀ Der klinische Fall

7.3.3 Tumoren

Echte Lederhauttumoren wie Dermoide, Neurofibrome oder Fibrosarkome sind extrem selten. Häufiger: Aderhautmelanom oder Tumordurchbruch.

7.4 Verletzungen

Bei Stich- u. Schnittwunden *(Abb. 162)* sind oft die tieferen Augenabschnitte mitverletzt. Bei schweren Kontusionen kann die Sklera bei intakter Bindehaut rupturieren, meist parallel zum Limbus **(gedeckte Skleraperforation).** Eine Vernarbung tritt erst nach Monaten ein.

7.5 Operationen

Bei Netzhautablösungen wird auf die Sklera ein Silikonband aufgenäht.

7.4 Verletzungen

Stich- und Schnittwunden *(Abbildung 162)* kommen insbesondere bei Windschutzscheibenverletzungen vor. Oft sind die tiefer liegenden Augenabschnitte mitverletzt. Bei schweren Kontusionen kann die Sklera rupturieren, meist parallel zum Limbus. Sofern die Bindehaut über der Rißstelle intakt bleibt, wird eine derartige Verletzung als **gedeckte Skleraperforation** bezeichnet; meist ist die Bindehaut unterblutet (Hyposphagma, vergleiche *Kapitel 5.6.1*). Nach einer mikrochirurgischen Versorgung der Wunde tritt eine Vernarbung des bradytrophen Gewebes erst nach mehreren Monaten ein.

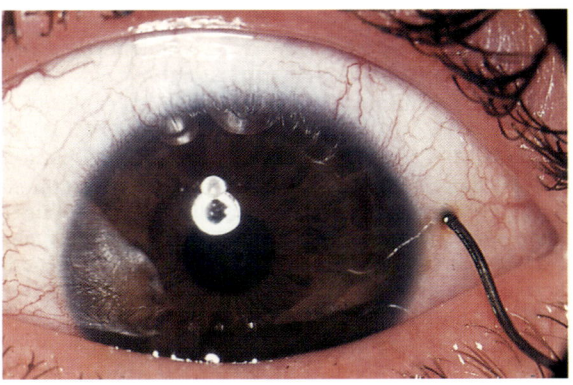

Abb. 162: Stichverletzung der Sklera mit einem Eisendraht 2 mm vom Limbus entfernt. Der Draht hat die Linsenkapsel durchbohrt und ragt in den Glaskörperraum hinein

7.5 Operationen

Eine Verstärkung der verdünnten Sklera mit lyophilisierter Dura bei progressiver Myopie vermag die Progredienz der Myopie nicht aufzuhalten. Bei Netzhautablösungen wird auf die Sklera ein Silikonband aufgenäht, welches straff angezogen wird und den Bulbus einschnürt (siehe *Kapitel 13.6.8.3*).

8 Linse (Lens) und Katarakt

◄ Definition

> **Definition.** Alle optischen Inhomogenitäten der Linse werden als Katarakt (Grauer Star) bezeichnet. Sie schließt sowohl Trübungen als auch Brechungsunregelmäßigkeiten ein. Zu Einteilungsmöglichkeiten der Katarakt siehe *Tabelle 19*.

Die Bezeichnung »**Grauer Star**« stammt aus dem Althochdeutschen, da der Erkrankte durch einen leblosen, starren Blick auffiel. Der Fachausdruck »Katarakt« ist griechischen Ursprungs und bedeutet »Wasserfall«. Er basiert auf der Vorstellung, daß die Ursache der Linsentrübung eine sich vor der Linse ausspannende Membran sei, die einem herabfallenden Wasserfall gleicht.

8.1 Anatomie

8.1 Anatomie

Die Linse besteht aus **Kapsel, Rinde** sowie dem **Kern** und besitzt keine Gefäße oder Nerven *(Synopsis 16)*. Je nach Lage der Rinde wird eine Trübung als subkapsulär (vordere oder hintere Schale) oder supranukleär bezeichnet.

Die Linse besteht aus **Kapsel, Rinde** u. **Kern** *(Synopsis 16)*.

Das einschichtige **Linsenepithel** befindet sich unter der festen, elastischen vorderen Linsenkapsel und am **Linsenäquator**, wo es während des Lebens neue, glasklare Linsenfasern bildet, die sich schalenartig an die alten anschichten **(appositionelles Wachstum)**. Diese Schichten liegen wie Jahresringe eines Baumes übereinander. Die Linsenfasern stellen anatomisch die Linsenrinde dar. Auf Grund des lebenslangen Wachstums der Linse kann sich das Gewicht der Linse im Laufe des Lebens nahezu verdreifachen.

Das **Linsenepithel** liegt unter der Linsenkapsel am **Linsenäquator**. Es bildet neue Linsenfasern, die sich schalenartig übereinanderschichten **(appositionelles Wachstum)** u. die Linsenrinde darstellen.

Da es keine Zellabstoßung wie in anderen epithelialen Organen gibt, vergrößert sich die Linse im Laufe des Lebens ständig, allerdings sehr langsam, weil durch Wasserabgabe, Verdichtung und Zunahme des spezifischen Gewichtes allmählich ein härterer, im Alter oft gelblich oder bräunlich gefärbter Linsenkern entsteht, der immer größer wird: Im Laufe des Lebens nimmt somit der Anteil der Rinde zunehmend ab, währenddessen der Kern wächst **(Linsensklerose)**. Damit ist auch eine Verminderung der Formveränderung verbunden: In der Jugend kann die Linse fast eine Kugelform annehmen, im Alter ist ihre Form nahezu starr **(Presbyopie,** Alterssichtigkeit, vergleiche *Kapitel 16.3.4)*.

Die Linse wächst im Laufe des Lebens langsam. Im Alter bildet sich ein härterer, oft bräunlich gefärbter Linsenkern **(Linsensklerose)**, der Anteil der Rinde nimmt ab. In der Jugend ist die Linse beweglich, im Alter starr **(Presbyopie)**.

Tabelle 19: Klassifikation des Grauen Stares (Cat.)

Einteilung der Linsentrübung nach			
ihrem zeitlichen Auftreten	ihrer Form	ihrem Ausmaß	ihrer Ursache
• Cat. congenita • Cat. juvenilis • Cat. praesenilis • Cat. senilis	• Cat. totalis • Cat. nuclearis • Cat. zonularis • Cat. pulverulenta • Spindelstar • Cat. polaris posterior/anterior • Cat. pyramidalis • Cat. membranacea • Cat. anularis • Cat. centralis • Cat. coronaria • Cat. coerulea • Cat. corticalis (tiefer supranukleärer Rindenstar, subkapsuläre hintere Rindentrübung) • Cat. stellata	• Cat. incipiens • Cat. progrediens (Cat. provecta) • Cat. praematura • Cat. matura • Cat. hypermatura Morgagni • Cat. intumescens	• Cat. traumatica • Cat. complicata • Cat. diabetica • Cat. tetanica • Cat. myotonica • Cat. dermatogenes (Cat. syndermatotica) • Cat. secundaria • Katarakt bei Galaktosämie • Katarakt bei M. Down • Strahlenstar • Wärmestar

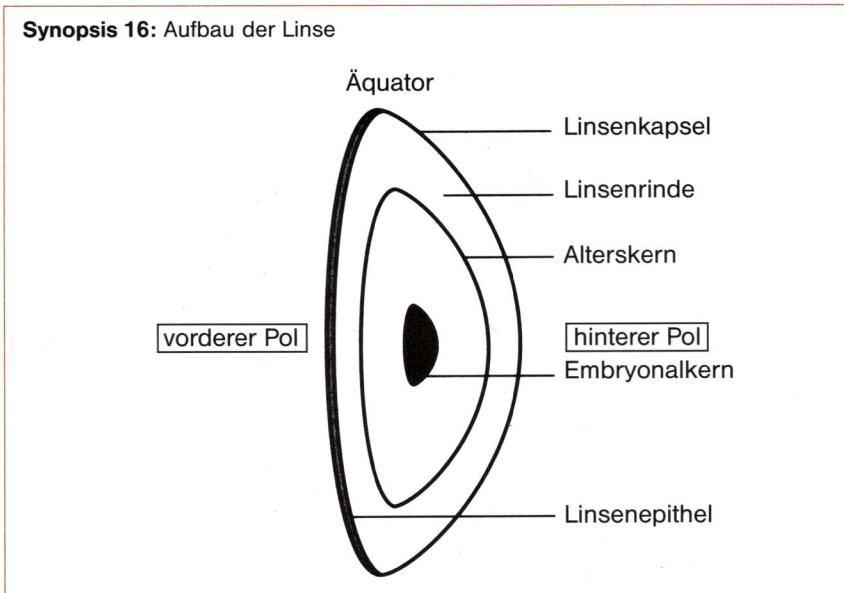

Synopsis 16: Aufbau der Linse

Äquator

Linsenkapsel

Linsenrinde

Alterskern

vorderer Pol

hinterer Pol

Embryonalkern

Linsenepithel

Die Linse ist bikonvex, ihre Rückseite stärker gekrümmt und am Äquator an den **Zonula Zinnii** aufgehängt. Die **Brechkraft** beträgt bei Fernakkommodation etwa 19 dpt, ihr Durchmesser am Äquator ca. 10 mm.

8.2 Embryologie

Zur embryologischen Entwicklung siehe *Synopsis 17.*

Die Linse hat eine bikonvexe Form, wobei die Rückseite stärker gekrümmt ist als die Vorderfläche. Ihre **Brechkraft** beträgt bei Fernakkommodation etwa 19 dpt, ihr Durchmesser am Äquator ca. 10 mm. Sie ist 3 mm dick, 0,3 g schwer und am Äquator durch die elastische **Zonula Zinnii** in den Ziliarkörper eingespannt.

8.2 Embryologie

Die embryologische Entwicklung der Linse ist in *Synopsis 17* dargestellt.

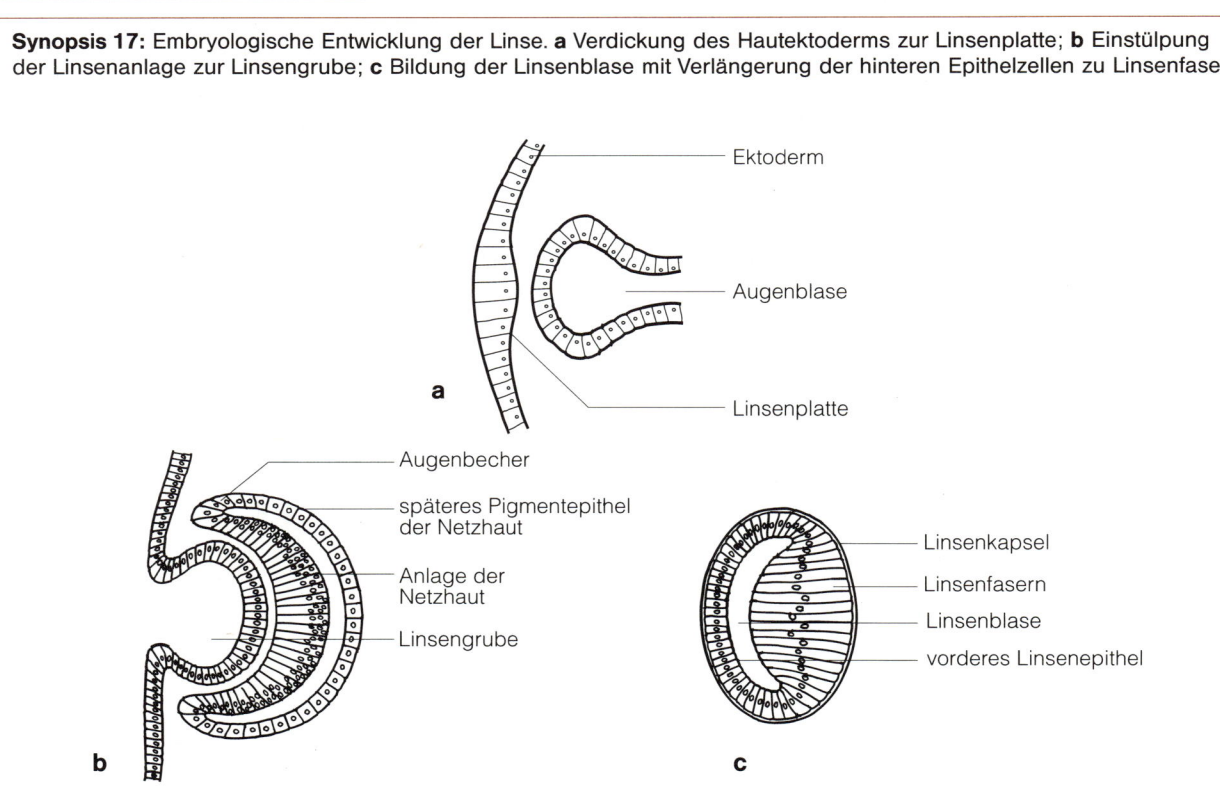

Synopsis 17: Embryologische Entwicklung der Linse. **a** Verdickung des Hautektoderms zur Linsenplatte; **b** Einstülpung der Linsenanlage zur Linsengrube; **c** Bildung der Linsenblase mit Verlängerung der hinteren Epithelzellen zu Linsenfasern

Ektoderm

Augenblase

Linsenplatte

a

Augenbecher

späteres Pigmentepithel der Netzhaut

Anlage der Netzhaut

Linsengrube

Linsenkapsel

Linsenfasern

Linsenblase

vorderes Linsenepithel

b

c

Nach Verdickung des Hautektoderms am Augenbecher zur **Linsenplatte** *(Synopsis 17a)* erfolgt bereits im ersten Fetalmonat die Differenzierung zur **Linsengrube** *(Synopsis 17b)*, später nach Lösung der Verbindung zum Hautektoderm (dritte embryonale Lebenswoche) zur **Linsenblase**. Aus den Epithelzellen der Wandung der Linsenblase bildet sich eine strukturlose Kutikularhülle, die **Linsenkapsel**. Sie ist die Basalmembran des Epithels.

Die Epithelzellen der Hinterwand und der Äquatorialzone verlängern sich zu **Linsenfasern** und füllen das Innere der Linsenblase aus *(Synopsis 17c)*. Danach existiert unter der hinteren Linsenkapsel kein Epithel mehr. An den bei klarer Linse an der Spaltlampe sichtbaren **Linsennähten** stoßen die Linsenfasern aneinander. Diese Nahtfigur besitzt im vorderen Linsenteil die Form eines Y, im hinteren steht dieses Y auf dem Kopf *(Abbildung 163)*. Ist sie stärker ausgeprägt, spricht man von einer **Cataracta stellata**.

Das Hautektoderm am Augenbecher differenziert sich zur **Linsenplatte** *(Synopsis 17a)*, später zur **Linsengrube** *(Synopsis 17b)* u. zur **Linsenblase**. Aus den Epithelzellen bildet sich die **Linsenkapsel**.

Die Epithelzellen der Hinterwand u. der Äquatorialzone wandeln sich zu **Linsenfasern** u. füllen die Linsenblase aus *(Synopsis 17c)*. Sie stoßen an den **Linsennähten** aneinander *(Abb. 163)*.

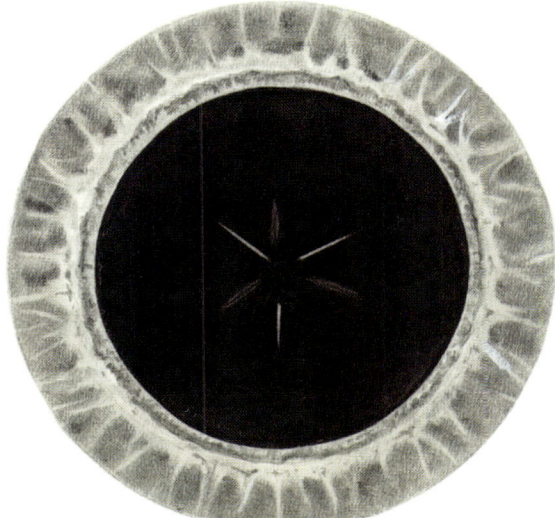

Abb. 163: Y-förmiges Zusammenstoßen der Linsenfasern zu Linsennähten im vorderen Linsenteil; im hinteren Linsenteil stoßen die Linsenfasern umgekehrt aufeinander

Während der Embryonalzeit wird die Linse von 2 Gefäßsystemen versorgt, die sich im späteren Verlauf der Entwicklung zurückbilden: Die **Vasa hyaloidea** versorgen den hinteren Linsenabschnitt, die **Tunica vasculosa lentis (Pupillarmembran)** den vorderen. Mitunter können Reste dieser Gefäße auch später noch sichtbar sein (vergleiche *Abbildung 205, Kapitel 9.5.1.3*).

Die embryonale Linse wird von vorn u. hinten von Gefäßsystemen versorgt **(Vasa hyaloidea, Tunica vasculosa lentis)**. Mitunter sind Reste noch sichtbar *(Abb. 205, Kapitel 9.5.1.3)*.

8.3 Physiologie

Der Stoffwechsel der Linse ist recht aktiv. Die Ernährung erfolgt auf Grund von Diffusion durch die Linsenkapsel vom Kammerwasser aus, zum Teil auch durch einen aktiven Transport **(Kationenpumpe)**. Die Linse besitzt eine hohe Konzentration an Adenosintriphosphat (**ATP**, aus anaerober Glykolyse gewonnen) und an **Glutathion**. Bei Kapselschädigungen ist der Stoffwechsel gestört, das Kammerwasser dringt in die Linse und führt zu Rindenquellungen und –trübungen.

Die Aufgabe der Linse ist die Lichtdurchlässigkeit, die Bündelung der einfallenden Lichtstrahlen und die scharfe Bildeinstellung mittels **Akkommodation** (vergleiche *Kapitel 10.2, 16.3* und *18.3.4*). Bei Akkommodation in der Nähe verkleinert sich der Ziliarkörperring, die Zonulafasern werden entspannt, die Linse rundet sich auf Grund der Elastizität ihrer Kapsel und die Linsenbrechkraft nimmt zu. Sie kann bei Kindern während des Akkommodationsprozesses um etwa 14 dpt steigen.

Darüber hinaus besitzt die Linse eine protektive Filterwirkung für UV-Strahlen.

Die Linse ist mit einem **Proteingehalt** von 35% das eiweißreichste Organ des gesamten Körpers. Die regelmäßige räumliche Anordnung der Proteinmoleküle in den Faserzellen ist die morphologische und physikalische Voraussetzung für ihre Transparenz.

8.3 Physiologie

Die Ernährung erfolgt mittels Diffusion durch die Linsenkapsel oder durch aktiven Transport **(Kationenpumpe)**. Die Linse ist reich an **ATP** u. an **Glutathion**. Bei Kapselschädigungen ist der Stoffwechsel gestört, Kammerwasser dringt ein u. führt zu Rindenquellungen.

Die Aufgabe der Linse ist die Lichtdurchlässigkeit u. die Fokussierung des Lichtes mittels **Akkommodation**.

Die Linse kann das UV-Licht filtern.

Der **Proteingehalt** beträgt 35%. Sie ist das eiweißreichste Organ des Körpers.

8.4 Untersuchungsmethoden

Ein praktischer Tip ▶

8.4 Untersuchungsmethoden

Ein praktischer Tip: Bei Mydriasis zeigen sich Linsentrübungen im **durchfallenden Licht (Brückner-Test)** als graue Schatten in der rot aufleuchtenden Pupille. Bei Blickhebung wandern die Schatten von Trübungen der Hornhaut nach oben, die des Glaskörpers nach unten (bei Blicksenkung umgekehrt), während die der Linse etwa an der gleichen Stelle verbleiben *(Abbildung 164)*.

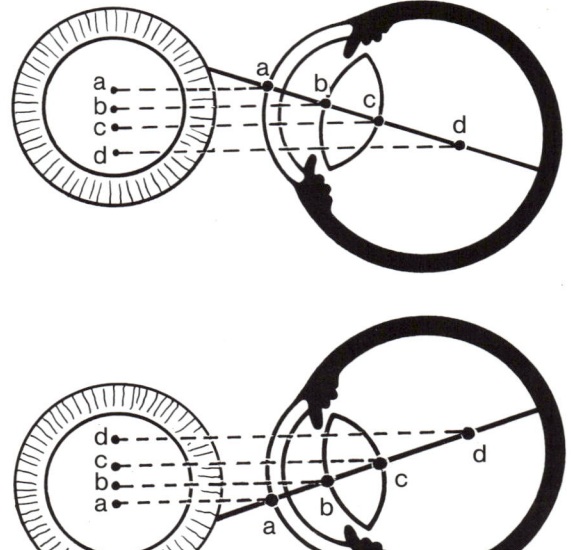

Abb. 164: Veränderungen der Lage von Hornhaut-, Linsen- und Glaskörpertrübungen bei Blickhebung (oben) und Blicksenkung (unten)

Besser lassen sich Linsentrübungen jedoch mit **seitlich fokaler Beleuchtung** oder an der **Spaltlampe** erkennen und lokalisieren (vergleiche *Kapitel 6.4*).

Eine zweidimensionale Darstellung der Linse ist mit speziellen fotografischen Verfahren (Scheimpflugfotografie), eine Streulichtmessung zur Bestimmung des Trübungsgrades möglich.

Besser werden Linsentrübungen jedoch im **seitlich fokalen Licht** oder an der **Spaltlampe** sichtbar.

8.5 Pathologie

8.5.1 Fehlbildungen

8.5.1.1 Linsenkolobom

Es handelt sich um kleine Kerben am nasal unteren Linsenrand, die nach extremer Pupillenerweiterung oder bei zusätzlichem Iriskolobom sichtbar werden *(Abbildung 165)*. Die Ursache liegt in einer Aplasie der Zonulafasern bei fehlendem Verschluß der Becherspalte. Das Sehvermögen ist kaum beeinträchtigt.

8.5   Pathologie

8.5.1   Fehlbildungen

8.5.1.1 Linsenkolobom

Kerben am nasal unteren Linsenrand durch eine Aplasie der Zonulafasern bei fehlendem Verschluß der Becherspalte *(Abb. 165)*. Das Sehen ist kaum beeinträchtigt.

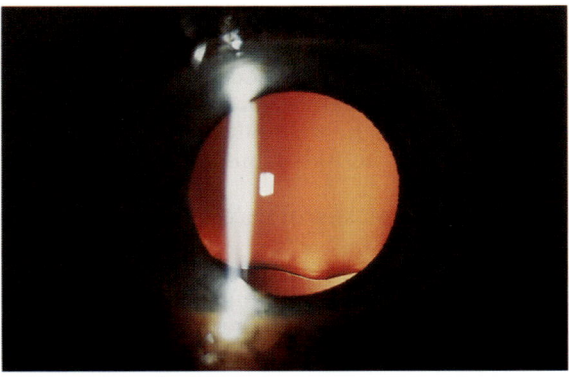

Abb. 165: Linsenkolobom am unteren Linsenrand bei medikamentöser Mydriasis

8.5.1.2 Lenticonus anterior et posterior

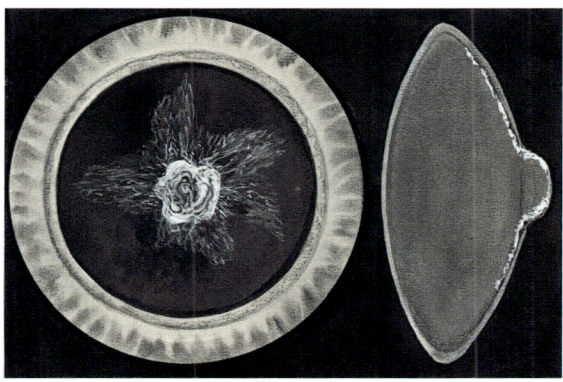

Beim seltenen Lentikonus liegt eine kegelförmige Vorwölbung des vorderen oder hinteren Linsenpols vor, die zu erheblichen Sehstörungen führen kann *(Abbildung 166* und *167i).*

Abb. 166: Lenticonus posterior

8.5.1.2 Lenticonus anterior et posterior

Es handelt sich um eine kegelförmige Vorwölbung des vorderen oder hinteren Linsenpols mit Sehstörungen *(Abb. 166* u. *167i).*

8.5.2 Cataracta congenita

Die Ursachen der angeborenen Katarakt, die verschiedene Formen und Schweregrade aufweisen kann *(Tabelle 20, Abbildung 167)*, sind mannigfaltig.

8.5.2 Cataracta congenita

Zu Formen der angeborenen Katarakt s. *Tab. 20* u. *Abb. 167.*

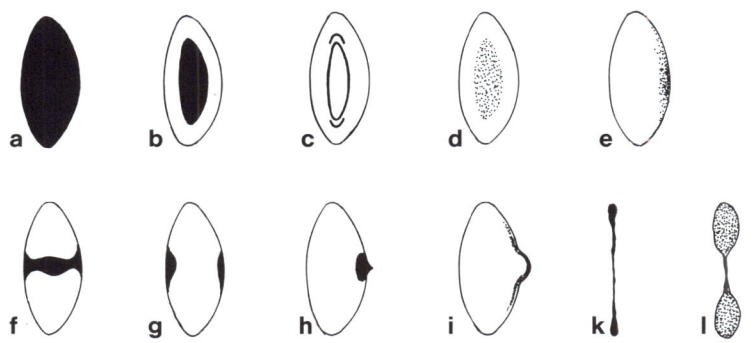

Abb. 167: Arten der angeborenen Katarakt. **a** Totalstar (Cataracta totalis); **b** Kernstar (Cataracta nuclearis); **c** Schichtstar (Cataracta zonularis); **d** Pulverstar (Cataracta pulverulenta); **e** hinterer Rindenstar (Cataracta corticalis posterior); **f** Spindelstar; **g** hinterer und vorderer Polstar (Cataracta polaris posterior et anterior); **h** Pyramidenstar (Cataracta pyramidalis); **i** Lenticonus posterior; **k** Membranstar (Cataracta membranacea); **l** Ringstar (Cataracta anularis)

Tabelle 20: Angeborene Katarakte	
Kataraktform	**Trübung**
Totalstar	vollständige Trübung, normale Linsensubstanz fehlt
Membranstar	Linse vollständig durch eine Membran ersetzt
Ringstar	zentrale Membran, periphere Linsenrinde
Schichtstar	Trübung nur einer Rindenschicht mit peripheren radiären Trübungsspeichen (Reiterchen), Linse primär normal angelegt
Kernstar (Zentralstar)	Embryonalkern getrübt
Pulverstar	pulverartige zentrale Trübungen
vorderer Polstar	Kapsel und subkapsuläre Rinde des vorderen Linsenpols getrübt
hinterer Polstar	Kapsel und subkapsuläre Rinde des hinteren Linsenpols getrübt
Pyramidenstar	Polstar mit Ausstülpung des Pols
Spindelstar	gleichzeitiges Vorliegen eines vorderen und hinteren Polstars (selten)

Bei **Vererbung** besteht oft ein dominanter Erbgang.
Katarakte treten bei Mißbildungen auf, z. B. bei **Trisomie 21.**

Auch eine exogene **Fruchtschädigung** innerhalb der ersten **3 Schwangerschaftsmonate (Röntgen, Virusinfektionen, Toxoplasmose)** kommen in Frage.

Eine **Rötelnembryopathie** ist gekennzeichnet durch Katarakt, meist einen doppelseitigen Totalstar, Herzfehler u. Innenohrschwerhörigkeit **(Gregg-Syndrom).** Oft liegen weitere Augenmißbildungen vor.

Bei **Vererbung** wird oft ein dominanter Erbgang beobachtet. Mitunter sind die Trübungsformen der Linse über Generationen identisch, während die Expressivität schwankt. Katarakte treten im Zusammenhang mit chromosomalen Aberrationen und verschiedenen anderen Mißbildungen auf, beispielsweise bei einer **Trisomie 21.**

Als exogene Ursachen einer **Fruchtschädigung in utero während der ersten drei Schwangerschaftsmonate** kommen **Röntgenbestrahlung** oder **Virusinfektionen** der werdenden Mutter, meist mit Röteln, Varizellen, Parotitis epidemica, Hepatitis epidemica oder Poliomyelitis, aber auch **Toxoplasmose** in Frage.

Bei einer Rötelnembryopathie nach **Rötelninfektion (Embryopathia rubeolosa)** treten neben der Katarakt häufig auch noch Herzfehler, z. B. ein offener Ductus Botalli, und Innenohrschwerhörigkeit auf **(Gregg-Syndrom).** Meist liegt ein doppelseitiger Totalstar mit anderen Augenmißbildungen vor, z. B. Mikrophthalmus, Kolobome oder chorioretinitische Narben. In den extrahierten Linsen lassen sich Rötelnviren nachweisen.

Angeborene Katarakte kommen darüber hinaus bei einer Reihe anderer Mißbildungssyndrome vor.

8.5.2.1 Totalstar / Cataracta totalis

Eine vollständige Trübung der Linse *(Abb. 167a)* tritt meist nach intrauterinen Infektionen auf.
Bei der **Cataracta membranacea** befindet sich an Stelle der Linse eine Membran *(Abb. 167k)*, mitunter nur im Linsenzentrum **(Cataracta anularis, Ringstar,** *Abb. 167l* u. *168).*

8.5.2.1 Totalstar / Cataracta totalis

Es handelt sich um eine vollständige Trübung der Linse *(Abbildung 167a)*, meist nach intrauterinen Infektionen. Weder prä- noch postnatal wird normale Linsensubstanz gebildet. Der Totalstar kommt ein- und beidseitig vor und ist oft mit anderen Anomalien verbunden, besonders mit Nystagmus und funktioneller Sehschwäche (vergleiche *Kapitel 18.3.3).*

Bei der **Cataracta membranacea (Membranstar)** spannt sich an Stelle der Linse durch Schrumpfung eine dichte Membran *(Abbildung 167k)*, bei der **Cataracta anularis (Ringstar)** befindet sich diese nur im Zentrum *(Abbildung 167l* und *168).*

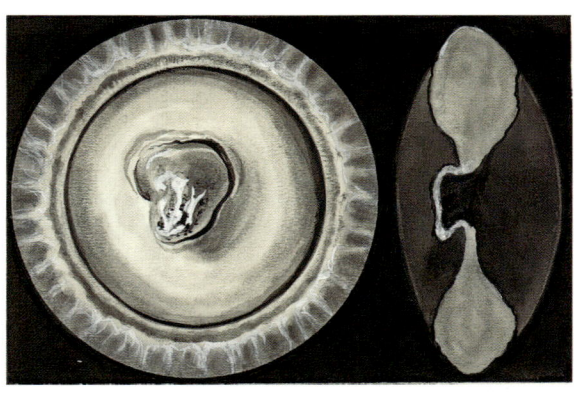

Abb. 168: Ringstar (Cataracta anularis)

8.5.2.2 Schichtstar / Cataracta zonularis

Er ist häufig u. meist angeboren. Infolge eines kurzzeitig wirkenden Störfaktors ist nur eine Linsenschicht getrübt.

In der Peripherie sieht man radiäre Trübungsspeichen **(Reiterchen),** die der Linse das Aussehen eines **Stechapfels** verleihen *(Abb. 167c* u. *169).* Die Sehschärfe ist reduziert.

8.5.2.2 Schichtstar / Cataracta zonularis

Er ist relativ häufig, meist angeboren oder kurz nach der Geburt erworben, beispielsweise durch eine rachitische **Tetanie (Spasmophilie).** Dabei ist infolge eines kurzzeitig wirkenden Störfaktors nur eine Linsenschicht getrübt, während der embryonale Linsenkern und die sich neu bildenden Linsenfasern klar bleiben.

In der Peripherie sieht man in Mydriasis radiäre Trübungsspeichen, die auf der Trübungsschicht aufsitzen, als »**Reiterchen**« bezeichnet werden und der Linse das Aussehen eines **Stechapfels** verleihen können *(Abbildung 167c* und *169).* Die Sehschärfe ist je nach Lage und Intensität der Trübungen reduziert. Bei leichter Ausprägung ist eine Operation nicht unbedingt notwendig, zumal die Trübungen nicht progredient sind.

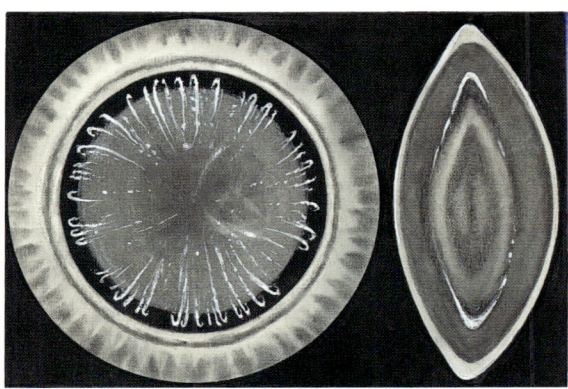

Abb. 169: Schichtstar (Cataracta zonularis)

8.5.2.3 Kernstar / Cataracta nuclearis

Dabei ist nur der kleine zentrale Kern getrübt *(Abbildung 167b)*, zuweilen nur pulverartig **(Cataracta pulverulenta, Pulverstar,** *Abbildung 167d* und *Abbildung 170).* Bei kleineren zentralen Trübungen wird auch von einer **Cataracta centralis (Zentralstar)** gesprochen *(Abbildung 171).* Meist wird sie dominant vererbt. Das Sehvermögen ist unterschiedlich beeinträchtigt und bei weiter Pupille besser als bei enger. Im Laufe des Lebens kommt es zu einer Sehverbesserung, weil die neu gebildeten klaren Linsenfasern den getrübten Kern komprimieren.

8.5.2.3 Kernstar / Cataracta nuclearis

Der zentrale Embryonalkern ist getrübt *(Abb. 167b),* zuweilen nur pulverartig **(Pulverstar,** *Abb. 167d* u. *170).* Bei kleineren zentralen Trübungen liegt ein **Zentralstar** vor *(Abb. 171).*

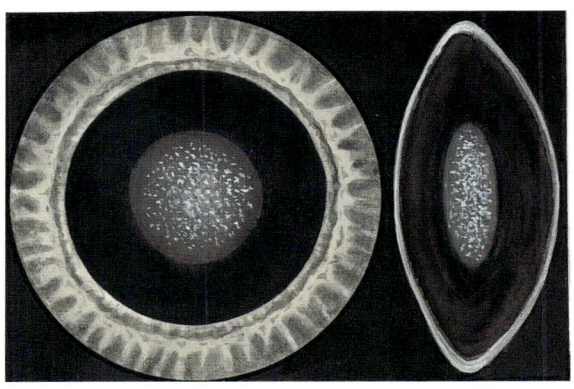

Abb. 170: Pulverstar (Cataracta pulverulenta)

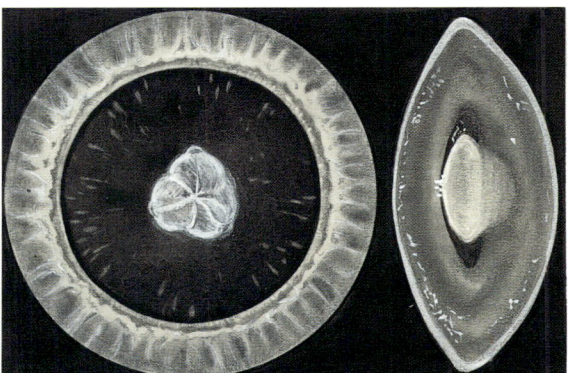

Abb. 171: Zentralstar (Cataracta centralis)

8.5.2.4 Polstar / Cataracta polaris anterior et posterior

Die Linsentrübungen liegen am vorderen oder hinteren Pol der Linsenoberfläche *(Abb. 167g, 172)*. Ursache ist eine Rückbildungsstörung der embryonalen Gefäßsysteme.

8.5.2.4 Polstar / Cataracta polaris anterior et posterior

Die Linsentrübungen liegen entweder am vorderen oder hinteren Pol der Linsenoberfläche oder an beiden Polen *(Abbildung 167g, 172)*. Ursache ist eine Rückbildungsstörung der gefäßhaltigen Pupillarmembran beim vorderen und der A. hyaloidea beim hinteren Polstar. Der vordere Polstar wird zuweilen auch mit Resten der fetalen Pupillarmembran angetroffen.

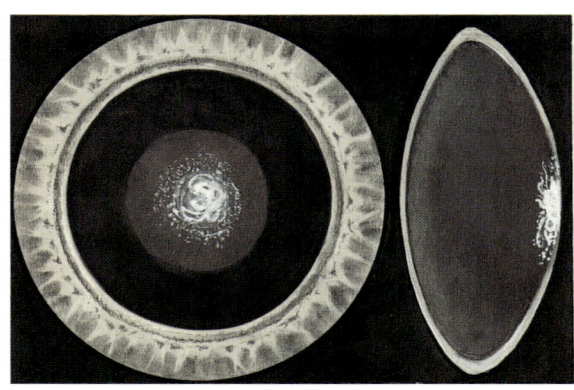

Abb. 172: Hinterer Polstar

Es kann zu einer kegelförmigen Ausstülpung der Pole kommen **(Pyramidenstar)** *(Abb. 167h u. 173)*. Der Lentikonus *(Abb. 166 u. 167i)* ist eine Verlaufsform dieser Katarakt.

Dabei kann es bei beiden Kataraktformen zu einer kegelförmigen Ausstülpung der Pole kommen, die als **Pyramidenstar (Cataracta pyramidalis,** *Abbildung 167h* und *173)* bezeichnet wird. Der Lentikonus *(Abbildung 166* und *167i)* kann als eine besondere Verlaufsform dieser Katarakt aufgefaßt werden.

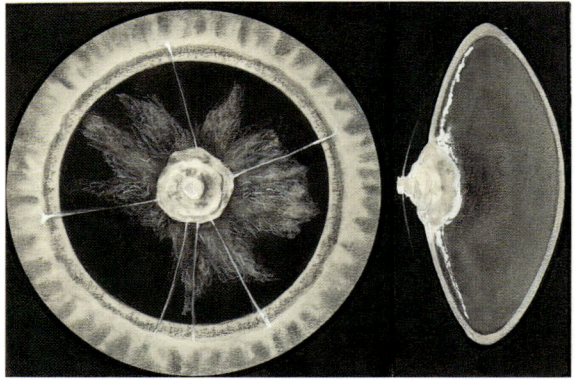

Abb. 173: Pyramidenstar (Cataracta pyramidalis)

Beim seltenen **Spindelstar** liegen vorderer u. hinterer Polstar gleichzeitig vor *(Abb. 167f)*.

Liegen vorderer und hinterer Polstar gleichzeitig vor, handelt es sich meistens um einen **Spindelstar** *(Abbildung 167f)*, der allerdings selten vorkommt.

8.5.3   Juvenile Linsentrübungen
8.5.3.1 Kranzstar /
**   Cataracta coronaria**

Er ist häufig u. immer doppelseitig. Die Linsentrübungen liegen kranzartig in der peripheren tieferen Rinde *(Abb. 174)*. Die Sehschärfe ist nicht beeinträchtigt. Der Kranzstar geht im Alter in einen Speichenstar über.

8.5.3   Juvenile Linsentrübungen

8.5.3.1 Kranzstar / Cataracta coronaria

Er ist ausgesprochen häufig und ausschließlich doppelseitig. 25% aller Menschen sind davon betroffen. Die Linsentrübungen liegen kranzartig in der Peripherie der tieferen Rinde und sind meist nur bei weiter Pupille sichtbar *(Abbildung 174)*. Die Sehschärfe ist praktisch nicht in Mitleidenschaft gezogen. Der Kranzstar wird dominant vererbt und geht im Senium in einen Speichenstar über.

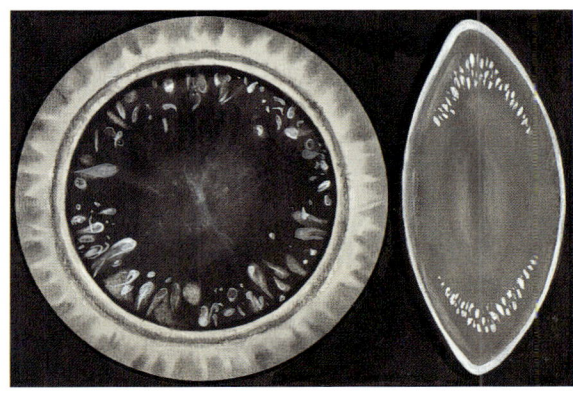

Abb. 174: Kranzstar
(Cataracta coronaria)

Befinden sich die punktförmigen Trübungen in der gesamten Linse verteilt, wird vom **Punktstar (Cataracta punctata)** gesprochen.

Punktförmige Trübungen in der gesamten Linse führen zum **Punktstar.**

8.5.3.2 Cataracta coerulea

Die Cataracta coerulea ist dem Kranzstar ähnlich, allerdings besitzen die peripheren Rindentrübungen einen typischen **aquamarinblauen Farbton.**

8.5.3.2 Cataracta coerulea

Sie ist dem Kranzstar ähnlich, die Rindentrübungen sind **aquamarinblau.**

8.5.4 Altersstar / Cataracta senilis

Die Anlage zum Altersstar wird vererbt, oft besteht ein dominanter Erbgang. Meist existieren schon im mittleren Lebensalter deutliche Linsentrübungen. Oft liegen Mischformen vor. Die Entstehung der senilen Katarakt ist bislang nicht schlüssig geklärt; sie ist **multifaktoriell** bedingt. Veränderungen der Enzymsysteme des Kohlehydratstoffwechsels als Quelle der Energieversorgung kommen zweifellos eine entscheidende Bedeutung zu.

Fest steht auch, daß eine intensive Sonneneinstrahlung, Stoffwechselstörungen, Mangel an essentiellen Aminosäuren und Dehydratation die Kataraktogenese fördern.

Aus diesem Grunde tritt der Graue Star in den Tropen eher und häufiger auf als in Mitteleuropa und stellt auf Grund der dort fehlenden Operationskapazität die weltweit **häufigste Erblindungsursache** dar *(Abbildung 175)*. Etwa 17 Millionen Menschen sind daran erblindet.

8.5.4 Altersstar / Cataracta senilis

Die Anlage zum Altersstar wird vererbt. Die Entstehung ist unklar, sicher aber **multifaktoriell** bedingt. Intensive Sonneneinstrahlung, Stoffwechselstörungen, Mangel an essentiellen Aminosäuren u. Dehydratation fördern die Kataraktogenese. Der Graue Star tritt deshalb in den Tropen besonders häufig auf u. ist die weltweit **häufigste Erblindungsursache** *(Abb. 175)*.

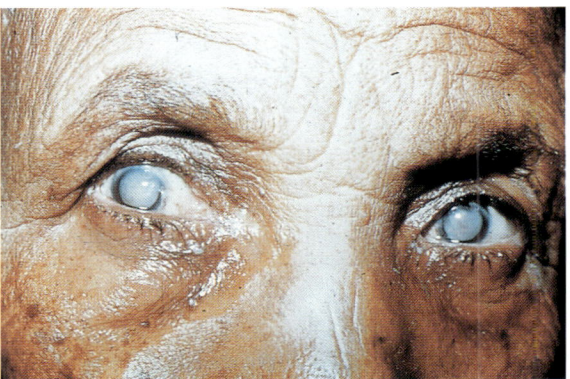

Abb. 175: Bilaterale hypermature Katarakt
(Cataract blindness)

Zu Formen der Alterskatarakte s. *Tab. 21.*

Die typischen Formen der Alterskatarakte sind in der *Tabelle 21* zusammengestellt.

Tabelle 21: Senile Katarakte

Kataraktform	Trübung	Merkmale
Wasserspalten-Speichenstar (tiefer supranukleärer Rindenstar)	grauweiße radiäre Speichen in der tiefen Linsenrinde	Visusverlust, Blendung, langsame Progredienz, zuweilen zwischenzeitliche Verbesserung der Sehschärfe durch stenopäischen Effekt
subkapsuläre hintere Rindenkatarakt	Trübungen und Vakuolen unter der hinteren Linsenkapsel	Visusverlust, Blendung, schnelles Fortschreiten, Nahsehen besonders beeinträchtigt, Nyktalopie
Kernstar	bräunliche oder schwärzliche Kerntrübung	Visusverlust, Blendung, Linsenmyopie, zuweilen temporäre Verbesserung des Nahsehens, Nyktalopie

8.5.4.1 Wasserspalten-Speichen-Katarakt (tiefer supranukleärer Rindenstar)

Diese Kataraktform ist gekennzeichnet durch grauweißliche radiäre Speichen *(Abb. 176)* in der tiefen Rinde **(tiefer supranukleärer Rindenstar).** Sie entwickelt sich häufig aus einem Kranzstar.

8.5.4.1 Wasserspalten-Speichen-Katarakt (tiefer supranukleärer Rindenstar)

Diese Kataraktform ist gekennzeichnet durch grauweißliche radiäre Speichen *(Abbildung 176)*, die Flüssigkeitseinlagerungen zwischen den zerfallenen Faserbündeln darstellen. Die Speichen liegen in der tiefen Rinde, so daß die Katarakt auch als **tiefer supranukleärer Rindenstar** bezeichnet wird. Sie entwickelt sich häufig aus punktförmigen Linsentrübungen bei einem Kranzstar und bezieht die Linsenmitte mit ein.

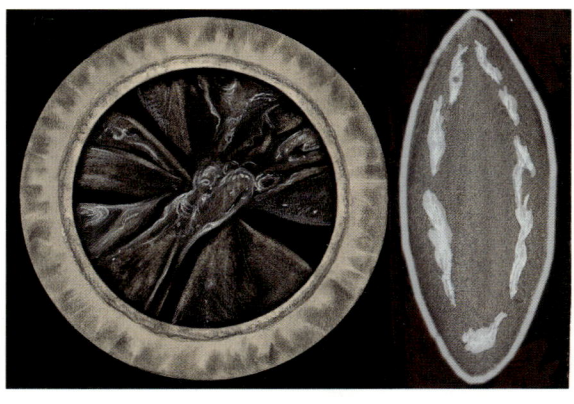

Abb. 176: Wasserspalten-Speichen-Katarakt (tiefer supranukleärer Rindenstar)

Merke ▶

Merke. Trotz langsamer Progredienz kann sich durch die sich verbreiternden Speichen die Abbildungsschärfe kurzzeitig verbessern, da durch passager entstehende optisch freie Räume ein stenopäischer Effekt auftritt (vergleiche *Kapitel 16.4.2.2*).

8.5.4.2 Subkapsuläre hintere Rindentrübung

Bei der subkapsulären hinteren Rindentrübung (hintere Schalentrübung) findet sich eine dünne Flüssigkeitsschicht unter der Linsenkapsel des hinteren Pols *(Abbildung 177)*. Es bilden sich Vakuolen aus, in denen sich die Zerfallsprodukte der Linsenfasern niederschlagen. Die hintere Linsenkapsel bleibt meist klar. Ähnliche Veränderungen können auch, wenngleich seltener, in der vorderen subkapsulären Rinde auftreten.

8.5.4.2 Subkapsuläre hintere Rindentrübung

Die Trübungsschicht liegt unter der Linsenkapsel des hinteren Pols *(Abb. 177)*. Die hintere Linsenkapsel bleibt meist klar.

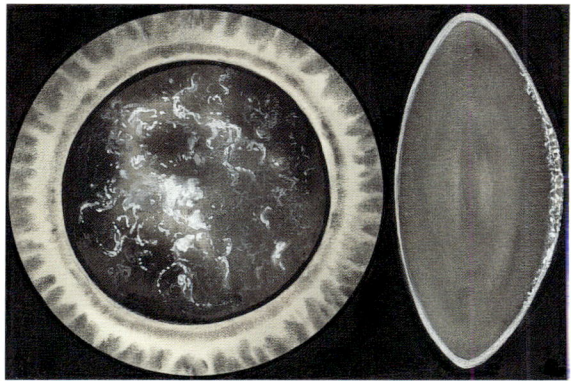

Abb. 177: Subkapsuläre hintere Rindentrübung

Merke. Die Rindentrübung schreitet meist schnell fort. Durch die Nahmiosis ist der Nahvisus oft bedeutend schlechter als der Fernvisus.

◄ Merke

8.5.4.3 Kernkatarakt

Der senile Kernstar zeigt oft eine bräunlich **(Cataracta brunescens),** mitunter sogar schwärzlich **(Cataracta nigra)** eingefärbte, gleichmäßig homogene Opazität *(Abbildung 178)* und beeinflußt anfänglich die Sehschärfe nur unwesentlich. Er führt wegen der späteren Brechkraftzunahme der Linse zu einer **Linsenmyopie,** mitunter auch zu einem doppelten Brennpunkt der Linse mit monokularer Diplopie (vergleiche *Kapitel 16.4.2.2)*.

8.5.4.3 Kernkatarakt

Sie zeigt eine bräunlich **(Cataracta brunescens),** mitunter schwärzlich **(Cataracta nigra)** eingefärbte zentrale Trübung *(Abb. 178)*. Bedingt durch die Brechkraftzunahme der Linse entsteht eine **Linsenmyopie,** mitunter auch ein doppelter Brennpunkt der Linse mit monokularer Diplopie.

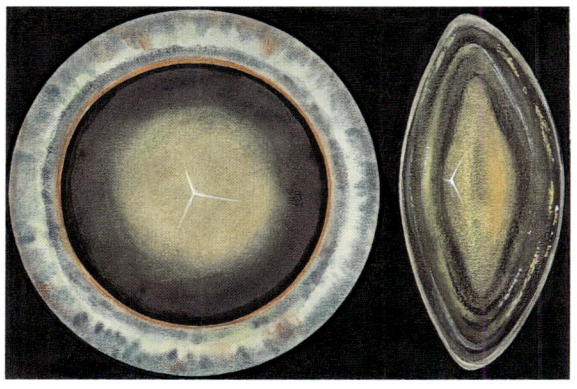

Abb. 178: Senile Kernkatarakt (Cataracta nuclearis brunescens)

Zuweilen werden glitzernde Cholesterinkristalle eingelagert, die wegen ihrer schillernden Buntheit als »Christbaumschmuck« bezeichnet werden.

Merke. Die Nahsehschärfe wird bei Zunahme der Linsentrübung besser; der Patient kann wegen der Linsenmyopie passager oft wieder ohne Nahbrille lesen.

◄ Merke

Bei der subkapsulären hinteren Rinden- u. der Kernkatarakt wird in der Dämmerung infolge der Dunkelmydriasis besser als bei Tage gesehen **(Nyktalopie)**.
Im Hellen kommt es zu **Blendung**. Patienten mit einem Grauen Star haben keine Gesichtsfeldausfälle, sondern klagen über ein verschwommenes Sehen.

Der klinische Fall ▶

Sowohl bei der subkapsulären hinteren Rinden- als auch bei der Kernkatarakt kann der Patient in der Dämmerung zuweilen besser sehen als bei Tage, weil er infolge der Dunkelmydriasis der Pupille an der zentral gelegenen Trübung vorbeischauen kann **(Nyktalopie,** vergleiche *Kapitel 17.1.4.2).*
Im Hellen kommt es bei allen Kataraktformen zu einer **Blendung.** Gesichtsfeldausfälle wie beim Glaukom treten nicht auf, dafür ist das Sehen verschwommen und verzerrt. Viele Patienten geben an, die gesehenen Gegenstände wie durch eine Milchglasscheibe bzw. im Nebel zu sehen.

Der klinische Fall. Ein 65jähriger Patient sucht wegen einer Sehverschlechterung in der Ferne und Blendungsgefühl den Augenarzt auf. Gleichzeitig gibt er an, seit geraumer Zeit wieder ohne Nahbrille lesen zu können. Seine Sehschärfe beträgt beiderseits 0,6 nach Vorsetzen eines Minusglases der Stärke –2,5. Es liegt bei sonst unauffälligem Augenbefund eine doppelseitige **Kernkatarakt** mit **Linsenmyopie** vor. Ihm wird eine entsprechende Fernbrille ordiniert.

In den kommenden Jahren verschlechtert sich der Visus allmählich, der Linsenkern trübt sich weiter ein, die Linsenmyopie nimmt zu. Vier Jahre nach der Erstvorstellung ist die Sehschärfe bei einer beiderseitigen Korrektur von –5,0 auf 0,3 rechts und 0,4 links abgesunken. Wegen einer zusätzlichen **subkapsulären Trübung der hinteren Linsenrinde** ist auch das Lesen problematisch geworden. Daraufhin wird zunächst eine extrakapsuläre Kataraktoperation mit Implantation einer Hinterkammerlinse rechts, ein halbes Jahr später auch links vorgenommen. Die Sehschärfe post operationem beträgt beiderseits nach Korrektur mit einem schwachen Minusglas 1,0.

8.5.5 Kapselhäutchen / Pseudoexfoliatio lentis

Die Kapselauflagerungen stammen von der vorderen Uvea. Ihre Ursache ist nicht geklärt. Diese Auflagerungen lösen sich peripher von der Linse ab, verstopfen die Kammerwasserabflußwege u. können zu einem **Pseudoexfoliationsglaukom** führen.

Dabei handelt es sich um nicht selten einseitige Kapselauflagerungen, die von der vorderen Uvea stammen, deren Ursache aber nicht vollständig geklärt ist. Diese Auflagerungen lösen sich peripher von ihrer Unterlage ab, schwimmen im Kammerwasser und fallen auf den Boden des Kammerwinkels; sie verstopfen die Kammerwasserabflußwege und können zu einem sog. **Pseudoexfoliationsglaukom** führen (siehe *Kapitel 11.5.3.6).*
In Pupillennähe zeigt sich eine weißliche, kranzartige, gezackte Linie, die die Grenze zwischen zentralen Auflagerungen und peripheren Abschilferungen darstellt. In Mydriasis ist sie besser erkennbar.

8.5.6 Die Linse bei Allgemeinleiden

Zu Linsentrübungen bei Systemerkrankungen s. *Tab. 22.*

Einige Systemerkrankungen können zu typischen Linsentrübungen führen *(Tabelle 22).* Allerdings ist es im Alter zuweilen problematisch, diese eindeutig von senilen Kataraktformen zu differenzieren.

Tabelle 22: Katarakte bei Allgemeinerkrankungen	
Katarakt bei	**Trübung**
Diabetes	schneeflockenähnliche Rindentrübungen
Galaktosämie	Rindenquellung
Tetanie	glitzernde, punktförmige, subkapsuläre Rindentrübungen mit radiärer Streifung
Myotonie Curschmann-Steinert	glitzernde, punktförmige, subkapsuläre Rindentrübungen mit Rosettenbildung
Hauterkrankungen (z. B. Neurodermitis)	subkapsuläre Rindentrübungen, zentraler Kapselepithelstar
Down-Syndrom	vielgestaltig

Merke. Sekundäre Katarakte entstehen durch das Einwirken einer Noxe auf die Linse. Unabhängig von der Art der einwirkenden Störung bilden sich meist subkapsuläre hintere Rindentrübungen aus.

◀ **Merke**

8.5.6.1 Cataracta diabetica

Bei schlecht eingestelltem jugendlichen Diabetes können doppelseitige, schnell fortschreitende Katarakte auftreten. Anfänglich imponieren sie als punktförmige bzw. **schneeflockenähnliche Rindentrübungen** dicht unter der vorderen Linsenkapsel *(Abbildung 179a)*, sie können in seltenen, schweren Fällen innerhalb von kurzer Zeit in eine quellende Totalkatarakt übergehen.

Unabhängig davon tritt bei Diabetikern der Altersstar frühzeitiger auf als bei gesunden Personen. Darüber hinaus kann es bei Blutzuckerschwankungen durch osmotische Wasseraufnahme oder -abgabe zu **transitorischen Refraktionsänderungen** kommen (vergleiche *Kapitel 16.4.2.3* und *Synopsis 29, Kapitel Netzhaut).*

8.5.6.1 Cataracta diabetica

Die Linsentrübungen sind **schneeflockenähnlich** in der Rinde unter der vorderen Linsenkapsel lokalisiert *(Abb. 179a).* Sie können in schweren Fällen in eine quellende Totalkatarakt übergehen.
Bei Diabetes tritt der Altersstar frühzeitiger auf. Bei Blutzuckerschwankungen kommt es zu **transitorischen Refraktionsänderungen** (s. auch *Syn. 29, Kap. Netzhaut).*

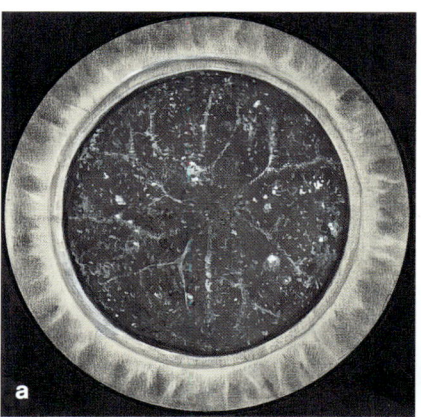
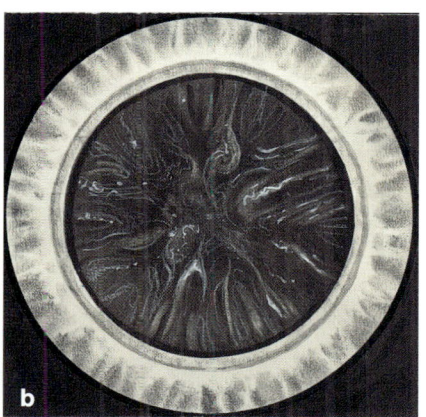
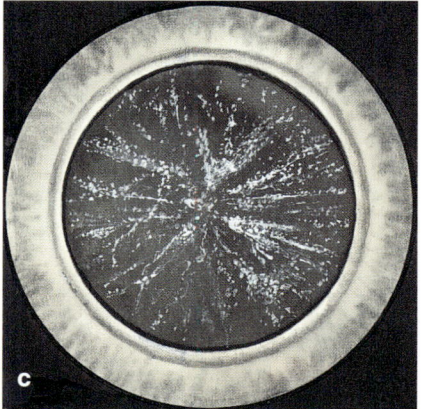

Abb. 179: Katarakte bei Allgemeinleiden. **a** Cataracta diabetica; **b** Cataracta tetanica; **c** Cataracta myotonica

8.5.6.2 Galaktosämiekatarakt

Durch einen Enzymdefekt kann das Neugeborene Galaktose, die reichlich in der Muttermilch vorhanden ist, nicht in Glukose umbauen. Der Zucker wird deshalb u. a. auch in der Linse abgelagert, diesem folgt durch das osmotische Gefälle Wasser nach, das zu einer **Quellung der Rinde** führt. Wenn die Diagnose rechtzeitig gestellt und der Säugling mit galaktosefreier Diät ernährt wird, sind die Linsentrübungen reversibel.

8.5.6.2 Galaktosämiekatarakt

Durch einen Enzymdefekt kann das Neugeborene Galaktose nicht verstoffwechseln. Der Zucker wird u. a. in der Linse abgelagert, wo es zu einer **reversiblen Quellung der Rinde** kommt.

8.5.6.3 Cataracta tetanica

Infolge Hypokalzämie treten in der subkapsulären Linsenrinde kleine **glitzernde Punkttrübungen** auf, die sich zu typischen **radiären Streifen** zusammenlagern *(Abb. 179b)*.

8.5.6.4 Cataracta myotonica

Sie tritt bei der myotonischen Dystrophie auf.
Ihr Aussehen ähnelt dem des Tetaniestares. Die subkapsulären **glitzernden Punkttrübungen (Christbaumschmuck)** gruppieren sich zu einer **Rosette** *(Abb. 179c)*.

8.5.6.5 Cataracta dermatogenes (syndermatotica)

Bei **Neurodermitis** u. **Poikilodermie** kommt es zu **subkapsulären Rindentrübungen.** Bei der Neurodermitis tritt zusätzlich ein **vorderer zentraler Kapselepithelstar (Polstar)** hinzu *(Abb. 180)*.

8.5.6.6 Katarakt beim Down-Syndrom

Das Down-Syndrom kann mit Epikanthus, Einwärtschielen, Nystagmus, Keratokonus, Hypertelorismus u. Katarakt einhergehen.

8.5.6.3 Cataracta tetanica

Bei idiopathischer oder postoperativer Tetanie nach Strumektomie können sich infolge Hypokalzämie in der subkapsulären Linsenrinde kleine **glitzernde Punkttrübungen** ausbilden, die sich entsprechend der Lage der Linsenfasern zu typischen **radiären Streifen** zusammenlagern *(Abbildung 179b)*. Unter konsequenter antitetanischer Behandlung werden wieder klare Linsenfasern gebildet, die den Trübungsbezirk umgeben und zu einem typischen Schichtstar führen.

8.5.6.4 Cataracta myotonica

Die beidseitige Katarakt tritt bei der dominant vererbten myotonischen Dystrophie (Curschmann-Steinert) meist im 30. bis 40. Lebensjahr auf.

Das Aussehen des Myotoniestares ähnelt in der Anfangsphase dem des Tetaniestares. Später gruppieren sich die subkapsulären **glitzernden Punkttrübungen (Christbaumschmuck)** zu einem Stern bzw. einer **Rosette** *(Abbildung 179c)*.

8.5.6.5 Cataracta dermatogenes (syndermatotica)

Bei einer Reihe dermatologischer Erkrankungen, insbesondere bei **Neurodermitis** und **Poikilodermie** kommt es zu Linsentrübungen, da Linse und Haut gleichermaßen ektodermaler Herkunft sind. Meist handelt es sich um **subkapsuläre Rindentrübungen.** Bei der Neurodermitis tritt zusätzlich ein **vorderer zentraler Kapselepithelstar (Polstar)** hinzu, der eine intensiv weiße Farbe hat und leicht prominent sein kann *(Abbildung 180)*.

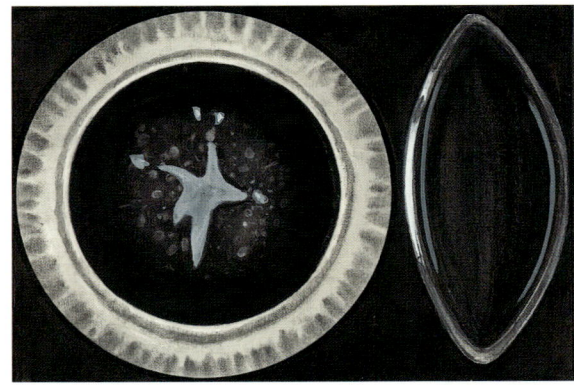

Abb. 180: Zentraler Kapselepithelstar mit vorderen und hinteren subkapsulären Rindentrübungen (Cataracta dermatogenes, Cataracta syndermatotica)

8.5.6.6 Katarakt beim Down-Syndrom

Das Down-Syndrom **(Trisomie 21)** kann mit einer Vielzahl von Augensymptomen einhergehen. Während der Epikanthus obligatorisch ist, treten Einwärtsschielen, Nystagmus, Keratokonus, Hypertelorismus und Katarakt nur fallweise auf. Eine Katarakt wird bei etwa der Hälfte der Patienten angetroffen; die Trübungsformen sind sehr vielgestaltig.

8.5.6.7 Linsenluxation

8.5.6.7 Linsenluxation

> *Definition.* Bei partieller Aplasie oder Hypoplasie der Zonulafasern ist die Linse verlagert **(Ectopia lentis).**

◄ Definition

Ätiologie. Neben traumatischen Ursachen führen einige allgemeine Erkrankungen, insbesondere des Muskel- und Skelettsystems, zur beidseitigen Insuffizienz des Aufhängeapparates der Linse.

Am häufigsten liegt ein **Marfan-Syndrom** vor, das dominant vererbt werden kann und mit Langwuchs, Spinnenfingrigkeit **(Arachnodaktylie)**, Trichterbrust, abstehenden Schulterblättern (Scapulae alatae), mangelnden Fettpolstern und schlecht ausgebildeter Muskulatur einhergeht *(Abbildung 181).*

Ätiologie
Traumen, Marfan-Syndrom (Arachnodaktylie) *(Abb. 181)* Homozystinurie u. das Marchesani-Syndrom (Brachydaktylie).

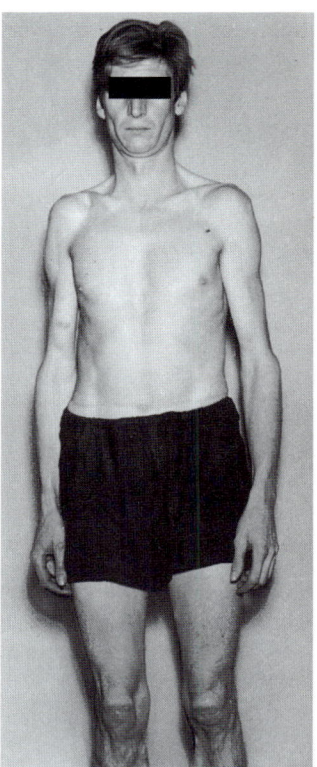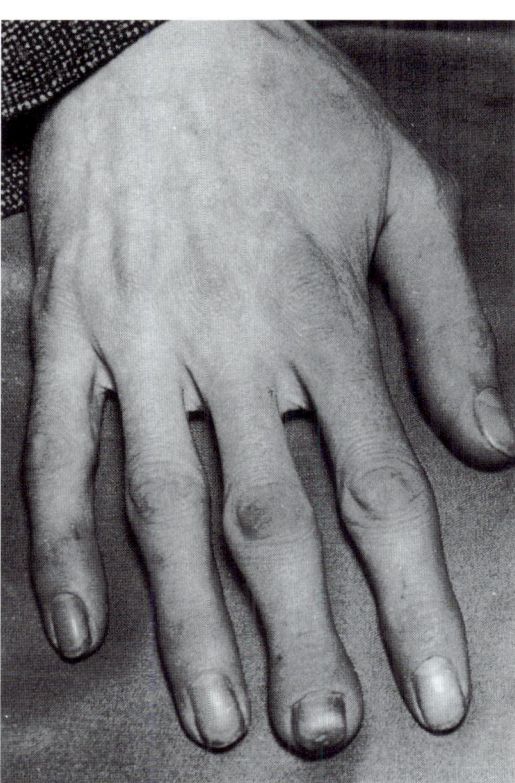

Abb. 181: Marfan-Syndrom mit Langwuchs und Spinnenfingrigkeit (Arachnodaktylie)

Das **Marchesani-Syndrom** wird rezessiv vererbt und ist mit Breit- und Kleinwuchs **(Brachydaktylie)** sowie geistiger Behinderung vergesellschaftet.

Bei der **Homozystinurie** handelt es sich um eine Störung des Aminosäurestoffwechsels, bei dem Homozystein nicht abgebaut und im Körper abgelagert wird. Häufig treten Hirnschäden und Entwicklungsverzögerungen auf.

Klinik. Die meist durch den verminderten oder fehlenden Zonulazug etwas verkleinerte Linse **(Mikrophakie)** nimmt auf Grund ihrer Elastizität eine Kugelform ein **(Sphärophakie)**, die zu einer **Brechungsmyopie** führt (vgl. *Kapitel 16.4.2.2).*

Da die Linse nicht mehr fest eingespannt ist und die Iris nicht mehr auf der Linse aufliegt, schlottern die Linse **(Phakodonesis)** und die Iris **(Iridodonesis).** Die Vorderkammer ist vertieft.

Später schrumpft meist die luxierte Linse und trübt sich ein. Nicht selten kommt es dabei zum **Sekundärglaukom.**

Klinik
Die meist verkleinerte Linse **(Mikrophakie)** nimmt eine Kugelform an **(Sphärophakie)** die zu einer **Brechungsmyopie** führt. Weiterhin liegen Schlottern der Linse **(Phakodonesis)** u. der Iris **(Iridodonesis)** sowie eine vertiefte Vorderkammer vor. Nicht selten kommt es zum **Sekundärglaukom.**

Diagnose. Der Patient hat wegen verschiedenartiger Brechung im linsenhaltigen und linsenlosen Pupillenteil **monokulare Doppelbilder,** auch bei der Ophthalmoskopie erscheint die Papilla nervi optici doppelt *(Abbildung 182).*

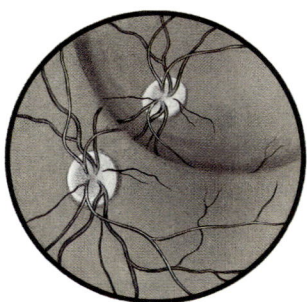

Diagnose
Der Patient nimmt **monokulare Doppelbilder** wahr, bei der Ophthalmoskopie erscheint die Papille doppelt *(Abb. 182).*

Abb. 182: Bild des Augenhintergrundes bei subluxierter Linse mit monokularen Doppelbildern

Bedingt durch die Sphärophakie kann bei Subluxation eine **Myopie** entstehen, bei Luxation kommt es zu einer **aphakischen Hyperopie** (vergleiche *Kapitel 16.4.2.1).*

Bei einer Subluxation sieht man an der Spaltlampe den Linsenrand und Teile der Zonulafasern, insbesondere bei weiter Pupille. Die vollständig luxierte Linse befindet sich meist auf dem Boden des Glaskörpers, seltener in der Vorderkammer *(Abbildung 183).*

Bei Subluxation entsteht eine **Myopie,** an der Spaltlampe sieht man den Linsenrand. Durch eine vollständige Luxation resultiert eine **aphakische Hyperopie.** Die vollständig luxierte Linse liegt auf dem Boden des Glaskörpers, seltener in der Vorderkammer *(Abb. 183).*

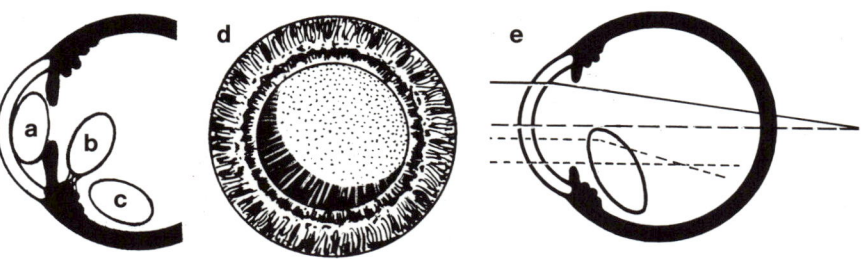

Abb. 183: Luxationsformen der Linse bei Marfan-Syndrom. **a** Luxation in die Vorderkammer; **b** Subluxation; **c** Luxation in den Glaskörper; **d** subluxierte Linse mit sichtbaren Zonulafasern; **e** Luxation in den Glaskörper mit monokularer Diplopie

Therapie. Eine chirurgische Entfernung der Linse wird empfohlen, wenn eine befriedigende Sehkraft durch optische Mittel nicht mehr erzielt werden kann. Bei einer Luxation in den Glaskörper wird die Linse im Rahmen einer **Pars-plana-Vitrektomie** (vergleiche *Kapitel 12.6)* entfernt **(Lensektomie).** Die Operation bedarf großer Erfahrung.

Therapie
Bei Sehstörungen **Pars-plana-Vitrektomie** mit Entfernung der Linse aus dem Glaskörper **(Lensektomie).**

Prognose. Sie hängt von den Komplikationen und der Progredienz der Grundkrankheit ab.

Prognose
Sie wird von den Komplikationen bestimmt.

8.5.7 Cataracta complicata

Als Folge von verschiedenen Augenerkrankungen kommt es zu meist einseitigen, langsam fortschreitenden Linsentrübungen, z. B. bei **chronischer Uveitis, Heterochromie** (vergleiche *Kapitel 9.5.1.2),* **länger bestehender Netzhautablösung und Retinopathia pigmentosa** (vergleiche *Kapitel 13.6.5.1).* Die Trübung beginnt an der **hinteren subkapsulären Rinde,** z. T. bröcklig, und schreitet unterschiedlich schnell nach axial vor.

Nach einem Glaukomanfall können zarte, scharf begrenzte Trübungen in der vorderen subkapsulären Rinde durch einen tensionsbedingten Faserzerfall zurückbleiben **(Glaukomflecken,** vergleiche *Kapitel 11.5.2.5),* die das Sehen allerdings nur unwesentlich stören.

8.5.7 Cataracta complicata

Bei **chronischer Uveitis, Heterochromie, länger bestehender Netzhautablösung und Retinopathia pigmentosa** treten Trübungen an der hinteren subkapsulären Rinde auf u. schreiten nach axial fort. Nach einem Glaukomanfall können Trübungen in der vorderen subkapsulären Rinde zurückbleiben **(Glaukomflecken).**

8.5.8 Katarakt nach Verletzungen

Verschiedene Kataraktformen nach Verletzungen sind in *Tabelle 23* zusammengefaßt.

Tabelle 23: Katarakt nach Verletzungen	
Kataraktform	**Trübung**
Wundstar (Perfusionskatarakt, Kontusionskatarakt)	rosettenförmig subkapsuläre vordere oder hintere Rindentrübung mit Fiederung
Wärmestar	subkapsuläre hintere Rindentrübung, Feuerlamelle der vorderen Linsenkapsel
Blitzstar	subkapsuläre hintere Rindentrübung
Strahlenstar	tuffsteinartige subkapsuläre hintere Rindentrübung
Siderosis lentis (Eisen)	fleckig-bräunliche Trübungen
Chalcosis lentis (Kupfer)	grünlich-goldene Trübungen, Sonnenblumenkatarakt

8.5.8.1 Wundstar / Cataracta traumatica

Ein Wundstar ist bedingt durch eine scharfe oder stumpfe Läsion der Linsenkapsel bzw. durch Druck.

Die **Perforationskatarakt** entsteht durch einen Defekt in der Linsenkapsel, durch den Kammerwasser in die Linse eintritt und zu ihrer Quellung führt. Das Ausmaß und die Geschwindigkeit der Eintrübung hängen von der Größe der Kapseleröffnung ab. Liegt nur eine kleine Stichverletzung vor, entwickelt sich mitunter nur eine kleine subkapsuläre Rindentrübung unter dem Einstich. Meist resultiert aber eine große vordere oder hintere **rosettenförmige subkapsuläre Trübung** mit feingliedriger Fiederung.

Auch die **Kontusionskatarakt,** die nach heftigen Augapfelkontusionen durch Schädigung des Linsenepithels oder Berstung der Linsenkapsel auftritt, zeigt diesen rosettenartigen Aufbau in der subkapsulären Rinde *(Abbildung 184).* Die **Kontusionsrosette** kann über Jahre unverändert bestehen bleiben, progredient verlaufen oder in eine totale Linsentrübung übergehen.

Gelangen Teile der Linsenrinde bei größeren Kapselrupturen in den Kammerwinkel, entwickelt sich ein **Sekundärglaukom** (vergleiche *Kapitel 11.5.3.1).*

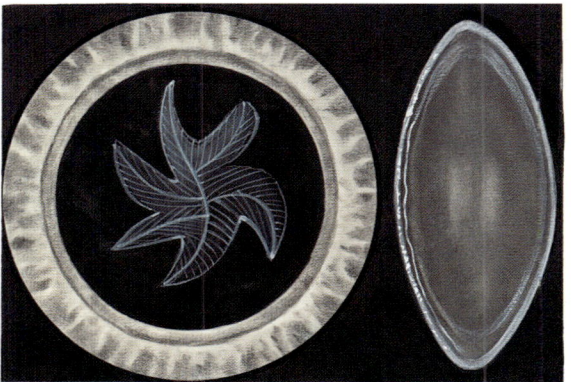

Abb. 184: Kontusionsrosette bei Cataracta traumatica

8.5.8 Katarakt nach Verletzungen

Zu Kataraktformen nach Verletzungen s. *Tab. 23.*

8.5.8.1 Wundstar / Cataracta traumatica

Ein Wundstar ist bedingt durch eine Läsion der Linsenkapsel. Die **Perforationskatarakt** besteht aus einer vorderen oder hinteren **rosettenförmigen subkapsulären Trübung** mit feingliedriger Fiederung.

Die **Kontusionskatarakt** zeigt gleichfalls diesen rosettenartigen Aufbau in der subkapsulären Rinde **(Kontusionsrosette,** *Abb. 184).* Gelangen Teile der Linsenrinde bei Kapselrupturen in den Kammerwinkel, entsteht ein **Sekundärglaukom.**

8.5.8.2 Wärmestar, Infrarotstar, Feuerstar

Infolge jahrelanger Einwirkung von Hitze bildet sich eine **subkapsuläre hintere Rindentrübung** mit lamellenförmiger Ablösung des oberflächlichen Teils der **vorderen Linsenkapsel (Feuerlamelle,** *Abb. 185a).* Der Wärmestar ist durch das Tragen von **Schutzbrillen** selten geworden.

8.5.8.3 Blitzstar / Cataracta electrica

Nach Starkstromverletzungen oder Blitzschlag treten **subkapsuläre hintere Rindentrübungen** auf (evtl. rückbildungsfähig).

8.5.8.4 Strahlenstar / Cataracta radiationis

Er wird verursacht durch **Gamma-, Beta- oder Röntgenstrahlen.** Die Latenzzeit beträgt je nach Dosis u. Bestrahlungsdauer einige Monate bis mehrere Jahre. Die Katarakt beginnt mit **tuffsteinartigen subkapsulären Rindentrübungen** am hinteren Pol *(Abb. 185b).*

8.5.8.5 Metallosen

Befindet sich Eisen über längere Zeit im Auge, entstehen Uveitis (Siderosis bulbi) u. fleckig-bräunliche Linsentrübungen **(Siderosis lentis,** *Abb. 186).* Bei Kupferfremdkörpern trübt sich die vordere Linsenrinde mit sonnenblumenähnlichen, grünlich-goldenen Verfärbungen ein **(Sonnenblumenkatarakt,** *Abb. 187).*

8.5.8.2 Wärmestar, Infrarotstar, Feuerstar

Infolge jahrelanger Einwirkung von Hitze, beispielsweise bei Glasbläsern oder Hochofenarbeitern, die ihre Tätigkeit ohne Beachtung entsprechender Arbeitsschutzvorschriften verrichten, bildet sich eine **subkapsuläre hintere Rindentrübung** aus. Zuweilen löst sich der oberflächliche Teil der **vorderen Linsenkapsel** lamellenförmig ab und flottiert in der Vorderkammer **(Feuerlamelle,** *Abbildung 185a).*

Der Wärmestar ist durch das Tragen von **Schutzbrillen** selten geworden.

8.5.8.3 Blitzstar /Cataracta electrica

Nach Starkstromverletzungen oder Blitzschlag treten **subkapsuläre hintere Rindentrübungen** auf. Sie können sich zurückbilden, aber auch verstärken.

8.5.8.4 Strahlenstar / Cataracta radiationis

Der Strahlen- oder Röntgenstar entsteht durch die Einwirkung von **Gamma-, Beta- oder Röntgenstrahlen** nach einer Latenzzeit von einigen Monaten bis mehreren Jahren. Oft reicht bereits eine einmalige oder fraktionierte Bestrahlung von **2 bis 5 Gray** zur Schädigung aus, insbesondere bei fötalen oder kindlichen Linsen. Die Katarakt beginnt mit **tuffsteinartigen subkapsulären Rindentrübungen** am hinteren Pol *(Abbildung 185b),* die schnell fortschreiten können. Das Auge muß daher bei Bestrahlungen vorbeugend mittels Bleischutz abgedeckt sein.

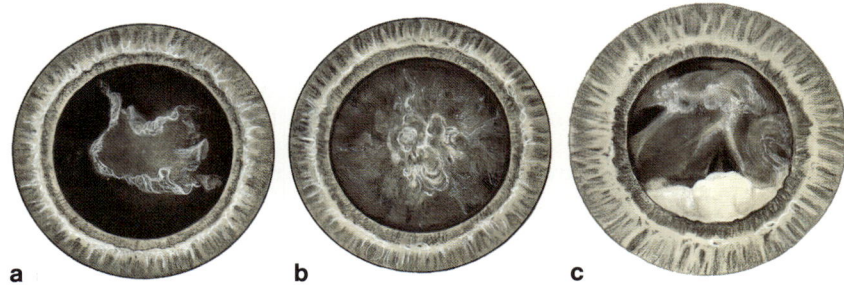

a   b   c

Abb. 185: Kataraktformen. **a** Feuerlamelle bei Wärmestar; **b** tuffsteinartige subkapsuläre Rindentrübungen bei Strahlenstar; **c** Nachstar (Cataracta secundaria)

8.5.8.5 Metallosen

Nach längerem Verbleiben von eisenhaltigen Fremdkörpern im Auge entsteht neben einer chronischen Uveitis (Siderosis bulbi) eine **Siderosis lentis** mit fleckig-bräunlichen nicht rückbildungsfähigen Linsentrübungen *(Abbildung 186).*

Befindet sich Kupfer für längere Zeit im Auge, trübt sich die vordere Linsenrinde mit sonnenblumenähnlichen, grünlich-goldenen Verfärbungen ein **(Chalcosis lentis,** *Abbildung 187).* Diese **Sonnenblumenkatarakt** ist nach Entfernung des Fremdkörpers rückbildungsfähig.

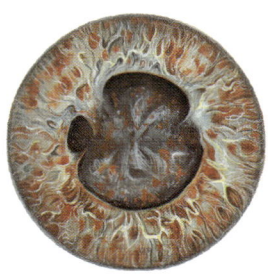

Abb. 186: Siderosis lentis mir hinteren Synechien

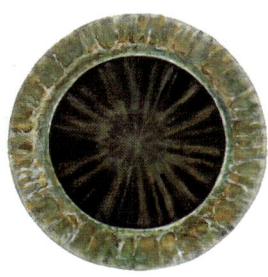

Abb. 187: Chalcosis lentis (Sonnenblumenkatarakt)

8.5.8.6 Traumatische Linsenluxationen

Einseitige Subluxationen oder Luxationen der Linse können nach schweren Prellungsverletzungen des Auges mit teilweisem oder vollständigem Zerreißen des Aufhängeapparates auftreten. Meist befindet sich die Linse noch am Ort, ist allerdings axial verschoben *(Abbildung 188)*, oft schwebt sie im Glaskörperraum oder liegt auf seinem Boden.

8.5.8.6 Traumatische Linsenluxationen

Bei Augapfelprellungen kann der Aufhängeapparat der Linse zerreißen. Meist ist die Linse axial verschoben *(Abb. 188)* mitunter schwebt sie im Glaskörperraum oder liegt auf seinem Boden.

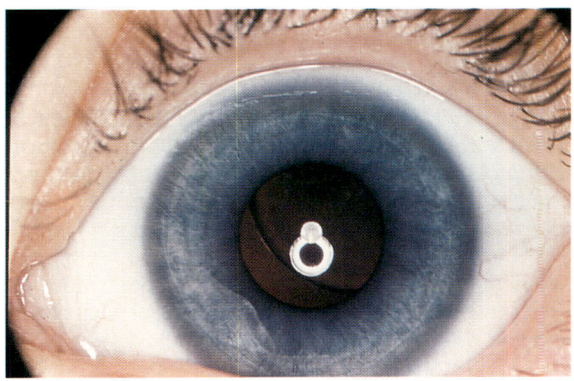

Abb. 188: Subluxation der Linse; der Linsenäquator ist nasal unten in der Pupille sichtbar

Bei sehr schweren Kontusionen, z. B. einem Kuhhornstoß, kann die Sklera rupturieren und die Linse unter die Bindehaut luxieren, meist ist dabei das Auge eingeblutet **(Hämophthalmus,** *Abbildung 189)*. Als Therapie wird nach Bindehauteröffnung die Linse extrahiert und die Sklera vernäht.

Bei schweren Kontusionen rupturiert die Sklera, die Linse luxiert unter die Bindehaut, das Auge ist eingeblutet **(Hämophthalmus,** *Abb. 189)*.

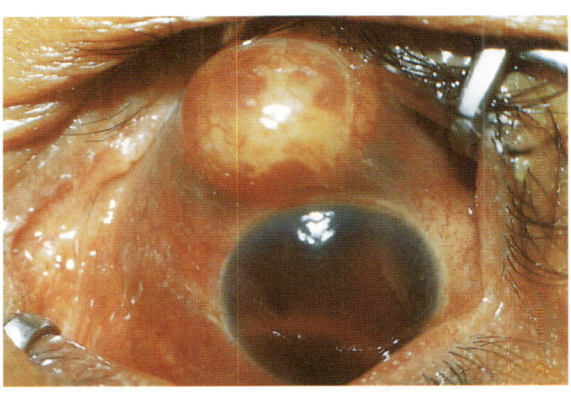

Abb. 189: Luxation der Linse unter die Bindehaut nach Skleraruptur; das Auge ist eingeblutet (Hämophthalmus)

Bei Luxationen in die Vorderkammer liegt die Linse wie ein Öltropfen auf der Iris *(Abbildung 190)*. Durch Endothelkontakt entsteht ein **Hornhautödem,** durch Verlegung des Kammerwinkels nicht selten ein **Sekundärglaukom** (vergleiche *Kapitel 11.5.3)*. Die Linse muß möglichst bald entfernt werden.
Zu Klinik, Diagnostik und Therapie siehe *Kapitel 8.5.6.7.*

Ist die Linse in die Vorderkammer luxiert *(Abb. 190)*, entstehen ein **Hornhautödem** u. ein **Sekundärglaukom.**

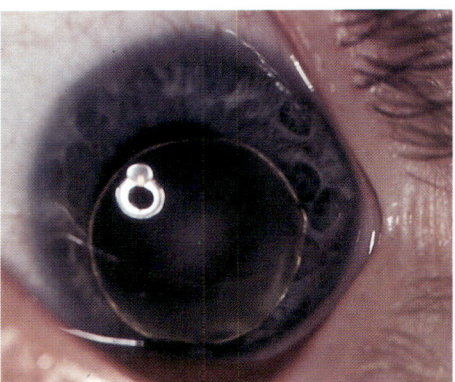

Abb. 190: Luxation der Linse in die Vorderkammer

8.5.9 Kortisonkatarakt

Lokale oder systemische Therapie mit Kortikosteroiden kann neben einem Glaukom bakterielle u. mykotische Hornhautaffektionen u. **subkapsuläre hintere Rindentrübungen** verursachen.

8.5.10 Trübungsgrad

Eine beginnende Katarakt wird als **Cataracta incipiens**, eine fortgeschrittene als **Cataracta progrediens (provecta)**, eine vollständige als **Cataracta matura** bezeichnet.

Unterbleibt bei reifer Linse die Operation, sinkt der Linsenkern in der Kapsel nach unten (**Cataracta hypermatura Morgagni,** *Abb. 191 u. 192).*

8.5.9 Kortisonkatarakt

Eine längere lokale oder systemische Therapie mit Kortikosteroiden kann neben einem Anstieg des Augeninnendruckes (Kortisonglaukom, vergleiche *Kapitel 11.5.3.7)* sowie bakteriellen und mykotischen Hornhautaffektionen auch zu **subkapsulären hinteren Rindentrübungen** führen, die anfänglich reversibel sind, bei Fortsetzen der Behandlung allerdings progredient verlaufen.

8.5.10 Trübungsgrad

Entsprechend der Ausprägung der Katarakt unterscheidet man eine **Cataracta incipiens** bei beginnender, eine **Cataracta progrediens (provecta)** bei fortgeschrittener und eine **Cataracta matura** bei vollständiger Linsentrübung. Bei maturer, »reifer« Katarakt ist meist nur noch Lichtscheinwahrnehmung mit richtiger Lichtprojektion möglich, bei **prämaturer Katarakt** besteht nur noch ein Einmetervisus.

Wird eine mature Katarakt nicht operiert, schrumpft die Linse, die Rinde verflüssigt sich und der bruneszeierende Kern sinkt in der Linsenkapsel nach unten (**Cataracta hypermatura Morgagni,** *Abbildung 191* und *192).*

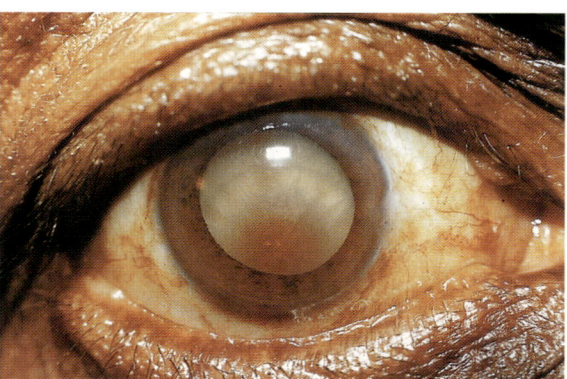

Abb. 191: Cataracta hypermatura Morgagni

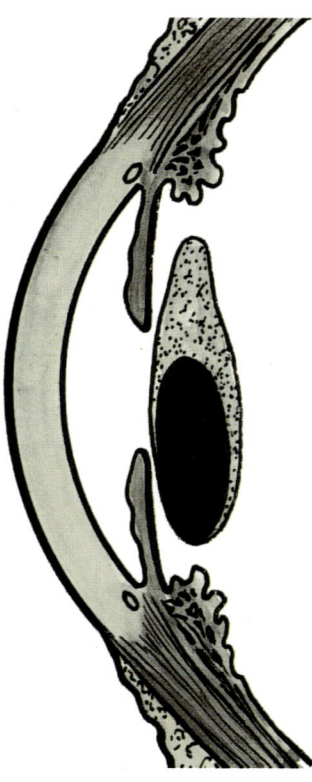

Abb. 192: Cataracta hypermatura Morgagni; der Linsenkern ist nach unten gesunken

Bei manchen überreifen Linsen steht durch Quellung des Linsenstromas die Linsenkapsel unter Spannung und verleiht ihr einen seidigen Glanz (**Cataracta intumescens**, *Abb. 193*).

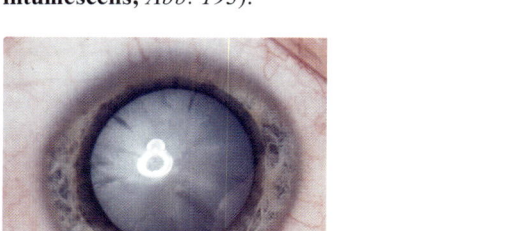

Abb. 193: Intumeszente Linse mit Seidenglanz

Sofern die verdünnte Kapsel platzt, tritt Linseneiweiß aus und führt zu einer **phakolytischen Entzündung** mit einer schweren Uveitis und einem Sekundärglaukom, die ohne Therapie zur Erblindung führen (vergleiche *Kapitel 11.5.3.1*). Deshalb sollte eine getrübte Linse spätestens im maturen Stadium selbst dann entfernt werden, wenn keine Sehverbesserung zu erwarten ist.

Andererseits können getrübte bzw. intumeszente Linsen durch ihre Dickenzunahme eine flache Vorderkammer und einen **Glaukomanfall** bedingen.

8.5.11 Progredienz

Die Progredienz einer senilen Katarakt verläuft unterschiedlich; oft vergehen viele Jahre bis zur Reifung, mitunter tritt der Funktionsverlust aber auch innerhalb von wenigen Wochen ein.

Beim Vorliegen einer Grundkrankheit bzw. nach einem Trauma verläuft der Prozeß meist wesentlich schneller; bei breiter Eröffnung der Linsenkapsel nach einer perforierenden Verletzung kann sich die Linse bei Jugendlichen innerhalb weniger Stunden vollständig eintrüben.

8.6 Staroperation / Kataraktextraktion

8.6.1 Indikation

Früher wurde eine Operation dann durchgeführt, wenn der Graue Star »reif« war, weil die optische Korrektur des linsenlosen (aphaken) Auges nicht unproblematisch war und die Operation ein höheres Risiko in sich barg.

> ***Merke.*** Heutzutage ist die Indikation zur Staroperation durch verfeinerte Operationsmethoden und verträgliche Materialien für künstliche, intraokulare Linsen dann gegeben, wenn die Katarakt das berufliche und private Leben des Patienten deutlich beeinträchtigt.

Liegt die Katarakt binokular vor, wird zunächst auf dem schlechteren Auge, etwa eine Woche später auf dem Partnerauge operiert.

Die **Voraussetzung** für ein gutes Sehen nach der Staroperation ist die intakte Netzhaut und ein vitaler Sehnerv, die allerdings bei stark eingetrübter Linse schlecht beurteilbar sind. Eine falsche **Lichtscheinwahrnehmung** präoperativ läßt größere Defekte vermuten, die den postoperativen Visus nachhaltig beeinflussen können.

Bei maturen Katarakten lassen **Elektroretinographie** (Netzhautfunktion) sowie **Retinometer**- und **Ultraschalluntersuchung** (Ausschluß eines intraokularen Tumors oder einer prominenten feuchten Makuladegeneration) gewisse Aussagen über das postoperative Sehen zu. Mit dem Retinometer wird die »retinale Sehschärfe« mittels Laserinterferenz unabhängig von der Transparenz der brechenden Medien bestimmt.

Bei überreifen Linsen steht die Linsenkapsel unter Spannung (**Cataracta intumescens**, *Abb. 193*).

Platzt die verdünnte Kapsel, entsteht eine **phakolytische Entzündung. Eine Katarakt sollte spätestens im maturen Stadium entfernt werden.** Intumeszente Linsen können durch ihre Dickenzunahme eine flache Vorderkammer u. einen **Glaukomanfall** verursachen.

8.5.11 Progredienz

Eine Alterskatarakt benötigt zur Reife meist mehrere Jahre. Nach einem Trauma trübt sich die Linse meist schneller ein.

8.6 Staroperation / Kataraktextraktion
8.6.1 Indikation

◄ Merke

Die **Voraussetzung** für einen guten postoperativen Visus ist die intakte Netzhaut u. ein vitaler Sehnerv. Ist die **Lichtscheinwahrnehmung** präoperativ falsch, liegen meist größere Defekte vor.

Bei maturen Katarakten lassen **Elektroretinographie** sowie **Retinometer**- u. **Ultraschalluntersuchung** Aussagen über das postoperative Sehen zu.

8.6.2 Präoperative Vorbereitung

Internistische Untersuchung zur Operationsfähigkeit des Patienten u. **lokales Antibiotikum.**
Bei Operation in Lokalanästhesie ist die **retrobulbäre Injektion** eines Lokalanästhetikums *(Abb. 194a u. b)*, evtl. auch eine **Lidakinesie** nötig.

8.6.2 Präoperative Vorbereitung

Präoperativ sollte eine **internistische Untersuchung** der Operationsfähigkeit des Patienten in Lokalanästhesie, bei schlechtem Allgemeinzustand oder mangelnder Mitarbeit in Intubationsnarkose, stattfinden und ein **lokales Antibiotikum** verabreicht werden, damit das Auge frei von Keimen ist.

Wenn die Operation in Lokalanästhesie durchgeführt werden soll, ist die **retrobulbäre Injektion** eines Lokalanästhetikums in die Nähe des Ganglion ciliare *(Abbildung 194a und b)* für die Schmerzausschaltung und Bewegungsunfähigkeit des Bulbus, eine Infiltration der Lider für eine **Lidakinesie** notwendig.

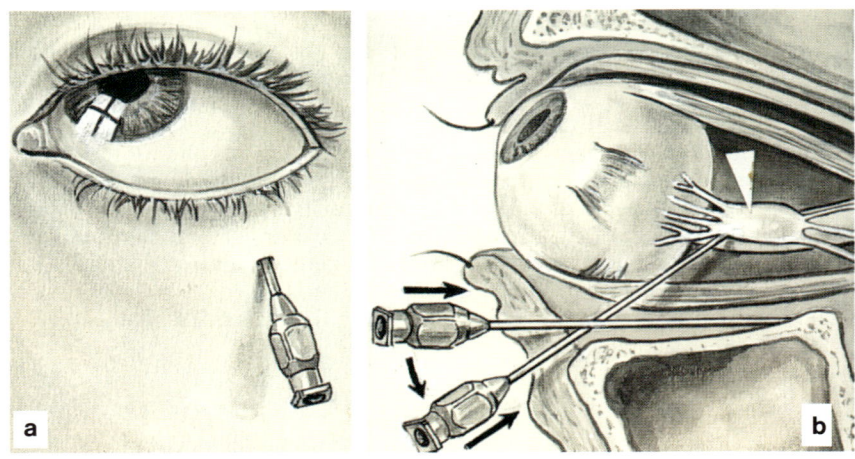

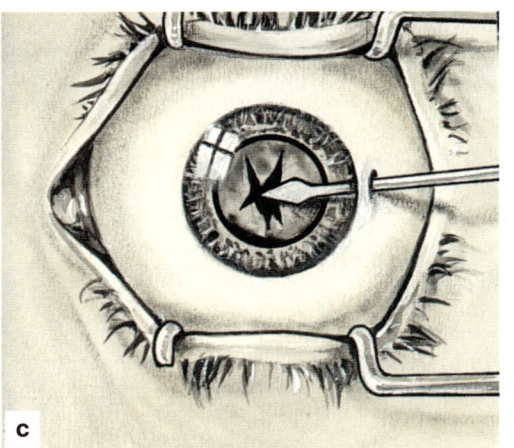

Abb. 194: a und **b** Retrobulbäre Injektion in die Gegend des Ganglion ciliare zur Akinesie und Anästhesie des Bulbus. **a** Einstich in das temporale Unterlid bis etwa zum Orbitaboden; **b** Aufrichten der Kanüle, so daß die Kanülenspitze in der Nähe des Ganglion ciliare (Pfeil) liegt; **c** Nachstardiszision

Eine **Bulbushypotonie** wird durch einen **Okulopressor** u. durch die Gabe von **Karboanhydrasehemmern** (Diamox, Glaupax) hergestellt. Eine maximale **medikamentöse Mydriasis** ist unabdingbar.
Vor der Operation wird eine **Bulbuslängenmessung** mittels Ultraschall zur Berechnung der Stärke der intraokularen Linse durchgeführt. Größere **Anisometropien** vermeidet man.
In vielen Fällen kann die Operation **ambulant** durchgeführt werden.

Eine **Bulbushypotonie,** die Komplikationen insbesondere bei der intrakapsulären Extraktion verhindern hilft, wird durch Druck auf das Auge mittels eines **Okulopressors** und durch die Gabe von **Karboanhydrasehemmern** (Diamox, Glaupax, vergleiche *Kapitel 11.5.2.3*) hergestellt. Damit die Linse leicht extrahiert werden kann, ist eine maximale **medikamentöse Mydriasis** (vergleiche *Kapitel 10.4.1.2* und *10.4.2.1*) notwendig.

Vor der Operation wird eine **Bulbuslängenmessung** zur Bestimmung der auszuwählenden Linsenstärke der intraokularen Linse mittels Ultraschall durchgeführt. Bei höhergradigen Brechungsfehlern muß mit dem Patienten abgestimmt werden, welche postoperative Refraktion er bevorzugt. Eine geringe Myopie kann dabei für Menschen, die viel lesen, durchaus angestrebt werden. Größere **Anisometropien** (Unterschiede der Refraktion beider Augen) werden vermieden (vergleiche *Kapitel 16.4.2.5*).

In vielen Fällen ist eine Operation heutzutage sogar **ambulant** in Tageskliniken möglich.

8.6.3 Operationsmethoden

8.6.3.1 Reklination der Linse

Im Mittelalter wurde die senile Linse mit einer Nadel, die durch die periphere Hornhaut ins Auge eingeführt wurde, luxiert und in den Glaskörperraum gedrückt *(Abbildung 195a).* Die Komplikationsrate war erheblich. Neben **Infektionen** durch Nichtbeachtung der Asepsis haben insbesondere **phakolytische Entzündungen** mit Sekundärglaukom durch zerfallenes Linseneiweiß nicht selten zu einer Amaurose geführt.

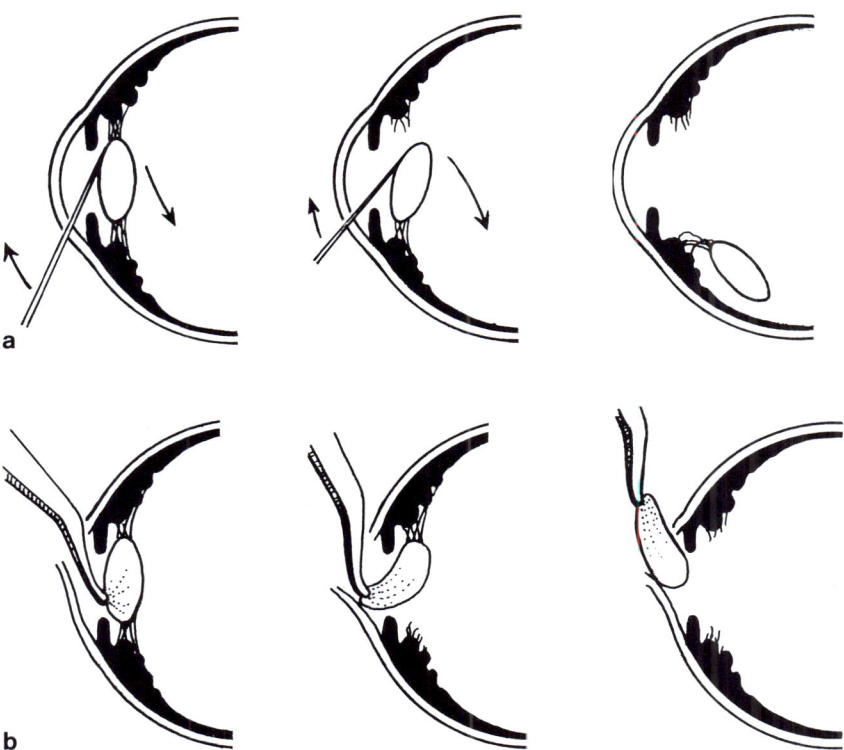

Abb. 195: Kataraktoperationsmethoden der Vergangenheit. **a** Methode der »Starstecher« im Mittelalter: Luxation der getrübten Linse in den Glaskörperraum; **b** intrakapsuläre Kataraktextraktion mit Pinzette: Die Linse wird gefaßt, gestürzt und entbunden

8.6.3.2 Intrakapsuläre Extraktion

Nach breiter korneoskleraler Bulbuseröffnung am oberen Limbus corneae wird die getrübte Linse mit einer **Kryosonde** angefroren oder mit einer **Pinzette** gefaßt und in toto samt der Kapsel (intrakapsulär) aus dem Auge gezogen *(Abbildung 195b, Abbildung 198c),* nachdem gegebenenfalls die Zonulafasern enzymatisch mit Alphachymotrypsin angedaut wurden (**Zonulolyse).**

Unter Umständen kann eine künstliche Linse in die Vorderkammer (**Vorderkammerlinse)** oder in die Pupille (**Pupillarlinse, Iris-clip-Linse)** eingesetzt werden.

Merke. Da sich Vorderkammer- und Pupillarlinsen in Hornhautnähe befinden, treten nicht selten Endothelschäden mit Hornhautödem (**Keratopathie)** auf. Bei Pupillarlinsen besteht darüber hinaus die Gefahr der **Linsenluxation bei Mydriasis.** Deshalb werden sie nur noch in Ausnahmefällen implantiert.

8.6.3 Operationsmethoden

8.6.3.1 Reklination der Linse

Im Mittelalter wurde die Linse mit einer Nadel in den Glaskörperraum gedrückt *(Abb. 195a).* **Infektionen u. phakolytische Entzündungen** mit Sekundärglaukom waren häufig.

8.6.3.2 Intrakapsuläre Extraktion

Nach Bulbuseröffnung wird die Linse mit einer **Kryosonde** angefroren oder mit einer **Pinzette** gefaßt u. entfernt *(Abb. 195b u. 198c).* Vorher werden gegebenenfalls die Zonulafasern enzymatisch mit Alphachymotrypsin angedaut (**Zonulolyse).** Danach können **Vorderkammer-** oder **Pupillarlinsen (Iris-clip-Linsen)** implantiert werden.

◄ **Merke**

Befindet sich eine künstliche Linse im Auge, liegt eine **Pseudophakie** vor. Andernfalls resultiert eine **Aphakie** (Linsenlosigkeit), die mit **Starbrille** oder **Kontaktlinse** *(Abb. 322, Kapitel 16.5.2.1)* korrigiert wird.

Komplikationen
Glaskörperverlust u. Blutungen aus der Aderhaut.

Merke ▶

8.6.3.3 Extrakapsuläre Extraktion

Die vordere Kapsel wird im Bereich der erweiterten Pupille eröffnet. Die beste Technik dafür ist die **Kapsulorhexis** (Reißen einer kreisrunden Öffnung in die Kapsel, *Abb. 196a*). Danach wird der Linsenkern exprimiert **(Kernexpression)** oder mittels vibrierender Ultraschallsonde zerkleinert u. abgesaugt **(Phakoemulsifikation,** *Abb. 196b)*. Bei Phakoemulsifikation reicht ein kleiner Schnitt aus **(Kleinschnittechnik)**. Der postoperative **Astigmatismus** bleibt damit gering.
Nach Entfernung des Linsenkerns wird die Linsenrinde durch ein **Saug-Spül-Verfahren** abgesaugt. Die hintere Kapsel verbleibt im Auge. In den Kapselsack wird die Hinterkammerlinse implantiert *(Abb. 196c)*.
Die **Komplikationsrate** ist gering.

Der Starschnitt wird mit feinsten Nähten verschlossen. Befindet sich eine künstliche Linse im Auge, liegt eine **Pseudophakie** vor. Andernfalls besteht eine **Aphakie** (Linsenlosigkeit), die mit **Starbrille** oder **Kontaktlinse** *(Abbildung 322, Kapitel 16.5.2.1)* korrigiert wird.

Komplikationen bei intrakapsulärer Kataraktextraktion sind der Austritt von Glaskörper und expulsive Blutungen aus der Netz- und Aderhaut, die durch den abrupten Druckabfall im Auge während seiner Eröffnung bei fortgeschrittener Gefäßsklerose auftreten können.

> *Merke.* Da bei der Staroperation ein postoperatives Ergebnis angestrebt wird, das dem natürlichen Sehen sehr nahe kommt, stellt heutzutage die extrakapsuläre Kataraktextraktion mit Implantation einer **Hinterkammerlinse** die Methode der Wahl dar.

8.6.3.3 Extrakapsuläre Extraktion

Nach dem korneoskleralen Aufschneiden des Auges bei 12 Uhr wird mit einer scharfen, abgebogenen Kanüle die vordere Kapsel im Bereich der erweiterten Pupille eröffnet. Dafür gibt es verschiedene Techniken. Die z. Z. beste ist wohl die **Kapsulorhexis,** bei der eine kreisrunde Öffnung in die Kapsel gerissen wird *(Abbildung 196a)*.

Danach kann der Linsenkern durch Druck exprimiert **(Kernexpression)** oder mittels einer speziellen vibrierenden Ultraschallsonde zerkleinert und abgesaugt werden **(Phakoemulsifikation,** *Abbildung 196b)*. Die letztere Methode hat den großen Vorteil, daß eine Starschnitterweiterung entfällt **(Kleinschnittechnik, Tunnelschnitt),** so daß der **postoperative Astigmatismus,** der häufig bei weiter Eröffnung des Auges entsteht, gering bleibt.

Nach vollständiger Entfernung des Linsenkerns wird die Linsenrinde durch ein spezielles **Saug-Spül-Verfahren** abgesaugt und die im Auge verbliebene hintere Kapsel (extrakapsulär) gereinigt. In den Kapselsack wird die Hinterkammerlinse implantiert *(Abbildung 196c)*, die z. T. faltbar ist, damit sie durch den kleinen Schnitt eingeführt werden kann.

Die **Komplikationsrate** ist bei dieser Operationstechnik relativ gering. Bei einer **Ruptur der hinteren Kapsel** mit Vorfall von Glaskörper muß dieser abgetragen werden (vordere Vitrektomie), danach wird bei größeren Kapseldefekten meist eine Vorderkammerlinse implantiert.

Abb. 196: Extrakapsuläre Kataraktextraktion. **a** Eröffnung der vorderen Linsenkapsel mit einer Spezialpinzette und Ausreißen eines runden Loches (Kapsulorhexis); **b** Zerkleinerung und Absaugen des Linsenkerns mit einer Ultraschallsonde (Phakoemulsifikation); **c** Implantation der Hinterkammerlinse in den Kapselsack   ▶

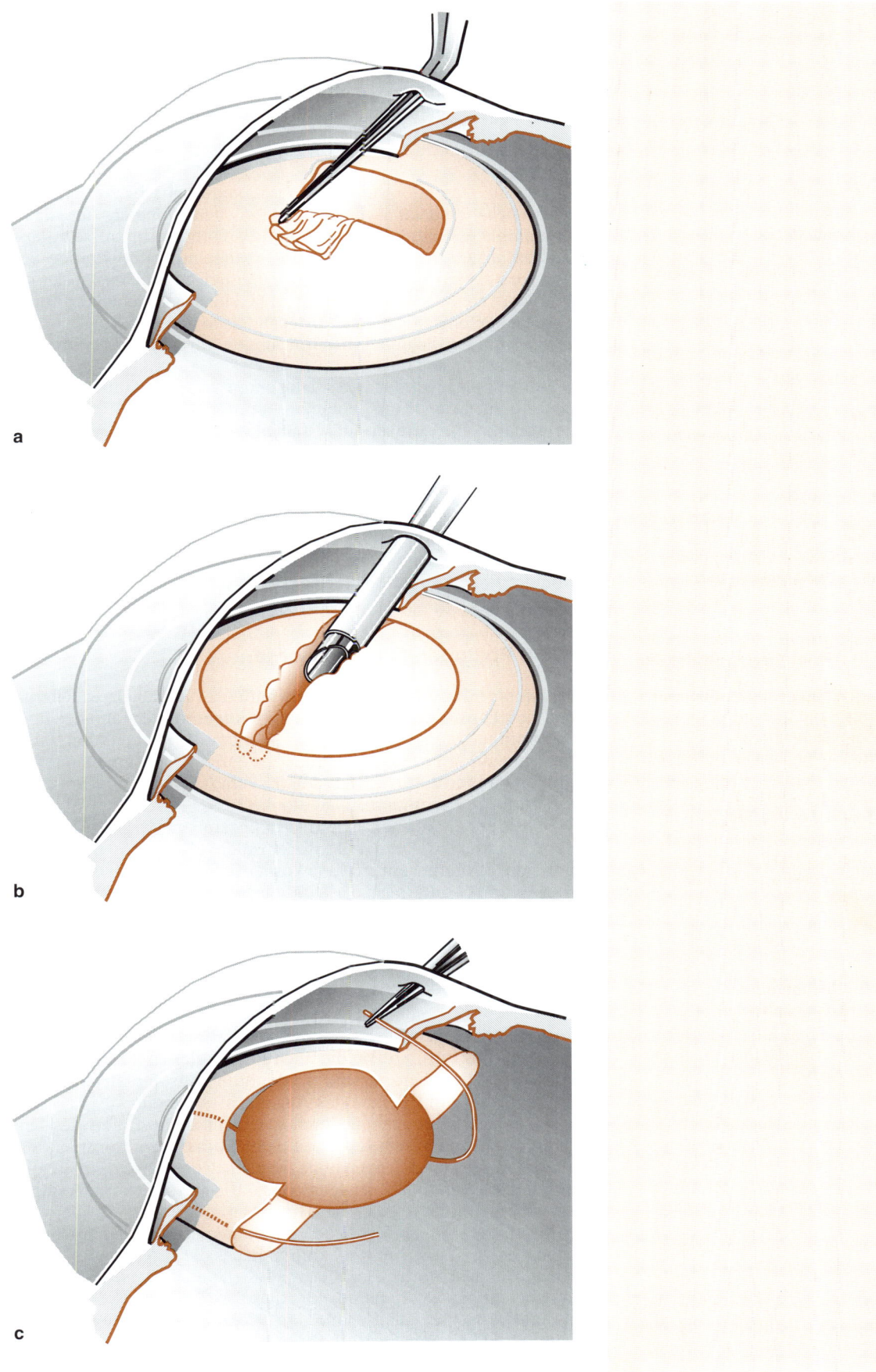

8.6.3.4 Kataraktoperation bei Kindern

Merke ▶

Erfolgt die Operation u. die optische Korrektur mit **Starbrille** oder **weicher Kontaktlinse** rechtzeitig, sind die funktionellen Ergebnisse gut. Evtl. kann eine **Epikeratophakie** durchgeführt werden. Eine intensive Beübung u. **Okklusionsbehandlung** ist unumgänglich.
Bei weniger dichten Linsentrübungen wird zunächst kontrolliert.
Bei Kindern u. Jugendlichen ist nur ein **extrakapsuläres Vorgehen** möglich. Intraokulare Linsen werden nicht implantiert.

Häufig entsteht ein **Nachstar**. Ist er stärker, wird er diszidiert *(Abb. 194c)*, ansonsten genügt eine **YAG-Laserkapsulotomie.**

8.6.4 Postoperative Nachsorge

Ein geringfügiger **intraokularer Reizzustand** ist normal. Er wird mit Steroid-Augentropfen evtl. in Kombination mit Antibiotika behandelt. Bei stärkerer Reizung werden zusätzlich Mydriatika verabreicht.
In den ersten Wochen kann der postoperative Astigmatismus schwanken. Deshalb wird mit der **Brillenkorrektur** etwas gewartet.

8.6.5 Postoperative Komplikationen

Infektionen sind extrem selten, können aber zum Verlust des Augenlichtes führen.

Keratopathien entstehen bei Endothelschäden, insbesondere bei einer Fuchsschen Hornhautdystrophie u. bei Iris-clip- oder Vorderkammerlinsen. Sie ziehen eine Keratoplastik nach sich.
Ein **zystoides Makulaödem** verschlechtert die anfangs gute Sehschärfe u. wird speziell bei intra- u. extrakapsulären Kataraktextraktionen mit Kapselruptur beobachtet (s. *Kap. 13.6.7.1*).

8.6.3.4 Kataraktoperation bei Kindern

> **Merke.** Bei ein- und beidseitigen stärkeren Linsentrübungen sollte so früh wie möglich operiert werden, um einer Deprivationsamblyopie (vergleiche *Kapitel 18.3.3*) vorzubeugen.

Erfolgt die Operation und der konsequente optische Ausgleich mit **Starbrille** oder **weicher Kontaktlinse** in den ersten Lebensmonaten, sind die funktionellen Ergebnisse gut, intakte Netzhaut- und Sehnervverhältnisse vorausgesetzt. Bei Kontaktlinsenunverträglichkeit und mangelnder Kooperation seitens der Eltern kann evtl. eine **Epikeratophakie** (vergleiche *Kapitel 6.7.5*) erwogen werden. Meist ist eine intensive Beübung und **Okklusionsbehandlung** notwendig, insbesondere bei einseitiger Katarakt (vergleiche *Kapitel 18.5.2*).

Bei weniger dichten Linsentrübungen wird zunächst unter regelmäßigen Kontrollen abgewartet.

Kinder und Jugendliche besitzen einen kräftigen Aufhängeapparat der Linse, der ein intrakapsuläres Vorgehen unmöglich macht. Aus diesem Grunde kommt nur eine **extrakapsuläre Kataraktextraktion** in Frage. Intraokulare Linsen werden bei Kindern nicht implantiert. Wenn es sich um Trübungen der hinteren Kapsel handelt, muß die gesamte Linse über die Pars plana entfernt werden **(Lensektomie)**, was mit einer gleichzeitigen hinteren Vitrektomie verbunden ist.

Da sich häufig **Nachstare** aus sich verdichtender hinterer Kapsel und eventuell verbliebenen Rindenresten bilden, sind regelmäßige Kontrollen angezeigt. Gegebenenfalls muß ein dichter Nachstar diszidiert werden *(Abbildung 194c)*. Ist er weniger stark, genügt eine **YAG-Laserkapsulotomie.**

8.6.4 Postoperative Nachsorge

Ein wenige Tage andauernder, geringfügiger **intraokularer Reizzustand** ist normal und harmlos. Er wird mit Steroid-Augentropfen, anfangs in Kombination mit Antibiotika (Isopto-Max, Dexa-Gentamicin), später ohne Zusatz (Fortecortin, Inflanefran forte, Totocortin) über einige Wochen behandelt. Bei stärkerer Reizung sollten zusätzlich Mydriatika verabreicht werden, um eine hintere Synechierung zu verhindern.

In den ersten Wochen schwankt der postoperative Astigmatismus, insbesondere bei intrakapsulären und extrakapsulären Kataraktextraktionen mit Kernexpression, da hierbei ein größerer korneoskleraler Schnitt notwendig ist. Aus diesem Grunde sollte nicht zu früh die **Brillenkorrektur** vorgenommen werden. Mitunter ist sie für die Ferne entbehrlich.

8.6.5 Postoperative Komplikationen

Postoperative **Infektionen** sind extrem selten, können aber bei Kokken und Pyozyaneus trotz Antibiotika, die auch intraokular appliziert werden können, zu Glaskörperabszedierung und Endophthalmitis (vergleiche *Kapitel 12.5.3.2*), Phthisis bulbi und Verlust des Augenlichtes führen.

Keratopathien entstehen durch mechanische Irritation des Hornhautendothels, insbesondere bei Bestehen einer Fuchsschen Hornhautdystrophie (vergleiche *Kapitel 6.5.2.7*) auch noch Jahre nach der Linsenimplantation. Meist ziehen sie eine Keratoplastik nach sich. Bei Iris-clip- und Vorderkammerlinsen sind sie wesentlich häufiger als bei Hinterkammerlinsen.

Bis zu drei Monaten post operationem kann es zu einem **zystoiden Makulaödem (Irvine-Gass-Syndrom)** kommen, das die anfangs gute Sehschärfe wegen eines Zentralskotoms verschlechtert (siehe auch *Kapitel 13.6.7.1*). Es wird speziell bei intrakapsulären und extrakapsulären Kataraktextraktionen mit Kapselruptur beobachtet. Die Behandlung erfolgt mit lokalen Prostaglandinsynthesehemmern (Voltaren, Ocuflur, Chibro-Ammuno) sowie subkonjunktivalen Steroidinjektionen.

Verbleiben nach der Operation Rindenreste im Auge, entwickelt sich ein **Nachstar** (Cataracta secundaria, *Abbildung 185c),* der bei stärkerer Ausprägung chirurgisch entfernt werden muß. Mitunter kann sich nach einer extrakapsulären Kataraktextraktion die hintere Linsenkapsel verdichten **(Kapselfibrose).** Sie wird problemlos mit einer YAG-Laserkapsulotomie durch Fotodisruption beseitigt. Bei Kapselsackschrumpfungen kann in seltenen Fällen die implantierte Linse dezentrieren. Verbleibt Linsenepithel im Auge, werden weiterhin Linsenfasern gebildet, die zu einem froschlaichähnlichen Nachstar führen **(regeneratorischer Nachstar).**

Eine **Netzhautablösung** entsteht bei Aphakie häufiger als bei Pseudophakie, insbesondere bei disponierten Augen (vergleiche *Kapitel 13.6.7)* und nach Glaskörperverlust.

8.7 Aphakie und ihre Korrektur

Nach einer Kataraktoperation ohne Linsenimplantation ist das Auge aphak. Seine **Vorderkammer ist vertieft,** die Pupille tiefschwarz, eine Akkommodation unmöglich, die Linsenreflexbilder fehlen. Die Iris schlottert **(Iridodonesis),** da sie mit der Linsenentfernung ihre Auflage verloren hat. Meist wird ein **basales Kolobom** angelegt, damit bei einer Verklebung des Pupillarrandes mit der vorderen Glaskörpergrenzmembran das Kammerwasser ablaufen und kein Glaukomanfall entstehen kann. Nicht selten ragt der Glaskörper pilzartig durch die Pupille in die Vorderkammer.

8.7.1 Starbrille

Bei Linsenlosigkeit wurde früher regelmäßig eine Starbrille verordnet. Bei vormals emmetropen Augen beträgt die Korrektur für die Ferne etwa +11,0 dpt, für die Nähe etwa +14,0 dpt. Besteht eine Myopie bzw. Hyperopie, ergeben sich entsprechend niedrigere bzw. stärkere Korrektionsgläser.

Ein praktischer Tip: Das Starglas ist immer schwächer als die Brechkraft der natürlichen Linse, da der Abstand des Glases vom Auge (Hornhautscheitelabstand, vergleiche *Kapitel 16.5.1.3)* optisch wirksam ist.

Das Starglas führt zu einer **Bildvergrößerung von 20 bis 30%** (vergleiche *Kapitel 16.4.2.6),* so daß bei einer einseitigen, mit Starbrille korrigierten Aphakie bei phakem normalsichten Partnerauge eine Fusion der Bildeindrücke beider Augen und Stereoskopie nicht möglich sind **(Aniseikonie).** Bei einer doppelseitigen Aphakie gewöhnt sich der Patient jedoch meist recht schnell an das vergrößernde Sehen.

Darüber hinaus führt die Starbrille, bedingt durch ihre Fassung, zu einem Ringskotom.

8.7.2 Kontaktlinse

Bei einer einseitigen Aphakiekorrektur mit Kontaktlinsen *(Abbildung 329, Kapitel 16.5.2.1)* entsteht eine **Aniseikonie von etwa 5%,** die oft, aber nicht immer ein Binokularsehen erlaubt. Ältere aphake Menschen, die Probleme mit der Handhabung der Kontaktlinsen haben, werden mit speziellen weichen **Dauertragelinsen** korrigiert, die etwa zwei Wochen im Auge verbleiben und danach gründlich gereinigt werden müssen (vergleiche *Kapitel 16.6.2.2).* Bei Unverträglichkeit oder Komplikationen kann eine **Keratophakie** bzw. **Epikeratophakie** durchgeführt (vergleiche *Kapitel 6.7)* oder eine Vorderkammerlinse implantiert werden.

Nachstare (Cataracta secundaria, *Abb. 185c)* entstehen, wenn Rindenreste im Auge verbleiben. Mitunter verdichtet sich die hintere Linsenkapsel **(Kapselfibrose).** Verbleibt Linsenepithel im Auge entsteht ein **regeneratorischer Nachstar.**

Die **Netzhaut** kann sich bei Aphakie häufiger als bei Pseudophakie **ablösen.**

8.7 Aphakie und ihre Korrektur

Ein aphakes Auge besitzt eine **vertiefte Vorderkammer,** eine tiefschwarze Pupille u. ein **basales Kolobom** zur Prophylaxe eines Glaukomanfalls. Die Iris schlottert **(Iridodonesis),** eine Akkommodation ist unmöglich, die Linsenreflexbilder fehlen.

8.7.1 Starbrille

Bei vormals emmetropen Augen beträgt die Korrektur für die Ferne etwa +11,0 dpt, für die Nähe etwa +14,0 dpt.

◄ **Ein praktischer Tip**

Das Starglas führt zu einer **Bildvergrößerung von 20 bis 30%.** Bei einer einseitigen, mit Starbrille korrigierten Aphakie ist wegen des Bildgrößenunterschiedes **(Aniseikonie)** ein Binokularsehen unmöglich.

Die Starbrille führt auch zu einem Ringskotom.

8.7.2 Kontaktlinse

Bei einer einseitigen Aphakiekorrektur mit Kontaktlinsen *(Abb. 329)* entsteht eine **Aniseikonie von etwa 5%,** die oft ein Binokularsehen erlaubt. Gibt es Probleme bei der Handhabung, erfolgt der optische Ausgleich mit weichen **Dauertragelinsen,** die 2 Wochen im Auge verbleiben können.

8.7.3 Intraokulare Linse

Sie bestehen aus einem **optischen** und einem **haptischen Teil.** Zur Haptik gehören besonders geformte Linsenbügel für die Fixation der Optik im Auge.

Iris-gestützte Linsen (Pupillarlinsen, Iris-clip-Linsen) werden wegen der Gefahr einer **Keratopathie** nicht implantiert. Bei weiter Pupille können sie luxieren *(Abb. 197a u. 198a).*

Auch **Vorderkammerlinsen** *(Abb. 197b u. 198b)* können zu einer Keratopathie führen. Die Haptik befindet sich im Kammerwinkel. Sie werden speziell bei **Sekundärimplantationen** verwendet.

Hinterkammerlinsen stützen sich im Sulcus ciliaris oder im Kapselsack ab *(Abb. 197c, d u. 198d).* Ihre Optik befindet sich in der hinteren Augenkammer.

Merke ▶

8.7.3 Intraokulare Linse

In Industrieländern wird heutzutage nach der Entfernung der senilen Katarakt in etwa 90 bis 95 % der Fälle eine künstliche Linse implantiert. Bei jüngeren Patienten, insbesondere bei Kindern und Säuglingen, ist man noch zurückhaltend, weil Erfahrungen mit der intraokularen Verträglichkeit des Kunststoffes über mehrere Jahrzehnte fehlen.

Es gibt eine Vielzahl von Linsenmodellen. Allen gemein ist, daß sie aus einem **optischen Teil** und einem **haptischen Teil,** besonders geformten Linsenbügeln zur Fixation der Optik im Auge, bestehen.

Iris-gestützte Linsen (Pupillarlinsen, Iris-clip-Linsen) sind wegen der möglichen Schädigung des Hornhautendothels mit der Gefahr einer **Keratopathie** (Hornhautdekompensation mit Transparenzverlust) weitgehend verlassen worden. Bei jüngeren Menschen kann bei Überwiegen des Sympathikotonus und weiter Pupille die Linse luxieren *(Abbildung 187 und 198a).*

Auch bei **Vorderkammerlinsen** *(Abbildung 197, 198b und c)* besteht die Gefahr der Keratopathie. Darüber hinaus befindet sich die Haptik in der sensiblen Region des Kammerwinkels, der für die Entstehung des Glaukoms von ausschlaggebender Bedeutung ist. Dennoch werden Vorderkammerlinsen noch immer speziell bei **Sekundärimplantationen** (Korrektur einer Aphakie Jahre nach der Linsenentfernung) verwendet. Moderne Materialien haben das Risiko für das Hornhautendothel herabgemindert.

Hinterkammerlinsen stützen sich im Sulcus ciliaris oder im Kapselsack ab *(Abbildung 197c, d und 199d).* Die Linsenoptik befindet sich in der hinteren Augenkammer an der gleichen Stelle wie die natürliche Linse.

Merke. Bei Kindern werden keine Linsen implantiert.

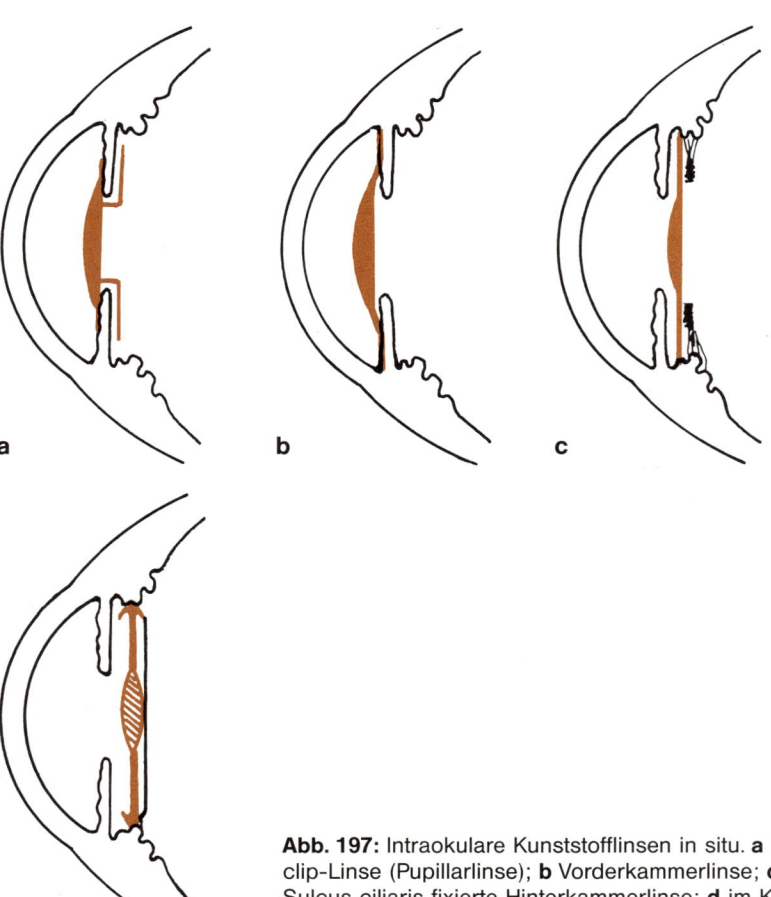

Abb. 197: Intraokulare Kunststofflinsen in situ. **a** Iris-clip-Linse (Pupillarlinse); **b** Vorderkammerlinse; **c** im Sulcus ciliaris fixierte Hinterkammerlinse; **d** im Kapselsack fixierte Hinterkammerlinse

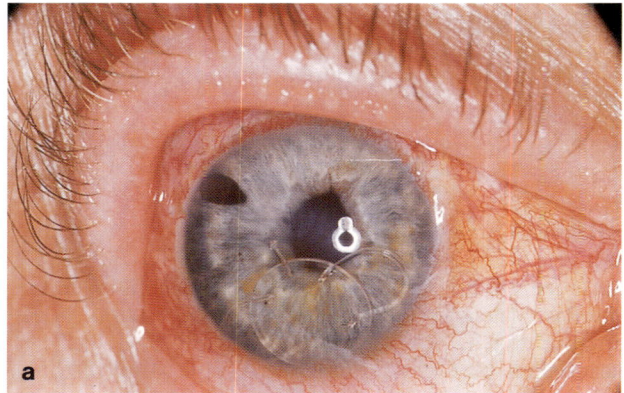

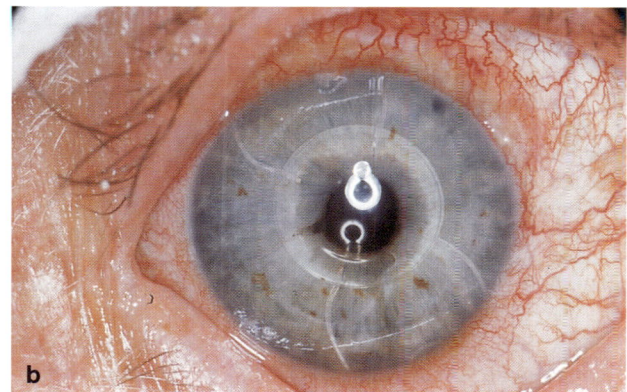

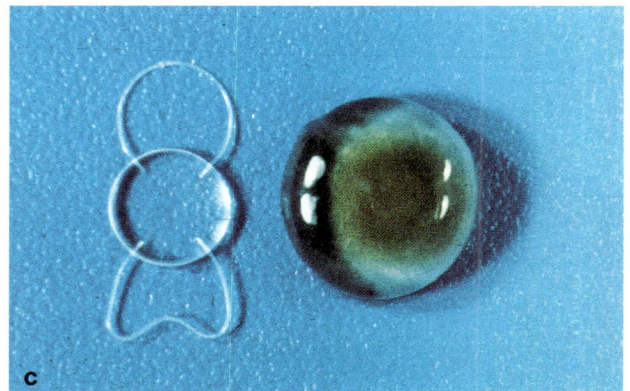

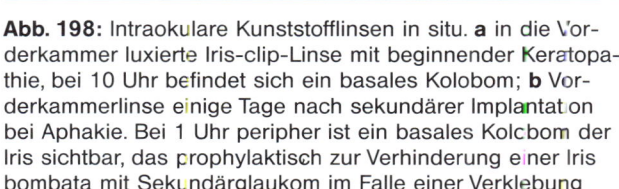

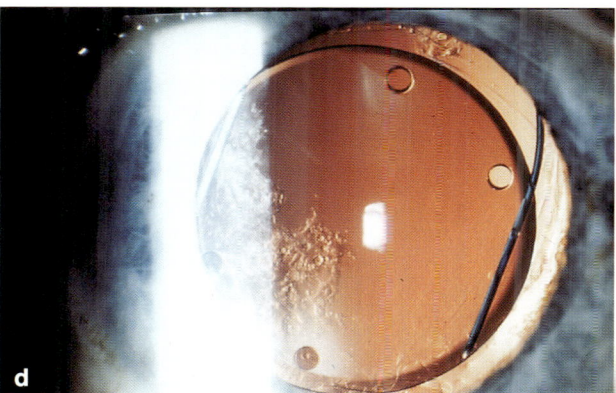

Abb. 198: Intraokulare Kunststofflinsen in situ. **a** in die Vorderkammer luxierte Iris-clip-Linse mit beginnender Keratopathie, bei 10 Uhr befindet sich ein basales Kolobom; **b** Vorderkammerlinse einige Tage nach sekundärer Implantation bei Aphakie. Bei 1 Uhr peripher ist ein basales Kolobom der Iris sichtbar, das prophylaktisch zur Verhinderung einer Iris bombata mit Sekundärglaukom im Falle einer Verklebung des Pupillarrandes mit der künstlichen Linse angelegt wurde, konjunktivaler Reizzustand; **c** intrakapsulär extrahierte kataraktös veränderte Linse im Vergleich zu einer Vorderkammerlinse; **d** Hinterkammerlinse im regredienten Licht bei weiter Pupille fotografiert. Im Lichtspalt sind noch einige Rindenfasern an der hinteren Kapsel sichtbar

Der klinische Fall. Ein 55jähriger Mann zieht sich Ende der siebziger Jahre bei einer Explosion durch die dabei auftretende Druckluftwelle eine **Cataracta traumatica** des rechten Auges zu. Die anfängliche Kontusionsrosette der hinteren subkapsulären Rinde geht relativ schnell in eine Quellung und Eintrübung der gesamten Linse über.

Deshalb wird eine intrakapsuläre Kataraktextraktion mit Implantation einer Iris-clip-Linse vorgenommen; kleine Antennen vor und Schlaufen hinter der Regenbogenhaut fixieren die Linse in der Pupille. Damit die Pupille eng bleibt und die Linse nicht luxieren kann, wird der Patient aufgefordert, früh und abends Pilocarpin ins Auge zu tropfen.

Da der Patient dieser Aufforderung nur gelegentlich nachkommt, subluxiert die Linse des öfteren, so daß immer wieder intraoperative Neupositionierungen der Antennen mit einem kleinen Spatel notwendig werden. Zwei Jahre post operationem luxiert aber die intraokulare Linse vollständig in die Vorderkammer. Da die Antennen bei jeder Augen- und Kopfbewegung das Endothel berühren, kommt es zur **Keratopathie** mit Hornhautquellung und Descemetfalten *(Abbildung 198a),* so daß die Linse explantiert werden muß. Das nunmehr aphake Auge wird optisch nach Aufhellung der Hornhaut mit einer Kontaktlinse korrigiert.

◀ **Der klinische Fall**

9. Gefäßhaut (Uvea)

9.1 Anatomie

Die Uvea ist die mittlere Augenhaut (Tunica vasculosa), bestehend aus **Regenbogenhaut (Iris), Strahlenkörper (Ziliarkörper, Corpus ciliare) u. Aderhaut (Chorioidea).** Sie ist sehr gefäß- u. pigmentreich.

Die **arterielle Versorgung** erfolgt durch die A. ophthalmica *(Synopsis 18).*

9 Gefäßhaut (Uvea)

9.1 Anatomie

Die Uvea liegt als mittlere Augenhaut (Tunica vasculosa) zwischen der Sklera und der Netzhaut und besteht aus
- **Regenbogenhaut (Iris),**
- **Strahlenkörper (Ziliarkörper, Corpus ciliare)** und
- **Aderhaut (Chorioidea).**

Alle drei Gewebe bilden eine morphologische Einheit, sind sehr gefäßreich, enthalten einen großen Anteil von Melanozyten und besitzen eine erstaunliche Reaktionsfähigkeit auf Entzündungen.

Die **Versorgung mit arteriellem Blut** erfolgt durch die A. ophthalmica *(Synopsis 18).*

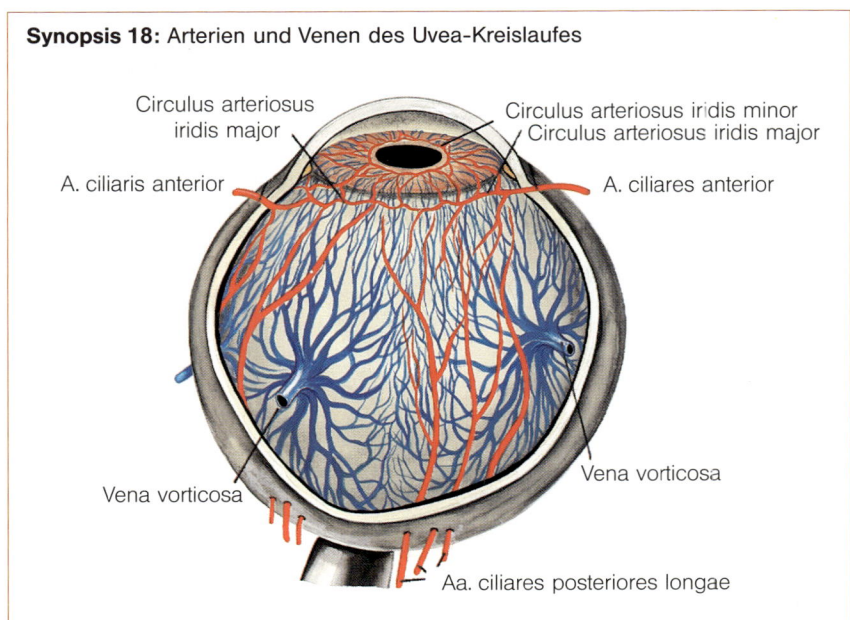

Synopsis 18: Arterien und Venen des Uvea-Kreislaufes

Circulus arteriosus iridis major

Circulus arteriosus iridis minor
Circulus arteriosus iridis major

A. ciliaris anterior

A. ciliares anterior

Vena vorticosa

Vena vorticosa

Aa. ciliares posteriores longae

Die **Aa. ciliares posteriores breves** versorgen die Aderhaut, die **Aa. ciliares posteriores longae** Ziliarkörper u. Iris; sie bilden den **Circulus arteriosus iridis major** (Abb. 199m) u. den **Circulus arteriosus iridis minor** (Abb. 199n). Die **Aa. ciliares anteriores** entstammen den geraden Augenmuskeln.

Das **venöse Blut** fließt durch die **Vv. vorticosae** (Wirbelvenen, *Synopsis 18*) in die Vv. ophthalmicae superiores et inferiores.

Die **nervöse Versorgung der Uvea** erfolgt durch die kurzen u. langen Ziliarnerven. Die **Nn. ciliares breves** entspringen dem Ganglion ciliare u. enthalten sensible (aus dem N. nasociliaris), sympathische (aus dem Plexus caroticus) u. parasympathische (aus dem N. oculomotorius) Fasern. Die **Nn. ciliares longae** sind Äste des N. nasociliaris (sensible Versorgung).

Die **Aa. ciliares posteriores breves** treten in der Nähe des Sehnervs in das Auge ein und versorgen die Aderhaut. Die **Aa. ciliares posteriores longae** führen zusammen mit gleichnamigen Nerven an der Innenseite der Sklera entlang zu Ziliarkörper und Iris und bilden den **Circulus arteriosus iridis major** *(Abbildung 199m)* am vorderen Ziliarkörperrand in der Nähe der Iriswurzel und den **Circulus arteriosus iridis minor** *(Abbildung 199n)* im Bereich der Iriskrause. Die **Aa. ciliares anteriores** zweigen von Gefäßen der geraden Augenmuskeln ab, versorgen Sklera und Limbus corneae, haben Verbindungen zur Bindehaut und den hinteren Ziliargefäßen und bilden das Randschlingennetz am Limbus der Hornhaut.

Das **venöse Blut** fließt durch die meist 4 **Vv. vorticosae** (Wirbelvenen, *Synopsis 18)* aus dem Bulbus heraus. Sie durchdringen die Sklera schräg hinter dem Bulbusäquator und münden in die Vv. ophthalmicae superiores et inferiores. Die Anzahl der Vortexvenen variiert stark und kann bis zu 8 betragen. Die **nervöse Versorgung der Uvea** erfolgt durch die kurzen und langen Ziliarnerven, die gemischter Natur sind und zusammen mit den hinteren Ziliararterien in den Bulbus eintreten.

Die **Nn. ciliares breves** entspringen dem Ganglion ciliare und enthalten sensible (aus dem N. nasociliaris des N. ophthalmicus, aus dem N. trigeminus), sympathische (aus dem Plexus caroticus) und parasympathische (aus dem N. oculomotorius) Fasern. Die **Nn. ciliares longae** sind Äste des N. nasociliaris und vorwiegend für die sensible Versorgung verantwortlich.

9.1.1 Regenbogenhaut (Iris)

Das neugeborene Kind hat meist eine graublaue Iris, weil die Melanozyten und das Pigmentepithel noch nicht vollständig ausgebildet sind. Die Iris erhält ihre typische Struktur und Farbe erst im Verlauf des ersten Lebensjahres. Ihre Farbe hängt vom Melanozytengehalt ab.

Das Irisgewebe hat die Form eines Schwammes, ist aus **Krypten** und miteinander verflochtenen **Trabekeln** aufgebaut, besitzt ein ausgeprägtes sehr unterschiedliches Oberflächenrelief mit zahlreichen Pigmentunregelmäßigkeiten sowie Nävi und ist bei Entzündungen ausgesprochen schwellfähig *(Abb. 199A)*.

Ein praktischer Tip: Die Vielfalt der von außen sichtbaren Irisstruktur liegt der sog. **Irisdiagnostik** zugrunde, die aus Veränderungen bestimmter Areale organische Erkrankungen im gesamten Körper erkennen will. Sie konnte allerdings wissenschaftlichen Nachprüfungen nicht standhalten.

Einen Querschnitt durch das Iris-Linsen-Diaphragma zeigt *Abbildung 199*.

Die Iris besteht aus zwei Blättern, dem vorderen mesodermalen Stromablatt *(Abbildung 199u)* und dem hinteren ektodermalen Pigmentblatt *(Abbildung 199h)*. Das Stroma wird durch die **Iriskrause,** einer prominenten Verdichtung, unter der unsichtbar der Circulus arteriosus iridis minor *(Synopsis 18, Abbildung 199n)* liegt, in einen Pupillar- und einen Ziliarteil gegliedert. In der Irismitte liegt die runde **Pupille,** deren Weite durch die Irismuskulatur reguliert wird (vergleiche *Kapitel 10.2*).

9.1.1 Regenbogenhaut (Iris)

Zu Iris-Linsen-Diaphragma siehe *Abb. 199.* Ihre Farbe hängt vom Pigmentgehalt ab. Das neugeborene Kind besitzt eine graublaue Iris (wenig Melanozyten). Das Irisgewebe ist aus **Krypten** u. miteinander verflochtenen **Trabekeln** aufgebaut *(Abb. 199A).* Es ist bei Entzündungen ausgesprochen schwellfähig.

◄ **Ein praktischer Tip**

Die Iris besteht aus dem vorderen Stromablatt u. dem hinteren Pigmentblatt *(Abb. 199u u. 199h).* Die **Iriskrause** ist eine prominente Verdichtung über dem Circulus arteriosus iridis minor *(Synopsis 18).* In der Irismitte liegt die runde **Pupille.**

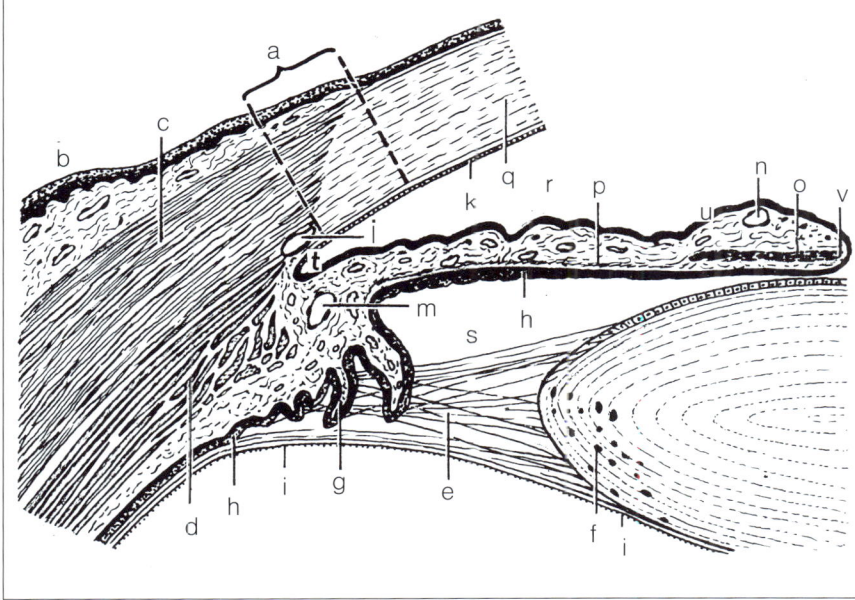

Abb. 199: Querschnitt durch das Iris-Linsen-Diaphragma. **a** Limbus corneae; **b** Conjunctiva bulbi; **c** Sklera; **d** Muskelfasern des Ziliarkörpers; **e** Zonula Zinnii; **f** Linse; **g** Ziliarkörperfortsätze; **h** Pigmentepithel und Irishinterblatt; **i** Glaskörpergrenzmembran; **k** Hornhautendothel; **l** Schlemmscher Kanal; **m** Circulus arteriosus iridis major; **n** Circulus arteriosus iridis minor; **o** M. sphincter pupillae; **p** M. dilatator pupillae; **q** Kornea; **r** vordere Augenkammer **s** hintere Augenkammer; **t** Kammerwinkel mit Trabeculum corneosclerale; **u** Irisstroma und Irisvorderblatt; **v** Pupillarsaum

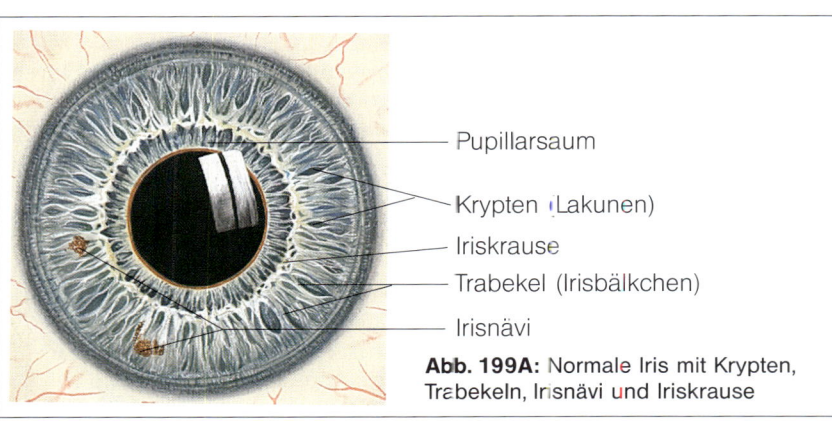

Pupillarsaum
Krypten (Lakunen)
Iriskrause
Trabekel (Irisbälkchen)
Irisnävi

Abb. 199A: Normale Iris mit Krypten, Trabekeln, Irisnävi und Iriskrause

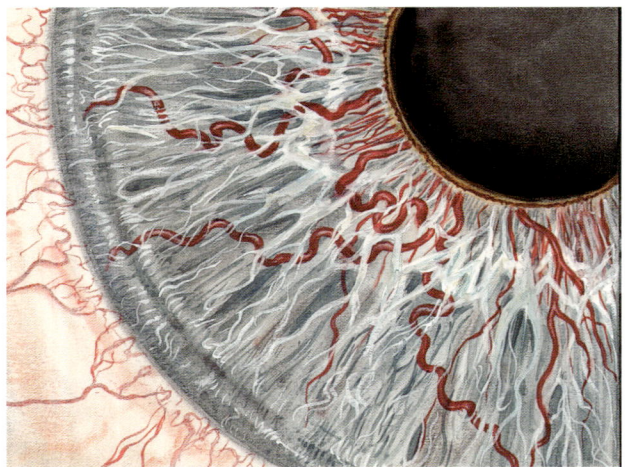
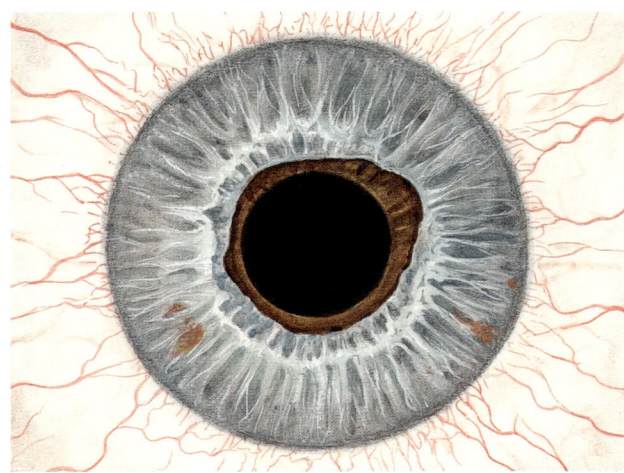

Abb. 200: Rubeosis iridis mit Gefäßneubildung im Irisstroma.

Abb. 201: Ectropium uveae mit nach außen gekehrtem Pupillarsaum, so daß das Pigmentepithel der Iris sichtbar wird.

Das zweischichtige Pigmentblatt an der Rückfläche der Iris schirmt das Auge vor Licht ab u. ist am Pupillenrand als **Pupillarsaum** sichtbar *(Abb. 199v).* Ist er weiter nach vorn gezogen, liegt ein Ectropium uveae vor *(Abb. 201),* z. B. bei Neovaskularisationen der Iris (Rubeosis iridis, *Abb. 200).*

Ein praktischer Tip ▶

Der parasympathische **M. sphincter pupillae** *(Abb. 199o)* liegt unmittelbar in Pupillennähe, der sympathisch innervierte **M. dilatator pupillae** *(Abb. 199p)* in der Nähe des Pigmentblattes. Die Iris entspringt am **Sklerasporn,** der bei der Gonioskopie sichtbar ist *(Synopsis 24, Kap. Vorderkammer und Glaukom).* Die Iris kann an ihrer Wurzel nach stärkeren Traumen abreißen **(Iridodialyse).** Die Einsenkung zwischen Iris u. Ziliarkörper ist nur bei aufgeschnittenem Auge von hinten sichtbar **(Sulcus ciliaris).**

9.1.2 Ziliarkörper (Corpus ciliare)

Der Ziliarkörper erstreckt sich kranzförmig von der Iriswurzel bis zur Ora serrata. Im Sagittalschnitt stellt er ein Dreieck dar u. besteht aus dem vorderen zottigen **(Pars plicata)** u. dem hinteren flachen Teil **(Pars plana).** Der **M. ciliaris** *(Abb. 199)* besteht aus ringförmig, radiär oder meridional angeordneten glatten Muskelfasern, die am Sklerasporn ansetzen.

Der Ziliarkörper ist mit einem zweischichtigen **Ziliarepithel** bedeckt.

Das zweischichtige Pigmentblatt, das an der Rückfläche der Iris liegt und das Auge vor Licht abschirmt, ist am Pupillenrand als **Pupillarsaum** sichtbar *(Abbildung 199v, Abbildung 199A)* und kann bei Proliferation der Pigmentepithelien, im Alter, bei tiefen Irisnävi oder bei Neovaskularisationen der Iris (Rubeosis iridis, *Abbildung 200)* ein Ectropium uveae ausbilden *(Abbildung 201).* Die Zweischichtigkeit ist begründet durch die beiden Blätter des embryonalen Augenbechers, die miteinander verwachsen sind und nur histologisch voneinander differenziert werden können.

Ein praktischer Tip: Bei postentzündlichen, postoperativen oder altersbedingten Defekten im Pigmentblatt ist im durchfallenden Licht (vergleiche *Kapitel 8.4)* das Fundusrot zu sehen **(Kirchenfensterphänomen).**

Unmittelbar in Pupillennähe befindet sich der parasympathisch innervierte Schließmuskel **(M. sphincter pupillae,** *Abbildung 199o).* Der sympathisch innervierte **M. dilatator pupillae** *(Abbildung 199p)* liegt im Ziliarteil in der Nähe des Pigmentblattes (vergleiche *Kapitel 10.1).* Die Iris entspringt an der vorderen Basis des Ziliarmuskels, dem sog. **Sklerasporn,** der bei der Gonioskopie bei weitem Kammerwinkel sichtbar ist (vergleiche *Kapitel 11.3.3* und *Synopsis 24, Kapitel Vorderkammer und Glaukom).* Die Iris kann an ihrer Wurzel nach stärkeren Traumen abreißen **(Iridodialyse).** In der Einsenkung zwischen Iris und Ziliarkörper, die nur beim Blick von hinten auf das aufgeschnittene Auge zu sehen ist **(Sulcus ciliaris),** können die Haltebügel der Hinterkammerlinse nach extrakapsulärer Kataraktextraktion fixiert werden (vergleiche *Kapitel 8.7.3).*

9.1.2 Ziliarkörper (Corpus ciliare)

Der Ziliarkörper erstreckt sich kranzförmig von der Iriswurzel bis zur Ora serrata, wo er in die Aderhaut übergeht. Im Sagittalschnitt stellt er sich als Dreieck dar, wobei sich die Basis an der Iriswurzel und die Dreieckspitze am Übergang zur Aderhaut befinden. Er besteht aus dem vorderen zottigen **(Pars plicata)** und dem hinteren flachen Teil **(Pars plana).**

Den Großteil des Ziliarkörpers nimmt der Ziliarmuskel **(M. ciliaris,** *Abbildung 199d)* ein, der aus glatten Muskelfasern besteht, die ringförmig, radiär oder meridional angeordnet sind und am Sklerasporn ansetzen (vergleiche *Synopsis 24, Kapitel Vorderkammer und Glaukom).* Zahlreiche Ziliarkörperfortsätze (Processus ciliares) ragen in die hintere Augenkammer.

Der Ziliarkörper ist mit einem zweischichtigen **Ziliarepithel** bedeckt, das sich, wie das Pigmentblatt der Iris, von beiden Blättern des Augenbechers ableitet.

Ein praktischer Tip: Um aus diagnostischen (z. B. Punktion des Glaskörperraumes) oder therapeutischen Gründen (z. B. Vitrektomie, vergleiche *Kapitel 12.6*) in das Augeninnere zu gelangen, muß durch die Pars plana gestochen oder geschnitten werden, d. h. etwa 3,5 mm hinter dem Limbus (Pars-plana-Vitrektomie). An dieser Stelle kann die Netzhaut nicht abgehoben werden (sie befindet sich weiter zentral), größere Blutungen können nicht entstehen, da sich die Masse des Ziliarmuskels weiter peripher befindet.

◄ Ein praktischer Tip

9.1.3 Aderhaut (Chorioidea)

Sie ist stark pigmentiert, enthält ein dichtes Nervengeflecht und stellt ein schwammartiges Netzwerk unterschiedlich großer Gefäße dar, das auf Grund seiner Blutfülle dem Fundus seine leuchtend rote Farbe verleiht. Skleraseitig liegen große Gefäße, meist Venen, weiter innen mittelgroße und kleine Gefäße.

Ein praktischer Tip: Das Nervengeflecht der Aderhaut enthält keine sensiblen Fasern, so daß eine Chorioiditis keine Schmerzen verursacht.

Am weitesten netzhautwärts befinden sich die **Choriokapillaris,** eine Kapillarschicht mit typischer Läppchenstruktur und ausgedehnten Anastomosen, die dafür verantwortlich sind, daß vaskuläre Ausfälle einzelner Aderhautsegmente selten vorkommen. Die relativ feste und dichte **Lamina elastica (Bruchsche Membran)** liegt zwischen Choriokapillaris und retinalem Pigmentepithel und besteht aus kollagenem und elastischem Bindegewebe.

9.2 Embryologie

Der größte Teil der Uvea ist **mesodermalen Ursprungs.** Die Epithelien von Iris und Ziliarkörper entsprechen ontogenetisch dem retinalen Pigmentepithel und der Netzhaut und sind neuroektodermaler Herkunft. Das Pigmentepithel entwickelt sich aus dem äußeren Blatt des Augenbechers. die Netzhaut aus dem inneren. Beide Blätter gehen an der späteren Pupille ineinander über (vergleiche *Kapitel 1.2* und *Abbildung 3, Kapitel Augapfel*). Auch die Chromatophoren und die gesamte Irismuskulatur sind ektodermaler Herkunft.

Während sich die Fibrillen des M. sphincter pupillae schon am Ende des 4. Monats entwickeln, bildet sich der M. dilatator pupillae erst im 6. bis 7. Fetalmonat aus.

Ein praktischer Tip: Wegen der relativ späten Differenzierung des M. dilatator pupillae ist eine Pupillenerweiterung bei Frühgeborenen mitunter problematisch.

Die **Tunica vasculosa lentis (Pupillarmembran,** vergleiche *Kapitel 8.2*) dient während der Embryonalzeit der Ernährung der vorderen Linsenanteile und bildet sich erst im 8. Fetalmonat zurück. Mitunter verbleiben von ihr Reste in Form kleiner Fädchen, die an der Iriskrause ansetzen *(Abbildung 205)* und zuweilen Verbindung mit der Linse haben.

Ein praktischer Tip: Bei Frühgeborenen liegen noch blutgefüllte Gefäße der Tunica vasculosa lentis auf der Linsenoberfläche und beeinträchtigen den Einblick auf den Fundus.

◄ Ein praktischer Tip

9.1.3 Aderhaut (Chorioidea)

Sie ist ein schwammartiges Netzwerk unterschiedlich großer Gefäße, das auf Grund seiner Blutfülle dem Fundus seine leuchtend rote Farbe verleiht.

◄ Ein praktischer Tip

Am weitesten netzhautwärts liegt die **Choriokapillaris.**
Die feste **Lamina elastica (Bruchsche Membran)** befindet sich zwischen Choriokapillaris u. retinalem Pigmentepithel.

9.2 Embryologie

Der größte Teil der Uvea ist **mesodermalen Ursprungs.** Die Epithelien von Iris u. Ziliarkörper, die Chromatophoren u. die gesamte Irismuskulatur sind ektodermaler Herkunft.
Die Fibrillen des M. sphincter pupillae sind am Ende des 4. Fetalmonats, die des M. dilatator pupillae im 6. bis 7. Fetalmonat entwickelt.

◄ Ein praktischer Tip

Die **Tunica vasculosa lentis (Pupillarmembran)** ernährt während der Embryonalzeit die Linse u. bildet sich im 8. Fetalmonat zurück. Mitunter bleiben Reste in Form kleiner Fädchen an der Iriskrause zurück *(Abb. 205)*.

◄ Ein praktischer Tip

9.3 Physiologie

Die Iris bestimmt die Farbe des Auges, reguliert über die Pupille den Lichteinfall u. ist ein Teil des **Iris-Linsen-Diaphragmas.** Es verliert bei Linsenlosigkeit **(Aphakie)** oder Ausriß der Zonulafasern *(Abb. 199e)* seine Stabilität u. führt zum Irisschlottern **(Iridodonesis,** *Kapitel 8.7).*
Die **Blut-Kammerwasser-Schranke** wird von den Irisgefäßen aufrechterhalten u. dient z. B. als Proteinfilter. Sie ist bei Entzündungen der Regenbogenhaut gestört.
Der Ziliarkörpermuskel führt die **Akkommodation** aus. Im Epithel der Ziliarfortsätze *(Abb. 199g)* wird das **Kammerwasser** gebildet. Hier setzen auch die Fasern der Zonula Zinni für die Linse an.

Die Aderhautgefäße versorgen die Sinneszellen der Netzhaut u. ihr Pigmentepithel. Der Blutfluß durch die Aderhaut ist stärker als in jedem anderen Organ. Die Aderhaut sorgt für eine Temperaturkonstanz der Netzhaut (**»Klimaanlage der Netzhaut«**).

9.4 Untersuchungsmethoden

Mit Hilfe der **Spaltlampe** kann die Iris beurteilt werden. Ihre Blutgefäße können mit der **Fluoreszenzangiographie** dargestellt werden. Bei gestörter Blut-Kammerwasser-Schranke treten Protein oder Entzündungszellen ins Kammerwasser bzw. in den Glaskörper über u. führen zum **Tyndall-Effekt.**

Ein praktischer Tip ▶

Der periphere Teil des Ziliarkörpers wird mittels **Gonioskopie** bei weitem Kammerwinkel eingesehen *(Abb. 229, 230 u. Synopsis 23a, Kapitel Glaukom).* Mit Hilfe eines **Eindellungsspiegelkontaktglases** wird der hintere Teil der Pars plana beurteilt.

9.3 Physiologie

Die Iris bestimmt die Farbe des Gesamtauges, reguliert über die Pupille den Lichteinfall ins Auge und ist ein Teil des **Iris-Linsen-Diaphragmas,** einer Scheidewand, die das Augeninnere unterteilt. Bei Linsenlosigkeit **(Aphakie)** oder Ausriß der Zonulafasern *(Abbildung 199e)* verliert das Diaphragma seine Stabilität, es kommt zum Irisschlottern **(Iridodonesis,** vergleiche *Kapitel 8.7).*

Die **Blut-Kammerwasser-Schranke** wird von der Endothelauskleidung der Irisgefäße aufrechterhalten. Sie sorgt z. B. dafür, daß das Protein des Blutplasmas nicht in das Kammerwasser übertreten kann, wo es Trübungen und Verklebungen verursachen würde. Diese Schrankenfunktion ist bei Entzündungen der Regenbogenhaut gestört.

Die Aufgabe des Ziliarkörpers basiert auf der Befähigung des Auges, seine Brechkraft zu verändern, so daß sowohl nahe als auch fern gelegene Objekte scharf auf der Netzhaut abgebildet werden **(Akkommodation,** vergleiche *Kapitel 8.3, 10.2, 16.3* und *18.3.4):* Bei Konstriktion des Ziliarmuskels werden die Zonulafasern entspannt, der Poldurchmesser der Linse vergrößert sich wegen der Elastizität der Linse, so daß die Linsenbrechkraft zunimmt.

Im Epithel der gefäßreichen Ziliarfortsätze (Processus ciliares, *Abbildung 199g)* wird das **Kammerwasser** gebildet (vergleiche *Kapitel 11.1.1),* das für die Ernährung der Linse und der Hornhaut sowie die Aufrechterhaltung des intraokularen Druckes von entscheidender Bedeutung ist. Dort setzen auch die Fasern der Zonula Zinni für die Linse an.

Die Aderhaut ist das **Haupternährungsorgan** des Bulbus. Ihre Gefäße versorgen die Sinneszellen der Netzhaut sowie ihr Pigmentepithel und führen das Blut zum vorderen Augensegment. Der Blutfluß durch die Aderhaut ist stärker als in allen anderen Geweben des menschlichen Körpers (10mal höher als beispielsweise in der grauen Hirnsubstanz und 3mal höher als in der Nierenrinde).

Es ist sehr wahrscheinlich, daß die Aderhaut eine gleichbleibende Temperatur für die Netzhaut, selbst bei großen äußeren Schwankungen und intensivem Lichteinfall, gewährleistet. Sie stellt damit gewissermaßen eine »**Klimaanlage der Netzhaut**« dar.

9.4 Untersuchungsmethoden

Mit Hilfe der **Spaltlampe** (vergleiche *Kapitel 6.4)* kann die Oberfläche der Iris und ihre Struktur beurteilt werden. Die Blutgefäße der Regenbogenhaut sind allerdings nur bei Irisatrophie und Entzündungen sichtbar. Sie können mit Hilfe der **Fluoreszenzangiographie** dargestellt werden (vergleiche *Kapitel 13.4.4).* Bei erhöhter Permeabilität der Irisgefäße (gestörte Blut-Kammerwasser-Schranke) führt eine Vermehrung des Proteingehaltes zum Auftreten eines **Tyndall-Effektes** im Kammerwasser oder Glaskörper. Dieser Tyndall-Effekt ist auch bei Anwesenheit von Zellen, besonders bei Entzündungen und Tumoren, positiv.

Ein praktischer Tip: Der Tyndall-Effekt wird ausgelöst, indem ein punktförmig eingestellter Lichtstrahl der Spaltlampe schräg auf den dunklen Hintergrund der Linse gelenkt wird. Dabei ist der Strahl über seine gesamte Länge in der Vorderkammer wegen der Trübungen des Kammerwassers sichtbar. Normalerweise ist das Kammerwasser optisch leer (Tyndall negativ).

In seltenen Fällen kann aus diagnostischen Gründen eine **Vorderkammerpunktion** vorgenommen werden. Der am weitesten peripher gelegene Teil des Ziliarkörpers kann, wie der Sklerasporn auch, nur mittels **Gonioskopie** bei weitem Kammerwinkel eingesehen werden (vergleiche *Kapitel 11.3.3, Abbildung 229, 230* und *Synopsis 23a, Kapitel Glaukom).*

Mit Hilfe eines **Eindellungsspiegelkontaktglases** kann auch der hintere Teil der Pars plana beurteilt werden. Das Eindellungsspiegelkontaktglas ist dem Kontaktglas ähnlich (vergleiche *Kapitel 13.4.3),* besitzt aber am Kontaktglasrand einen kleinen Hebel, der bei Betätigung den Bulbus eindellt und die sonst durch die Iris verdeckten Teile des Ziliarkörpers sichtbar macht. Die Aderhaut kann nur in begrenztem Maße durch die **Ophthalmoskopie** (vergleiche *Kapitel 13.4.1* und *13.4.2*) sowie **Fluoreszenzangiographie** (vergleiche *Kapitel 13.4.3*) sichtbar gemacht werden, da das Pigmentepithel der Netzhaut die Beurteilung verhindert. Dies gelingt nur beim Vorliegen einer Rarefizierung des Pigmentblattes (z. B. beim Albino, im Bereich von Narben und Atrophien, *Abbildung 202*).

Die Aderhaut ist nur teilweise durch die **Ophthalmoskopie** sowie **Fluoreszenzangiographie** sichtbar, da das retinale Pigmentepithel die Beurteilung behindert. Bei einer Rarefizierung des Pigmentblattes (z. B. beim Albino, bei Narben u. Atrophien, *Abb. 202*) ist dies möglich.

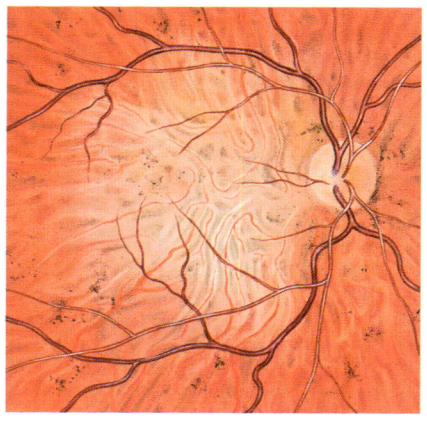

Abb. 202: Sklerotische Aderhautgefäße im Makulagebiet, die wegen einer Rarefizierung des Pigmentepithels der Netzhaut sichtbar geworden sind

Bei Verdacht auf Tumoren der Uvea wird das Auge durch eine direkt auf den anästhesierten Augapfel aufgesetzte Lichtquelle durchleuchtet **(Diaphanoskopie).** In einem vollständig abgedunkelten Raum leuchten die Sklera, insbesondere aber die Pupille und eventuell vorliegende Iriszysten rot auf *(Abbildung 220)*. Der Ziliarkörper stellt sich als dunkles zirkuläres Band hinter dem Limbus corneae dar. Tumoren erscheinen als Schatten in der rot aufleuchtenden Sklera. Darüber hinaus verdunkelt sich die sonst rote Pupille, wenn die Lichtquelle auf den schattengebenden Tumor aufgesetzt wird *(Synopsis 19)*. Das Ausmaß der Verschattung hängt vom Pigmentgehalt des Tumors ab.

Bei Verdacht auf Tumoren wird das Auge durchleuchtet **(Diaphanoskopie,** *Abb. 220)*.
Tumoren erscheinen als Schatten in der rot aufleuchtenden Sklera oder verdunkeln bei direkter Druchleuchtung die sonst rote Pupille *(Synopsis 19)*.

Synopsis 19: Diaphanoskopie und Sonographie und ihre Durchführung

Diaphanoskopie:
Eine direkt auf die Sklera aufgesetzte Lichtquelle läßt die Pupille rot aufleuchten. Bei pigmentierten intraokularen Tumoren bleibt die Pupille schwarz

Sonographie:
Beschallung des Auges mit einer Ultraschallsonde. Jede Grenzfläche sendet einen Schall zurück, der im A–Bild aufgezeichnet wird

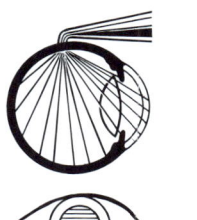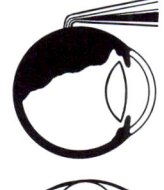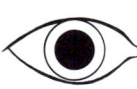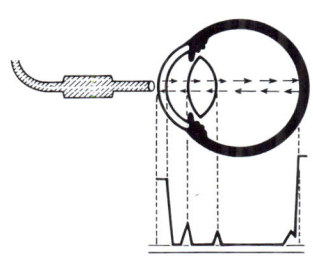

Auch mittels **Ultraschalluntersuchung (Sonographie)** lassen sich intraokulare Veränderungen feststellen und abklären (vergleiche *Kapitel 13.4.8*). Dabei sendet jede Schicht, die einen Dichteunterschied zu ihrer Nachbarschaft aufweist, ein Echo aus *(Synopsis 19)*. Im eindimensionalen **A-Bild** wird das Echo als Amplitude in der Ordinate, seine Laufzeit bzw. Wegstrecke in der Abszisse dargestellt. Das **B-Bild** ist ein zweidimensionales Schnittbild durch den Bulbus, das durch die Schwingungen, den der Schallmeßkopf aussendet, in einer Ebene entsteht *(Abbildung 255* und *256, Kapitel Netzhaut)*.

Auch mittels **Sonographie** *(Synopsis 19)* kann eine Aussage über intraokulare Veränderungen gemacht werden *(Abb. 255 u. 256, Kapitel Netzhaut)*.

9.5   Pathologie

9.5.1   Fehlbildungen

Fehlbildungen u. Degenerationen der Uvea s. *Tab. 24*.

9.5   Pathologie

9.5.1   Fehlbildungen

Fehlbildungen und Degenerationen der Uvea sind in *Tabelle 24* zusammengestellt.

Veränderung der Uvea/ Krankheitsbild	Kardinalsymptome	Besonderheiten/ Komplikationen
Iris bicolor	sektorenförmige „Zweifarbigkeit" der Iris	differentialdiagnostische Abgrenzung von Iristumoren
Heterochromie	ungleiche Färbung und Struktur zwischen rechter und linker Iris, mitunter bei Hornerschem Symptomenkomplex und Status dysrhaphicus	einseitige, rezidivierende Iridozyklitis mit Cataracta complicata, Sekundärglaukom und Glaskörpertrübungen
Reste der Pupillarmembran	an der Iriskrause ansetzende, sich über die Pupille spannende Fäden, z. T. mit Verbindung zur Linse	differentialdiagnostische Abgrenzung von hinteren Synechien
Kolobome der Uvea	Lücken in der Uvea durch defekten Verschluß der Becherspalte (meist nasal unten)	mitunter mit Kolobomen des Sehnervs kombiniert, dann hochgradige Sehschwäche, differentialdiagnostische Abgrenzung zu operativen Kolobomen der Iris und traumatischer Iridodialyse
Aniridie	bilaterales Fehlen der Iris, dominant vererbt oder sporadisch auftretend	häufig kombiniert mit Katarakt, Nystagmus, Amblyopie und Hydrophthalmus, Miller-Syndrom (zusätzlich Wilms-Tumor der Niere)
Albinismus	okularer oder okulokutaner Mangel an Pigment, hellblaue Iris, rot aufleuchtende Pupille, heller Fundus, Photophobie	Photophobie, Amblyopie mit und ohne Nystagmus durch Foveaaplasie
Ektopie der Pupille	schlitzförmige Pupillenverlagerung	
Dysgenesis mesoderma-lis (Axenfeld-Rieger)	mesodermale Fehlbildung mit Fehlanlage des Kammerwinkels, Hydrophthalmus, Hornhautendothelschäden, »Katzenpupille«	Prognose abhängig von der Augendruck-lage
Progressive essentielle Irisatrophie	langsam fortschreitende Stromaatrophie bei Frauen zwischen 30 und 40 Jahren	therapieresistentes Glaukom, Erblindung möglich
Iridoschisis	Spaltung des Irisstromas im Alter	
Chorioideremie	X-chromosomal vererbte Atrophie der gesamten Aderhaut	Nachtblindheit, konzentrische Gesichtsfeldein-schränkungen, Endstadium: weißer Fundus mit Pigmentklumpen
Atrophia gyrata	autosomal rezessiv vererbte, ringförmige Aderhautatrophie	Nachtblindheit, ringförmige Gesichtsfeldein-schränkungen
Angioid streaks	bilaterale Risse der Bruchschen Membran, die gefäßähnliche Streifen am Augenhinter-grund verursachen	bei Pseudoxanthoma elasticum liegt ein Groenblad-Strandberg-Syndrom vor, subretinale Makulablutung mit Narbenbildung
Uveaveränderung bei Myopie	peripapilläre Aderhautatrophie (Conus myopicus) und „Lacksprünge"	Makulablutungen mit späterem Fuchsschen Fleck der Makula
Uveaveränderung bei Diabetes mellitus (Iridopathia diabetica)	Pigmentausschwemmung, Pigmentepithel-defekte, gehemmte Mydriasis, Rubeosis iridis	Neovaskularisationsglaukom

Tabelle 24: Kardinalsymptome und Komplikationen bei Fehlbildungen der Uvea

9.5.1.1 Iris bicolor

Während beim überaus häufigen Irisnävus eine umschriebene, runde, klumpenartige, leicht prominente Ansammlung von Melanozyten vorliegt, ist bei der ebenfalls harmlosen Iris bicolor die **Pigmentdichte** flächenhaft, oft **sektorenförmig verändert** *(Abbildung 203)*. Um diese Veränderungen von Iristumoren abzugrenzen, sind im Zweifelsfall eine Fotodokumentation und häufige Kontrollen durchzuführen.

9.5.1.1 Iris bicolor

Es handelt sich um eine harmlose, flächenhafte, oft **sektorenförmige Veränderung der Pigmentdichte** *(Abb. 203)*. Sie muß von Iristumoren u. Irisnävi abgegrenzt werden.

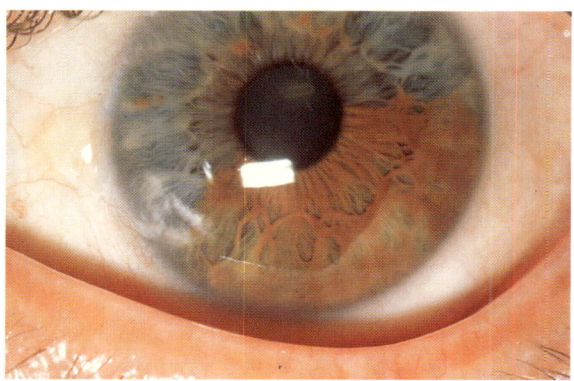

Abb. 203: Iris bicolor mit sektorenförmiger Farbunregelmäßigkeit

9.5.1.2 Heterochromie

Sie ist bedingt durch eine Hemmung der Pigmententwicklung der Iris meist nur eines Auges und gekennzeichnet durch eine **ungleiche Färbung und Struktur zwischen rechter und linker Regenbogenhaut** *(Abbildung 204)*. Sie kann unregelmäßig dominant vererbt werden und mit einem **Hornerschen Symptomenkomplex** (Ptosis, Enophthalmus, Miosis, vergleiche *Kapitel 2.3, 2.5.3.3, 4.2* und *10.5.3.1*) bzw. einem **Status dysrhaphicus** vergesellschaftet sein. Nicht selten treten bei einer Heterochromie **rezidivierende Iridozyklitiden und eine Katarakt** auf (Heterochromiezyklitis, vergleiche *Kapitel 9.5.3.1*).

9.5.1.2 Heterochromie

Durch eine Hemmung der Pigmententwicklung nur eines Auges entsteht eine **ungleiche Färbung u. Struktur zwischen rechter u. linker Regenbogenhaut** *(Abb. 204)*. Sie kann vererbt werden u. mit einem **Hornerschen Symptomenkomplex** bzw. einem **Status dysrhaphicus** vergesellschaftet sein. Oft treten **rezidivierende Iridozyklitiden** auf (Heterochromiezyklitis).

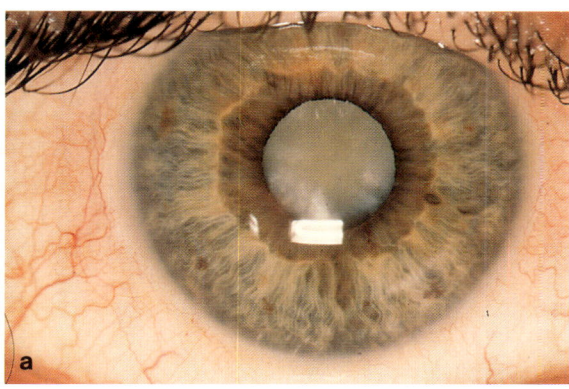

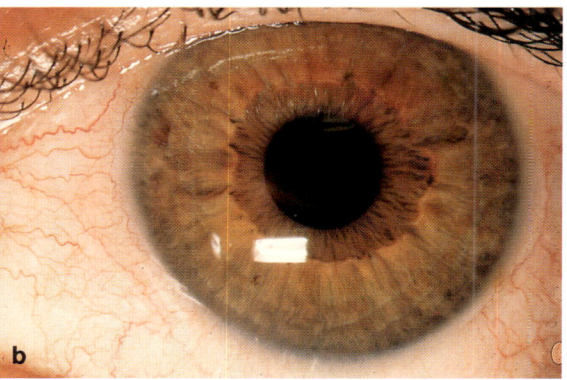

Abb. 204: Rechtes (**a**) und linkes Auge (**b**) des gleichen Patienten bei Heterochromie mit Ausbildung einer einseitigen Katarakt (Heterochromiekatarakt)

9.5.1.3 Reste der Pupillarmembran

Mitunter verbleiben von der Pupillarmembran fadenartige Reste. Sie
stören aber die Sehschärfe nicht.
Evtl. haben sie Verbindung mit der
Linsenvorderfläche u. ähneln einer
hinteren Synechie *(Abb. 205)*.

9.5.1.3 Reste der Pupillarmembran

Mitunter verbleiben von der Pupillarmembran, die bis zum 8. Fetalmonat die
Linse ernährt und sich danach vollständig zurückbildet, fadenartige Reste. Sie
setzen an der Iriskrause an, ziehen über die Pupille *(Abbildung 205)*, stören aber
die Sehschärfe nicht. Mitunter haben sie Verbindung mit der Linsenvorderfläche, wo sich winzige Trübungszonen ausbilden können (vergleiche *Kapitel 9.2)*.
Sie müssen von entzündungsbedingten hinteren Synechien abgegrenzt werden.

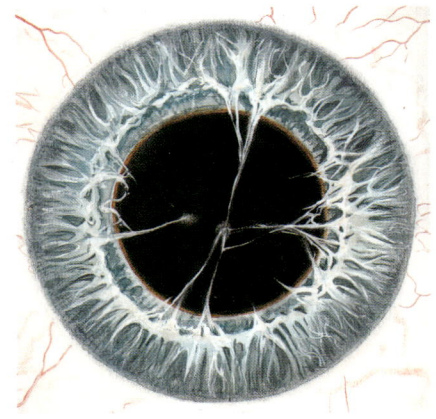

Abb. 205: Reste der Pupillarmembran,
die zum Teil an der vorderen Linsenkapsel ansetzen, wo sich eine
umschriebene Linsentrübung befindet

9.5.1.4 Kolobome der Uvea

Definition ▶

Ätiologie
Defekter Verschluß der fetalen
Becherspalte.

Klinik
Iriskolobome sind meist nach nasal
unten gerichtet *(Abb. 206)*.

9.5.1.4 Kolobome der Uvea

Definition. Kolobome sind angeborene, operativ oder traumatisch entstandene Lücken in verschiedenen Geweben des Auges.

Ätiologie. Ursache ist ein verzögerter oder fehlender Verschluß der fetalen Becherspalte, der sich normalerweise in der 6. Schwangerschaftswoche vollzieht.

Klinik. Angeborene Iriskolobome sind meist nach nasal unten gerichtet *(Abbildung 206)*.

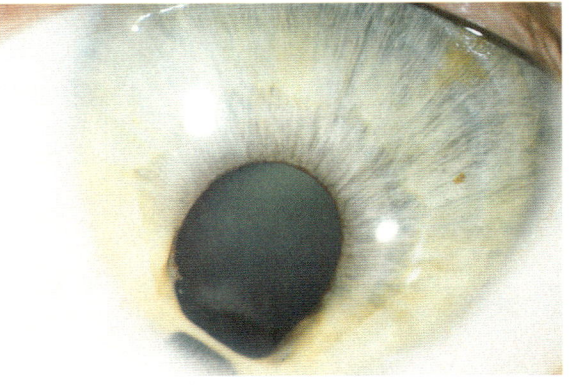

Abb. 206: Nach unten
gerichtetes Iriskolobom
mit Irisbrücke

Sie setzen sich zuweilen auf Ziliarkörper, Zonula Zinnii (vergleiche *Kapitel 8.5.1.1*), Aderhaut und Sehnerv fort. Bei Kombination mit einem Sehnervenkolobom liegt eine hochgradige Sehschwäche vor (vergleiche *Kapitel 14.4.1.5*). **Brückenkolobome** zeigen noch brückenartig erhaltene Reste der Iris bzw. Aderhaut *(Abbildung 207)*. Zu Lidkolobomen siehe *Kapitel 2.5.1.1*.

Sie setzen sich zuweilen auf Ziliarkörper, Zonula Zinnii, Aderhaut u Sehnerv (hochgradige Sehschwäche) fort. **Brückenkolobome** zeigen noch erhaltene Reste der Aderhaut *(Abb. 207)*.

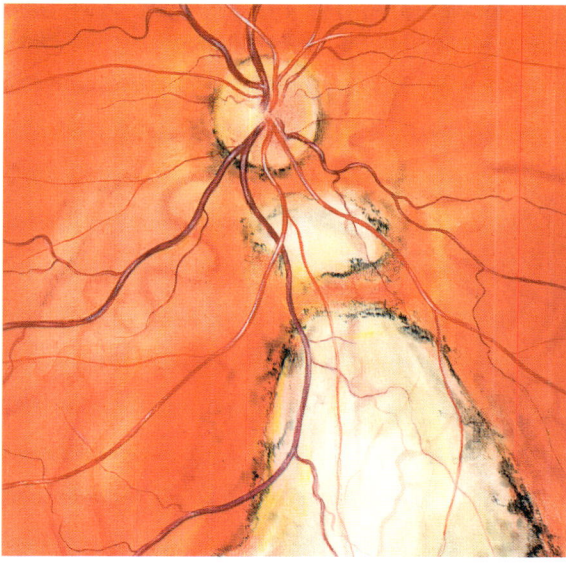

Abb. 207: Brückenkolobom der Aderhaut, die aus entwicklungsgeschichtlichen Gründen nur unterhalb der Papille auftreten. Zwischen den beiden Kolobomteilen ist die Netz- und Aderhaut brückenartig ausgebildet.

Differentialdiagnose. Operativ gesetzte Iriskolobome bei Aphakie oder nach Glaukomoperationen sind fast immer nach oben gerichtet. Traumatisch entstandene Abrisse der Iris an ihrer Wurzel (Iridodialyse) befinden sich oft seitlich *(Synopsis 20)*.

Differentialdiagnose
Operativ gesetzte Iriskolobome sind nach oben gerichtet, traumatisch entstandene Irisabrisse befinden sich oft seitlich *(Synopsis 20)*.

Synopsis 20: Differentialdiagnose der Iriskolobome

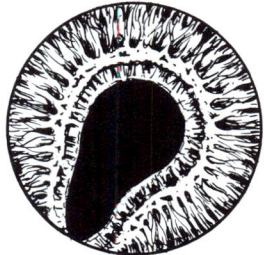

Angeborenes Iriskolobom (meist nach nasal unten)

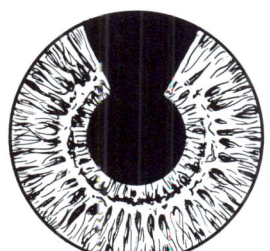

Operativ gesetzte Sektoriridektomie (totales Kolobom)

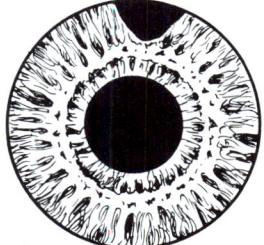

Operativ gesetztes basales (peripheres) Kolobom

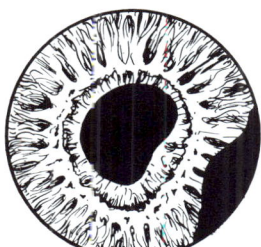

Traumatischer Irisabriß (Iridodialyse)

9.5.1.5 Aniridie

9.5.1.5 Aniridie

Bilaterales **Fehlen der Regenbogenhaut.** Meist ist nur noch ein peripherer Irissaum bei der Gonioskopie sichtbar. Ziliarkörperzotten u. Zonulafasern sind an der Spaltlampe zu sehen *(Abb. 208)*. Häufig bestehen **Linsentrübungen, Nystagmus, Amblyopie** u. **Hydrophthalmus.**

Ein vollständiges **Fehlen der Regenbogenhaut** ist selten. Häufiger ist noch ein mehr oder weniger großer peripherer Irissaum vorhanden. Meist sind auch noch Ziliarkörperzotten und Zonulafasern an der Spaltlampe sichtbar *(Abbildung 208)*. Häufig bestehen darüber hinaus **Linsentrübungen, Nystagmus, Amblyopie** und **Hydrophthalmus** (vergleiche *Kapitel 11.5.2.1*). Es handelt sich stets um eine bilaterale Mißbildung, die sporadisch auftritt oder autosomal dominant vererbt wird.

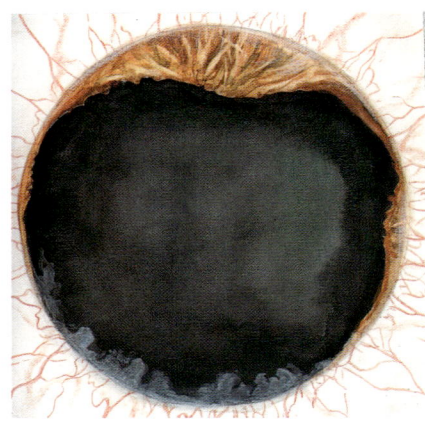

Abb. 208: Angeborene Aniridie mit fehlender Regenbogenhaut; unten sind Ziliarkörperzotten sichtbar

Merke ►

Merke. Bei sporadischen Fällen von Aniridie ist stets ein Wilms-Tumor der Niere auszuschließen **(Miller-Syndrom).**

Bei einem Abriß der Iris liegt eine **traumatische Aniridie** vor.

Die Iris kann auch durch ein Trauma abreißen, was zu einer **traumatischen Aniridie** führt (vergleiche *Kapitel 9.6.1*).

Der klinische Fall ►

Der klinische Fall: Ein 20jähriger Student zieht sich bei einem Autounfall neben Polytraumen an Schädel und Extremitäten auch eine schwere Augapfelprellung links zu. Während der Behandlung in einer chirurgischen Klinik wird der Patient konsiliarisch vom Augenarzt betreut.

Er findet eine vollständige Einblutung des linken Auges **(Hämophthalmus),** so daß die Beurteilung der tieferen Augenabschnitte nicht möglich ist. Die Sehfunktion beträgt »Handbewegungen vor dem Auge« bei richtiger Lichtrichtungsangabe (Projectio recta, vergleiche *Kapitel 17.2.1.1*). Sonographisch liegt die Netzhaut an; auch im Glaskörperraum lassen sich ausgedehnte Blutungen nachweisen.

Innerhalb von drei Wochen kommt es zu einer weitgehenden Resorption des intraokularen Blutes, so daß ein vollständiger Abriß der Iriswurzel **(traumatische Aniridie)** und eine beginnende subkapsuläre Rindentrübung der Linse **(Kontusionskatarakt,** vergleiche *Kapitel 8.5.8.1)* festgestellt werden. Eine Linsenluxation besteht nicht. Die Linse trübt sich weiter ein, so daß nach sechs Monaten eine extrakapsuläre Kataraktextraktion mit Implantation einer Hinterkammerlinse vorgenommen werden muß. Die Sehschärfe beträgt nach der Operation ohne Korrektur 0,6; allerdings ist der Patient durch den Verlust der Blendenfunktion der Iris überaus lichtempfindlich. Die Verordnung einer Lichtschutzbrille erbringt kaum eine Linderung. Da der Patient wegen der Aniridie auch kosmetisch beeinträchtigt ist, erhält er eine eingefärbte weiche Kontaktlinse ohne optische Wirkung, bei der die Iris entsprechend der Struktur der Regenbogenhaut aufgedruckt ist **(Iris-print-Linse,** vergleiche *Kapitel 16.6.2.2)*. Damit ist der Patient beschwerdefrei.

9.5.1.6 Albinismus

9.5.1.6 Albinismus

◀ Definition

> **Definition.** Unter Albinismus wird eine Hypomelanose oder Amelanose des Auges und der Haut durch einen erblichen metabolischen Defekt verstanden.

Formen. Beim **okulokutanen Albinismus** sind Auge und Haut, bei der **okularen Form** nur die Augen betroffen. Unter **Albinoidismus** werden schwächere Ausprägungen der Erkrankung zusammengefaßt (vergleiche *Kapitel 13.6.6.8).*

Klinik. Die Iris ist hellblau, bei der Beleuchtung im durchfallenden Licht zeigt sie sich rosa. Die Pupille leuchtet bei stärkerer Beleuchtung rot auf, weil das Licht auch durch die Iris ins Augeninnere eindringt *(Abbildung 209).* Der Augenhintergrund ist hellrot, die Aderhautgefäße sind vor der stark reflektierenden weißen Sklera sichtbar, weil dem retinalen Pigmentepithel das Melanin fehlt (siehe auch *Abbildung 290).* Die Patienten klagen über Lichtscheu **(Photophobie)** und besitzen eine schlechte Sehschärfe **(Amblyopie,** vergleiche *Kapitel 18.3.3)* mit und ohne **Nystagmus,** da eine **Foveaaplasie** besteht. Beim Albinoidismus ist die Fovea normal angelegt.

Formen
Beim **okulokutanen Albinismus** sind Augen und Haut, beim **okularen** nur die Augen betroffen. Beim **Albinoidismus** sind die Pigmentstörungen gering.
Klinik
Die Iris ist hellblau, die Pupille rot *(Abb. 209).* Im durchfallenden Licht ist die Iris rosa. Der Augenhintergrund hat eine hellrote Farbe, die Aderhautgefäße sind sichtbar *(Abb. 290).*
Die Patienten klagen über **Photophobie** u. haben eine schlechte Sehschärfe **(Amblyopie),** da eine **Foveaaplasie** besteht.

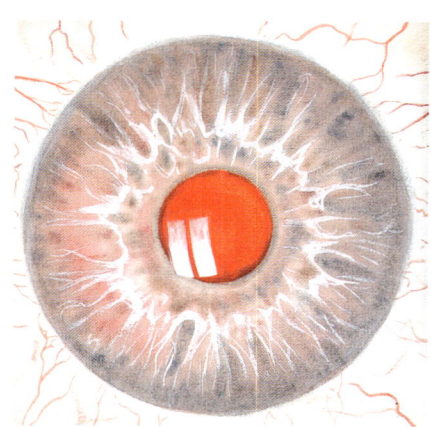

Abb. 209: Pupille und Iris bei einem Albino. Durch fehlende Pigmentierung des Pigmentepithels der Uvea leuchtet die Pupille bei Lichteinfall rot auf, die Regenbogenhaut erscheint ebenfalls rot

Therapie. Eine Behandlung ist bislang nicht bekannt. Zur Linderung der Beschwerden muß eine **Lichtschutzbrille** ordiniert werden.

Therapie
Eine Behandlung ist nicht bekannt. Es sollten **Lichtschutzgläser** ordiniert werden.

9.5.1.7 Ektopie der Pupille

9.5.1.7 Ektopie der Pupille

Darunter wird eine Verlagerung der Pupille vom optischen Zentrum zur Iriswurzel hin verstanden. Die Pupille ist meist eng und schlitzförmig, ihre Reaktionen auf Licht und Pharmaka sind reduziert. Ursächlich kommen mesodermale Mißbildungen (auch die Dysgenesis mesodermalis) sowie das Marfan-Syndrom (vergleiche *Kapitel 8.5.6.8)* und sekundäre Vernarbungen im Bereich der Iris in Frage.

Die Pupille ist verschoben, meist schlitzförmig, ihre Reaktionen auf Licht u. Pharmaka reduziert. Die Ursachen sind mesodermale Mißbildungen, Marfan-Syndrom u. Narben.

9.5.1.8 Dysgenesis mesodermalis (Axenfeld-Rieger-Anomalie)

Die mesodermale Fehlbildung umfaßt eine Fehlanlage des Kammerwinkels mit Hydrophthalmus, Schädigung des Hornhautendothels, Irisstromadefekten u. Pupillenverformungen in Form einer **»Katzenpupille«** *(Abb. 210,* vgl. auch *Kapitel Vorderkammer und Glaukom).*

9.5.1.8 Dysgenesis mesodermalis (Axenfeld-Rieger-Anomalie)

Es handelt sich um eine mesodermale Fehlbildung, bei der neben einer Fehlanlage des Kammerwinkels mit Hydrophthalmus (vergleiche *Kapitel 11.5.2.1* und *Abbildung 235c, Kapitel Vorderkammer und Glaukom*) auch eine Schädigung des Hornhautendothels mit Hornhautnarben, Irisstromadefekten und Pupillenverformungen (»Katzenpupille«, *Abbildung 210*) auftreten (vergleiche auch *Kapitel 6.5.1.4,).*

Die Prognose der Erkrankung hängt von der intraokularen Drucklage ab.

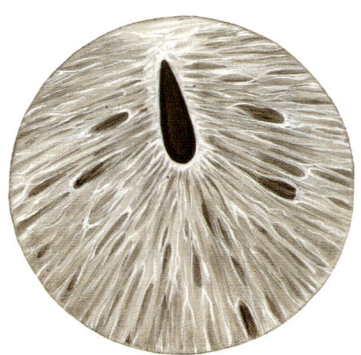

Abb. 210: »Katzenpupille« bei Dysgenesis mesodermalis mit spaltförmiger Verziehung der Pupille, Iris- und Kammerwinkelmißbildung

9.5.2 Degenerationen/Dystrophien

Die Iris zeigt im Alter eine zunehmende **Stroma-, Pupillarmuskel-, Pigmentblatt-** u. **Pupillarsaumatrophie.** Die Pupille ist eng **(Altersmiosis).**
In der Aderhaut treten **Drusen der Bruchschen Membran** auf. Die Aderhautatrophie ist gekennzeichnet durch einen peripapillären Halo, sklerotisch verdickte Aderhautgefäße mit eingeschränktem Lumen **(Aderhautsklerose,** *Abb. 202),* die nur bei gleichzeitiger Atrophie des retinalen Pigmentblattes sichtbar sind. Zu Fehlbildungen u. Degenerationen der Uvea s. *Tab. 24.*

9.5.2 Degenerationen/Dystrophien

Die Uvea ist, wie andere Gewebe auch, einem Alterungsprozeß unterworfen. Die Iris zeigt eine zunehmende **Stroma-, Pupillarmuskel-, Pigmentblatt-** und **Pupillarsaumatrophie.** Die Pupille ist eng **(Altersmiosis)** und wird im Dunkeln schlecht weit.

Der Ziliarmuskel weist eine Gewebsverdichtung mit Hyalinisierung des Ziliarmuskels und Einschränkung seiner Kontraktibilität auf. In der Aderhaut treten typische **Drusen der Bruchschen Membran** auf, die umschriebene Verdickungen darstellen. Als Zeichen der Aderhautatrophie entsteht ein peripapillär gelegener seniler Halo (Ring), der den Blick auf die sonst unsichtbare weiße Sklera freigibt. Die sklerotisch verdickten Aderhautgefäße mit eingeschränktem Lumen **(Aderhautsklerose,** *Abbildung 202*) werden nur dann sichtbar, wenn sie mit einer Atrophie des Pigmentblattes der Netzhaut einhergehen.

Fehlbildungen und Degenerationen der Uvea sind in *Tabelle 24* zusammengestellt.

9.5.2.1 Progressive essentielle Irisatrophie

Eine einseitige, langsam progrediente Stromaatrophie, die zu Lochbildung u. Schwund der Iris führt *(Abb. 211).* Die Pupille ist verzogen u. weit. Oft liegt ein Glaukom vor.

9.5.2.1 Progressive essentielle Irisatrophie

Diese seltene, meist einseitige Erkrankung vorwiegend bei Frauen im 3. bis 4. Lebensjahrzehnt führt durch eine langsam progrediente Stromaatrophie zu Lochbildung und vollständigem Schwund der Iris *(Abbildung 211).* Die Pupille ist verzogen und weit. Das Leiden wird durch ein therapieresistentes Glaukom kompliziert und führt nicht selten zur Erblindung.

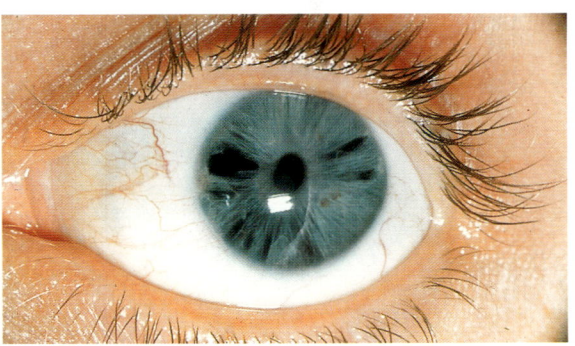

Abb. 211: Essentielle Irisatrophie mit ausgeprägten Atrophiezonen der Iris

9.5.2.2 Iridoschisis

Zuweilen ist das Irisstroma im Alter, besonders unten, aufgespalten, wobei die Trabekel in die Vorderkammer ragen und im Kammerwasser flottieren. Dabei ist meist das hintere Irisblatt erhalten. Komplikationen bleiben bei diesen beidseitigen Veränderungen, die durch einen Verlust von elastischen Fasern bedingt sind, aus.

9.5.2.3 Chorioideremie

> **Definition.** Es handelt sich um eine X-chromosomal vererbte, progressive **Atrophie der gesamten Aderhaut.**

Klinik. Im Frühstadium, oft schon im Kindesalter, bestehen **Nachtblindheit** und **konzentrische Gesichtsfeldeinengungen.** Im späteren Verlauf treten herdförmige, später konfluierende aderhautatrophische Areale mit sekundärer Pigmentblatt- und Netzhautdegeneration auf. Im Endstadium erscheint der Fundus durch die sichtbare Sklera weiß mit einzelnen Pigmentklumpen (vergleiche *Kapitel 13.6.6.4, Abbildung 287, Kapitel Netzhaut*). Das ERG ist stark reduziert oder ausgelöscht.

Bei Konduktorinnen finden sich Pigmentverwerfungen und Depigmentierungen (Pfeffer-und-Salz-Fundus) ohne Funktionseinschränkungen.

Therapie und Prognose. Eine Behandlungsmöglichkeit existiert nicht. Erblindung ist häufig. Mitunter kann ein zentraler Visusrest bis ins 6. Lebensjahrzehnt erhalten bleiben.

9.5.2.4 Atrophia gyrata

> **Definition.** Die Atrophia gyrata ist eine autosomal rezessiv vererbte Erkrankung, bei der es im 20. bis 30. Lebensjahr zu einer **ringförmigen Atrophie** in der mittleren Peripherie hinter dem Bulbusäquator kommt.

Klinik. Im Frühstadium treten **Nachtblindheit** und **ringförmige Gesichtsfeldeinengungen** auf. Die Aderhautatrophie erfaßt nicht die äußerste Netzhautperipherie, so daß die Gesichtsfeldaußengrenzen normal bleiben. In den atrophischen Arealen ist die weiße Sklera sichtbar (vergleiche *Kapitel 13.6.6.4*). Das ERG ist stark reduziert oder ausgelöscht.

Therapie und Prognose. Eine wirksame Therapie ist nicht bekannt. Da die Netzhautmitte ausgespart ist, bleibt die Sehschärfe lange Zeit normal.

(Darüber hinaus gibt es noch andere Formen der Aderhautatrophie, z. B. mit zentral areolärer, peripapillärer oder diffuser Lokalisation sowie mit unterschiedlichem Vererbungsmuster).

9.5.2.5 Angioid streaks

> **Definition.** Beidseitige gefäßähnliche Streifen entstehen am Augenhintergrund durch degenerative Veränderungen im Bereich der elastischen Bruchschen Membran der Aderhaut, meist im Zusammenhang mit generalisierten Bindegewebserkrankungen, z. B. eines Pseudoxanthoma elasticum.

9.5.2.2 Iridoschisis

Das Irisstroma ist beidseitig aufgespalten, die Trabekel flottieren im Kammerwasser. Komplikationen treten nicht auf.

9.5.2.3 Chorioideremie

◄ Definition

Klinik
Im Frühstadium bestehen **Nachtblindheit u. konzentrische Gesichtsfeldeinengungen.** Im Verlauf treten aderhautatrophische Areale auf. Im Endstadium erscheint der Fundus durch die sichtbare Sklera weiß mit einzelnen Pigmentklumpen *(Abb. 287, Kapitel Netzhaut).*

Therapie und Prognose
Eine Behandlung existiert nicht. Erblindung ist häufig.

9.5.2.4 Atrophia gyrata

◄ Definition

Klinik
Im Frühstadium treten **Nachtblindheit u. ringförmige Gesichtsfeldeinengungen,** später mittelperiphere Aderhautatrophien auf. Die Gesichtsfeldaußengrenzen bleiben normal.
Therapie und Prognose
Eine Therapie ist unbekannt. Die Sehschärfe bleibt lange Zeit normal.

9.5.2.5 Angioid streaks

◄ Definition

Klinik
Risse in der Bruchschen Membran führen zu rötlichgelben Linien, die radiär von der Papille verlaufen *(Abb. 212)*. Das Vorliegen eines **Pseudoxanthoma elasticum** führt zum **Groenblad-Strandberg-Syndrom.**

Therapie und Prognose
Eine Therapie gibt es nicht.
Komplikation
Makulablutungen mit Narbenbildung *(Abb 212).*

Klinik. Die gefäßähnlichen rötlichgelben Linien unterschiedlicher Breite sind Risse in der Bruchschen Membran, verlaufen nicht selten radiär von der Papille nach allen Seiten und besitzen zackige Ränder. Die Netzhautgefäße ziehen über diese Streifen hinweg *(Abbildung 212)*. Das Zusammentreffen von Angioid streaks und **Pseudoxanthoma elasticum** (Systemerkrankung der elastischen Fasern) wird als **Groenblad-Strandberg-Syndrom** bezeichnet.

Therapie und Prognose. Eine Therapie des Leidens gibt es nicht. Als Komplikation tritt nicht selten bereits im jugendlichen Alter eine subretinale Makulablutung mit Narbenbildung auf, die das Sehen stark beeinträchtigt, aber nicht zur Erblindung führt *(Abbildung 212)*.

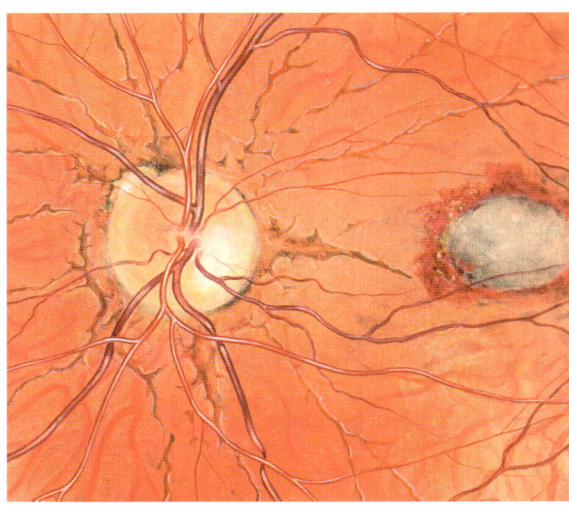

Abb. 212: Angioide Streifen mti subretinaler Makulablutung und Narbenbildung bei Groenblad-Strandberg-Syndrom

9.5.2.6 Uveaveränderungen bei Myopie

Bei progessiver Myopie kommt es zu Degenerationen der Aderhaut am temporalen Papillenrand **(peripapilläre chorioretinale Atrophie, Conus myopicus,** *Abb. 282, Kapitel Netzhaut).*
Dehiszenzen in der Bruchschen Membran werden als **Lacksprünge** bezeichnet. Sie können mit Blutungen einhergehen u. zu einem **Fuchsschen Fleck** der Makula führen.

9.5.2.6 Uveaveränderungen bei Myopie

Bei einer progressiven Myopie kommt es zunächst zu Degenerationen der Aderhaut und des retinalen Pigmentepithels am temporalen Papillenrand **(peripapilläre chorioretinale Atrophie),** später auch zirkulär, mit Durchscheinen der Sklera **(Conus myopicus,** *Abbildung 282, Kapitel Netzhaut,* vergleiche *Kapitel 13.6.3.4* und *16.4.2.2).*

Dehiszenzen in der Bruchschen Membran der Aderhaut in Makulanähe werden als **Lacksprünge** bezeichnet. Sie können mit Blutungen einhergehen und zu einem **Fuchsschen Fleck** der Makula führen (vergleiche *Kapitel 13.6.3.4 und 16.4.2.2).*

9.5.2.7 Uveaveränderungen bei Diabetes mellitus / Iridopathia diabetica

Es wird Pigment der Iris in das Kammerwasser ausgeschwemmt. Das Pigmentepithel zeigt im regredienten Licht multiple Defekte **(Kirchenfensterphänomen).** Die Pupille wird schlecht weit. Durch Gewebshypoxie tritt eine **Rubeosis iridis** *(Abb. 200)* auf. Durch Schrumpfung kommt es zur Mydriasis oder zum Ectropium uveae *(Abb. 201).*
Durch Gefäßproliferationen im Kammerwinkel entsteht ein **Neovaskularisationsglaukom.**

9.5.2.7 Uveaveränderungen bei Diabetes mellitus / Iridopathia diabetica

Bei Diabetikern wird aus der Iris verstärkt Pigment in das Kammerwasser ausgeschwemmt, insbesondere bei medikamentöser Mydriasis und nach intraokularen Eingriffen. Das Pigmentepithel der Iris kann im regredienten Licht multiple Defekte zeigen **(Kirchenfensterphänomen,** vergleiche *Synopsis 29, Kapitel Netzhaut).* Oftmals wird nach Mydriatikagabe die Pupille nicht richtig weit.

Eine Neubildung von Gefäßen kann im Bereich der gesamten Uvea durch Gewebshypoxie auftreten, insbesondere an der Iris **(Rubeosis iridis,** *Abbildung 200).* Gefäßneubildungen der Iris treten auch nach Zentralvenenthrombose (vergleiche *Kapitel 13.6.1.2)* und Zentralarterienembolie (vergleiche *Kapitel 13.6.1.3)* auf.

Durch spätere Schrumpfung des pathologischen fibrovaskulären Gewebes kommt es zur Mydriasis oder zum Ectropium uveae *(Abbildung 201).* Durch ähnliche Veränderungen im Kammerwinkel wird ein **Neovaskularisationsglaukom** ausgelöst (vergleiche *Kapitel 11.5.3.4).*

9.5.3 Uveitis (Iritis, Zyklitis, Chorioiditis)

Definition. Es liegt eine oft beidseitige, zu Rezidiven neigende Entzündung der Uvea unterschiedlichster Ursache vor.

Merke. Obwohl die Uvea eine morphologische Einheit darstellt, wird je nachdem, welcher Teil der Uvea von der Entzündung betroffen ist, von **Iritis** (vordere Uveitis), **Zyklitis** (intermediäre Uveitis) und **Chorioiditis** (hintere Uveitis), bei Entzündung aller Abschnitte von **Panuveitis** gesprochen.

Ätiologie. Meist liegt wie bei der Skleritis eine **allergisch-hyperergische**, d. h. **immunologische** Ursache, z. B. als Reaktion auf Bakterientoxine, vor. Häufig tritt die Uveitis auch bei **allgemeinen** oder **immunologischen Erkrankungen** auf. Bei einigen Uveitisformen sind spezielle Antigenexpressionen des **HLA-Systems** nachgewiesen worden, insbesondere bei Erkrankungen des rheumatischen Formenkreises.

Infektionen, z. B. nach Traumen (perforierende Verletzung) oder im Zusammenhang mit einer Sepsis auf hämatogenem Weg **(Toxoplasmose, Lues, Miliartuberkulose, Leptospirose, Lepra, Mykose, Viren,** insbesondere Herpes- und Zytomegalieviren, **Rickettsiosen, Parasitosen,** z. B. Toxocara canis, Onchozerkose, **Raupenhaare)** sind seltener. Liegt eine immunologische Disposition vor, treten gehäuft Rezidive bei **Fokalinfektionen** auf (Sinusitis, beherdete Zähne, chronische Tonsillitis, Pyelonephritis, Cholezystitis, Adnexitis, Salpingitis).

Außerdem können Linsenreste durch autoimmunologische Mechanismen eine **phakolytische Entzündung** mit schwerer Uveitis und Sekundärglaukom hervorrufen (vergleiche *Kapitel 8.5.10).*

Die wichtigsten allgemeinen Erkrankungen, die zu einer Uveitis führen können, sind in *Tabelle 25* zusammengefaßt.

Klinik: Die klinische Symptomatik ist abhängig von der Entzündungslokalisation, der Schwere der Entzündung, ihrer Ursache und der Abwehr- und Immunsituation des Betroffenen. Typisch sind **chronisch rezidivierende Verläufe,** die sich über viele Jahre erstrecken können.

Merke. Die Symptomatik der vorderen und hinteren Uveitis unterscheidet sich u. a. dadurch, daß eine Iridozyklitis schmerzhaft und eine Chorioiditis schmerzfrei verläuft.

Komplikationen: Bei schweren und rezidivierenden Uveitiden sind eine Reihe von Komplikationen möglich: **Bandförmige Hornhautdegeneration** mit subepithelialer Kalkablagerung (vergleiche *Kapitel 6.5.2.8, Abbildung 133, Kapitel Hornhaut),* **Cataracta complicata** mit tuffsteinartiger Trübung der hinteren subkapsulären Rinde (vergleiche *Kapitel 8.5.7),* **Sekundärglaukom** (vergleiche *Kapitel 11.5.3.3),* seltener eine **exsudative Amotio retinae** (vergleiche *Kapitel 13.6.8.2.)* und **Phthisis bulbi** (vergleiche *Kapitel 1.5.2).*

Formen. Es gibt akute, chronische, symptomarme und rezidivierende Verlaufsformen. Je nach den vorliegenden Veränderungen werden besonders **exsudative** bzw. **fibrinöse** (verstärkte Protein- und Zellabsonderung) sowie **granulomatöse** bzw. **noduläre** (entzündliches Granulationsgewebe) Entzündungen unterschieden. **Hämorrhagische Verlaufsformen,** insbesondere bei der hinteren Uveitis, gehen meist mit ausgedehnter Nekrose- und intensiver Narbenbildung einher.

Diagnose. Um eine gezielte ätiologische Therapie einleiten zu können, ist eine **systematische Durchuntersuchung** unter konsiliarischer Zuziehung aller entsprechenden Fachkollegen (Hausarzt, Internist, Zahnarzt, HNO-Arzt, Gynäkologe, Urologe, Immunologe, Hämatologe, Dermatologe etc.) notwendig. Während dieser Zeit erfolgt eine symptomatische Behandlung.

9.5.3 Uveitis (Iritis, Zyklitis, Chorioiditis)

◄ Definition

◄ Merke

Ätiologie
Meist liegt eine **allergisch-hyperergische** Reaktion, z. B. auf Bakterientoxine, vor. Häufig liegt die Ursache in **allgemeinen** oder **immunologischen Erkrankungen.** Bei einigen Uveitisformen sind **HLA-Antikörper** nachweisbar.
Infektionen (Toxoplasmose, Lues, Leptospirose, Lepra, Mykose, Viren, Rickettsiosen, Parasitosen) sind seltener.
Linsenreste können eine **phakolytische Entzündung** hervorrufen. Zu den wichtigsten allgemeinen Erkrankungen, die zu einer Uveitis führen können, s. *Tab. 25.*

Klinik
Sie ist abhängig von der Lokalisation, Schwere u. Ursache der Entzündung sowie von der Immunsituation des Betroffenen. Typisch sind **chronisch rezidivierende Verläufe.**

◄ Merke

Komplikationen
Es können bei schweren Verläufen **bandförmige Hornhautdegeneration, Cataracta complicata, Sekundärglaukom, exsudative Amotio retinae** u. **Phthisis bulbi** auftreten.

Formen
Es werden **exsudative** bzw. **fibrinöse, granulomatöse** bzw. **noduläre** u. **hämorrhagische** Entzündungen unterschieden.

Diagnose
Zur gezielten Therapie ist eine **systematische Durchuntersuchung** notwendig. Während dieser Zeit symptomatische Behandlung.

Tabelle 25: Krankheitsbilder, die eine Uveitis hervorrufen können

Krankheitsbild	Kardinalsymptome
Primär chronische Polyarthrits (PcP)	rezidivierende serofibrinöse Iritis
Spondylarthritis ankylopoetica (Morbus Bechterew)	rezidivierende serofibrinöse Iritis
Juvenile rheumatoide Arthritis (JRA)	granulomatöse Iridozyklitis, bandförmige Hornhautdegeneration
Stillsche Erkrankung	Katarakt, Sekundärglaukom
Boecksche Sarkoidose	Granulome der Uvea und Bindehaut
Heerfordt-Syndrom (Febris uveoparotidea)	Uveitis, chronische Dakryoadenitis, Parotitis mit Fazialisparese
Morbus Boeck, Lues, Lepra, Tuberkulose	beidseitige rezidivierende granulomatöse Iritis und Chorioretinitis disseminata, Lueskeratitis
Morbus Behçet	beidseitige Hypopyoniritis, retinale Vaskulitis, Aphthen der Mundschleimhaut und des Genitale, Pyodermie, Hauterytheme, Polyarthritis
Morbus Reiter	Bindehautentzündung oder Iritis ohne wesentliche fibrinöse Exsudation
Herpes simplex	Atrophie des Irispigmentblattes, Beteiligung des M. sphincter pupillae (Pupillenentrundung), nekrotisierende Chorioretinitis, Keratitis
Heterochromie	einseitige, rezidivierende Iridozyklitis (Heterochromiezyklitis), häufig Glaskörpertrübungen, Sekundärglaukom und Cataracta complicata
Gicht	schmerzhafte ziliare Rötung, flüchtige Irishyperämie, Skleritis
Leukämie	Hypopyon-Iritis, am Fundus exsudative leukämische Infiltrate, kleinere retinale und präretinale Blutungen
Diabetes mellitus	Pigmente im Kammerwasser, Defekte im Pigmentepithel der Iris (Kirchenfensterphänomen), Pupille wird schlecht weit, Gefäßneubildungen der Iris (Rubeosis iridis), evtl. mit Ectropium uveae, Neovaskularisationsglaukom
Toxoplasmose	Chorioretinitis mit Narbenbildung im Makulabereich (angeboren und erworben)
Morbus Harada	flächenhafte Uveitis am hinteren Augenpol mit exsudativer hochblasiger Netzhautablösung
Pilzinfektionen	wattebauschähnliche subretinale Infiltrate mit Ausbildung von sternförmigen Narben, Keratomykose
Onchozerkose	schwere, großflächige, beidseitige Chorioretinitis mit Optikusatrophie, Erblindung, Hautknoten (adulte Würmer), chronische Dermatitis
Borreliose (Lyme-Disease)	Chorioiditis, Papillenödem, exsudative Netzhautablösung, Vaskulitis der Netzhautgefäße
AIDS	Cotton-wool-Herde und Mikroaneurysmen am Fundus, im Spätstadium Zytomegalie-Retinitis mit retinaler Nekrose
Röteln, Zytomegalie, Herpes, Toxocara canis, Zystizerkose	diffuse Chorioretinitis

Therapie. Die allgemeinen Richtlinien der lokalen Behandlung bestehen in einer Ruhigstellung und Erweiterung der Pupille mit **Mydriatika** (Atropin, Scopolamin, Tropicamid = Mydriatikum, Cyclopentolat, vergleiche *Kapitel 10.4.1.2*), mit denen Verklebungen zwischen Regenbogenhaut und Linsenvorderfläche (**hintere Synechien,** *Synopsis 21*) vorgebeugt wird.

Außerdem werden hochdosiert und ausdauernd **kortisonhaltige Augentropfen** und **-salben** (speziell zur Nacht), evtl. in Kombination mit **Antibiotika,** verabreicht. Dabei ist es wichtig, daß das Kortison ausreichend ins Augeninnere penetriert. Besonders gut werden Kristallsuspensionen resorbiert (Prednisolonazetat = Inflanefran forte, Cortisumman, Ultracortenol). Der Wirkstoff kann auch subkonjunktival nach Oberflächenanästhesie oder parabulbär verabreicht werden (Dexamethasonazetat = Fortecortin).

In vielen Fällen hat sich eine **Wärmeapplikation** (Rotlicht, Heizkissen, Kurzwellenbestrahlung, Augenverband) bewährt. Bei chronisch rezidivierenden Uveitiden kann eine **höhenklimatische Kur** bzw. ein **Reizklima** hilfreich sein.

Prognose. Sie ist abhängig von der Ursache, der Schwere und der Abwehr- und Immunsituation des Patienten. Uveitiden zeichnen sich durch eine ausgesprochene Rezidivfreudigkeit aus. In schweren Fällen ist Erblindung möglich; bei schmerzhaftem Sekundärglaukom wird eine Enukleation notwendig.

9.5.3.1 Iritis (vordere Uveitis)

> **Definition.** Die Regenbogenhautentzündung ist die häufigste aller Uveitisformen, die in drei Viertel aller Fälle akut verläuft, durch ziliare Injektion sowie Irishyperämie mit Fibrin- und Leukozytenabsonderung in das Kammerwasser gekennzeichnet ist und häufig zusammen mit einer Zyklitis auftritt (Iridozyklitis).

Klinik. Die Patienten klagen über dumpfe **Schmerzen,** ein **schlechteres Sehen** (Schleier vor dem Auge), Lichtscheu **(Photophobie)** und verstärkten Tränenfluß **(Epiphora).**

Die Minderung der Sehschärfe ist bedingt durch das Ausschwitzen von Fibrin und Leukozyten in das Kammerwasser (positives **Tyndall-Phänomen,** vergleiche *Kapitel 9.4*). Sie werden entsprechend der Wärmeströmung in der Vorderkammer (vergleiche *Synopsis 23, Kapitel Vorderkammer und Glaukom*) häufig in Dreieckform **(Arltsches Dreieck,** nicht aber bei Heterochromie) am Hornhautendothel als sog. **Beschläge** (Betauungen, Präzipitate) abgelagert *(Abbildung 213).*

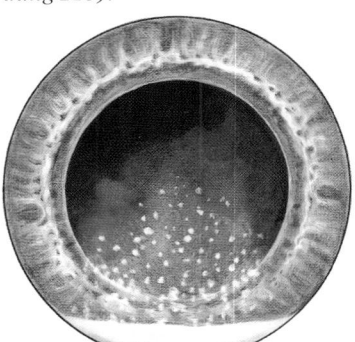

Abb. 213: Akute Iritis mit Fibrin in der Vorderkammer, dreieckförmige Präzipitatansammlung (sog.»speckige« Beschläge) an der Hornhauthinterfläche (Arltsches Dreieck) und Hypopyon

Bei schweren Verlaufsformen setzen sich die Exsudationen als **Hypopyon** am Boden der Vorderkammer ab, auch bei einem Ulcus corneae serpens (Eiterspiegel, *Abbildung 136, Kapitel Hornhaut*, vergleiche *Kapitel 6.5.5.1*), bei M. Bechterew oder M. Behçet. Bei den seltenen Virusinfektionen der Iris (oft Herpesviren) kommt es zu Vorderkammerblutung mit Blutspiegelbildung **(Hyphäma)** und Beeinträchtigung der Pupillomotorik (vergleiche *Synopsis 15, Kapitel Hornhaut).*

Therapie
Die Ruhigstellung u. Erweiterung der Pupille mit **Mydriatika** beugt Verklebungen zwischen Regenbogenhaut u. Linsenvorderfläche (**hintere Synechien,** *Synopsis 21*) vor. Außerdem werden **kortisonhaltige Augentropfen** u **-salben,** evtl. in Kombination mit **Antibiotika,** verabreicht. Der Wirkstoff kann auch subkonjunktival u. parabulbär verabreicht werden.

Wärmeapplikationen u. **höhenklimatische Kuren** bzw. **Reizklima** haben sich bewährt.

Prognose
Uveitiden neigen zu Rezidiven. In schweren Fällen ist Erblindung möglich.

9.5.3.1 Iritis (vordere Uveitis)

◄ **Definition**

Klinik
Schmerzen, Sehverschlechterung, Photophobie u. **Epiphora.**
Die Minderung der Sehschärfe ist bedingt durch das Ausschwitzen von Fibrin u. Leukozyten in das Kammerwasser **(positives Tyndall-Phänomen).** Sie werden durch die Wärmeströmung in der Vorderkammer *(Synopsis 1, Kapitel Vorderkammer und Glaukom)* in Dreieckform **(Arltsches Dreieck)** am Hornhautendothel als sog. **Beschläge** abgelagert *(Abb. 213).*

Bei schweren Verlaufsformen setzt sich Eiter als **Hypopyon** am Boden der Vorderkammer ab *(Abb. 136, Kapitel Hornhaut).*

Ein praktischer Tip ▶

Es liegt eine Hyperämie der Ziliargefäße vor **(ziliare Gefäßinjektion,** *Abb. 122c, Kapitel Hornhaut; s. Tab. 10, Kapitel Bindehaut)* mit perikornealer bläulichroter Verfärbung. Ist die Bindehaut mitbetroffen, ist die **Injektion gemischt** *(Abb. 122d, Kapitel Hornhaut)*. Die **Iris ist hyperämisch**, ihre **Struktur verwaschen**, die Irisgefäße sind normalerweise nicht sichtbar, die Pupille verengt **(Reizmiosis)**.

Ein praktischer Tip: Liegt der Patient längere Zeit auf einer Seite, befinden sich Hypopyon und Hyphäma im nasalen oder temporalen Kammerwinkel. Die Absonderungen von Eiter und Blut können so massiv sein, daß eine Bewegung in der Vorderkammer kaum noch möglich ist.

Es liegt eine Hyperämie der episkleral gelegenen Ziliargefäße vor **(ziliare Gefäßinjektion,** *Abbildung 122c, Kapitel Hornhaut,* vergleiche *Tabelle 10, Kapitel Bindehaut)*: Die mehr diffuse bläulichrote Verfärbung befindet sich perikorneal unmittelbar am Limbus. Bei Mitbeteiligung der Konjunktiva liegt eine **gemischte Injektion** vor *(Abbildung 122d, Kapitel Hornhaut)*. Die **Iris ist hyperämisch**, mitunter grünlich verfärbt; die sonst unsichtbaren Irisgefäße treten insbesondere bei heller Regenbogenhaut deutlich hervor. Die **Irisstruktur** ist durch die Schwellung des Stromas **verwaschen**, die Pupille ist verengt **(Reizmiosis)** und reagiert nur träge auf Licht und Mydriatika. Mitunter liegt eine toxisch bedingte Stromaquellung der Hornhaut vor *(Abbildung 214)*.

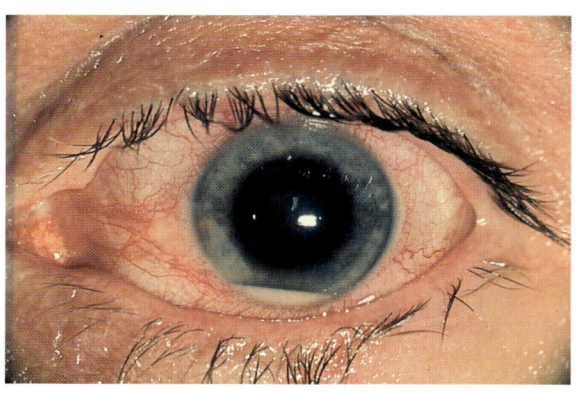

Abb. 214: Massive Iritis mit ausgeprägter gemischter Gefäßinjektion, Hornhautödem, verwaschener Irisstruktur und Hypopyon

Komplikationen
Die Ausschwitzungen können das Trabekelwerk verlegen u. zu einem **passageren Sekundärglaukom** führen. Oftmals verbleiben Verklebungen zwischen Iris u. Trabekelwerk **(Goniosynechien)** oder zwischen Iris u. Hornhautendothel **(vordere Synechien,** *Synopsis 21)*. Bei exsudativen Verlaufsformen bilden sich Verklebungen der Irisrückfläche u. des Pupillarrandes mit der Linsenvorderfläche aus **(hintere Synechien,** *Synopsis 21)*.

Komplikationen. Fibrin und Leukozyten können die Abflußwege des Kammerwassers verstopfen und zu einem Druckanstieg führen. Nach Abklingen der entzündlichen Symptomatik normalisiert sich auch der intraokulare Druck wieder **(passageres Sekundärglaukom)**. Oftmals bleiben aber Verklebungen zwischen Iris und Trabekelwerk **(Goniosynechien),** bei stärkerer Ausprägung zwischen Iris und Hornhautendothel **(vordere Synechien,** *Synopsis 21)* zurück. Nicht selten bilden sich zipfelförmige und herdförmige Verklebungen der Irisrückfläche und des Pupillarrandes mit der Linsenvorderfläche aus, insbesondere bei exsudativen Verlaufsformen **(hintere Synechien,** *Synopsis 21)*.

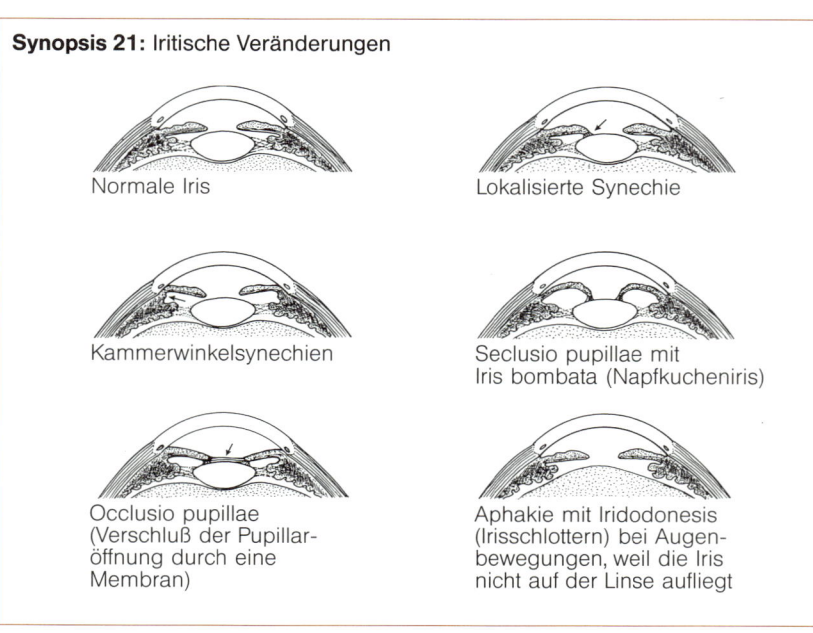

Synopsis 21: Iritische Veränderungen

Normale Iris

Lokalisierte Synechie

Kammerwinkelsynechien

Seclusio pupillae mit Iris bombata (Napfkucheniris)

Occlusio pupillae (Verschluß der Pupillaröffnung durch eine Membran)

Aphakie mit Iridodonesis (Irisschlottern) bei Augenbewegungen, weil die Iris nicht auf der Linse aufliegt

Bei einer Synechierung des ganzen Pupillarsaumes an der Linse kommt es zur **Seclusio pupillae**, so daß das Kammerwasser nicht mehr aus der hinteren in die vordere Augenkammer strömen kann, die Iris napfkuchenartig nach vorn drängt und zum **Sekundärglaukom** führt (**Napfkucheniris, Iris bombé, Iris bombata**, *Synopsis 21*, vergleiche *Kapitel 11.3.3.3*). In schweren Fällen bildet sich eine fibrinöse Schwarte im Pupillarbereich (**Occlusio pupillae**, *Synopsis 21*).

Bei rezidivierenden Iritiden und schweren chronischen Verlaufsformen kann sich nach Jahren eine **Cataracta complicata** mit tuffsteinartigen hinteren subkapsulären Rindentrübungen ausprägen (vergleiche *Kapitel 8.5.7*).

Formen. Es gibt fibrinöse bzw. serofibrinöse (verstärkte Protein- und Zellabsonderung, oft mit Hypopyonbildung), granulomatöse (entzündliches Granulationsgewebe) und hämorrhagische (insbesondere bei Virusinfektionen) Verlaufsformen.

Diagnose. Sie ist bei sorgfältiger Untersuchung an der Spaltlampe nicht schwierig zu stellen. Oft weisen bereits die Beschwerden des Patienten (dumpfe Schmerzen, Sehverschlechterung, Lichtscheu, Tränen) in die richtige Richtung.

Ein praktischer Tip: Bei brauner Iris ist eine Hyperämie meist schwer zu erkennen. Bei geringen Reizungen fehlt oft die typische ziliare Injektion. Sind die Betauungen am Hornhautendothel nur geringfügig ausgeprägt, lassen sie sich nur im regredienten Licht bei entsprechender Vergrößerung darstellen. Frische, auf eine Iritis hindeutende Endothelbeschläge lassen sich von alten, z. T. pigmentierten Präzipitaten und Pigmentbeschlägen im Zusammenhang mit einer Krukenbergspindel (*Abbildung 135, Kapitel Hornhaut*, vergleiche *Kapitel 6.5.4*) dadurch unterscheiden, daß sie scharf begrenzt und durchsichtig sind.

Differentialdiagnose. Die akute Iritis muß differentialdiagnostisch vom akuten Glaukom und von der akuten Konjunktivitis abgegrenzt werden (*Tabelle 32, Kapitel Vorderkammer und Glaukom*).

Therapie. Der therapeutischen Mydriasis mit allen zur Verfügung stehenden Mitteln kommt eine ausschlaggebender Bedeutung zu.

> **Merke.** Bei rechtzeitiger und starker Mydriasis können hintere Synechien und eine Occlusio pupillae wieder gelöst werden. Bei älteren Synechien kommt es in Mydriasis zu Pupillenverziehungen und einer Kleeblattpupille, ohne daß die Verklebungen gesprengt werden können. Bei einer Seclusio pupillae ist eine medikamentöse Lösung der Verklebungen meist nicht mehr möglich.

Kommt es nach dem Tropfen von **Parasympathikolytika** (Atropin, Scopolamin, Tropicamid = Mydriatikum, Cyclopentolat, vergleiche *Kapitel 10.4.1.2*) zu keiner ausreichenden Mydriasis, wird auf **Sympathikomimetika** zurückgegriffen (Links-Glaukosan = Adrenalin und Epinephrin, Suprarenin = Epinephrin, und Kokain, vergleiche *Kapitel 10.4.2.1*). Können die Synechien gesprengt werden, bleiben häufig auf der Linse Pigmentreste liegen (**Synechiefußpunkte**), die noch nach Jahren auf die stattgefundene Iritis weisen.

Ein praktischer Tip: Obwohl Atropin normalerweise eine mydriatische Wirkung von einer Woche hat (vergleiche *Kapitel 10.4.1.2*), ist seine Wirkung durch die Irishyperämie so stark abgeschwächt, daß es mehrmals täglich getropft werden kann.

Synechiert der ganze Pupillarsaum, kommt es zur **Seclusio pupillae**. Das Kammerwasser fließt nicht mehr aus der hinteren in die vordere Augenkammer [**Sekundärglaukom**], die Iris drängt napfkuchenartig nach vorn (**Napfkucheniris**, *Synopsis 21*).

Evtl. entsteht eine Fibrinschwarte im Pupillarbereich [**Occlusio pupillae**, *Synopsis 21*]. Bei schweren rezidivierenden Iritiden bildet sich nach Jahren eine **Cataracta complicata**.

Formen
Es gibt fibrinöse bzw. serofibrinöse, granulomatöse u. hämorrhagische Verlaufformen.

Diagnose
Die Beschwerden sind typisch, der Spaltlampenbefund eindeutig.

◄ **Ein praktischer Tip**

Differentialdiagnose
Akutes Glaukom u. akute Konjunktivitis. S. Tab. 32, Kap. Vorderkammer u. Glaukom.

Therapie
Der therapeutischen Mydraisis kommt die ausschlaggebende Bedeutung zu.

◄ **Merke**

Kommt es nach dem Tropfen von **Parasympathikolytika** zu keiner ausreichenden Mydriasis, wird auf **Sympathikomimetka** zurückgegriffen. Nach Sprengung der Synechien verbleiben häufig auf der Linse **Synechiefußpunkte**.

◄ **Ein praktischer Tip**

Ein praktischer Tip: Bei mittelfrischen Verklebungen können mehrmals im Wechsel alle fünf Minuten Sympathikomimetika ins Auge gegeben werden (Suprarenin und Kokain). 0,3 ml Epinephrin (Suprarenin) kann auch in einer Konzentration von 1:1000 nach Tropfanästhesie mit einer feinen Kanüle unter die Bindehaut injiziert werden. Dabei sollten die Patienten herz-kreislauf-gesund sein. Die Wirkung wird noch verstärkt, wenn zum Schluß eine parasympathikolytische Salbe (z. B. Atropin) appliziert wird.

Bei einem passageren Sekundärglaukom können kurzzeitig lokale **Betablocker** (Chibro-Timoptol, Vistagan, Betoptima, Betamann, 2mal) oder orale **Karboanhydrasehemmer** (Acetazolamid als Diamox oder Glaupax sowie Diclofenamid, 2- bis 3mal 1 Tablette, vergleiche *Kapitel 11.5.2.3*) gegeben werden.

> *Merke.* Die medikamentöse Mydriasis ist trotz und wegen des erhöhten Augendruckes notwendig.

Bei Napfkucheniris mit Sekundärglaukom wird mit dem **YAG-Laser** eine Iridotomie oder eine **operative Iridektomie** angelegt, bei einer Cataracta complicata die Linse im entzündungsfreien Intervall entfernt. Besonders wichtig sind **kortisonhaltige Augentropfen,** oder die subkonjunktivale oder parabulbäre Injektion von Steroiden.

Liegt eine Napfkucheniris mit einem Sekundärglaukom vor, muß mit dem **YAG-Laser** eine Iridotomie oder eine **operative Iridektomie** angelegt werden (vergleiche *Kapitel 11.3.3.3*). Bei einer Cataracta complicata sollte die Linse in einem entzündungsfreien Intervall entfernt werden. Besonders wichtig ist eine begrenzte Zeitlang das 5mal tägliche bis stündliche Tropfen von **kortisonhaltigen Augentropfen** (Prednisolonazetat = Inflanefran forte, Cortisumman, Ultracortenol). In schweren Fällen wird Kortison (Dexamethasonazetat = Fortecortin) subkonjunktival oder parabulbär verabreicht.

Prognose
Unter Therapie kommt es meist in kurzer Zeit zu einer deutlichen Besserung. Schwere u. rezidivierende Verläufe sind nicht selten.

Prognose. Unter der entsprechenden Therapie kommt es meist innerhalb von wenigen Tagen zu einer deutlichen Befundbesserung: Fibrin, Entzündungszellen und Hypopyon verschwinden, die ziliare Injektion klingt ab, die Sehschärfe steigt an, die Augendruckwerte normalisieren sich.
Dennoch sind schwerere und rezidivierende Verläufe nicht selten.

Besondere Krankheitsbilder
Die PcP wird nicht selten begleitet von **beidseitigen serofibrinösen Iridozyklitiden.**

Besondere Krankheitsbilder
● Die **primär chronische Polyarthritis (PcP)** wird nicht selten begleitet von **beidseitigen serofibrinösen Iridozyklitiden** unterschiedlicher Schwere und Häufigkeit. Die Krankheitsschübe verlaufen oft unabhängig von den iritischen Reizungen.

Beim **M. Bechterew** ist eine **rezidivierende serofibrinöse Iritis** pathognomonisch.

● Bei der **Spondylarthritis ankylopoetica (M. Bechterew)** ist eine ein- oder wechselseitige **rezidivierende serofibrinöse Iritis** mit entsprechenden Komplikationen pathognomonisch. 95% aller betroffenen Patienten besitzen das Humanleukozytenantigen B 27.

Bei der **juvenilen rheumatoiden Arthritis** treten **granulomatöse Iridozyklitiden** auf. Das Auge ist oft schmerz- u. reizfrei, so daß die Entzündung leicht übersehen werden kann.

● Bei der **juvenilen rheumatoiden Arthritis (JRA),** bei der Kinder zwischen dem 2. und 4. Lebensjahr erkranken, treten in 25 % der Fälle **granulomatöse Iridozyklitiden** auf, besonders häufig bei der **Oligoarthritis,** etwas seltener bei der **Stillschen Erkrankung** (chronische Polyarthritis, Wachstumsstillstand der Extremitäten, Hepatosplenomegalie, Lymphdrüsenschwellung, bandförmige Hornhautdegeneration; vergleiche *Kapitel 6.5.2.8*). Da das Auge oft schmerz- und reizfrei ist, werden Komplikationen (Katarakt, Sekundärglaukom) oft übersehen, so daß das betroffene Auge erblinden kann. Bei 80 % der Kinder sind die antinukleären Antikörper positiv.

Die **Boecksche Sarkoidose** führt in 60% zu **Granulomen am Auge,** besonders an der Uvea u. Bindehaut. Das **Heerfordt-Syndrom** ist gekennzeichnet durch **Uveitis, Dakryoadenitis** u. **Parotitis** mit **Fazialisparese.**

● An **Boeckscher Sarkoidose** (systemische Erkrankung mit nichtverkäsenden Epitheloidzellgranulomen) erkrankte Patienten bilden in bis zu 60% **Granulome am Auge** aus, besonders an der Uvea und an der Bindehaut (vergleiche *Kapitel 5.5.8*). Das **Heerfordt-Syndrom (Febris uveoparotidea),** eine Sonderform der Sarkoidose, ist gekennzeichnet durch **Uveitis, chronische Dakryoadenitis** und **Parotitis** mit **Fazialisparese.**

● Eine **beidseitige rezidivierende granulomatöse Iritis** (Knötcheniritis, *Abbildung 215*) ist nicht nur für den **M. Boeck,** sondern auch für die **Lues, Lepra** und **Tuberkulose** typisch; darüber hinaus tritt auch eine Chorioretinitis disseminata auf. Zur **Lueskeratitis** (Keratitis parenchymatosa) siehe *Kapitel 6.5.9.1.*

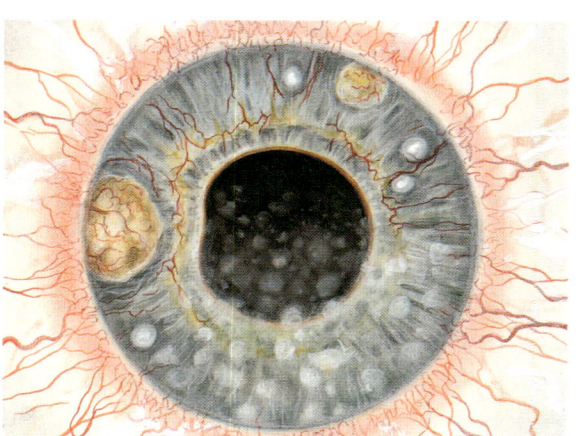

Abb. 215: Knötcheniritis (granulomatöse Iritis) mit ziliarer Gefäßinjektion, Irishyperämie und speckigen Hornhautbeschlägen, so daß die Iris im unteren Drittel schlecht erkennbar ist

● Beim **M. Behçet** liegen neben einer **beidseitigen Hypopyoniritis** eine **retinale Vaskulitis** (vergleiche *Kapitel 13.6.1.4),* **Aphthen der Mundschleimhaut** und des **Genitale,** eine **Pyodermie, Hauterytheme** und eine **Polyarthritis** vor. 95% der Patienten besitzen das Humanleukozytenantigen B 5.

● Der **M. Reiter,** eine allergische bzw. bakteriotoxische Spätkomplikation nach **urethritischen** oder **intestinalen Infekten,** insbesondere bei Ruhr (vergleiche *Kapitel 5.5.7.5),* ist charakterisiert durch **Bindehautentzündungen** oder **Iritis** ohne wesentliche fibrinöse Exsudation. Das Humanleukozytenantigen B 27 ist positiv.

● Nach einer **Herpes-simplex-Keratitis** (vergleiche *Kapitel 6.5.6)* kann über hämatogenen oder neurogenen Weg eine Uveitis mit **Atrophie des Irispigmentblattes, Beteiligung des M. sphincter pupillae** (Pupillenentrundung) und **nekrotisierender Chorioretinitis** (vergleiche *Kapitel 13.6.3)* ablaufen.

● Mitunter treten bei einer **Heterochromie** (vergleiche *Kapitel 9.5.2.7)* eine **einseitige, rezidivierende Iridozyklitis** auf (Heterochromiezyklitis), die im Unterschied zu anderen Formen der Iridozyklitis **Endothelbeschläge (Präzipitate)** an der gesamten Hornhautrückfläche aufweist (auch oben) und häufig mit Glaskörpertrübungen, Sekundärglaukom (vergleiche *Kapitel 11.5.3)* und Cataracta complicata (vergleiche *Kapitel 8.5.7),* aber nie mit Synechiebildung einhergeht.

● Die **Iridopathia urica** ist gekennzeichnet durch eine schmerzhafte ziliare Rötung (besonders nachts) und flüchtige **Irishyperämie** bei Gichtkranken. Außerdem treten gehäuft **Skleritiden** auf (vergleiche *Kapitel 7.3.2.3);* Harnsäurekristalle werden im Hornhautepithel abgelagert (vergleiche *Kapitel 6.5.3.4).*

● Bei **Leukämie** kann es neben Infiltraten der Lider, der Orbita und der Augenmuskeln zu **Hypopyon-Iritiden** mit besonders heftigen Verläufen **(Iridopathia leucaemica)** und **typischen Fundusveränderungen** (exsudative leukämische Infiltrate, kleinere retinale und präretinale Blutungen, *Abbildung 216,* vergleiche auch *Kapitel 13.6.2.3)* kommen.

Eine **beidseitige rezidivierende granulomatöse Iritis** *(Abb. 215)* ist typisch für den **M. Boeck,** die **Lues, Lepra** u. **Tbc;** zusätzlich tritt eine Chorioretinitis disseminata auf.

Beim **M. Behçet** liegen eine **beidseitige Hypopyoniritis, retinale Vaskulitis, Pyodermie, Polyarthritis, Aphthen der Mundschleimhaut** u. des **Genitale** sowie **Hauterytheme** vor.

Der **M. Reiter** ist eine Spätkomplikation nach **urethritischen** oder **intestinalen Infekten** u. charakterisiert durch **Bindehautentzündungen** oder **Iritis.**

Eine **Herpes-simplex-Infektion** kann mit einer **Uveitis, Atrophie des Irispigmentblattes, Beteiligung des M. sphincter pupillae** (Pupillenentrundung) u. **nekrotisierenden Chorioretinitis** einhergehen.
Bei einer **Heterochromie** können einseitige, rezidivierende **Iridozyklitiden** (Heterochromiezyklitis) mit **Endothelbeschlägen,** Glaskörpertrübungen, Sekundärglaukom u. Cataracta complicata auftreten, aber nie Synechiebildungen.

Die **Iridopathia urica** ist gekennzeichnet durch **Skleritiden,** Harnsäurekristallablagerung im Hornhautepithel, eine schmerzhafte ziliare Rötung u. flüchtige **Irishyperämie.**

Bei **Leukämie** kommt es zu Infiltrationen der Lider, der Orbita u. der Augenmuskeln, zu **Hypopyon-Iritiden** u. **Fundusveränderungen** *(Abb. 216)*

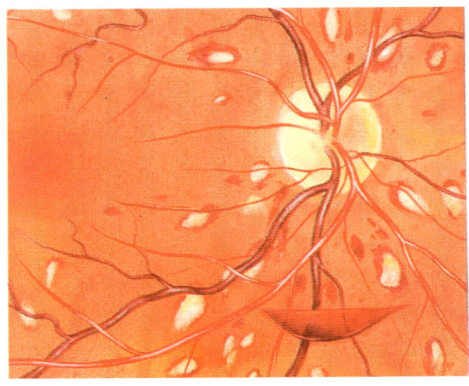

Abb. 216: Fundusveränderungen bei Leukämie (exsudative leukämische Infiltrate, retinale und präretinale Blutungen)

Diabetiker neigen vermehrt zu Iritiden (Iridopathia diabetica).

Zu **Iridopathia diabetica** *siehe Kapitel 9.5.2.7.* Diabetiker neigen darüber hinaus mehr zu Iritiden als gesunde Personen.

Der klinische Fall ▶

Der klinische Fall. Ein 20jähriger Beamter bemerkt einen dumpfen Schmerz, Lichtscheu sowie einen leichten Schleier vor dem linken Auge und sucht einen Augenarzt auf. Dort fallen eine ungleiche Farbe der Regenbogenhäute beider Augen und eine Iridozyklitis links mit leichter ziliarer Reizung, frischen Endothelbeschlägen an der gesamten Hornhautrückfläche und positivem Vorderkammer- und Glaskörpertyndall auf. Die Iris ist kaum hyperämisch, der intraokulare Druck mit 26 mmHg leicht oberhalb der Norm. Es handelt sich um eine **Heterochromiezyklitis.** Nach der Behandlung mit 2 x täglich Scopolamin-Augentropfen 0,1% und zweistündlicher Gabe von kortikosteroidhaltigen Augentropfen (Inflanefran forte) kommt es innerhalb von einer Woche zur deutlichen Abnahme der Entzündungszeichen und Beschwerdefreiheit. Eine drucksenkende Therapie ist entbehrlich, weil der Augendruck schon am nächsten Tag im Normbereich liegt. Inflanefran forte wird noch für 2 Wochen 2 x täglich ins Auge gegeben. In den darauffolgenden Jahren kommt es immer wieder zu unterschiedlich heftigen Rezidiven, aber ohne Ausbildung von hinteren Synechien. Allmählich fällt die Sehschärfe, bedingt durch eine tuffsteinartige Trübung der subkapsulären hinteren Linsenrinde **(Cataracta complicata)**, auf dem betroffenen Auge auf 0,3 ab, so daß eine extrakapsuläre Kataraktextraktion mit Implantation einer Hinterkammerlinse vorgenommen werden muß. Der operative und postoperative Verlauf gestaltet sich komplikationslos, auch wenn in den nachfolgenden Jahren immer wieder neue Entzündungsschübe, insbesondere mit Glaskörpertrübungen, auftreten.

9.5.3.2 Zyklitis (intermediäre Uveitis)

9.5.3.2 Zyklitis (intermediäre Uveitis)

Definition ▶

> *Definition.* Die Entzündung des Ziliarkörpers ist gekennzeichnet durch Glaskörpertrübungen und meist mit einer Iritis kombiniert.

Klinik
Schmerzen u. Sehverschlechterung durch Exsudationen von Fibrin u. Leukozyten in den Glaskörper (Glaskörpertyndall). Häufig liegen zusätzlich eine **Vaskulitis der peripheren Netzhautgefäße** u. ein **zystoides Makulaödem** vor.

Klinik. Auch bei Zyklitis treten **dumpfe Schmerzen** und eine **Sehverschlechterung** auf, die durch **Exsudationen von Fibrin und Leukozyten in den Glaskörper** hervorgerufen werden **(Glaskörpertyndall).** Die Glaskörpertrübungen sinken meist auf den Boden des Bulbus, können sich aber auch zu Konglomeraten zusammenballen. Häufig liegen zusätzlich eine **Vaskulitis der peripheren Netzhautgefäße** (vergleiche *Kapitel 13.6.1.4*) und ein **zystoides Makulaödem** vor (vergleiche *Kapitel 13.6.7.1*). Mitunter ist die **Akkommodation eingeschränkt.** Da meist gleichzeitig eine Iritis vorhanden ist, stehen deren Symptome im Vordergrund und überdecken nicht selten jene der Zyklitis (Iridozyklitis).

Komplikationen
Zuweilen tritt ein **passageres Sekundärglaukom** durch Hypersekretion von Kammerwasser oder Abflußbehinderung auf. Häufig bildet sich eine **Cataracta complicata** aus.

Komplikationen. Zuweilen tritt ein **passageres Sekundärglaukom** infolge einer Hypersekretion von Kammerwasser oder einer Abflußbehinderung im Kammerwinkel durch Fibrin auf. Nach rezidivierenden Zyklitiden bildet sich häufig eine **Cataracta complicata** aus.

Formen

● Bei einer Entzündung der Pars plana wird von einer **Pars planitis** gesprochen, die durch Chronizität, Schmerzfreiheit, Entzündungsfreiheit des äußeren Auges, Netzhautveränderungen (Vaskulitis, Makulaödem) und durch kleine, rundliche schneeballähnliche bzw. ameiseneierähnliche Glaskörperinfiltrationen 1 – 2 mm im Glaskörper vor der Pars plana auffällt.

● Bei der **Cyclitis anularis** ist die vordere Aderhaut und der hintere Ziliarkörper durch eine seröse Absonderung nicht in den Glaskörper, sondern in den Suprachorioidalraum abgehoben und ringförmig (pseudotumorös) prominent.

Diagnose. Die Glaskörpertrübungen imponieren bei weiter Pupille an der Spaltlampe als punktförmige oder wolkige Schatten, die sich bei Blickhebung und -senkung, im Gegensatz zu Trübungen im vorderen Bulbusabschnitt, in Blickrichtung mitbewegen (vergleiche *Abbildung 165, Kapitel Linse*).

Im Dreispiegelkontaktglas sind die ameiseneierähnlichen Konglomerate gut sichtbar, die sich an der Glaskörpergrenzmembran oder an der Pars plana ablagern. Im Bereich der peripheren Netzhaut können weißliche Gefäßeinscheidungen sowie Netzhaut- und Glaskörperblutungen auftreten.

Therapie. Sie entspricht der Iritis. Zusätzlich Kortison oral.

Prognose. Meist handelt es sich um chronische Verläufe mit häufigen Rezidiven. In schweren Fällen kann eine Erblindung und Phthisis bulbi resultieren.

9.5.3.3 Chorioiditis (hintere Uveitis)

Definition. Die Entzündung der Aderhaut ist gekennzeichnet durch unscharf begrenzte, weiße ödematöse Herde mit zellulärer und fibrinöser Exsudation in den Glaskörper, die wegen der topographischen und funktionellen Beziehungen zur Netzhaut immer eine Retinitis nach sich ziehen (Chorioretinitis).

Klinik. Die Chorioretinitis verursacht **keine Schmerzen,** weil in der Aderhaut sensible Nerven fehlen. Das Ausmaß der Sehschärfenreduktion hängt davon ab, wo die Entzündungsherde lokalisiert sind: Befinden sie sich in der mittleren oder äußeren Fundusperipherie, wird die Sehverschlechterung mitunter nur durch eine zelluläre oder fibrinöse Exsudation in den Glaskörper bedingt, die der Patient als sich bewegende **Schleier** oder Trübungen wahrnimmt. Zentrale Herde verursachen erhebliche Sehstörungen.

Die Entzündung imponiert infolge des Netzhautödems als **gelblich-weißlicher** oder **grauer, unscharf begrenzter,** zuweilen leicht prominenter Herd *(Abbildung 217a)*, der sich später zu einer **atrophisch pigmentierten Narbe** abgrenzt und in dessen Bereich oft die weiße Sklera sichtbar ist *(Abbildung 217b)*. Die Pigmen-

Diagnose
Glaskörpertrübungen imponieren als punktförmige oder wolkige Schatten, die sich bei Blickbewegungen mitbewegen. Im Dreispiegelkontaktglas sind die ameiseneierähnlichen Konglomerate sichtbar. Im Bereich der peripheren Netzhaut treten weißliche Gefäßeinscheidungen als Zeichen der begleitenden Vasculitis retinae auf.
Therapie
Sie entspricht der bei Iritis.
Prognose
Oft liegen chronische Verläufe mit Rezidiven vor. In schweren Fällen kann das Auge erblinden und schrumpfen.
9.5.3.3 Chorioiditis (hintere Uveitis)

◀ Definition

Klinik
Die Chorioretinitis verursacht **keine Schmerzen.** Die Sehschärfenreduktion hängt vor der Lokalisation der Entzündungsherde ab. Glaskörpertrübungen verursachen sich bewegende **Schleier.** Die Entzündung imponiert als **gelblich-weißlicher** oder **grauer, unscharf begrenzter, leicht prominenter Herd** *(Abb. 217a)*, der sich später **pigmentiert,**

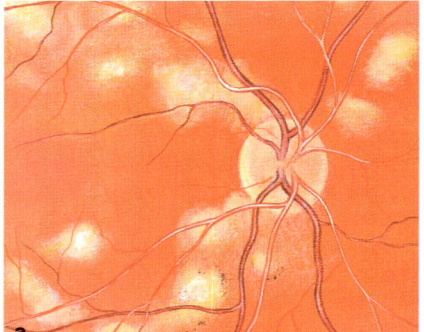 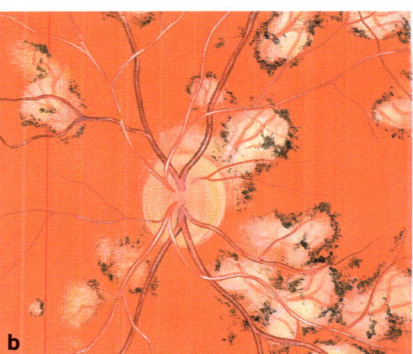 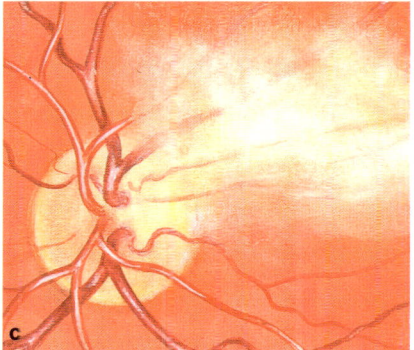

Abb. 217: Chorioretinitis. **a** frische Chorioretinitis disseminata mit gelblich-weißlichen, unscharf begrenzten multiplen Herden **b** ausgeheilte Chorioretinitis disseminata mit atrophisch pigmentierten, scharf begrenzten Narben und weißer Sklera; **c** frische Chorioretinitis juxtapapillaris (Jensen) mit einem unscharf begrenzten Entzündungsherd direkt neben der Papille

narbig abgrenzt u. die weiße Sklera freigibt *(Abb. 217b)*. Mitunter treten kleine retinale Blutungen auf.

Merke ▶

Formen
Die Chorioretinitis tritt **solitär, herdförmig verstreut (Chorioretinitis disseminata,** *Abb. 217a u. b)*, flächenhaft oder **diffus** eitrig auf. Bei der **Chorioretinitis juxtapapillaris (Jensen)** liegt der Entzündungsherd direkt neben der Papille *(Abb. 217c)*, bei der **Chorioretinitis centralis** zentral.

Diagnose
Bei der Fluoreszenzangiographie tritt Farbstoff aus den geschädigten Gefäßen aus. Mit der Spaltlampe, dem Kontaktglas oder Ophthalmoskop sind Glaskörpertrübungen u. -tyndall erkennbar.

Differentialdiagnose
Im Gegensatz zu chorioretinitischen Herden sind **Fibrae medullares** *(Abb. 303g, Kapitel Papille und Sehnerv)*, klinisch u. fluoreszenzangiographisch stumm.

Therapie
Kortison muß **oral** verabreicht, eine Durchuntersuchung eingeleitet werden.

Prognose
Nach Abheilung ist im Bereich der Narben die visuelle Empfindung gestört oder aufgehoben **(Skotome)**.

Besondere Krankheitsbilder
Eine **Toxoplasmoseinfektion** zwischen dem 5. bis 7. Schwangerschaftsmonat kann zu einer Chorioretinitis centralis mit **Makulanarbe** führen *(Abb. 218)*. Wegen des Fehlens des zentralen Sehens entwickeln die Kinder einen okularen **Nystagmus** u. **Strabismus**. Nicht selten bestehen **Hydrozephalus** u. **intrakranielle Verkalkungen**.

tationen sind Reste des zerstörten Pigmentepithels. Mitunter treten kleine retinale Blutungen auf. Bei rezidivierenden Chorioretinitiden entstehen die frischen Entzündungen meist direkt neben den alten Narben in der gesunden Aderhaut.

> **Merke.** Eine rezidivierende Chorioretinitis ist durch die Farben Schwarz (pigmentierte Narbe), Weiß (entzündliches Netzhautödem, sichtbare Sklera) und Rot (retinale Blutung) gekennzeichnet.
> Oft wird eine Chorioretinitis von einer leichten Iridozyklitis begleitet.

Formen. Die Chorioretinitis tritt **solitär** oder **herdförmig verstreut (Chorioretinitis disseminata,** *Abbildung 217a und b)*, seltener flächenhaft oder **diffus** eitrig auf.

Eine Sonderform nimmt die **Chorioretinitis juxtapapillaris (Jensen)** ein, bei der der Entzündungsherd direkt neben der Papille liegt und die Sehnervenfaserleitung schädigt *(Abbildung 217c)*. Dadurch kommt es zu einem sektorenförmigen Gesichtsfeldausfall, der vom blinden Fleck ausgeht. Liegt der chorioretinitische Herd in der Makula, ist das Sehvermögen durch ein Zentralskotom hochgradig vermindert **(Chorioretinitis centralis,** vergleiche *Kapitel 17.5.2.1)*.

Diagnose. Das klinische Bild ist eindeutig: Bei der Fluoreszenzangiographie tritt bei frischen Entzündungsherden Farbstoff aus den geschädigten Gefäßen aus (multiple oder konfluierende **Quellpunkte)**. Mit der Spaltlampe sind Glaskörpertrübungen und Glaskörpertyndall im vorderen Drittel, mit Kontaktglas oder Ophthalmoskop im gesamten Glaskörperraum erkennbar (vergleiche *Kapitel 9.5.3.2)*.

Differentialdiagnose. Mitunter kann evtl. eine Verwechslung mit unscharf begrenzten, weißen markhaltigen Nervenfasern **(Fibrae medullares,** *Abbildung 303g, Kapitel Papille und Sehnerv;* vergleiche *Kapitel 14.4.1.7)* vorkommen, die allerdings keine Sehstörungen verursachen und fluoreszenzangiographisch stumm bleiben.

Therapie. Sie gleicht der anderer Uveitiden. Meist muß **Kortison oral** verabreicht werden (z. B. Prednisolon mit einer Initialdosis von etwa 80 bis 100 mg, wobei der Abbau der Dosis vom Krankheitsverlauf abhängig gemacht werden sollte). Der Durchuntersuchung kommt auch hier eine ausschlaggebende Bedeutung zu, um der Ursache der Entzündung auf die Spur zu kommen und um kausal behandeln zu können.

Prognose. Innerhalb von etwa 2 bis 4 Wochen verschwindet die Exsudation, der Entzündungsherd grenzt sich ab und beginnt sich zu pigmentieren, der Glaskörper hellt sich wieder auf. Im Bereich der immer zurückbleibenden Netzhaut- und Aderhautnarben ist die visuelle Empfindung gestört oder aufgehoben; es resultieren **Skotome**, die nach Nähe zu Makula und Papille mehr oder weniger störend empfunden werden (vergleiche *Kapitel 17.5.2.1)*.

Besondere Krankheitsbilder
● Bei einer **Toxoplasmoseinfektion** zwischen dem 5. bis 7. Schwangerschaftsmonat kann das Kind als Folge einer Fetopathia toxoplasmotica mit einer **Makulanarbe** als Zeichen einer bereits ausgeheilten zentralen Chorioretinitis zur Welt kommen (angeborene Augentoxoplasmose). In einer oder beiden Makulae befindet sich ein großer, zuweilen rosettenartiger, am Rand stark pigmentierter Herd *(Abbildung 218)*. Die betroffenen Kinder können kein zentrales Sehen entwickeln und leiden an einem okularen **Nystagmus** und **Strabismus**. Auch nach Jahren sind Rezidive am Narbenrand möglich.
Der Befund ist nicht besserungsfähig. Nicht selten bestehen darüber hinaus ein **Hydrozephalus** und **intrakranielle Verkalkungen**. Auch bei der erworbenen Toxoplasmose ist die Makula bevorzugter Sitz chorioretinitischer Solitärherde.

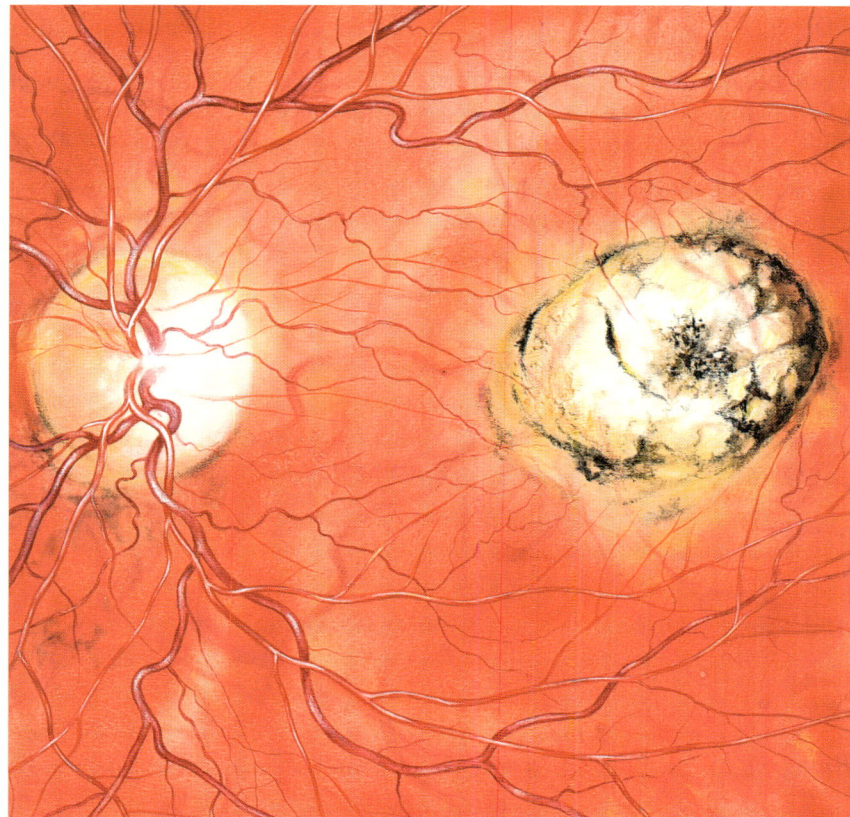

Abb. 218: Angeborene Augentoxoplasmose mit Makulanarbe als Zeichen einer bereits ausgeheilten zentralen Chorioretinitis mit temporaler Abblassung der Papille (aufsteigende Optikusatrophie, vergleiche *Kapitel 14.4.3.2.1*)

● Der **Morbus Harada** ist eine virusbedingte, flächenhafte Uveitis am hinteren Augenpol mit **exsudativer hochblasiger Netzhautablösung,** wobei das subretinale Exsudat entsprechend seines Gewichtes nach unten absinkt. Glaskörpertyndall und Iritis sind immer nachweisbar. Es bleiben nach Ausheilung ausgedehnte Narbenfelder zurück.

● Bei **Miliartuberkulose, Lues** und **Lepra,** aber auch bei **Masern** und **Röteln** kann neben einer granulomatösen Iridozyklitis eine typische **Chorioretinitis disseminata** *(Abbildung 217a und b)* entstehen (siehe auch *Kapitel 13.6.5.2*). Oftmals findet sich im Narbenstadium durch Hyper- und Hypopigmentation ein Pfeffer-und-Salz-Fundus.

● **Pilze,** insbesondere Candida und Aspergillus, führen neben einer **Keratomykose** *(Abbildung 141, Kapitel Hornhaut;* vergleiche *Kapitel 6.5.7)* zu **wattebauschähnlichen subretinalen Infiltraten** mit Ausbildung von sternförmigen Narben. Die Ausdehnung der Infektion zu einer **Panophthalmie** ist möglich.

● Die **Onchozerkose** ist eine im tropischen Afrika und in Südamerika durch die Filarie Onchocerca volvulus hervorgerufene und durch den Stich der Simulienfliege (Kriebelmücke) übertragene Erkrankung, die durch subkutan gelegene **Hautknoten** (Onchozerkome mit mehreren adulten Würmern), chronischer **Dermatitis** und Augenveränderungen einhergeht. Die Kriebelmücke benötigt als Brutplatz schnellfließende Gewässer, so daß die Filariose vorwiegend in fruchtbaren Flußniederungen auftritt (Flußblindheit). Neben Hornhautveränderungen treten schwere, großflächige **beidseitige Chorioretinitiden** mit nachfolgender vollständiger Degeneration der Netz- und Aderhaut und **Optikusatrophie** auf. Etwa 1 Million Menschen sind daran erblindet, bis zu 50 Millionen infiziert.

Der **Morbus Harada** ist eine virusbedingte, flächenhafte Uveitis mit **exsudativer hochblasiger Netzhautablösung,** die mit ausgedehnter Narbenbildung einhergeht.

Bei **Tbc, Lues, Lepra, Masern** u. **Röteln** kann eine granulomatöse Iridozyklitis u. **Chorioretinitis disseminata** *(Abb. 217a u b)* entstehen. Im Narbenstadium sieht man einen Pfeffer-u.-Salz-Fundus.

Pilze führen neben einer **Keratomykose** *(Abb. 141, Kapitel Hornhaut)* zu **wattebauschähnlichen subretinalen Infiltraten** mit Ausbildung von sternförmigen Narben. Eine **Panophthalmie** ist möglich.
Die **Onchozerkose** ist eine durch Filarien hervorgerufene Tropenkrankheit, an der 1 Million Menschen erblindet sind. Neben **Hautknoten** (Onchozerkome), **Dermatitis** u. Hornhautveränderungen treten großflächige **beidseitige Chorioretinitiden** mit vollständiger Degeneration der Netz- u. Aderhaut u. **Optikusatrophie** auf.

Diffuse Chorioretinitiden treten bei **Röteln, Zytomegalie, Herpes, Toxocara canis, Zystizerkose, Borreliose u. AIDS** auf.

● Diffuse Chorioretinitiden treten auf bei **Röteln** (Embryopathie und Infektion im Kindesalter, vergleiche *Kapitel 13.6.2.),* **Zytomegalie** und **Herpes** (schwere nekrotisierende und hämorrhagische Verläufe, vergleiche *Kapitel 13.6.3* und *13.6.2.4),* **Toxocara canis** (Hundebandwurm-Krankheit; granulomatöse Chorioretinitis mit Glaskörperinfiltrationen und Netzhautblutungen), **Zystizerkose** (Erkrankung durch Zystizerken des Schweinebandwurms), **Borreliose (Lyme-Disease,** Chorioiditis, Papillenödem, exsudative Netzhautablösung, Vaskulitis der Netzhautgefäße) und **AIDS** (Cotton-wool-Herde, Mikroaneurysmen, im Spätstadium Übergang in die Zytomegalie-Retinitis mit retinaler Nekrose; vergleiche *Kapitel 13.6.2.4).*

9.5.3.4 Sympathische Ophthalmie

9.5.3.4 Sympathische Ophthalmie

Definition ►

> **Definition.** Nach schweren Verletzungen eines Auges, insbesondere bei ausgedehnten traumatischen Veränderungen im Bereich der Uvea, oder wiederholten intraokularen Operationen kann es zu einer »sympathisierenden« Uveitis am Partnerauge kommen.

Ätiologie
Autoimmunkrankheit, bei der die Uvea als Antigen wirkt.

Ätiologie. Es handelt sich um eine **Autoimmunkrankheit,** bei der das eigene Uveagewebe des einen Auges im Partnerauge als Antigen wirkt, wodurch eine heftige immunologische Reaktion ausgelöst wird. Netzhaut und Linse können ebenfalls als Antigen wirken.

Klinik
Anfangs bestehen **Lichtscheu, Tränenfluß, Einengung der Akkommodationsbreite u. verschwommenes Sehen** am bislang gesunden Auge. Später treten **dumpfe Schmerzen** hinzu. Die Erkrankung ist eine **Panuveitis.**

Klinik. Die Erkrankung beginnt mit **Lichtscheu, Tränenfluß, Einengung der Akkommodationsbreite** (der Nahpunkt rückt in die Ferne, vergleiche *Kapitel 16.3)* und **verschwommenem Sehen** frühestens nach 2 Wochen am bislang gesunden Auge. Meist vergehen allerdings Monate oder Jahre. Später treten **dumpfe Schmerzen** hinzu.
   Die sympathische Ophthalmie ist eine **Panuveitis:** Das Auge weist eine ziliare oder gemischte Gefäßinjektion auf, es finden sich Zellen und Eiweiß in der Vorderkammer, am Hornhautendothel und im Glaskörper (positives Tyndall-Phänomen), Papillenschwellung und ein zystoides Makulaödem.

Komplikationen
Sekundärglaukom, Cataracta complicata, exsudative Amotio retinae, Hornhautdegeneration, Phthisis bulbi.

Komplikationen. Die sympathische Ophthalmie verläuft meist schwer, ausgesprochen chronisch und bezieht alle Komplikationen einer Uveitis ein (Sekundärglaukom, Cataracta complicata, exsudative Amotio retinae, bandförmige Hornhautdegeneration, Phthisis bulbi).

Therapie
Enukleation des vorgeschädigten Partnerauges. Die Behandlung des betroffenen Auges besteht in einer hochdosierten u. langandauernden lokalen, subkonjunktivalen, parabulbären sowie systemischen **Kortikosteroidtherapie,** evtl. auch mit **Immunsuppressiva.**

Therapie. Die vordringlichste Maßnahme ist die **Enukleation** des durch Unfall oder Operation vorgeschädigten Partnerauges, welches meist ohnehin praktisch erblindet ist. Damit wird das Antigen eliminiert. Wenn eine lokale (Tropfen, subkonjunktivale und parabulbäre Injektionen) sowie systemische hochdosierte und langandauernde **Kortikosteroidtherapie** keine Besserung erbringt, müssen **Immunsuppressiva** (Azathioprin, Cyclophosphamid) gegeben werden.

Prognose
Bei entsprechender Therapie kann das Auge gerettet werden.

Prognose. Früher gingen meist beide Augen, das traumatisierte und das sympathisierende, verloren. Durch die immunsuppressive Therapie ist die Prognose wesentlich besser geworden.

Merke ►

> **Merke.** Ein nach Trauma oder wiederholter Operation funktionslos gewordenes Auge sollte aus prophylaktischen Gründen enukleiert werden. Andernfalls müssen über einen langen Zeitraum regelmäßig augenärztliche Kontrollen zum Ausschluß einer sympathischen Ophthalmie auf dem Partnerauge durchgeführt werden.

9.5.4 Tumoren

9.5.4.1 Melanozytäre Nävi

Pigmentmale der Uvea sind überaus häufig (etwa 10% der Bevölkerung besitzen Nävi der Aderhaut), können angeboren oder erworben sein und isoliert oder multipel auftreten. Sie erscheinen je nach Melaningehalt schwarz, grau oder gelbbraun. **Irisnävi** sind unscharf begrenzt, wenige Millimeter groß, etwas prominent und befinden sich in den oberflächlichen Schichten des Stromas. Durchsetzen sie vollständig das Stroma, kann die **Pupille verzogen** und ein Ectropium uveae vorliegen. Keinesfalls ist eine Deformation der Pupille ein sicheres Zeichen für Malignität.

    Aderhautnävi besitzen einen Durchmesser von bis zu 11 mm, eine Prominenz bis zu 2 mm und sind gut abgrenzbar *(Abbildung 219)*. Innerhalb von Aderhautnävi können Drusen der Bruchschen Membran vorkommen (zystischer Nävus). Ein Aderhautnävus ist fluoreszenzangiographisch stumm. Harmlose **Melanozytome** der Papille stellen eine Sonderform des melanozytären Nävus der Uvea dar (vergleiche *Kapitel 14.4.5; Abbildung 307a, Kapitel Papille und Sehnerv*).

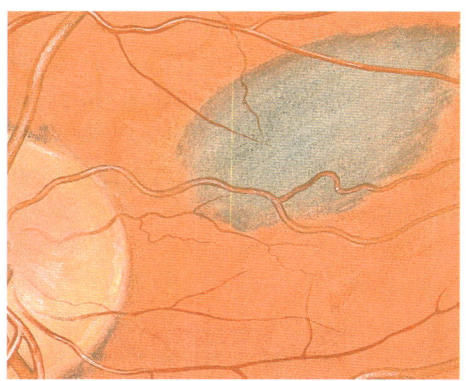

Abb. 219: Scharf begrenzter, nicht prominenter, schiefergrauer, peripapillärer Aderhautnävus

Merke. Klinisch kann zuweilen die Abgrenzung zu einem malignen Melanom der Uvea schwierig sein, zumal letzteres sich aus einem harmlosen Nävus entwickeln kann. Deshalb sind im Bedarfsfall fotografische Verlaufskontrollen empfehlenswert.

9.5.4.2 Zysten

Iris- und Ziliarkörperzysten kommen angeboren und erworben vor. Angeborene Hohlraumbildungen liegen zwischen dem pigmentierten und nichtpigmentierten Epithel, also zwischen den beiden Blättern des embryonalen Augenbechers. Sie können eine beträchtliche Größe erreichen und sich in die Vorderkammer vorwölben. Wenn das Pigmentepithel im Zystenbereich verdünnt ist, leuchtet die Zyste während der diaphanoskopischen Durchleuchtung im abgedunkelten Raum hell auf *(Abbildung 220)*.

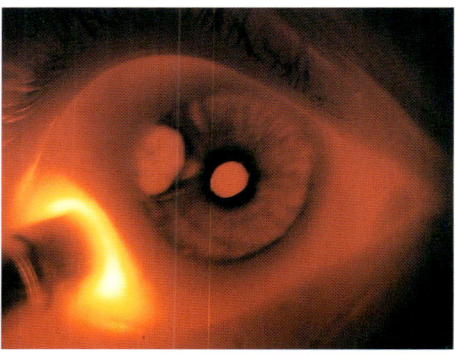

Abb. 220: Iriszyste während der diaphanoskopischen Durchleuchtung

9.5.4 Tumoren

9.5.4.1 Melanozytäre Nävi

Sie sind häufig, erscheinen je nach Melaningehalt schwarz, grau oder gelbbraun. **Irisnävi** sind unscharf begrenzt u. etwas prominent. Durchsetzen sie vollständig das Stroma, ist die **Pupille verzogen.**

Aderhautnävi sind leicht prominent *(Abb. 219)*, können Drusen der Bruchschen Membran enthalten u. sind fluoreszenzangiographisch stumm.
Melanozytome der Papille sind harmlos *(Abb. 307a, Kapitel Papille und Sehnerv)*.

◄ Merke

9.5.4.2 Zysten

Iris- u. Ziliarkörperzysten kommen angeboren u. erworben vor. Bei der Diaphanoskopie leuchten sie rot auf *(Abb. 220)*.

Erworbene Zysten entstehen nach intraoperativer Einschleppung von Bindehaut- oder Hornhautepithel, das weiter wächst **(Implantationszysten).** Nach langjähriger, intensiver medikamentöser Miosis treten harmlose **Miosiszysten auf.**

Erworbene Zysten entstehen z. B. nach intraoperativer Einschleppung von Bindehaut- oder Hornhautepithel, das intraokular wächst **(Implantationszysten, die zum Sekundärglaukom führen und entfernt werden müssen),** oder nach langjähriger, intensiver medikamentöser Miosis bei Vorliegen eines Engwinkelglaukoms am Pupillenrand (harmlose **Miosiszysten).**

9.5.4.3 Maligne Melanome

9.5.4.3 Maligne Melanome

Definition ▶

> **Definition.** Das meist langsam wachsende Melanom der Uvea ist der häufigste intraokulare Tumor (Häufigkeit in der Gesamtbevölkerung 1:10000). Das betroffene Auge kann bei rechtzeitigem Erkennen gerettet werden.

Klinik
Irismelanome sind hell- bis dunkelbraun, infiltrieren das Irisstroma u. geben Tumorzellen in das Kammerwasser ab **(Sekundärglaukom,** Abb. 221a).

Ziliarkörpermelanome werden erst spät durch **Akkommodations- oder Refraktionsänderungen** (Verdrängung der Linse) oder als Schatten im peripheren Gesichtsfeld bemerkt. Typisch ist der **Durchbruch in den Kammerwinkel** (Abb. 221b).

Klinik. ● Uveamelanome können diffus, umschrieben oder ringförmig wachsen. Die hell- bis dunkelbraunen **Irismelanome** besitzen im Gegensatz zu Nävi eine aufgelockerte Oberfläche mit anfangs meist unscharfen Grenzen, infiltrieren das Irisstroma und geben Tumorzellen in das Kammerwasser ab, die sich im Trabekelwerk absetzen und ein **Sekundärglaukom** verursachen können (Abbildung 221a).
● **Ziliarkörpermelanome** liegen im »toten Winkel« des Auges und werden vom Patienten erst relativ spät durch **Akkommodations-** oder **Refraktionsänderungen** bei Verdrängung der Linse bemerkt. Bei großen Tumoren wird ein Schatten im peripheren Gesichtsfeld wahrgenommen. Typisch ist auch der **Durchbruch in den Kammerwinkel,** wenn der Tumor eine gewisse Größe erreicht hat (Abbildung 221b).

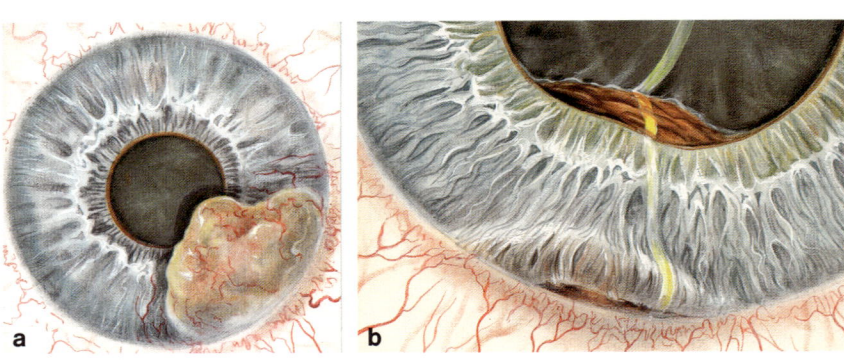

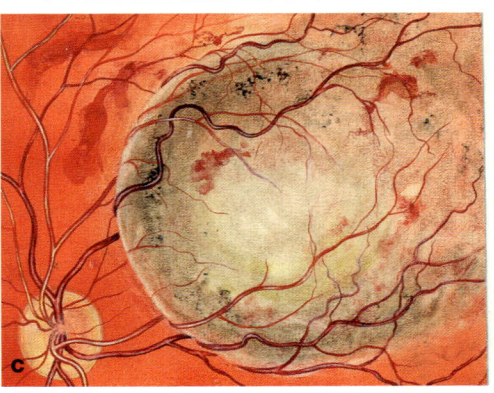

Abb. 221: Maligne Melanome der Uvea. **a** Melanom der Iris; **b** Melanom des Ziliarkörpers mit Durchbruch in den Kammerwinkel und Verdrängung der Linse (um die Prominenz des Tumors zu verdeutlichen, wurde der Lichtstrahl der Spaltlampe mit dargestellt); **c** hochprominentes Aderhautmelanom

• Die Symptomatik von **Aderhautmelanomen** wird durch ihre Lokalisation bestimmt: Je zentraler der Tumor sitzt desto eher wird er durch Sehstörungen wahrgenommen. Sie wachsen zunächst diskusförmig, dann kugelig, bei Perforation der elastischen und relativ festen Bruchschen Membran auch pilzförmig in den Glaskörperraum hinein. Der Tumor besitzt eine hell- bis dunkelbraune Farbe, auf seiner Oberfläche liegt ein **orangefarbenes Lipofuszin-Pigment,** das pathognomonisch ist. Meist kommt zusätzlich eine, z. T. auch tumorferne, **Ablatio retinae** vor *(Abbildung 221c).*

> **Merke.** Maligne Melanome der Aderhaut enthalten ein orangefarbenes Pigment, das sich fleckförmig auf der Oberfläche befindet.

Komplikationen. Bei Druck des Tumors auf die Linse entsteht eine sektorenförmige **Katarakt,** insbesondere bei Ziliarkörpermelanomen. Auch **Sekundärglaukome** kommen durch Ausschwemmung von Tumorzellen vor. Bei **Sklerainfiltration, Tumoreinbruch** in die **Vortexvenen** oder den **Sehnerv** kann sich der Tumor extraokular ausbreiten.

Diagnose. Tumoren im vorderen Bulbusbereich sind sehr gut an der Spaltlampe sichtbar. In jedem Fall sollte eine Gonioskopie durchgeführt werden, um festzustellen, ob eine Ausbreitung im Kammerwinkel vorhanden ist. Die **Diaphanoskopie** zeigt bei dem Versuch, den Tumor zu durchleuchten, dunkle Verschattungen der Pupille oder im Bereich der hell aufleuchtenden Sklera. Mit der **Fluoreszenzangiographie** werden tumoreigene Gefäße dargestellt. In der **Echographie** findet man typische Strukturverdichtungen. Der Tumor ist meist echoarm. Da Aderhautmelanome radioaktiven Phosphor speichern, kann über dem Tumor eine verstärkte Radioaktivität nach Injektion gemessen werden **(Szintigraphie, P-32-Test.)**

Differentialdiagnose. Nach wie vor ist die Diagnosestellung und Differentialdiagnose eines Uveamelanoms schwierig. Wichtig ist die Abgrenzung gegenüber einem **Nävus;** oft ist sie nur durch eine Verlaufskontrolle mit Fotodokumentation möglich (ein Wachstum der Veränderung spricht für ein Melanom). Kapillare und kavernöse **Hämangiome,** auch im Zusammenhang mit einer Sturge-Weberschen Erkrankung, sind besonders schwer von einem Melanom zu unterscheiden. **Aderhautosteome** bilden knöcherne Lamellen, die nur röntgenologisch erkennbar sind. **Leiomyome** der Uvea sind ausgesprochen selten. Zu **Melanozytomen** siehe *Kapitel 14.4.5,* zu **Metastasen** *Kapitel 9.5.4.5,* zu **Aderhautblutungen** *Kapitel 9.6.3.*

Therapie. Bei Verdacht auf ein Irismelanom kann eine breite **Sektoriridektomie,** bei einem Ziliarkörpermelanom oder peripher gelegenen Aderhautmelanomen eine **Block-Exzision** (chirurgische Entfernung des Tumors samt darüberliegender Lederhaut und Deckung des Defektes mit homologem Material) vorgenommen werden. Kleinere Aderhauttumoren werden durch **Lichtkoagulation** zerstört. Die Block-Exzision kann ebenso wie die **Bestrahlung** mit radioaktiven Isotopen (Rutheniumapplikation in Form von Betastrahlen, Protonenstrahlen) nur bei einer bestimmten Tumorgröße angewendet werden und führt zu einer mehr oder weniger starken Einschränkung der Sehfunktion. Ist der Tumor mehr als 5 mm prominent und umfaßt er mehr als 8 mm Durchmesser, muß eine **Enukleation** durchgeführt werden.

Prognose. Der Tumor ist außergewöhnlich bösartig und metastasiert frühzeitg hämatogen, insbesondere in die Lunge und ins Gehirn. Die Prognose richtet sich nach Tumorgröße, -lokalisation und -zelltyp, Wuchsform sowie Sklera-, Vortex-Venen- und Sehnerveninvasion. Nur etwa 50% der betroffenen Patienten überleben die ersten 5 Jahre nach Diagnosestellung. Die Prognose der Irismelanome ist etwas besser als die der Melanome der hinteren Uvea.

Je zentraler ein **Aderhautmelanom** sitzt desto eher wird es durch Sehstörungen wahrgenommen. Es besitzt eine hell- bis dunkelbraune Farbe, auf seiner Oberfläche liegt ein **orangefarbenes Lipofuszin-Pigment.** Meist besteht auch eine **Ablatio retinae** *(Abb. 221c).*

◄ Merke

Komplikationen
Bei Tumordruck auf die Linse entsteht eine sektorenförmige **Katarakt,** bei Ausschwemmung von Tumorzellen ein **Sekundärglaukom.** Bei **Sklerainfiltration, Tumoreinbruch** in die **Vortexvenen** oder den **Sehnerv** wächst der Tumor extraokular.

Diagnose
Die **Diaphanoskopie** zeigt Verschattungen der Pupille oder im Bereich der hell aufleuchtenden Sklera. **Fluoreszenzangiographie** u. **Sonographie** liefern typische Befunde. Bei einer **Szintigraphie** kommt es zu einer verstärkten Speicherung im Tumor **(P-32-Test).**

Differentialdiagnose
Wichtig ist die Abgrenzung gegenüber einem **Nävus** während der Verlaufskontrolle. **Hämangiome** sind schwer von einem Melanom zu unterscheiden. **Aderhautosteome** bilden knöcherne Lamellen, die röntgenologisch erkennbar sind. **Leiomyome** u. **Melanozytome** sind selten.

Therapie
Bei Verdacht auf ein Irismelanom wird eine breite **Sektoriridektomie,** bei einem Ziliarkörpermelanom eine **Block-Exzision** vorgenommen. Kleinere Aderhauttumoren werden durch **Lichtkoagulation** zerstört. Die **Bestrahlung** mit radioaktiven Isotopen wird bei kleineren Tumoren angewendet; bei größeren wird eine **Enukleation** durchgeführt.

Prognose
Der Tumor ist sehr bösartig u. metastasiert frühzeitig. Die 5-Jahres-Überlebensrate liegt bei 50%. Die Prognose der Irismelanome ist etwas besser.

Der klinische Fall ▶

Der klinische Fall. Eine 60jährige Frau sucht wegen Sehbeschwerden des rechten Auges einen Augenarzt auf, der im Makulagebiet einen 4 x 5 Papillendurchmesser großen, dunklen, etwa 4 dpt prominenten Tumor feststellt. Auf seiner Oberfläche liegt feinfleckiges orangefarbiges Pigment. Bei 6 Uhr befindet sich eine flache, periphere, tumorferne Netzhautablösung. Die Sehschärfe beträgt nach dem Vorsetzen eines Konvexglases von +4,5 dpt Stärke 0,3 (Hyperopisierung des Auges durch Prominenz der Makula!). Bei der Fluoreszenzangiographie stellt sich ein Konglomerat von tumoreigenen Blutgefäßen, in der Echographie solides Tumorgewebe dar. Im P-32-Test wird vermehrt radioaktiver Phosphor gespeichert. Die Diaphanoskopie ist schlecht durchführbar, weil sich der Tumor unmittelbar am hinteren Augenpol befindet.

Das linke Auge ist normalsichtig, bedarf keiner Korrektur und zeigt keine pathologischen Veränderungen. Es liegt der Verdacht auf ein **malignes Melanom der Aderhaut** vor. Eine internistische Durchuntersuchung bleibt ohne pathologisches Ergebnis, insbesondere werden keine Metastasen gefunden. Nach einem ausführlichen Gespräch mit der Patientin lehnt diese die Enukleation ab und entscheidet sich für eine Bestrahlung des Tumors, auch wenn damit die noch verbliebene Sehschärfe verlorengeht.

In einer Operation wird nach Berechnung der Dauer der Bestrahlung entsprechend der Halbwertszeit der Strahlungsquelle und der Prominenz des Tumors ein **Ruthenium-Applikator** auf die Sklera aufgenäht, der 8 Tage verbleibt. Nach Entfernung des Applikators kommt es in den darauffolgenden Wochen und Monaten zu einer zunehmenden, auch echographisch nachweisbaren Schrumpfung des Tumors.

Im ophthalmoskopischen Bild sieht man einen ausreichenden Narbenring um den ehemaligen Tumor, der aber noch als kleiner, inaktiver, schwarzer Tumorrest im Zentrum der Narbe liegt. Eine radiogene Optikusatrophie oder Strahlen-Retinopathie treten nicht auf (vergleiche *Kapitel 13.6.4.2*). Der Visus beträgt noch 1/50.

9.5.4.4 Neurofibrome/Neurinome

9.5.4.4 Neurofibrome/Neurinome

Sie sind bei der **Neurofibromatose** auf der Iris so zahlreich, daß sie ihr das Aussehen eines Leopardenfells verleihen (»**Leoparden-Iris**«, *Abb. 222*). Sie kommen auch im Lidbereich (*Abb. 44, Kapitel Lider*), in der Orbita u. dem Sehnerv vor (*Abb. 306b, Kapitel Papille und Sehnerv*).

Sie sind bei der **Neurofibromatose (M. v. Recklinghausen)** ausgesprochen häufig, etwa 1 bis 1,5 mm groß, leicht prominent und besitzen eine bräunlich-gelbliche Farbe. Sie können auf der Iris so zahlreich vorliegen, daß sie ihr das Aussehen eines Leopardenfells verleihen (»**Leoparden-Iris**«, *Abbildung 222*). Sie kommen auch im Lidbereich als Elephantiasis des Oberlides (vergleiche *Kapitel 2.5.8.1.9; Abbildung 44, Kapitel Lider*), in der Orbita (vergleiche *Kapitel 4.4.6.3*) und am Sehnerv vor (*Abbildung 306b, Kapitel Papille* und *Sehnerv; vergleiche Kapitel 14.4.5*).

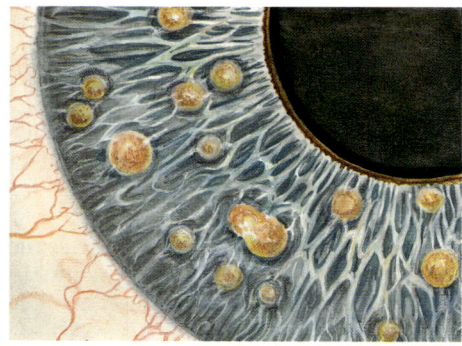

Abb. 222: »Leoparden-Iris« bei Neurofibromatose (M. v. Recklinghausen)

9.5.4.5 Metastasen

9.5.4.5 Metastasen

Metastasen der Aderhaut gehen meist von Karzinomen der Mamma u. der Lunge aus. Sie sind **flach, wenig prominent** u. enthalten im Vergleich zu Melanomen **kein Pigment**. Im Fluoreszenzangiogramm u. Sonogramm lassen sie sich schlecht von Melanomen abgrenzen. Metastasen lassen sich mit Hochvoltbestrahlung behandeln.

Unter den malignen Tumoren des Auges gehören Metastasen der Uvea zu den häufigeren. Primärtumoren sind meist Karzinome der **Mamma** oder der **Lunge. Sie wachsen flach**, sind **wenig prominent** und enthalten im Vergleich zu Melanomen **kein Pigment**. Deshalb sind sie im ophthalmoskopischen Bild im Anfangsstadium schlecht erkennbar. Im Fluoreszenzangiogramm und Sonogramm lassen sich Metastasen schlecht von Melanomen abgrenzen. Auch sie führen zu einer exsudativen Begleitamotio.

Metastasen lassen sich mittels Hochvolttherapie (Photonen oder Elektronen) behandeln. Ihre Prognose wird jedoch maßgeblich durch das Grundleiden bestimmt.

9.6   Verletzungen

9.6.1   Läsionen der Iris

Nach einer Contusio bulbi können folgende Veränderungen auftreten: **Hyphäma** (Blutzellspiegelbildung in der Vorderkammer), **Blutzelltyndall, Iridodialyse** u. **traumatische Aniridie** (teilweiser bzw. vollständiger Abriß der Regenbogenhaut an ihrer Basis), **Sphinkterkerben** u. **Sphinkterlähmung** *(Abb. 7, Kapitel Augapfel)*. Bei perforierenden Verletzungen ist die Iris oft im Wundspalt eingeklemmt **(Irisprolaps;** *Abb. 156, Kapitel Hornhaut)*.

9.6.2   Läsionen des Ziliarkörpers

Ist der Aufhängeapparat der Linse abgerissen, liegt eine **Luxation oder Subluxation der Linse** mit **Iridodonesis** (Irisschlottern) vor. Die Linse kann am Boden des Glaskörpers liegen **(traumatische Aphakie,** *Abb. 189 bis 191, Kapitel Linse)*. Ist der Ziliarkörper von der Sklera abgerissen, fließt das Kammerwasser unter die Aderhaut ab u. verursacht eine **Hypotonia bulbi** mit tiefer Vorderkammer und Papillenödem **(Stauungspapille e vacuo)**. Wird der Ziliarkörper nicht wieder angenäht, droht eine **Phthisis bulbi**.

9.6.3   Läsionen der Aderhaut

Aderhautrupturen *(Abb. 223)* führen zu erheblichen Visus- u. Gesichtsfeldausfällen. Oft liegen zusätzlich **Glaskörper-, Netzhaut-** u. **Aderhautblutungen** vor. Als Netzhautkomplikationen können Netzhautödem **(Berlinsches Ödem), Netzhauteinrisse** mit Ablatiogefahr u. **Makulaforamen** auftreten.

9.6   Verletzungen

9.6.1   Läsionen der Iris

Nach einer Augapfelprellung (Contusio bulbi) kann es durch eine mechanische Schädigung der Irisgefäße in die Vorderkammer bluten. Ist ein Blutspiegel vorhanden, spricht man vom **Hyphäma**, bei kleineren Blutungen liegt oft nur ein **Blutzelltyndall** vor. Das Blut resorbiert sich meist innerhalb von Stunden bis wenigen Tagen. Bei stärkeren Traumen kann die Regenbogenhaut an ihrer Basis teilweise **(Iridodialyse,** *Abbildung 335, Kapitel Sehvermögen)* oder vollständig abgerissen **(traumatische Aniridie,** vergleiche *Kapitel 9.5.1.5)* und der M. sphincter pupillae eingerissen **(Sphinkterkerben)** oder gelähmt **(Sphinkterlähmung mit traumatischer Mydriasis)** sein *(Abbildung 7, Kapitel Augapfel;* vergleiche *Kapitel 1.5.3)*. Häufig entwickelt sich ein Sekundärglaukom *(vergleiche klinischer Fall, Kapitel 17)*. Bei perforierenden Hornhautverletzungen ist oft die Iris, bei Skleraverletzungen der Ziliarkörper im Wundspalt eingeklemmt **(Iris- bzw. Uveaprolaps;** *Abbildung 156, Kapitel Hornhaut)*.

9.6.2   Läsionen des Ziliarkörpers

Reißt der Aufhängeapparat der Linse ab, liegt eine **Luxation oder Subluxation der Linse** mit **Iridodonesis** (Irisschlottern bei Augenbewegungen) vor. Bei vollständiger Linsenluxation in den Glaskörper resultiert eine **traumatische Linsenlosigkeit (Aphakie;** vergleiche *Kapitel 8.5.8.6, Abbildung 189 bis 191, Kapitel Linse)*. Nach Läsionen im Ziliarkörper blutet es in die Hinterkammer und in den Glaskörperraum, wobei die Resorption deutlich mehr Zeit als in der Vorderkammer beansprucht. Löst sich der Ziliarkörper von der Sklera ab, muß mit schwerwiegenden Komplikationen gerechnet werden, da das Kammerwasser unter die Aderhaut abfließt **(Hypotonia bulbi** mit tiefer Vorderkammer, Papillenödem = **Stauungspapille e vacuo,** vergleiche *Kapitel 14.4.2.1,* Aderhautfalten, Visusverlust). Die Therapie besteht in einer operativen Wiederanheftung des Ziliarkörpers. Ohne Behandlung kommt es oft zu einer Augapfelschrumpfung **(Phthisis bulbi,** vergleiche *Kapitel 1.5.2),* insbesondere auch dann, wenn Ziliararterien abgerissen sind.

9.6.3   Läsionen der Aderhaut

Traumatisch bedingte **Aderhautrupturen** sind meist zwiebelschalenförmig um den Sehnerveintritt gelagert *(Abbildung 223)* und führen zu erheblichen Visus- und Gesichtsfeldausfällen. Oft liegen zusätzlich **Glaskörper-** (mitunter Spiegelbildung im Glaskörperraum), **Netzhaut-** (streifen- oder flammenförmiges Aussehen, vergleiche *Kapitel 13.6.4.4)* und **Aderhautblutungen** mit geringer tumorartiger Prominenz, flacher Ausbreitung, schiefergrauer Farbe und scharfer Begrenzung vor. Auch Netzhautkomplikationen in Form von Netzhautödem **(Berlinsches Ödem),** peripheren **Netzhauteinrissen** mit Ablatiogefahr und **Makulaforamen** sind häufig (vergleiche *Kapitel 13.6.4.4)*.

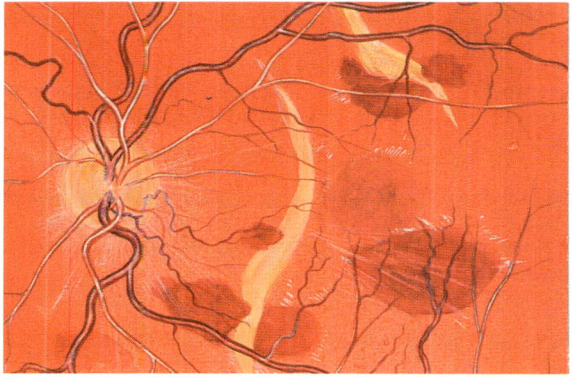

Abb. 223: Traumatische Aderhautrupturen mit retina en Blutungen

Ihre Beweglichkeit erfolgt durch den **M. sphincter pupillae** u. den **M. dilatator pupillae.** Der kräftige Pupillenschließmuskel verläuft zirkulär um die Pupille herum, der radiäre M. dilatator pupillae ist eine dünne Myoepithelschicht *(Abb. 224).*

10　Pupille

10.1 Anatomie

Die Pupille, das Sehloch oder die Irisblende, stellt eine zentrale Aussparung in der Regenbogenhaut dar. Ihre Motilität wird durch den vom N. oculomotorius **parasympathisch** innervierten **M. sphincter pupillae** und den vom **Sympathikus** innervierten **M. dilatator pupillae** gewährleistet (Doppelinnervation). Der kräftige Pupillenschließmuskel befindet sich im hinteren Stroma und verläuft zirkulär um die Pupille herum bis dicht an den Pupillarrand heran. Der radiäre M. dilatator pupillae ist eine unmittelbar über dem Pigmentblatt der Iris gelegene dünne Myoepithelschicht *(Abbildung 224).* Beide Muskeln sind durch Verbindungszüge miteinander und mit dem Irisstroma verbunden.

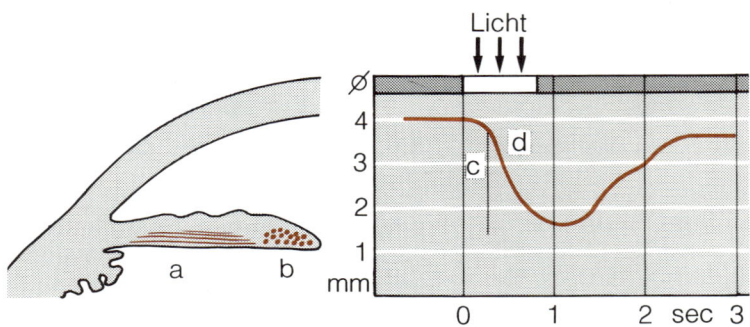

Abb. 224: Pupillomotorik. Links: Irismuskulatur. **a** radiär verlaufender M. dilatator pupillae; **b** zirkulär verlaufender M. sphincter pupillae.
Rechts: Pupillographische Kurve der Lichtreaktion. **c** Latenzzeit zwischen Beginn der Beleuchtung und Beginn der Kontraktion; **d** Kontraktionszeit (Abszisse: Zeit in Sekunden, Ordinate: Pupillenweite in Millimeter)

Zur **Pupillenreflexbahn** s. *Synopsis 22.* Das Licht wird von der Netzhaut (a) wahrgenommen. Jeder Netzhautort hat eine bestimmte **pupillomotorische Erregbarkeit.**

Verlauf der **afferenten Bahn** : Sehnerv (b), Chiasma opticum (c), Tractus opticus (d), Abzweigung (e) kurz vor dem Corpus geniculatum laterale (f) u. teilweise Kreuzung zur Gegenseite (g), vordere Vierhügel u. Nuclei praetectales (h). Es bestehen Verbindungen zum Edinger-Westphalschen Kern (i), zu subkortikalen Naheinstellungszentren (k), zum Hypothalamus u. zum Kortex. Die Transmittersubstanz ist **Acetylcholin.**

Die **parasympathische efferente Bahn** zieht im N. oculomotorius (l) zum M. sphincter pupillae (o).

Der **sympathische efferente Schenkel** verläuft vom Hypothalamus zum M. dilatator pupillae (s). Die Überträgersubstanzen sind **Katecholamine.**

Die **pupillomotorische Bahn (Pupillenreflexbahn)** ist in der *Synopsis 22* dargestellt. Die Intensität des Lichteinfalls wird von den Rezeptoren der Netzhaut (a) wahrgenommen. Jeder Netzhautort hat eine bestimmte **pupillomotorische Erregbarkeit.** Sie wird geringer, je weiter der Ort von der Makula entfernt liegt, und ist in der Makula am größten. Bei herabgesetzter Sensorik ist auch die Pupillomotorik reduziert.

Der **afferente Teil** der Pupillenreflexbahn verläuft über den Sehnerv (b), das Chiasma opticum (c) und den Tractus opticus (d), wo er kurz vor dem Corpus geniculatum laterale (f) abzweigt (e), teilweise zur Gegenseite kreuzt (g) und zu Schaltneuronen im Gebiet der vorderen Vierhügel und der Nuclei praetectales (h) zieht. Es bestehen Verbindungen zum Edinger-Westphalschen Kern des Okulomotoriuskerngebietes (i), zu subkortikalen Naheinstellungszentren zwecks Koordinierung von Akkommodation, Konvergenz und Miosis (k), zum Hypothalamus und zum Kortex. Bei der synaptischen Erregungsübertragung des nervalen Impulses wird **Acetylcholin** freigesetzt, das durch die Cholinesterase an den motorischen Endplatten des Muskels und im Ganglion ciliare gespalten wird.

Die **efferente Bahn** zieht als **parasympathischer Anteil** des N. oculomotorius (l) über das Ganglion ciliare (m) und die Nn. ciliares breves (n) zum M. sphincter pupillae (o).

Der **efferente sympathische Schenkel** nimmt seinen Ausgang im Hypothalamus; die Fasern verlaufen über das Centrum ciliospinale im Halsmark (C8 und Th1), den sympathischen Grenzstrang (p), entlang der A. carotis interna bzw. der A. ophthalmica (r) zum Ganglion ciliare (m) und zum M. dilatator pupillae (s). Die Überträgersubstanzen sind **Katecholamine,** insbesondere **Adrenalin.**

Synopsis 22: Pupillomotorische Bahn.

Afferenter Schenkel: a Netzhaut; **b** Sehnerv; **c** Chiasma opticum mit Kreuzung der nasalen Fasern; **d** Tractus opticus; **e** Abzweigung der afferenten Fasern kurz vor dem Corpus geniculatum laterale (**f**); **g** partielle Kreuzung zur Gegenseite; **h** Schaltneuronen im Gebiet der vorderen Vierhügel und der Nuclei praetectales; **i** Edinger-Westphalscher Kern des Okulomotoriuskerngebietes; **k** Verbindung zu subkortikalen Naheinstellungszentren

Efferenter parasympathischer Schenkel: l parasympathischer Anteil des N. oculomotorius; **m** Ganglion ciliare; **n** Nn. ciliares breves; **o** M. sphincter pupillae

Efferenter sympathischer Schenkel: p sympathischer Grenzstrang; **q** Ganglion cervicale superior; **r** sympathisches Geflecht der A. carotis interna und der A. ophthalmica; **s** M. dilatator pupillae

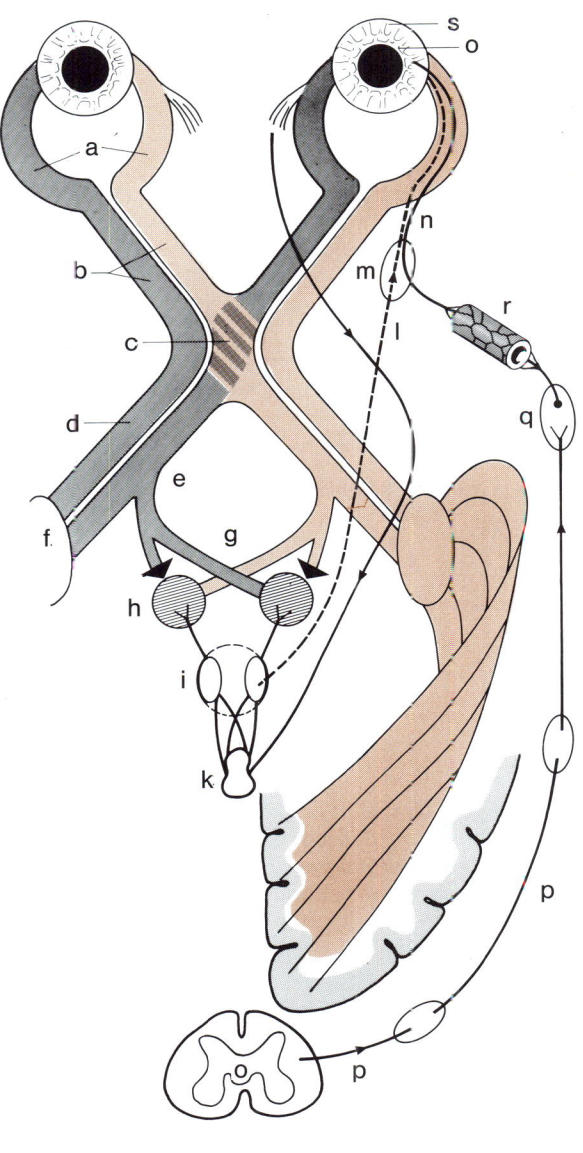

10.2 Physiologie

Die Aufgabe der Pupille ist die Licht-
regulierung u. Verbesserung der Abbildungsschärfe.
Die maximale Pupillenweite beträgt
8 mm **(Mydriasis)**, die minimale
1,5 mm **(Miosis)**. Bei Neugeborenen
ist die Pupille eng. Jugendliche haben eine weite, alte Menschen eine
enge Pupille.
Im Schlaf u. bei Ermüdung sind die
Pupillen eng, bei psychischer Erregung weit. Zu Ursachen für eine
Miosis u. Mydriasis s. *Tab. 26*. Bei
ungleicher Pupillengröße beider Augen liegt eine **Anisokorie** vor.

10.2 Physiologie

Die Aufgabe der Pupille ist die Regulierung des auf die Netzhaut einfallenden
Lichtes und Verbesserung der Abbildungsschärfe durch eine jeweils optimale
Verengung der Pupillenweite (Pupillenspiel). Die Menge des ins Auge gelang-
ten Lichtes kann sich damit um den Faktor 16 verändern.

Die Pupillenweite beträgt bei maximaler Dilatation bis zu 8 mm **(Mydriasis)**,
bei maximaler Kontraktion 1,5 mm **(Miosis)**. Bei Neugeborenen ist der M. dilatator pupillae noch nicht voll entwickelt; die Pupille ist eng, eine gute Erweiterung nicht immer möglich. Jugendliche haben eine relativ weite Pupille, im Alter wird sie zunehmend enger. Die durchschnittliche Pupillenweite beträgt etwa
3 mm.

Im Schlaf und bei Ermüdung sind die Pupillen eng (Parasympathikotonus),
bei psychischer Erregung weit (Sympathikotonus). In *Tabelle 26* sind verschiedene Ursachen für eine enge und weite Pupille zusammengefaßt.

Bei ungleicher Pupillengröße beider Augen liegt eine **Anisokorie** vor, die stets
Ausdruck einer Seitendifferenz in den Efferenzimpulsen, z. B. bei ungleichem
vegetativen Tonus, ist und oft physiologisch sein kann.

Tabelle 26: Ursachen für Miosis und Mydriasis	
Miosis	**Mydriasis**
Licht	Dunkelheit
Schlaf, Ermüdung, Narkose	psychische Erregung, Schmerz
im Säuglingsalter und im Senium	bei Jugendlichen
durch Miotika (Parasympathikomi-metika, Sympathikolytika)	durch Mydriatika (Parasympathikoly-tika, Sympathikomimetika)
Sympathikuslähmung mit Ptosis und Enophthalmus (Hornerscher Symptomenkomplex), **Miosis paralytica**	Sympathikusreizung, **Mydriasis spastica**
Parasympathikusreizung, **Miosis spastica**	Parasympathikuslähmung, **Mydriasis paralytica**
Morphium und seine Derivate	Zustand nach Contusio bulbi oder Glaukomanfall
reflektorische Pupillenstarre	absolute Pupillenstarre
	Pupillotonie

Lichtexposition führt zur Pupillenverengung des gereizten **(direkte
Lichtreaktion)** sowie des kontralateralen Auges **(indirekte Lichtreaktion)** *(Abb. 224)*.

Bei **Akkommodation** kommt es zur
Konvergenzbewegung u. Miosis
(Naheinstellungsreaktion).
Bei versuchtem, aber verhindertem
Lidschluß verengt sich die Pupille
**(Piltz-Westphalsches Phänomen,
Lidschlußmiosis)**.

Die Lichtexposition der Netzhaut führt nach einer Latenz von 0,2 bis 0,5 Sekunden zur Pupillenverengung des gereizten **(direkte Lichtreaktion)** sowie des
kontralateralen Auges **(indirekte, konsensuelle Lichtreaktion)**. Das Kontraktions-
maximum wird nach etwa einer Sekunde erreicht und ist abhängig von der
Lichtintensität. Die Einstellung der Pupillenweite erfolgt dabei schwankend
(Abbildung 224).

Bei **Akkommodation** kommt es neben einer Konvergenzbewegung beider Augen auch zu einer Miosis (vergleiche *Kapitel 16.2, 18.3.4,* sowie *18.5.2.1.6*). Diese
Naheinstellungsreaktion verläuft langsamer als die Lichtreaktion und ist auch
bei Einäugigen auslösbar.

Bei versuchtem, aber verhindertem Lidschluß verengt sich ebenfalls die Pupille **(Piltz-Westphalsches Phänomen, Lidschlußmiosis)**.

10.3 Untersuchungsmethoden

Die Messung der Pupillenweite ist mit einem **Pupillometer,** die Registrierung der Pupillenbewegung mittels **Pupillographie** möglich *(Abbildung 224)*. Bei genauer Beurteilung an der Spaltlampe kann die Pupille eine geringe physiologische Entrundung zeigen. Stärkere Pupillenverziehungen sind meist durch hintere Synechien nach Iritis oder im Zusammenhang mit Traumen verursacht.

Die **Lichtreaktion** wird geprüft, indem mit einer Lampe auf ein Auge geleuchtet wird, um zunächst die direkte Pupillenverengung des belichteten Auges, dann die konsensuelle Reaktion auf dem Partnerauge zu beobachten. Es kann aber auch bei Tageslicht unter wechselseitigem Auf- und Zudecken eines Auges geprüft werden.

Ein praktischer Tip: Wichtig ist, daß immer nur ein Auge belichtet wird, um die konsensuelle Reaktion des Partnerauges prüfen zu können. Es empfiehlt sich dabei, eine Hand als Blende so in die Gesichtsmitte zu halten, daß das Licht nur in ein Auge einfällt *(Abbildung 225)*. Der Patient muß in die Ferne schauen.

10.3 Untersuchungsmethoden

Die Messung der Pupillenweite erfolgt mit einem **Pupillometer,** die Registrierung der Pupillenbewegung mittels **Pupillographie** *(Abb. 224)*.

Die **Lichtreaktion** wird geprüft, indem mit einer Lampe in ein Auge geleuchtet wird, um zunächst die direkte Pupillenverengung dieses, dann die konsensuelle Reaktion des Partnerauges zu beobachten.

◄ **Ein praktischer Tip**

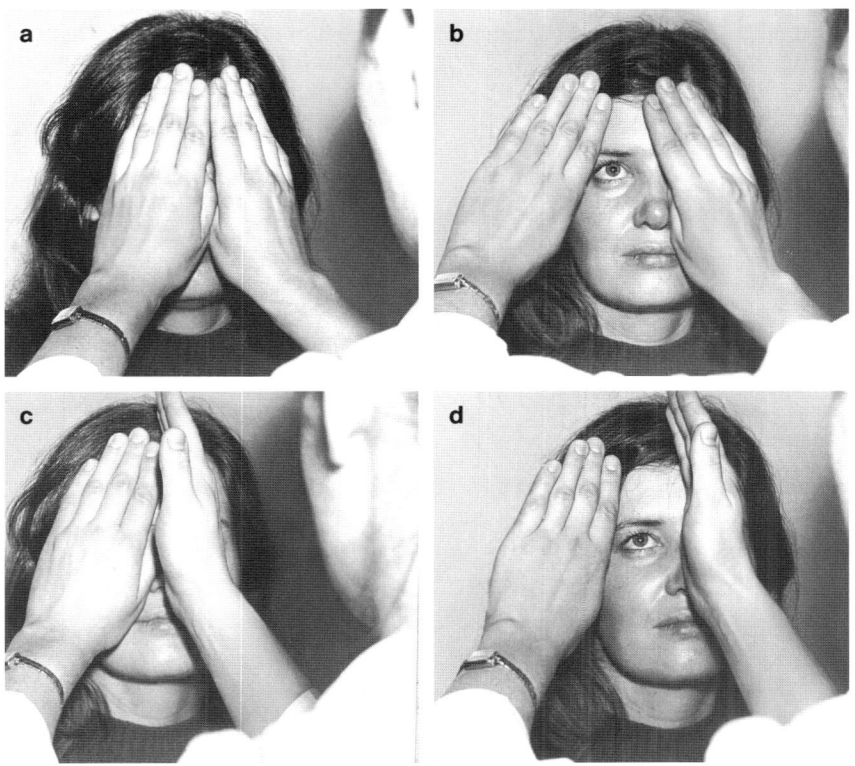

Abb. 225: Prüfung der direkten (**a** und **b**) sowie der indirekten (konsensuellen) Lichtreaktion (**c** und **d**)

Die direkte Lichtreaktion kann auch durch das Abdecken beider Augen mit den Händen des Untersuchers und Entfernung der Abdeckung von einem Auge getestet werden. Bei der Prüfung der konsensuellen Lichtreaktion wird ein Auge ab- und aufgedeckt, während die Pupille des Partnerauges beobachtet wird *(Abbildung 225)*.

Bei der Prüfung der **Naheinstellungsreaktion** blickt der Patient zunächst in die Ferne. Danach fixiert er einen vorgehaltenen Gegenstand in 15 cm Entfernung, z. B. seinen eigenen Zeigefinger, ohne die Blickrichtung zu ändern. In maximal 10 Sekunden tritt eine allmähliche, anhaltende Miosis ein, die bei erneuter Fixation eines Objektes in der Ferne langsam nachläßt.

Bei der Prüfung der **Naheinstellungsreaktion** blickt der Patient in die Ferne. Danach fixiert er einen Gegenstand in der Nähe. In maximal 10 Sekunden tritt eine allmähliche, anhaltende Miosis ein.

Mit dem „**swinging flashlight test**" können Afferenzstörungen der pupillomotorischen Bahn diagnostiziert werden. Er ist z.B. bei einer Neuritis nervi optici pathologisch.

Zur Abklärung von Motilitätsstörungen werden pharmakodynamische Pupillenprüfungen durchgeführt, z. B. der **Kokain-Pilocarpin-Test** *(Abb. 226)*.

10.4 Pharmakodynamik

Pupillenerweiternde Tropfen werden als **Mydriatika,** pupillenverengende als **Miotika** bezeichnet *(Tab. 27)*.

Mit dem „**swinging flashlight test**" können Afferenzstörungen der pupillomotorischen Bahn festgestellt werden. Er ist beispielsweise bei einer **Neuritis nervi optici** (vergleiche *Kapitel 14.4.2.2*) pathologisch. Dabei findet man bei schneller hin- und herwechselnder Belichtung der Augen von unten eine Pupillenverengung, beim Hinüberschwingen des Lichtes auf die erkrankte Seite eine mäßige Pupillenerweiterung.

Zur Abklärung von Motilitätsstörungen der Pupille kann eine pharmakodynamische Pupillenprüfung durchgeführt werden. Beim **Kokain-Pilocarpin-Test** wird Kokain 4%, 30 Minuten später Pilocarpin 0,5% in beide Augen getropft. Liegt eine **Pupillotonie** vor, ist sowohl die **Mydriasis auf Kokain** (schnell wirkendes Mydriatikum mit anästhesierender Wirkung) als auch die **Miosis auf Pilocarpin** überschießend (vergleiche *Abbildung 226* und *Kapitel 10.4.2*), weil die Pupillenmuskeln empfindlicher auf medikamentöse Reize reagieren, wenn die entsprechenden Transmitter über eine längere Zeit weniger ausgeschüttet werden.

10.4 Pharmakodynamik

Pupillenwirksame Medikamente beeinflussen entweder den **sympathisch** innervierten Teil der Irismuskulatur, den Dilatator, oder den **parasympathisch** innervierten Sphinkter. Pupillenerweiternde Tropfen werden als **Mydriatika,** pupillenverengende als **Miotika** bezeichnet. Eine Auswahl ist in der *Tabelle 27* zusammengestellt.

Tabelle 27: Pupillenwirksame Medikamente

Medikamentöse Miosis	Medikamentöse Mydriasis
Parasympathikomimetika/Cholinergika	Parasympathikolytika/Anticholinergika
Pilocarpin	**Atropin**
Carbachol	**Scopolamin**
Physostigmin (Eserin)	**Homatropin**
Prostigmin (Neostigmin)	**Cyclopentolat**
Morphium	**Tropicamid (Mydriatikum)**
Sympathikolytika/Antiadrenergika	Sympathikomimetika/Adrenergika
Guanethidin	**Adrenalin**
Ergotamin	**Neosynephrin**
Yohimbin	**Kokain**
	Ephedrin

10.4.1 Wirkung auf den Parasympathikus

10.4.1.1 Parasympathikomimetika / Cholinergika

Cholinerge Substanzen wirken wie **Azetylcholin** und führen am Auge zu einer **Miosis.** In den Bindehautsack verabreichtes Azetylcholin bleibt allerdings wegen dem schnellen Abbau durch Cholinesterasen wirkungslos. Es wird aber häufig intraoperativ durch Einbringen in die Augenvorderkammer zu einer schnellen und ausgiebigen Pupillenverengung verwendet.

Auch **Pilocarpin** und **Carbachol** sind direkte Parasympathikomimetika; sie wirken unmittelbar am Rezeptor des Muskels für eine Dauer von 12 bis 24 Stunden.

Physostigmin (Eserin) und **Prostigmin (Neostigmin)** sind indirekte Parasympathikomimetika; sie blockieren die das Azetylcholin spaltende Cholinesterase und führen zu einer ausgiebigen Miosis, bei Eserin bis zu 3 Tagen.

Parasympathikomimetika werden nach wie vor in der Glaukomtherapie häufig angewendet (vergleiche *Kapitel 11.5.2.3*). Auch **Morphium** und seine Derivate führen zu einer **Miosis.** Bei Drogensüchtigen ist daher die Pupille oft eng.

10.4.1   Wirkung auf den Parasympathikus
10.4.1.1 Parasympathikomimetika / Cholinergika

Sie wirken wie **Azetylcholin** u. führen zu einer **Miosis.** Azetylcholin wird häufig intraoperativ zur schnellen Pupillenverengung eingesetzt.

Auch **Pilocarpin** u. **Carbachol** wirken direkt am Rezeptor des Muskels. Dauer: 12 – 24 Stunden.
Physostigmin (Eserin) u. **Prostigmin (Neostigmin)** sind indirekte Parasympathikomimetika; sie blockieren die Cholinesterase u. führen zu einer ausgiebigen Miosis.
Auch **Morphium** führt zu einer **Miosis.**

10.4.1.2 Parasympathikolytika / Anticholinergika

Sie führen zu einer Blockierung des Muskelrezeptors, so daß Azetylcholin nicht angreifen kann. Neben der **Mydriasis** kommt es zu einer vorübergehenden **Lähmung** des **M. ciliaris** und der Akkommodation.

Zu ihnen gehören **Atropin** (Wirkungsdauer etwa 1 Woche), **Scopolamin** (Wirkungsdauer etwa 3 Tage), **Homatropin** (Wirkungsdauer 1 Tag), **Tropicamid** (Mydriatikum, Wirkungsdauer einige Stunden) und **Cyclopentolat** (Wirkungsdauer einige Stunden).

Zur Fundusskopie werden kurz wirksame Mydriatika mit geringer Akkommodationswirkung verwendet, meist Tropicamid **(diagnostische Mydriasis).**

Merke. Eine diagnostische Pupillenerweiterung kann bei engem Kammerwinkel, insbesondere bei älteren Menschen, einen Glaukomanfall auslösen (vergleiche *Kapitel 11.5.2*). Deshalb sollte vor der Untersuchung der intraokulare Druck gemessen und nach der Erweiterung die Pupille wieder mit Pilocarpin verengt werden.

Zur Behandlung einer Iridozyklitis werden länger anhaltende Mydriatika verabreicht, meist Scopolamin oder Atropin, um hintere Synechien zu vermeiden und die Iris ruhigzustellen **(therapeutische Mydriasis).** Bei intraokularen Entzündungen hält die Mydriasis wesentlich kürzer an als im gesunden Auge. Auch hier besteht die Gefahr eines Glaukomanfalls.

Merke. Bei Iridozyklitis wird eine therapeutische Mydriasis notwendig.

10.4.2 Wirkung auf den Sympathikus

10.4.2.1 Sympathikomimetika /Adrenergika

Sie bewirken eine meist weniger starke und kurzdauernde **Mydriasis** ohne Akkommodationslähmung und werden zur Senkung des intraokularen Druckes bei Weitwinkelglaukom (vergleiche *Kapitel 11.5.2.3*) oder zur Verstärkung der Wirkung von Parasympathikolytika verwendet. Zu ihnen gehören **Adrenalin, Neosynephrin, Ephedrin und Kokain.**

Merke. Bei engem Kammerwinkel sind Mydriatika wegen der eintretenden Mydriasis und der damit verbundenen Gefahr eines Glaukomanfalls kontraindiziert.

Adrenalin wird vorzugsweise intraoperativ oder subkonjunktival verabreicht; als Augentropfen ist die Wirkung weniger stark.

Kokain hat neben der Pupillenerweiterung auch eine schleimhautanästhesierende Wirkung. Bei zu häufigem Gebrauch können Epithelschäden auftreten, außerdem besteht Suchtgefahr. Beim Vorliegen eines Hornerschen Symptomenkomplexes (vergleiche *Kapitel 2.5.3.3*) bleibt die pupillenerweiternde Wirkung aus.

10.4.2.2 Sympathikolytika / Antiadrenergika

Lokal wird ausschließlich das **Guanethidin** in der Glaukomtherapie verwendet (vergleiche *Kapitel 11.5.2.3*), das zu einer **Miosis** führt. **Ergotamin und Yohimbin** gehören gleichfalls zu den Sympathikolytika, werden aber lokal nicht angewendet.

10.4.1.2 Parasympathikolytika / Anticholinergika
Sie führen zu einer Blockierung des Muskelrezeptors. Neben der **Mydriasis** kommt es zu einer **Lähmung** des **M. ciliaris** u. der Akkommodation. Zu ihnen gehören **Atropin, Scopolamin, Homatropin, Tropicamid** (Mydriatikum) u. **Cyclopentolat.**
Zur Fundusskopie werden kurz wirksame Mydriatika **(diagnostische Mydriasis)** verwendet.
◄ Merke
Zur Behandlung einer Iridozyklitis werden stark wirkende Mydriatika verabreicht, (Scopolamin, Atropin, **therapeutische Mydriasis).** Cave: Glaukomanfall!
◄ Merke
10.4.2 Wirkung auf den Sympathikus
10.4.2.1 Sympathikomimetika / Adrenergika
Sie bewirken eine **Mydriasis** ohne Akkommodationslähmung u. werden u. a. zur Senkung des intraokularen Druckes bei Glaukom verwendet. Zu ihnen gehören **Adrenalin, Neosynephrin, Ephedrin** u. **Kokain.**
◄ Merke
Kokain wirkt schleimhautanästhesierend. Bei häufigem Gebrauch treten Epithelschäden auf, es besteht Suchtgefahr. Beim Hornerschen Symptomenkomplex bleibt die Mydriasis aus.
10.4.2.2 Sympathikolytika / Antiadrenergika
In der Glaukomtherapie wird das **Guanethidin** verwendet, das zu einer **Miosis** führt. **Ergotamin** u. **Yohimbin** werden lokal nicht eingesetzt.

10.5   Pathologie

10.5.1 Störungen der Pupillen-
        bewegung

Pupillenbewegungsstörungen s.
Tab. 28.

10.5   Pathologie

10.5.1 Störungen der Pupillenbewegung

Die einzelnen Pupillenbewegungsstörungen sind in der *Tabelle 28* zusammengestellt.

Tabelle 28: Differentialdiagnose der Pupillenbewegungsstörungen

	amaurotische Pupillenstarre	reflektorische Pupillenstarre	absolute Pupillenstarre	Pupillotonie
Pupille	normal weit	eng, entrundet	weit	übermittelweit, leicht entrundet
direkte Pupillen-reaktion	–	–	–	(+)
indirekte Pupillen-reaktion	+	–	–	(+)
Naheinstellungs-reaktion	+	++	–	++ aber verzögert
Beeinflussung durch Pharmaka	+	–	(+)	++
Lidschlußmiosis	+	+	+	(+)
Dunkelmydriasis	–	–	–	(+)
Ursache	Störung im **afferenten Schenkel, Amaurose**	luetische Erkrankung **des ZNS (Argyll-Robertson-Phänomen)**	Störung im **efferenten Schenkel, Edinger-Westphalscher Kern, N. oculomotorius, Irismuskulatur**	harmlose **vegetative Funktionsstörung (Adie-Syndrom)**

**10.5.1.1 Amaurotische
          Pupillenstarre**

Bei Erblindung durch Störung im **afferenten Schenkel** der Pupillenreflexbahn fehlt die direkte Lichtreaktion bei intakter konsensueller, pharmakologischer u. Naheinstellungsreaktion. Kontralateral ist die konsensuelle Pupillenreaktion nicht auslösbar.

Merke ▶

10.5.1.1 Amaurotische Pupillenstarre

Bei Störungen im **afferenten Schenkel** der Pupillenreflexbahn mit Erblindung, z.B bei Erkrankungen der Netzhaut, des Sehnervs und der Sehbahn bis zum Corpus geniculatum laterale, fehlt die direkte Lichtreaktion, während die konsensuelle und die Naheinstellungsmiosis intakt sind. Die Pharmakodynamik der Pupille des amaurotischen Auges ist nicht eingeschränkt.

Am sehenden, kontralateralen Auge ist die konsensuelle Pupillenreaktion nicht auslösbar.

> *Merke.* Bei doppelseitiger Rindenblindheit durch Prozesse im Bereich der Fissura calcarina (vergleiche *Kapitel 15.3.5*) besteht keine amaurotische Pupillenstarre. Da die Pupillenreflexbahn intakt ist, findet sich ein normales Pupillenverhalten.

**10.5.1.2 Reflektorische Pupillen-
          starre**

Es fehlen die **direkte** u. die **konsensuelle Lichtreaktion.** Die Naheinstellungsreaktion ist überschießend. Die Pupille ist meist **eng** bzw. **entrundet** u. **reagiert nicht auf phar-**

10.5.1.2 Reflektorische Pupillenstarre

Es fehlen die **direkte** und die **konsensuelle Lichtreaktion.** Die Naheinstellungsreaktion ist erhalten, nicht selten sogar überschießend, die Lidschlußmiosis auslösbar. Die Pupille ist meist eng **(Reizmiosis)** bzw. **entrundet** und **reagiert nicht auf pharmakologische Reize** und auf **Dunkelheit.** Die Pupillenstörung liegt meist **doppelseitig** vor. Die Sehschärfe zeigt keine Reduktion.

In 90% der Fälle handelt es sich um eine luetische Erkrankung des ZNS, meist um eine Tabes dorsalis **(Argyll-Robertson-Phänomen).** Die Läsion liegt zwischen der prätektalen Region und dem Edinger-Westphalschen Kern. Als weitere Ursachen kommen Enzephalitis, multiple Sklerose, Blutungen und Tumoren oberhalb des Edinger-Westphalschen Kernes in der **Vierhügelregion (Vierhügelstarre)** in Frage. Dann ist die Pupille allerdings meist weit.

10.5.1.3 Pseudoreflektorische Pupillenstarre

Auch nach einem **Zoster ophthalmicus** (vergleiche *Kapitel 2.5.4.3*) oder bei einer in Rückbildung begriffenen **Okulomotoriusparese** (vergleiche *Kapitel 18.5.3.3*) fehlen die direkte und indirekte Pupillenreaktion, während die Naheinstellungsmiosis ausgelöst werden kann. Die Pupille ist nie weit und reagiert gut auf Mydriatika.

10.5.1.4 Absolute (totale) Pupillenstarre

Sie kommt **ein- und doppelseitig** bei Störungen im **efferenten Schenkel** der Pupillenreflexbahn vor, insbesondere bei Läsionen im Edinger-Westphalschen Kern (dann meist doppelseitig), im Verlauf der parasympathischen Fasern des N. oculomotorius, einschließlich des Ganglion ciliare, oder im Bereich der Irismuskulatur (traumatische Mydriasis nach Contusio bulbi, weit bleibende Pupille nach Glaukomanfall).

Die Pupille ist meist weit, die direkte und indirekte Licht- sowie die Naheinstellungsreaktion sind gestört. Die Pupille reagiert meist noch in gewissem Maße auf pharmakologische Reize und wird bei verhindertem Lidschluß enger.

Ist die absolute Pupillenstarre mit einer Akkommodationslähmung verbunden, handelt es sich um eine **Ophthalmoplegia interna** (vergleiche *Kapitel 18.5.3.3*), meist im Gefolge von Störungen im rostralen Teil des Mittelhirns.

10.5.1.5 Pupillotonie

Die Pupillotonie ist gekennzeichnet durch eine **einseitige,** übermittelweite und etwas entrundete Pupille **(Anisokorie,** *Abbildung 226a),* nur angedeutete oder fehlende direkte und indirekte Lichtreaktion, verlangsamte Pupillenerweiterung im Dunkeln (b), verzögerte, aber sehr ausgiebige Naheinstellungsreaktion (c) mit nur allmählicher Wiedererweiterung beim anschließenden Blick in die Ferne (d); überschießende Mydriasis auf Kokain (e), überschießende Miosis auf Pilocarpin (f) und tonische Pupillenverengung bei Lidschluß. Typisch ist weiterhin, daß bei den betroffenen Patienten, bei denen es sich in 60% um Frauen im mittleren Lebensalter handelt, die Akkommodationszeit deutlich verlängert ist **(Akkommodotonie).**

makologische **Reize** u. auf **Dunkelheit.**
Meist bei Tabes dorsalis (Spätlues, **Argyll-Robertson-Phänomen)** oder bei Prozessen in der **Vierhügelregion (Vierhügelstarre)**

10.5.1.3 Pseudoreflektorische Pupillenstarre
Auch nach einem **Zoster ophthalmicus** oder **Okulomotoriusparese** liegt eine gleiche Pupillenreaktion vor. Die Pupille ist nie weit u. reagiert gut auf Mydriatika.

10.5.1.4 Absolute (totale) Pupillenstarre
Sie kommt bei Störungen im **efferenten Schenkel** der Pupillenreflexbahn vor.

Die Pupille ist meist weit, direkte u. indirekte Licht- sowie Naheinstellungsreaktion sind gestört.
Ist die absolute Pupillenstarre mit einer Akkommodationslähmung verbunden, liegt eine **Ophthalmoplegia interna** vor.

10.5.1.5 Pupillotonie
Sie ist gekennzeichnet durch eine **einseitige** Anisokorie *(Abb. 226a),* gestörte direkte u. indirekte Lichtreaktion, verlangsamte Pupillenerweiterung im Dunkeln (b), verzögerte, aber sehr ausgiebige Naheinstellungsreaktion (c) mit allmählicher späterer Wiedererweiterung (d); überschießende Mydriasis auf Kokain (e), überschießende Miosis auf Pilocarpin (f) u. tonische Pupillenverengung bei Lidschluß.

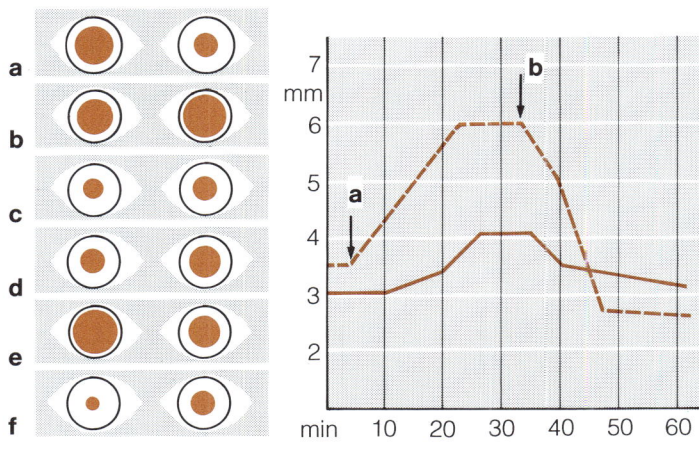

Abb. 226: Pupillotonie. Links: Pupillenverhalten bei Pupillotonie des rechten Auges **a** Pupille beim Blick in die Ferne (Ausgangszustand); **b** verlangsamte Pupillenerweiterung im Dunkeln; **c** verstärkte Naheinstellungsreaktion; **d** verzögerte Wiedererweiterung beim Blick in die Ferne; **e** überschießende mydriatische Reaktion auf Kokain; **f** überschießende miotische Reaktion auf Pilocarpin.
Rechts: **Pharmakodynamik bei Pupillotonie** des rechten Auges (-----) im Vergleich zum linken Auge (——) mit normaler Pupillenreaktion (Kokain-Pilocarpin-Test). **a** Applikation von Kokain-Augentropfen 4%; **b** Applikation von Pilocarpin-Augentropfen 0,5 %; (Abszisse: Zeit in Sekunden, Ordinate: Pupillenweite in Millimeter)

Bei zusätzlich fehlendem Patellar- u. Achillessehnenreflex liegt ein **Adie-Syndrom** vor.

Der klinische Fall ▶

Der Pupillotonie liegen harmlose vegetative Funktionsstörungen zugrunde. Bei zusätzlich fehlendem Patellar- und Achillessehnenreflex handelt es sich um ein **Adie-Syndrom.**

Der klinische Fall. Eine 23jährige Studentin sucht wegen ungleich großer Pupillen einen Augenarzt auf, der eine **Anisokorie** feststellt, wobei der rechte Pupillendurchmesser um 1,5 mm größer ist als der linke. Die direkte und indirekte Lichtreaktion rechts ist deutlich verlangsamt und wenig ergiebig, die Konvergenzreaktion ist verzögert, aber sehr kraftvoll. Die Wiedererweiterung der rechten Pupille dauert 17 Sekunden. Der übrige Augenbefund ist unauffällig.

Die Diagnose der Pupillotonie rechts wird nach dem Kokain-Pilocarpin-Test gestellt, bei dem sich die rechte Pupille nach Kokain auf 8 mm erweitert und nach Pilocarpin auf 1,5 mm verengt. Eine anschließende neurologische Untersuchung ergibt bis auf ein Fehlen der Patellar- und Achillessehnenreflexe einen normalen Befund. Es liegt somit ein **Adie-Syndrom vor.**

10.5.2 Störungen des Parasympathikus

Zur pharmakologischen Beeinflussung bei Pupillenstörungen s. *Abb. 227.*

10.5.2 Störungen des Parasympathikus

Abbildung 227 zeigt die pharmakologische Beeinflussung der Pupille bei paralytischen und spastischen Pupillenstörungen.

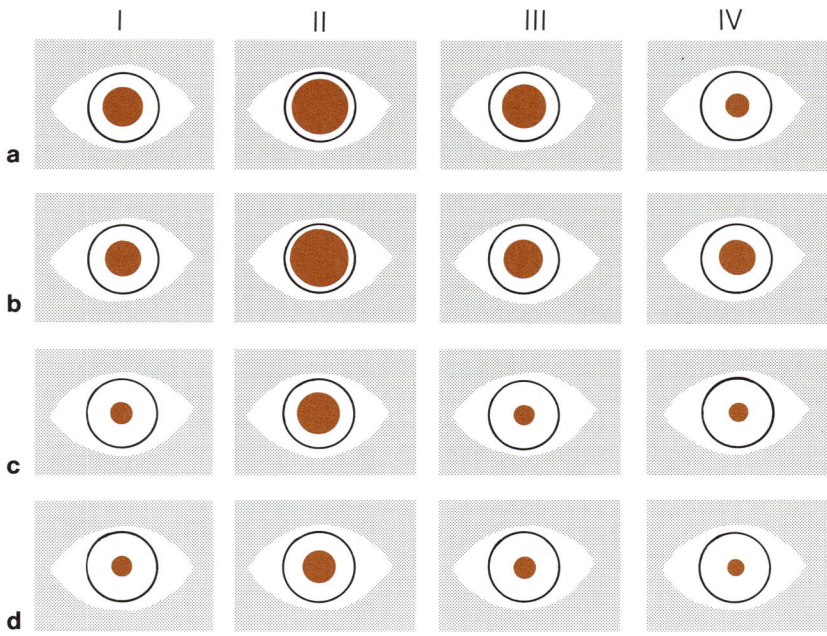

Abb. 227: Pharmakologische Prüfung zur Differentialdiagnose der paralytischen und spastischen Pupillenstörungen. **a** Mydriasis paralytica (Okulomotoriusparese); **b** Mydriasis spastica (Sympathikusreizung); **c** Miosis spastica (Reizung des Parasympathikus); **d** Miosis paralytica (Sympathikusparese); I ohne pharmakologische Beeinflussung (Ausgangszustand); II Einwirkung von Atropin; III Einwirkung von Kokain: IV Einwirkung von Eserin

10.5.2.1 Mydriasis paralytica

Eine **einseitige** Lähmungsmydriasis tritt im Zusammenhang mit einer inneren oder einer totalen **Okulomotoriusparese** auf (absolute Pupillenstarre, vergleiche *Kapitel 10.5.1.4* und *18.5.3.3*), eine **beidseitige** bei Vergiftungen mit Atropin, Spasmolytika, Antiparkinsonmitteln, Antidepressiva, Botulismus und Kohlenmonoxid.

10.5.2.2 Miosis spastica

Eine **einseitige** Reizmiosis kommt bei subduralem Hämatom auf der Herdseite, eine **beidseitige** bei Morphiumabusus, tiefer Narkose, Pilzvergiftung, zerebralen Reizzuständen, Enzephalitis, Meningitis und reflektorischer Pupillenstarre vor.

10.5.3 Störungen des Sympathikus

10.5.3.1 Miosis paralytica

Sie ist fast immer **einseitig,** Ausdruck einer Sympathikuslähmung und meist kombiniert mit Ptosis und Enophthalmus **(Hornerscher Symptomenkomplex,** vergleiche *Kapitel 2.5.3.3*). Mitunter werden auf der gleichen Gesichtsseite vasomotorische Störungen, verminderte Schweißsekretion und Heterochromia congenita (vergleiche *Kapitel 9.5.1.2*) beobachtet.

10.5.3.2 Mydriasis spastica

Bei lokaler Sympathikusreizung, insbesondere bei Lungenspitzen- oder abdominalen Prozessen sowie seröser Endokarditis, ist die Reizmydriasis **einseitig** (Ganglion stellatum), bei Migräne, Schizophrenie, Hyperthyreose, Kokainvergiftung sowie im hysterischen und epileptischen Anfall **beidseitig.**

10.6 Verletzungen, Stauungen

Nach schweren Augapfelprellungen kann durch eine **Iridodialyse** (Abriß der Iriswurzel) die Pupille entrundet sein, die Pupille vollständig fehlen **(traumatische Aniridie),** der M. sphincter pupillae eingerissen **(Sphinkterkerben)** oder gelähmt sein **(traumatische Mydriasis,** vergleiche *Kapitel 9.6.1*).

Auch nach einem **Glaukomanfall** bleibt die Pupille zuweilen wegen einer Druckschädigung des M. sphincter pupillae weit (vergleiche *Kapitel 11.5.2.5*); während eines Glaukomanfalles ist sie weit, lichtstarr und entrundet, bei einer **Iritis** eng (vergleiche *Kapitel 9.5.3.1; Tabelle 32, Kapitel Vorderkammer und Glaukom*).

10.5.2.1 Mydriasis paralytica

Eine **einseitige** Lähmungsmydriasis tritt bei **Okulomotoriusparese,** absoluter Pupillenstarre, eine **beidseitige** bei Vergiftungen mit Atropin, Spasmolytika, Antiparkinsonmitteln, Antidepressiva, Botulismus u. Kohlenmonoxid auf.

10.5.2.2 Miosis spastica

Eine **einseitige** Reizmiosis liegt vor bei subduralem Hämatom, **beidseitige** bei Morphiumabusus, tiefer Narkose, Pilzvergiftung, zerebralen Reizzuständen u. reflektorischer Pupillenstarre.

10.5.3 Störungen des Sympathikus

10.5.3.1 Miosis paralytica

Sie ist fast immer **einseitig** u. meist kombiniert mit Ptosis u. Enophthalmus **(Hornerscher Symptomenkomplex).**

10.5.3.2 Mydriasis spastica

Sie tritt auf bei pulmonalen, kardialen oder abdominalen Prozessen, Migräne, Schizophrenie, Hyperthyreose, Kokainvergiftung sowie im hysterischen u. epileptischen Anfall.

10.6 Verletzungen, Stauungen

Nach Augapfelprellungen finden sich eine **Iridocialyse** (Iriswurzelabriß), **traumatische Aniridie** (Fehlen der Pupille) **Sphinkterkerben** oder **traumatische Mydriasis.** Nach einem **Glaukomanfall** bleibt die Pupille oft weit, bei einer **Iritis** eng.

11 Vorderkammer und Glaukom

Definition ▶

> **Definition.** Das Glaukom (Grüner Star) ist ein ätiologisch uneinheitliches Krankheitsbild, bei dem eine Regulationsstörung im Sehnervenkopf zur Atrophie führt. Die Hauptursachen liegen in einer Steigerung des Augeninnennendruckes (mechanischer Faktor) bzw. in einer Durchblutungsstörung im Sehnervenkopf (vaskulärer Faktor).

Glaukom ist eine **pathologische Tensionslage,** wobei der Augendruck absolut oder relativ im Vergleich zum Blutdruck in der A. ophthalmica oder dem Netz- u. Aderhautkreislauf zu hoch ist.

Unter einem Glaukom wird eine **pathologische Tensionslage** verstanden, die zu einer Gewebsschädigung, insbesondere am Sehnerv, führt. Dabei kann der Augeninnendruck absolut oder relativ zum Blutdruck in der A. ophthalmica bzw. im Netz- und Aderhautkreislauf zu hoch sein.

11.1 Anatomie

11.1.1 Der Weg des Kammerwassers

11.1 Anatomie

11.1.1 Der Weg des Kammerwassers

Das Kammerwasser wird vom **Ziliarkörper** in die **hintere Augenkammer** abgegeben *(Synopsis 23)* u.

Das Kammerwasser wird vom Epithel des **Ziliarkörpers** gebildet und in die **hintere Augenkammer** abgegeben *(Synopsis 23)*.

Synopsis 23: Kammerwasserabfluß. **a** Fluß von der hinteren in die vordere Augenkammer mit dortiger Wärmeströmung; **b** Abfluß aus der vorderen Augenkammer bei weitem Kammerwinkel; **c** Abfluß aus der vorderen Augenkammer bei engem Kammerwinkel

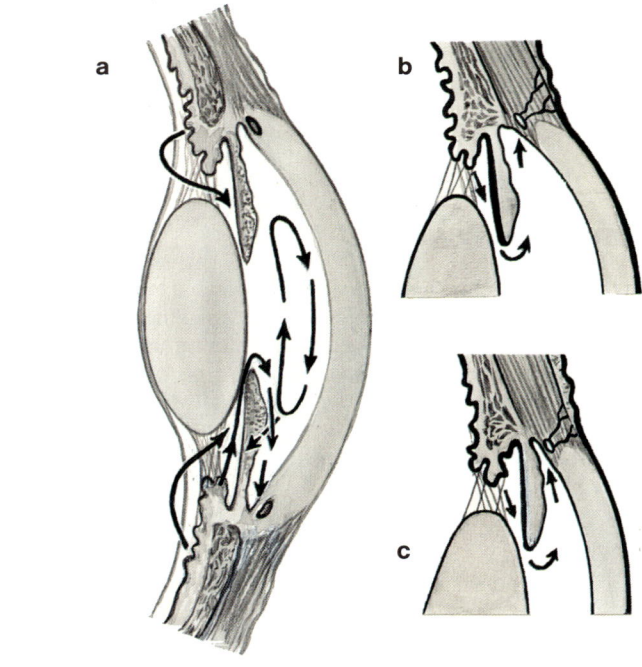

Das Minutenvolumen des Kammerwassers beträgt 2 mm³. Es fließt durch die elastische **Zonula Zinnii,** den Aufhängeapparat der Linse, entlang der vorderen Linsenkapsel sowie der Rückfläche der Iris und durch die **Pupille,** um in die **vordere Augenkammer** zu gelangen. Diese ist etwa 3 bis 3,5 mm tief. Dort kommt es zu typischen **Kammerwasserströmungen,** wobei sich die durch die Iris erwärmten Anteile nach oben, abgekühlte Anteile am Hornhautendothel nach unten bewegen. Der Abfluß aus der Vorderkammer erfolgt über das Netzwerk des **Trabeculum corneosclerale** (Trabekelwerk, *Abbildung 228*).

fließt durch die elastische **Zonula Zinnii** entlang der vorderen Linsenkapsel sowie der Rückfläche der Iris u. durch die **Pupille** in die **vordere Augenkammer.** Dort kommt es zu **Kammerwasserströmungen.** Der Abfluß aus der Vorderkammer erfolgt über das Netzwerk des **Trabeculum corneosclerale** *(Abb. 228),* den ringförmigen **Schlemmschen Kanal** u. die **Kammerwasservenen** in episklerale u. konjunktivale Gefäße *(Abb. 229 oben).*

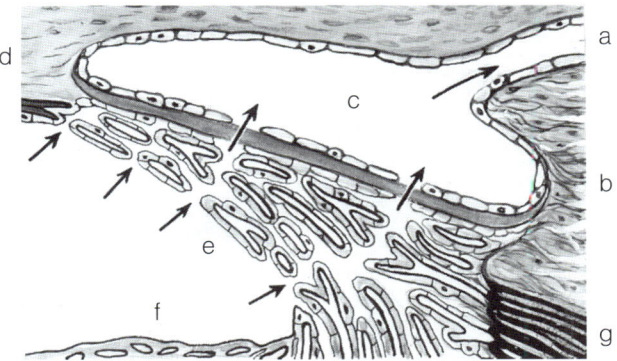

Abb. 228: Trabekelwerk und Schlemmscher Kanal im schematisierten histologischen Schnitt. **a** Kammerwasservene; **b** Sklera; **c** Schlemmscher Kanal; **d** Kornea; **e** Trabekelwerk; **f** Iris; **g** Ziliarmuskel

Von dort fließt es in den ringförmigen **Schlemmschen Kanal,** der sich in der Sklera befindet und das Kammerwasser in **Kammerwasservenen** einspeist. Diese münden in episklerale, später in konjunktivale Gefäße, wo mitunter die Vermischung von klarem Kammerwasser und venösem Blut beobachtet werden kann *(Abbildung 229 oben).*

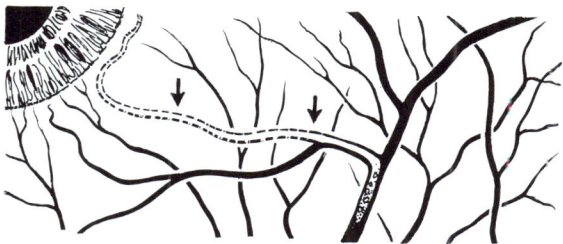

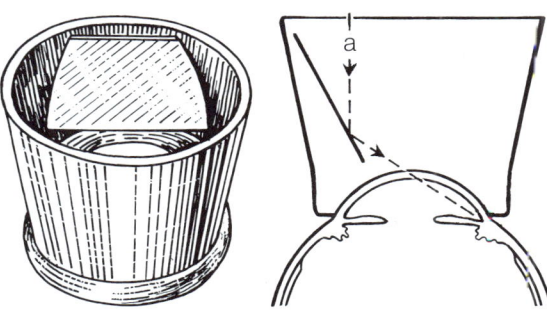

Abb. 229: Oben: Kammerwasservene mit Einspeisung des Kammerwassers in eine Bindehautvene; unten: Gonioskop zur Beurteilung des Kammerwinkels von oben und im Querschnitt (a = Beobachtungsstrahlengang)

11.1.2 Kammerwinkel

Er wird vom Sklerafalz verdeckt u. kann nur mittels **Gonioskopiespiegels** eingesehen werden. Seine Struktur ist für die Einteilung des Glaukoms von Bedeutung (*Synopsis 24* u. *Abb. 299 unten*): Er kann verengt oder verschlossen sein **(Engwinkelglaukom, Winkelblockglaukom).**

11.1.2 Kammerwinkel

Er wird bei frontalem Blick auf das Auge vom Sklerafalz verdeckt und kann nur mittels **Gonioskopiespiegels** sichtbar gemacht werden. Sein individueller morphologischer Aufbau ist für die ursächliche Einteilung des Glaukoms von entscheidender Bedeutung (*Synopsis 24* und *Abbildung 229 unten, Tabelle 28*): Er kann bei zu großer Linse, vorverlagertem Irisansatz, peripheren vorderen Synechien oder Schwellung des Irisstromas verengt oder verschlossen sein, so daß er für das Kammerwasser ein Abflußhindernis darstellt **(Engwinkelglaukom, Winkelblockglaukom).**

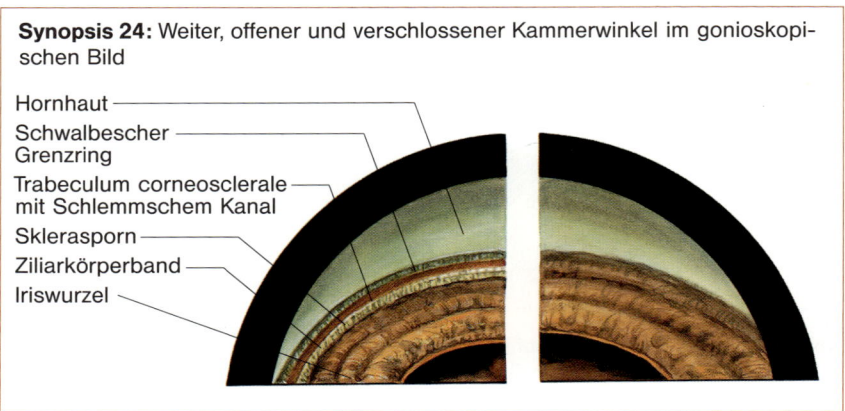

Synopsis 24: Weiter, offener und verschlossener Kammerwinkel im gonioskopischen Bild

Hornhaut
Schwalbescher Grenzring
Trabeculum corneosclerale mit Schlemmschem Kanal
Sklerasporn
Ziliarkörperband
Iriswurzel

Bei Sklerosierung des Trabekelwerks fließt das Kammerwasser trotz weitem Kammerwinkel nicht richtig ab. Das **Abflußvermögen** ist reduziert, der **Abflußwiderstand** erhöht **(Offenwinkelglaukom, Weitwinkelglaukom).**
Zum Aufbau des Kammerwinkels s. *Abb. 230* u. *231*: **Schwalbescher Grenzring, Trabekelwerk** mit **Schlemmschem Kanal, Sklerasporn, Ziliarkörperband** u. **Iriswurzel.**

Bei Sklerosierung, Verstopfung oder Verschlammung des Trabekelwerks kann das Kammerwasser trotz weitem Kammerwinkel nicht richtig abfließen. Das **Abflußvermögen** ist damit reduziert bzw. der **Abflußwiderstand** erhöht **(Offenwinkelglaukom, Weitwinkelglaukom).**
Den Aufbau des Kammerwinkels zeigen *Abbildung 230* und *Abbildung 231*. Die Strukturen des Kammerwinkels von hornhaut- nach iriswärts sind:
● **Schwalbescher Grenzring** (Ende der Descemetschen Membran),
● mehr oder minder pigmentiertes **Trabekelwerk** mit **Schlemmschem Kanal** (der selbst nicht sichtbar ist),
● **Sklerasporn,**
● **Ziliarkörperband** (welches den Scheitel des Kammerwinkels darstellt und nur bei sehr weitem Kammerwinkel einsehbar ist) und
● **Iriswurzel.**

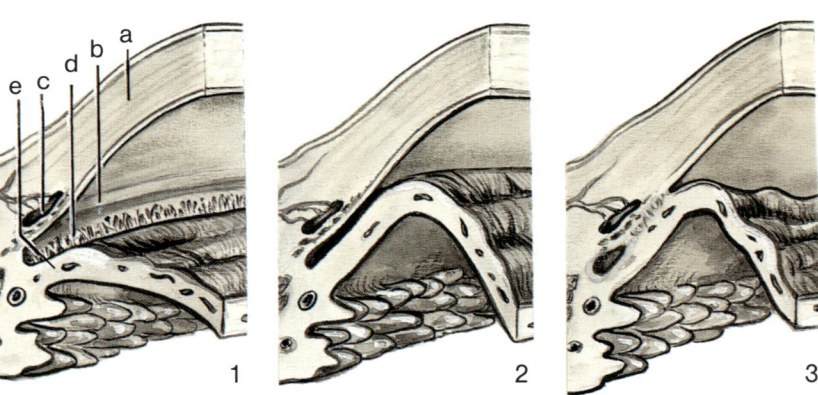

Abb. 230: Kammerwinkel im Querschnitt. 1 normale Weite; 2 enger Kammerwinkel; 3 verschlossener Kammerwinkel.
a Hornhaut; **b** Trabeculum corneosclerale; **c** Schlemmscher Kanal; **d** Ziliarkörperband; **e** periphere Iriswurzel

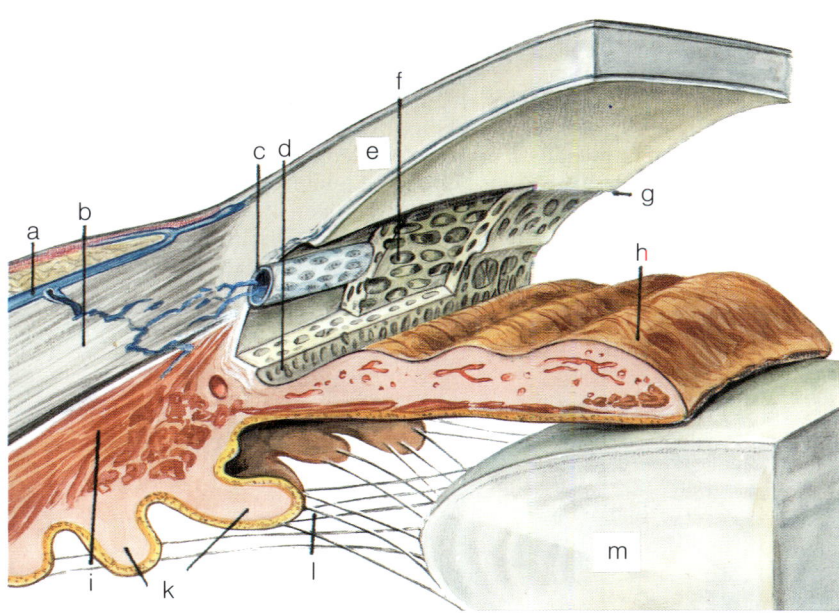

Abb. 231: Schema der Kammerwinkelverhältnisse. **a** Kammerwasservene; **b** Sklera; **c** Schlemmscher Kanal; **d** Ziliarkörperband; **e** Kornea; **f** Trabeculum corneosclerale; **g** Schwalbescher Grenzring; **h** Iris; **i** M. ciliaris **k** Ziliarkörperzotte; **l** Zonula Zinnii; **m** Linse

Ein praktischer Tip: Oftmals läßt sich die Weite des Kammerwinkels bereits an der Spaltlampe erahnen: Ist die Vorderkammer flach, liegt auch häufig ein enger Kammerwinkel vor. Dies trifft allerdings nicht immer zu.

◄ **Ein praktischer Tip**

In *Tabelle 29* sind Augenveränderungen bzw. Glaukomformen bei unterschiedlich weitem Kammerwinkel oder Kammerwinkelveränderungen zusammengestellt.

Tabelle 29: Gonioskopiebefunde und ihre klinische Bedeutung	
Weite des Kammerwinkels/ Befund bei der Gonioskopie	**Glaukomform/ Augenveränderung**
Kammerwinkel weit	Aphakie (vergleiche *Kapitel 8.7*), Pseudophakie (vergleiche *Kapitel 8.7.3*)
Kammerwinkel weit, aber verschlossen	Hydrophthalmus (vergleiche *Kapitel 11.5.2.1*)
Iris schlottert	Iridodonesis (Aphakie oder Luxation, vergleiche *Kapitel 8.5.6.7*)
Iriswurzel abgerissen	Iridodialyse nach Contusio bulbi (vergleiche *Kapitel 9.6.1* und *10.6*)
Gefäßneubildungen	Neovaskularisationsglaukom (vergleiche *Kapitel 11.5.3.4*)
starke Pigmentierung	Pigmentglaukom (vergleiche *Kapitel 11.5.3.5*)
Fibrinablagerung	Iritis fibrinosa (vergleiche *Kapitel 9.5.3.1*)
Linsenteile	phakolytisches Glaukom (vergleiche *Kapitel 11.5.3.1*)
Kapselhäutchen	Kapselhäutchenglaukom (vergleiche *Kapitel 11.5.3.6*)
Blut mit Spiegelbildung	Hyphäma (vergleiche *Kapitel 1.5.3*)
Eiter mit Spiegelbildung	Hypopyon (vergleiche *Kapitel 9.5.3.1*)
Kammerwinkel mittelweit	**Normalbefund** oder Weitwinkelglaukom (vergleiche *Kapitel 11.5.2.3*)
Kammerwinkel eng, aber offen	Engwinkelglaukom (vergleiche *Kapitel 11.5.2.4*)
Kammerwinkel eng und verschlossen	Glaukomanfall (vergleiche *Kapitel 11.5.2.5*)
Synechien, Goniosynechien	Zustand nach Iritis (vergleiche *Kapitel 9.5.3.1*)

11.1.3 Gefäßversorgung der Papille

Die Blutversorgung der Papille, die
für die Entstehung von Glaukomanfällen mitentscheidend ist, erfolgt
vorwiegend durch den **chorioidalen
Kreislauf.** Die kurzen hinteren Ziliararterien (Aa. ciliares posteriores
breves) bilden den **Zinn-Hallerschen Gefäßkranz (Circulus arteriosus Zinnii,** *Synopsis 25).*

11.1.3 Gefäßversorgung der Papille

Der Blutfluß im Sehnervenkopf spielt eine wesentlich größere Rolle für die Entstehung von Glaukomanfällen als bislang angenommen wurde. Die Blutversorgung erfolgt in erster Linie durch den **chorioidalen,** in zweiter Linie durch den retinalen **Kreislauf.** Die großen Aderhautgefäße bilden aus den kurzen hinteren
Ziliararterien (Aa. ciliares posteriores breves) den **Zinn-Hallerschen Gefäßkranz (Circulus arteriosus Zinnii),** der zahlreiche Äste vor und hinter die Lamina
cribrosa entsendet. Die A. centralis retinae speist nur relativ wenig Blut in den
Gefäßkranz ein *(Synopsis 25).*

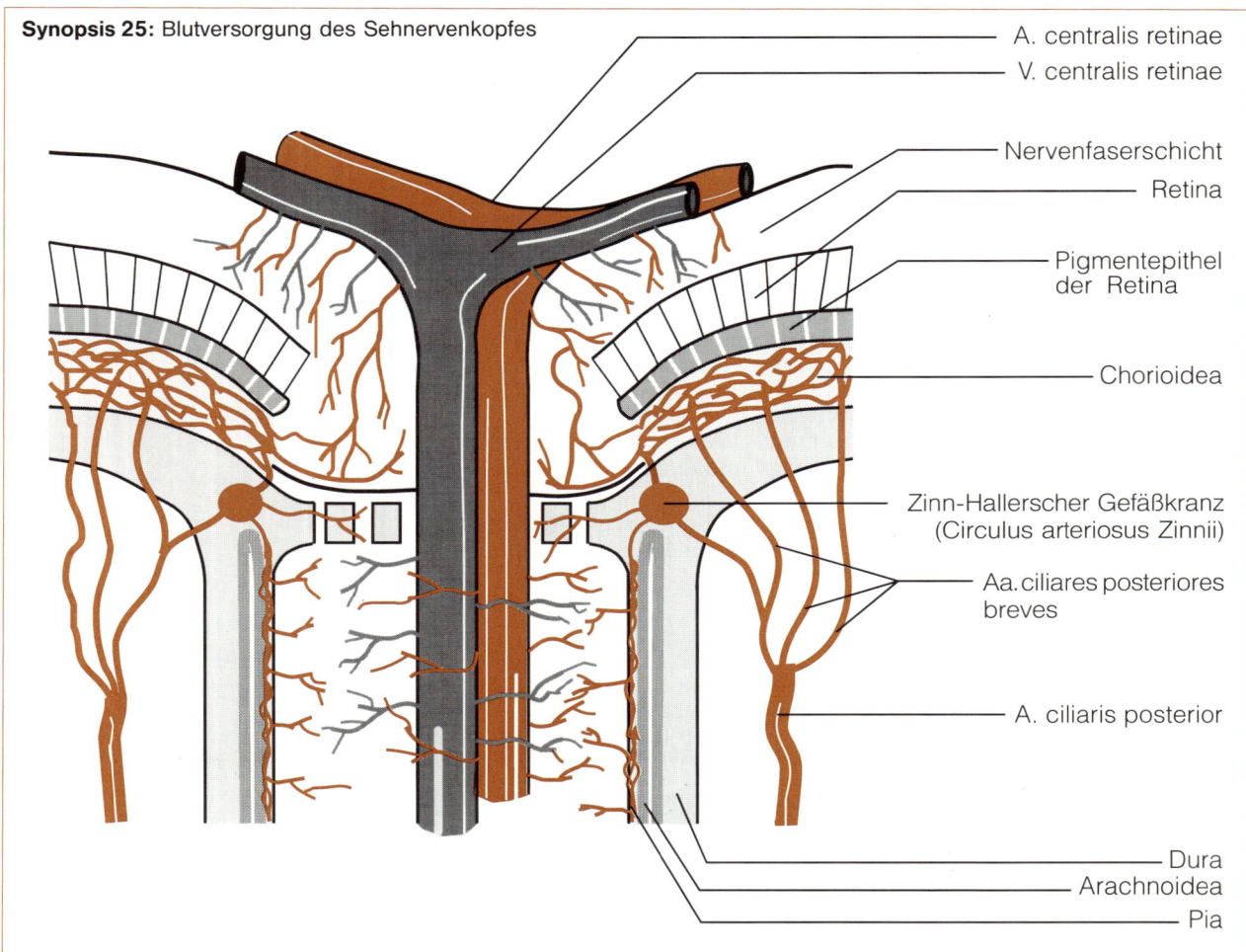

Synopsis 25: Blutversorgung des Sehnervenkopfes

A. centralis retinae

V. centralis retinae

Nervenfaserschicht

Retina

Pigmentepithel
der Retina

Chorioidea

Zinn-Hallerscher Gefäßkranz
(Circulus arteriosus Zinnii)

Aa. ciliares posteriores
breves

A. ciliaris posterior

Dura
Arachnoidea
Pia

Synopsis 26: Aufzeichnung des gemessenen intraokularen Druckes

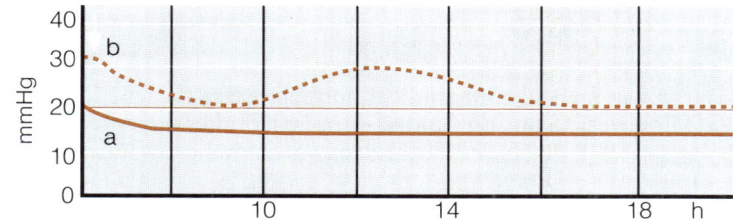

Tagesdruckkurven
bei 7 Messungen am Tage
(a = gesundes Auge;
b = Glaucoma chronicum simplex,
Weitwinkelglaukom)

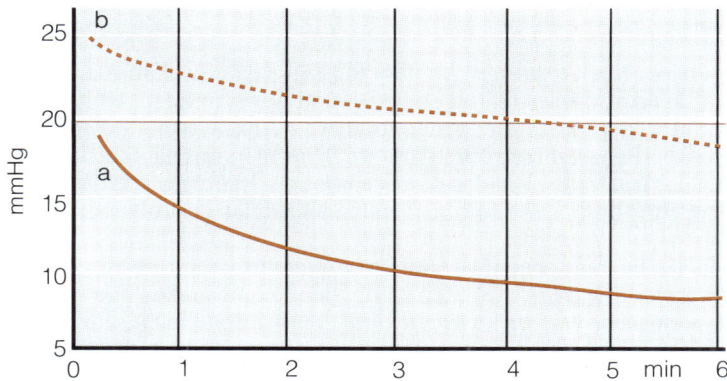

Tonographiekurven
während 6minütiger
Okulopression
(a = gesundes Auge;
b = Glaucoma chronicum simplex,
Weitwinkelglaukom)

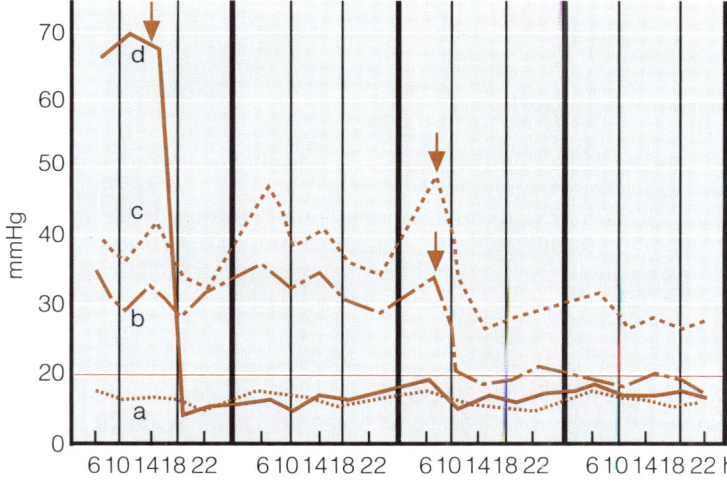

Tonometriekurven
bei 5 Messungen am Tag.
Pfeil: Therapiebeginn
(a = gesundes Auge;
b = Glaucoma chronicum simplex
   = Weitwinkelglaukom;
c = Glaucoma chronicum
     congestivum = Engwinke glaukom;
d = Glaukomanfall)

11.2 Physiologie

11.2.1 Intraokularer Druck

11.2 Physiologie

11.2.1 Intraokularer Druck

Merke ▶

> **Merke.** Der Druck im Augeninnern liegt normalerweise zwischen 10 und 21 mmHg (Mittelwert 15 mmHg) und ist vom Lebensalter (im Alter höher als in der Jugend) und der Tageszeit (morgens meist höher als abends) abhängig.
> Die Tagesschwankungen liegen physiologischerweise nie höher als 4 mmHg. Ein **Glaukomverdacht** besteht bei Druckwerten zwischen 22 und 26 mmHg. **Ein wiederholt gemessener Augendruck über 26 mmHg ist immer pathologisch.**

Der intraokulare Druck resultiert aus dem **Flüssigkeitswechsel** im Auge. Bei verstärkter Produktion oder Erschwerung des Kammerwasserabflusses steigt der Augendruck an.

Der intraokulare Druck resultiert aus dem **Flüssigkeitswechsel** im Auge und ist das Resultat der fortwährenden Neubildung und des ständigen Abflusses des Kammerwassers. Bei verstärkter Produktion oder Erschwerung des Kammerwasserabflusses (Pupillarblock durch hintere Synechien mit napfkuchenartiger Vorwölbung der Iris, Verlegung des Kammerwinkels, Reduktion des Abflußvermögens bzw. Erhöhung des Abflußwiderstandes) steigt der Augendruck an.

Die **individuelle Toleranz** gegenüber höherem Augendruck ist bedingt durch die vaskuläre Situation am Sehnervenkopf u. den Blutdruck. Mitunter werden höhere Druckwerte ohne glaukomatöse Ausfälle vertragen (**okulare Hypertension**) oder sie treten bei »normalem« Augendruck auf (**Glaukom ohne Hochdruck, Normaldruckglaukom, Niederdruckglaukom**).

Die **individuelle Toleranz** gegenüber höheren Augendruckwerten ist groß, d. h. höhere Druckwerte werden zuweilen ohne glaukomatöse Ausfälle vertragen (**okulare Hypertension**, vergleiche *Kapitel 11.5.2.7*), während nicht selten bereits ein »normaler« Augendruck zu Schäden führen kann (**Glaukom ohne Hochdruck, Normaldruckglaukom, Niederdruckglaukom**, vergleiche *Kapitel 11.5.2.6*). Beeinflußt wird diese Toleranz zweifellos in erster Linie durch die vaskuläre Situation am Sehnervenkopf und durch den Blutdruck.

11.2.2 Papillendurchblutung

Sie ist abhängig vom **Strömungswiderstand,** der **vaskulären Autoregulation** u. dem **Perfusionsdruck** im Sehnervenkopf. Liegt eine Störung dieser Faktoren vor, können Ischämie, Atrophie u. Funktionsausfälle auftreten.

Der Blutfluß und die Durchblutung der Papille sind abhängig vom **Strömungswiderstand,** der **vaskulären Autoregulation,** d. h. der Fähigkeit, durch Regulationsmechanismen die Funktion zu erhalten, und vom **Perfusionsdruck** im Sehnervenkopf. Liegt eine Störung dieser Faktoren vor, nimmt die Durchblutung im Sehnervenkopf ab und kann zur Ischämie, Atrophie und zu Funktionsausfällen führen.

Merke ▶

> **Merke.** Weil der Perfusionsdruck im Sehnervenkopf dem mittleren Blutdruck minus dem Augendruck entspricht, kann er entweder durch eine Reduktion des mittleren Blutdrucks oder durch einen erhöhten Augendruck vermindert sein.

Ein Blutdruckabfall kann zu einer Verminderung des Perfusionsdruckes u. zur Reduktion des Blutflusses im Sehnervenkopf führen.

Ein generalisierter Blutdruckabfall kann demzufolge zu einer Verminderung des Perfusionsdruckes und zur Reduktion des Blutflusses im Sehnervenkopf führen. Ein niedriger Blutdruck löst neben einem erhöhten intraokularen Druck glaukomatöse Schäden aus.

11.3 Untersuchungsmethoden

11.3.1 Schätzung des intraokularen Druckes durch Palpation

Durch vergleichende Palpation beider Augen oder den Vergleich mit dem Augendruck einer normalen Person kann der intraokulare Druck grob geschätzt und stärkere Abweichungen vom Normalbefund festgestellt werden.

Ein praktischer Tip: Während der Patient nach unten blickt, wird mit beiden Zeigefingern der Druck im Auge durch das Oberlid hindurch ertastet und mit dem anderen Auge verglichen. Die beiden Zeigefinger dellen dabei vorsichtig die obere Sklera wechselseitig ein, die anderen Finger ruhen auf dem Gesicht des Patienten *(Abbildung 232b).*

11.3.2 Messung des intraokularen Druckes / Tonometrie

Der Messung des intraokularen Druckes kommt im Zusammenhang mit dem Glaukom eine dominierende Rolle zu. Sie sollte auch prophylaktisch zur Früherkennung eines chronischen Glaukoms bei der Brillenordination aller Patienten über 40 Jahre durchgeführt werden (vergleiche *Kapitel 16.5.1.3).*
Der Augeninnendruck wird in **mmHg** angegeben.

11.3.2.1 Impressionstonometrie

Die **Impressionstonometrie nach Schiötz** wird am liegenden Patienten nach Tropfanästhesie vorgenommen, wobei der Patient nach oben schauen muß *(Abbildung 232a).* Dabei wird die Hornhaut mit einem Stift bestimmter Schwere eingedellt. Je weicher der Bulbus, um so tiefer sinkt der Stift ein. Da bei abnormer **Rigidität** der gedehnten äußeren Augenhülle fehlerhafte Werte gemessen werden, z. B. bei Myopie, wird die Methode nur noch selten angewendet.

11.3   Untersuchungsmethoden

11.3.1 Schätzung des intraokularen Druckes durch Palpation
Damit kann der intraokulare Druck grob geschätzt werden.

◄ **Ein praktischer Tip**

11.3.2 Messung des intraokularen Druckes / Tonometrie
Die Messung des Augendruckes wird prophylaktisch bei der Brillenordination aller Patienten über 40 Jahre durchgeführt.

11.3.2.1 Impressionstonometrie

Bei der **Impressionstonometrie nach Schiötz** *(Abb. 232a)* wird die Hornhaut mit einem Stift eingedellt. Je weicher der Bulbus, um so tiefer sinkt der Stift ein. Die Messung ist abhängig von der **Rigidität** der äußeren Augenhülle.

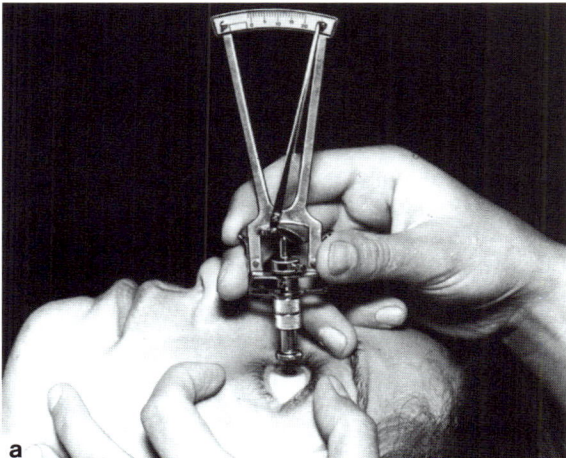
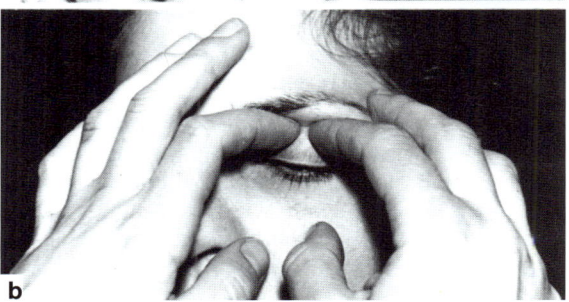

Abb. 232: Bestimmung des intraokularen Druckes. **a** Messung mit dem Schiötz-Tonometer (Impressionstonometrie); **b** Palpation mit beiden Zeigefingern, während sich die übrigen Finger leicht auf dem Gesicht abstützen

11.3.2.2 Applanationstonometrie

Bei der **Applanationstonometrie nach Goldmann** wird die Hornhaut mit einem runden Meßkörper abgeplattet. Dies erfordert um so mehr Druck, je härter der Bulbus ist. Die Rigidität der Sklera spielt keine Rolle.

11.3.2.3 Non-contact-Tonometrie

Ein Luftstoß definierter Stärke verformt die Hornhaut. Da das Auge nicht berührt wird, besteht **keine Verletzungs- oder Infektionsgefahr.**

11.3.2.4 Tagesdruckkurven

Dabei wird der Augeninnendruck alle 2 bis 3 Stunden gemessen, wobei die Messung unmittelbar nach dem Aufstehen besonders bedeutungsvoll ist *(Synopsis 26 oben).*

11.3.2.5 Tonographie

Dabei wird das Kammerwasser z. B. durch Okulopression aus dem Auge gedrückt. Die Stärke des intraokularen Druckabfalls läßt Rückschlüsse über das Abflußvermögen zu *(Synopsis 26 Mitte).*

Merke ▶

11.3.2.6 Belastungsmethoden

Sie werden wegen unzuverlässiger Aussagen kaum noch angewendet.

11.3.3 Gonioskopie

Auf die anästhesierte Hornhaut wird ein Kontaktglas **(Gonioskop)** aufgesetzt, das den Lichtstrahl der Spaltlampe über ein Prisma in den Kammerwinkel lenkt *(Abb. 229 unten, Synopsis 24 u. Abb. 230 u. 231).*

11.3.2.2 Applanationstonometrie

Die **Applanationstonometrie nach Goldmann** kann im Sitzen und Liegen durchgeführt werden. Nach Tropfanästhesie wird die Hornhaut mit einem runden, planen Meßkörper abgeplattet, was um so mehr Druck erfordert, je härter der Bulbus ist. Dabei werden die Augenhüllen nicht wie bei der Impressionstonometrie gedehnt, die Rigidität der Sklera spielt somit keine Rolle. Das Applanationstonometer kann an der Spaltlampe befestigt oder als Einzelinstrument verwendet werden.

11.3.2.3 Non-contact-Tonometrie

Ein Luftstoß definierter Stärke wird ohne Tropfanästhesie auf die Hornhaut gelenkt und ihre Verformung gemessen. Da das Auge nicht berührt wird, besteht **keine Verletzungs- oder Infektionsgefahr** für das Hornhautepithel. Allerdings streuen die gemessenen Werte erheblich.

11.3.2.4 Tagesdruckkurven

Bei Zweifel an der Diagnose oder zur Überprüfung der Wirksamkeit der eingeleiteten drucksenkenden Therapie empfiehlt es sich, eine Tagesdruckkurve anzulegen. Dabei wird der Augeninnendruck alle 2 bis 3 Stunden gemessen, wobei der Messung unmittelbar nach dem Aufstehen wegen der physiologischen morgendlichen Druckspitze eine besondere Bedeutung zukommt *(Synopsis 26 oben).*

11.3.2.5 Tonographie

Dabei wird das Kammerwasser durch längeres Aufsetzen eines Tonometers auf die Kornea oder durch Okulopression über den Schlemmschen Kanal aus dem Auge gedrückt. Die Stärke des intraokularen Druckabfalls läßt Rückschlüsse über das Abflußvermögen und die Größe des Abflußwiderstandes zu *(Synopsis 26 Mitte).*

> *Merke.* Eine Okulopression besteht im Ausüben eines bestimmten Druckes für eine bestimmte Zeit auf das Auge. Sie wird sowohl in der Glaukomdiagnostik als auch als Vorbereitung auf die Kataraktoperation zur Senkung des intraokularen Druckes angewendet *(vergleiche Kapitel 8.6.2).*

11.3.2.6 Belastungsmethoden

Messungen des Augendruckes vor und nach Belastungen (Trinken von 1 Liter Wasser, 1 Stunde langer Aufenthalt mit doppelseitigem Verband bzw. im abgedunkelten Raum, einseitiges Einträufeln eines kurzzeitig wirkenden Mydriatikums) werden wegen unzuverlässiger Aussagen kaum noch durchgeführt.

11.3.3 Gonioskopie

Auf die anästhesierte Hornhaut wird ein mit einer viskösen Substanz (Methylzellulose) benetztes Kontaktglas **(Gonioskop)** aufgesetzt, das den Lichtstrahl der Spaltlampe über ein Prisma in den ohne Hilfsmittel nicht einsehbaren Kammerwinkel lenkt *(Abbildung 229 unten).* Damit können die Strukturen des Kammerwinkels und seine Weite beurteilt werden *(Synopsis 24, Abbildungen 230 u. 231 sowie Tabelle 28).*

11.3.4 Bestimmung der Papillendurchblutung

Es ist bislang unmöglich, den **Perfusionsdruck** im Sehnervenkopf zu messen. Mit der **Okulooszillodynamographie** kann lediglich der Blutdruck in der A. centralis retinae und im ziliaren Kreislauf durch Aufzeichnung der Pulskurven nach Okulopression bestimmt werden.

In letzter Zeit wird versucht, Informationen über die vaskuläre **Autoregulation** des Sehnervenkopfes durch Ableitung der visuell evozierten kortikalen Potentiale (VEP, vergleiche *Kapitel 15.2*) während und nach Okulopression zu gewinnen **(Drucktoleranztest)**.

11.3.5 Perimetrie

> **Merke.** Die Bestimmung des Gesichtsfeldes (vergleiche *Kapitel 17.5.1*) spielt für die Diagnose und Verlaufskontrolle des Glaukoms eine entscheidende Rolle, weil damit glaukomatöse Frühschäden und die Progredienz der Erkrankung erfaßt werden können.

Das Fortschreiten der Gesichtsfeldausfälle bei Glaukom ist im klinischen Fall nach *Kapitel 17.5.2.4* dargestellt.
Bedingt durch eine Atrophie der Nervenfasern entstehen anfänglich nach einer **Vergrößerung des blinden Fleckes** bogenförmige Skotome um den Fixierpunkt herum **(Bjerrum-Skotom)**, die oft vom blinden Fleck ausgehen (*Abbildung 233a und b*) und selbst bei Konfluieren dem Patienten nicht bewußt werden. Sie sind bei der computergesteuerten Perimetrie im 30°-Gesichtsfeld gut nachweisbar.

11.3.4 Bestimmung der Papillendurchblutung

Mit der **Okulooszillodynamographie** wird der Blutdruck in der A. centralis retinae bestimmt. Die vaskuläre **Autoregulation** des Sehnervenkopfes wird durch Ableitung der visuell evozierten kortikalen Potentiale (VEP) während u. nach Okulopression beurteilt **(Drucktoleranztest)**.

11.3.5 Perimetrie

◄ Merke

Durch Atrophie der Nervenfasern entstehen eine **Vergrößerung des blinden Fleckes**, bogenförmige Skotome um den Fixierpunkt **(Bjerrum-Skotom** (*Abb. 233a u. b*) u. nasale Gesichtsfeldeinbrüche (**Rönne-Sprung**, *Abb. 336a, Kap. Sehvermögen*).

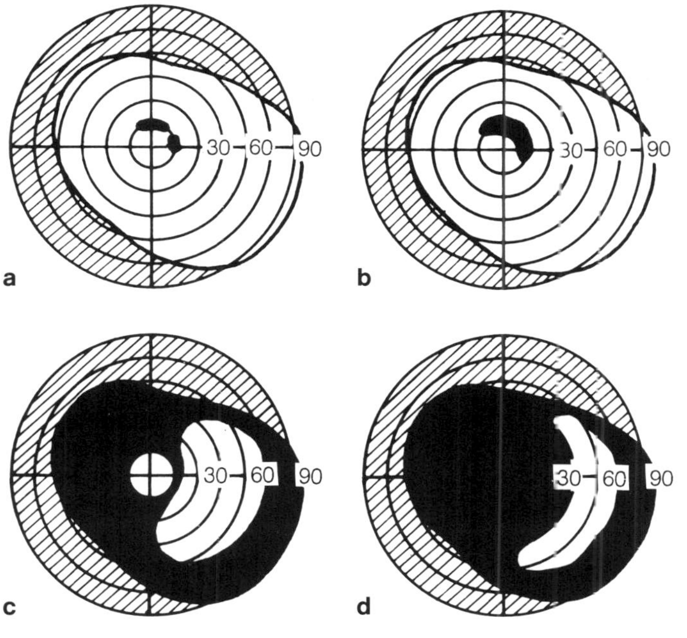

Abb. 233: Progredienz des glaukomatösen Gesichtsfeldausfalls eines rechten Auges. **a** Parazentralskotom oben, das noch keine Verbindung mit dem blinden Fleck hat; **b** Bogenskotom (das Parazentralskotom konfluiert mit dem blinden Fleck); **c** nasaler Gesichtsfelddefekt mit zentraler Restinsel (Rönne-Sprung); **d** temporaler Gesichtsfeldrest

Später kommt es zu nasalen Gesichtsfeldeinbrüchen (**Rönne-Sprung**, *Abbildung 336a, Kapitel Sehvermögen*), meist mit einer zentralen Restinsel *(Abbildung 233c).*

Der Patient bemerkt seine Gesichtsfeldausfälle oft erst dann, wenn das zentrale Gesichtsfeld ausfällt, was allerdings erst im Spätstadium der Fall ist. Dann liegen meist nur noch **temporale Gesichtsfeldreste** vor *(Abbildung 233d*, vergleiche *Kapitel 17.5.2.1).* Im Endstadium ist das Gesichtsfeld meist nicht mehr erhebbar.

Tabelle 30: Progredienz der Gesichtsfeldausfälle bei Glaukom	
parazentrale und **periphere** Gesichtsfeldausfälle	Vergrößerung des blinden Fleckes
	Bjerrum-Skotom (bogenförmiges Skotom um den Fixierpunkt)
	Rönne-Sprung (nasaler Gesichtsfeldeinsprung unter Einbeziehung des blinden Fleckes bei intaktem zentralen Sehen)
zentrale Gesichtsfeldausfälle	zentraler Gesichtsfeldverfall, einzelne parazentrale oder periphere Reste
	Amaurose (Erblindung)

Randspalte:
Der Patient bemerkt seine Gesichtsfeldausfälle oft erst dann, wenn das zentrale Gesichtsfeld mitbetroffen ist u. nur noch **temporale Gesichtsfeldreste** vorliegen *(Abb. 233d).*

11.3.6 Ophthalmoskopie

Randspalte:
Frühzeichen: **Ausfälle im Bereich der Nervenfaserschicht** der Netzhaut.
Später entsteht eine **glaukomatöse Exkavation der Papille** *(Abb. 234).* Sie ist anfänglich von einer physiologischen **Exkavation** kaum zu unterscheiden. Oft wird ihre Größe geschätzt u. im Verhältnis zum Papillendurchmesser als **cup-disc-ratio (CD)** angegeben.

Der klinische Fall ▶

Noch ehe an der Papille Veränderungen nachweisbar sind, lassen sich im ophthalmoskopischen Bild (vergleiche *Kapitel 13.4.1*) bei exakter Betrachtung **Ausfälle im Bereich der parapapillären Nervenfaserschicht** der Netzhaut nachweisen.

Bei länger bestehendem Regulationsdefizit im Sehnervenkopf entsteht eine **glaukomatöse Exkavation der Papille** *(Abbildung 234).* Sie ist anfänglich von einer physiologischen **Exkavation** nur schwer zu unterscheiden (vergleiche *Kapitel 14.1.2*) und bedarf der regelmäßigen Kontrolle, evtl. auch der fotografischen Dokumentation bzw. stereoskopischen Vermessung. Oft wird ihre Größe geschätzt und im Verhältnis zum Papillendurchmesser als **cup-disc-ratio (CD)** angegeben. Mit fortschreitender glaukomatöser Exkavation kommt es zu einer kontinuierlichen Abnahme der Fläche des neuroretinalen Randsaumes. Anfänglich ist der Gefäßverlauf im Bereich der Papille unauffällig, später ist der Gefäßstamm der retinalen Zentralgefäße dezentriert, die Gefäße verlaufen am Papillenrand bogenförmig oder sogar abgeknickt.

Der klinische Fall. Zur Demonstration eines Untersuchungsherganges bei Glaukom: Ein 45jähriger Patient sucht zwecks Verordnung einer Lesebrille bei **Presbyopie** (vergleiche *Kapitel 16.3.4*) einen Augenarzt auf. Dabei fällt bei normaler Sehschärfe für die Ferne und Nähe (physiologischer Nahzusatz von + 1,5 dpt) sowie unauffälligem Augenbefund ein intraokularer Druck beiderseits von 24 mmHg auf, der mit dem Applanationstonometer nach Goldmann gemessen wird. Daraufhin wird ein 30°-Gesichtsfeld mit einem automatischen Perimeter (vergleiche *Kapitel 17.5.1.3*) angefertigt, das keine Auffälligkeiten aufweist. Die Untersuchung des Kammerwinkels mit dem Gonioskop ergibt einen normalen, mittelweiten Kammerwinkel, die Ophthalmoskopie eine normale Papille mit einer cup-disc-ratio von 0,5 (die Exkavation nimmt etwa die Hälfte des Papillendurchmessers ein).

Der Patient wird zur Erstellung einer Tagesdruckkurve wiederbestellt, die einen morgendlichen Gipfel von beiderseits 26 mmHg mit anschließendem allmählichen Abfall auf rechts 22, links 23 mmHg erbringt.

Bei dem Patienten besteht trotz fehlender funktioneller Ausfälle **Glaukomverdacht.** Er wird über das Wesen der möglicherweise vorliegenden Erkrankung aufgeklärt und aufgefordert, sich vierteljährlich den Augendruck messen zu lassen, möglichst morgens. Während einer 2jährigen Kontrollzeit ändert sich der Befund nicht; später steigt der Augendruck auf rechts 29 und links 26 mmHg an, ohne daß zunächst Funktionsausfälle nachweisbar wären. Da der Patient über gelegentliche Störungen des Kontrastsehens klagt, wird die Kontrastsensitivität geprüft, die etwas erniedrigt ist (vergleiche *Kapitel 17.3*; eine reduzierte Kontrastsensitivität, deren Prüfung nur in Ausnahmefällen durchgeführt wird, ist typisch für ein beginnendes Glaukom).

Bei dem Patienten liegt nun auf Grund des mittelweiten Kammerwinkels ein **Glaucoma chronicum simplex (Weitwinkelglaukom)** vor. Er wird auf 2 x täglich Betamann 0,3%, einem lokal wirkenden Betablocker, beiderseits eingestellt; der Augendruck liegt unter dieser Therapie stets unter 16 mmHg und zeigt während der Messung des Tagesdruckes kaum Schwankungen.

Der Patient wird zunächst 6-, später 8- bis 10wöchentlich kontrolliert; der Befund, insbesondere der Augendruck, bleiben konstant.

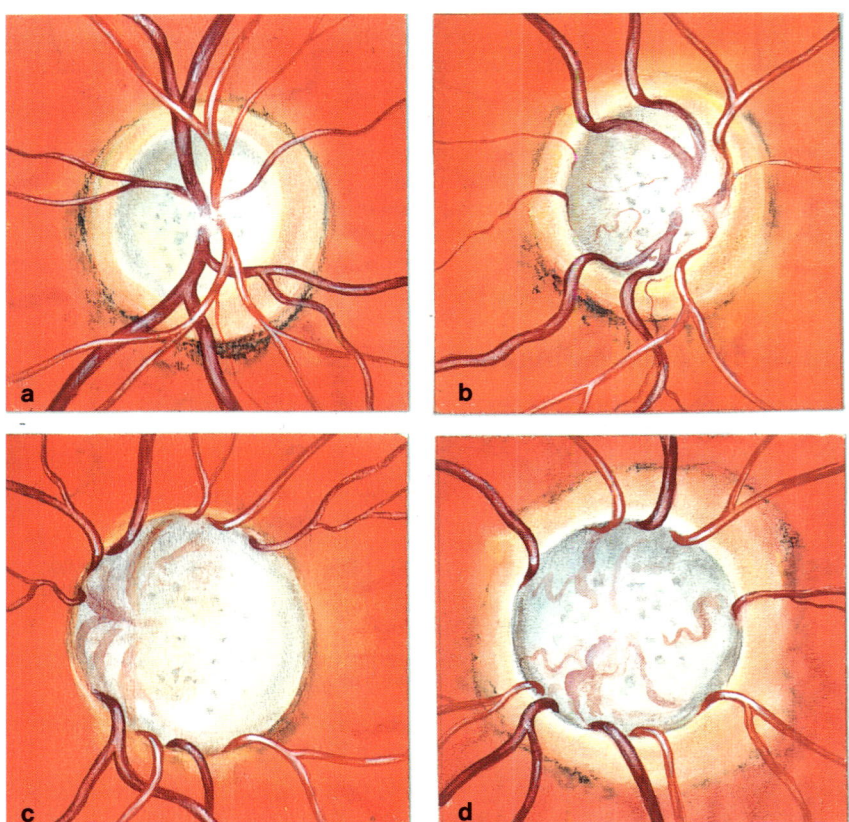

Abb. 234: Progredienz der glaukomatösen Exkavation der Sehnervenpapille. **a** flache, zentrale Exkavation (cup-disc-ratio 0,6) mit unauffälligem Gefäßbaum; **b** große, zentrale, tiefe Exkavation (cup-disc-ratio 0,8) mit bogenförmig verlaufenden Gefäßen; **c** randständige Exkavation mit abgeknickten Gefäßen; **d** randständige Exkavation mit abgeknickten Gefäßen und Halo glaucomatosus

> **Merke.** Während die physiologische Exkavation nur bis zu etwa $^1/_3$ des Papillendurchmessers einnimmt und nicht fortschreitet, wird die glaukomatöse Exkavation tiefer und größer, bis sie schließlich den Papillenrand erreicht und zur Abknickung der Gefäße führt *(Abbildung 234c bis d)*.

◄ Merke

Die glaukomatöse Exkavation beruht auf einer **Optikusatrophie,** die später die gesamte Papille erfaßt. Um den Sehnervenkopf bildet sich ein aderhautatrophischer Ring (**Halo glaucomatosus,** *Abb. 234d*). Es treten auch **Papillenrandblutungen** auf. Zu wichtigen Netzhaut- u. Papillenveränderungen bei Glaukom s. *Tab. 31.*

Merke ▶

Die glaukomatöse Exkavation beruht auf einer **Optikusatrophie (glaukomatöse Neuropathie),** die im Spätstadium die gesamte Papille erfaßt (vergleiche *Kapitel 14.4.3.2.5*). Meist ist im Bereich der Atrophie die Lamina cribrosa erkennbar. Um den Sehnervenkopf bildet sich später ein aderhautatrophischer Ring (**parapapilläre chorioretinale Atrophie, Halo glaucomatosus,** *Abbildung 234d*).

In 5% aller Glaukomaugen treten auch streifenförmige **Papillenrandblutungen** auf. Die wichtigsten Netzhaut- und Papillenveränderungen bei Glaukom sind in *Tabelle 31* zusammengefaßt.

Sehschärfe und Augendruck werden je nach Drucklage etwa 6wöchentlich bis 3monatlich, Gesichtsfeld und Papillenbefund etwa halbjährlich kontrolliert.

> ***Merke.*** Bei jedem Glaukompatienten müssen neben der Sehschärfenbestimmung eine regelmäßige Messung des intraokularen Druckes, Erhebung des 30°-Gesichtsfeldes und die Papillenbeurteilung zur Verlaufskontrolle durchgeführt werden.

Tabelle: 31: Parapapilläre und papilläre Veränderungen bei Glaukom	
parapapilläre Veränderungen der Netz- und Aderhaut	Ausfälle der parapapillären Nervenfaserschicht;
	aderhautatrophischer Ring (parapapilläre chorioretinale Atrophie, Halo glaucomatosus)
papilläre Veränderungen	die glaukomatöse Papillenexkavation ist tiefer und größer, der neuroretinale Randsaum kleiner;
	im Bereich der Papillenexkavation wird die Lamina cribrosa sichtbar;
	der anfangs zentrale Gefäßstamm ist dezentriert;
	die Gefäße verlaufen am Papillenrand bogenförmig oder abgeknickt;
	streifenförmige Papillenrandblutungen

11.4 Risikofaktoren

Risikofaktoren sind: **Glaukombelastung in der Familie,** Glaukomschaden an nur einem Auge, Gefäßleiden, Blutdruckerniedrigung, große Papillenexkavation, Papillenrandblutungen, Pseudoexfoliation, unregelmäßige Anwendung der Therapie, Verengung oder Verlegung des Kammerwinkels u. eine flache Vorderkammer.

Ein erhöhtes Risiko, an einem Glaukom zu erkranken bzw. einen Funktionsverlust bei festgestelltem Glaukom zu erleiden, besteht bei einer Reihe von Faktoren: **Glaukombelastung in der Familie,** Glaukomschaden an nur einem Auge (das Glaukom tritt gewöhnlich beidseits auf), Gefäßleiden (Arteriosklerose, Diabetes mellitus), Blutdruckerniedrigung, große Papillenexkavation, Papillenrandblutungen, Pseudoexfoliation (vergleiche *Kapitel 8.5.5*), unregelmäßige Anwendung der drucksenkenden Therapie (Compliance), Verengung oder Verlegung des Kammerwinkels und eine flache Vorderkammer, z. B. bei Mikrophthalmus oder Hyperopie (vergleiche *Kapitel 16.4.2.1*).

Diabetiker erkranken häufiger an einem Glaukom (vergleiche *Synopsis 29, Kapitel Netzhaut*).

11.5 Pathologie

11.5.1 Klassifikation

Ein Glaukom wird als **primär** bezeichnet, wenn es nicht Folge einer anderen Augenerkrankung ist, als **sekundär,** wenn es infolge einer anderen Augenerkrankung, eines Unfalls oder als unerwünschte Nebenwirkung von therapeutischen Maßnahmen (z. B. von Kortison) auftritt. Die verschiedenen Glaukomformen, ihre Ursachen und Symptomatik sind in der *Tabelle 32* zusammengefaßt. Oftmals liegen Mischformen vor.

11.5   Pathologie

11.5.1   Klassifikation

Ein **primäres Glaukom** ist im Gegensatz zum **sekundären** nicht Folge einer anderen Augenerkrankung. Zu Glaukomformen, Ursachen u. Symptomatik s. *Tab. 32.*

Tabelle 32: Glaukomformen mit Ursachen und Symptomatik	
Glaukomform	**Ursache / Symptomatik**
Hydrophthalmus / Buphthalmus / kongenitales Glaukom	Kammerwinkelfehlbildung mit Abflußbehinderung, Vergrößerung des Auges und der Hornhaut
Glaucoma chronicum simplex / chronisches Offenwinkelglaukom / chronisches Weitwinkelglaukom	symptomlose, mäßige Drucksteigerung bis 40 mmHg mit anfänglich unbemerkten Gesichtsfeldausfällen, Minderdurchblutung des Sehnervenkopfes, mittelweiter, offener Kammerwinkel
Glaucoma chronicum congestivum / chronisches Winkelblockglaukom / chronisches Engwinkelglaukom	Drucksteigerung bis 60 mmHg, mäßige Augen- und Kopfschmerzen, Venenstauung, Hornhautödem (Sehen von Farbringen um Lichtquellen), Vorderkammer flach, enger Kammerwinkel
Glaukomanfall / akutes Glaukom / akutes Winkelblockglaukom	Drucksteigerung bis 80 mmHg, starke Augen- und Kopfschmerzen, z. T. Erbrechen, episklerale Venenstauung, Hornhautödem (Sehen von Farbringen um Lichtquellen), Vorderkammer flach, verlegter Kammerwinkel, Pupille weit, entrundet und lichtstarr
Niederdruckglaukom / Glaukom ohne Hochdruck / Normaldruckglaukom	Minderdurchblutung des Sehnervenkopfes, zunehmende glaukomatöse Optikusatrophie bei „normalem" Augeninnendruck
okulare Hypertension	„erhöhter" Augeninnendruck ohne glaukomatöse Optikusatrophie
Sekundärglaukom	Verlegung des Kammerwinkels durch Synechien, Membranen oder Narben, Verstopfung durch Eiweiß, Blut, Zellen oder Pigment, Verlegung des Abflusses von der hinteren zur vorderen Augenkammer (Napfkucheniris)

11.5.2   Primäre Glaukome

**11.5.2.1 Hydrophthalmus /
            Buphthalmus / kongenita-
            les Glaukom**

Definition ▶

11.5.2   Primäre Glaukome

11.5.2.1 Hydrophthalmus / Buphthalmus / kongenitales Glaukom

> *Definition.* Erfolgt ein intraokularer Druckanstieg im Säuglings- oder Klein-
> kindesalter, geben die äußeren Augenhüllen dem Druck nach, so daß sich
> der Bulbus nach allen Richtungen vergrößert (Ochsenauge).

Ätiologie
Kammerwinkelfehlbildung mit Abflußbehinderung.

Ätiologie. Meist liegt eine rezessiv, seltener dominant vererbte **Kammerwinkelfehlbildung** mit Abflußbehinderung zugrunde. Diese kann in einem Irisansatz
vor dem Sklerasporn oder in einer fehlerhaften bzw. fehlenden Anlage des Trabekelwerkes, aber auch des Schlemmschen Kanales liegen.

Besondere Krankheitsbilder
Bei der **Dysgenesis mesodermalis
(Axenfeld-Rieger-Anomalie,**
Abb. 235c) liegen neben einer Fehlanlage des Kammerwinkels auch
Hornhautendothelschäden, Irisstromadefekte u. Pupillenverformungen
vor.
Auch bei **Aniridie, Phakomatosen,**
(Abb. 42, Kapitel Lider), **Systemerkrankungen, Embryopathien** oder
sekundär nach Augenerkrankungen
kann ein Hydrophthalmus auftreten.

Besondere Krankheitsbilder. Die **Dysgenesis mesodermalis (Axenfeld-Rieger-Anomalie,** vergleiche *Kapitel 9.5.1.8* und *6.5.1.4, Abbildung 210, Kapitel Uvea,
Abbildung 235c)* ist eine mesodermale Fehlbildung, bei der neben einer Fehlanlage des Kammerwinkels auch eine Schädigung des Hornhautendothels,
Irisstromadefekte und Pupillenverformungen auftreten (vergleiche *Kapitel 6.5.1.4).*

   Die **Aniridie** (vergleiche *Kapitel 9.5.1.7)* geht oft mit einem Hydrophthalmus
einher. Auch bei **Phakomatosen,** insbesondere dem Sturge-Weber-Syndrom
(Abbildung 42, Kapitel Lider), **Systemerkrankungen** (z. B. Stoffwechselstörungen) oder **Embryopathien** kann ein Hydrophthalmus auftreten. In selteneren
Fällen entsteht ein Hydrophthalmus auch **sekundär** nach einer Augenerkrankung (z. B. intraokulare Entzündung bzw. Tumor) oder einem Unfall.

Klinik
Der Hydrophthalmus kommt ein-
(Abb. 235a u. c), in 70% jedoch
doppelseitig *(Abb. 235b)* vor. Zuerst
fallen **Tränen** u. **Lichtscheu** auf.
Typisch ist die **Vergrößerung des
Hornhautdurchmessers** beim Neugeborenen über 10 mm (»schöne
große Augen«, *Abb. 235b).*

Klinik. Der Hydrophthalmus tritt ein- *(Abbildung 235a und c),* in 70% jedoch
doppelseitig *(Abbildung 235b)* auf. In 30% der Fälle besteht er schon bei der Geburt. Da zuerst **Tränen** und **Lichtscheu** auffallen, wird zuweilen die Fehldia-
gnose Bindehautentzündung gestellt.
   Das charakteristische Symptom ist die **Vergrößerung des Hornhautdurchmessers** beim Neugeborenen über 10 mm und des gesamten Augapfels (»schöne
große Augen«, *Abbildung 235b).*
   Der Kammerwinkel ist weit, aber verschlossen, bei der Gonioskopie sind
seine Strukturen nicht sichtbar.

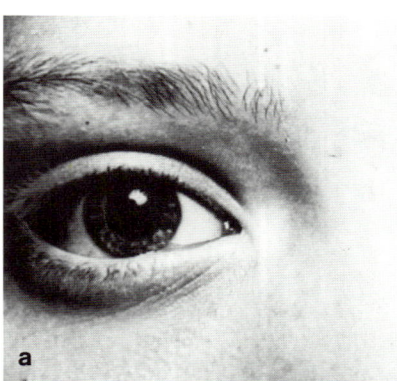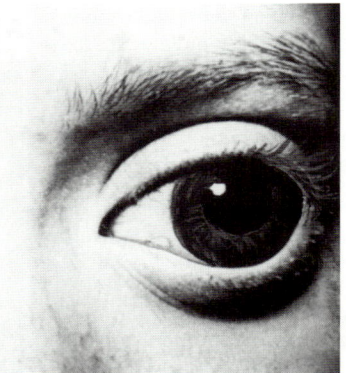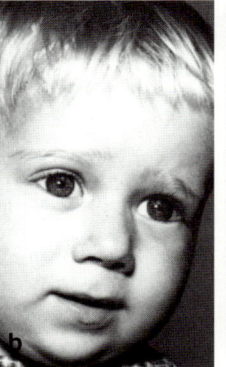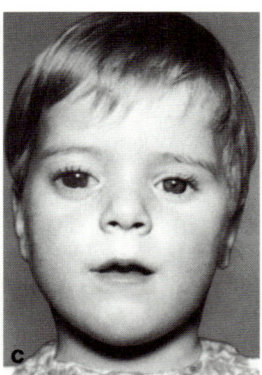

Abb. 235: Hydrophthalmus. **a** linksseitig durch Fehlbildung des Kammerwinkels; **b** beidseitig bei Vorliegen eines dominanten
Erbganges; **c** rechtsseitig bei Dysgenesis mesodermalis (Axenfeld-Rieger-Anomalie)

Merke ▶

> *Merke.* Bei jeder Vergrößerung der Hornhaut (**Makrokornea, Megalokornea,**
> vergleiche *Kapitel 6.5.1.1)* bzw. des gesamten Auges (**Makrophthalmus, Me-
> galophthalmus,** vergleiche *Kapitel 1.5.1.1)* muß an einen Hydrophthalmus
> gedacht werden.

Im weiteren Verlauf bilden sich ein druckbedingtes **Hornhautödem** mit Verlust des spiegelnden Glanzes der Hornhautoberfläche, Einrisse in der Descemetschen Membran **(Haabsche Linien)** und eine vertiefte Vorderkammer aus.

Komplikationen. Bei einer späteren Drucknormalisierung kann durch extreme Augapfelvergrößerung eine exzessive Myopie resultieren. Wird der intraokulare Druck nicht normalisiert, tritt durch Hornhautnarben und glaukomatöse Optikusatrophie **Erblindung** ein.

Diagnose. Sie erfolgt mittels Messung des Augendruckes in Narkose, wobei der drucksenkende Effekt der Narkose berücksichtigt werden muß. Gleichzeitig werden der Hornhautdurchmesser, der Kammerwinkel und der Papillenbefund beurteilt. Regelmäßige Kontrolluntersuchungen in 4- bis 6wöchigen Abständen sind notwendig.

Differentialdiagnose. Da sich der Hydrophthalmus oft in Tränen und Lichtscheu äußert, muß auch bei Bindehautentzündungen von Neugeborenen an die Möglichkeit eines erhöhten intraokularen Druckes gedacht werden. Darüber hinaus ist die Abgrenzung gegenüber einer **Makrokornea** oder eines **Makrophthalmus** wichtig.

Therapie. Sie ist ausschließlich **operativ** (mikrochirurgisch) ausgerichtet. Die operative Druckregulierung muß zum frühestmöglichen Zeitpunkt erfolgen.

Bei noch klarer Hornhaut wird der verlegte Kammerwinkel oft mit einer kleinen Lanzette von der Gegenseite und von innen aus unter Sichtkontrolle (Gonioskop) aufgeschnitten **(Goniotomie,** *Abbildung 236a).* Bei getrübter Hornhaut entscheidet sich der Operateur oft für eine **Trabekulotomie.** Dabei wird der Schlemmsche Kanal von außen aufgesucht, nach beiden Seiten sondiert und nach innen aufgerissen *(Abbildung 236c).*

Weiterhin bilden sich ein **Hornhautödem,** Einrisse der Descemetschen Membran **(Haabsche Linien)** u. eine vertiefte Vorderkammer aus.

Komplikationen
Durch Augapfelvergrößerung kann eine exzessive Myopie entstehen. Bei Nichtregulierung des Augendruckes **erblindet** das Auge.

Diagnose
Die Befunde (Augendruck, Hornhautdurchmesser, Kammerwinkel, Papillenexkavation) werden in Narkose alle 4–6 Wochen erhoben.

Differentialdiagnose
Bei Bindehautentzündungen, **Makrokornea** oder **Makrophthalmus** von Neugeborenen muß an einen Hydrophthalmus gedacht werden.

Therapie
Sie ist eine **operative** u. muß früh erfolgen.
Bei noch **klarer** Hornhaut wird der verlegte Kammerwinkel von innen aufgeschnitten **(Goniotomie,** *Abb. 236a),* bei **getrübter** Hornhaut der Schlemmsche Kanal von außen aufgesucht u. aufgerissen **(Trabekulotomie,** *Abb. 236c).*

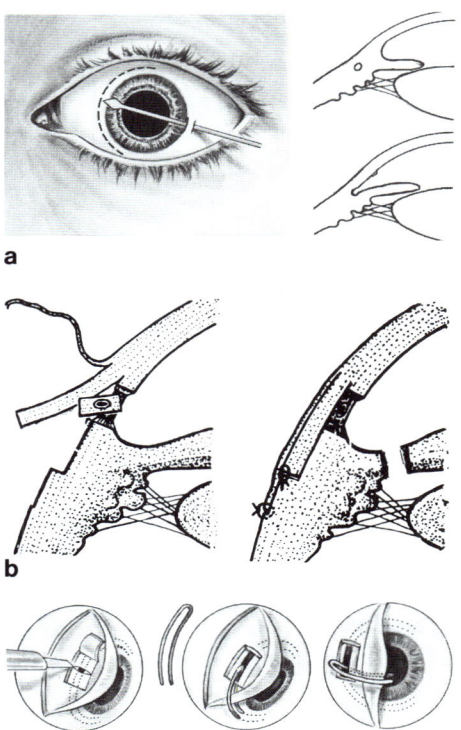

Abb. 236: Operationsverfahren bei Glaukom. **a** Goniotomie (das dazu erforderliche Gonioskop ist nicht eingezeichnet) mit Darstellung des Kammerwinkels vor und nach der Operation; **b** Trabekulektomie (nach Präparation eines lamellierenden Skleradeckels wird mit der Klinge an der Korneoskleralgrenze ein Stück des Trabekelwerkes und des Schlemmschen Kanales ausgestanzt und ein Kolobom in die basale Iris geschnitten, damit das Kammerwasser direkt von der hinteren in die vordere Augenkammer und von dort unter die Bindehaut abfließen kann); **c** Trabekulotomie (der Schlemmsche Kanal wird von außen sondiert und nach innen aufgerissen);

Bei fortgeschrittenen Fällen werden fistulierende Eingriffe (**Trabekulektomie, Goniotrepanation,** *Abb. 236b*) durchgeführt, damit das Kammerwasser unter die Bindehaut abfließen kann.

Prognose
Bei rechtzeitiger Druckregulation kann die Funktion erhalten werden. In fortgeschrittenen Fällen entwickelt sich eine Amblyopie oder hochgradige Myopie.

11.5.2.2 Juveniles Glaukom

Es tritt in der späten Jugend auf u. ist ursächlich uneinheitlich.

11.5.2.3 Glaucoma chronicum simplex / chronisches Offenwinkelglaukom / Weitwinkelglaukom

Definition ▶

Ätiologie
Dysregulation des Blutdurchflusses im Sehnervenkopf, die durch eine **Abflußbehinderung des Kammerwassers** mit Steigerung des Augendruckes oder durch eine **Minderdurchblutung des Sehnervenkopfes** bei weitem, offenem Kammerwinkel hervorgerufen wird.

Klinik
Die Drucksteigerung liegt **zwischen 25 und 40 mmHg** (*Synopsis 26 unten*). Das Auge ist unauffällig, der Patient **beschwerdefrei** (*Synopsis 24 u. Abb. 230*).
Es entsteht eine irreversible **glaukomatöse Atrophie des Sehnervs** (*Abb. 234*) mit **Gesichtsfeldausfällen** (*Abb. 233*).

Merke ▶

Bei fortgeschrittenen Fällen oder nicht angelegtem Schlemmschen Kanal werden fistulierende Eingriffe (**Trabekulektomie, Goniotrepanation,** *Abbildung 236b*) durchgeführt, die das Kammerwasser unter die Bindehaut abfließen lassen. Dabei wird nach lamellierender Präparation eines Skleradeckels (Spaltung der Sklera) mit einem Trepan oder der Klinge an der Korneoskleralgrenze ein Stück des Trabekelwerkes und des Schlemmschen Kanals ausgestanzt bzw. herausgeschnitten. Durch das entstandene Loch prolabiert die Iris, die ausgeschnitten wird (periphere Iridektomie). Das Kammerwasser gelangt durch das entstandene Iriskolobom und durch die gespaltene Sklera, die als Filter fungiert, unter die Bindehaut. Das Ausmaß des filtrierenden Flusses wird durch ein mehr oder weniger straffes Anziehen der Skleranähte bestimmt, mit denen die Skleralamelle wieder fixiert wird.

Prognose. Bei rechtzeitiger Operation und Druckregulation kann die Funktion erhalten werden. Nicht selten sind mehrere Eingriffe notwendig. In fortgeschrittenen Fällen entwickelt sich trotz Drucknormalisierung eine Amblyopie (vergleiche *Kapitel 18.3.3*) oder hochgradige Myopie (vergleiche *Kapitel 16.4.2.2*). Auch noch im Erwachsenenalter sind Druckkontrollen erforderlich.

11.5.2.2 Juveniles Glaukom

Es tritt in der späten Jugend auf und kann als abortive Form eines Hydrophthalmus, aber auch als Frühmanifestation eines akuten bzw. chronischen Winkelblockglaukoms oder eines Offenwinkelglaukoms aufgefaßt werden. Das juvenile Glaukom ist somit kein eigenständiges Krankheitsbild, sondern beschreibt nur den Zeitpunkt des Auftretens des Regulationsdefizits im Sehnervenkopf.

11.5.2.3 Glaucoma chronicum simplex / chronisches Offenwinkelglaukom / Weitwinkelglaukom

> *Definition.* Das Glaucoma chronicum simplex ist gekennzeichnet durch jahrelange, symptomlose, mäßige Drucksteigerung mit allmählicher Atrophie des Sehnervs sowie über lange Zeit unbemerkt bleibende Funktionsausfälle.

Ätiologie. Die Ursache liegt in einer meist doppelseitigen, aber zu verschiedenen Zeitpunkten beginnenden, altersbedingten Dysregulation des Sehnervenkopfes, die einerseits durch eine **Abflußbehinderung des Kammerwassers** mit Steigerung des Augendruckes (Erhöhung des Abflußwiderstandes, Reduktion des Abflußvermögens, Sklerosierung des Trabekelwerkes), andererseits durch eine **Minderdurchblutung des Sehnervenkopfes** bei normal weitem, offenem Kammerwinkel hervorgerufen wird.
Eine diagnostische Mydriasis ist ohne die Gefahr der Auslösung eines Glaukomanfalles möglich.

Klinik. Die Drucksteigerung liegt **zwischen 25 und 40 mmHg** (*Synopsis 26 unten*). Das Auge ist reizfrei und unauffällig, die Vorderkammer normal tief (*Synopsis 24* und *Abbildung 230*), die Patienten haben **keine** oder nur **unspezifische Beschwerden.** Die Kontrastsensitivität kann reduziert sein (vergleiche *Kapitel 17.3*).
Da der intraokulare Druck im Vergleich zur Papillendurchblutung zu hoch ist, kommt es im Laufe von Jahren zur irreversiblen **glaukomatösen Atrophie des Sehnervs** (*Abbildung 234*) mit **Gesichtsfeldausfällen** (*Abbildung 233*), die meist erst dann bemerkt werden, wenn sie das zentrale Sehen beeinträchtigen.

> *Merke.* Da bis zu 2% der Bevölkerung über dem 40. Lebensjahr an dieser gefährlichen, weil unbemerkt bleibenden Glaukomform leiden, muß bei jeder Brillenbestimmung in diesem Alter eine Messung des Augendruckes vorgenommen werden (vergleiche *Kapitel 16.5.1.3*).

Komplikationen. Infolge des schleichenden Verlaufs und des allmählichen, unbemerkten Fortschreitens ist das Glaucoma chronicum simplex eine der häufigsten **Erblindungsursachen.** In unseren Breiten haben dadurch bis zu 20% aller Blinden ihr Augenlicht verloren.

Diagnose. Bei einem erhöhten **Augendruck** über 26 mmHg, **Gesichtsfeldausfällen,** einer auffälligen **Papillenexkavation** und einer positiven **Familienanamnese** ist das Stellen der Diagnose einfach. Die **Tagesdruckkurve** zeigt häufig größere Schwankungen des Augendruckes mit einem deutlichen Morgengipfel *(Synopsis 26 unten).*

Mitunter wird bei nicht eindeutigen Befunden (einschließlich den einer Tonographie und einer Tagesdruckkurve) nur der **Verdacht** auf das Vorliegen eines Weitwinkelglaukoms mit dem Hinweis auf regelmäßige augenärztliche Kontrolle ausgesprochen.

> **Merke.** Alle Befunde (Augendruck, Gesichtsfeldausfälle, Papillenexkavation, Familienanamnese, Tagesdruckkurve) müssen im Zusammenhang gesehen werden, so daß die Beurteilung nicht selten große Erfahrung erfordert.

Differentialdiagnose. Bei nur leicht erhöhtem oder »normalem« Augendruck, pathologischer Papillenexkavation und Gesichtsfeldausfällen ist die Abgrenzung gegenüber einem Niederdruckglaukom mitunter schwierig (vergleiche *Kapitel 11.5.2.6).* Ist der intraokulare Druck erhöht, ohne daß über einen längeren Zeitraum ein Funktionsverlust eintritt, liegt eine okulare Hypertension vor (vergleiche *Kapitel 11.5.2.7).*

Therapie. Alle Therapieverfahren können nur die **Erhaltung der noch vorhandenen Sehfunktion,** aber nicht ihre Verbesserung erbringen.

Der medikamentösen Therapie *(Tabelle 33)* kommt die größte Bedeutung zu. Ist durch sie keine ausreichende Drucknormalisierung oder Verbesserung der Durchblutungssituation des Sehnervenkopfes zu erreichen, ist eine Laserbehandlung notwendig. Erst bei ihrer Erfolglosigkeit wird eine drucksenkende Operation unvermeidbar.

Komplikationen
Das Glaucoma chronicum simplex ist eine der häufigsten **Erblindungsursachen.**

Diagnose
Bei **erhöhtem Augendruck, Gesichtsfeldausfällen,** großer **Papillenexkavation, Tagesdruckkurve** mit auffälligen Schwankungen *(Synopsis 26 unten)* u. positiver **Familienanamnese** ist die Diagnose einfach.
Bei nicht eindeutigen Befunden muß ein **Glaukomverdacht** bestehen bleiben u. Kontrollen erfolgen.

◄ Merke

Differentialdiagnose
Die Abgrenzung gegenüber einem Niederdruckglaukom oder einer okularen Hypertension ist mitunter schwierig.

Therapie
Alle Therapieverfahren können nur die **noch vorhandene Sehfunktion erhalten.**

Tabelle 33: Medikamentöse Therapie beim Glaucoma chronicum simplex	
Glaukomtherapeutikum	**Wirkung/Nebenwirkung**
Betablocker Sympathikolytika (Chibro-Timoptol, Vistagan, Betoptima, Betamann)	Senkung der Kammerwassersekretion Herzfrequenz, Erregungsüberleitung und Kontraktibilität des Herzmuskels sinken, bronchokonstriktorische Wirkung
Miotika Parasympathikomimetika (Pilocarpin, Carbachol, Physostigmin, Prostigmin, Glaucotat)	Miosis, Kammerwinkelerweiterung, Vergrößerung der Oberfläche der Iris, Herabsetzen des Abflußwiderstandes, Sehstörungen, Myopisierung, Störungen der Dunkeladaptation, schmerzhafter Akkommodationskrampf (Kopfschmerzen)
Adrenalin Sympathikomimetikum (Glaucothil, d-Epifrin)	Senkung der Kammerwassersekretion Mydriasis, bei engem Kammerwinkel kontraindiziert
Clonidin Sympathikomimetikum (Isoglaucon, Haemiton)	Senkung der Kammerwassersekretion Blutdrucksenkung, bei Niederdruckglaukom kontraindiziert
Guanethidin Sympathikolytikum (Thilodigon)	Wirkungsverstärkung von Adrenalin und Clonidin
Carboanhydrasehemmer (Acetazolamid als Diamox und Glaupax sowie Diclofenamid)	Hemmung der für die Kammerwasserbildung notwendigen Carboanhydrase, Senkung der Kammerwassersekretion verstärkte Diurese mit Kaliumausscheidung, Parästhesien in den Fingern und Zehenspitzen, Appetitlosigkeit
Durchblutungsfördernde Medikamente (Cosaldon retard, Trental)	Verbesserung der Papillendurchblutung

Medikamentöse Therapie
Meist werden zunächst **Betablocker** angewendet. Sie beeinflussen Pupille u. Ziliarmuskel nicht u. senken die Kammerwassersekretion.

Miotika, insbesondere **Pilocarpin,** erweitern den Kammerwinkel, vergrößern die kammerwasserresorbierende Oberfläche der Iris u. setzen den Abflußwiderstand herab. Sie werden wegen der optisch störenden **Miosis** u. Myopisierung sowie dem schmerzhaften **Akkommodationskrampf (Kopfschmerzen)** seltener als früher verwendet. Ähnlich ist es mit **Carbachol, Glaucotat** oder **Physostigmin** u. **Prostigmin.**
Auch **Adrenalin** senkt die Kammerwasserproduktion.

Merke ▶

Clonidin wirkt ohne Beeinflussung der Pupille oder der Akkommodation sympathikomimetisch u. kammerwasserbildungssenkend.

Merke ▶

Guanethidin (Sympathikolytikum) führt zu einer Wirkungsverstärkung von sympathikomimetischen Glaukomtherapeutika (Adrenalin, Clonidin).
Oft werden verschiedene Wirkstoffe miteinander kombiniert.

Kurzzeitig können **Karboanhydrasehemmer** eingesetzt werden, die die Kammerwasserproduktion über eine fermentative Hemmung drosseln. Sie haben deutliche Nebenwirkungen.

Durchblutungsfördernde Medikamente verbessern die Papillendurchblutung.

● *Medikamentöse Therapie.* Sehr häufig werden nach Diagnosestellung zunächst Augentropfen mit **Betablockern** (Sympathikolytika, Chibro-Timoptol, Vistagan, Betoptima, Betamann, meist 2 x täglich) zur Senkung der Kammerwassersekretion angewendet. Sie haben den Vorteil, daß sie die Pupille und den Ziliarmuskel unbeeinflußt lassen, können aber bei Asthma, dekompensierter Herzinsuffizienz, AV-Block und Bradykardie zu Beeinträchtigungen der kardialen und pulmonalen Situation führen.

Seit über 100 Jahren greift man auf **Miotika** (Parasympathikomimetika, vergleiche *Kapitel 10.4.1.1*), insbesondere auf **Pilocarpin** (3 x Tropfen, zur Nacht Salbe oder Öl) zurück. Sie erweitern den Kammerwinkel, vergrößern die kammerwasserresorbierende Oberfläche der Iris und setzen den Abflußwiderstand herab. Sie werden wegen der **Miosis,** die insbesondere ältere Menschen bei Vorliegen von zentralen Linsentrübungen und in der Dämmerung wegen eingeschränkter Dunkeladaptation stören, dem schmerzhaften **Akkommodationskrampf (Kopfschmerzen)** und der Sehstörung durch eine vorübergehende Myopisierung aber seltener als früher verwendet. In der Dunkelheit sollte kein Auto gefahren werden (vergleiche *Kapitel 17.1*). **Carbachol, Glaucotat** oder die Cholinesterasehemmer **Physostigmin (Eserin)** und **Prostigmin (Neostigmin)** werden immer weniger eingesetzt.

Auch **Adrenalin** (Sympathikomimetikum, Glaucothil, d-Epifrin, vergleiche *Kapitel 10.4.2.1*) vermag wie Betablocker die Kammerwasserproduktion zu hemmen.

> *Merke.* Bei engem Kammerwinkel sind Sympathikomimetika wegen der eintretenden Mydriasis und der damit verbundenen Gefahr eines Glaukomanfalls kontraindiziert (vergleiche *Kapitel 10.4.1.2*).

Clonidin (Isoglaucon, Haemiton) wirkt sympathikomimetisch und damit kammerwasserbildungssenkend, ohne allerdings Einfluß auf die Pupillenweite und die Akkommodation zu nehmen. Da es auch den Blutdruck senkt, sollte es nur bei gleichzeitigem Vorliegen einer Hypertonie und nie bei einem Niederdruckglaukom Anwendung finden.

> *Merke.* Eine Senkung des Blutdruckes verschlechtert die Papillendurchblutung.

In letzter Zeit hat sich die Therapie mit **Guanethidin** (Sympathikolytikum, Thilodigon) durchgesetzt. Es führt bei lokaler Anwendung zu einer Wirkungsverstärkung von sympathikomimetischen Glaukomtherapeutika (Adrenalin, Clonidin).

Oft werden verschiedene Wirkstoffe miteinander kombiniert, z. B. Pilocarpin mit einem Betablocker oder Pilocarpin mit Adrenalin.

Kurzzeitig kann die Therapie um die orale Gabe von **Karboanhydrasehemmern** (Acetazolamid als Diamox und Glaupax sowie Diclofenamid) erweitert werden. Die Karboanhydrase ist ein essentielles Ferment für die Bildung des Kammerwassers; wird sie gehemmt, kommt es zu einer deutlichen Drosselung der Kammerwasserproduktion. Karboanhydrasehemmer führen zu einer verstärkten Diurese, zu Parästhesien in den Fingern und Zehenspitzen und zu Appetitlosigkeit. Wegen der verstärkten Ausscheidung im Urin muß Kalium substituiert werden (Kalinor). Die Wirkungsdauer der Karboanhydrasehemmer beträgt etwa 8 h, die Tagesdosis sollte 1500 mg nicht überschreiten.

Durchblutungsfördernde Medikamente (Cosaldon retard, Trental) vermögen die Papillendurchblutung zu verbessern.

● *Laserbehandlung.* Kann mit der medikamentösen Therapie einschließlich verschiedener Kombinationen keine ausreichende Drucknormalisierung erreicht werden oder schreitet der Gesichtsfeldverfall fort, wird eine **Argonlasertrabekuloplastik (ALT)** durchgeführt. Hierbei werden über ein Gonioskop zirkulär etwa 100 kleine Herde hoher Energie am Rande des Trabekelwerkes gesetzt, ohne daß der Bulbus eröffnet werden muß. Eine Drucksenkung tritt in etwa 80% der Fälle ein, so daß mitunter auf eine medikamentöse Therapie verzichtet werden kann. Ein Nachlassen des Effektes ist nach einigen Jahren möglich, dann kann eine nochmalige Laserbehandlung notwendig werden.

● *Operative Eingriffe.* Die Operation stellt die letzte Möglichkeit dar, den intraokularen Druck zu kompensieren und den Gesichtsfeldverfall aufzuhalten. Sie wird auch bei Medikamentenunverträglichkeit und unzureichender Mitarbeit des Patienten (Compliance) durchgeführt, ist aber nicht die Methode der Wahl, sondern die Methode der Not.

Meist wird fistulierenden Eingriffen (**Trabekulektomie, Goniotrepanation,** *Abbildung 236b,* vergleiche *Kapitel 11.5.2.1*) der Vorzug gegeben. Vorderkammerblutungen und eine postoperativ flache Vorderkammer können als Komplikation auftreten. Ist der Augendruck nicht dauerhaft gesenkt, was insbesondere bei Vernarbungen im Bereich der Fistel auftreten kann, wird die Operation an einer anderen Stelle wiederholt. Neuerdings wird versucht, die Fistel mittels Laser zu setzen. Mitunter müssen später zusätzlich drucksenkende Augentropfen gegeben werden.

Prognose. Je später die Erkrankung erkannt wird desto schlechter ist die Prognose. Durch entsprechende **Aufklärung,** eine rechtzeitig eingeleitete medikamentöse Therapie bzw. das weit gefächerte Spektrum chirurgischer und laserchirurgischer Maßnahmen kann in den meisten Fällen ein Schaden am Sehnerv vermieden werden.

Der klinische Fall. Eine 65jährige Patientin sucht wegen einer rechtsseitigen Sehverschlechterung den Augenarzt auf. Die Sehschärfe beträgt mit der bestmöglichen Korrektur rechts 0,3, links 0,8. Der intraokulare Druck liegt rechts bei 32, links bei 28 mmHg. Die vorderen Augenabschnitte sind unauffällig, die Gonioskopie zeigt einen weiten, offenen Kammerwinkel, der bis zum Ziliarkörperband einsehbar ist. Bei der Fundusskopie fällt beiderseits eine große Exkavation der Papille auf, die rechts bereits randständig, links noch zentral ist. Die cup-disc-ratio (vergleiche *Kapitel 11.3.6*) beträgt rechts 0,9, links 0,7. Im Gesichtsfeld zeigt sich rechts ein großer, nasaler, sektorenförmiger Einbruch, der bis an das Zentrum heranreicht. Das linke Gesichtsfeld weist einen vergrößerten blinden Fleck und ein Parazentralskotom oben auf, das noch keinen Kontakt zum blinden Fleck hat (Bjerrum-Skotom).

Es handelt sich um ein **Glaucoma chronicum simplex.** Nach Rücksprache mit dem behandelnden Hausarzt wird der Patientin ein lokaler Betablocker in beide Augen gegeben; der intraokulare Druck fällt daraufhin innerhalb der nächsten Stunde auf beiderseits 18 mmHg. Nach exakter Aufklärung der Patientin über das Wesen ihrer Erkrankung wird der Betablocker rezeptiert und die Patientin aufgefordert, die Tropfen zweimal täglich in beide Augen zu geben. Die Patientin stellt sich im ersten Monat wöchentlich, später alle 6 Wochen beim Augenarzt vor. Die Tagesdruckkurve unter der Therapie erbringt Druckwerte zwischen 15 und 17 mmHg. Augeninnendruck, Papillenexkavation und Gesichtsfeldbefund bleiben unter der Therapie über Jahre stabil.

11.5.2.4 Glaucoma chronicum congestivum / chronisches Winkelblockglaukom / chronisches Engwinkelglaukom

> **Definition.** Das Glaucoma chronicum congestivum ist gekennzeichnet durch eine höhergradige Steigerung des intraokularen Druckes mit Beschwerden und schnell auftretender Sehnervenatrophie.

Ätiologie. Es liegt eine meist beidseitige **Abflußbehinderung des Kammerwassers** infolge eines **engen Kammerwinkels** mit Ausbildung z. T. ausgedehnter Verwachsungen (Goniosynechien) vor.

Laserbehandlung
Ist die medikamentöse Drucksenkung nicht ausreichend, wird eine **Argonlasertrabekuloplastik (ALT)** durchgeführt. Eine Drucksenkung gelingt in etwa 80% der Fälle, mitunter läßt der Effekt später nach, so daß nochmals mit dem Laser behandelt werden muß.

Operative Eingriffe
Die Operation ist die letzte Möglichkeit, den Augendruck zu kompensieren.

Meist werden fistulierende Eingriffe (**Trabekulektomie, Goniotrepanation,** *Abb. 236b*) angewendet, die auch wiederholt werden können.

Prognose
Je später die Erkrankung erkannt wird desto schlechter ist die Prognose. Eine rechtzeitige Therapie kann in vielen Fällen einen Schaden am Sehnerv verhindern.

◀ **Der klinische Fall**

11.5.2.4 Glaucoma chronicum congestivum / chronisches Winkelblockglaukom / chronisches Engwinkelglaukom

◀ **Definition**

Ätiologie
Abflußbehinderung des Kammerwassers infolge eines **engen Kammerwinkels.**

Klinik
Die Druckspitzen liegen **über 40 mmHg, z.T. bis zu 60 mmHg** (Synopsis 26 unten). Es besteht ein enger, durch Goniosynechien verlegter Kammerwinkel (Abb. 230). Es kommt zu **Stauungen der episkleralen und konjunktivalen Venen**, zu einem **Hornhautödem** (Nebelsehen, farbige Ringe um Lichtquellen, **Newtonsche Ringe**) sowie zu **Augen- und Kopfschmerzen**.

Merke ▶

Komplikationen
Glaukomatöse Papillenexkavation u. Gesichtsfeldausfälle.

Diagnose
Durch die eindeutige Klinik ist sie leicht zu stellen.

Differentialdiagnose
Wie beim Glaukomanfall.

Therapie
Sie ist der des Glaucoma chronicum simplex ähnlich. Es müssen vorwiegend **Miotika** zur Pupillenverengung verwendet werden. **Pupillenerweiternde Medikamente sind kontraindiziert**.

Merke ▶

Eine basale **YAG-Laser-Iridotomie** führt zum besseren Abfluß des Kammerwassers. Das gleiche gilt für die **periphere Iridektomie**. Fistulierende Operationen **(Trabekulektomie, Goniotrepanation)**.

Merke ▶

Prognose
Gelingt die Drucknormalisierung schnell, ist die Prognose gut.

Klinik. Die Druckspitzen liegen **über 40 mmHg, z.T. bis zu 60 mmHg** (Synopsis 26 unten). Es besteht ein enger, durch Goniosynechien verlegter Kammerwinkel (Abbildung 230), aus dem ein chronischer Winkelblock resultiert. Oft ist, insbesondere im Alter, die Linse relativ groß, so daß sie die Vorderkammer abflacht, oder es liegt eine Achsenhyperopie vor (vergleiche Kapitel 16.4.2.1).

Bei hohen Druckwerten kommt es zu **Stauungen der episkleralen und konjunktivalen Venen** (kongestiv), zeitweise zu einem **Hornhautödem** (Epithel und Parenchym) und damit zu Nebelsehen und zur Wahrnehmung von farbigen Ringen um Lichtquellen (= **Newtonsche Ringe**; das Hornhautödem wirkt wie eine Vielzahl von kleinen Prismen und führt zur Lichtdispersion) sowie zu mäßigen **Augen- und Kopfschmerzen**.

> **Merke.** Das Glaucoma chronicum congestivum stellt den Zustand vor bzw. zwischen Glaukomanfällen dar. Jede Form der Pupillenerweiterung kann ein akutes Glaukom auslösen.

Komplikationen. Es bilden sich relativ schnell eine glaukomatöse Exkavation an der Sehnervenpapille und Gesichtsfeldausfälle aus.

Diagnose. Sie ist auf Grund des Kammerwinkelbefundes, des intraokularen Druckes und der eindeutigen Klinik leichter als beim Glaucoma chronicum simplex zu stellen.

Differentialdiagnose. Sie entspricht der des Glaukomanfalls. Insbesondere müssen eine Konjunktivitis und eine Iritis abgegrenzt werden (vergleiche Tabelle 35).

Therapie. Sie unterscheidet sich nicht wesentlich von der eines Glaucoma chronicum simplex. Allerdings müssen bei der medikamentösen Therapie vorwiegend **Miotika** zur Pupillenverengung auch im Hinblick auf die Vermeidung eines Glaukomanfalls angewendet werden. Pupillenerweiternde Medikamente, insbesondere Adrenalin, sind kontraindiziert.

> **Merke.** Ist die Gabe eines Sympathikomimetikums oder Parasympathikolytikums aus dringlicher internistischer, chirurgischer oder urologischer Sicht notwendig, muß eine vorherige Rücksprache mit dem Augenarzt erfolgen. Gegebenenfalls wird prophylaktisch eine intensive medikamentöse Miosis geschaffen.

Eine **Argonlasertrabekuloplastik (ALT)** ist nicht möglich, weil das Trabekelwerk gonioskopisch nicht einsehbar ist. Häufig kann eine basale **YAG-Laser-Iridotomie** eine Verbindung zwischen hinterer und vorderer Augenkammer schaffen und zum leichteren Abfluß des Kammerwassers aus dem verengten Kammerwinkel beitragen. Mitunter wird eine **periphere Iridektomie** operativ angelegt. Darüber hinaus werden fistulierende Operationen **(Trabekulektomie, Goniotrepanation)** durchgeführt.

> **Merke.** Eine Iridotomie ist die Schaffung eines Loches in der Iris (Einschneiden), eine Iridektomie das Ausschneiden eines Irisgewebestückes. Beide Verfahren gewährleisten einen besseren Abfluß des Kammerwassers und beugen einem akuten Glaukomanfall vor.

Prognose. Wird das Glaucoma chronicum congestivum rechtzeitig erkannt und gelingt die Drucknormalisierung schnell, ist die Prognose bei regelmäßiger Tropfenapplikation durch den Patienten gut.

11.5.2.5 Glaukomanfall / akutes Glaukom / akutes Winkelblockglaukom

> **Definition.** Der Glaukomanfall ist ein meist einseitiger, akuter, hochgradiger Druckanstieg mit heftigen Schmerzen und schnellstem Funktionsverlust.

◀ Definition

Ätiologie. Die Ursache ist eine **plötzliche Verlegung des engen Kammerwinkels** durch die Iriswurzel infolge Pupillenerweiterung (Medikamente, Schreck, Angst, Dunkelheit), Verlagerung des Iris-Linsen-Diagphragmas nach vorn oder Entzündungen durch Irishyperämie (*Synopsis 23a* und *Abbildung 230*). Ältere Menschen, insbesondere Frauen, sind bevorzugt.

Hypermetropie, eine für das Auge zu große Linse und eine dicke Iriswurzel disponieren zum Anfall.

Ätiologie
Plötzliche Verlegung des engen Kammerwinkels durch die Iriswurzel, insbesondere bei älteren Menschen. Hypermetropie, eine große Linse u. dicke Iriswurzel disponieren zum Anfall.

Klinik. Der intraokulare Druck steigt auf **bis zu 80 mmHg** (*Synopsis 26 unten*). Der Bulbus fühlt sich bei Palpation durch das oft geschwollene Oberlid steinhart an. Bedingt durch eine Reizung der Ziliarnerven treten **unerträgliche Kopf- und Augenschmerzen** auf, die häufig in die Stirn, Schläfe, den Oberkiefer oder die Zähne ausstrahlen. Übelkeit, **Erbrechen** und Bauchschmerzen können sogar ein akutes Abdomen oder eine Hirndrucksteigerung vortäuschen.

Infolge des druckbedingten **Epithel- und Parenchymödems der Hornhaut** und einer **Hypoxämie der Netzhaut** sowie eines Papillenödems ist das **Sehvermögen hochgradig herabgesetzt.** Die Hornhautoberfläche ist durch das Ödem matt, ihre Sensibilität reduziert; der Patient sieht um jede Lichtquelle Ringe in Regenbogenfarben. Oft wird die Sehbeeinträchtigung allerdings wegen der starken Schmerzen nicht wahrgenommen.

Durch eine ausgeprägte Stauung der episkleralen und konjunktivalen Venen mit gemischter Injektion ist das **Auge hochrot.** Die Vorderkammer ist abgeflacht, aus den gestauten Irisgefäßen tritt Eiweiß in das Kammerwasser **(Tyndall-Phänomen positiv),** die Irisstruktur ist verwaschen, die **Pupille über mittelweit, etwas entrundet und lichtstarr** (*Abbildung 237*). Der intraokulare Befund kann wegen des Hornhautödems meist nicht exakt beurteilt werden.

Oft gehen dem akuten Glaukomanfall geringere Schmerzen, eine nur mäßige Sehverschlechterung mit dem Sehen von Regenbogenfarben um Lichtquellen im Sinne eines Glaucoma chronicum congestivum und ein verstärkter Tränenfluß voraus.

Klinik
Der intraokulare Druck steigt auf **bis zu 80 mmHg** (*Synopsis 26d*). **Unerträgliche Kopf- u. Augenschmerzen,** die häufig ausstrahlen u. **Erbrechen** verursachen. Die Symptomatik kann einem akuten Abdomen ähneln.

Symptome am Auge: **Hornhautödem** (matte Hornhautoberfläche, verminderte Sensibilität, Wahrnehmung von Ringen um jede Lichtquelle, reduzierter Visus), **gemischte Injektion,** flache Vorderkammer, gestaute Irisgefäße u. **verwaschene Iris, positives Tyndall-Phänomen, über mittelweite, entrundete, lichtstarre Pupille, Hypoxämie der Netzhaut** u. Papillenödem (*Abb. 237*).

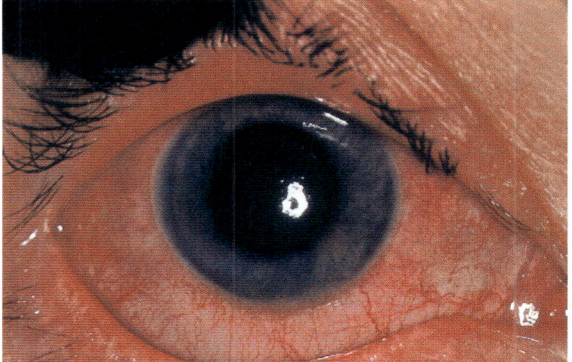

Abb. 237: Akuter Glaukomanfall. Die Hornhautoberfläche ist durch das Ödem matt, so daß das Spiegelbild des Blitzlichtes unscharf auf dem Epithel abgebildet wird, Stauung der episkleralen und konjunktivalen Venen mit gemischter Injektion, Iris verwaschen, Pupille weit, leicht entrundet und lichtstarr

Diagnose. Ein akutes Glaukom wird zuweilen von Nichtaugenärzten wegen der starken Schmerzen, die nicht immer dem Auge zugeordnet werden, verkannt und als **Trigeminusneuralgie, Migräne, Zahnschmerzen, akutes Abdomen** oder **Hirndruck** fehlgedeutet. Dies kann besonders tragisch sein, weil verlorene Zeit das Schicksal des Auges besiegelt.

> **Merke.** Bei Kopfschmerzen mit Erbrechen muß in jedem Fall ein Glaukomanfall ausgeschlossen werden.

Wenn an ein Glaukom gedacht wird, ist die Diagnose leicht zu stellen, weil die okularen Veränderungen einschließlich des bereits palpatorisch festzustellenden erhöhten Augendruckes eindeutig sind.

Differentialdiagnose. Wegen der starken Rötung des Auges sind die akute Iritis und die Konjunktivitis vom akuten Glaukomanfall abzugrenzen *(Tabelle 34).*
Zentralvenenthrombose, Zentralarterienembolie, Netzhautablösung und Neuritis nervi optici führen zwar gleichfalls zu einer plötzlichen Sehverschlechterung, lassen aber die vorderen Augenabschnitte unbeeinträchtigt.

Tabelle 34: Differentialdiagnose: akutes Glaukom – akute Iritis – akute Konjunktivitis

	akutes Glaukom	akute Iritis	akute Konjunktivitis
Verlauf	plötzlicher Beginn	langsamer Beginn	langsamer Beginn
Beschwerden	starke Schmerzen, z. T Erbrechen	geringe Schmerzen, Lichtscheu	geringe Schmerzen, Lichtscheu
Sehschärfe	stark reduziert	wenig reduziert	normal
Augeninnendruck	bis zu 80 mmHg hoch, Bulbus steinhart	meist normal, mitunter etwas erhöht oder herabgesetzt	normal
Injektion	gemischt, Stauungshyperämie	ziliar oder gemischt	konjunktival
Irisgefäße	Stauungshyperämie	hyperämisch	normal
Irisstruktur	verwaschen	verwaschen	normal
Hornhaut	Ödem, Oberfläche matt, Hyposensibilität	klar, spiegelnde Oberfläche	klar, spiegelnde Oberfläche
Vorderkammer	flach	normal tief	normal tief
Kammerwasser	Tyndall +	Tyndall +++	normal
Pupille	weit, entrundet, lichtstarr	eng (Reizmiosis), träge Lichtreaktion	normal
Augenhintergrund	Hypoxämie der Netzhaut, Papillenödem	normal	normal

Therapie. Ein Glaukomanfall ist ein **Notfall,** der einer sofortigen Behandlung, der schnellen Senkung des Augeninnendruckes, bedarf.
Die ersten Maßnahmen sollte der erstbehandelnde Arzt einleiten. Sie bestehen in einer Schmerzlinderung und Sedierung mit einem **lytischen Cocktail** (Pethidin = Dolantin; Promethazin = Atosil) sowie der intravenösen Gabe von 500 mg Acetazolamid = **Diamox** zur Minderung der Kammerwasserproduktion. Die orale Gabe von Diamox ist wegen des Erbrechens weniger sinnvoll. Weiterhin sollte sofort mit dem beidseitigen Tropfen von 1 – 2%igen **Pilo-**

carpin-Augentropfen zur Pupillenverengung begonnen werden. Die lokale Therapie sollte am Anfallsauge zunächst alle 3 Minuten, nach einer halben Stunde alle 15 Minuten fortgesetzt werden. Da auch das Partnerauge anfallgefährdet ist, wird es 3 x täglich getropft.

Die weitere Therapie erfolgt beim Augenarzt. Oft ist nach dieser Therapie der intraokulare Druck bereits normoton. Ist dies nicht der Fall, werden stärker wirkende Miotika (z. B. 0,5% **Eserin**) oder Betablocker getropft. Um dem Auge noch mehr Wasser zu entziehen, stellt man ein osmotisches Gefälle vom Auge zum Blut durch hyperosmolare Substanzen, beispielsweise mit 20- bis 40%igen **Mannitol-Infusionen** her. Mannitol wird nicht im Stoffwechsel abgebaut und kann auch Diabetikern verabreicht werden. Besteht keine Übelkeit, kann man auch **Glyzerin** (1,5 ml pro kg Körpergewicht mit einem Geschmackskorrigens, z.B. Zitronensaft) trinken lassen.

Ein praktischer Tip: Ein altes Hausmittel besteht im Trinken eines Glases Weinbrand oder eines anderen hochprozentigen Alkohols. Der Wirkungsmechanismus dieser Form der Drucksenkung ist bislang unbekannt.

Nach Drucknormalisierung und Abklingen der Kongestion wird eine **periphere Iridektomie** zur Verhinderung weiterer Anfälle angelegt.

Komplikationen. Ohne Behandlung führt ein Glaukomanfall in 1 bis 2 Wochen direkt oder über ein Glaucoma chronicum congestivum zur Erblindung. Eine spontane Drucknormalisierung tritt selten ein. Der Endzustand ist ein **Glaucoma absolutum** (Erblindung, hoher Druck, Ödem und Kalkeinlagerungen in der Hornhaut, chronische Entzündung, Rubeosis iridis, erweiterte episklerale Gefäße, verengte retinale Gefäße, totale Exkavation der Papille mit abgeknickten Gefäßen und Halo glaucomatosus). Häufig wird eine **Enukleation** wegen starker Schmerzen notwendig.

Nach überstandenem Anfall bleibt die **Pupille** auf Grund der Druckschädigung des M. sphincter pupillae oft **weit,** z. T. auch entrundet (vergleiche *Kapitel 10.6*). Mitunter liegen hintere Synechien vor. Auf der Vorderfläche der Linse können scharfrandige Trübungen durch einen tensionsbedingten Linsenfaserzerfall zurückbleiben (**Glaukomflecke,** *Abbildung 238*, vergleiche *Kapitel 8.5.7*), die allerdings die Sehschärfe kaum stören.

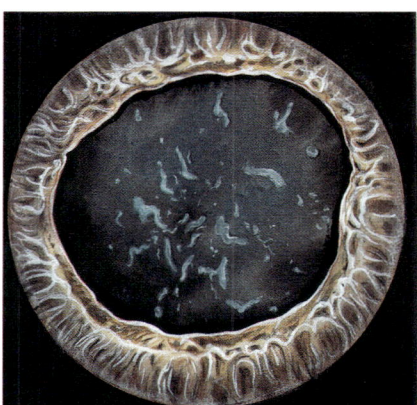

Abb. 238: Glaukomflecken auf der Linsenvorderfläche bei weiter, entrundeter Pupille (Zustand nach Glaukomanfall)

Prophylaxe. Da über 90% aller Patienten, die an einem Auge einen Glaukomanfall hatten, innerhalb des nächsten Jahres einen Anfall am Partnerauge erleiden würden, wird baldmöglichst am zweiten Auge eine prophylaktische **periphere Iridektomie** oder eine **Iridotomie** mittels YAG-Laser durchgeführt.

Darüber hinaus ist das ständige, beidseitige Tropfen eines **Miotikums** und regelmäßige augenärztliche Kontrolle zu empfehlen.

Bei engem Kammerwinkel dürfen keine Medikamente verabreicht werden, die Atropin oder Belladonna enthalten.

von 500 mg **Diamox** zur Minderung der Kammerwasserproduktion, beidseitiges Tropfen von **Pilocarpin-Augentropfen** zur Pupillenverengung).
Die weitere Therapie erfolgt beim Augenarzt (Miotika z. B **Eserin**, lokale Betablocker, **Mannitol-Infusionen** oder **Glyzerin** oral zur Entwässerung des Auges).

◄ **Ein praktischer Tip**

Nach Drucknormalisierung u. Abklingen der Kongestion wird eine **periphere Iridektomie** angelegt.
Komplikationen
Ohne Behandlung führt ein Glaukomanfall zur Erblindung (**Glaucoma absolutum**). Oft wird eine **Enukleation** notwendig.

Nach überstandenem Anfall bleibt die **Pupille** oft **weit,** z. T. auch entrundet. Auf der Vorderfläche der Linse können Trübungen zurückbleiben (**Glaukomflecke,** *Abb. 238*).

Prophylaxe
90% aller Patienten erleiden einen Anfall am Partnerauge. Deshalb wird am zweiten Auge eine prophylaktische **periphere Iridektomie** oder eine **Iridotomie** durchgeführt. Ständiges Tropfen eines **Miotikums** u. regelmäßige augenärztliche Kontrollen sind notwendig.
Keine pupillenerweiternden Medikamente!

Prognose
Wird der Anfall rechtzeitig behandelt, bleibt das Sehvermögen erhalten.

Der klinische Fall ▶

Prognose. Wird der Anfall rechtzeitig erkannt und regelrecht behandelt, ist die Wiedererlangung des vollen Sehvermögens die Regel. Bei Verschleppung des Anfalls oder fehlender Therapie sind starke Funktionseinbußen bis hin zur Erblindung zu befürchten. Durch die prophylaktischen Maßnahmen kann ein weiterer Anfall verhindert werden.

Der klinische Fall. Zu einer 70jährigen Patientin wird ein Notarzt gerufen, weil sie über starke Kopf- und Bauchschmerzen sowie häufiges Erbrechen klagt. Sie befindet sich in einem schlechten Allgemeinzustand. Auf dem Nachttisch liegen Tabletten, die sie kürzlich wegen Magen- und Darmbeschwerden eingenommen hatte und die Belladonna enthalten. Trotz der Tabletteneinnahme hätte sich ihr Zustand verschlechtert.

Sie wird zur gastrointestinalen Abklärung stationär aufgenommen. Der Aufnahmearzt stellt bei einer gründlichen Untersuchung fest, daß das linke Auge rot ist. Nach der Palpation äußert er den Verdacht auf einen **Glaukomanfall** und konsultiert einen Augenarzt.

Die ophthalmologische Untersuchung bestätigt die Verdachtsdiagnose: Der intraokulare Druck beträgt rechts 20, links 70 mmHg, links sind die Bindehautgefäße gestaut, das Auge ist gemischt gereizt, die Hornhaut ödematös, die Vorderkammer abgeflacht mit positivem Tyndall-Phänomen, die Iris hyperämisch, die Pupille übermittelweit, leicht entrundet und lichtstarr. Die tieferen Augenabschnitte sind wegen des Hornhautödems nicht einsehbar.

Es werden sogleich ein lytischer Cocktail gegeben, 500 mg Diamox intravenös appliziert und in beide Augen in 3minütigem, später in 10minütigem Abstand Pilocarpin 1% getropft. Nach etwa einer Stunde schläft die erschöpfte Patientin ein. Nach 5 Stunden beträgt der Augeninnendruck links 40, nach drei weiteren Stunden 14 mmHg *(Synopsis 26 unten)*.

Am darauffolgenden Tag werden zu den 5maligen Pilocarpin-Augentropfen wegen des Reizzustandes kortisonhaltige Tropfen (Inflanefran forte) verabreicht. Am übernächsten Tag wird bei einem beidseitigen Innendruck von 15 mmHg eine periphere Iridektomie links und eine YAG-Iridotomie rechts vorgenommen. Die Patientin wird unter der Ordination von Pilocarpin (während des Tages 3 x Tropfen, zur Nacht Öl) nach Hause entlassen. Der intraokulare Druck liegt in den nächsten Jahren unter dieser Therapie zwischen 15 und 19 mmHg. Ein glaukomatöser Gesichtsfeldausfall existiert nicht.

11.5.2.6 Niederdruckglaukom / Glaukom ohne Hochdruck / Normaldruckglaukom

Es handelt sich um einen zunehmenden Gesichtsfeldverfall mit progredienter Papillenexkavation bei »normalen« Augeninnendruckwerten u. unauffälligem Augenbefund.

Die Ursache ist **vaskulär** bedingt. Der **Perfusionsdruck** im Sehnervenkopf ist selbst bei einem Augendruck von 16 bis 20 mmHg zu gering, um die Papille ausreichend zu durchbluten. Die **papilläre Durchblutungsstörung** führt zu einer glaukomatösen Optikusatrophie. Neben einer Verbesserung der Durchblutung muß der intraokulare Druck gesenkt werden.

11.5.2.6 Niederdruckglaukom / Glaukom ohne Hochdruck / Normaldruckglaukom

Diese Glaukomform beschreibt einen zunehmenden Gesichtsfeldverfall mit progredienter Papillenexkavation bei »normalen« Augeninnendruckwerten und sonst unauffälligem Augenbefund. Mitunter ist die Abgrenzung zu einem Glaucoma chronicum simplex oder einer Optikusatrophie nichtglaukomatöser Genese schwierig.

Die Ursache sind **vaskuläre Faktoren** am Sehnervenkopf (Arteriosklerose, Verminderung des Blutdruckes, Störung der vaskulären Autoregulation). Der **Perfusionsdruck** im Sehnervenkopf (vergleiche *Kapitel 11.2.2*) ist dabei selbst bei einem Augendruck von 16 bis 22 mmHg zu gering, um eine ausreichende Papillendurchblutung zu gewährleisten. Die **papilläre Durchblutungsstörung** führt zu einer typischen glaukomatösen Optikusatrophie.

Die Therapie ist nicht unproblematisch. Neben einer Verbesserung der Durchblutungssituation muß gleichfalls der intraokulare Druck gesenkt werden, möglichst auf Werte um 12 bis 14 mmHg. Clonidin kommt dabei nicht in Frage, weil es neben der Drucksenkung auch zu einem Blutdruckabfall führt.

11.5.2.7 Okulare Hypertension

Die Durchblutung am Sehnervenkopf ist so gut, daß ein intraokularer Druck von 22 bis 25 mmHg nicht zur glaukomatösen Atrophie führt. Um einer Schädigung vorzubeugen, werden oft trotz regelmäßiger Kontrollen drucksenkende Augentropfen gegeben.

11.5.2.7 Okulare Hypertension

Ist die Durchblutung am Sehnervenkopf überdurchschnittlich gut, kann ein intraokularer Druck von 22 bis 25 mmHg den Perfusionsdruck nicht soweit absenken, daß eine glaukomatöse Atrophie resultiert.

Oftmals weiß man aber erst nach einer jahrelangen Beobachtungszeit, ob wirklich eine okulare Hypertension oder doch ein Glaucoma chronicum simplex mit langsamem Funktionsverfall vorgelegen hat. Regelmäßige Kontrollen sind deshalb unerläßlich.

Da das Warten auf eine Schädigung keine Prophylaxe im eigentlichen Sinne darstellt, geben viele Augenärzte prophylaktisch drucksenkende Augentropfen, meist einen Betablocker.

11.5.3 Sekundäre Glaukome

Als Folge von anderen Augenerkrankungen kommt es zur **Verlegung des Kammerwinkels durch Synechien, Membranen oder Narben** (Verätzung, Verbrennung, Gefäßneubildung, postentzündlich, postoperativ, posttraumatisch), **Verstopfung des Kammerwinkeldurchflusses** durch **Eiweiß, Blut, Zellen oder Pigment** (intraokulare Blutungen, Tumoren, Linsenteile, während einer Iritis) bzw. **Verlegung des Kammerwasserabflusses von der hinteren zur vorderen Augenkammer** (Linsenluxation oder -quellung, Napfkucheniris durch vollständige hintere Synechierung).

Es kann auch hier zwischen einem sekundären Offenwinkelglaukom und einem sekundären Winkelblockglaukom unterschieden werden. Auf besondere Formen soll eingegangen werden.

11.5.3.1 Phakolytisches Glaukom

Ein phakolytisches Glaukom entsteht, wenn Linseneiweiß bei einer **Cataracta hypermatura** nach Ruptur der gespannten Kapsel (vergleiche *Kapitel 8.5.10*) oder nach einer **traumatischen Kapselruptur** mit Quellung der Linsenrinde (vergleiche *Kapitel 8.5.8.1*) in das Kammerwasser übertritt und den Kammerwinkel verstopft. Meist ist damit eine massive Uveitis verbunden, die ohne Entfernung der Linse zur Erblindung führt.

11.5.3.2 Hämolytisches Glaukom

Eine **traumatische oder postoperative Vorderkammerblutung (Hyphäma,** vergleiche *Kapitel 1.5.3*) kann vorübergehend das Trabekelwerk verlegen und einen erheblichen Druckanstieg verursachen. Da sich das Blut meist schnell wieder resorbiert, reicht oft die Gabe von Karboanhydrasehemmern, eventuell auch Betablockern. Die Pupille sollte »spielen« (kurzzeitige medikamentöse Erweiterung), damit sich keine hinteren Synechien ausbilden. Resorbiert sich das Blut nicht spontan, muß es gegebenenfalls operativ abgesaugt bzw. aus der Vorderkammer herausgespült werden.

11.5.3.3 Entzündlich bedingtes Glaukom

Bei **intraokularen Eingriffen** werden durch die Traumatisierung der Iris vermehrt Prostaglandine gebildet, die zu einer Augeninnendruckerhöhung führen können. Sie wird u. a. durch Prostaglandinsynthesehemmer und Steroide behandelt.

Bei **Entzündungen der Regenbogenhaut** werden Leukozyten und Fibrin ausgeschwitzt, die den Kammerwinkel verlegen. Wird nicht rechtzeitig die Pupille erweitert, verklebt der Pupillenrand mit der Linsenvorderfläche (hintere Synechien). Kommt es zu einer zirkulären Verklebung, kann das Kammerwasser nicht mehr abfließen (Pupillarblock) und wölbt die Iris napfkuchenartig in die Vorderkammer **(Napfkucheniris, Iris bombé, Iris bombata,** vergleiche *Kapitel 9.5.3.1*). Gelingt die Pupillenerweiterung nicht mehr, muß mit dem YAG-Laser eine Iridotomie oder nach Bulbuseröffnung eine Iridektomie vorgenommen werden.

11.5.3 Sekundäre Glaukome

Als Folge von anderen Augenerkrankungen kommt es zur **Verlegung des Kammerwinkels, Verstopfung des Kammerwinkeldurchflusses** bzw. **Verlegung des Kammerwasserabflusses von der hinteren zur vorderen Augenkammer.**

11.5.3.1 Phakolytisches Glaukom

Es entsteht nach Ruptur der Linsenkapsel bei einer **Cataracta hypermatura** oder **Cataracta traumatica** mit Austritt der Linsenproteine in das Kammerwasser. Ohne Entfernung der Linse tritt oft Erblindung ein.

11.5.3.2 Hämolytisches Glaukom

Eine **traumatische oder postoperative Vorderkammerblutung** verlegt das Trabekelwerk. Meist reicht die kurzzeitige Gabe von Karboanhydrasehemmern, evtl. auch Betablockern, aus. Resorbiert sich das Blut nicht, muß es abgesaugt werden.

11.5.3.3 Entzündlich bedingtes Glaukom

Durch Traumatisierung der Iris bei **Intraokularen Eingriffen** werden vermehrt Prostaglandine gebildet, die eine Augendruckerhöhung bedingen.
Bei **Iritiden** verlegen Leukozyten u. Fibrin den Kammerwinkel. Wird die Pupille nicht erweitert, bilden sich hintere Synechien die zu einem Pupillarblock u. einer **Napfkucheniris (Iris bombé)** führen.

Therapie
YAG-Iridotomie.

11.5.3.4 Neovaskularisationsglaukom (hämorrhagisches Glaukom)

Bei **hypoxämischen Erkrankungen des Augeninnern** bilden sich intraokulare Gefäße, die den Kammerwinkel verlegen.

Meist ist das Glaukom nur durch eine Ziliarkörperverödung mittels Elektrokoagulation **(Zyklodiathermie)** oder durch Vereisung **(Zyklokryothermie)** zu beherrschen.

Der klinische Fall ▶

11.5.3.4 Neovaskularisationsglaukom (hämorrhagisches Glaukom)

Intraokulare Gefäße werden bei **hypoxämischen Erkrankungen des Augeninnern** neu gebildet und können den Kammerwinkel verlegen. Sie treten insbesondere bei proliferativer diabetischer Retinopathie, Zentralvenenthrombose, Zentralarterienembolie, M. Eales, verschlepptem Glaukomanfall, schwerer Uveitis, nicht sanierter Ablatio retinae, intraokularen Tumoren und retrolentaler Fibroplasie auf. Auf der Iris sind neugebildete Gefäße als **Rubeosis iridis** zu sehen (*Abbildung 200, Kapitel Gefäßhaut*).

Es handelt sich um schwerste intraokulare Veränderungen, die meist nur mit Eingriffen am Ziliarkörper zu beherrschen sind. Oft wird mittels Elektrokoagulation **(Zyklodiathermie)** oder durch Vereisung **(Zyklokryothermie)** durch die Lederhaut hindurch der Ziliarkörper verödet und damit die Kammerwasserproduktion gedrosselt.

Der klinische Fall. Ein 55jähriger insulinpflichtiger Diabetiker wird wegen einer **proliferativen diabetischen Retinopathie** beiderseits panretinal laserkoaguliert (Koagulation der gesamten peripheren und mittelperipheren Netzhaut, vergleiche *Kapitel 13.6.11* und *13.7*). Auf dem rechten Auge können die retinalen Gefäßproliferationen nicht aufgehalten werden. Es kommt zu **rezidivierenden Glaskörpereinblutungen,** die sich letztendlich nicht mehr resorbieren. Ein glaskörperchirurgischer Eingriff **(Vitrektomie,** vergleiche *Kapitel 12.5.4* und *12.6*) mit Silikonölauffüllung des Glaskörperraums ist erforderlich, der zwar eine anatomische Heilung, aber wegen einer entstandenen Optikusatrophie keine funktionelle Verbesserung erbringt. Das Auge wird amaurotisch.

1 Jahr nach der Operation tritt eine ausgeprägte **Rubeosis iridis** mit schmerzhaftem Neovaskularisationsglaukom und Augeninnendruckwerten zwischen 35 und 50 mmHg auf, die sich medikamentös nicht senken lassen. Daraufhin werden im Abstand von 3 Monaten **2 Zyklokryothermien** durchgeführt, die zur subjektiven Beschwerdefreiheit führen. Der intraokulare Druck liegt etwa bei 25 mmHg. Eine medikamentöse Drucksenkung ist nicht notwendig, zumal das Auge blind ist.

11.5.3.5 Pigmentglaukom

Durch **Ausschwemmung von Irispigment** wird das Trabekelwerk verlegt. Es finden sich Pigmentablagerungen an der Hornhautrückfläche **(Krukenberg-Spindel,** *Abb. 135, Kapitel Hornhaut*) u. Pigmentblattdefekte der Iris **(Kirchenfensterphänomen).**

11.5.3.5 Pigmentglaukom

Das Trabekelwerk des Kammerwinkels kann insbesondere bei älteren myopen Patienten durch **Ausschwemmung von Irispigment** verlegt werden. Bei der Gonioskopie findet sich eine diffuse Pigmentierung des Kammerwinkels, an der Hornhautrückfläche feinste Pigmentstaubablagerungen **(Krukenberg-Spindel,** spindelartige Ablagerung von Pigment zwischen den Endothelzellen, vergleiche *Kapitel 6.5.4, Abbildung 135, Kapitel Hornhaut*).

Im durchfallenden Licht (Brückner-Test, vergleiche *Kapitel 8.4*) sieht man häufig Pigmentblattdefekte der Iris **(Kirchenfensterphänomen,** vergleiche *Kapitel 9.5.2.7*). Der Verlauf und die Therapie des Pigmentglaukoms entspricht dem des Glaucoma chronicum simplex.

11.5.3.6 Kapselhäutchen-Glaukom / Pseudoexfoliationsglaukom

Von der Uvea stammende Auflagerungen auf der Linsenvorderfläche **(Pseudoexfoliatio lentis)** können sich ablösen u. das Trabekelwerk verstopfen.

11.5.3.6 Kapselhäutchen-Glaukom / Pseudoexfoliationsglaukom

Von der vorderen Uvea stammende, ätiologisch bislang unklare, oft einseitige Auflagerungen auf der Linsenvorderfläche **(Pseudoexfoliatio lentis,** siehe *Kapitel 8.5.5*) können sich ablösen und die Kammerwasserabflußwege verstopfen. Verlauf und Therapie entsprechen denen des Glaucoma chronicum simplex.

11.5.3.7 Kortisonglaukom

Nach längerer systemischer, mehr jedoch bei lokaler Anwendung von Kortikosteroiden kann neben subkapsulären hinteren Rindentrübungen **(Kortisonkatarakt,** vergleiche *Kapitel 8.5.9*) eine Erhöhung des Augeninnendruckes auftreten. Sie wird durch eine **Synthese von Proteoglykanen** im Kammerwinkel hervorgerufen, die das Trabekelwerk verdichten und damit den Abflußwiderstand erhöhen.

Bei rechtzeitigem Absetzen der Kortikosteroide normalisiert sich der intraokulare Druck wieder, mitunter muß allerdings eine medikamentöse, drucksenkende Behandlung, meist mit Betablockern, eingeleitet werden. Unter kontrollierter augenärztlicher Kontrolle ist das Kortisonglaukom selten. Es tritt gelegentlich bei unkritischer Selbstbehandlung von Reizzuständen der vorderen Augenabschnitte durch den Patienten auf.

11.5.3.8 Aphakieglaukom

Das Aphakieglaukom beschreibt das Zusammentreffen von Linsenlosigkeit und pathologischer Innendrucksteigerung. Die Ursachen sind uneinheitlich. Meist ist der Glaskörper in der Pupille eingeklemmt (Korpuspilz) oder mit ihr verklebt, so daß das Kammerwasser nicht richtig abfließen kann.

Neben den bereits beschriebenen medikamentösen, lasertechnischen und operativen Behandlungsmethoden kann eine **Zyklodialyse** durchgeführt werden. Dabei wird ein Spatel zwischen Sklera und Aderhaut in die Vorderkammer geführt, so daß das Kammerwasser zur Aderhaut hin absickern kann *(Abbildung 239)*. Diese selten durchgeführte Operation kann nur bei Aphakie vorgenommen werden, da es bei einem linsenhaltigen Auge durch den Eingriff zu einer schnell fortschreitenden Katarakt kommen würde.

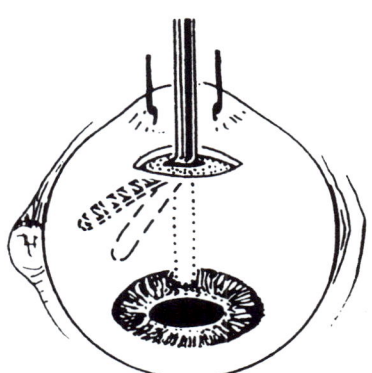

Abb. 239: Zyklodialyse mit Ablösen des Ziliarkörpers von der Sklera mit einem Spatel, damit das Kammerwasser aus der Vorderkammer zur Aderhaut hin absickern und resorbiert werden kann

11.5.3.9 Malignes Glaukom

Unter malignem Glaukom versteht man einen hohen Druckanstieg nach fistulierender Glaukom- oder nach Kataraktoperation, wenn die Linse bzw. Iris nach vorn gedrückt wird, am Hornhautendothel anliegt und den Kammerwinkel total blockiert **(ziliolentikulärer Block).** Meist liegt ein chronisches Winkelblockglaukom als disponierender Faktor vor.

Die Vorderkammer ist aufgehoben, durch den Kontakt zwischen Hornhaut und Linse bildet sich schnell ein Hornhautödem, manchmal auch eine Linsenquellung aus.

Die Therapie besteht in einer maximalen medikamentösen Mydriasis und einem Druckverband, bei unverändertem Befund in einer **hinteren Sklerotomie** (Eröffnung der Lederhaut über der Pars plana, Absaugen von Glaskörper, damit sich die Vorderkammer wieder stellt), eventuell auch in einer Auffüllung der Vorderkammer mit Luft.

11.5.3.7 Kortisonglaukom

Nach längerer systemischer oder lokaler Therapie von Kortikosteroiden kann neben einer **Kortisonkatarakt** durch eine **Synthese von Proteoglykanen** im Kammerwinkel eine Erhöhung des Augeninnendruckes auftreten.
Bei rechtzeitigem Absetzen der Kortikosteroide normalisiert sich der intraokulare Druck wieder.

11.5.3.8 Aphakieglaukom

Es liegt ein erhöhter Augendruck unterschiedlicher Ursache bei Linsenlosigkeit vor.
Neben medikamentösen, lasertechnischen u. operativen Behandlungsmethoden kann eine **Zyklodialyse** durchgeführt werden (Lösung der Aderhaut u. des Ziliarkörpers von der Sklera, so daß das Kammerwasser zur Aderhaut hin absickern kann *Abb. 239).*

11.5.3.9 Malignes Glaukom

Hierunter versteht man einen hohen Druckanstieg nach Glaukom- oder Kataraktoperation, wenn Linse bzw. Iris am Hornhautendothel anliegen u. den Kammerwinkel blockieren **(ziliolentikulärer Block).** Die Vorderkammer ist aufgehoben, die Hornhaut ödematös, die Linse quillt. Therapeutisch wird die Pupille erweitert, ein Druckverband angelegt, manchmal eine **hintere Sklerotomie** durchgeführt.

11.6 Therapeutische Grundprinzipien

Die **Regulierung des Verhältnisses intraokularer Druck / Papillendurchblutung** erfordert Erfahrung. Oft ist es nicht einfach, zu entscheiden, ob ein Glaukom vorliegt oder nicht. Im Zweifelsfall erfolgt eine medikamentöse Drucksenkung.
Es wird zuerst versucht, durch **Augentropfen** den intraokularen Druck zu senken. Mitunter müssen verschiedene Tropfen auch in Kombination getestet werden.
Bei weitem Kammerwinkel wird die Pupille unbeeinflußt gelassen, bei engem Kammerwinkel werden Miotika angewendet.

Gelingt die medikamentöse Einstellung nicht, wird eine **Laserbehandlung** durchgeführt: bei weitem Kammerwinkel eine Argonlasertrabekuloplastik, bei engem Kammerwinkel eine YAG-Iridotomie.
Bleiben diese Maßnahmen erfolglos, ist eine **Operation** indiziert, meist ein fistulierender Eingriff.

11.7 Aufklärung

Der Patient muß seine Erkrankung kennen u. die Notwendigkeit der **zuverlässigen Tropfenapplikation u. regelmäßigen augenärztlichen Kontrollen** einsehen.

Oft bestimmen die Patienten mit ihrer Handlungsweise selbst, welchen Verlauf ihre Erkrankung nimmt. Durch die Therapie erfolgt nie eine Verbesserung der eingetretenen Funktionsverluste.

Die **Lebensweise** muß nicht eingeschränkt werden.

Das therapeutische Vorgehen wird mit dem **Hausarzt** abgestimmt.

11.6 Therapeutische Grundprinzipien

Die »Einstellung« eines Glaukoms, d. h. die **Regulierung des Verhältnisses intraokularer Druck / Papillendurchblutung,** erfordert sehr viel Erfahrung. Mitunter ist es nach Erhebung aller Befunde nicht einfach, zu entscheiden, ob es sich um ein Glaukom handelt oder nicht, insbesondere zu Beginn der Erkrankung, wenn noch keine Gesichtsfeldausfälle bestehen (vergleiche klinischen Fall *Kapitel 11.3.6*). Im Zweifelsfall sollte eine medikamentöse Drucksenkung aus prophylaktischen Gründen erfolgen.

Grundsätzlich wird immer erst versucht, durch **Augentropfen** den intraokularen Druck zu senken. Dies gelingt in den allermeisten Fällen. Mitunter muß die Wirkung verschiedener Tropfen getestet oder die Art der Tropfen im Laufe der Jahre wegen nachlassender Wirkung verändert werden; oft kommen Kombinationspräparate oder unterschiedliche Tropfen gleichzeitig zur Anwendung.
   Bei weitem Kammerwinkel werden vorzugsweise Glaukomtherapeutika verwendet, die die Pupille unbeeinflußt lassen; bei engem Kammerwinkel muß auf Miotika zurückgegriffen werden.

Gelingt die medikamentöse Einstellung des Glaukoms nicht, wird versucht, mit einer **Laserbehandlung** den Kammerwasserabfluß zu erleichtern. Liegt ein weiter Kammerwinkel vor, erfolgt eine Argonlasertrabekuloplastik, bei einem engen Kammerwinkel eine YAG-Iridotomie.
   Erst wenn diese Maßnahmen erfolglos bleiben, ist die **Operation** indiziert. Es gibt eine Reihe von Techniken und Modifikationen. Bei primären und vielen sekundären Glaukomen wird meist ein fistulierender Eingriff mit Ableitung des Kammerwassers unter die Bindehaut gewählt. Bei erblindeten Augen oder Neovaskularisationsglaukom wird eine **Zyklokryothermie** durchgeführt.

11.7 Aufklärung

Eine entscheidende Bedeutung kommt der Aufklärung des Patienten zu. Er muß um die Gefahr wissen, die ein erhöhter intraokularer Druck mit sich bringt, und die Notwendigkeit erkennen, sich einem strengen Behandlungsregime mit **zuverlässiger Tropfenapplikation** und **regelmäßigen augenärztlichen Kontrollen** zu unterziehen.
   Dies ist erfahrungsgemäß für den Patienten immer dann schwer verständlich, wenn noch keine Funktionseinbußen bestehen. In vielen Fällen haben es die Patienten selbst in der Hand, welchen Verlauf ihre Erkrankung nimmt. Sie müssen, um das Vertrauen dem behandelnden Augenarzt gegenüber nicht zu belasten, wissen, daß durch die Therapie keine Verbesserung des Sehvermögens eintreten kann und daß durch das Glaukom eingetretene Funktionsverluste unwiederbringlich verloren sind.

Die **Lebensweise** braucht nicht, wie früher immer gefordert, eingeschränkt zu werden. Allerdings wirken sich ein übermäßiger Alkoholgenuß (mögliche Erhöhung der Kammerwasserproduktion) und starkes Rauchen (Verschlechterung der Durchblutungssituation) negativ aus.

Das therapeutische Vorgehen sollte immer mit dem **Hausarzt** abgestimmt werden, einmal um mögliche Kontraindikationen beispielsweise gegenüber Betablockern abzuklären, zum anderen, um bei fortschreitendem Gesichtsfeldverlust trotz »normaler« intraokularer Druckwerte eine Verbesserung der Durchblutung anzustreben. Letztendlich muß der Hausarzt über das Vorliegen eines möglichen engen Kammerwinkels und über die Problematik der Gabe von Sympathikomimetika bzw. Parasympathikolytika informiert sein.

12 Glaskörper (Corpus vitreum)

> **Definition.** Der durchsichtige Glaskörper stellt die größte Masse bindege-
> webiger Interzellulärsubstanz unseres Körpers dar und besteht aus einem
> Netz von Kollagenfibrillen und geknäuelten Hyaluronsäuremolekülen, die
> das Fibrillenwerk spreizen. Eigenständige Erkrankungen sind selten, der
> Glaskörper ist vielmehr sekundär an vielen Erkrankungen seiner Nachbarge-
> webe beteiligt.

◄ Definition

12.1 Anatomie

12.1 Anatomie

Der **Glaskörperraum** nimmt fast $^2/_3$ des Augeninneren ein und ist mit dem gelartigen, allerdings nicht strukturlosen Glaskörper (Corpus vitreum) ausgefüllt. Er
grenzt sich durch die **vordere und hintere Grenzmembran (Membrana hyaloidea)**
von Linse, Ziliarkörper und Netzhaut ab. Die Membran legt nicht lose den umgebenden Strukturen an, sondern hat eine festere Verbindung zur Linse, Ora
serrata, zu der peripheren Netzhaut und der Papille. Beim Versuch, die jugendliche Linse vollständig zu entfernen, hängt der Glaskörper kreisförmig an der
Hinterfläche der Linse.

Der Glaskörper besitzt an der Stelle, wo die Linse eingesenkt ist, eine Vertiefung
(Fossa patellaris).

Der **Glaskörperraum** wird vom gelartigen, strukturierten Glaskörper
(Corpus vitreum) ausgefüllt u. von
der **vorderen u. hinteren Grenzmembran (Membrana hyaloidea)**
begrenzt. Sie hat eine festere Verbindung zur Linse, Ora serrata, zu
der peripheren Netzhaut u. zur
Papille.
In der **Fossa patellaris** des Glaskörpers liegt die Linse.

> **Merke.** Wegen der Verbindung zwischen peripherer Netzhaut und Glaskör-
> pergrenzmembran kann eine Glaskörperabhebung von der Unterlage und
> Glaskörperschrumpfung zu Netzhautlöchern und -ablösung führen (*Synop-
> sis 27;* vergleiche *Kapitel 13.6.4.4* und *13.6.8).*

◄ Merke

Synopsis 27: Entwicklung und Veränderungen des Glaskörpers

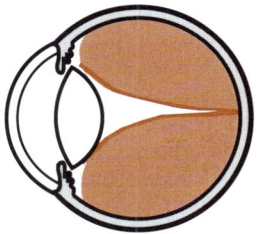

Verdrängung des primären
durch den sekundären Glaskörper.
Reste der A. hyaloidea bilden
den Cloquetschen Kanal

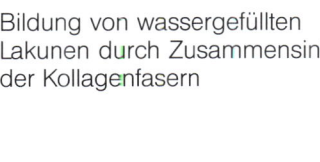

Bildung von wassergefüllten
Lakunen durch Zusammensintern
der Kollagenfasern

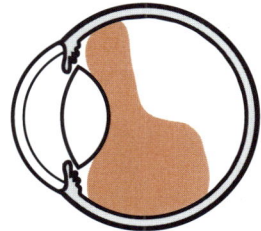

Hintere Glaskörperabhebung
(Ablösung des Glaskörpers von
der Netzhautoberfläche) mit
weitgehender Verflüssigung

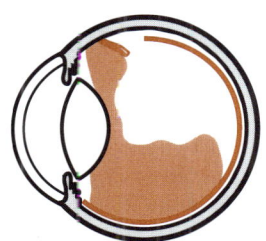

Netzhautriß auf Grund des Zuges
der schrumpfenden Glaskörpergrenzmembran

12.2 Embryologie

Der **primäre, vaskularisierte Glaskörper** entsteht im ersten Embryonalmonat nach Eindringen von Mesenchym in den Glaskörperraum u. Differenzierung zur A. hyaloidea (*Abb. 3g u. h, Kap. Augapfel*). Die A. hyaloidea bildet auch die **Tunica vasculosa lentis**. Der primäre Glaskörper bildet sich zurück u. läßt einen optisch leeren Raum zwischen Papille u. Linsenhinterfläche zurück (**Canalis hyaloideus, Cloquetscher Kanal,** *Synopsis 27*). Mitunter befinden sich Reste der A. hyaloidea im Glaskörper (**Membrana epipapillaris,** *Abb. 303f, Kap. Papille*).

Im 2. Embryonalmonat entsteht der **sekundäre, avaskuläre Glaskörper** aus der inneren Wand des Augenbechers, im 3. Embryonalmonat der avaskuläre **tertiäre Glaskörper** aus dem Ziliarepithel.

12.3 Physiologie

Der Glaskörper besteht aus 98% **Wasser** sowie 2% **Kollagen** (gewährleisten Rigidität) u. **Hyaluronsäure** (bindet Wasser). Die Glaskörpergrenzmembran ist eine Verdichtung der kollagenen Fasern. Im Alter werden **Metabolite** eingelagert, die **Kollagenfasern** schrumpfen, das Glaskörpergerüst **verflüssigt** sich (*Synopsis 27*).

Es gibt enge Beziehungen zur Netzhaut. Die meisten Netzhauterkrankungen gehen mit Veränderungen des Glaskörpers einher.

12.4 Untersuchungsmethoden

Der vordere Glaskörper wird mit der Spaltlampe, der hintere mit einer starken Zerstreuungslinse (**Hruby-Linse**) oder durch direkte u. indirekte Ophthalmoskopie beurteilt. Glaskörpertrübungen stellen sich als graue Schatten in der rot aufleuchtenden Pupille dar, die bei Blickhebung nach unten, bei Blicksenkung nach oben wandern (*Abb. 165, Kap. Linse*).

12.2. Embryologie

Die Glaskörperentwicklung ist kompliziert und in drei Phasen einzuteilen: Der **primäre, vaskularisierte Glaskörper** entsteht im ersten Embryonalmonat, nachdem Mesenchym in den Glaskörperraum eingedrungen und sich zu A. hyaloidea differenziert hat (*Abbildung 3g, h, Kapitel Augapfel*). Die A. hyaloidea bildet den primären Glaskörper und die **Tunica vasculosa lentis** zur Ernährung der embryonalen Linse (vergleiche *Kapitel 8.2*). Ist die Linsenkapsel entstanden, bildet sich der primäre Glaskörper zurück. Vom primären Glaskörper bleibt ein optisch leerer Raum zwischen Papille und Linsenhinterfläche zurück (**Canalis hyaloideus, Cloquetscher Kanal**), der später komprimiert wird (*Synopsis 27*). Mitunter finden sich später noch Reste der A. hyaloidea, auf der Papille aufsitzend oder frei im Glaskörper flottierend (**Membrana epipapillaris,** *Abbildung 303f, Kapitel Papille,* vergleiche *Kapitel 14.4.1.6*).

Der Cloquetsche Kanal vermag korpuskuläre Elemente fortzuleiten, z.B. Entzündungszellen und Prostaglandin bei Entzündungen der vorderen Augenabschnitte zum hinteren Augenpol (Enstehung eines **Irvine-Gass-Syndroms** nach Kataraktoperation, vergleiche *Kapitel 8.6.5*) oder **Retinoblastomzellen** von der Netzhaut in Richtung vordere Augenabschnitte (**Pseudohypopyon** der Vorderkammer, vergleiche *Kapitel 13.6.9.1*).

Im 2. Embryonalmonat wird der **sekundäre, avaskuläre Glaskörper** von der inneren Wand des Augenbechers (der späteren Netzhaut) produziert. Er besteht aus Kollagen-Fibrillen. Der ebenfalls avaskuläre **tertiäre Glaskörper** wird im 3. Embryonalmonat gebildet und stellt die vom Ziliarepithel gebildeten Zonulafasern der Linse dar (vergleiche *Kapitel 8.1* und *9.3*). Mitunter bestehen auch später noch Verbindungen zwischen den Zonulafasern und den vorderen Glaskörperfibrillen.

12.3 Physiologie

Der durchsichtige Glaskörper besteht aus 98% **Wasser** sowie 2% **Kollagen** und **Hyaluronsäure,** einem Polymer aus Glucosamin und Glucuronsäure. Die festen Bestandteile sind miteinander vernetzt. Die Kollagenfasern gewährleisten die Rigidität, der Hyaluronsäureschwamm die große Bindungsfähigkeit für Wasser. Die Glaskörpergrenzmembran ist eine Verdichtung von kollagenen Fasern.

Auch der Glaskörper ist einem Alterungsprozeß unterworfen, der in der **Ablagerung von Metaboliten, Zusammensintern der Kollagenfasern** und einer allmählichen Auflösung seines Gerüstes mit **Verflüssigung** (Fibrillenkondensation bei Änderung der Kollagen-Hyaluronsäure-Relation, Entmischung und Bildung von mit Wasser gefüllten Lakunen, Spalten und Abhebungen, *Synopsis 27*) besteht.

Es gibt sehr enge Beziehungen zur Netzhaut (embryologisch und durch die räumliche Nähe bedingt), so daß die meisten Netzhauterkrankungen auch mit Veränderungen des Glaskörpers einhergehen (z. B. die **proliferative Vitreoretinopathie,** vergleiche *Kapitel 12.5.5.*).

12.4 Untersuchungsmethoden

Das vordere Drittel des Glaskörperraums kann mit der Spaltlampe eingesehen werden (vergleiche *Kapitel 6.4*), wobei Glaskörperdestruktionen und -trübungen als Rauchschwaden wahrgenommen werden. Veränderungen im hinteren Glaskörper werden mit einer starken Zerstreuungslinse, die in den Strahlengang der Spaltlampe eingeschwenkt wird (**Hruby-Linse**), besser aber durch direkte und indirekte Ophthalmoskopie (vergleiche *Kapitel 13.4.1* und *13.4.2*) beurteilt.

Im durchfallenden Licht (Brückner-Test) stellen sich Glaskörpertrübungen als graue Schatten in der rot aufleuchtenden Pupille dar, die sich bei Blickhebung nach unten, bei Blicksenkung nach oben bewegen (*Abbildung 165, Kapitel Linse*).

12.5 Pathologie

12.5.1 Fehlbildungen

12.5.1.1 Reste der Arteria hyaloidea/Bergmeister-Papille

Vergleiche *Kapitel 14.4.1.6* und *Abbildung 303f, Kapitel Papille und Sehnerv.*

12.5.1.2 Persistierender hyperplastischer primärer Glaskörper (PHPV)

> **Definition.** Bei Rückbildungsstörungen des primären Glaskörpers entsteht das Krankheitsbild des persistent hyperplastic primary vitreous (PHPV) mit dem klinischen Bild der Leukokorie.

Klinik. Das Krankheitsbild tritt wesentlich öfter ein- als beidseitig auf und kann, je nachdem, ob vorwiegend die vorderen oder hinteren Abschnitte des hyaloidealen Systems betroffen sind, in Stärke und Ausprägung differieren.

Typisch ist, daß kurz nach der Geburt ein weißlicher Pupillarreflex auftritt **(Leukokorie, amaurotisches Katzenauge),** weil sich hinter der Linse eine fibrovaskuläre Schwarte befindet. Die persistierende A. hyaloidea entzieht sich meist der Untersuchung, weil sie von der Schwarte überdeckt wird. Im Nachfolgenden trübt sich die Linse ein, oder es besteht eine Cataracta membranacea (vergleiche *Kapitel 8.5.2.1*), das Auge bleibt im Wachstum zurück **(Mikrophthalmus,** vergleiche *Kapitel 1.5.1.2)* oder es entsteht durch Abflußbehinderung eine Drucksteigerung **(Hydrophthalmus,** vergleiche *Kapitel 11.5.2.1).*

In Mydriasis sind **elongierte Ziliarfortsätze** erkennbar, die durch die geschrumpfte retrolentale Schwarte nach zentral gezogen werden *(Abbildung 240).*

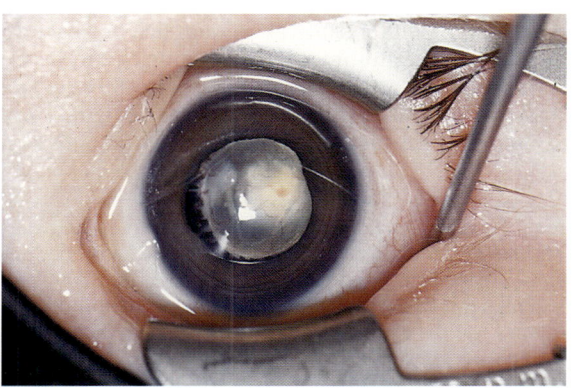

Abb. 240: Persistierender hyperplastischer primärer Glaskörper mit ausgezogenen Glaskörperzotten, Katarakt und retrolentaler geschrumpfter Schwarte

Diagnose. Sie wird in erster Linie sonographisch gestellt. Ausziehungen der Ziliarkörperfortsätze sind pathognomonisch.

Differentialdiagnose. Die Abgrenzung gegenüber anderen Krankheitsbildern, die eine Leukokorie verursachen, ist in *Tabelle 38, Kapitel Netzhaut,* zusammengestellt.

Therapie und Prognose. Eine Operation dieser Glaskörpermißbildung (Vitrektomie, vergleiche *Kapitel 12.6)* ist sehr problematisch, in einigen Fällen unmöglich. Die Sehschärfe ist hochgradig reduziert, oder es liegt bei Netzhautbeteiligung (Netzhautablösung) Erblindung vor.

12.5   Pathologie

12.5.1   Fehlbildungen

12.5.1.1 Reste der Arteria hyaloidea/Bergmeister Papille
Vgl. Kap. 14.4.1.6 u. Abb. 303f, Kap. Papille u. Sehnerv.

12.5.1.2 Persistierender hyperplastischer primärer Glaskörper (PHPV)

◄ Definition

Klinik
Er tritt meist einseitig auf u. kann in Stärke u. Ausprägung variieren. Typisch ist ein weißlicher Pupillarreflex nach der Geburt **(Leukokorie, amaurotisches Katzenauge),** bedingt durch eine fibrovaskuläre Schwarte hinter der Linse. Danach trübt sich die Linse ein, das Auge ist **mikrophthalmisch,** oder es entsteht ein **Hydrophthalmus.**

In Mydriasis sind typische **elongierte Ziliarfortsätze** erkennbar *(Abb. 240).*

Diagnose
Sie wird sonographisch gestellt.

Differentialdiagnose
Zu anderen Ursachen der Leukokorie s. *Tab. 38, Kap. Netzhaut.*

Therapie und Prognose
Eine Operation ist problematisch oder unmöglich. Der Visus ist hochgradig reduziert oder es liegt Erblindung vor.

12.5.2 Degenerationen

12.5.2.1 Synchisis scintillans

Im Alter, bei Diabetes mellitus, nach Glaskörpereinblutungen oder chorioretinitischen Entzündungen können im mittleren Glaskörperraum Kristalle abgelagert werden. Sie bewegen sich bei jeder Augenbewegung mit **(Schneegestöber)** u. verursachen bei der Spaltlampenuntersuchung ein Farbschillern *(Abb. 241)*. Das Sehvermögen ist nur wenig reduziert.

12.5.2 Degenerationen

12.5.2.1 Synchisis scintillans

Durch Destabilisierung des Kollagen-Hyaluronidase-Komplexes werden, insbesondere im Alter, bei Diabetes mellitus, nach Glaskörpereinblutungen oder chorioretinitischen Entzündungen im mittleren Glaskörperraum Kristalle, zumeist aus Cholesterin, eingelagert. Sie sind echographisch gut darstellbar. Da diese Präzipitate an die Glaskörperstruktur gebunden sind, bewegen sie sich bei jeder Augenbewegung mit und ähneln einem **Schneegestöber** *(Abbildung 241)*. Sie verursachen während der Spaltlampenuntersuchung ein auffälliges Farbschillern, stören den ophthalmoskopischen Einblick, mindern aber meist nur unwesentlich das Sehvermögen. Eine Indikation zur Vitrektomie (vergleiche *Kapitel 12.6)* besteht meist nicht.

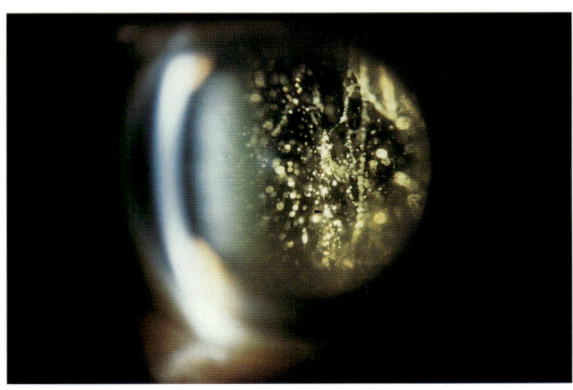

Abb. 241: Synchisis scintillans mit schneegestöberartigen Glaskörpereinlagerungen, im optischen Schnitt der Spaltlampe dargestellt

12.5.2.2 Mouches volantes

Sie werden als kleine, sich bewegende Schatten oder »**fliegende Mücken**« wahrgenommen u. stellen harmlose Destruktionen des Glaskörpergerüstes dar. Die zentrale Sehschärfe bleibt unbeeinflußt. **Netzhautveränderungen müssen ausgeschlossen werden.**

Der klinische Fall ▶

Diese kleinen, vereinzelt auftretenden, äußerst häufigen Glaskörpertrübungen werden beim Blick gegen einen hellen Hintergrund als kleine, sich bewegende Schatten oder »**fliegende Mücken**« wahrgenommen. Es handelt sich um harmlose Destruktionen des Glaskörpergerüstes, die vom Patieten als mitunter störend empfunden werden, aber das zentrale Sehen nicht beeinträchtigen. Dennoch müssen bei ihrem Auftreten Netzhautveränderungen ausgeschlossen werden.

Der klinische Fall. Ein 50jähriger, myoper Buchdrucker sieht seit einigen Tagen einen kleinen schwarzen Punkt im rechten Auge, der sich bei Augenbewegungen mitbewegt und ständig hin- und herschwimmt. Insbesondere wird der Punkt, dessen Konfiguration der Patient exakt aufzeichnen kann, beim Lesen und Korrigieren von Texten und beim Skifahren wahrgenommen. Anfangs war der Patient der Meinung, daß es sich um eine Mücke handeln würde, die vor dem Auge fliegt; nach Wischen und Abwehrbewegungen sind die Beschwerden aber unverändert geblieben.

Die Sehschärfe ist mit einer Korrektur von – 2,5 dpt beidseits voll, der intraokulare Druck und die vorderen Augenabschnitte normal.

Nach Pupillenerweiterung mit Mydriatikum-Augentropfen fällt im zentralen Glaskörper nicht weit von der Netzhaut entfernt eine winzige schwarze Trübung auf. Die Netzhaut, einschließlich ihrer Peripherie, zeigt keinerlei Veränderungen, die bei Myopie vorkommen können. Es handelt sich um harmlose **Mouches volantes.** Der Patient wird genau über das Wesen der Glaskörpertrübungen und die Möglichkeit der Entstehung einer Ablatio retinae aufgeklärt und aufgefordert, bei Veränderungen der Trübungen erneut vorstellig zu werden.

Merke ▶

> *Merke.* Das Sehen von schwarzen Punkten kann ein Frühsymptom für einen Netzhautriß oder eine Netzhautablösung sein. Aus diesem Grunde muß bei allen Patienten, die darüber klagen, eine gründliche Netzhautuntersuchung durchgeführt werden.

12.5.2.3 Vordere Glaskörperabhebung

Eine vordere Glaskörperabhebung liegt vor, wenn sich die vordere Glaskörpergrenzmembran von der Ora serrata abgelöst hat. Sie ist an der Spaltlampe durch eine **Trennung der hinteren Linsenkapsel von der vorderen Glaskörpergrenzschicht** erkennbar *(Abbildung 242)*. Sie hat keine klinische Bedeutung und tritt spontan im Alter oder nach einem Trauma auf.

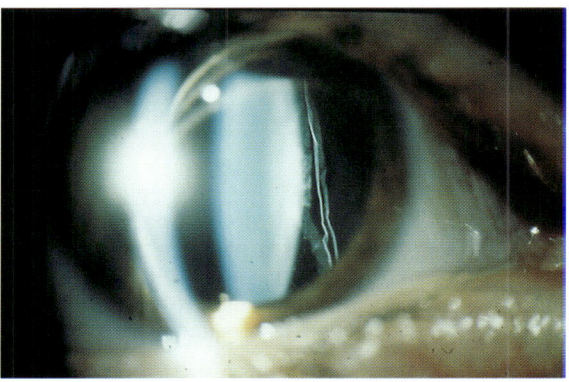

Abb. 242: Vordere Glaskörperabhebung (erkennbar an der feinen membranösen Struktur im optischen Schnitt hinter der Linse)

12.5.2.4 Hintere Glaskörperabhebung

Sie ist gekennzeichnet durch eine **Ablösung der hinteren Glaskörpergrenzmembran von der Netzhaut und Papille** hinter der Ora serrata und geht immer mit einem mehr oder weniger stark ausgeprägten Kollaps des Glaskörpergerüsts einher *(Synopsis 27, Abbildung 243)*. Sie wird allerdings von Arzt und Patient nur dann wahrgenommen, wenn die Glaskörpergrenzmembran verdichtet ist. Der Patient sieht **ringförmige oder schlangenförmige Linien** im zentralen Gesichtsfeld, bei vitreoretinalen Adhärenzen durch Zugwirkung an der Netzhaut auch **Blitze** in der Gesichtsfeldperipherie.

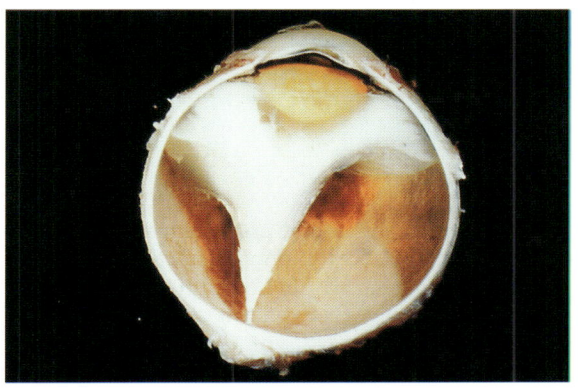

Abb. 243: Hintere Glaskörperabhebung im aufgeschnittenen enukleierten Bulbus bei noch anliegender Netzhaut

Ein praktischer Tip: Ist die Glaskörpermembran im Bereich der Papille abgehoben, sieht man mitunter im ophthalmoskopischen Bild einen rauchartigen Ring im Glaskörper schwimmen, der seiner ehemaligen Anheftungsstelle entspricht.

Befindet sich eine kräftigere Adhärenz zwischen Glaskörper und peripherer Netzhaut, kann die kollabierte und ziehende Glaskörpergrenzmembran zu einer **Netzhautablösung** führen, was insbesondere bei Myopien zu beobachten ist (vergleiche *Kapitel 13.6.8.1* und *16.4.2.2*). Um einer Netzhautablösung vorzubeugen, sollte die gefährdete Netzhautstelle mit **Argonlaserkoagulationen** abgeriegelt werden (vergleiche *Kapitel 13.7*). Ansonsten erübrigt sich eine Therapie. Allerdings sollten regelmäßige Kontrollen der Netzhautperipherie erfolgen.

12.5.2.3 Vordere Glaskörperabhebung

Die vordere Glaskörpergrenzmembran hat sich von der Ora serrata abgelöst. An der Spaltlampe ist ein **Spalt zwischen hinterer Linsenkapsel u. vorderer Glaskörpergrenzschicht** erkennbar *(Abb. 242)*. Sie ist klinisch bedeutungslos.

12.5.2.4 Hintere Glaskörperabhebung

Die hintere Glaskörpergrenzmembran ist von der Netzhaut u. der Papille hinter der Ora serrata abgelöst *(Synopsis 27, Abb. 243)*. Der Patient sieht **ring- oder schlangenförmige Linien** im zentralen Gesichtsfeld, bei vitreoretinalen Adhärenzen **Blitze** in der Gesichtsfeldperipherie.

◄ **Ein praktischer Tip**

Befindet sich eine Adhärenz zwischen Glaskörper u. Netzhaut, kann eine **Netzhautablösung** entstehen, insbesondere bei Myopien. Um einer Netzhautablösung vorzubeugen, muß die gefährdete Netzhautstelle mit **Argonlaserkoagulationen** abgeriegelt werden.

12.5.3 Entzündungsbedingte Glaskörpertrübungen

12.5.3.1 Glaskörpertrübungen bei Uveitis

Zelluläre oder fibrinöse Exsudation in den Glaskörper werden als sich bewegende Schleier oder Trübungen wahrgenommen (**Glaskörpertyndall**). Die Glaskörpertrübungen sinken meist auf den Boden des Bulbus u. resorbieren sich nach abklingender Entzündung.

12.5.3.2 Glaskörperabszeß

Er entsteht durch exogene Infektionen, nach intraokularen Operationen oder durch hämatogene Aussaat u. ist hochbedrohlich. Trotz Antibiotika resultiert oft eine **Endophthalmitis**, später eine **Phthisis bulbi**.
Die Pupille leuchtet gelb auf. Darüber hinaus liegen Bindehautchemosis, Hypopyoniritis u. ziliare Gefäßinjektion vor. Eine **Vitrektomie** ist indiziert.

12.5.3.3 Mykotische Glaskörperinfiltration

Bei schlechtem Allgemeinzustand u. reduzierter Abwehr kann eine hämatogen entstandene Netzhautmykose in den Glaskörper übertreten. Dabei sind **perlschnurartige Infiltrate im Glaskörper** sichtbar, die später zu einer Panophthalmie führen können.

12.5.4 Glaskörpereinblutungen

Einblutungen in den Glaskörper kommen vor bei **vitreoretinalen Proliferationen, chorioretinitischen Infiltrationen**, z. B. bei Leukämie, oder nach **Traumen**. Ist die hintere Glaskörpergrenzmembran intakt, entstehen typische **hämorrhagische Glaskörperspiegel** (Abb. 216, Kap. Uvea), ist sie eingerissen, **diffuse Glaskörpertrübungen** (Abb. 244).
Das Blut resorbiert sich meist schnell, kann aber bei schweren Traumen zu einer Retinopathia sclopetaria (Abb. 284, Kap. Netzhaut) oder bei proliferativer diabetischer Retinopathie zu vitreoretinalen Traktionen führen.

12.5.3 Entzündungsbedingte Glaskörpertrübungen

12.5.3.1 Glaskörpertrübungen bei Uveitis

Bei einer Zyklitis oder Chorioretinitis treten zelluläre oder fibrinöse Exsudationen in den Glaskörper über und werden vom Patienten als sich bewegende Schleier oder Trübungen wahrgenommen (**Glaskörpertyndall**, vergleiche *Kapitel 9.5.3.2* und *9.5.3.3*). Ähnliches trifft für eine Vaskulitis der peripheren Netzhautgefäße zu (vergleiche *Kapitel 13.6.1.4*). Die Glaskörpertrübungen sinken meist auf den Boden des Bulbus, können sich aber auch zu Konglomeraten zusammenballen. Meist resorbieren sie sich nach abgeklungener Entzündung.

12.5.3.2 Glaskörperabszeß

Die Abszedierung des Glaskörpers durch exogene Infektionen, nach intraokularen Operationen (vergleiche *Kapitel 8.6.5*) oder durch hämatogene Aussat ist ein für das Auge hochbedrohliches Krankheitsbild, das nicht selten trotz hochdosierter, auch intraokularer Antibiotikagaben in wenigen Stunden in eine **Endophthalmitis** (vergleiche *Kapitel 8.6.5* und *9.5.3.3*), später in eine **Phthisis bulbi** übergeht (vergleiche *Kapitel 1.5.2*).
Im durchfallenden Licht leuchtet die Pupille nicht rot, sondern gelb auf. Darüber hinaus liegen weitere schwere Entzündungszeichen vor (Bindehautchemosis, Hypopyoniritis, ziliare Gefäßinjektion). Die **Vitrektomie** ist als Notmaßnahme zu betrachten (vergleiche *Kapitel 12.6*).

12.5.3.3 Mykotische Glaskörperinfiltration

Bei schlechtem immunologischem Allgemeinzustand und reduzierter Abwehrsituation kann eine hämatogen entstandene Netzhautmykose (Candida albicans, Aspergillus, vergleiche *Kapitel 9.5.3.3*) in den Glaskörper übertreten. Dabei ziehen von einem hellen, wattebauschähnlichen chorioretinitischen Herd **perlschnurartige Infiltrate in den Glaskörper,** die später zu dichten diffusen Trübungen und einer Panophthalmie führen können.
Die Therapie besteht in der lokalen und allgemeinen Gabe eines Antimykotikums oder in einer Vitrektomie.

12.5.4 Glaskörpereinblutungen

Einblutungen in den Glaskörper kommen im Gefolge **proliferativer Vitreoretinopathien,** z.B. einer proliferativen diabetischen Retinopathie (vergleiche *Kapitel 13.6.1.1.*), **chorioretinitischer Infiltrationen,** z. B. bei Leukämie (vergleiche *Kapitel 9.5.3.1* und *13.6.2.3*) oder nach **Traumen** (Netzhautriß, vergleiche *Kapitel 13.6.8.1* intravitrealer Fremdkörper, *Abbildung 244*) vor.
Die präretinale Blutung führt bei intakter hinterer Glaskörpergrenzmembran zu typischen **hämorrhagischen Glaskörperspiegeln** (vergleiche *Abbildung 216, Kapitel Uvea*) oder nach Einriß der Membran zu **diffusen Glaskörpertrübungen** (*Abbildung 244*).

Das Blut resorbiert sich in Abhängigkeit von der Ursache und der Art der Schädigung mehr oder weniger schnell, kann aber bei schweren Traumen zu einer Retinopathia sclopetaria (*Abbildung 284, Kapitel Netzhaut,* vergleiche *Kapitel 13.6.4.4*) oder bei ausgedehnter proliferativer diabetischer Retinopathie zu vitreoretinalen Traktionen führen (vergleiche *Kapitel 13.6.1.1*), die zu einer Vitrektomie (vergleiche *Kapitel 12.6*) zwingen.

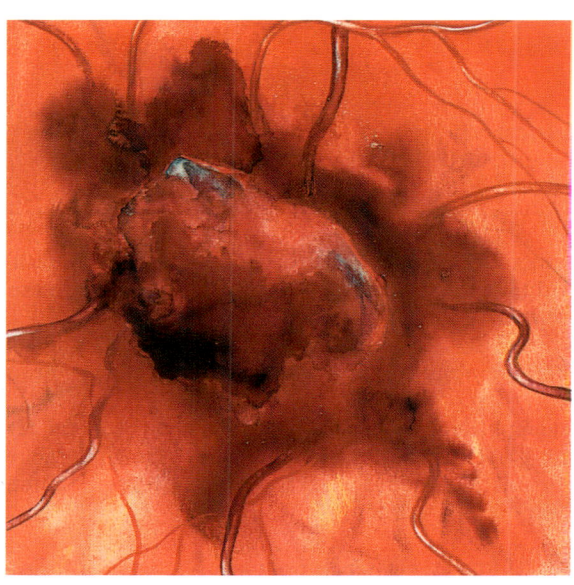

Abb. 244: Scharfkantiger, präretinal über der Papille gelegener, intravitrealer Metallfremdkörper mit diffuser Glaskörperblutung

12.5.5 Glaskörpervaskularisationen / Retinopathia proliferans / proliferative Vitreoretinopathie (PVR)

Bei ischämischen Netzhautveränderungen, z. B. der **Retinopathia praematurorum** (ROP, vergleiche *Kapitel 13.6.1.6*), der proliferativen Form einer **diabetischen Retinopathie** (vergleiche *Kapitel 13.6.1.1*), einer **Zentralvenenthrombose** (vergleiche *Kapitel 13.6.1.2*) oder im Gefolge einer Traktionsablatio (vergleiche *Kapitel 13.6.8.3*) können Gefäßproliferationen (Neovaskularisationen) in den Glaskörper auftreten, die nur im Anfangsstadium durch eine panretinale Argonlaserkoagulation (vergleiche *Kapitel 13.7*) aufgehalten werden können. Das in den Glaskörper einwachsende fibrovaskuläre Gewebe ist sehr rigide und führt bei Läsionen zu **Glaskörpereinblutungen.**

Andererseits kann es schrumpfen, zur Entstehung eines Netzhautloches führen und die Netzhaut von ihrer Unterlage abziehen. Vitreoretinale Proliferationen sind äußerst ernste Veränderungen, die nicht selten zur vollständigen **Traktionsamotio** *(Abbildung 245)* führen und zur Vitrektomie zwingen, deren Prognose allerdings bei schweren Veränderungen bescheiden ist.

12.5.5 Glaskörpervaskularisationen / Retinopathia proliferans / proliferative Vitreoretinopathie (PVR)

Bei der **Retinopathia praematurorum,** der proliferativen Form der **diabetischen Retinopathie** oder nach einer **Zentralvenenthrombose** können Gefäßproliferationen in den Glaskörper auftreten. Da die in den Glaskörper eingewachsenen Gefäße sehr rigide sind, können **Glaskörpereinblutungen** resultieren. Die Proliferationen können schrumpfen, zur Entstehung eines Netzhautloches u. zur Netzhautablösung **(Traktionsamotio,** *Abb. 245)* führen.

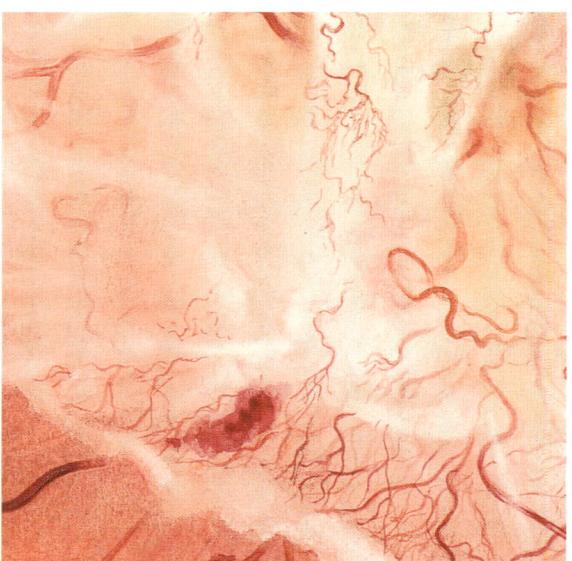

Abb. 245: Ausgedehnte vitreoretinale Proliferationen (proliferative Vitreoretinopathie, PVR) mit Glaskörpervaskularisationen und -schrumpfungen

12.6 Vitrektomie

Definition ▶

Indikation
Sie wird durchgeführt bei schweren entzündlichen Glaskörperveränderungen, Glaskörpereinblutungen ohne Resorptionstendenz u. vitreoretinalen Proliferationen.
Die Vitrektomie ist eine **komplizierte Operation** mit einem **hohen Risiko** (Katarakt, Sekundärglaukom, Ablatio retinae oder Reablatio, erneute Glaskörpereinblutung).

Vorgehen
Die Operation wird bei geschlossenem Bulbus durchgeführt. Eine **Infusion** hält den Tonus des Auges aufrecht, eine **Fiberoptik** liefert das benötigte Licht, mit einem **Saugschneidegerät** werden die vitreoretinalen Proliferationen entfernt *(Synopsis 28)*.
Bei abgehobener Netzhaut wird eine **Cerclage** um den Bulbus gelegt, bei epiretinaler Gliose wird die prämakuläre Membran abpräpariert **(Membrane peeling)**.

Der klinische Fall ▶

12.6 Vitrektomie

Definition. Dabei handelt es sich um eine operative Entfernung des erkrankten Glaskörpers mit anschließendem Ersatz durch Ringerlösung, Öl oder Gas.

Indikation. Bei schweren entzündlichen Glaskörperveränderungen, Glaskörpereinblutungen ohne Resorptionstendenz und vitreoretinalen Proliferationen kann ein glaskörperchirurgischer Eingriff erwogen werden.

Bei schweren postoperativen Entzündungen mit Glaskörperabszeß muß sofort eingegriffen, bei Glaskörpereinblutungen mit anliegender Netzhaut etwa ein halbes Jahr zugewartet werden.

Da die Vitrektomie eine **komplizierte Operation** mit einem entsprechend der Schwere der Veränderungen **großen Risiko** darstellt (Katarakt, Sekundärglaukom, Ablatio retinae oder Reablatio, erneute Glaskörpereinblutung), muß die Indikation dazu sorgfältig abgewogen werden.

Vorgehen. Die Operation wird im **geschlossenen System,** d. h. bei geschlossenem Bulbus (der Zufluß in den Bulbus entspricht dem Abfluß) durchgeführt. Dabei wird mit einem etwa 1 mm dicken **Saugschneidegerät** über die Pars plana in das Auge eingegangen (dort ist die Netzhaut fest mit ihrer Unterlage verwachsen, so daß der Eingriff zu keiner artefiziellen Netzhautablösung führen kann). Der intraokulare Druck wird durch eine **Infusion** aufrechterhalten. Eine **Fiberoptik** sorgt für die entsprechende Beleuchtung.

Mit kleinsten Instrumenten werden unter unmittelbarer Sicht durch das Operationsmikroskop die intravitrealen Veränderungen abgeschnitten, sorgfältig stumpf abpräpariert und abgesaugt *(Synopsis 28)*. Oft ist zusätzlich das Legen einer **Cerclage** (vergleiche *Kapitel 13.6.8.3, Abbildung 296*) notwendig, um die abgehobene Netzhaut auf ihre Unterlage zurückzuführen. Nach Entfernung der vitreoretinalen Proliferationen nahe ihrer Basis und Verödung mit Endodiathermie (Kryo oder Laser) muß oft ein Gas (z. B. SF6 Gas) oder Öl (z. B. Silikonöl) ins Auge eingegeben werden, das die Netzhaut von innen andrückt. Liegen Netzhautlöcher vor, werden sie ebenfalls mittels Endodiathermie verschlossen.

Liegt eine epiretinale Gliose vor (vergleiche *Kapitel 13.6.7.2*) wird die prämakuläre Membran abpräpariert **(Membrane peeling)**.

Das Gas resorbiert sich meist spontan innerhalb weniger Tage, das Öl kann Monate, mitunter Jahre im Auge verbleiben, muß aber bei Komplikationen (Cataracta complicata, Sekundärglaukom) abgesaugt und durch Ringerlösung ersetzt werden.

Der klinische Fall. Ein 25jähriger Schlosser zieht sich beim Hämmern von Metall eine **perforierende Hornhautverletzung** des rechten Auges zu (vergleiche *Kapitel 6.6.4*). Die tieferen Augenabschnitte sind wegen einer völligen Einblutung (Hämophthalmus) nicht einsehbar. In der Röntgenaufnahme stellt sich ein **metallischer Fremdkörper im Glaskörperraum** dar.

Bei der Operation wird die Vorderkammer gespült, die Hornhautwunde vernäht, mittels **Vitrektomie** die Linse von hinten entfernt, deren vordere und hintere Kapsel von dem Fremdkörper durchschlagen ist (Lensektomie), die Glaskörpereinblutungen abgesaugt und der intravitreale Fremdkörper mittels Magnet (vergleiche *Kapitel 1.6*) aus dem Bulbus gezogen. Das Auge wird mit Silikonöl aufgefüllt, die Netzhaut liegt an. Prophylaktisch wird eine Silikoncerclage um den Bulbus gelegt (vergleiche *Kapitel 13.6.8.5*).

Nach einem halben Jahr wird wegen eines beginnenden Sekundärglaukoms das Silikonöl abgelassen; spätere Komplikationen treten nicht auf. Da eine Aphakie vorliegt, wird das Auge mit einer Kontaktlinse versorgt (vergleiche *Kapitel 8.7.2*).

Synopsis 28: Vitrektomie zwecks Lösung der vitreoretinalen Proliferationen (proliferative Vitreoretinopathie, PVR), die die Netzhaut von ihrer Unterlage abziehen (die zur Operation erforderliche Kontaktlinse und das Operationsmikroskop wurden nicht mit dargestellt)

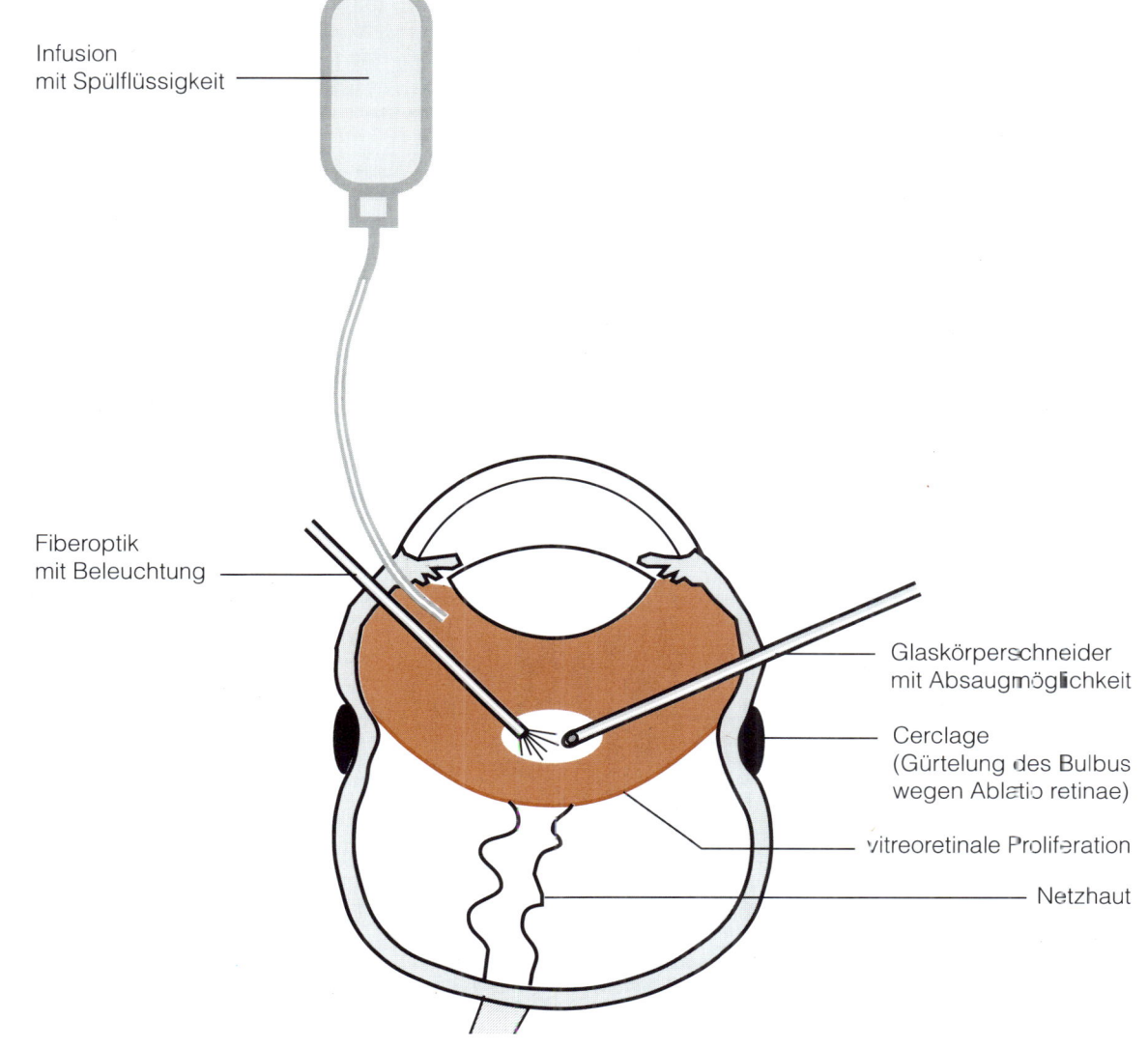

Infusion mit Spülflüssigkeit

Fiberoptik mit Beleuchtung

Glaskörperschneider mit Absaugmöglichkeit

Cerclage (Gürtelung des Bulbus wegen Ablatio retinae)

vitreoretinale Proliferation

Netzhaut

13 Netzhaut (Retina)

13.1 Anatomie

Die Netzhaut ist eine 0,1 bis 0,5 mm dicke durchsichtige Struktur, die einen im histologischen Schnitt gut erkennbaren Schichtenaufbau zeigt *(Abbildung 246 oben)*. Ihre äußerste Schicht ist das **retinale Pigmentepithel,** das als einschichtige Lage hexagonaler Zellen der Bruchschen Membran aufsitzt. Die inneren, wesentlich komplexer aufgebauten Schichten der Retina werden als **neurosensorische Netzhaut** bezeichnet.

13 Netzhaut (Retina)

13.1 Anatomie

Die 0,1 bis 0,5 mm dicke **Netzhaut** besitzt einen Schichtenaufbau *(Abb. 246 o.).* Die äußerste Schicht ist das **retinale Pigmentepithel,** die inneren Schichten werden als **neurosensorische Netzhaut** bezeichnet.

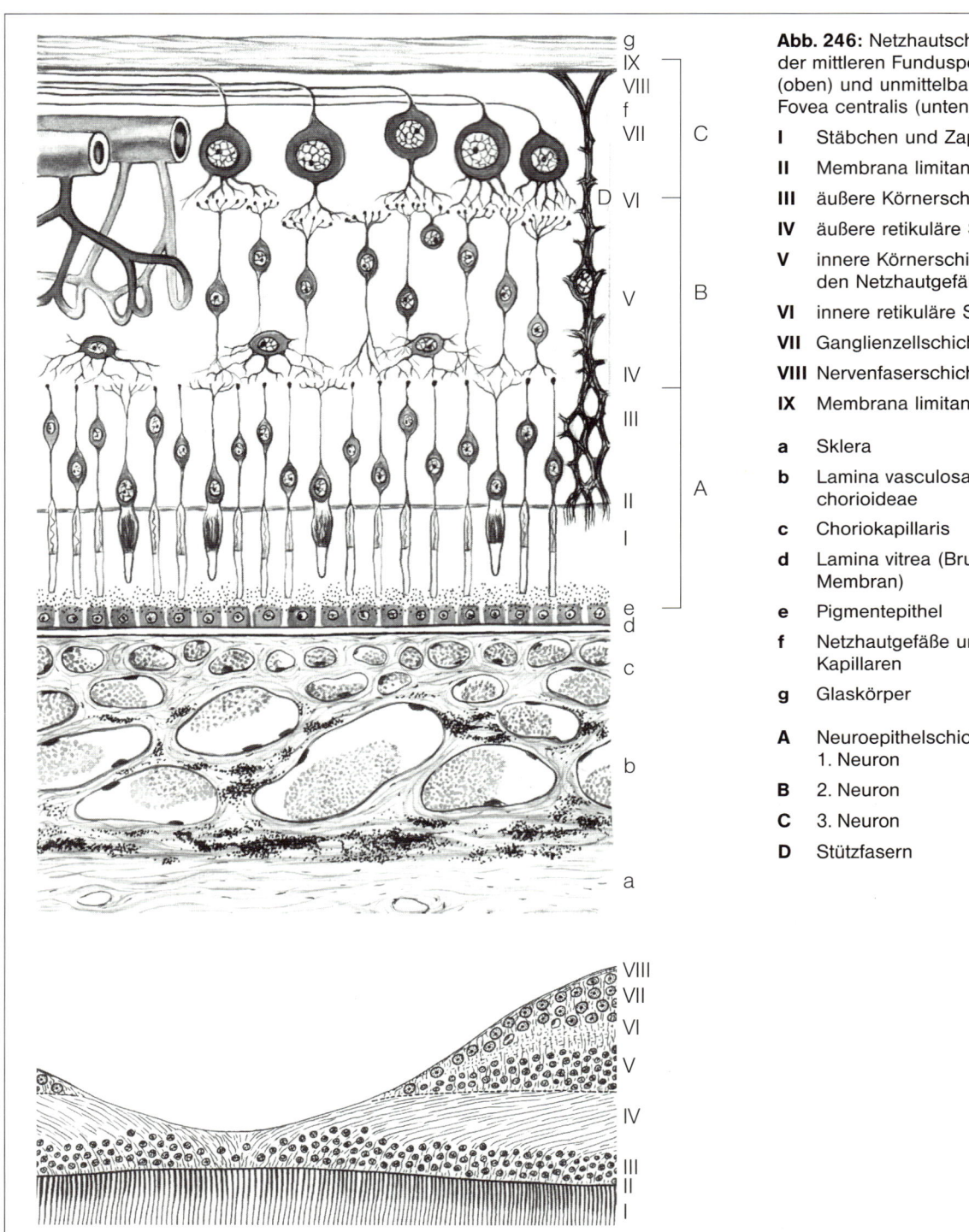

Abb. 246: Netzhautschichten in der mittleren Fundusperipherie (oben) und unmittelbar in der Fovea centralis (unten).

I   Stäbchen und Zapfen
II   Membrana limitans externa
III   äußere Körnerschicht
IV   äußere retikuläre Schicht
V   innere Körnerschicht, von den Netzhautgefäßen ernährt
VI   innere retikuläre Schicht
VII   Ganglienzellschicht
VIII   Nervenfaserschicht
IX   Membrana limitans interna

a   Sklera
b   Lamina vasculosa chorioideae
c   Choriokapillaris
d   Lamina vitrea (Bruchsche Membran)
e   Pigmentepithel
f   Netzhautgefäße und Kapillaren
g   Glaskörper

A   Neuroepithelschicht 1. Neuron
B   2. Neuron
C   3. Neuron
D   Stützfasern

Die Photorezeptorschicht setzt sich aus den **Stäbchen** und **Zapfen** zusammen, die aus den erneuerungsfähigen Außensegmenten und den permanenten Innensegmenten bestehen. Die Zellkerne der Photorezeptoren entsprechen der **äußeren Körnerschicht.** Die 120 Millionen Stäbchen und 6 Millionen Zapfen sind über ihre Axone mit der äußeren plexiformen Schicht verbunden, wo der Kontakt zu Horizontalzellen und Bipolarzellen hergestellt wird. Die Zellkerne der Horizontal- und Bipolarzellen liegen in der **inneren Körnerschicht.** Horizontalzellen sind für Querverbindungen unter den Axonen verantwortlich, die Bipolarzellen leiten die Impulse zur inneren plexiformen Schicht weiter, wo die Axone mit den **Ganglienzellen** und amakrinen Zellen Kontakt aufnehmen. Auch die Zellkerne der amakrinen Zellen liegen in der inneren Körnerschicht. Die Axone der Ganglienzellen verlaufen parallel zur inneren Oberfläche der Netzhaut als **Nervenfaserschicht** zum N. opticus. Strukturelle Unterstützung erhält die Netzhaut von den Gliazellen, deren Zellkerne als Müllerzellen ebenfalls in der inneren Körnerschicht liegen, deren Ausläufer aber die gesamte Netzhaut durchwandern. Von der hinteren Grenzmembran des Glaskörpers wird die Netzhaut durch die **Membrana limitans interna** getrennt.

Einen besonderen Aufbau zeigen Fovea centralis und Foveola. In der **Fovea centralis,** die etwa 3,5 mm von der Papille entfernt liegt und etwa der Größe der Papille entspricht, sind alle Rezeptoren Zapfen. Darüber hinaus finden sich hier fast nur Gliazellen und Ganglienzellen. Die äußere plexiforme Schicht besitzt hier einen schrägen, von der Foveamitte nach außen weisenden Verlauf. Eine Nervenfaserschicht zeigt sich histologisch erst außerhalb der Fovea. Die **Foveola** ist eine zentrale Einsenkung der Fovea von etwa 0,35 mm Durchmesser, in der die inneren Netzhautschichten so stark verdünnt sind, daß hier die Rezeptoren fast unter der Netzhautoberfläche liegen (*Abbildung 246* unten).

Ein praktischer Tip: Im klinischen Sprachgebrauch werden die anatomische Fovea meist als Makula und die anatomische Foveola als Fovea bezeichnet.

13.2 Embryologie

Das retinale Pigmentepithel entwickelt sich bereits in der **3. Schwangerschaftswoche** aus Anteilen des äußeren Augenbechers, dem **äußeren Neuroektoderm** (*Abbildung 247*).

Die Zellkerne der Photorezeptoren entsprechen der **äußeren Körnerschicht.** Die Zellkerne der Horizontal- u. Bipolarzellen liegen in der **inneren Körnerschicht.** Diese sind für Querverbindungen unter den Axonen u. für die Weiterleitung zu den **Ganglienzellen** verantwortlich. Die Axone der Ganglienzellen verlaufen parallel zur inneren Oberfläche der Netzhaut als **Nervenfaserschicht** zum N. opticus. Von der hinteren Grenzmembran des Glaskörpers wird die Netzhaut durch die **Membrana limitans interna** getrennt.

In der **Fovea centralis** sind alle Rezeptoren Zapfen. Eine Nervenfaserschicht zeigt sich histologisch erst außerhalb der Fovea. Die **Foveola** ist eine zentrale Einsenkung der Fovea von etwa 0,35 mm Durchmesser, in der die inneren Netzhautschichten so stark verdünnt sind, daß die Rezeptoren fast unter der Netzhautoberfläche liegen.

◄ Ein praktischer Tip

13.2 Embryologie

Das retinale Pigmentepithel entwickelt sich in der **3. Schwangerschaftswoche** aus dem **äußeren Neuroektoderm** (*Abb. 247*).

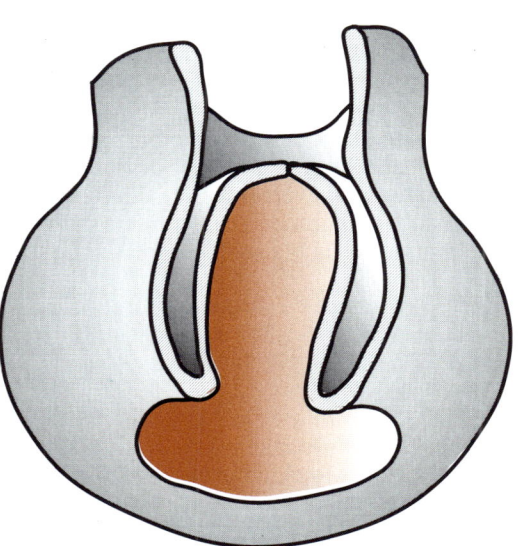

Abb. 247: Embryologie der Netzhaut. Das äußere Neuroektoderm entwickelt das Pigmentepithel, das eingestülpte innere Neuroektoderm differenziert zur neurosensorischen Netzhaut. Die Netzhaut ist nicht fest mit dem Pigmentepithel verwachsen, dies ist für die Entwicklung einer Netzhautablösung von Bedeutung (vergleiche *Kapitel 13.6.8*).

Die neurosensorische Netzhaut entsteht wenig später aus dem eingestülpten **inneren Neuroektoderm.** Die Reifung der Photorezeptoren beginnt später. Die Außensegmente werden erst im **6. Monat** gebildet. Die Ausreifung der Makula ist erst sechs Monate nach Geburt abgeschlossen. Die Vaskularisation der Netzhaut erfolgt zum Ende der Schwangerschaft.

Die neurosensorische Netzhaut entsteht wenig später aus einer in den Augenbecher eingestülpten Schicht neuroektodermaler Zellen, dem **inneren Neuroektoderm** (vergleiche *Kapitel 9.2*). Lediglich im Papillenbereich und an der Ora serrata ist die Netzhaut mechanisch fixiert. Ansonsten besteht zwischen der neurosensorischen Netzhaut und dem Pigmentepithel keine feste Verbindung. Diese Entwicklungsbesonderheit ist für die mögliche Entstehung einer Netzhautablösung von Bedeutung (vergleiche *Kapitel 13.6.8*). Während der ersten fünf Wochen entwickeln sich in der Netzhaut drei Schichten. Die **innere neuroblastische Schicht** besteht aus den Zellkernen der zukünftigen Ganglienzellen, Müllerzellen und Amakrinzellen. Die Zellfortsätze dieser Zellen bilden die mittlere, als anukleäre Zone bezeichnete Schicht. Die **äußere neuroblastische Schicht** differenziert sich später zu den Photorezeptoren. Die Ganglienzellen der inneren neuroblastischen Schicht entwickeln Axone, die in der **sechsten Woche** den N. opticus bilden und eine Woche später das Gehirn erreichen. Die Reifung der Photorezeptoren beginnt wesentlich später. Die Außensegmente werden erst im **6. Monat** gebildet. Ab diesem Zeitpunkt ist das Auge lichtempfindlich (vergleiche *Kapitel 1.2*). Die Ausreifung der Makula wird erst sechs Monate nach Geburt abgeschlossen. Die Vaskularisation der Netzhaut erfolgt zum Ende der Schwangerschaft; dies ist für die Entstehung der **Frühgeborenen-Retinopathie** von Bedeutung (vergleiche *Kapitel 13.6.1.6*). Die Gefäßbildung beginnt an der Papille und erreicht die nasale Netzhautperipherie im neunten Monat. Die temporale Peripherie wird erst vier Wochen später erreicht.

13.3 Physiologie

13.3 Physiologie

Das retinale Pigmentepithel dient dem **Vitamin-A-Metabolismus,** der Aufrechterhaltung der äußeren **Blut-Retina-Schranke,** der **Phagozytose** der sich erneuernden Photorezeptor-Außensegmente, der **Lichtabsorption** u. dem **Wärmeaustausch** zur Aderhaut.
Es besteht eine enge funktionelle u. mechanische Verbindung von Pigmentepithel u. Netzhaut. Eine pathologische Trennung von Netzhaut u. Pigmentepithel wird als **Netzhautablösung** bezeichnet.
Die **Sauerstoffversorgung** des Pigmentepithels u. der Photorezeptoren erfolgt per diffusionem aus der **Choriocapillaris.** Die inneren zwei Drittel der Netzhaut werden durch die Äste der **A. centralis retinae** versorgt. Eine **zilioretinale Arterie** kommt bei 15% der Menschen vor.

Das retinale Pigmentepithel erfüllt eine Reihe von Funktionen, von denen die wichtigsten der **Vitamin-A-Metabolismus,** die Aufrechterhaltung der äußeren **Blut-Retina-Schranke,** die **Phagozytose** der sich erneuernden Photorezeptor-Außensegmente, die **Lichtabsorption** und der **Wärmeaustausch** zur Aderhaut sind.

Die **apikale Zellmembran** der Pigmentepithelzellen besitzt zahlreiche **Einfältelungen,** in die die Außensegmente der Photorezeptoren eingebettet sind. Hierdurch wird sowohl eine funktionelle Koppelung zwischen Pigmentepithelzellen und Photorezeptoren erreicht als auch eine mechanische Verbindung dieser nicht miteinander verwachsenen Schichten. Kommt es zu einer pathologischen Trennung von Pigmentepithel und sensorischer Netzhaut, so bezeichnet man dies als **Netzhautablösung.**

Benachbarte Pigmentepithelzellen sind durch **Zonulae occludentes** miteinander verbunden. Diese sind das morphologische Korrelat der **äußeren Blut-Retina-Schranke,** die nur niedermolekulare Substanzen von der Aderhaut in die Netzhaut passieren läßt.

Die **Sauerstoffversorgung** des Pigmentepithels und der Photorezeptoren erfolgt per diffusionem aus der **Choriocapillaris.** Die inneren zwei Drittel der Netzhaut werden durch die Äste der **A. centralis retinae** versorgt. Eine **zilioretinale Arterie,** ein zusätzliches Gefäß, das nicht aus der Zentralarterie, sondern peripillär aus der Chorioidea entspringt, kommt bei 15% aller Menschen vor.

Ein praktischer Tip ▶

Ein praktischer Tip: Bei Verschluß der Zentralarterie wird ein zilioretinales Gefäß meist nicht mitbetroffen. Dieses kann dann einen Teil der Netzhautfunktion (oft die Makula!) erhalten (vergleiche *Kapitel 14.1.2, Abbildung 303a*).

Die Endothelzellen sind für die **innere Blut-Retina-Schranke** verantwortlich.
Die menschliche Netzhaut verfügt über vier Klassen von Sehpigment, das **Stäbchenpigment** u. die **rotsensitiven** (570 nm), die **grünsensitiven** (540 nm) u. die **blausensitiven** (440 nm) **Zapfenpigmente.**
Fehlt eines dieser Pigmente, kommt

Die Endothelzellen der retinalen Gefäße besitzen wie die Pigmentepithelzellen Tight junctions, die für die **innere Blut-Retina-Schranke** verantwortlich sind, so daß aus den Netzhautgefäßen lediglich kleine Moleküle in die Netzhaut diffundieren können. Die Netzhaut besitzt eine effektive **Autoregulation der Durchblutung,** die durch eine Arteriolenkontraktion über einen weiten Bereich systemischer Blutdrucke für eine konstante retinale Durchblutung sorgt.

Die menschliche Netzhaut verfügt über vier Klassen von Sehpigment, das **Stäbchenpigment** und die **rotsensitiven** (570 nm), die **grünsensitiven** (540 nm) und die **blausensitiven** (440 nm) **Zapfenpigmente** (vergleiche *Kapitel 17.4.1*). Fehlt eines dieser Pigmente, kommt es zu typischen Farbsehstörungen (vergleiche *Kapitel 17.4.3.1*). Liegt nur eine leichte funktionelle Störung eines der Pigmente vor, so wird dies als **Farbanomalie** bezeichnet. Die Sehpigmente liegen in den Außensegmenten der Photorezeptoren, die das ganze Leben hindurch erneuert werden. Die hierbei anfallenden Membranbestandteile werden vom Pigmentepithel phagozytiert und spielen für die Entwicklung der **altersbedingten Makuladegeneration** eine Rolle.

Das auf die Netzhaut fallende Licht löst in den Photorezeptoren chemische Reaktionen aus, wobei die Umwandlung des **11-cis-Isomers des Retinals (Vitamin-A-Aldehyd)** in die **all-trans-Form** zu einem elektrischen Impuls führt, der vom Axon der Photorezeptorzelle weitergeleitet wird. Bereits in der Netzhaut beginnt eine Vorverarbeitung der Impulse durch Amakrinzellen, Bipolarzellen und Horizontalzellen, bevor die Ganglienzellen die Impulse an das Gehirn weitergeben. Die **Zapfen** sind für das **Farberkennen,** das Sehen bei hellen Beleuchtungsbedingungen und für das **Erkennen kleiner Objekte** (Lesen) verantwortlich. Die **Stäbchen** hingegen arbeiten am besten bei niedrigen Beleuchtungsbedingungen und sind daher für das **Nachtsehen** zuständig.

Alle Erkrankungen der Netzhaut sind schmerzlos, da die Netzhaut keine Schmerzfasern besitzt.

13.4 Untersuchungsmethoden

13.4.1 Direkte Ophthalmoskopie

Bei der direkten Ophthalmoskopie *(Abbildung 248)* wird der Augenhintergrund des Patienten für den Untersucher im **aufrechten Bild** bei etwa **16facher Vergrößerung** sichtbar. Durch Einschalten verschiedener kleiner Linsen **(Recoss-Scheibe)** in den Strahlengang wird die Fehlsichtigkeit von Untersucher und Patient ausgeglichen. Durch die relativ starke Vergrößerung werden auch feinere Details der Netzhautstruktur (z. B. Kreuzungszeichen der Gefäße, Mikroaneurysmata) sichtbar. Das während der Untersuchung beleuchtete Netzhautareal ist jedoch relativ klein (1–2 Papillendurchmesser). Der schlechte Überblick muß daher durch Schwenken des Instrumentes ausgeglichen werden. Dennoch ist die Untersuchung der Netzhautperipherie schlecht möglich.

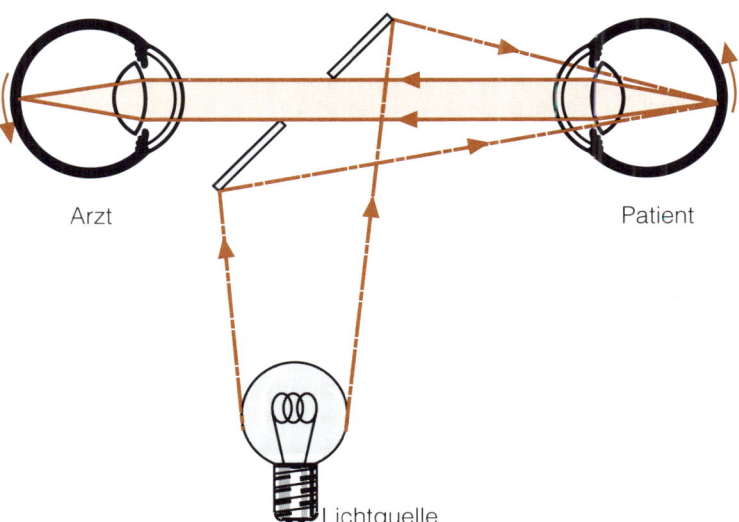

Arzt   Patient

Lichtquelle

Abb. 248: Prinzip der direkten Ophthalmoskopie. Zur direkten Ophthalmoskopie wird das Licht einer Glühbirne auf den Augenhintergrund gespiegelt. Gleichzeitig betrachtet der Untersucher durch die Pupille den beleuchteten Fundus. Das Bild steht für den Untersucher aufrecht. Ametropien von Untersucher und Patient können mit zusätzlichen Linsen (hier nicht eingezeichnet) kompensiert werden

es zu typischen Farbsehstörungen. Liegt nur eine leichte funktionelle Störung eines der Pigmente vor, so wird dies als **Farbanomalie** bezeichnet.

Das auf die Netzhaut fallende Licht löst in den Photorezeptoren eine Umwandlung des **11-cis-Isomers des Retinals (Vitamin-A-Aldehyd)** in die **all-trans-Form** aus, die zu einem elektrischen Impuls führt, der von der Photorezeptorzelle weitergeleitet wird.
Die **Zapfen** sind für das **Farberkennen,** das Sehen bei hellen Beleuchtungsbedingungen u. für das **Erkennen kleiner Objekte** verantwortlich.
Die **Stäbchen** arbeiten am besten bei niedrigen Beleuchtungsbedingungen u. sind für das **Nachtsehen** zuständig.

13.4   Untersuchungsmethoden

13.4.1 Direkte Ophthalmoskopie

Bei der direkten Ophthalmoskopie *(Abb. 248)* wird der Augenhintergrund des Patienten für den Untersucher im **aufrechten Bild** bei etwa **16facher Vergrößerung** sichtbar. Durch Einschalten verschiedener Linsen **(Recoss-Scheibe)** wird die Fehlsichtigkeit von Untersucher u. Patient ausgeglichen.

Ein praktischer Tip ▶

Ein praktischer Tip: Die Prominenz von Fundusveränderungen (z. B. Stauungspapille) kann durch Vorschalten von Linsen der Recoss-Scheibe gemessen werden. Zuerst wird das Ophthalmoskop auf die peripapillär gelegene normale Netzhaut scharf gestellt. Anschließend wird durch Drehen an der Recoss-Scheibe diejenige Vorsatzlinse gesucht, die die höchste Stelle der Papille scharf erkennen läßt. Die Differenz in Dioptrien kann in Millimetern Prominenz umgerechnet werden (3 dpt = 1 Millimeter) (vergleiche *Kapitel 14.3, Synopsis 31*).

13.4.2 Indirekte Ophthalmoskopie

Für die indirekte Ophthalmoskopie *(Abb. 249)* wird eine **Sammellinse von + 12 bis + 30 dpt** verwendet. Dies führt zu einer deutlich **geringeren Vergrößerung** (2- bis 6fach), aber zu einem **besseren Überblick** über den gesamten Fundus.

13.4.2 Indirekte Ophthalmoskopie

Für die indirekte Ophthalmoskopie wird eine **Sammellinse von + 12 bis + 30 dpt** benutzt *(Abbildung 249)*. Dies führt zu einer gegenüber der direkten Ophthalmoskopie deutlich **geringeren Vergrößerung** (2- bis 6fach), damit aber zu einem **besseren Überblick** über den gesamten Fundus. Insbesondere die Netzhautperipherie kann mit der indirekten Ophthalmoskopie besser untersucht werden.

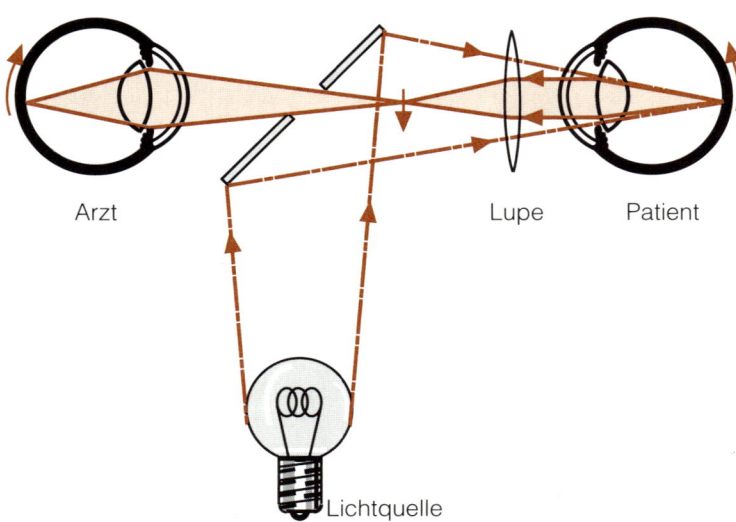

Abb. 249: Prinzip der indirekten Ophthalmoskopie. Zur indirekten Ophthalmoskopie wird ebenfalls das Untersuchungslicht transpupillar auf den Fundus gespiegelt. Der Untersucher betrachtet aber ein virtuelles Bild, das einige Zentimeter vor dem untersuchten Auge durch die Lupe entsteht. Das Bild steht auf dem Kopf und ist seitenverkehrt

Ein praktischer Tip ▶

Ein praktischer Tip: Besonders weit peripher gelegene Veränderungen (z. B. Netzhautlöcher) werden im indirekten Ophthalmoskop sichtbar, wenn gleichzeitig durch zusätzliches **Eindellen des Auges** (Wattestäbchen) die periphere Netzhaut in Richtung Bulbusmitte verlagert wird.

Die indirekte Ophthalmoskopie ist schwerer zu erlernen als die direkte Ophthalmoskopie, da der Untersucher auf ein **virtuelles Bild** akkommodieren muß, das von der Sammellinse zwischen Patient und Arzt erzeugt wird. Auch sieht der Beobachter ein auf dem Kopfe stehendes und seitenverkehrtes Bild des Augenhintergrundes, was bei der Anfertigung einer Fundusskizze berücksichtigt werden muß.

Ein praktischer Tip ▶

Ein praktischer Tip: Fundusdetails sollten in einer Fundusskizze festgehalten werden. Zum Erstellen der Fundusskizze bei der Untersuchung im umgekehrten Bild empfiehlt es sich, die Fundusskizze zunächst so zu zeichnen, wie sie im indirekten Bild erscheint und anschließend die Zeichnung um 180 Grad zu drehen, um die tatsächliche Lage der pathologischen Veränderungen vor sich zu haben.

Mit speziellen indirekten Ophthalmoskopen (z. B. Förster-Brille) kann der Augenhintergrund binokular und damit **stereoskopisch** betrachtet werden. Dies ist besonders für die Beurteilung von prominenten Läsionen der Netzhaut (Tumor, Netzhautablösung) von Bedeutung.

13.4.3 Kontaktglasuntersuchung

Mittels eines Kontaktglases ist auch an der **Spaltlampe** die Untersuchung des Augenhintergrundes möglich. Das Kontaktglas wird nach Tropfanästhesie auf die Hornhaut aufgesetzt. Durch die der Iris parallele Vorderfläche des Glases wird die Hornhautkrümmung optisch aufgehoben und der zentrale Augenhintergrund in der Spaltlampe stereoskopisch sichtbar. Mit am Rand des Kontaktglases angebrachten Spiegeln kann außerdem die **mittlere und äußere Peripherie der Netzhaut** untersucht werden *(Abbildung 250)*. Der Vorteil der Untersuchung liegt in der trotz hoher Vergrößerung **stereoskopisch** sichtbaren Fundusperipherie. Die Kontaktglasuntersuchung wird daher vor allem bei der präoperativen Suche nach kleineren Netzhautdefekten, die für eine Netzhautablösung verantwortlich sind, eingesetzt (zu Hruby-Linse s. *Kapitel 12.4*).

13.4.3 Kontaktglasuntersuchung

Mittels eines Kontaktglases ist an der **Spaltlampe** die Untersuchung des Augenhintergrundes möglich *(Abb. 250)*. Der Vorteil der Untersuchung liegt in der trotz hoher Vergrößerung **stereoskopisch** sichtbaren Fundusperipherie.

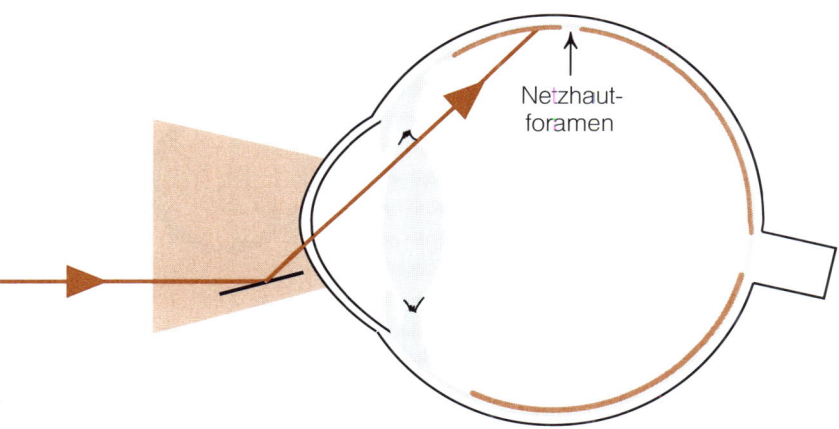

Netzhaut-
foramen

Abb. 250: Prinzip der Kontaktglasuntersuchung. Durch das Aufsetzen des Kontaktglases wird die Hornhautbrechung aufgehoben. Durch einen in das Kontaktglas integrierten Spiegel kann bei dilatierter Pupille die Netzhautperipherie eingesehen und insbesondere nach Netzhautlöchern abgesucht werden

13.4.4 Fundusphotographie und Fluoreszenzangiographie

Die Fundusphotographie dient der **Dokumentation und Verlaufsbeobachtung** retinaler Läsionen. Die Funduskamera besteht aus einer Blitzlampe, einem lichtstarken Linsensystem und einer Spiegelreflexkamera, die das Bild des Augenhintergrundes auf **Kleinbildfilm** festhält. Durch die Photographie des Augenhintergrundes im **rotfreien Licht** können Details der retinalen Gefäße wie Mikroaneurysmata oder kleine Blutungen, aber auch Veränderungen der Innenschicht der Netzhaut (z. B. eine epiretinale Gliose) besser dargestellt werden.

13.4.4 Fundusphotographie und Fluoreszenzangiographie

Die Fundusphotographie dient der **Dokumentation u. Verlaufsbeobachtung** retinaler Läsionen. Durch die Photographie im **rotfreien Licht** können retinale Details besser dargestellt werden.

Für die **Fluoreszenzangiographie** *(Abb. 251)* wird der Strahlengang der Funduskamera durch Einschwenken eines **Erreger- u. Sperrfilters** verändert. Das blaue Erregerlicht regt das nach **intravenöser Injektion** in den Gefäßen zirkulierende **Natriumfluoreszein** zur Fluoreszenz an *(Abb. 252)*.

Für die **Fluoreszenzangiographie** wird der Strahlengang der Funduskamera durch Einschwenken eines **Erreger- und Sperrfilters** verändert *(Abbildung 251)*. Durch das blaue Erregerfilter gelangt lediglich blaues Licht zur Netzhaut. Dieses regt das nach **intravenöser Injektion** in den Gefäßen zirkulierende **Natriumfluoreszein** zur Fluoreszenz an. Das hierdurch vom Augenhintergrund ausgehende gelbgrüne Fluoreszenzlicht wird zusammen mit dem reflektierten blauen Licht vom Objektiv der Funduskamera auf den Kleinbildfilm fokussiert. Da das Licht vor Erreichen der Filmebene noch den gelben Sperrfilter passieren muß, der den Blaulichtanteil zurückhält, wird schließlich auf dem Film lediglich das Fluoreszenzbild der Netzhaut sichtbar.

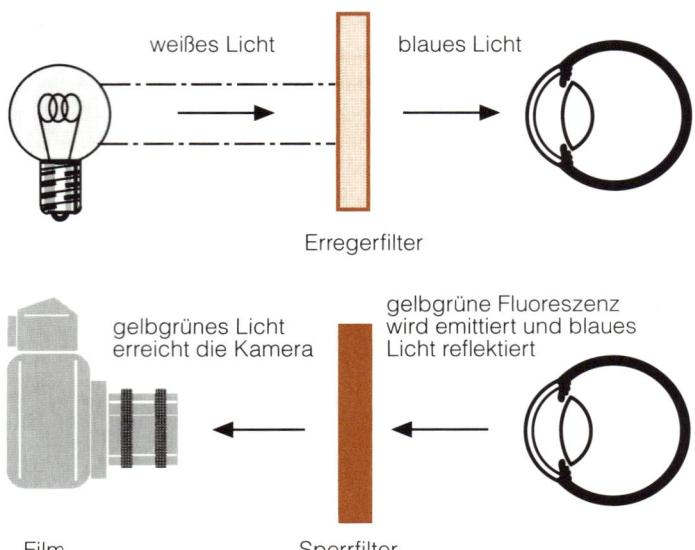

Abb. 251: Prinzip der Fluoreszenzangiographie. Zur Fluoreszenzangiographie wird das weiße Licht einer starken Blitzlampe durch einen Blaufilter in das Auge gesandt. Das Blaulicht regt am Fundus das in den Gefäßen zirkulierende Fluoreszein an, gelbgrünes Licht zu emittieren. Gleichzeitig wird blaues Licht reflektiert. Durch einen gelbgrünen Sperrfilter gelangt nur das vom Fluoreszein stammende Licht auf den Schwarzweißfilm der Kamera

Durch **Hypoxie** oder **Entzündung** geschädigte Gefäße reagieren mit **Farbstoffaustritt** in die Netzhaut *(Abb. 253)*.

Durch die Fluoreszenzangiographie wird der Kontrast zwischen den retinalen Gefäßen und dem darunterliegenden Pigmentepithel so stark erhöht, daß die **Kapillargefäße** der makulären Netzhaut sichtbar werden *(Abbildung 252)*. Außerdem zeigen durch **Hypoxie** oder **Entzündung** geschädigte Gefäße einen **Austritt des Farbstoffes** in die Netzhaut *(Abbildung 253)*.

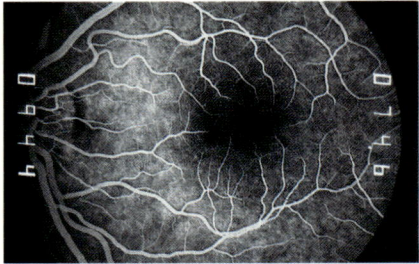

Abb. 252: Normalbefund der Fluoreszenzangiographie. Die retinalen Arteriolen und Kapillaren stellen sich hell aufleuchtend vor dem dunklen Hintergrund des Pigmentepithels dar

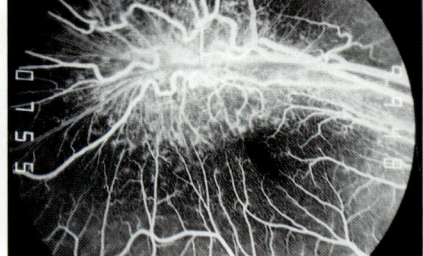

Abb. 253: Fluoreszenzangiographie bei epiretinaler Gliose. Die retinalen Gefäße sind durch die epiretinale Membran stark verzogen und am oberen Gefäßbogen kontrahiert. Durch den mechanischen Zug an den Gefäßen wird die Blut-Retina-Schranke undicht. Die Gefäße lassen Fluoreszein austreten

Dies ist bei intaktem Endothel der retinalen Gefäße nicht der Fall. Auch retinale oder subretinale **Gefäßneubildungen** sind durch einen starken Fluoreszeinaustritt gekennzeichnet. **Veränderungen des retinalen Pigmentepithels** führen zu einer vermehrten Fluoreszenz in diesem Bereich. Dies ist durch das Lichtabsorptionsverhalten des Melanins bedingt, welches das anregende Blaulicht kaum in die Aderhaut penetrieren läßt. Erst bei Vorliegen eines depigmentierten Pigmentepithels kann das Blaulicht bis in die Aderhautschichten vordringen und führt dann an dieser Stelle zu einem Aufleuchten der Aderhaut. Die wichtigsten Indikationen der Fluoreszenzangiographie gibt *Tabelle 35* wieder.

Auch retinale oder subretinale **Gefäßneubildungen** sind durch einen starken Fluoreszeinaustritt gekennzeichnet. **Atrophien des retinalen Pigmentepithels** führen zu einer vermehrten Fluoreszenz in diesem Bereich. Zu Indikationen s. *Tab. 35.*

Tabelle 35: Häufigste Indikationen der Fluoreszenzangiographie	
Diagnose	Warum Angiographie?
Altersabhängige Makuladegeneration	Farbstoffleckage bei subretinaler Neovaskularisation erkennbar?
Retinopathia diabetica	Vorliegen von Proliferationen oder Makulaödem?
Retinopathia centralis serosa	Quellpunkt nachweisbar?
Entzündliche Fundusveränderungen (Uveitis, Chorioretinitis)	Fluoreszeinaustritt als Zeichen der Aktivität der Entzündung?
Venöse Gefäßverschlüsse	nichtischämischer oder ischämischer Gefäßverschluß?
Papillenödem	Gefäßverschluß oder Stauungspapille?

13.4.5 Elektrophysiologische Untersuchung

Das **Elektroretinogramm (ERG)** ist die elektrische Antwort der Netzhaut auf einen kurzen Lichtblitz und kann mit **Elektroden,** die in **Kontaktlinsen** eingebettet sind, gemessen werden. Es besteht aus einer **negativen a-Welle,** die der Antwort der **Photorezeptoren** entspricht, und aus einer **positiven b-Welle,** die in den **Bipolarzellen und Müllerschen Zellen** generiert wird *(Abbildung 254).*

13.4.5 Elektrophysiologische Untersuchung

Das **Elektroretinogramm (ERG)** ist die elektrische Antwort der Netzhaut auf einen kurzen Lichtblitz *(Abb. 254)* u. kann mit **Elektroden** gemessen werden.

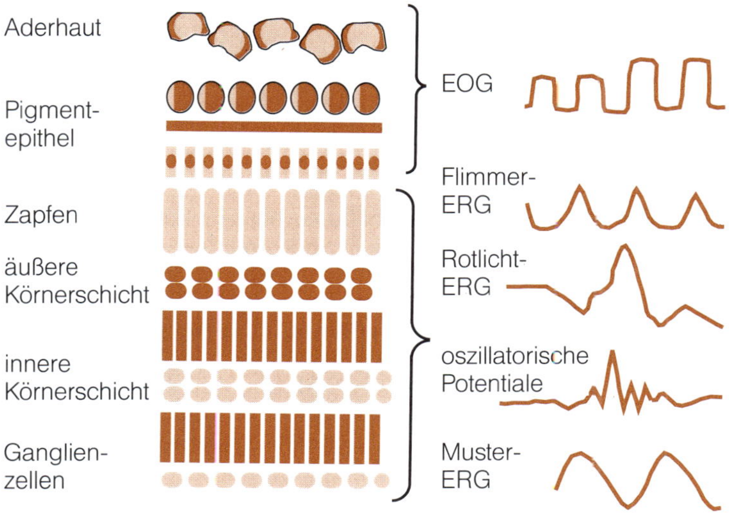

Abb. 254: Elektrophysiologische Diagnostik. Die verschiedenen ableitbaren Potentiale lassen sich den einzelnen Netzhautschichten zuordnen

Durch Ableitung im hell- oder dunkeladaptierten Zustand kann eine **photopische Antwort,** die den zentralen Fundus repräsentiert, von einer **skotopischen Antwort** unterschieden werden. Letztere entspricht der Reaktion der Stäbchen auf Lichtreize. Bei der **Retinopathia pigmentosa** kommt es frühzeitig zu einem Rückgang der photopischen u. skotopischen Potentiale des ERG. Das **Elektrookulogramm (EOG)** mißt das Ruhepotential des Auges, das sich zwischen **Pigmentepithel u. Netzhaut** aufbaut. Der Quotient der Potentiale im hell- u. dunkeladaptierten Zustand wird als **Arden-Quotient** bezeichnet. Reduzierte Quotienten bei normalem ERG finden sich bei **vitelliformer Dystrophie** u. **Resochin-Makulopathie.**

Es ist eine Summenantwort der gesamten Netzhaut. Durch Ableitung im hell- oder dunkeladaptierten Zustand kann eine **photopische Antwort,** die den zentralen Fundus und die Mehrheit der Zapfen repräsentiert, von einer **skotopischen Antwort** unterschieden werden. Letztere entspricht der Reaktion der Stäbchen auf Lichtreize. Durch Reizung mit rotem Licht oder mit einer **Flimmerfrequenz,** die nur Zapfen wahrnehmen, kann die **Zapfenantwort** noch differenzierter untersucht werden. **Muster-ERG** und **oszillatorische Potentiale** geben Aufschluß über Veränderungen der inneren Netzhautschichten. Bei tapetoretinalen Erkrankungen wie der **Retinopathia pigmentosa** kommt es frühzeitig zu einem Rückgang der photopischen und skotopischen Potentiale des ERG.

Das **Elektrookulogramm (EOG)** mißt anhand von zwei Schläfenelektroden das Ruhepotential des Auges, das sich zwischen **Pigmentepithel und Netzhaut** aufbaut und von der retinalen elektrischen Aktivität unabhängig ist. Es ist Ausdruck der metabolischen Aktivität des Pigmentepithels. So liegt im helladaptierten Zustand ein höheres Ruhepotential vor als im dunkeladaptierten Zustand. Der Quotient der Potentiale im hell- und dunkeladaptierten Zustand wird als **Arden-Quotient** bezeichnet. Er liegt bei gesunden Augen oberhalb von 1,8. Bei generalisierten Pigmentepithel- und Photorezeptorerkrankungen kommt es zu einem Abfall von ERG **und** EOG. Reduzierte Arden-Quotienten bei normalem ERG finden sich z. B. bei der **vitelliformen Dystrophie** (vergleiche *Kapitel 13.6.6.5*) und bei der **Resochin-Makulopathie** (vergleiche *Kapitel 13.6.4.3*).

13.4.6 Adaptometrie

s. *Kapitel 17.1.2*

13.4.7 Farbsinnuntersuchung

s. *Kapitel 17.4.1*

13.4.8 Ultraschalluntersuchung

Bei ausgeprägten Trübungen der optischen Medien (Hornhautnarben, Katarakt, Glaskörperblutung) ist eine visuelle Untersuchung der Netzhaut nicht mehr möglich.

Ein praktischer Tip: Prüfung der Aderfigur bei fehlendem Funduseinblick: Bei Beleuchtung der Sklera mit einem starken Licht und leichten Bewegungen des Lichtes nimmt der Patient den Schatten der eigenen Netzhautgefäße als Netzwerk wahr. Dies spricht für eine im Makulabereich weitgehend intakte Netzhautfunktion.

Einen Aufschluß über die intraokularen Verhältnisse bei fehlendem Einblick erhält man durch die Ultraschalluntersuchung. Die hochfrequenten Schallwellen werden von den intraokularen Strukturen sehr unterschiedlich reflektiert. Der normale und ungetrübte **Glaskörper** weist bei normal eingestellter Geräteempfindlichkeit praktisch **keine Ultraschallreflexe** auf. Die Netzhaut hingegen besitzt eine ausgesprochen hohe Reflektivität. So stellt sich eine **Netzhautablösung** im Ultraschall als flottierende, **hochreflektive Membran mit Ansatz an der Papille** dar *(Abbildung 255)*. Mittels der Ultraschalltechnik kann auch eine **Gewebedifferenzierung** intraokularer prominenter Läsionen wie Aderhautnävus, Melanom, Hämangiom oder Retinoblastom durchgeführt werden, vorausgesetzt die Tumoren überschreiten eine Mindesthöhe von 1,5 Millimetern. **Intraokulare Fremdkörper** können wegen ihrer **hohen Reflektivität** selbst bei geringer Größe (0,2 Millimeter) genau lokalisiert werden *(Abbildung 256)*. Eine wichtige Indikation ist die präoperative Ultraschalluntersuchung von Diabetikern mit Glaskörperblutungen zur Frage des Vorliegens einer traktionsbedingten Netzhautablösung (vgl. auch *Kapitel 9.4.*).

Sidebar text (left column):

13.4.6 Adaptometrie

s. *Kap. 17.1.2*

13.4.7 Farbsinnuntersuchung

s. *Kap. 17.4.1*

13.4.8 Ultraschalluntersuchung

Einen Aufschluß über die intraokularen Verhältnisse bei fehlendem Einblick in das Auge erhält man durch die Ultraschalluntersuchung.

Ein praktischer Tip ▶

Der normale **Glaskörper** weist praktisch **keine Ultraschallreflexe** auf. Die **Netzhaut** besitzt eine **hohe Reflektivität.** Deshalb stellt sich eine **Netzhautablösung** im Ultraschall als flottierende, **hochreflektive Membran mit Ansatz an der Papille** dar *(Abb. 255)*. Intraokulare Fremdkörper, eine Netzhautablösung oder Tumoren können nachgewiesen werden. Bei Tumoren ist eine **Gewebedifferenzierung** möglich. **Intraokulare Fremdkörper** können wegen ihrer **hohen Reflektivität** genau lokalisiert werden *(Abb. 256)*.

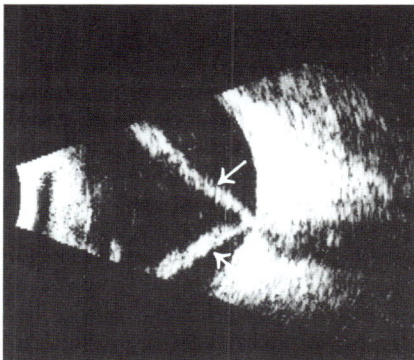

Abb. 255: Netzhautablösung im Ultraschallbild. Eine hochreflektive Membran mit Ansatz an der Papille wird sichtbar (Pfeile)

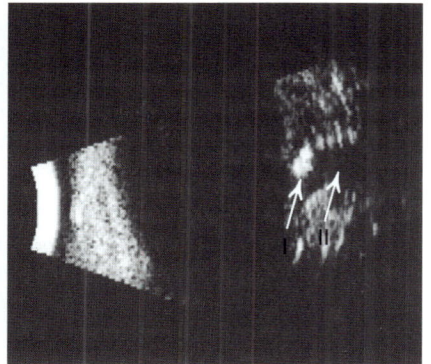

Abb. 256: Metallischer intraokularer Fremdkörper im Ultraschallbild. Der höchstreflektive Fremdkörper (I) führt zur Schallauslöschung (II)

13.5 Der Augenhintergrund

Der Augenhintergrund, Fundus oculi, wird im klinischen Sprachgebrauch eingeteilt in den hinteren Pol sowie die mittlere und äußere Netzhautperipherie *(Abbildung 257).* Als **hinterer Pol** wird der Bereich zwischen den temporalen Gefäßbögen und der Papille bezeichnet. Sein Zentrum ist die **Fovea centralis,** die bei einem jugendlichen Fundus als kleiner, hell aufleuchtender Reflex im Zentrum der Makula sichtbar wird. Die Makula entspricht einem etwa papillengroßen Areal, konzentrisch zur Fovea gelegen, das von einem deutlich erkennbaren Reflex, dem **Wallreflex,** umrandet wird. Der Bereich außerhalb der großen Gefäßbögen bis zum Äquator wird als **mittlere Peripherie** bezeichnet. Die **äußere Netzhautperipherie** reicht vom Äquator bis zur **Ora serrata.**

13.5 Der Augenhintergrund

Der Augenhintergrund, Fundus oculi, wird in den hinteren Pol sowie die mittlere u. äußere Netzhautperipherie eingeteilt *(Abb. 257).* Als **hinterer Pol** wird der Bereich zwischen den temporalen Gefäßbögen u. der Papille bezeichnet, als **mittlere Peripherie** der Bereich außerhalb der großen Gefäßbögen bis zum Äquator. Die **äußere Netzhautperipherie** reicht vom Äquator bis zur **Ora serrata.**

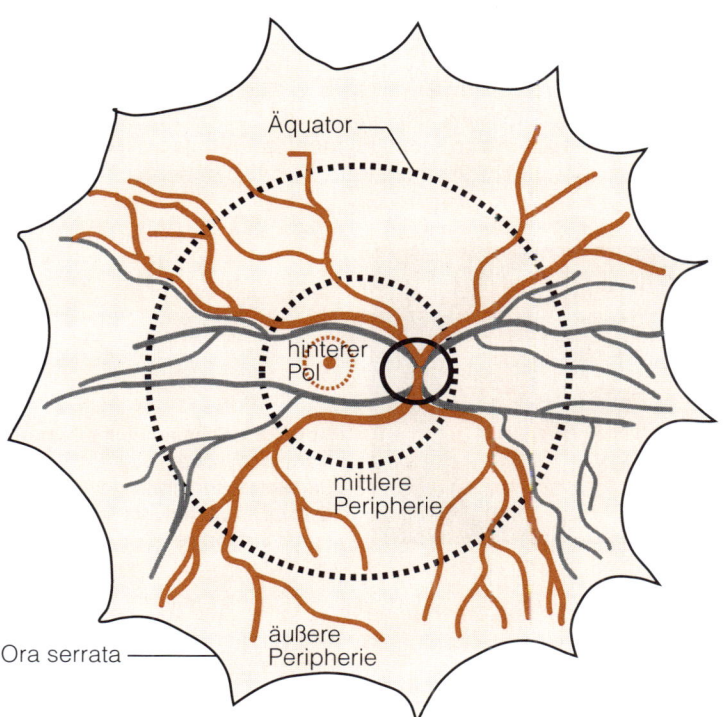

Abb. 257: Einteilung des Augenhintergrundes für den klinischen Gebrauch

Das Pigmentepithel u. das Hämoglobin bestimmen die Farbe des Augenhintergrundes *(Abb. 258)*. Ein kräftig pigmentierter Fundus mit ausgeprägter Zeichnung durch die Aderhautgefäße wird als **Fundus tabulatus** bezeichnet, ein pigmentarmer Fundus, bei dem bereits perimakulär Aderhautgefäße durchscheinen, als **Fundus albinoticus.**

Die **Farbe** des Augenhintergrundes wird im wesentlichen von der Dichte des **Pigmentepithels** und dem **Hämoglobin** der Aderhaut bestimmt *(Abbildung 258)*. Die eigentliche Netzhaut ist in gesundem Zustand farblos und durchsichtig. Der Pigmentgehalt des Fundus ist im Zentrum der Makula durch das dort besonders dichte Pigmentepithel und das nur hier gelegene **Xanthophyll** am höchsten. Zur Fundusperipherie hin nimmt der Pigmentgehalt kontinuierlich ab, so daß die Aderhautgefäße zunehmend besser durch das Pigmentepithel zu erkennen sind. Ein kräftig pigmentierter Fundus mit ausgeprägter Zeichnung durch die Aderhautgefäße wird als **Fundus tabulatus** bezeichnet *(Abbildung 258)*, ein pigmentarmer Fundus, bei dem bereits perimakulär Aderhautgefäße durchscheinen, als **Fundus albinoticus** *(Abbildung 258; siehe auch Kapitel 13.6.6.8)*.

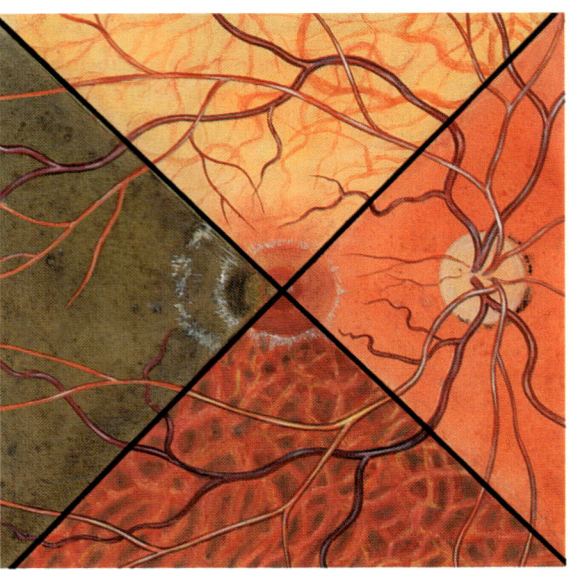

Abb. 258: Farbe des Augenhintergrundes. rechts = normaler Fundus, oben = Fundus albinoticus, links = Fundus bei dunkelhäutigen Rassen, unten = Fundus tabulatus

Harmlose, pigmentierte Veränderungen sind der **Aderhautnävus** *(Abb. 219, Kapitel Uvea)* u. die **Pigmentepithelhyperplasie** *(Abb. 259).*

Harmlose Hyperpigmentierungen des retinalen Pigmentepithels können in der mittleren bis äußeren Netzhautperipherie als scharf begrenzte und tiefschwarze sog. **Pigmentepithelhyperplasien** *(Abbildung 259)* auftreten. **Aderhautnävi** sind bedingt durch ihre Lage hinter dem Pigmentepithel als unscharfe und mehr bräunliche, fleckförmige Verfärbungen des Fundus zu beobachten (vergleiche *Kapitel 9.5.4.1; Abb. 219, Kapitel Uvea).*

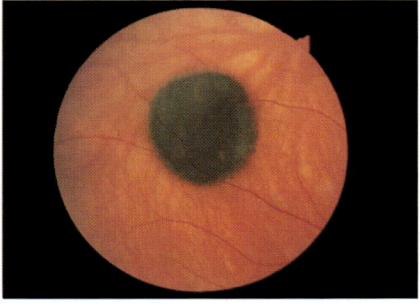

Abb. 259: Pigmentepithelhyperplasie. Harmlose, scharf begrenzte und im Pigmentepithelniveau gelegene tiefschwarze Läsion, die keinerlei Wachstumstendenz zeigt

Netzhautarterien können anhand ihrer helleren Farbe u. des zentralen **Reflexstreifens** von Netzhautvenen unterschieden werden.
Das normale Verhältnis der Durchmesser von Arterien zu Venen der Netzhaut beträgt ²/₃.

Die Netzhautgefäße können anhand ihrer Farbe und Reflexe unterschieden werden. Arterien zeigen ein helleres Rot und vermutlich als Folge ihrer stärkeren Wandspannung und des anderen Wandaufbaues einen zentralen, in Längsrichtung der Gefäße verlaufenden Reflexstreifen, der sich in der Fundusperipherie verliert. Das normale Verhältnis der Durchmesser von Arterien zu Venen der Netzhaut beträgt ²/₃.
Im rotfreien Licht läßt sich entlang der großen Gefäßbögen der bogenförmige Verlauf der retinalen **Nervenfaserschicht** beobachten.

13.6 Pathologie

13.6.1 Gefäßerkrankungen der Netzhaut

13.6.1.1 Diabetische Retinopathie

> **Definition.** Die diabetische Retinopathie ist eine **Mikroangiopathie** der präterminalen Arteriolen, der Kapillaren und der postterminalen Venolen der Netzhaut.

◄ Definition

Epidemiologie. Die diabetische Retinopathie ist nach der Makuladegeneration die **zweithäufigste Erblindungsursache** im Erwachsenenalter. Nach 20jähriger Diabetesdauer muß bei 90% der Diabetiker mit dem Auftreten von Netzhautveränderungen unterschiedlichen Schweregrades gerechnet werden. Etwa 2 Prozent aller Diabetiker erblinden. Alle Augenveränderungen bei Diabetes mellitus sind in *Synopsis 29* zusammengestellt.

Epidemiologie
Die diabetische Retinopathie ist nach der Makuladegeneration die **zweithäufigste Erblindungsursache** im Erwachsenenalter. 2% aller Diabetiker erblinden.

Pathogenese. Die Pathogenese der diabetischen Retinopathie ist nicht in allen Einzelheiten bekannt. Die Augenhintergrundsbefunde sind Folge der durch die diabetische Stoffwechsellage ausgelösten **Veränderungen der retinalen Gefäßwände.** Frühzeichen der diabetischen Hintergrundsretinopathie ist das Auftreten von **Mikroaneurysmen.** Diese liegen bevorzugt am hinteren Pol des Auges und entsprechen umschriebenen Kapillarektasien, die vermutlich auf dem bei Diabetikern histologisch nachzuweisenden **Verlust an Perizyten** der Gefäßwände beruhen. Im Bereich der Mikroaneurysmen und dilatierter Kapillaren kommt es als Folge einer Gefäßendothelschädigung zu einem **Zusammenbruch der Blut-Retina-Schranke.** Als Folge tritt eine Leckage von Serum einschließlich Lipoproteinen in das Netzhautgewebe auf, die zur Entwicklung des **diabetischen Makulaödems** führt *(Abbildung 260).*

Pathogenese
Frühzeichen der diabetischen Hintergrundsretinopathie ist das Auftreten von **Mikroaneurysmen.** Im Bereich der Mikroaneurysmen u. dilatierter Kapillaren kommt es als Folge einer Gefäßendothelschädigung zu einem **Zusammenbruch der Blut-Retina-Schranke.** Es tritt eine Leckage von Serum einschließlich Lipoproteinen in das Netzhautgewebe auf, die zur Entwicklung des **diabetischen Makulaödems** *(Abb. 260)* führt.

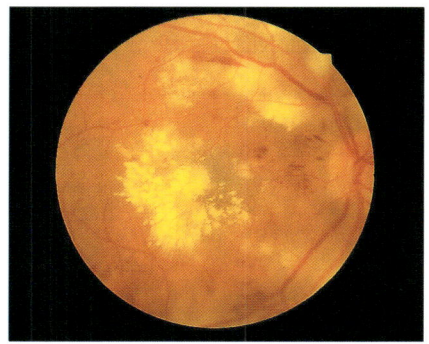

Abb. 260: Diabetische Hintergrundsretinopathie. Es finden sich gelbliche harte Exsudate, Punktblutungen, spritzerförmige Blutungen sowie ein diffuses Ödem der Netzhaut am hinteren Pol

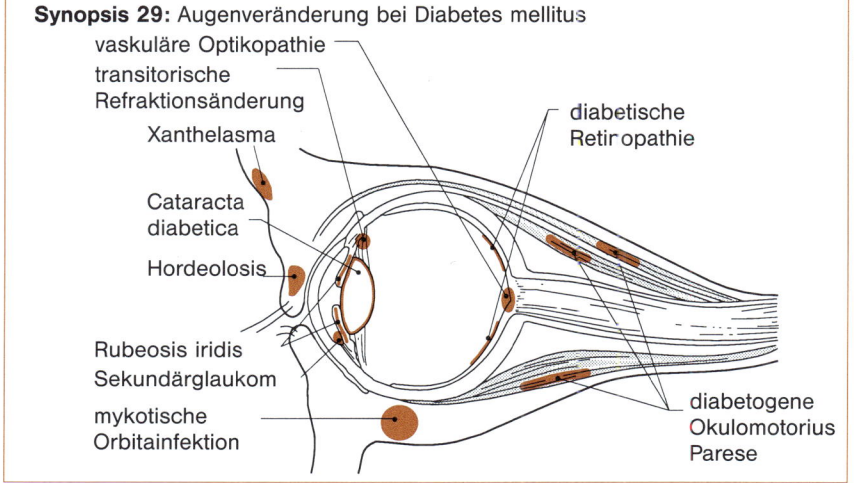

Synopsis 29: Augenveränderung bei Diabetes mellitus
vaskuläre Optikopathie
transitorische Refraktionsänderung
Xanthelasma
Cataracta diabetica
Hordeolosis
Rubeosis iridis
Sekundärglaukom
mykotische Orbitainfektion
diabetische Retinopathie
diabetogene Okulomotorius Parese

Cotton-wool-Herde entsprechen Mikroinfarkten in der Nervenfaserschicht der Netzhaut. **Neovaskularisationen** entstehen in der Nachbarschaft nicht mehr perfundierter Netzhautareale vermutlich in Folge der Bildung eines **vasoproliferativen Faktors,** der in hypoxischer Netzhaut gebildet wird. Neovaskularisationen der Iris werden als **Rubeosis iridis** bezeichnet *(Abb. 200, Kapitel Uvea).*

Als Folge von Kapillarverschlüssen werden Punkt- und Fleckblutungen des gesamten Fundus sowie die Entwicklung von weichen Exsudaten beobachtet, die auch als **Cotton-wool-Herde** bezeichnet werden. Letztere entsprechen Verschlüssen der präterminalen Arteriolen mit einem lokalisierten Ödem in der Nervenfaserschicht der Netzhaut und sind Frühzeichen des Überganges in das Stadium der proliferativen Retinopathie, d. h. der Entwicklung von Neovaskularisationen. Retinale Neovaskularisationen entspringen häufig in der Nachbarschaft größerer **nicht mehr perfundierter Netzhautareale** *(Abbildung 261).*

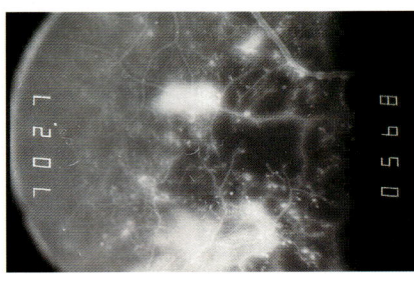

Abb. 261: Fluoreszenz-Angiographie bei diabetischer Retinopathie. Es finden sich Areale ohne Kapillaren, beginnende Proliferationen, die durch einen massiven Farbstoffaustritt gekennzeichnet sind, sowie zahlreiche Mikroaneurysmen

Diese Beobachtung hat zu der Hypothese Anlaß gegeben, daß die durch Kapillarverschlüsse ausgelöste chronische Hypoxie der Netzhaut zur Bildung eines die **Vasoproliferation fördernden chemischen Faktors** in der hypoxischen Retina führt. Auch die Entstehung von Neovaskularisationen der Iris, als **Rubeosis iridis** bezeichnet, soll Folge der Produktion des vasogenen Faktors sein, der per diffusionem den vorderen Augenabschnitt erreicht (vgl. *Kapitel 9.5.2.7, Abbildung 200).*

Klinik
Es werden zwei Stadien der diabetischen Retinopathie unterschieden: die **diabetische Hintergrundsretinopathie** u. die **proliferative Retinopathie.** Typische Zeichen der Hintergrundsretinopathie sind **Mikroaneurysmen, Punkt- u. Fleckblutungen** sowie die Entwicklung eines **Makulaödems,** das zu einer starken Visusminderung führen kann *(Tab. 36).*

Klinik. Die diabetische Retinopathie wird heute in zwei Stadien eingeteilt, die **diabetische Hintergrundsretinopathie** und die **proliferative diabetische Retinopathie** (siehe auch *Tabelle 36).*

Tabelle 36: Stadieneinteilung bei Diabetes	
Diabetische Hintergrundsretinopathie	Mikroaneurysmen Punkt- und Fleckblutungen harte Exsudate diffuses Makulaödem zystoides Makulaödem Makulaischämie
Präproliferative Veränderungen	Cotton-wool-Herde intraretinale mikrovaskuläre Abnormitäten
Proliferative Retinopathie	Neovaskularisationen der Papille Neovaskularisationen an anderer Stelle Glaskörperblutung Rubeosis iridis

Zur **Hintergrundsretinopathie** gehören Mikroaneurysmen, Punkt- und Fleckblutungen, Cotton-wool-Herde sowie die Entwicklung eines Makulaödems. Das Ödem ist klinisch durch das Auftreten von Lipidablagerungen in Form der **harten Exsudate** oder einer **Netzhautverdickung** (nur stereoskopisch zu sehen) gekennzeichnet. Das Makulaödem wird vom Patienten subjektiv bemerkt, da es je nach Ausprägung zu einer leichten oder schweren Visusminderung führt. Es werden verschiedene Formen des Makulaödems unterschieden, **das lokalisierte, das diffuse, das ischämische und das zystoide Makulaödem.** Letzteres ist am häufigsten für die schwere Visusminderung bei der diabetischen Hintergrundsretinopathie verantwortlich. Die Entstehung **intraretinaler mikrovaskulärer Abnormitäten,** d. h. irregulär geschlängelter und dilatierter Kapillaren, zeigt den Übergang in das proliferative Stadium an.

Die **proliferative Retinopathie** manifestiert sich in Form von **Neovaskularisationen,** die aus den Gefäßen der Papille oder aus großen Netzhautgefäßen entspringen, zunächst im Netzhautniveau bleiben, später aber in den präretinalen Raum vordringen *(Abbildung 262).*

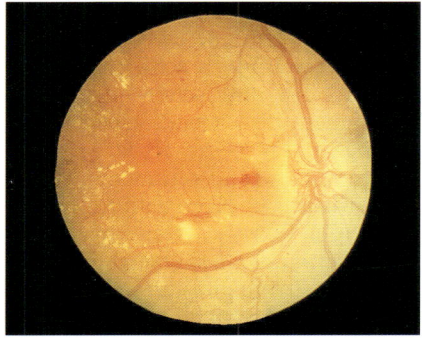

Abb. 262: Beginnende proliferative diabetische Retinopathie. Auf der Papille gelegene Neovaskularisationen. Noch keine Glaskörperblutungen

Neovaskularisationen der Netzhaut oder Papille führen meist zu rezidivierenden **Glaskörperblutungen,** einer inkompletten hinteren Glaskörperabhebung und über die Bildung fibrovaskulärer Stränge zwischen abgehobenem Glaskörper und Netzhaut zur Entstehung einer **traktionsbedingten Netzhautablösung** *(Abbildung 263* vergleiche auch *Kapitel 12.5.4* und *12.5.5; Abb. 244, Kapitel Glaskörper).*

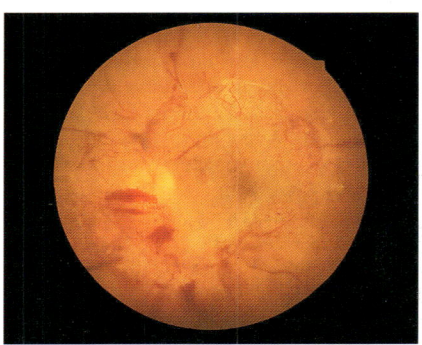

Abb. 263: Fortgeschrittene proliferative diabetische Retinopathie. Massive extraretinale Proliferationen im Bereich der großen Gefäßbögen. Begleitende präretinale Blutungen sowie eine außerhalb der großen Gefäßbögen gelegene fast zirkuläre Traktionsablatio

Mit Beginn der Glaskörperblutungen kommt es zu einem drastischen Visusabfall des betroffenen Auges, der bei Entwicklung einer Netzhautablösung in die **Erblindung** mündet. Die Entwicklung von Neovaskularisationen betrifft häufig auch den vorderen Augenabschnitt in Form einer **Rubeosis iridis.** Diese kann zu einem **schmerzhaften** und **unbehandelbaren Neovaskularisationsglaukom** (vergleiche *Kapitel 11.5.3.4*) führen, so daß das Auge entfernt werden muß.

Therapie. Die Therapie der diabetischen Retinopathie hat zum Ziel, die Bildung von Neovaskularisationen und damit das Auftreten von Glaskörperblutungen und einer traktionsbedingten Netzhautablösung zu verhindern. Behandlungsverfahren der Wahl ist die **Laserkoagulation** *(siehe Abbildung 301).* Eine **Indikation zur Laserkoagulation** besteht, wenn im Rahmen der diabetischen Retinopathie **Papillenproliferationen, Netzhautproliferationen oder Glaskörperblutungen** vorliegen. Auch bei Vorhandensein großer nichtperfundierter Netzhautareale kann schon eine Laserkoagulation sinnvoll sein, um die weitere Progression zur proliferativen Verlaufsform zu verhindern. Eine reine Hintergrundsretinopathie ohne Makulaödem wird nicht laserkoaguliert, sondern lediglich 2- bis 4 mal im Jahr oder bei Progredienz der Veränderungen auch öfter kontrolliert.

Die proliferative Retinopathie manifestiert sich durch **Neovaskularisationen,** die aus der Papille oder aus den großen Netzhautgefäßen entspringen u. in den präretinalen Raum vordringen *(Abb. 262).*

Diese führen zu rezidivierenden **Glaskörperblutungen,** einer inkompletten Glaskörperabhebung u. über die Bildung fibrovaskulärer Stränge zwischen abgehobenem Glaskörper u. Netzhaut zur Entstehung einer **traktionsbedingter Netzhautablösung** *(Abb. 263).*

Glaskörperblutungen u. Traktionsablatio führen zu schweren Visusminderungen oder **Erblindung.** Proliferationen an der Iris werden als **Rubeosis iridis** bezeichnet u. können zu einem **schmerzhaften Neovaskularisationsglaukom** führen.

Therapie
Behandlungsverfahren der Wahl ist die **Laserkoagulation.** Indikationen sind das Vorliegen von **Papillenproliferationen, Netzhautproliferationen, Glaskörperblutungen** u. evtl. ausgedehnte ischämische Areale.

Die genaue Wirkung der Laserkoagulation ist nicht bekannt. Bei Patienten mit beginnender proliferativer diabetischer Retinopathie kann durch Laserkoagulation **in 60% der Fälle eine Rückbildung der proliferativen Veränderungen** u. vor allem eine schwere Visusminderung verhindert werden. In fortgeschrittenen Fällen mit sich nicht resorbierenden Glaskörperblutungen oder einer diabetischen Traktionsablatio kann heute mit der **Glaskörperchirurgie** in vielen Fällen ein Restsehvermögen erhalten werden. Die Lasertherapie des **diabetischen Makulaödems** führt zu einer Stabilisierung, selten zu einer Verbesserung des Sehvermögens

Der klinische Fall ▶

Die genaue Wirkung der Laserkoagulation ist nicht bekannt. Es wird aber postuliert, daß durch die Laserkoagulation der hypoxischen Areale in der mittleren bis äußeren Netzhautperipherie die Bildung des vasogenen Faktors unterbunden wird. Im Rahmen von Multicenterstudien konnte gezeigt werden, daß bei Patienten mit beginnender proliferativer diabetischer Retinopathie durch die Laserkoagulation **in 60% der Fälle eine Rückbildung der proliferativen Veränderungen** und vor allem eine schwere Visusminderung verhindert werden konnte. Die Therapie des **diabetischen Makulaödems** ist wesentlich schwieriger, hier führt die Laserkoagulation meist nur zu einer Stabilisierung, selten jedoch zu einer Verbesserung des Sehvermögens. Medikamentöse Behandlungsversuche unter der Vorstellung einer Kapillarabdichtung oder Verbesserung der Fließfähigkeit des Blutes haben bisher weder bei der Hintergrundsretinopathie noch bei der proliferativen Retinopathie zu nachweisbaren Erfolgen geführt. In fortgeschrittenen Fällen mit sich nicht resorbierenden Glaskörperblutungen oder einer diabetischen Traktionsablatio kann heute mit der **Glaskörperchirurgie** in vielen Fällen das Sehvermögen erhalten werden. Zur Stabilisierung der Netzhautsituation ist dann häufig die **intraokulare Tamponade** mit einem durchsichtigen Silikonöl erforderlich (vergleiche *Kapitel 12.6*).

Der klinische Fall. Eine 24jährige Diabetikerin sucht erstmals ihren Augenarzt auf. Seit dem achten Lebensjahr ist ein insulinpflichtiger Diabetes (Typ I) bekannt. Die Patientin klagt über eine plötzliche Visusminderung am linken Auge. Insbesondere seien dunkle, sich bewegende Schleier und Punkte aufgetreten. Der Zustand halte nun schon seit 4 Wochen unverändert an und habe sich nicht gebessert. Mit dem rechten Auge sehe sie gut. Bei der Untersuchung durch den Augenarzt wird am rechten Auge ein Visus von 0,5 und am linken Auge ein Sehvermögen von 0,03 festgestellt. An beiden Augen liegt eine schwere **diabetische Retinopathie** vor, die bisher nicht behandelt wurde. Es finden sich Proliferationen der Netzhaut und der Papille. Am linken Auge ist es als Folge der Proliferationen bereits zu dichten Glaskörperblutungen gekommen, so daß die Netzhaut nur teilweise sichtbar ist. Am rechten Auge besteht zusätzlich ein Makulaödem, das für die leicht reduzierte Sehschärfe verantwortlich ist. Das rechte Auge kann mit einer Laserkoagulation erfolgreich behandelt werden. Die Proliferationen trocknen ein und das Sehvermögen kann gehalten werden, obwohl es vorübergehend zu einer Verschlechterung des Makulaödems kommt. Am linken Auge ist eine Pars-plana-Vitrektomie erforderlich, um die Blutungen zu beseitigen und eine Laserbehandlung durchführen zu können. Da es intraoperativ stark blutet, muß das Auge mit Silikonöl gefüllt werden. Postoperativ wird eine Laserkoagulation durchgeführt. Das Sehvermögen des linken Auges bleibt aber wegen der stark fortgeschrittenen Retinopathie auf 10 Prozent beschränkt.

13.6.1.2 Zentralvenen- und Venenastthrombose

Definition ▶

13.6.1.2 Zentralvenen- und Venenastthrombose

Definition. Die Zentralvenenthrombose ist eine subakute bis akute **Zirkulationsstörung** im venösen Schenkel der Netzhautgefäße, die als **nichtischämische und als ischämische Form** auftreten kann.

Pathogenese
Thrombose der Vene im **Bereich der Lamina cribrosa,** Assoziation mit **Arteriosklerose,** Hypertonus u. Diabetes.

Klinik
Die **nichtischämische** Form ist durch eine mäßige Dilatation u. Schlängelung der Netzhautvenen gekennzeichnet, die von punkt- u. streifenförmigen **Blutungen in allen Netzhautquadranten** begleitet wird *(Abb. 264).*

Pathogenese. Beide Verlaufsformen werden durch eine Thrombose der Vene im Bereich der **Lamina cribrosa** ausgelöst. Retinale Thrombosen finden sich gehäuft bei **Arteriosklerose, Bluthochdruck** und **Diabetes.**

Klinik. Die **nichtischämische Form** ist durch eine mäßige Dilatation und Schlängelung der Netzhautvenen gekennzeichnet, die von punkt- und streifenförmigen **Blutungen in allen Netzhautquadranten** begleitet wird *(Abbildung 264).*

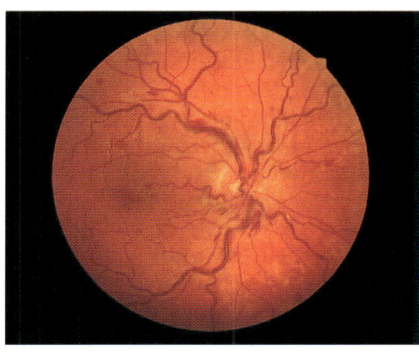

Abb. 264: Nichtischämische Zentralvenenthrombose. Deutlich gestaute retinale Venen, einige streifige Blutungen um die Papille, jedoch kein Papillenödem

Ein mäßiges Papillenödem kann, muß aber nicht vorkommen. Bei der Fluoreszenzangiographie zeigt sich eine verlangsamte Perfusion der Netzhautgefäße und eine Schädigung der Blut-Retina-Schranke, die zu einem **Makulaödem** führen kann. Es liegen aber im Gegensatz zur ischämischen Form nur wenig Areale mit aufgehobener Perfusion vor. Im weiteren Verlauf kommt es in **etwa 50% der Fälle zur vollständigen Rückbildung unter Erholung des Visus,** in 30% zu einer teilweisen Rückbildung und in 20% zum Übergang in die ischämische Form.

In 50% spontane Rückbildung, in der Fluoreszenzangiographie keine großen nichtperfundierten Areale.

Die **ischämische Zentralvenenthrombose** zeigt **massive Blutungen** der gesamten Netzhaut, **Cotton-wool-Herde** und ein ausgeprägtes **Papillenödem** *(Abbildung 265).*

Die **ischämische Zentralvenenthrombose** zeigt massive **Blutungen** der gesamten Netzhaut, **Cotton-wool-Herde** u. ein ausgeprägtes **Papillenödem** *(Abb. 265).*

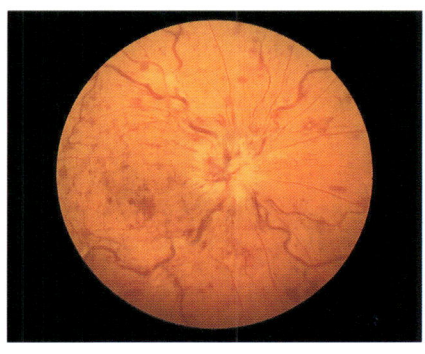

Abb. 265: Ischämische Zentralvenenthrombose. Ebenfalls gestaute Venen, aber zusätzliches Papillenödem, Cotton-wool-Herde sowie streifige und Fleckblutungen

In der Fluoreszenzangiographie sieht man große, nicht mehr durchblutete Netzhautareale. Nur bei 10% der Augen kann ein brauchbares Sehvermögen erhalten werden. Als Folge der Thrombose entwickelt sich bei 50% der Patienten innerhalb von sechs Monaten ein **hämorrhagisches Glaukom,** ausgelöst durch Neovaskularisationen der Iris (Rubeosis iridis). Auch Netzhautneovaskularisationen, die Anlaß zu Glaskörperblutungen sind, entstehen als Folge der Thrombose.

In der FLA werden große nichtperfundierte Netzhautareale sichtbar. Als Komplikationen können ein **hämorrhagisches Sekundärglaukom** u. Glaskörperblutungen entstehen.

Als **Venenastthrombose** wird der Verschluß einer kleineren retinalen Vene bezeichnet. Am häufigsten ist der temporal obere Netzhautquadrant betroffen. Die Thrombose entsteht an der **Kreuzungsstelle einer retinalen Arteriole mit einer Venole** durch Übergreifen des arteriosklerotischen Prozesses auf die Vene. Ophthalmoskopisch sieht man **oberflächliche Blutungen, ein Netzhautödem und Cotton-wool-Herde** in dem betroffenen Areal. Das Ausmaß der retinalen Ischämie variiert und läßt sich am besten mit der Fluoreszenzangiographie quantifizieren. Bei Venenastthrombosen mit ausgeprägter Ischämie droht ebenfalls ein hämorrhagisches Sekundärglaukom. Insgesamt steht jedoch das **Makulaödem** bzgl. der Komplikationen im Vordergrund.

Als **Venenastthrombose** wird der Verschluß einer kleineren retinalen **Venole an der Kreuzungsstelle mit einer Arteriole** bezeichnet. Es finden sich oberflächliche Blutungen, Cotton-wool-Herde u. nur selten Proliferationen. Eine Visusreduktion entsteht meist durch das begleitende **Makulaödem.**

Therapie
Die Behandlung besteht in der **isovolämischen Hämodilution** mit Absenken des Hämatokrits **unter 40%**, der Therapie von Grunderkrankungen sowie in der **Laserkoagulation der ischämischen Netzhautareale**, um ein Neovaskularisationsglaukom zu verhindern.

Therapie. Die Therapie von Patienten mit retinalen Thrombosen umfaßt die Einstellung von Diabetes, Hypertonus und erhöhtem Cholesterinspiegel sowie eine **isovolämische Hämodilution** zur Verbesserung der Kapillarperfusion. Hierbei wird in der Regel ein Aderlaß (500 ml) mit der Gabe von 500 ml eines **Plasmaexpanders** (Hydroxyaethlystärke = HAES) kombiniert. **Der Hämatokrit sollte unter 40% abgesenkt werden.** Die Gabe von Steroiden zur Ödemprophylaxe ist umstritten. Bei allen ischämischen Formen retinaler Thrombosen muß zur Prophylaxe des hämorrhagischen Sekundärglaukoms und retinaler Neovaskularisationen rechtzeitig, das heißt in den ersten sechs bis zwölf Wochen nach Erkrankungsbeginn, eine **Laserkoagulation der ischämischen Netzhautbereiche** durchgeführt werden. Eine Laserkoagulation des Makulaödems kann erwogen werden, die Erfolge hinsichtlich eines Anstieges des Visus sind aber begrenzt.

13.6.1.3 Zentralarterien- und Arterienastverschluß

13.6.1.3 Zentralarterien- und Arterienastverschluß

Definition ▶

> **Definition.** Perakuter Visusverlust durch Verschluß der Zentralarterie im Bereich der Lamina cribrosa oder durch Verschluß retinaler Arteriolen.

Ätiologie
Es liegt meist ein **embolischer Verschluß** des Gefäßes im Bereich der Papille vor. Ursachen der Embolie sind exulzerierte **atherosklerotische Plaques** der A. carotis, **Embolie von Herzklappen** oder einem **Vorhofmyxom** oder der **M. Horton.**

Ätiologie. Die Ursache der arteriellen retinalen Verschlußerkrankung ist in der Mehrzahl der Fälle eine **Embolie.** Cholesterin- oder Plättchen-Fibrin-Embolie stammen von exulzerierten **atheromatösen Plaques** der A. carotis. Aber auch Kalkemboli von erkrankten **Herzklappen** oder Thromben, die durch Vorhofflimmern entstehen oder bei jüngeren Patienten sich an einem **Vorhofmyxom** bilden, können zu einer retinalen Embolie führen. Seltenere Ursachen sind Bindegewebserkrankungen (M. Horton, s. *Kapitel 14.4.2.4*) und Drusen der Papille (vergleiche *Kapitel 14.4.1.3, Abbildung 303c*). Auch **orale Kontrazeptiva** können über hämorheologische Veränderungen zu retinalen Verschlußerkrankungen prädisponieren.

Klinik
Es kommt zur **plötzlichen, einseitigen Erblindung** oder zum Auftreten von **Gesichtsfeldausfällen**. Meist ist noch ein Restsehvermögen vorhanden.

Klinik. Der Patient bemerkt beim Vorliegen eines Zentralarterienverschlusses eine **plötzliche, drastische Verschlechterung des Sehvermögens** auf einem Auge ohne Schmerzen. Je nach Lage des Verschlusses werden Quadrantenausfälle, Hemianopsien oder ein kompletter Ausfall des Gesichtsfeldes angegeben.

Bei der Visusprüfung ist meist noch ein exzentrisches Restsehvermögen nachweisbar.

Ein praktischer Tip ▶

Ein praktischer Tip: Nimmt ein Patient mit Zentralarterienverschluß auf dem betroffenen Auge keinerlei Licht mehr wahr, so liegt eine kombinierte retinale und chorioidale Ischämie vor. Dieser Befund ist besonders verdächtig für das Vorliegen eines **M. Horton** (vergleiche *Kapitel 14.4.2.4*).

Vorboten: meist keine, gelegentlich **Amaurosis fugax**, d h. vorübergehende Herabsetzung des Sehvermögens eines Auges im Sinne einer **TIA.**

Gelegentlich kann sich ein arterieller Verschluß durch eine **Amaurosis fugax** ankündigen. Hierbei bemerkt der Patient eine meist nur Minuten anhaltende Herabsetzung des Sehvermögens eines Auges. Die Amaurosis fugax wird durch **kleinere retinale Embolien** oder Gefäßspasmen hervorgerufen, die keinen permanenten Verschluß auslösen. Sie ist als **transitorisch ischämische Attacke (TIA)** zu werten und bedarf daher der internistischen Abklärung **(Karotisstenose?, Vorhofflimmern?).**

Ophthalmoskopisches Bild
Es entwickelt sich ein Netzhautödem mit **kirschrotem Fleck der Makula** u. **körneliger Blutströmung** *(Abb. 266)*. Gelegentlich wird eine Aussparung der Makula durch Vorliegen eines **zilioretinalen Gefäßes** *(Abb. 267)* beobachtet. Dann kann auch der Visus noch erhalten sein.

Ophthalmoskopisches Bild. Am Augenhintergrund findet sich bei Zentral- oder Arterienastverschlüssen eine ausgeprägte **retinale Ischämie,** die durch eine starke Verlangsamung des retinalen Blutflusses **(körnelige Strömung)** oder ein vollständiges Sistieren der retinalen Durchblutung gekennzeichnet ist. Nach wenigen Stunden wird die Nervenfaser- und Ganglienzellschicht ödematös. Dies führt zu einer weißlichen Verfärbung der Netzhaut. Lediglich die Fovea, in der sich keine Nervenfaserschicht befindet, behält ihre rötliche Färbung. Dieser Befund wird als »**kirschroter Fleck der Makula**« bezeichnet und ist charakteristisch für einen Zentralarterienverschluß *(Abbildung 266)*.

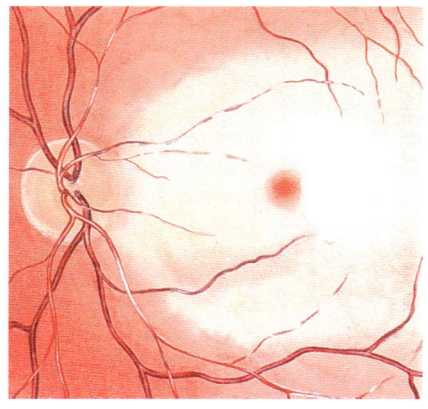

Abb. 266: Zentralarterienverschluß. Fadenenge retinale Arterien, teilweise unterbrochene Blutströmung, deutliches Netzhautödem und kirschroter Fleck der Makula

---

Merke. Bei Vorliegen eines zilioretinalen Gefäßes (vergleiche *Kapitel 14.1.2, Abbildung 303a*), das bei einem Zentralarterienverschluß in der Regel nicht betroffen wird, kann ein größeres Netzhautareal am hinteren Pol von der Ischämie ausgespart bleiben *(Abbildung 267)* und der Patient noch einen guten Visus behalten.

◄ **Merke**

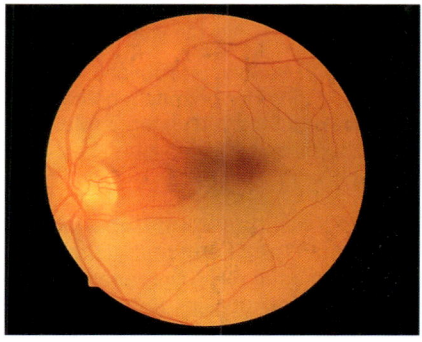

Abb. 267: Zentralarterienverschluß bei Vorliegen eines zilioretinalen Gefäßes. Es findet sich das typische Ödem und der kirschrote Fleck der Makula. Zwischen Papille und Makula liegt ein kleines intaktes Netzhautareal, das von einer nicht-verschlossenen zilioretinalen Arterie gespeist wird

Therapie. Die Therapie der arteriellen Verschlüsse ist unbefriedigend, da die inneren Netzhautschichten durch eine Ischämie innerhalb weniger Stunden irreversibel geschädigt werden. Neben der sofortigen Gabe eines **Kalzium-Antagonisten** zur Gefäßdilatation wird die **Bulbusmassage** und die **Parazentese der Vorderkammer** durchgeführt, um durch Senken des intraokularen Druckes den Embolus weiter in die Netzhautperipherie zu bewegen. Dies gelingt jedoch selten. Auch eine systemische Lysetherapie bringt nur selten Erfolg. Mit der **Hämodilution** wird versucht, die Restperfusion zu verbessern, um noch nicht irreversibel geschädigte Netzhautareale zu erhalten. Bei Verdacht auf das Vorliegen eines Morbus Horton muß außerdem hochdosiert mit **Steroiden** behandelt werden, bis der Verdacht durch zusätzliche Untersuchungen ausgeschlossen oder bestätigt wurde.

   Die Prognose für das Sehvermögen ist ausgesprochen schlecht. Wichtig ist vor allem die internistische Durchuntersuchung zum Ausschluß prädisponierender Faktoren (s. o.).

Therapie
Die Therapie der arteriellen Verschlüsse ist unbefriedigend, da die inneren Netzhautschichten durch eine Ischämie innerhalb weniger Stunden irreversibel geschädigt werden. Die Behandlung besteht in Bulbusmassage, Vorderkammerpunktion, systemischer Lyse u. Hämodilution. Diese Maßnahmen bringen nur selten Erfolg. **Hochdosierte Steroide sollten bei Verdacht auf M. Horton** gegeben werden. Wichtig ist vor allem die internistische Durchuntersuchung zum Ausschluß prädisponierender Faktoren (s. o.).

◄ **Merke**

Merke. Man muß immer eine Blutsenkung bei Zentralarterienverschluß durchführen lassen, um einen **M. Horton** nicht zu übersehen! Dies hat für den Erhalt des Sehvermögens am zweiten Auge entscheidende Bedeutung (vergleiche *Kapitel 14.4.2.4*).

**13.6.1.4 Vasculitis retinae /
Periphlebitis retinae**

Definition ▶

Ätiologie
Meist keine erkennbare Ursache,
gelegentlich Tuberkulose.

Ophthalmoskopisches Bild
Weißliche Einscheidungen retinaler
Venen, entzündliche Glaskörperinfiltrate *(Abb. 268)*.

13.6.1.4 Vasculitis retinae / Periphlebitis retinae

> *Definition.* Als **Periphlebitis retinae** wird eine Wandentzündung retinaler Venen bezeichnet.

Ätiologie. Häufig findet sich keine Ursache der Erkrankung, gelegentlich kann aber eine Tuberkulose nachgewiesen werden.

Ophthalmoskopisches Bild. Es zeigen sich als Zeichen der Entzündung **weißliche Einscheidungen** retinaler Venen *(Abbildung 268)* in der mittleren bis äußeren Fundusperipherie. Außerdem werden Entzündungszellen im Glaskörper und Glaskörperinfiltrate beobachtet.

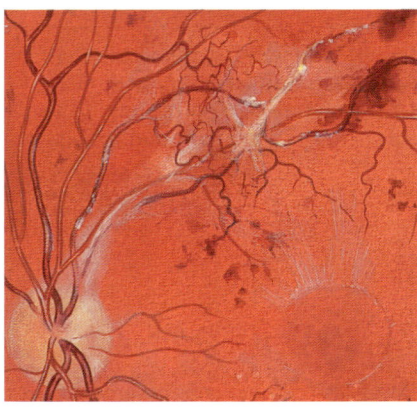

Abb. 268: Periphlebitis retinae. Einscheidungen der betroffenen Venen, Punkt- und Fleckblutungen sowie Gefäßproliferationen

Klinik
Es kommt zur Visusminderung
durch den getrübten Glaskörper
sowie zu Netzhaut- u. Glaskörperblutungen. Als Komplikation kann
eine sekundäre Netzhautablösung
entstehen.

Differentialdiagnose
Bei Männern im 20. – 40. Lebensjahr werden rezidivierende Glaskörperblutungen mit peripherer
Vasookklusion als **M. Eales** bezeichnet. Sekundäre retinale Periphlebitiden s. *Tab. 37.*

Klinik. Initial bemerkt der Patient eine leichtere Visusminderung durch den getrübten Glaskörper. Im weiteren Verlauf der Erkrankung können Netzhautblutungen und nach Entwicklung von Proliferationen auch **rezidivierende Glaskörperblutungen** auftreten, die zu einer schweren Minderung des Sehvermögens führen können. Bei Entwicklung einer sekundären Netzhautablösung droht die Erblindung.

Differentialdiagnose. Vorwiegend bei Männern im 20. bis 40. Lebensjahr auftretende rekurrierende Glaskörperblutungen mit peripherer Vasookklusion und Gefäßeinscheidungen werden als **Ealessche Erkrankung** bezeichnet. Meist kommt es zur spontanen Resorption dieser Blutungen, in anderen Fällen entwickelt sich durch die Kontraktion von Glaskörpersegeln eine **Netzhautablösung** (siehe *Traktionsablatio, Kapitel 13.6.8.3*). Neben der idiopathischen Periphlebitis retinae gibt es sekundäre retinale Vaskulitiden bei zahlreichen Erkrankungen *(Tabelle 37,* vgl. auch *Kapitel 9.5.3.1)*.

Tabelle 37: Häufigste Ursachen retinaler Periphlebitiden
idiopathisch
M. Eales
Arteriitis temporalis
Polyarteriitis nodosa
M. Wegener
Lupus erythematodes
M. Behçet
multiple Sklerose
Syphilis
Sarkoidose
Zytomegalie
Herpes simplex
Herpes zoster

Diagnostik. Die Aktivität der Venenwandentzündung, das Vorliegen nicht perfundierter Netzhautareale und die Entstehung von Proliferationen lassen sich am sichersten mit der Fluoreszenzangiographie diagnostizieren.

Therapie. Es wird die Steroidgabe (nach Ausschluß infektiöser Ursachen!) und die Laserkoagulation ischämischer Netzhautareale eingesetzt (vergleiche *Kapitel 13.7*). In Spätstadien kann die Vitrektomie eine Verbesserung des Sehvermögens erreichen (vergleiche *Kapitel 12.6*).

13.6.1.5 Retinale Gefäßmißbildungen

13.6.1.5.1 Idiopathische retinale paramakuläre Teleangiektasie

---

Definition. Als idiopathische retinale paramakuläre Teleangiektasie wird eine meist an beiden Augen und **temporal der Makula gelegene Erweiterung retinaler Kapillaren** bezeichnet.

Ätiologie. Die Ursache der Erkrankung ist unklar, möglicherweise handelt es sich um eine kongenitale Veränderung.

Klinik. Häufig entwickelt sich als Folge der erweiterten Gefäße ein **Makulaödem,** das sich aber auch zurückbilden kann. Das Sehvermögen schwankt daher über lange Zeitintervalle. Eine bleibende deutliche Visusreduktion wird kaum beobachtet.

Diagnose. Die Gefäßektasien werden am besten in der Fluoreszenzangiographie sichtbar.

Therapie. Eine Behandlung ist selten erforderlich. Kommt es doch zu einer Abnahme des Sehvermögens, kann mit einer **Laserkoagulation** der veränderten Gefäße das Makulaödem reduziert werden.

13.6.1.5.2 Morbus Coats / Retinitis exsudativa externa

Definition. Als Morbus Coats oder auch **Retinitis exsudativa externa** werden ausgeprägte retinale Teleangiektasien und **Aneurysmabildungen** bezeichnet, die mit massiven subretinalen Exsudaten einhergehen.

Ätiologie. Die Ursache ist nicht bekannt, eine primäre Gefäßmißbildung wird vermutet, da die Erkrankung häufig im Kindesalter beginnt.

Ophthalmoskopisches Bild. Ophthalmoskopisch sieht man großflächige **gelbe subretinale Ablagerungen (harte Exsudate),** die neben Bereichen mit vermehrt geschlängelten und erweiterten retinalen Gefäßen liegen. Auch Blutungen, Neovaskularisationen und eine **exsudative Netzhautablösung** werden beobachtet *(Abbildung 269)*.

Diagnostik
Die Aktivität der Entzündung läßt sich am besten mit der Fluoreszenzangiographie festlegen.

Therapie
Steroide oral nach Ausschluß infektiöser Ursachen, Laserkoagulation ischämischer Netzhautareale, Vitrektomie.

13.6.1.5 Retinale Gefäßmißbildungen

13.6.1.5.1 Idiopathische retinale paramakuläre Teleangiektasie

◄ Definition

Ätiologie
Vermutlich kongenital

Klinik
Durch Entwicklung eines **Makulaödems** kann es zu einer Reduktion des Sehvermögens kommen. Es werden aber auch spontane Besserungen beobachtet.

Diagnose
Die Gefäßektasien werden am besten in der Fluoreszenzangiographie sichtbar.

Therapie
Meist keine erforderlich.

13.6.1.5.2 Morbus Coats / Retinitis exsudativa externa

◄ Definition

Ätiologie
Nicht bekannt, vermutlich kongenital.

Ophthalmoskopisches Bild
Großflächige gelbliche Lipidablagerungen (harte Exsudate) neben Arealen mit ausgeprägten Gefäßektasien.

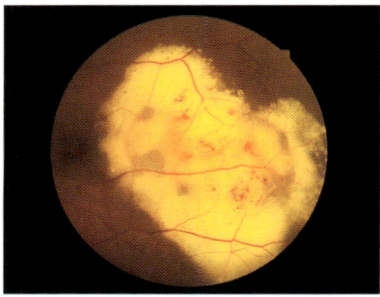

Abb. 269: Morbus Coats. Flächige Ansammlung harter Exsudate, im Zentrum gelegene Kapillarektasien, deren undichte Blut-Retina-Schranke für die Akkumulation der Lipide verantwortlich ist

Klinik
Meist ist nur ein Auge betroffen. Das Frühstadium wird als **Lebersche Miliaraneurysmen** bezeichnet. Später entstehen ein **Netzhautödem** mit Ablagerung von **harten Exsudaten** und Entwicklung einer **exsudativen Netzhautablösung** *(Abb. 269)* sowie ein Visusabfall bei Erreichen der Makula.

Diagnostik
Fluoreszenzangiographie zum Nachweis der Gefäßveränderungen u. der Leckage.

Differentialdiagnose
S. *Tab. 38.*

Therapie
Photo- oder Kryokoagulation der veränderten Gefäße.

13.6.1.5.3 Razemöses Aneurysma

Definition ▶

Klinik
Meist symptomlos, gelegentlich **Makulaödem mit Visusminderung.**

Differentialdiagnose
Bei zusätzlicher ipsilateraler Gefäßmißbildung des Gesichtes oder Gehirnes als **Wyburn-Mason-Syndrom** bezeichnet.

Therapie
Meist nicht erforderlich.

Klinik. In der Regel ist nur ein Auge betroffen. 85% der Patienten sind **Männer.** Ein Frühstadium der Erkrankung noch ohne sichtbare Exsudate als Sekundärveränderungen wird als **Lebersche Miliaraneurysmen** bezeichnet. Kommt es zur Entwicklung von Exsudaten und erreichen diese die Makula, so entwickelt sich eine permanente schwere Visusminderung. Als Spätfolge können eine Katarakt, ein Sekundärglaukom oder eine **Phthisis bulbi** entstehen.

Diagnostik. Die Fluoreszenzangiographie zeigt, daß die exsudativen Netzhautveränderungen Folge einer ausgeprägten Hyperpermeabilität der veränderten retinalen Gefäße sind.

Differentialdiagnose. Siehe *Tabelle 38* (vergleiche *Kapitel 12.5.1.2*).

Tabelle 38: Differentialdiagnose der kindlichen Leukokorie			
Diagnose	Erkrankungsalter	einseitig	doppelseitig
kongenitale Katarakt	Neugeborenes		> 90%
Frühgeborenen-Retinopathie (retrolentale Fibroplasie)	Neugeborenes		100%
Persistierender hyperplastischer Glaskörper	Neugeborenes	90%	
Retinoblastom	bis 4 Jahre		ca. 30%
Morbus Coats	meist 1. Dekade	>80%	

Therapie. Die Behandlung der Wahl besteht in der **Photo- oder Kryokoagulation** der veränderten Gefäße. Nur bei etwa 50% der betroffenen Augen läßt sich ein brauchbares Sehvermögen erhalten.

13.6.1.5.3 Razemöses Aneurysma

Definition. Meist einseitige, kongenitale retinale **arteriovenöse Shuntbildungen** von Netzhaut oder Papille.

Ophthalmoskopisches Bild. Am Augenhintergrund sieht man massive Dilatationen einzelner oder aller retinaler Gefäße, die durch die sehr hohen Flußraten bedingt sind.

Klinik. Meist handelt es sich um einen symptomlosen Zufallsbefund. Gelegentlich entwickelt sich aber ein **Netzhautödem** aus leckenden retinalen Kapillaren, das zu einem Visusabfall führen kann.

Differentialdiagnose. In seltenen Fällen liegt gleichzeitig eine ipsilaterale Gefäßmißbildung des Gehirnes, des Gesichtes oder der Orbita vor. Dann werden die Veränderungen als **Wyburn-Mason-Syndrom** beschrieben.

Therapie. Meist nicht erforderlich, evtl Kryotherapie.

13.6.1.6 Retinopathia praematurorum

> **Definition.** Die Frühgeborenen-Retinopathie (Retinopathia praematurorum, Retinopathy of prematurity = ROP) ist eine proliferative Netzhauterkrankung, die Frühgeborene und Neugeborene niedrigen Geburtsgewichtes betrifft, die einer **Sauerstoffbeatmung** bedürfen.

Ätiologie. Die Entstehung der Erkrankung ist nicht in allen Einzelheiten verstanden. Besonders gefährdet sind Kinder mit einem **Geburtsgewicht unter 1000 Gramm.** Das gegenwärtige Konzept besagt, daß die sich in der Netzhaut entwickelnden Blutgefäße eine toxische Schädigung durch **zu hohe Sauerstoffkonzentrationen** im Blut erfahren. Dies führt zu einer Vasoobliteration mit einem Stillstand retinaler Vaskularisation.

Pathogenese. Als Folge des Stillstandes der Vaskularisation entwickeln sich arteriovenöse Shuntgefäße an der Grenze von vaskularisierter zu nichtvaskularisierter Netzhaut *(Abb. 270).* In der proliferativen Phase der ROP entstehen dann **Neovaskularisationen** peripher der Shuntgefäße, die zu **Glaskörperblutungen** und einer **exsudativen Netzhautablösung** führen. Beim Übergang in das Narbenstadium der ROP kommt es zu einer Fibrose und Kontraktur der Proliferationen mit traktiver Netzhautablösung und Erblindung des Auges, der sogenannten **retrolentalen Fibroplasie.**

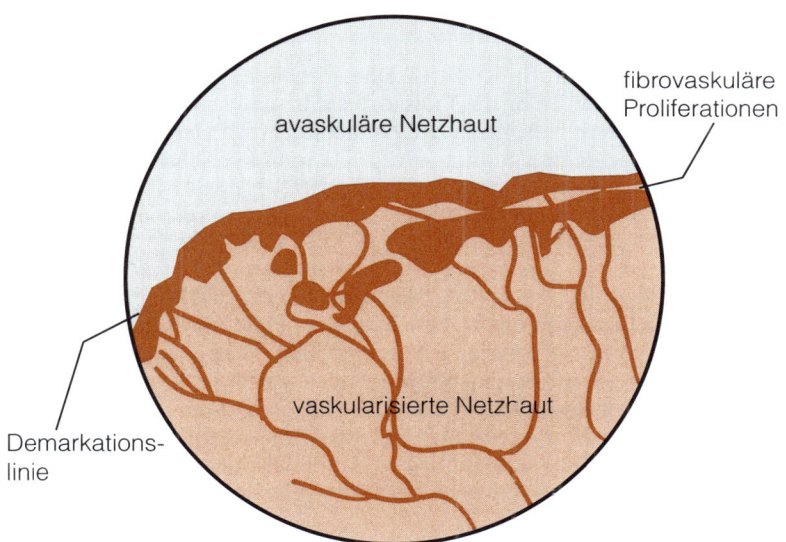

avaskuläre Netzhaut

fibrovaskuläre Proliferationen

vaskularisierte Netzhaut

Demarkationslinie

Abb. 270: Retinopathia praematurorum. An der Grenze von vaskularisierter und nichtvaskularisierter Netzhaut (Demarkationslinie) kommt es zur Entstehung von fibrovaskulären Proliferationen

Klinik
Zur Stadieneinteilung s. *Tab. 39.*

Klinik. Entsprechend dem ophthalmoskopischen Befund wird die ROP in Stadien eingeteilt, die sowohl das betroffene Areal des Fundus als auch den Schweregrad und die Ausdehnung der Befunde berücksichtigen *(Tabelle 39).*

Tabelle 39: Stadieneinteilung der Retinopathia praematurorum im akuten Stadium
Lage der Veränderungen Zone I: posteriore Retina innerhalb eines 60°-Kreises um den N. opticus Zone II: von Zone I bis zur nasalen Ora Zone III: verbleibende temporale Peripherie
Ausdehnung Einteilung der Funduszirkumferenz in 12 Stunden, Angabe der betroffenen Netzhaut in Stunden.
Schweregrad Stadium I: Demarkationslinie zwischen vaskularisierter und nichtvaskularisierter Retina Stadium II: Demarkationslinie, die an Größe und Breite zunimmt (Leiste) Stadium III: Leiste mit extraretinalen Proliferationen Stadium IV: zusätzliche Netzhautablösung
Plus-Stadium Jedes Stadium mit zusätzlicher Gefäßerweiterung am hinteren Pol **Beispiel:** ROP III plus über 5 Stunden in Zone II

Als »**Plus-Stadium**« wird eine Gefäßerweiterung am hinteren Augenpol bezeichnet. Sie ist Zeichen der aggressiven Verlaufsform der Erkrankung mit raschem Fortschreiten der Proliferationen.

Die aggressive Verlaufsform ist durch eine ausgeprägte Dilatation der Gefäße am hinteren Pol, Eintrübung des Glaskörpers, Irisneovaskularisation und Rigidität der Pupille gekennzeichnet. Dieses Stadium wird als »**Plus-Stadium**« bezeichnet. Auch das Narbenstadium der ROP kann in verschiedene Stadien eingeteilt werden, die retinale Pigmentierungen, vitreoretinale Fibrosierungen mit Zug an der Netzhaut und eine partielle oder komplette Netzhautablösung umfassen.

Therapie
Eine **Kryokoagulation** der avaskulären Netzhaut führt zum Absinken des Sauerstoffbedarfs u. zum **Rückgang der Neovaskularisationen**. Die Behandlung ist **nur in 50% erfolgreich**. Es werden aber auch **spontane Rückbildungen der Proliferationen** beobachtet.

Therapie. Die enge Überwachung der postnatal erforderlichen Sauerstoffkonzentrationen im Blut kann die ROP nicht in allen Fällen verhindern. Bei 85 Prozent der Kinder mit ROP wird jedoch eine **spontane Ausheilung** beobachtet. Bei progressiven Veränderungen, insbesondere bei Vorliegen eines Plus-Stadiums ist derzeit die **Kryokoagulation** der avaskulären Netzhautperipherie die Behandlung der Wahl. Diese führt vermutlich zu einem Absinken des Sauerstoffbedarfs der avaskulären Netzhaut und verhindert damit das Entstehen von Proliferationen. Mit diesem Verfahren läßt sich bei 50 Prozent der Kinder eine Regression der Veränderungen erreichen.

13.6.2   Fundus bei Allgemeinerkrankungen
13.6.2.1 Hypertonus und Arteriosklerose

13.6.2   Fundus bei Allgemeinerkrankungen

13.6.2.1 Hypertonus und Arteriosklerose

Hypertonische Zeichen am Augenhintergrund sind **Engstellung der Gefäße** (Abb. 271), **Blutungen, Cotton-wool-Herde, Papillen- u. Makulaödem** (Abb. 272). Zur Stadieneinteilung s. *Tab. 40.*

Ein akuter systemischer Bluthochdruck führt initial im Rahmen der retinalen Autoregulation zu einer generalisierten **Vasokonstriktion** retinaler Arteriolen *(Abbildung 271).*

Bei länger bestehendem »akuten« Hochdruck kommt es zu einem Zusammenbruch der Blut-Retina-Schranke und Kapillarverschlüssen. Dieses zeigt sich am Augenhintergrund in Form von strichförmigen **Blutungen, Cotton-wool-Herden** und in schweren Fällen einem **Papillen- und Makulaödem** *(Abbildung 272* und *Tabelle 40).*

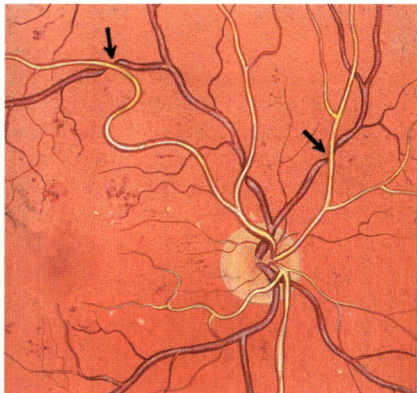 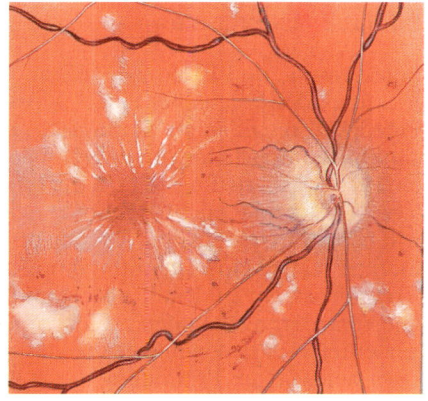

Abb. 271: Fundus hypertonicus. Stadium II: Generalisierte Engstellung der Arterien, insbesondere fokale Einschnürungen an Kreuzungsstellen von Arterien und Venen (sog. Gunnsches Zeichen)

Abb. 272: Fundus hypertonicus. Stadium IV: Extrem eng gestellte Arterien, Papillen- und Makulaödem, Cotton-wool-Herde

Tabelle 40: Hypertensive und arteriosklerotische Gefäßveränderungen (Scheie-Klassifikation)	
Hypertonus	
Stadium I:	Leichte generalisierte Engstellung der retinalen Arteriolen, keine fokalen Engstellungen
Stadium II:	Deutliche generalisierte Engstellung mit fokalen Engstellungen
Stadium III:	zusätzlich retinale Exsudate, Cotton-wool-Herde und Blutungen
Stadium IV:	zusätzliches Papillenödem
Arteriosklerose	
Stadium I:	Verbreiterung des arteriolären Lichtreflexes, minimale arteriovenöse Kreuzungszeichen
Stadium II:	stärkere Verbreiterung des Lichtreflexes und Kreuzungszeichen
Stadium III:	Kupferdrahtarterien und deutliche Kreuzungszeichen
Stadium IV:	Silberdrahtarterien und schwere Kreuzungszeichen

Ein chronischer Hypertonus resultiert in einer Wandverdickung retinaler Arteriolen und den Zeichen der Arteriosklerose. Arteriosklerotische Arteriolen zeigen einen breiteren und helleren Reflex und werden daher als **Kupferdrahtarterien** bezeichnet. Schreitet die Arteriosklerose fort, so entsteht im Extremfall das Bild von **Silberdrahtarterien.** Die Unterscheidung von normalen involutionsbedingten und echten, durch einen Hypertonus verursachten Veränderungen der Netzhautgefäße ist oft schwierig. Die wichtigsten Zeichen sind generalisierte Engstellung der retinalen Arteriolen, fokale Engstellungen und arteriovenöse Kreuzungszeichen (siehe *Tabelle 40*). Als Kreuzungszeichen werden Einschnürungen retinaler Venen an Kreuzungsstellen mit retinalen Arteriolen bezeichnet.

Komplikationen, die sich aus einer retinalen Arteriosklerose entwickeln können, sind die Entstehung retinaler, **arterieller oder venöser Verschlüsse,** die Bildung einer **epiretinalen Gliose** und die Entwicklung eines **retinalen Makroaneurysmas.**

Arteriosklerotische Zeichen am Augenhintergrund sind **Kreuzungszeichen** der Gefäße, **Kupferdrahtarterien und Silberdrahtarterien.** Zur Stadieneinteilung s. *Tab. 40.*

Komplikationen von Hypertonus u. Arteriosklerose sind **arterielle oder venöse Verschlüsse, eine epiretinale Gliose** oder ein **retinales Makroaneurysma.**

13.6.2.2 Eklampsie

Es besteht ein Bild ähnlich einer **hypertensiven Retinopathie.** Meist keine subjektiven Symptome. In schweren Fällen ist eine **exsudative Netzhautablösung** möglich, die sich aber nach Geburt oder Sectio spontan zurückbildet. Sehr selten kommt es zu einer **Erblindung durch ein Ödem des visuellen Cortex.**

13.6.2.3 Leukämische Retinopathie

Definition ▶

Klinik
Es handelt sich nicht um eine intraokulare Aussaat der Leukämie, sondern um sekundäre Veränderungen *(Abb. 273).*

Beobachtet werden Blutungen als Folge der Anämie und **Thrombosen** als Zeichen der erhöhten Blutviskosität.

Differentialdiagnose
Roth spots (Blutungen mit hellem Zentrum) oder flächige weiße Herde finden sich als Ausdruck intraokularer leukämischer Herde.

Therapie
Eine Besserung der Fundusveränderungen kann durch eine **Chemotherapie** oder **Bluttransfusionen** erreicht werden. Bei leukämischen Herden evtl. Orbitabestrahlung.

13.6.2.2 Eklampsie

Präeklampsie und Eklampsie führen zu typischen Fundusveränderungen, die Ausdruck des bereits bei Präeklampsie deutlich **erhöhten Blutdruckes und der Flüssigkeitsretention** im Körper sind. Früheste Zeichen am Augenhintergrund sind fokale Engstellungen der retinalen Arteriolen, die im weiteren Verlauf in eine generalisierte Engstellung der retinalen Gefäße mit Entwicklung peripapillärer Netzhautödeme übergehen. Auch **Punktblutungen und Cotton-wool-Herde** wie bei der hypertensiven Retinopathie werden beobachtet. Die Patienten bemerken meist keine oder nur geringe Sehstörungen. In schwereren Fällen der Eklampsie kann ein **Papillenödem** und eine **seröse Netzhautabhebung** auftreten. Die Veränderungen bilden sich nach Geburt spontan zurück, und das Sehvermögen erholt sich in den meisten Fällen wieder. In sehr seltenen Fällen kann es zu einer beidseitigen Erblindung durch ein Ödem des visuellen Cortex kommen.

13.6.2.3 Leukämische Retinopathie

> **Definition.** Unter dem Begriff der leukämischen Retinopathie werden die Fundusveränderungen zusammengefaßt, die als Folge der **Anämie, Thrombozytopenie** und der **erhöhten Blutviskosität** bei Leukämie auftreten.

Klinik. Die Netzhautbefunde der leukämischen Retinopathie entsprechen keiner intraokularen Proliferation von Tumorzellen, sondern sind sekundärer Natur. Die Anämie und Thrombozytopenie können zu **subretinalen, tiefretinalen oder oberflächlichen Netzhautblutungen** führen *(Abbildung 273).*

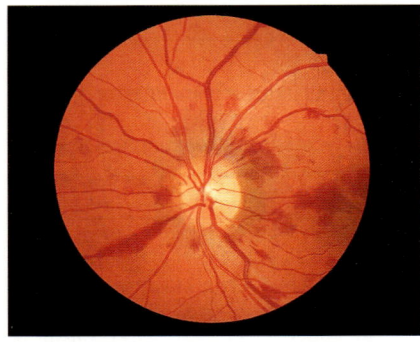

Abb. 273: Fundus leucaemicus. Punktförmige tiefe und streifenförmige, zum Teil paravenöse Blutungen

Auch können die Blutungen nach innen durchbrechen und eine Glaskörperblutung hervorrufen. Die erhöhte Blutviskosität gibt Anlaß zur Entstehung relativ mild verlaufender **retinaler Thrombosen,** zur Ausbildung retinaler **Mikroaneurysmata** und als Folge der Thrombose auch zur Entstehung retinaler Neovaskularisationen. Das Ausmaß dieser Netzhautveränderungen hat keinen prognostischen Aussagewert bezüglich der Leukämie.

Differentialdiagnose. Retinale Fleckblutungen mit einem weißen Zentrum (sog. **Roth spots**) sind hingegen verdächtig für das Vorliegen eines **intraokularen leukämischen Herdes.** Auch können größerflächige weiße Herde in der Netzhaut auftreten, die histologisch einem leukämischen Infiltrat entsprechen (vergleiche *Kapitel 9.5.3.1, Abbildung 216*).

Therapie. Eine **Chemotherapie** oder **Bluttransfusionen** bessern leukämische Fundusveränderungen in der Regel. Sind echte retinale leukämische Infiltrate vorhanden, die auf eine Chemotherapie nicht reagieren, sollte eine **Bestrahlung der Orbita** durchgeführt werden. Auch bei den verschiedenen **Lymphomtypen** kann eine okulare Beteiligung in Form retinaler Infiltrate, Blutungen, Papillenödem oder einer Periphlebitits auftreten.

13.6.2.4 Netzhautbeteiligung bei AIDS

> **Definition.** Eine Netzhautbeteiligung bei AIDS findet sich in Form des Mikroangiopathie-Syndroms und opportunistischer Infektionen.

Epidemiologie. Eine Augenbeteiligung bei dem Acquired Immunodeficiency Syndrome (AIDS) tritt bei 60 – 80% der Patienten auf.

Klinik. Die häufigste Veränderung, das retinale **Mikroangiopathie-Syndrom,** manifestiert sich am Augenhintergrund als **Cotton-wool-Herde und feine Blutungen.** Fluoreszenzangiographisch finden sich **Mikroaneurysmata, Teleangiektasien,** Leckagen und nichtperfundierte Areale. Das Mikroangiopathie-Syndrom entsteht vorwiegend bei AIDS-Patienten und nur selten bei asymptomatischen HIV-Infizierten. Ursache ist möglicherweise ein direkter Befall kapillärer Endothelzellen durch das HIV oder eine durch Immunkomplexe vermittelte Schädigung der Endothelzellen. Alle Augenveränderungen bei AIDS sind in *Synopsis 30* zusammengestellt.

Gegen das **Mikroangiopathie-Syndrom** müssen die **opportunistischen Infektionen** der Retina abgegrenzt werden. Als häufigste Form tritt die **Zytomegalie-Retinitis** *(Abbildung 274)* bei 15 – 40% der AIDS-Patienten auf. Sie kann mit anderen Organmanifestationen vergesellschaftet sein und führt unbehandelt zur **Erblindung.** Sie imponiert als zentral vernarbende, sich steppenbrandartig entlang der Gefäßbögen ausbreitende **Retinitis.** Man unterscheidet eine hämorrhagische (»cheese and ketchup«) und eine nichthämorrhagische Form. Die häufigste Komplikation der Retinitis ist die **sekundäre Ablatio retinae** durch Auftreten retinaler Schwundlöcher.

Seltenere opportunistische Infektionen der Retina bei AIDS sind **Toxoplasmose, Herpes simplex und die Pneumocystis-carinii-Chorioiditis** (vergleiche *Kapitel 9.5.3.3*).

Epidemiologie
Eine Augenbeteiligung tritt bei **60 – 80% der AIDS-Patienten auf.**
Klinik
Das Mikroangiopathiesyndrom ist durch **Cotton-wool-Herde, feine Blutungen, Teleangiektasien u. Mikroaneurysmata** gekennzeichnet. Die Ursache ist noch unklar.

Wichtigste opportunistische Infektion ist die **Zytomegalie-Retinitis** bei 15 bis 40% aller AIDS-Patienten in Form einer langsam progredienten Netzhautnekrose *(Abb. 274).* In der Folge kann es zu einer **Netzhautablösung** durch Schwundlöcher kommen.

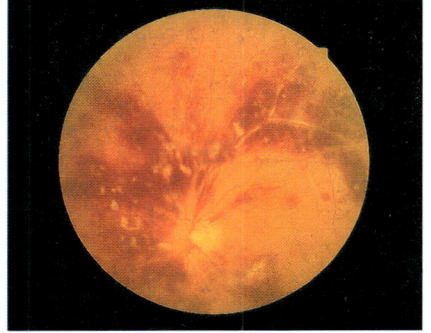

Abb. 274: Zytomegalie-Retinitis bei AIDS. Netzhautnekrose mit flächigen Blutungen, weißen Gefäßen als Ausdruck der Vaskulitis und Cotton-wool-Herden als Zeichen der Ischämie

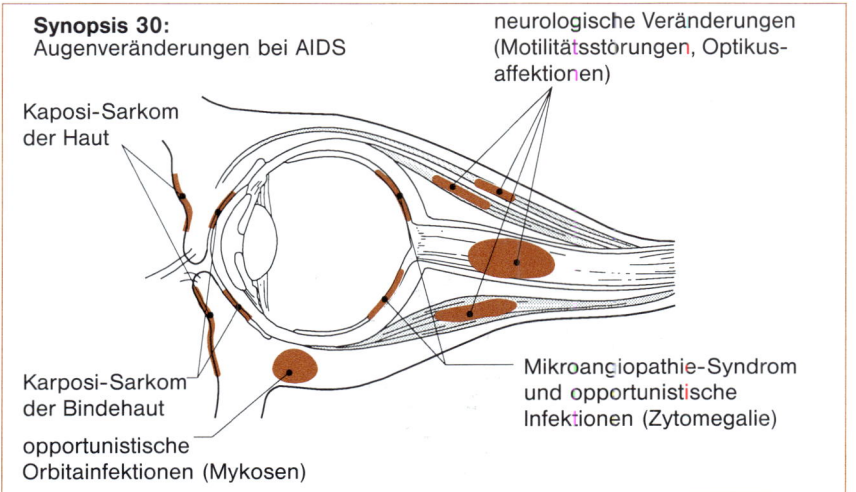

Synopsis 30: Augenveränderungen bei AIDS

neurologische Veränderungen (Motilitätsstörungen, Optikusaffektionen)

Kaposi-Sarkom der Haut

Karposi-Sarkom der Bindehaut

opportunistische Orbitainfektionen (Mykosen)

Mikroangiopathie-Syndrom und opportunistische Infektionen (Zytomegalie)

Therapie
Lebenslange intravenöse Gabe von
Ganciclovir und/oder **Foscarnet**.
Dennoch treten Rezidive auf.

Therapie. Zur Behandlung der Zytomegalie-Retinitis stehen **Ganciclovir** und **Foscarnet** zur Verfügung. Die Behandlung muß lebenslang intravenös erfolgen. Unter dieser Therapie klingt die Retinitis in 2 – 4 Wochen ab. Es treten dennoch **Rezidive** auf. Die **Lebenserwartung** eines AIDS-Patienten mit Zytomegalie-Retinitis liegt derzeit **bei 8 – 12 Monaten.**

**13.6.3   Degenerative
          Netzhauterkrankungen**
**13.6.3.1 Altersbedingte
           Makuladegeneration**

13.6.3   Degenerative Netzhauterkrankungen

13.6.3.1 Altersbedingte Makuladegeneration

Definition ▶

> **Definition.** Progressive Degeneration von Pigmentepithel und Photorezeptoren der Makula im höheren Lebensalter.

Epidemiologie
Häufigste Ursache der schweren
Visusminderung im höheren
Erwachsenenalter.

Epidemiologie. Die Erkrankung ist die **häufigste Ursache der schweren Visusminderung im höheren Erwachsenenalter.**

Pathogenese
Dysfunktion des Pigmentepithels
mit Destruktion des Pigmentepithel-
Photorezeptor-Komplexes *(Abb.
275).*

Pathogenese. Bedingt durch eine im höheren Alter (> 60 Jahre) auftretende **Dysfunktion des Pigmentepithels** kommt es über die Akkumulation von Stoffwechselprodukten zur Entwicklung von **Drusen der Bruchschen Membran** *(Abbildung 275).* Diese sind häufig auch das erste klinisch sichtbare Zeichen einer sich entwickelnden Makuladegeneration und gehen mit einer Funktionsstörung der benachbarten Photorezeptoren einher.

Klinik
Unterscheidung zwischen trockener
u. feuchter Form. **Bei der trockenen
Makuladegeneration** findet sich
eine zunehmende Anzahl von harten Drusen *(Abb. 276)*, die schließlich konfluieren *(Abb. 277)* u. in die
geographische Atrophie münden.
Nur langsam progrediente
Abnahme der Sehschärfe.

Klinik. Es werden die trockene und die feuchte Verlaufsform der Makuladegeneration unterschieden. **Harte und kalzifizierte Drusen** *(Abbildung 276)* sind typisch für die **trockene Verlaufsform** und bestehen aus Phospholipiden. Harte Drusen gehen meist mit einer progredienten Pigmentepitheldegeneration einher, die schließlich in eine geographische Atrophie der Makula mündet. Im Verlauf der Erkrankung kommt es zu einer nur **langsam progredienten Abnahme der Sehschärfe** ohne weitere Symptome *(Abbildung 277).*

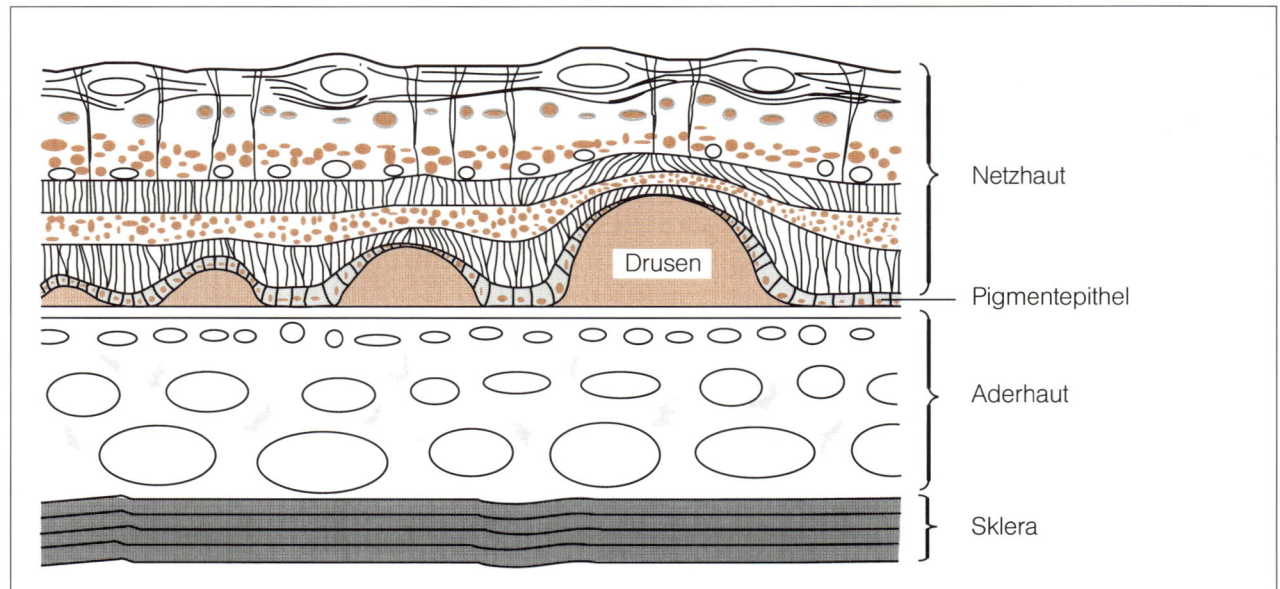

Abb. 275: Entwicklung von Drusen. Durch die Akkumulation von Stoffwechselprodukten des Pigmentepithels kommt es zur Entwicklung von langsam wachsenden Drusen auf der Bruchschen Membran, die zu einer Destruktion und Verdünnung des Pigmentepithels sowie zu einer Funktionsbeeinträchtigung der benachbarten Photorezeptoren führen

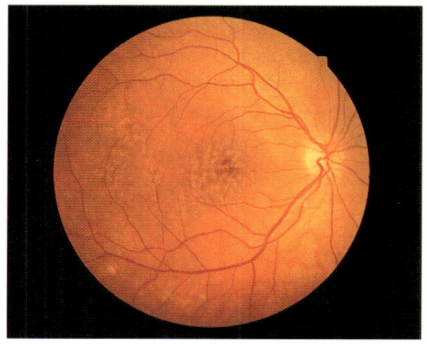

Abb. 276: Harte Drusen der Makula. Es finden sich im Frühstadium kleine, scharf begrenzte gelbliche Herde in und in Nähe der Fovea centralis. Diese nehmen im weiteren Verlauf an Zahl und Größe zu

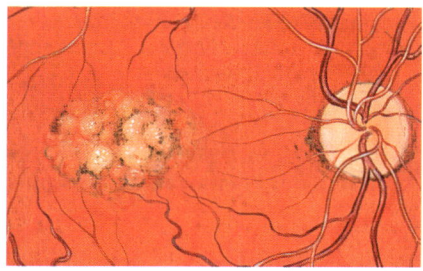

Abb. 277: Trockene Makuladegeneration. Pigmentverklumpungen und Atrophien des retinalen Pigmentepithels bei fortgeschrittener trockener Makuladegeneration (Visus 0,1)

Für den Patienten wesentlich dramatischer verläuft die **feuchte Makuladegeneration**. Sie kann sich aus jeder Form von Drusen oder Pigmentepithelveränderung entwickeln, wird jedoch häufiger im Gefolge **weicher oder konfluierender Drusen** gesehen, die aus Neutralfetten bestehen. Bei dieser Erkrankung kommt es zu einer Flüssigkeitsansammlung unter dem Pigmentepithel, die als **Pigmentepithelabhebung** bezeichnet wird. Der Patient wird durch das plötzliche Auftreten von **Metamorphopsien** (Verzerrtsehen) bei gleichzeitigem Absinken der Sehschärfe auf die Erkrankung aufmerksam. Häufig sind Pigmentepithelabhebungen mit dem Auftreten **subretinaler Neovaskularisationen** vergesellschaftet, die innerhalb kurzer Zeit zu einem drastischen Visusverfall führen können. Subretinale Neovaskularisationen sind Gefäße, die der Choriocapillaris entstammen und durch einen altersbedingten Defekt in der Bruchschen Membran unter das Pigmentepithel oder sogar unter die Netzhaut gewachsen sind *(Abbildung 278)*.

Die **feuchte Makuladegeneration** ist durch eine **Flüssigkeitsansammlung unter der Netzhaut** als Folge der Pigmentepitheldysfunktion gekennzeichnet. Häufig findet sich als Vorstufe eine Akkumulation von Neutralfetten in Form von **weichen Drusen,** die schließlich in eine **Pigmentepithelabhebung** übergehen. Durch Entwicklung einer **subretinalen Neovaskularisationsmembran** *(Abb. 278)* kann es zu einem raschen, irreversiblen Visusverlust mit ausgeprägten **Metamorphopsien** (Verzerrtseher) kommen.

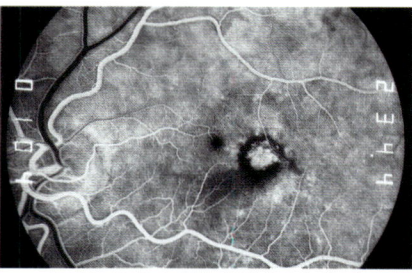

Abb. 278: Fluoreszenzangiographie bei subretinaler Neovaskularisation. Paramakulär gelegene Membran, die in der Frühphase der Angiographie ein Netz feiner Gefäße zeigt, die pathologisch exsudieren. Umgebender dunkler Hof als Zeichen des begleitenden Ödems

Hier führen die sich tumorartig ausbreitenden Gefäße zu einer raschen irreversiblen Zerstörung der Photorezeptoren der Makula. Aus unbekannten Gründen wachsen die Gefäße ohne Behandlung in den meisten Fällen bis in die Fovea centralis. In der Spätphase der Erkrankung breitet sich der Prozeß bis zu den großen Gefäßbögen aus, führt zu großen subretinalen Blutungen und nimmt dann

Im Spätstadium wird die Erkrankung wegen der Prominenz u. der begleitenden Blutungen als **Pseudotumor maculae** oder **Makuladegeneration Junius-Kuhnt** bezeichnet *(Abb. 279).*

häufig den Aspekt eines **Pseudotumors der Makula** an, die auch als Makuladegeneration **Junius-Kuhnt** beschrieben wird *(Abbildung 279)*. Dem Patienten verbleibt dann lediglich das periphere Gesichtsfeld zu einer groben Orientierung im Raum. Eine Wahrnehmung kleinerer Objekte oder gar Lesen ist unmöglich geworden.

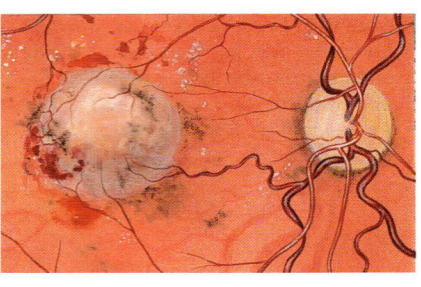

Abb. 279: Feuchte Makuladegeneration. Befund eines Pseudotumors der Makula. Großer zentraler ödematöser und prominenter Herd mit Randblutungen (Visus 1/35 exzentrisch)

Diagnose
Bester Nachweis der subretinalen Neovaskularisation mit der Fluoreszenzangiographie.

Therapie
Eine **Laserkoagulation** der subretinalen Membran bei feuchter Makuladegeneration kann durchgeführt werden. Der Effekt ist jedoch nicht von Dauer. Wichtiger ist der Versuch der optischen Rehabilitation durch **vergrößernde Sehhilfen** (Lupen, Fernsehlesegeräte).

Diagnose. Die Veränderungen der Makuladegeneration, insbesondere die subretinale Neovaskularisation, werden am besten in der **Fluoreszenzangiographie** sichtbar.

Therapie. Für die trockene, nur langsam progrediente Makuladegeneration gibt es außer der Verordnung **vergrößernder Sehhilfen** (Leuchtlupen, Lupenbrillen, Fernsehlesegeräte) keine Therapie. Bei einem Teil der Patienten mit feuchter Makuladegeneration kann der Prozeß durch eine **Laserkoagulation** der subretinalen Neovaskularisation im Frühstadium der Erkrankung vorübergehend aufgehalten werden. Meist kommt es aber innerhalb von zwei Jahren zu einem dann nicht mehr behandelbaren **Rezidiv.**

Medikamentöse Behandlungsverfahren der altersbedingten Makuladegeneration haben bisher keine nachweisbaren Erfolge bringen können.

13.6.3.2 Chorioretinopathia centralis serosa

13.6.3.2 Chorioretinopathia centralis serosa

Definition. Die zentrale seröse Chorioretinopathie ist gekennzeichnet durch eine seröse **Abhebung** der makulären Netzhaut vom Pigmentepithel, die durch eine **Leckstelle im Pigmentepithel** hervorgerufen wird.

Definition ▶

Pathogenese
Nicht sicher bekannt, möglicherweise »Streß«.

Pathogenese. Die Ursache der Leckage ist nicht bekannt, psychische Einflüsse wie »Streßfaktoren« werden vermutet.

Klinik
Typische Symptome sind die Mikropsie, die Metamorphopsie u. das Dunklersehen des betroffenen Auges.

Klinik. Die Erkrankung tritt vorwiegend bei jungen Männern, gelegentlich auch bei jungen Frauen auf. Die typischen Symptome sind **Mikropsie** (Verkleinertsehen), **Metamorphopsie** und **Dunklersehen** des betroffenen Auges.

Ophthalmoskopisches Bild
Kreisrunde Abhebung der sensorischen Netzhaut am hinteren Augenpol.

Ophthalmoskopisches Bild. Man sieht eine relativ scharf begrenzte Abhebung der Netzhaut am hinteren Pol, die meist konzentrisch zur Makula liegt.

Diagnose
Mit der **Fluoreszenzangiographie** (Quellpunkt mit kontinuierlichem Farbstoffaustritt, *Abb. 280*) wird die Diagnose bestätigt.

Diagnose. Die Diagnose läßt sich am besten durch die **Fluoreszenzangiographie** bestätigen, mit der sich an der defekten Stelle des Pigmentepithels ein Quellpunkt nachweisen läßt, aus dem während der Angiographie kontinuierlich mit Fluoreszein gefärbte Flüssigkeit unter die Netzhaut austritt *(Abbildung 280)*. Der Farbstoff tritt bei noch frischen Fällen in Form einer Rauchfahne, bei älteren Fällen in Form eines Tintenkleckses aus.

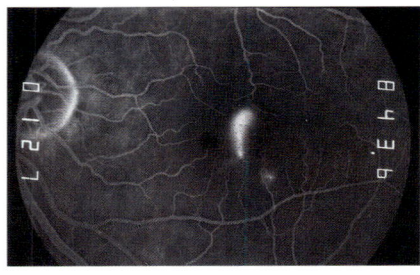

Abb. 280: Fluoreszenzangiographie bei Chorioretinopathia centralis serosa. Es zeigt sich ein paramakulärer Pigmentepitheldefekt, aus dem Farbstoff in Form einer Rauchfahne in die subretinale Flüssigkeit unter der abgehobenen Netzhaut austritt

Therapie. Bei 80 bis 90 Prozent der Patienten verschließt sich die Leckstelle innerhalb einiger Wochen **spontan,** und die subretinale Flüssigkeitsblase wird vom Pigmentepithel resorbiert. Die Symptome verschwinden, und das Sehvermögen kehrt meist auf den Ausgangswert zurück. Rezidive in größerem zeitlichen Abstand sind aber häufig. Bildet sich die Netzhautabhebung nicht innerhalb von vier Monaten spontan zurück, kann eine milde **Laserkoagulation** des Quellpunktes zu einer Beschleunigung der Abheilung führen.

Der klinische Fall. Ein 28jähriger Modephotograph stellt eines Morgens beim Blick durch den Sucher seiner Kamera fest, daß er mit dem rechten Auge dunkler sieht als mit dem linken Auge. Außerdem bemerkt er einen bräunlichen, runden zentralen Fleck, und es fällt ihm auf, daß er Gegenstände mit dem rechten Auge kleiner sieht. Bei der Untersuchung durch den Augenarzt wird ein Sehvermögen von 60 Prozent am betroffenen Auge ermittelt, das sich aber durch Vorsetzen von + 2 Dioptrien auf nahezu 100 Prozent anheben läßt. Bei der Untersuchung des Augenhintergrundes wird ein am hinteren Augenpol gelegenes Netzhautödem diagnostiziert. Die unter der Verdachtsdiagnose **Chorioretinopathia centralis serosa** durchgeführte Fluoreszenzangiographie zeigt den typischen Quellpunkt mit Rauchfahnenphänomen. Auf eine Behandlung wird verzichtet. Acht Wochen später sind die Symptome verschwunden. In der Farbstoffuntersuchung ist keine Leckage mehr nachweisbar. Das unkorrigierte Sehvermögen ist wieder auf 100 Prozent angestiegen. Nach einem Jahr und weiteren zwei und drei Jahren erleidet der Patient ein Rezidiv, wobei jeweils neue Quellpunkte auftreten. Auch diesmal heilen die Schübe ab, es verbleibt aber schließlich eine Visusminderung auf 80 Prozent, da es zu einer Pigmentdegeneration der Makula gekommen ist.

13.6.3.3 Makulaforamen

> **Definition.** Entwicklung eines atrophischen Netzhautloches in der Fovea centralis.

Epidemiologie. Das idiopathische Makulaforamen ist eine typischerweise bei Frauen im sechsten bis achten Lebensjahrzehnt auftretende Erkrankung.

Pathogenese. Die in der Fovea centralis ohnehin sehr dünne Netzhaut atrophiert unter Ausbildung eines scharf begrenzten, wie ausgestanzt wirkenden Loches *(Abbildung 281)*. Es wird vermutet, daß eine **Ablösung der hinteren Glaskörpergrenzmembran** von der Netzhautoberfläche *(vergleiche Kapitel 12.5.2.4)* über einen hierbei auftretenden mechanischen Zug zur Entwicklung eines Makulaforamens führen kann.

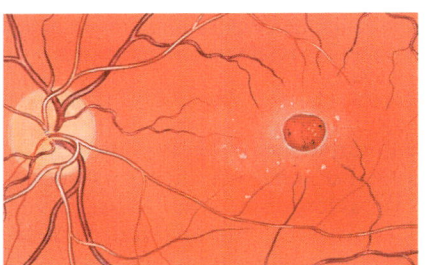

Abb. 281: Makulaforamen. Ausgestanzt wirkender Defekt der Makula. Im Zentrum rötlich durchscheinende Aderhaut

Therapie
Eine Behandlung ist meist nicht erforderlich, da es zur spontanen Abheilung kommt. Bei Ausbleiben der Spontanheilung kann eine **Laserkoagulation** des Quellpunktes durchgeführt werden. Die Erkrankung neigt zu häufigen Rezidiven.

◄ **Der klinische Fall**

13.6.3.3 Makulaforamen

◄ **Definition**

Epidemiologie
Es tritt vorwiegend bei Frauen im höheren Lebensalter auf.

Pathogenese
Makulaforamina entstehen vermutlich durch Glaskörperzug. Sekundäre Löcher der Makula werden nach Trauma, bei hoher Myopie u. epiretinaler Gliose beobachtet.

Im Fall einer pathologischen Myopie kann es zu einer zentralen Netzhautablösung kommen.

Klinik
Entwicklung eines wie ausgestanzt wirkenden Loches *(Abb. 281)* mit **Reduktion des Visus, Zentralskotom u. Metamorphopsien.**

Therapie
Es ist keine kausale Therapie bekannt, eine **prophylaktische Vitrektomie** kann bei beginnendem Makuloforamen am Partnerauge erwogen werden. Regelmäßige Kontrollen des Partnerauges sind daher wichtig.

13.6.3.4 Myopische Makulopathie

Definition ▶

Pathogenese
Wegen der starken Myopie kommt es zur Bulbusüberdehnung mit progressiven Pigmentepithel- u. Netzhautveränderungen *(Abb. 282)*.

Klinik
Typisch ist das Auftreten von Dehiszenzen des Pigmentepithels, die als **Lacksprünge** bezeichnet werden. Zu einem plötzlichen Visusabfall führt die **Fuchssche Blutung,** die durch eine **subretinale Neovaskularisation** kompliziert werden kann.

Zusätzlich tritt eine Überdehnung des hinteren Augenpoles auf, das Staphyloma posticum. Dieses führt zu einer Rarefizierung der Aderhaut mit konsekutiver Makuladegeneration.

Sekundäre Makulaforamina werden im Gefolge einer epiretinalen Gliose, nach Traumen aber auch bei Hypertonus und Arteriosklerose sowie im Rahmen der pathologischen Myopie beobachtet. Nur in letzterem Fall können Makulaforamina zu einer **zentralen Netzhautablösung** führen.

Klinik. Der Patient bemerkt einen plötzlichen deutlichen **Visusabfall** und ein **Zentralskotom,** das gelegentlich von **Metamorphopsien** begleitet wird. Bei etwa 30 Prozent der Patienten tritt ein Makulaforamen mit einer zeitlichen Latenz von Monaten bis Jahren auch am **zweiten Auge** auf.

Therapie. Eine ursächliche Therapie bei bereits bestehenden Makulaforamina ist nicht bekannt, der Visus bleibt auf Dauer reduziert. Bei beginnendem Makulaforamen mit sichtbaren epiretinalen Membranen oder Glaskörperzug an der Netzhaut kann ein **prophylaktischer glaskörperchirurgischer Eingriff** der Entwicklung eines Makulaforamens vorbeugen. Regelmäßige Kontrollen des nicht betroffenen Auges sollten daher erfolgen.

13.6.3.4 Myopische Makulopathie

> *Definition.* Die bei **pathologischer Myopie** in der Makula auftretenden Pigmentepithel- und Netzhautveränderungen werden als myopische Makulopathie bezeichnet.

Pathogenese. Unter einer pathologischen Myopie versteht man eine auch nach dem 25. Lebensjahr progrediente Myopie mit Werten von mehr als – 6 Dioptrien. Die stark vergrößerte axiale Bulbuslänge führt zu einer **Überdehnung der Bruchschen Membran** am hinteren Pol.

Klinik. Durch die Bulbusüberdehnung entwickeln sich Dehiszenzen des Pigmentepithels, die als **Lacksprünge** bezeichnet werden und ophthalmoskopisch zu sehen sind *(Abbildung 282)*. Die Patienten bemerken einen zunehmenden Visusabfall trotz adäquater Brillen- oder Kontaktlinsenkorrektur. Im Rahmen der langsam progredienten Veränderungen können Blutungen in oder neben der Fovea centralis auftreten, die aus rupturierten Gefäßen der Choriocapillaris stammen und als **Fuchssche Blutungen** bezeichnet werden (vgl. *Kapitel 9.5.2.6, 13.6.3.4* und *16.4.2.2*). Diese bedingen einen plötzlichen starken Visusabfall, der aber nach Resorption der Blutung teilweise reversibel ist.

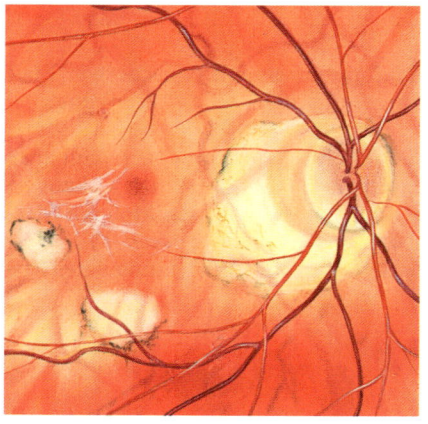

Abb. 282: Myopische Makulopathie. Rarefizierung der Aderhautgefäße, myopischer Konus der Papille, Lacksprünge der Makula und Aderhautatrophien unterhalb und temporal der Makula

Ein Teil der Patienten mit Fuchsscher Blutung entwickelt aus der Blutung eine **subretinale Neovaskularisation,** die zu einem raschen irreversiblen Visusverlust führen kann. Der Patient bemerkt die Veränderung meist am Auftreten von **Metamorphopsien.** Die chronische Form der Fuchsschen Blutung wird als **Fuchsscher Fleck** bezeichnet. Dieser besteht aus reaktiv proliferiertem Pigmentepithel und Bindegewebe. Auch wenn es nicht zu dieser Komplikation kommt, kann die chronisch progrediente Überdehnung des hinteren Poles zur Ausbildung eines **Staphyloma posticum,** einer halbkugeligen Vorwölbung des hinteren Augenpoles, führen. Diese geht mit einer Rarefizierung der Aderhaut und einer **progressiven Netzhautdegeneration** in dem betroffenen Bereich einher.

Therapie. Bei Entwicklung einer subretinalen Neovaskularisation kann eine **Laserkoagulation** in geeigneten Fällen die Progression der Membran verhindern. Eine ursächliche Therapie der progressiven Myopie ist nicht bekannt.

13.6.3.5 Altersbedingte Retinoschisis

> *Definition.* Als altersbedingte Retinoschisis wird eine Spaltung der Netzhaut in eine innere und eine äußere Lamelle im Niveau der **äußeren plexiformen Schicht** bezeichnet.

Ophthalmoskopisches Bild. Die innere Netzhautlamelle stellt sich als dünne blasenartige Vorwölbung mit glatter Oberfläche und scharfen Rändern meist im temporal unteren Netzhautquadranten dar. Häufig finden sich **Innenschichtlöcher,** die am besten im Kontaktglas zu sehen sind.

Klinik. Subjektiv wird die Erkrankung meist nicht bemerkt, obwohl mittels Perimetrie ein zu der Läsion kongruenter Gesichtsfelddefekt **(absolutes Skotom)** nachgewiesen werden kann. Eine Progression der Retinoschisis zur Netzhautmitte tritt nur selten auf. Bei 80 Prozent der Patienten finden sich **beidseitige Veränderungen.**

Therapie. Eine Therapie ist meist nicht erforderlich. Entwickeln sich jedoch **sekundär Netzhautlöcher** sowohl in der inneren als auch in der äußeren Lamelle der Schisis, so kann eine Netzhautablösung entstehen, die einer operativen Therapie bedarf.

Differentialdiagnose. Von der altersbedingten oder degenerativen Retinoschisis muß die **X-chromosomal vererbte juvenile Retinoschisis** (vgl. *Kapitel 13.6.6.9*) unterschieden werden.

13.6.4 Exogen induzierte Netzhauterkrankungen

13.6.4.1 Retinopathia solaris

> *Definition.* Unter der Retinopathia solaris versteht man eine durch Blick in die Sonne (Beobachten einer Sonnenfinsternis, Drogenrausch) verursachte **photochemische Schädigung** der Fovea centralis.

Klinik. Das Sehvermögen ist vorübergehend deutlich reduziert, die Patienten klagen über ein **Zentralskotom** und Verzerrtsehen **(Metamorphopsien).** Am Fundus eines oder beider Augen sieht man einen kleinen, rundlichen und gelben Herd in der Fovea. Innerhalb von drei bis sechs Monaten kommt es in den meisten Fällen zu einer weitgehenden Erholung des Visus unter Entwicklung einer **kleinen Makulanarbe** (vergleiche *Tabelle 17, Kapitel Hornhaut*).

Therapie
Eine ursächliche Therapie ist nicht bekannt. Im Falle von subretinalen Neovaskularisationen kann eine **Laserkoagulation** versucht werden.

13.6.3.5 Altersbedingte Retinoschisis

◄ Definition

Ophthalmoskopisches Bild
Es zeigt sich eine blasenartige Vorwölbung der Netzhaut, häufig begleitet von Innenschichtlöchern.

Klinik
Es besteht ein subjektiv oft nicht bemerktes **absolutes Skotom** im betroffenen Bereich. Meistens ist die Veränderung nicht progredient.

Therapie
Wegen der fehlenden Progression ist oft keine Therapie erforderlich. Bei Progression mit Bedrohung der Makula oder Entstehung von Innen- und Außenschichtlöchern ist eine **Ablatiooperation** nötig.
Differentialdiagnose
Abgrenzung gegenüber juveniler Retinoschisis (vgl *Kap. 13.6.6.9*).

13.6.4 Exogen induzierte Netzhauterkrankungen
13.6.4.1 Retinopathia solaris

◄ Definition

Klinik
Nach Blick in die Sonne kommt es zu **Visusabfall und Zentralskotom.** Meist tritt innerhalb einiger Monate eine weitgehende Restitutio ein.

Therapie
Keine bekannt.

13.6.4.2 Strahlen-Retinopathie

Definition ▶

Ätiologie
Ab **30 Gy** sind Strahlenschäden der Netzhautgefäße zu befürchten, ab **100 Gy** auch der Photorezeptoren.

Klinik
Meist tritt erst Jahre nach der Bestrahlung eine **Mikroangiopathie** mit Cotton-wool-Herden, Blutungen und Mikroaneurysmen, seltener retinaler Proliferationen, auf. Zur Visusreduktion kommt es vor allem durch ein **Makulaödem**.
Therapie
Eine **Laserkoagulation** ist bei Vorliegen von Proliferationen erforderlich.

13.6.4.3 Resochin-Makulopathie

Definition ▶

Ätiologie
Ab 300 Gramm Chloroquin treten toxische Veränderungen des retinalen Pigmentepithels auf.

Ophthalmoskopisches Bild
Typische kreisrunde, makuläre Pigmentepithelveränderung (bull's eye) *(Abb. 283)*.

Therapie. Eine kausale oder symptomatische Therapie ist nicht bekannt.

13.6.4.2 Strahlen-Retinopathie

> *Definition.* Durch ionisierende Strahlung verursachte Schädigung der kleinen Netzhautgefäße.

Ätiologie. Durch ionisierende Strahlen ausgelöste Netzhautveränderungen können sowohl durch externe Strahlenwirkung als auch durch lokale Strahlenapplikation (z. B. Rutheniumplaque im Rahmen der Therapie des Aderhautmelanoms) ausgelöst werden (vgl. *Kapitel 9.5.4.3*). Etwa **100 Gy** sind erforderlich, um die seltene **akute Strahlenretinopathie** durch Schädigung der retinalen Neurone und Photorezeptoren auszulösen. Häufiger ist die mit einer Latenz von Monaten bis Jahren auftretende **verzögerte Form der Strahlenretinopathie.** Diese wird bereits durch Dosen von **30 Gy** verursacht und betrifft vor allem die Kapillaren von Netzhaut und Papille.

Klinik. Die Bestrahlung führt zu **retinalen Gefäßschäden,** die sich als Cottonwool-Herde, Blutungen, Mikroaneurysmen und harte Exsudate manifestieren. Im weiteren Verlauf entwickeln sich **nichtperfundierte Areale,** die zur Entstehung von Neovaskularisationen führen können. Der Visus wird vor allem durch die Entwicklung eines **Makulaödems** bedroht.

Therapie. Die Behandlung besteht bei Proliferationen in der **Laserkoagulation** nichtperfundierter Netzhautareale. Das Makulaödem ist therapierefraktär.

13.6.4.3 Resochin-Makulopathie

> *Definition.* Als Resochin-Makulopathie werden Pigmentepithelveränderungen der Makula bezeichnet, die nach längerer Einnahme von **Chloroquin** oder **Hydroxychloroquin** auftreten können.

Ätiologie. Die toxische Gesamtdosis liegt für Chloroquin bei etwa 300 Gramm.
  Hydroxychloroquin ist weniger toxisch, eine tägliche Dosis von 750 Milligramm sollte aber auf Dauer nicht überschritten werden. Das Medikament wird in die retinalen Pigmentepithelzellen eingelagert und führt dort zu Schädigungen.

Ophthalmoskopisches Bild. Es findet sich eine ringförmige Depigmentierung der Makula, die als »**bull's eye**« beschrieben wird *(Abbildung 283)*.

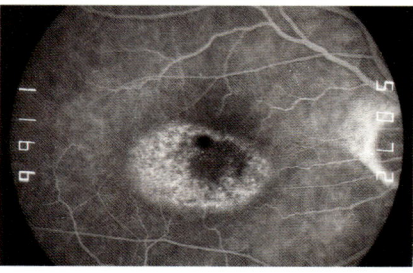

Abb. 283: Resochin-Makula, Fluoreszenzangiographie. Fast ringförmige feinkörnelige Pigmentepitheldefekte, durch die die Fluoreszenz der Aderhaut sichtbar wird (sog. bull's eye)

Klinik. Die Makulaveränderung geht mit einer Herabsetzung der Sehschärfe und einer **Verschlechterung des Farbensehens** einher. Auch nach Absetzen des Medikamentes kann es zu einer **progressiven und irreversiblen Schädigung der Netzhautfunktion** kommen. Patienten mit Kollagenerkrankungen, die Chloroquin häufig über lange Zeit in höheren Dosen erhalten. müssen daher engmaschig ophthalmologisch vor allem bzgl. des **Farbensehens und der EOG-Veränderungen** kontrolliert werden. Die Kontrollabstände richten sich nach der eingenommenen Tagesdosis.

Therapie. Eine Behandlung der Resochin-Makulopathie gibt es nicht.

Merke. Wichtig ist die Prophylaxe der Resochin-Makulopathie durch regelmäßige Untersuchung des Visus, des Farbensehens und des Elektrookulogrammes (EOG).

Differentialdiagnose. Auch Phenothiazine können eine Pigmentretinopathie verursachen.

13.6.4.4 Traumatische Netzhautveränderungen

Traumatische Netzhautveränderungen entstehen häufig im Rahmen des stumpfen Bulbustraumas, der **Contusio bulbi.** Die häufigste traumatische Netzhautveränderung ist die **Commotio retinae,** die sich ophthalmoskopisch als **Berlin-Ödem** darstellt. Das weißlich imponierende Ödem findet sich meistens an der Stelle des Aufpralls eines Fremdkörpers auf den Bulbus. Es kann aber auch im Sinne eines **Contre-coup-Effektes** an der gegenüberliegenden Seite des Bulbus auftreten. Das Berlin-Ödem bildet sich innerhalb einiger Tage spontan zurück. Als Folge eines Berlin-Ödems kann sich aber ein **Netzhautforamen** entwickeln, das, in der Netzhautperipherie gelegen, zu einer **Netzhautablösung** prädisponiert.

Als **Aderhautruptur,** *Abbildung 284,* wird ein bogenförmiger, am hinteren Augenpol gelegener Einriß der Bruchschen Membran bezeichnet. Der Riß entsteht durch die bei einer Contusio bulbi erfolgende starke Deformierung des Bulbus mit **Überdehnung der relativ starren Bruchschen Membran** (vgl. *Kapitel 9.6.3, Abbildung 223, Kapitel 1.5.3, Abbildung 7*).

Ophthalmoskopisch findet sich eine Dehiszenz des Pigmentepithels, durch die die helle Sklera sichtbar wird. Bei Rupturen der unter der Bruchschen Membran gelegenen Aderhautgefäße treten begleitende **Blutungen** auf. Häufig verlaufen Aderhautrupturen konzentrisch um den N. opticus. Je nach Lage der Läsion kommt es zu **geringen bis schweren Visuseinbußen.** Die Aderhautruptur heilt unter Vernarbung ab, kann später aber durch das Auftreten einer **subretinalen Neovaskularisation** kompliziert werden.

Das **traumatische Makulaforamen** ist ebenfalls Folge eines stumpfen Bulbustraumas. Es kann sich aus einem **Berlin-Ödem der Makula** entwickeln oder durch direkten Zug des Glaskörpers an der Innenfläche der Netzhaut während der Contusio bulbi resultieren. Aus dem Makulaforamen entsteht meist keine Netzhautablösung. Der Patient bemerkt aber ein **Zentralskotom** mit permanenter deutlicher Minderung der Sehschärfe. Eine Behandlung gibt es nicht.

Schwere Bulbuskontusionen können, bedingt durch die Deformation des Bulbus, zum **Abriß der Glaskörperbasis** oder zu Einrissen unterschiedlicher Größe in der peripheren Netzhaut führen. Besonders gefährdet sind Augen mit Achsenmyopie oder äquatorialen Netzhautdegenerationen, da hier die Netzhaut anlagebedingt bereits verdünnte Areale aufweist. **Traumatische Netzhautrisse** führen größtenteils zur Entwicklung einer Netzhautablösung, die einer **chirurgischen Therapie** bedarf. Stumpfe Bulbustraumata sind bei Kindern die häufigste Ursache der Netzhautablösung.

Klinik
Es kommt zu einem **langsam progredienten Visusabfall** und einer **Verschlechterung des Farbensehens,** die auch nach Absetzen des Medikamentes noch zunehmen können (progressive, irreversible Schädigung der Netzhautfunktion).

Therapie
Es ist keine kausale Therapie bekannt.

◄ Merke

Differentialdiagnose
Pigmentretinopathie durch Phenothiazine.

13.6.4.4 Traumatische Netzhautveränderungen
Berlin-Ödem: Netzhautödem als Folge eines stumpfen Bulbustraumas. Es bildet sich spontan zurück, kann aber auch zu einem atrophischen Netzhautloch mit **sekundärer Netzhautablösung** führen.

Aderhautruptur: Meist bogenförmiger Riß am hinteren Augenpol durch **Überdehnung der Bruchschen Membran** bei stumpfem Trauma. Begleitende **Blutungen,** narbige Abheilung. **Funktionsverlust** je nach Lage. Eine Therapie der Ruptur ist nicht möglich. Komplikation durch **subretinale Neovaskularisation.**

Traumatisches Makulaforamen: entwickelt sich aus einem **Berlin-Ödem** der Makula oder durch direkten Zug des Glaskörpers an der Makula während des Traumas. Zentralskotom, meist mit Metamorphopsien. Keine Behandlung bekannt.

Traumatische Ablatio retinae: durch Einrisse der peripheren Netzhaut in Folge der Bulbusdeformation bei stumpfem Trauma. **Operative Therapie.**

Retinopathia traumatica Purtscher:
Bei traumatischer Druckerhöhung im Bauch- und Brustraum **Cotton-wool-Herde, Blutungen, Papillenödem.** Die Veränderungen bilden sich spontan zurück, dauernde Visusminderung ist aber möglich.

Retinopathia sclopetaria: großflächige Pigmentepithel- u. Netzhautnarben nach stumpfem Bulbustrauma *(Abb. 284).*

Als **Retinopathia traumatica Purtscher** werden Netzhautveränderungen bezeichnet, die durch eine traumatisch bedingte starke Druckerhöhung im Bauch- und Brustbereich hervorgerufen werden. Sie bestehen aus **Cotton-wool-Herden, Blutungen und einem Papillenödem.** Die Pathogenese ist nicht genau bekannt. Möglicherweise liegen den Veränderungen **Fettembolien** der retinalen Gefäße zugrunde. Die Netzhautläsionen bilden sich spontan zurück. Permanente Visusreduktionen werden aber beobachtet.

Als **Retinopathia sclopetaria** werden großflächige narbige Netzhaut- und Pigmentepithelveränderungen bezeichnet, wie sie nach schweren **Bulbuskontusionen** im Bereich der Aufschlagstelle des Fremdkörpers, aber auch auf der gegenüberliegenden Bulbusseite durch Aufprall des Glaskörpers im Sinne eines Contre coup zu beobachten sind *(Abbildung 284).*

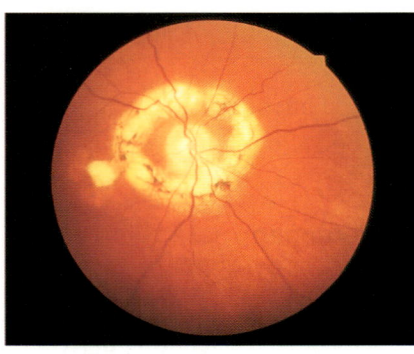

Abb. 284: Aderhautruptur. Ringförmig um die Papille gelegener Einriß der Bruchschen Membran mit sekundärer Narbenbildung.

Der klinische Fall ▶

Der klinische Fall. Ein 20jähriger kurzsichtiger Student wird beim Tennis von einem Ball ins Auge getroffen. Er bemerkt einen sofortigen Visusverlust und hat starke Schmerzen. Bei der notfallmäßigen Einlieferung in die nächste Augenabteilung wird ein komplettes **Hyphäma** und ein stark **erhöhter Augendruck** diagnostiziert. Nach Gabe von Diamox lassen die Schmerzen nach, der Patient wird stationär aufgenommen. Am nächsten Tag ist das Hyphäma bereits teilweise resorbiert, es werden Irisstrukturen erkennbar. Es zeigt sich, daß die **Linse subluxiert ist** (vergleiche *Kapitel 8.5.6.7*). Wegen des fehlenden Einblickes in tiefere Augenabschnitte wird eine Ultraschalluntersuchung durchgeführt. Sie zeigt eine Glaskörperblutung sowie den Verdacht auf eine **umschriebene Netzhautablösung** in der temporalen Peripherie. Zwei Tage später ist das Hyphäma weitgehend resorbiert. Die Glaskörperblutung klart jedoch nicht auf. Eine erneute Ultraschalluntersuchung zeigt jetzt eine sichere Ablatio retinae. Der Patient wird daher am nächsten Tage operiert. In einer kombinierten Operation werden die luxierte Linse und der getrübte Glaskörper entfernt. Es zeigt sich ein traumatischer Netzhautriß, der mit einer Segmentplombe und Kryokoagulation versorgt wird. Der postoperative Verlauf gestaltet sich komplikationslos. Die Netzhaut liegt wieder an. Das Sehvermögen beträgt bei Entlassung 50 Prozent mit Aphakiekorrektur. Zwei Monate später ist der Patient mit einer Kontaktlinse versorgt und erreicht 80% Sehvermögen.

13.6.5 Entzündliche Netzhauterkrankungen
13.6.5.1 Zytomegalie-Retinitis

s. Kap. 13.6.2.4 Netzhautbeteiligung bei AIDS

13.6.5.2 Röteln-Retinopathie

13.6.5 Entzündliche Netzhauterkrankungen

13.6.5.1 Zytomegalie-Retinitis

s. Kapitel 13.6.2.4 Netzhautbeteiligung bei AIDS

13.6.5.2 Röteln-Retinopathie

Definition ▶

> *Definition.* Durch pränatal erworbene Rötelninfektion bedingte stationäre Netzhautveränderungen.

Klinik. Das kongenitale Rötelnsyndrom kann nicht nur den vorderen Augenabschnitt in Form einer **kongenitalen Katarakt (Embryopathia rubeolosa,** vergleiche *Kapitel 8.5.2)* betreffen, sondern auch die Netzhaut beteiligen. Typischerweise finden sich am gesamten Fundus feinkörnelige **Pigmentepithelvernarbungen,** die keine Progression zeigen. Der Visus ist meist nicht beeinträchtigt, auch wenn in der Makula Pigmentverklumpungen zu beobachten sind.

Therapie. Da die Veränderungen stationärer Natur sind, bedürfen sie keiner Behandlung.

Differentialdiagnose. Differentialdiagnostisch muß an eine abgelaufene luetische Chorioretinitis (sog. Pfeffer-und-Salz-Fundus) oder an andere Virus-Retinopathien gedacht werden (z. B. Masern, vergleiche *Kapitel 9.5.3.3).* Die Abgrenzung gegenüber hereditären Netzhauterkrankungen (Retinopathia pigmentosa) erfolgt mit der Elektrophysiologie, die bei der Röteln-Retinopathie normale Antworten zeigt.

13.6.5.3 Akutes retinales Nekrosesyndrom

Definition. Die akute Netzhautnekrose ist eine ein- oder beidseitig auftretende **schwerste Immun-Vaskulitis** retinaler Arterien und Venen.

Ätiologie. In einem Teil der Fälle kann Herpes-simplex- oder Herpes-zoster-Virus als Erreger nachgewiesen werden.

Klinik. Es findet sich eine in der Fundusperipherie beginnende, rasch progrediente **Netzhautnekrose** mit Erblindung des betroffenen Auges innerhalb weniger Tage. Die befallene Netzhaut ist als Folge der Nekrose weißlich verfärbt und von **Blutungen** umgeben *(Abbildung 285).* In der Folge entwickeln sich eine **Optikusatrophie** und ausgehend von den Nekrosearealen große atrophische Netzhautlöcher, die zu einer **sekundären Ablösung der Netzhaut** führen.

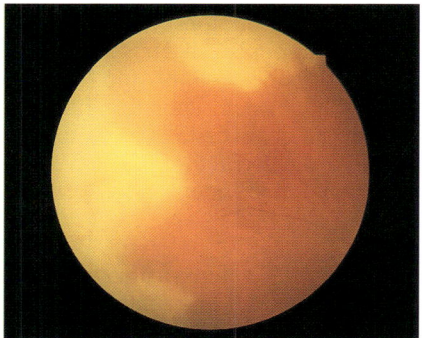

Abb. 285: Akute Retinanekrose bei gesicherter Herpesgenese. Reduzierter Funduseinblick durch entzündliche Trübungen des Glaskörpers, dreieckige Nekroseareale der Netzhaut, in deren Spitze durch die Vaskulitis weißlich veränderte retinale Arterien münden

Therapie. Die Therapie besteht in der hochdosierten Gabe des Antiherpetikums **Acyclovir** und **Steroiden,** um die Immunvaskulitis einzudämmen. Dennoch ist die Prognose quoad visum schlecht, da sich häufig eine inkurable Netzhautablösung entwickelt.

Klinik
Es findet sich eine feinkörnelige **Granulierung des Pigmentepithels** als Zeichen einer kongenitalen Rötelninfektion der Netzhaut. Es handelt sich um stationäre Veränderungen meist ohne Visusverlust.
Therapie
Es ist keine Therapie möglich.
Differentialdiagnose
kongenitale Luesinfektion (Pfeffer u.-Salz-Fundus), andere Virus-Retinopathien u. Retinopathia pigmentosa.

13.6.5.3 Akutes retinales Nekrosesyndrom

◀ Definition

Ätiologie
Teilweise Herpes-simplex- oder Herpes-zoster-Virus nachweisbar.
Klinik
Es kommt zur Entwicklung von großflächigen, weißen Netzhautnekrosen *(Abb. 285),* die rasch fortschreiten u. in wenigen Tagen zur **Erblindung** führen. Komplikation durch sekundäre Netzhautablösung.

Therapie
mit Acyclovir u. hochdosierten oralen Steroiden, um die Immunvaskulitis einzudämmen. Bei konsekutiver Ablatio retinae Versuch der operativen Sanierung.

**13.6.6   Hereditäre Netzhaut-
erkankungen**
**13.6.6.1 Primäre Retinopathia
pigmentosa**

Definition ►

Ophthalmoskopisches Bild
Am Fundus zeigen sich typischer-
weise eine **knochenbälkchenartige
Pigmentretinopathie**, eine **wachs-
gelbe Papille** u. **fadenenge Gefäße**
(Abb. 286).

Vererbung
Am häufigsten autosomal-rezessiv,
seltener autosomal-dominant.

Klinik
Bei der **Stäbchen-Zapfen-Degeneration** kommt es zur **Nachtblindheit
mit progressiven Ringskotomen.**
Im Endstadium findet sich ein Flintenrohrgesichtsfeld oder eine vollständige Erblindung. Die Erkrankung wird in Verbindung mit einer
kongenitalen Innenohrschwerhörigkeit als **M. Usher** bezeichnet.

Bei der **Zapfen-Stäbchen-Degeneration** wird eine frühzeitige Visusreduktion u. später erst eine Nachtblindheit festgestellt.

Diagnose
stark **reduziertes Elektroretinogramm,** das insbesondere bei **Retinopathia pigmentosa sine pigmento** die Diagnose bestätigt.

13.6.6   Hereditäre Netzhauterkrankungen

13.6.6.1 Primäre Retinopathia pigmentosa

> **Definition.** Als Retinopathia (Retinitis) pigmentosa wird eine Gruppe von vererblichen Erkrankungen bezeichnet, die durch einen **progressiven Ge-sichtsfeldverlust, Nachtblindheit** und ein stark verändertes oder nicht mehr ableitbares **Elektroretinogramm** gekennzeichnet sind.

Ophthalmoskopisches Bild. Am Augenhintergrund finden sich typischer-weise **knochenbälkchenartige Pigmentverklumpungen,** stark **verengte retinale Ge-fäße** und eine wachsgelbe **Papillenatrophie** *(Abbildung 286).*

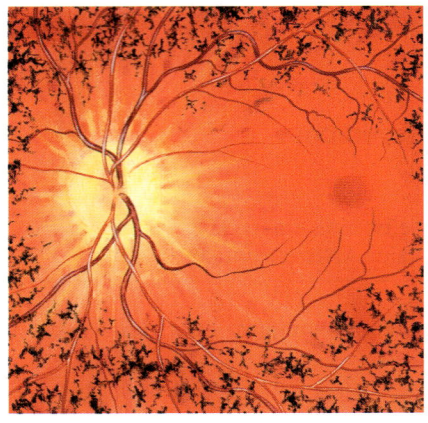

Abb. 286: Retinopathia pigmentosa. Trias aus wachsgelber Papille, Kno-chenbälkchen-Retinopathie und ver-engten retinalen Gefäßen

Vererbung. Es werden der **häufige autosomal-rezessive Erbgang (50 – 80%)** von dem wesentlich selteneren **autosomal-dominanten (10%)** und dem noch seltene-ren **X-rezessiven** Erbgang unterschieden.

Klinik. Je nach bevorzugtem Befall der Stäbchen oder Zapfen wird eine Stäb-chen-Zapfen- oder aber eine Zapfen-Stäbchen-Degeneration beobachtet. Bei der häufigeren **Stäbchen-Zapfen-Degeneration** steht der Befall der Stäbchen im Vordergrund, der in der mittleren Netzhautperipherie beginnt und langsam nach zentral und peripher fortschreitet. Häufig bleibt dem Patienten für viele Jahre ein sogenanntes **Flintenrohrgesichtsfeld** erhalten mit erstaunlich gutem Vi-sus bei weitgehendem Ausfall der peripheren Gesichtsfeldanteile. Die Verbin-dung einer Retinitis pigmentosa mit einer kongenitalen Innenohrschwerhörig-keit wird als **Usher-Syndrom** bezeichnet.

Die seltenere **Zapfen-Stäbchen-Degeneration** betrifft bereits frühzeitig Stäb-chen **und** Zapfen, führt allerdings erst in der Spätphase der Erkrankung zu einer Nachtblindheit. Dafür kommt es früher zu einer Zapfendegeneration mit Stö-rungen der zentralen Netzhautfunktion wie **Farbsinn, Kontrastempfinden und Vi-sus.** Eine Pigmentretinopathie wird bei der Zapfen-Stäbchen-Degeneration sel-tener beobachtet. Als **Retinopathia pigmentosa sine pigmento** wird das Auftreten der klassischen Symptome ohne Vorliegen einer Pigmentretinopathie bezeich-net. Hierbei handelt es sich in der Regel um eine **Frühform der Erkrankung,** da sich die Pigmentretinopathie erst im fortgeschrittenen Stadium entwickelt.

Diagnose. Die Diagnose kann durch die stark erniedrigten bis erloschenen Antworten im **Elektroretinogramm** gesichert werden. Auch bei Retinopathia pig-mentosa sine pigmento hilft die elektrophysiologische Diagnostik.

Therapie. Eine ursächliche Therapie ist bei der primären Retinitis pigmentosa nicht bekannt. Lediglich die Operation des häufig frühzeitig auftretenden grauen Stars kann zu einer Verbesserung des Visus, aber nicht des Gesichtsfeldes beitragen. Wichtig ist vor allem die **genetische Beratung.**

Therapie
Es ist keine kausale Behandlung bekannt. Eine **genetische Beratung** sollte erfolgen.

13.6.6.2 Kongenitale Retinopathia pigmentosa (Lebersche kongenitale Amaurose)

13.6.6.2 Kongenitale Retinopathia pigmentosa (Lebersche kongenitale Amaurose)

> **Definition.** Als Lebersche Amaurose wird die kongenitale Retinitis pigmentosa bezeichnet.

◀ Definition

Klinik. Das Kennzeichen der Leberschen Amaurose sind die **fehlende Lichtperzeption** des Kindes und das nicht **ableitbare Elektroretinogramm.** Der Augenhintergrund sieht in der frühen Kindheit noch normal aus, entwickelt später aber eine typische **Pigmentretinopathie.** Die Erkrankung wird autosomal-rezessiv vererbt. Eine Therapie ist nicht bekannt.

Klinik
Es liegt eine bei Geburt bestehende **beidseitige Blindheit** vor. Die Diagnose wird über den Nachweis der nicht vorhandenen Antworten im **ERG** gestellt. Eine Therapie ist nicht bekannt.

13.6.6.3 Sekundäre Retinopathia pigmentosa

13.6.6.3 Sekundäre Retinopathia pigmentosa

> **Definition.** Eine Retinopathia pigmentosa, die als Begleiterkrankung im Rahmen einer generalisierten Stoffwechselerkrankung auftritt, wird als **sekundäre Retinopathia pigmentosa** bezeichnet.

◀ Definition
Ursachen der sekundären Retinopathia pigmentosa s. *Tab. 41.*

Eine Auswahl der wichtigsten Erkrankungen, die mit einer sekundären Retinopathia pigmentosa einhergehen können, ist in *Tabelle 41* wiedergegeben. Von der primären und sekundären Retinopathia pigmentosa muß außerdem die **Pseudoretinitis pigmentosa** abgegrenzt werden, die zwar Pigmentverklumpungen der Netzhaut und Gesichtsfelddefekte aufweist, bei der aber die übrigen Kriterien der klassischen Retinopathia pigmentosa wie erloschenes ERG und Progredienz der funktionellen und morphologischen Veränderungen fehlen. Es liegt meist eine **abgelaufene entzündliche Netzhauterkrankung** (z. B. Pigmentretinopathie nach **Lues** oder **Röteln,** vergleiche *Kapitel 9.5.3.3* und *13.6.5.2*) vor, die das Bild einer Retinitis pigmentosa vortäuscht.

Als **Pseudoretinitis pigmentosa** werden **postentzündliche Pigmentepithel-Netzhautveränderungen** bezeichnet, die eine Retinitis pigmentosa vortäuschen, aber keine Progredienz zeigen.

Tabelle 41: Sekundäre Retinopathia pigmentosa (Auswahl)	
bei Erkrankung	zusätzliche Befunde (Auswahl)
Abetalipoproteinämie	Steatorrhö, zerebellare Ataxie, Neuropathie
Cockayne-Syndrom	Zwergwuchs, Retardierung, Taubheit, Psychosen
Friedreich-Ataxie	Ataxie, Nystagmus, EKG-Veränderungen
Kearns-Sayre-Syndrom	okulare Myopathie, Rhythmusstörungen, Minderwuchs
Laurence-Moon-Bardet-Biedl-Syndrom	geistige Behinderung, Polydaktylie, Fettleibigkeit, Taubheit
Mukopolysaccharidosen	Skelett-Abnormalitäten, geistige Retardierung
Neuronale Ceroid-Lipofuszinosen	Ataxie, Hypotonie, Mikrozephalie
Refsum-Syndrom	Taubheit, Hepatomegalie, Ataxie, geistige Retardierung

13.6.6.4 Chorioideremie und Atrophia gyrata

Definition ▶

Klinik
Die **Chorioideremie** wird **X-rezessiv** vererbt. Sie zeigt ähnliche Symptome wie die Retinopathia pigmentosa. Am Fundus sieht man wie ausgestanzt wirkende **Defekte von Pigmentepithel u. Choriocapillaris** *(Abb. 287)*.
Das Vererbungsmuster kann über die Untersuchung der Mutter geklärt werden, die oft leichte Fundusveränderungen aufweist. Eine Therapie ist nicht bekannt.

Bei der **Atrophia gyrata** liegt ein Mangel an Ornithin-Amino-Transferase mit **10fach erhöhten Ornithinspiegeln** vor. Dies führt zu progressiven Aderhautveränderungen mit **Nachtblindheit und Gesichtsfelddefekten** ähnlich der Chorioideremie.

Eine Therapie ist durch eine **argininarme Diät** u. Gabe von **Vitamin B6** möglich.

13.6.6.5 Vitelliforme Makuladegeneration (Morbus Best)

Definition ▶

13.6.6.4 Chorioideremie und Atrophia gyrata

> **Definition.** Chorioideremie und Atrophia gyrata sind erblich-degenerative Erkrankungen, deren ophthalmoskopisch sichtbare Veränderungen primär in der **Aderhaut** liegen.

Klinik. Die **Chorioideremie** wird X-rezessiv vererbt und beginnt meist in der frühen Jugend. Ähnlich wie bei der Retinopathia pigmentosa entwickelt sich eine **Nachtblindheit** und ein progredienter **Verlust des peripheren Gesichtsfeldes.** Am Augenhintergrund sieht man große Areale atrophierten Pigmentepithels mit gleichzeitigem Verlust der Choriocapillaris, so daß die großen Aderhautgefäße vor der weißen Sklera sichtbar werden *(Abb. 287)*.

Die Veränderungen liegen anfangs in der mittleren Netzhautperipherie, dehnen sich dann aber nach zentral und peripher aus, bis schließlich nur noch eine zentrale Insel intakter Netzhaut übrigbleibt, die erst nach vielen Jahren ebenfalls der Atrophie anheimfällt (vgl. *Kapitel 9.5.2.3* und *Tabelle 24, Kapitel Uvea*). Das zentrale Sehvermögen kann daher bis in die 3. oder 4. Dekade erhalten bleiben.

Differentialdiagnose. Die Chorioideremie muß differentialdiagnostisch gegenüber den verschiedenen Typen der Retinopathia pigmentosa, der hohen Myopie und der Atrophia gyrata abgegrenzt werden. Bei der Frage des Vererbungsmodus hilft oft die Untersuchung der **weiblichen Carrier,** da diese meist asymptomatische **Fundusveränderungen** in Form von Pigmentepithelveränderungen zeigen.

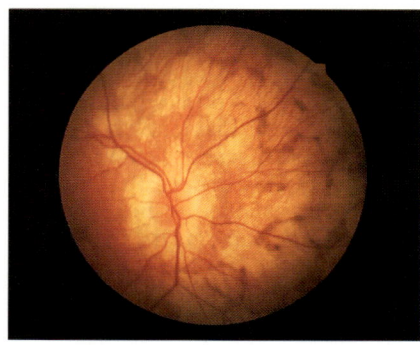

Abb. 287: Chorioideremie. Ausgedehnte, zum Teil konfluierende Herde, in denen kaum noch Aderhautgefäße vorhanden sind. Zusätzlich Knochenbälkchen-Retinopathie und peripapilläre atrophische Areale

Die **Atrophia gyrata** beruht auf einem Mangel des Enzyms **Ornithin-Amino-Transferase.** Dies hat Ornithinspiegel zur Folge, die bis zu 10mal höher sind als bei Normalen. Die Erkrankung wird **autosomal-rezessiv** vererbt und beginnt meist um das 10. Lebensjahr. Sie führt ähnlich wie die Chorioideremie zu einem Verlust von Pigmentepithel und Choriocapillaris mit Entwicklung von **Nachtblindheit** und **Gesichtsfelddefekten** (vgl. *Kapitel 9.5.2.4* und *Tabelle 24, Kapitel Uvea*). Das **Elektroretinogramm** ist wie bei der Chorioideremie **stark reduziert** bis erloschen. Die Atrophia gyrata ist eine der wenigen erblichen Netzhautdegenerationen, die behandelbar sind. Die Therapie besteht in der Gabe von **Vitamin B6** und einer an **Arginin armen Diät.**

13.6.6.5 Vitelliforme Makuladegeneration (Morbus Best)

> **Definition.** Es handelt sich um eine auf die Makula beschränkte Dystrophie von Pigmentepithel und Netzhaut mit typischem ophthalmoskopischen Bild.

Vererbung. Die vitelliforme Dystrophie der Makula ist eine **autosomal-dominant** vererbte Erkrankung mit variabler Penetranz und Expressivität.

Klinik. Die Erkrankung beginnt zwischen dem 5. und 15. Lebensjahr. Trotz der direkt die Makula betreffenden Veränderungen bleibt das **Sehvermögen zunächst relativ gut.** Ophthalmoskopisch findet sich im Frühstadium der Erkrankungen eine gelbe, zystische, kreisrunde und subretinal gelegene Läsion der Makula, die oft als »**Eidotter**« oder **vitelliformes Stadium** beschrieben wird *(Abbildung 288)*. Erst nach Ruptur dieser Zyste kommt es zu einem Visusverfall. Am Augenhintergrund sieht man dann das »**Rührei**« oder **vitelliruptive Stadium** mit Pigmentepithelveränderungen und unregelmäßig angeordneten gelben Ablagerungen.

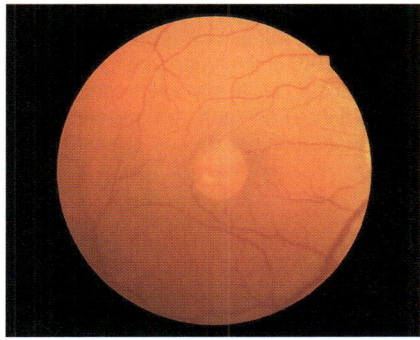

Abb. 288: Vitelliforme Makuladegeneration. Im Zentrum der Makula gelegene gelbliche Zyste bei ansonsten unauffälliger Netzhaut (Visus 0,6)

Diagnose. Die Diagnose wird durch das ophthalmoskopische Bild und die elektrophysiologische Untersuchung bestätigt, bei der sich ein **normales ERG** bei **erloschenem Hellanstieg im EOG** findet.

Therapie. Eine kausale Behandlung gibt es nicht. Das Lesevermögen kann mit geeigneten vergrößernden Sehhilfen erhalten werden.

13.6.6.6 Morbus Stargardt

> **Definition.** Der **Morbus Stargardt** ist eine auf die **Makula** beschränkte **Photorezeptoren-Dystrophie** mit lediglich geringen Fundusveränderungen.

Vererbung. Der Morbus Stargardt wird **autosomal-rezessiv** vererbt.

Klinik. Die Erkrankung beginnt zwischen dem 6. und 20. Lebensjahr. Anders als bei der vitelliformen Dystrophie wird frühzeitig ein **Rückgang der Sehschärfe** beobachtet, obwohl ophthalmoskopisch kaum Veränderungen sichtbar sind. In späteren Phasen der Erkrankung kann die mittlere Fundusperipherie in Form eines **Fundus flavimaculatus** (vergleiche *Kapitel 13.6.6.7*) beteiligt sein. Bei ausgeprägtem Morbus Stargardt sieht man in der Makula eine horizontal-ovale Pigmentepithelveränderung, die der Makula den Aspekt von gehämmertem Kupfer gibt. Bei einem rein auf die Makula beschränkten Morbus Stargardt sind **ERG und EOG unauffällig,** bei Beteiligung im Sinne eines Fundus flavimaculatus kommt es zu einer **Reduktion von ERG und EOG.** Der Visus liegt im Endstadium der Erkrankung meist bei 0,1.

Therapie. Außer der Verordnung von vergrößernden Sehhilfen, mit denen die jugendlichen Patienten aber oft erstaunlich gut zurechtkommen, gibt es keine Behandlung.

Vererbung
Es liegt eine **autosomal-dominante Vererbung** mit variabler Expression vor.

Klinik
Ophthalmoskopisch findet sich eine auf die Makula beschränkte, subretinale **gelbliche Ablagerung** (Abb. 288) in Form einer Zyste. Durch die Ruptur der Zyste kommt es zu einer progredienten Abnahme des Sehvermögens.

Diagnose
Die Diagnose wird durch den Nachweis des **reduzierten EOGs bei intaktem ERG** gesichert.

Therapie
Da keine kausale Therapie bekannt ist, kann nur mit **vergrößernden Sehhilfen** geholfen werden.

13.6.6.6 Morbus Stargardt

◄ Definition

Vererbung
autosomal-rezessiv.

Klinik
Die Erkrankung beginnt in der Jugend u. führt trotz geringer Fundusveränderungen frühzeitig zu einem **deutlich reduzierten Visus.** Zusätzlich liegt oft ein **Fundus flavimaculatus** (s. unten) vor. Der Visus beträgt im Endstadium 0,1.

Therapie
Eine kausale Therapie ist nicht bekannt. Mit vergrößernden Sehhilfen kann geholfen werden.

13.6.6.7 Fleckförmige Retinopathien

Autosomal-dominant vererbte Drusen: Gelbliche, relativ große Aufhellungen am hinteren Pol ohne deutliche Visusminderung *(Abb. 289).*

Fundus flavimaculatus: Fischzugartig an den großen Gefäßbögen gelegene kleinere helle Herde, kaum Funktionsausfälle.
Retinitis punctata albescens: Sonderform der Retinopathia pigmentosa, feine weiße Punkte am gesamten Fundus.
Fundus albipunctatus: Nachtblindheit, weiße Flecken, aber keine Progredienz.

Therapie
Eine ursächliche Behandlung ist nicht bekannt.

13.6.6.8 Albinismus

Definition ▶

Klinik
Als **Albinismus** wird eine **Hypopigmentation des gesamten Fundus** mit kongenitaler **Makulahypoplasie, Nystagmus u. stark reduziertem Visus** bezeichnet. Die Erkrankung wird meist **autosomal-rezessiv** vererbt. Die Patienten leiden an starker Lichtempfindlichkeit.
Unter **Albinoidismus** versteht man eine Hypopigmentation *(Abb. 290)* des Fundus, bei der aber eine **normale Makulafunktion** vorhanden ist u. kein Nystagmus besteht.

13.6.6.7 Fleckförmige Retinopathien

Unter diesem Oberbegriff werden Erkrankungen zusammengefaßt, die zu fleckförmigen Aufhellungen im Pigmentepithel führen. Die **autosomal-dominant vererbten Drusen** zeigen relativ große gelbliche, mitunter leicht unscharf begrenzte Flecken am hinteren Pol beider Augen, oft temporal der Makula gelegen *(Abbildung 289).*

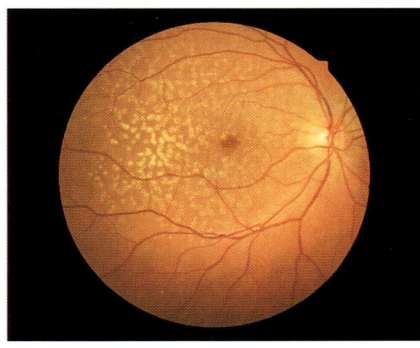

Abb. 289: Autosomal-dominant vererbte Drusen. Multiple gelbliche scharf begrenzte Herde, vor allem temporal der Makula gelegen. Am anderen Auge identischer Befund (Visus 0,8/0,8)

Die Funktionsbeeinträchtigung ist meist gering. Als **Fundus flavimaculatus** werden fischzugartig an den großen Gefäßbögen angeordnete gelb-weißliche kleinere Flecken bezeichnet. Die Erkrankung wird **autosomal-rezessiv** vererbt und ist meist mit dem M. Stargardt kombiniert. Bei isoliertem Fundus flavimaculatus ist der Visus häufig nicht gestört. Die **Retinitis punctata albescens** ist eine Sonderform der Retinopathia pigmentosa mit entsprechenden **ERG-Veränderungen** und progressivem Gesichtsfeldverfall. Hierbei finden sich kleine, scharf begrenzte weißlich-gelbe Pünktchen am gesamten Fundus. Sehr ähnlich sieht der **Fundus albipunctatus** aus, der mit einer Nachtblindheit einhergeht, aber keine Progredienz und keine Gesichtsfelddefekte aufweist.

Therapie. Es ist bei allen Formen keine kausale Therapie möglich.

13.6.6.8 Albinismus

Definition. Angeborene Hypopigmentation des Augenhintergrundes und der Iris mit je nach Typ unterschiedlichen Funktionsausfällen.

Klinik. Es wird ein **echter Albinismus** von einem **Albinoidismus** unterschieden. Bei dem echten Albinismus liegt eine angeborene Hypopigmentation des Augenhintergrundes mit **Hypoplasie der Makula** vor, die zu einer kongenital stark reduzierten Sehschärfe mit **kongenitalem Nystagmus** führt (vergleiche *Kapitel 9.5.1.6, Abbildung 209*).

Ophthalmoskopisch fehlen die Reflexe, das gelbe Pigment der Makula und die bei Normalen zu beobachtende makuläre Hyperpigmentierung des Pigmentepithels. Histologisch fehlt die Differenzierung der makulären Region. Der echte Albinismus wird **meist autosomal-rezessiv** vererbt. Vom echten Albinismus unterscheidet sich der **Albinoidismus** durch das Fehlen des Nystagmus und das Vorhandensein eines **weitgehend normalen Visus.** Wie bei echtem Albinismus bestehen aber auch hier eine Hypopigmentierung des Fundus *(Abbildung 290)*, eine Transilluminierbarkeit der Iris und Lichtscheu (Photophobie) der Patienten.

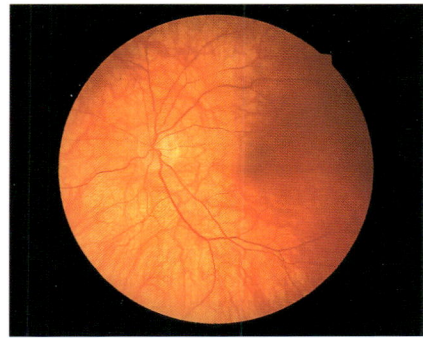

Abb. 290: Fundus bei Albinoidismus. Es findet sich in der Fundusperipherie eine deutliche Depigmentierung des Pigmentepithels, die bis an den hinteren Pol reicht. Dadurch werden in diesen Bereichen die großen Aderhautgefäße deutlich sichtbar. Im Makulabereich liegt jedoch eine normale Pigmentierung vor. Der Visus beträgt 1,0

Therapie. Die Therapie der Patienten mit Albinismus und Albinoidismus besteht in der Verordnung von stark **lichtabsorbierenden Gläsern.**

Therapie
Bei beiden Formen sollten **Lichtschutzgläser** verordnet werden.

13.6.6.9 Geschlechtsgebundene juvenile Retinoschisis

13.6.6.9 Geschlechtsgebundene juvenile Retinoschisis

◄ **Definition**

Definition. Die geschlechtsgebundene juvenile Retinoschisis ist eine erbliche Aufspaltung in der Nervenfaserschicht der Netzhaut.

Vererbung. Die Erkrankung wird X-chromosomal-rezessiv vererbt.

Vererbung
Die Erkrankung wird X-chromosomal vererbt.
Klinik
Es liegt eine **Netzhautspaltung** in der Nervenfaserschicht vor, die langsam progredient verläuft. Im Frühstadium findet sich lediglich eine **foveale Schisis,** die zu einer Visusreduktion führt. Im weiteren Verlauf kommt es zu einer Pigmentdegeneration, die peripher beginnt.

Klinik. Die Netzhautspaltung (Schisis) entsteht in der **Nervenfaserschicht** und ist im Gegensatz zu der senilen Retinoschisis (vgl. *Kap. 13.6.3.5*) **langsam progredient.** Sie kann zu einer Degeneration der gesamten Netzhaut führen. Im Frühstadium sieht man häufig nur eine **foveale Schisis,** die durch feine radiär verlaufende Falten der Makula gekennzeichnet ist. In der Netzhautperipherie entwickelt sich ebenfalls eine Schisis, die später in eine **Pigmentretinopathie** übergeht. Der Visus ist bei Befall der Makula in der Regel deutlich reduziert, die periphere Schisis führt zu absoluten Skotomen.

Diagnose. Von der Retinopathia pigmentosa kann die Erkrankung durch das **normale EOG** unterschieden werden. Das ERG zeigt eine **normale a-Welle,** da die äußeren Netzhautschichten intakt sind, je nach Ausdehnung der Erkrankung kommt es aber zu einer **Reduktion der b-Welle des ERG.**

Diagnose
Das ERG ist pathologisch, das ECG im Gegensatz zur Retinitis pigmentosa aber normal.

Therapie. Eine Behandlung ist nicht bekannt. Lediglich vergrößernde Sehhilfen sind indiziert.

Therapie
Keine Therapie bekannt. Vergrößernde Sehhilfen.

13.6.7 Sekundäre Netzhauterkrankungen

13.6.7.1 Zystoides Makulaödem

13.6.7 Sekundäre Netzhauterkrankungen
13.6.7.1 Zystoides Makulaödem

◄ **Definition**

Definition. Als zystoides Makulaödem wird ein in Form kleiner Zysten vermutlich in der **inneren plexiformen Schicht der Makula** gelegenes Ödem der Netzhaut bezeichnet.

Ätiologie
Hyperpermeabilität makulärer Kapillaren, die verschiedene Ursachen haben kann (s. *Tab. 42*).

Ätiologie. Die Ursache ist eine abnorme **Hyperpermeabilität der perifovealen Kapillaren,** die im Rahmen verschiedener Erkrankungen auftreten kann (siehe *Tabelle 42*).

Tabelle 42: Ursachen des zystoiden Makulaödemes	
diabetische Retinopathie	Periphlebitis retinae
venöse retinale Gefäßverschlüsse	Retinopathia pigmentosa
Uveitis und Chorioretinitis	feuchte Form der altersbedingten
Kataraktchirurgie	Makuladegeneration
(Irvine-Gass-Syndrom)	idiopathisch

Ophthalmoskopisches Bild
Die typischen Zysten sind am besten in der **Fluoreszenzangiographie** zu sehen *(Abb. 291)*.

Ophthalmoskopisches Bild. Am Augenhintergrund sieht man bei Vorliegen eines zystoiden Makulaödems unter stereoskopischer Betrachtung eine **Verdickung der makulären Netzhaut.** In der **Fluoreszenzangiographie** zeigt sich dann das typische Bild der blütenförmig angeordneten Netzhautzysten *(Abbildung 291)*.

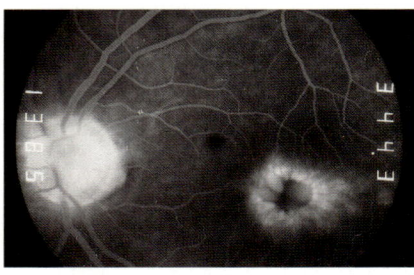

Abb. 291: Fluoreszenzangiographie bei zystoidem Makulaödem. Anfärbung der perifoveal gelegenen Zysten mit Fluoreszein. Außerdem leichte diffuse Farbstoffaustritte bei aktiver Uveitis (Visus 0,2)

Klinik
Die in der Makula gelegenen, mit Flüssigkeit gefüllten Zysten führen besonders bei vaskulären Erkrankungen zu **bleibenden Visusminderungen.** Das reversible zystoide Makulaödem nach Kataraktoperation wird als **Irvine-Gass-Syndrom** bezeichnet.

Klinik. Je nach Ausprägung des Makulaödems kann das Sehvermögen leicht oder schwer betroffen sein. Besonders **bei vaskulären Netzhauterkrankungen** ist das Makulaödem oft Ursache einer **schweren und bleibenden Visusreduktion.** Als **Irvine-Gass-Syndrom** wird das zystoide Makulaödem nach Kataraktchirurgie bezeichnet. Es wurde zu Zeiten der intrakapsulären Kataraktoperation bei bis zu 70% der operierten Patienten beobachtet. Durch die Einführung der **extrakapsulären Operationsverfahren** ist die Häufigkeit stark gesunken. Das postoperative zystoide Makulaödem bildet sich meist innerhalb von 3 Monaten spontan zurück. Auch andere intraokulare Eingriffe können zur Entwicklung eines zystoiden Makulaödems prädisponieren (vergleiche *Kapitel 8.6.5*).

Therapie
Je nach zugrundeliegender Erkrankung mit Steroiden, Prostaglandinsynthesehemmern oder Acetazolamid.

Therapie. Die Therapie des im Rahmen einer Entzündung aufgetretenen Makulaödems besteht in der Gabe von **Steroiden** und **Prostaglandinsynthesehemmern.** Ist eine Gefäßerkrankung Ursache des Ödems, so kann der Carboanhydrasehemmer **Acetazolamid** gelegentlich das Ödem reduzieren. Die Sehschärfe bleibt aber oft unbeeinflußbar schlecht.

13.6.7.2 Epiretinale Gliose

13.6.7.2 Epiretinale Gliose

Definition ▶

Definition. Die idiopathische oder sekundär nach Netzhauterkrankungen auftretende Entwicklung einer **prämakulären Membran aus Gliazellen** der Netzhaut wird als epiretinale Gliose bezeichnet.

Ätiologie. Ursachen der Entwicklung der sekundären Membran sind retinale **Gefäßverschlüsse, Contusio bulbi, Uveitis, hintere Glaskörperabhebung und intraokulare Chirurgie.** Aber auch idiopathische epiretinale Gliosen werden beobachtet.

Klinik. Durch die Kontraktur der Membran kommt es zu einer Verziehung der retinalen Architektur. Der Patient bemerkt daher meist ausgeprägte **Metamorphopsien** und eine langsam progrediente **Visusabnahme.** Häufig kommt es zu einem spontanen Stillstand der Erkrankung bei nur mäßig reduziertem Visus (siehe *Abbildung 253*).

Therapie. Bei stärker reduziertem Visus kann versucht werden, die Membran mittels **glaskörperchirurgischer Verfahren** von der Netzhaut abzupräparieren (vergleiche *Kapitel 17.5.2.3, Abbildung 332b*). Eine medikamentöse Behandlung gibt es nicht.

13.6.8 Netzhautablösung (Ablatio retinae)

> **Definition.** Als Netzhautablösung wird eine durch verschiedene Ursachen auslösbare **Abhebung der neurosensorischen Netzhaut von dem daruntergelegenen Pigmentepithel** bezeichnet.

Ätiologie. Die Netzhautablösung wird durch die fehlende anatomische Befestigung der Rezeptorschicht am Pigmentepithel begünstigt (vergleiche *Kapitel 13.2*).

Klinik. Durch den in Folge der Netzhautablösung größer werdenden Abstand der Photorezeptoren von der versorgenden Choriocapillaris stellen die Photorezeptoren der abgelösten Netzhaut ihre Funktion ein. Der Patient bemerkt ein **Skotom in dem abgehobenen Netzhautbereich. Ein massiver Visusverlust** tritt erst ein, wenn die Makula sich ablöst. Nach spontaner oder operativer Wiederanlegung der Netzhaut kommt es zu einer **Erholung der Rezeptorfunktion.** Nach länger bestehender Netzhautablösung (Wochen) ist die Erholung aber oft unvollständig. Bei einer Netzhautablösung unter Beteiligung der Fovea centralis bleibt auch nach Wiederanlegung der Netzhaut meist ein **funktionelles Defizit.**

13.6.8.1 Rhegmatogene Ablatio

> **Definition.** Als rhegmatogene Ablatio retinae wird eine durch einen **Netzhautriß** verursachte Ablösung der Netzhaut bezeichnet.

Epidemiologie. Die rhegmatogene Ablatio retinae ist die häufigste Form der Netzhautablösung. Ihre jährliche Inzidenz liegt bei **1:10 000.** Prädisponierende Faktoren sind **Kurzsichtigkeit, stumpfe oder perforierende Traumata sowie die Aphakie oder Pseudophakie** (Zustand nach Kunstlinsenimplantation, vergleiche *Kapitel 8.6.5*). Bei aphaken Augen muß mit einer Ablatiohäufigkeit von 1 – 2% gerechnet werden.

Ätiologie
Neben der idiopathischen epiretinalen Gliose kommen Gefäßverschlüsse, die **Contusio bulbi,** eine Uveitis, eine hintere Glaskörperabhebung oder intraokulare Chirurgie als Ursachen in Frage.
Klinik
Es entwickelt sich eine Netzhautverziehung mit **Metamorphopsien** u. **Visusabnahme.**

Therapie
Bei progredientem Visusverlust **Vitrektomie** mit Entfernung der Membran.

13.6.8 Netzhautablösung (Ablatio retinae)
◄ Definition

Ätiologie
Die Netzhautablösung wird durch die fehlende anatomische Befestigung der Rezeptorschicht am Pigmentepithel begünstigt (vergleiche *Kap. 13.2*).
Klinik
Durch das Fehlen der ernährenden Funktion der Choriocapillaris kommt es zu einem **Funktionsverlust** der Photorezeptoren, der sich bei Wiederanlegung der Netzhaut zurückbilden kann. Bei länger bestehender Ablatio werden auch **permanente Funktionsdefizite** beobachtet.

13.6.8.1 Rhegmatogene Ablatio
◄ Definition

Epidemiologie
die jährliche Inzidenz der Netzhautablösung liegt bei **1:10 000.** Bei **Aphakie** oder **Pseudophakie** liegt eine Ablatiohäufigkeit von 1 – 2% vor. Prädisponierend wirken **Myopie, Trauma u. hintere Glaskörperabhebung.**

Pathogenese

Entstehung der Netzhautablösung durch Verflüssigung u. Abhebung des Glaskörpers, der **Zug auf die Netzhaut** ausübt *(Abb. 292),* so daß diese einreißt u. anschließend der verflüssigte Glaskörper durch das Foramen unter die Netzhaut vordringen kann. Eine anlagebedingte **Verdünnung der Netzhaut** (z. B. bei Myopie) begünstigt das Einreißen der Netzhaut. Am häufigsten finden sich die Netzhautrisse in der **temporal oberen Fundusperipherie.**

Pathogenese. Das für die Entstehung der Netzhautablösung verantwortliche **Netzhautloch** liegt meist in der Fundusperipherie, am häufigsten temporal oben. Das Foramen entsteht als Folge einer **anlagebedingten Verdünnung** der Netzhaut (z. B. Myopie) sowie durch **Zug des Glaskörpers** an der Netzhaut. Voraussetzung für den Glaskörperzug ist eine im Laufe des Lebens progrediente **Verflüssigung des Glaskörpers,** die schließlich in eine hintere Glaskörperabhebung mündet *(Abbildung 292)*

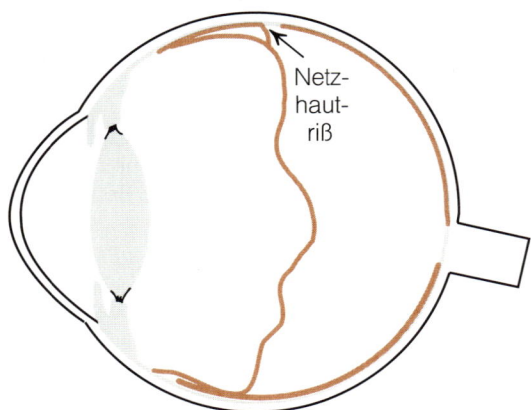

Netz-
haut-
riß

Abb. 292: Hintere Glaskörperabhebung mit konsekutivem Netzhautriß. Als Folge der Destruktion des Glaskörpergerüstes ist es zu einer hinteren Abhebung des Glaskörpers von der Netzhaut gekommen. Durch eine periphere Glaskörperanheftung entsteht ein Zug an der Netzhaut, der zu einem Netzhauteinriß geführt hat

Hierdurch wird der Glaskörper im Auge mobilisiert und kann, ausgelöst durch die ständigen Augenbewegungen, **Zug auf Netzhautareale** auslösen, an denen noch eine feste Verbindung zwischen Glaskörper und Netzhautinnenschicht besteht. Dies ist in der Regel im Bereich der **Glaskörperbasis,** das heißt in der Fundusperipherie der Fall. Kommt es nun durch den **Glaskörperzug** zum Einriß der Netzhaut, so kann verflüssigter Glaskörper durch das Netzhautforamen unter die Netzhaut gelangen und so die Netzhaut allmählich von der Unterlage abheben *(Synopsis 27, Kapitel Glaskörper).*

Klinik

Der Patient bemerkt **Photopsien** (Lichtblitze), eine Zunahme der **Mouches volantes,** oder einen **Rußregen** als Ausdruck einer begleitenden Glaskörperblutung u. einen **schwarzen Vorhang,** der in seiner Ausdehnung der abgehobenen Netzhaut entspricht.

Klinik. Der Patient bemerkt den Zug des Glaskörpers an der Netzhaut meist durch das Auftreten von Lichtblitzen **(Photopsien).** Häufig sind diese allerdings harmlos, da sie sich oft bei hinterer Glaskörperabhebung finden, ohne daß ein Netzhautforamen entsteht. Kommt es als Folge des Zuges zum Einreißen eines Netzhautgefäßes, so bemerkt der Patient einen Schwarm schwarzer Punkte **(Mouches volantes, Rußregen),** der den sich im Glaskörperraum verteilenden Erythrozyten entspricht (vergleiche *Kapitel 12.5.2.2).* Ist schließlich eine Netzhautablösung eingetreten, so zeigt sich diese dem Patienten je nach Lage als **dunkle Wand von unten** (wenn die Netzhautablösung oben beginnt), als **schwarzer Vorhang von oben** (wenn die Ablösung unten beginnt) **oder von der Seite.** Erreicht die Ablatio die Netzhautmitte, so sinkt das Sehvermögen drastisch ab. Dieser Vorgang entwickelt sich meist innerhalb weniger Tage nach Entstehung des Netzhautrisses.

Ophthalmoskopisches Bild

Das Netzhautloch kann mit dem **indirekten Ophthalmoskop** oder mit dem **Kontaktglas** an der Spaltlampe gesehen werden. Es findet sich eine flottierende **Netzhautblase** *(Abb. 293).*

Ophthalmoskopisches Bild. Das Netzhautforamen ist bei klaren optischen Medien meist mit der **indirekten Ophthalmoskopie** gut sichtbar. Gelegentlich muß zusätzlich mit dem **Kontaktglas** an der Spaltlampe nach dem Loch gesucht werden. Die Netzhautablösung selbst ist als flache oder hohe, **bei Augenbewegungen flottierende Blase** zu erkennen. Durch die abgehobene Netzhaut kann die Aderhautstruktur nicht mehr erkannt werden *(Abbildung 293).* Mitunter ist aber auch der Glaskörper eingeblutet, wenn der Netzhautabriß ein retinales Gefäß tangiert (vergleiche *Kapitel 12.5.4).*

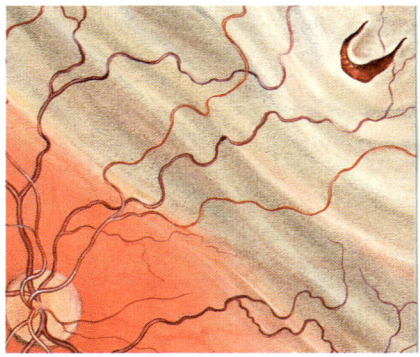

Abb. 293: Ablatio retinae mit Hufeisen-foramen. Von einem Hufeisenriß in der Glaskörperbasis ausgehende nasale Netzhautablösung. Beachte die wellige Oberfläche der abgehobenen Netz-haut. Visus noch 1,0, da die Makula nicht abgehoben ist

Mitunter ist die Blase so hoch, daß der hintere Augenpol von ihr verdeckt wird. Die Blase besitzt dann zusätzlich zahlreiche Falten. Bei lange bestehenden Netzhautablösungen findet man am Übergang zwischen abgehobener und anliegender Netzhaut **reaktive Veränderungen im Pigmentepithel,** die als **Hochwasserlinien** bezeichnet werden. Auch ist die Netzhaut dann atrophisch, durchscheinend und verdünnt.

Therapie. Siehe *Kapitel 13.6.8.3*

Prognose. Mit **operativen Verfahren** läßt sich bei **mehr als 90%** der Patienten eine Wiederanlage der Netzhaut erreichen. Eine besonders schlechte Prognose haben Netzhautablösungen mit einem **Riesenriß.** Hierbei kommt es typischerweise **bei stark myopen Augen** zu größeren Einrissen der Netzhaut über 180 und mehr Grad der Glaskörperbasis. Riesenrisse treten auch als Desinsertion der Netzhaut im Bereich der Ora serrata nach **okularem Trauma** *(Abbildung 294)* auf.

Bei länger bestehender Ablatio retinae entwickeln sich **Hochwasserlinien** im Pigmentepithel.

Therapie
Siehe *Kap. 13.6.8.3.*
Prognose
Bei **90%** der Patienten gelingt eine **operative Wiederanlage** der Netzhaut. Eine **schlechte Prognose** haben nur **Riesenrisse** bei hoher Myopie *(Abb. 294,* oder nach Trauma.

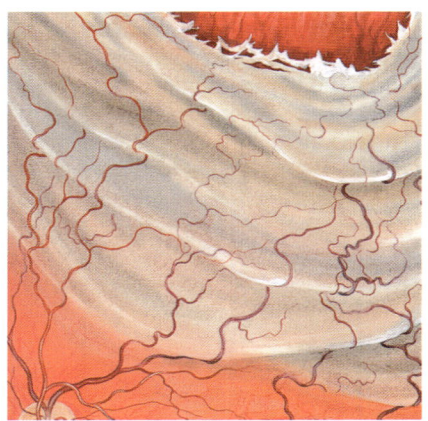

Abb. 294: Ablatio retinae mit Orariß. Kleinerer Orariß mit Begleitablatio bei Zustand nach schwerer Contusio bulbi

13.6.8.2 Exsudative Ablatio

13.6.8.2 Exsudative Ablatio

> *Definition.* Als exsudative Ablatio wird eine Netzhautablösung bezeichnet, die durch **Flüssigkeitsaustritt aus den Aderhautgefäßen** durch ein geschädigtes Pigmentepithel unter die Netzhaut entsteht.

◄ **Definition**

Ätiologie. Ursachen sind entzündliche oder tumoröse Infiltrate (z. B. Leukämie) der Aderhaut, das maligne Melanom der Aderhaut, Vaskulitiden (z. B. M. Wegener), Morbus Coats, die Chorioretinopathia centralis serosa und das Nierenversagen.

Ätiologie
Es kommt durch entzündliche oder neoplastische Prozesse der Netz- oder Aderhaut zu einer **subretinalen Akkumulation von Flüssigkeit.**

Klinik
Der Patient bemerkt **keine Photopsien,** sondern lediglich **progrediente Gesichtsfelddefekte.**

Ein praktischer Tip ►

Therapie
Behandlung des Grundleidens.

13.6.8.3 Traktionsablatio

Definition ►

Ätiologie
Die Traktionsablatio ist eine Sekundärerkrankung bei diabetischer Retinopathie, Frühgeborenen-Retinopathie u. proliferativer Vitreoretinopathie.

Klinik
Die proliferative Vitreoretinopathie entsteht in Folge einer rhegmatogenen Ablatio mit **Proliferation u. Kontraktur von Bindegewebszellen auf u. unter der Netzhaut.** Die Kontraktur führt zur Netzhautablösung. Der Patient bemerkt **Photopsien** u. progrediente **Gesichtsfelddefekte.**

Klinik. Der Patient bemerkt im Gegensatz zur rhegmatogenen Ablatio keine Lichtblitze, sondern lediglich zentrale oder periphere **Gesichtsfelddefekte** in Form von Schatten, die an Größe zunehmen.

Ein praktischer Tip: Typisches Zeichen der exsudativen Netzhautablösung ist die **Lageabhängigkeit der Ablatio.** Legt sich der Patient auf die Seite, so folgt die subretinale Flüssigkeit der Schwerkraft und hebt einen anderen Teil der Netzhaut stärker ab.

Therapie. Die Behandlung besteht in der Sanierung des zugrundeliegenden Leidens.

13.6.8.3 Traktionsablatio

> **Definition.** Als Traktionsablatio wird eine komplizierte Netzhautablösung bezeichnet, die durch sich kontrahierende Netzhaut-Glaskörpermembranen ausgelöst wird (vergleiche *Kapitel 12.5.2.4*).

Ätiologie. Ursachen sind die **diabetische Retinopathie** (vgl. *Kapitel 13.6.1.1*), die **Frühgeborenen-Retinopathie** (vgl. *Kapitel 13.6.1.6*) und die **proliferative Vitreoretinopathie** (vgl. *Kapitel 12.5.5*).

Klinik. Die **proliferative Vitreoretinopathie** entwickelt sich als Komplikation bei etwa 5% aller rhegmatogenen Netzhautablösungen. Die proliferative Vitreoretinopathie entsteht durch **Wachstum zellulärer Membranen** auf beiden Seiten der Netzhaut sowie auf der hinteren Glaskörpergrenzmembran. Ursache ist die Ausschwemmung retinaler Pigmentepithelzellen und Gliazellen in den Glaskörperraum durch den Netzhautdefekt. Durch die **Kontraktion der Membranen,** die der Netzhaut anhaften und mit dem Glaskörper verbunden sind, wird die Netzhaut sukzessive vom Pigmentepithel abgehoben (*Abbildung 295*, vgl. auch *Abbildung 245* in *Kapitel Glaskörper*). Der Patient bemerkt **Photopsien,** die durch den Zug an der Netzhaut entstehen, und an Größe **zunehmende Gesichtsfelddefekte.**

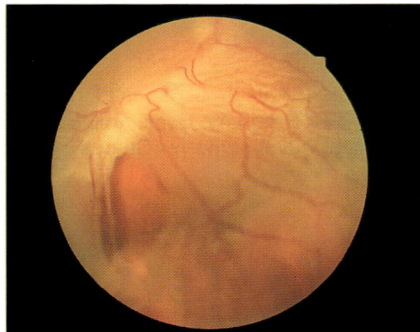

Abb. 295: Traktionsablatio der Netzhaut. Zustand nach eindellender Operation infolge rhegmatogener Ablatio. Jetzt massive proliferative vitreoretinale Reaktion mit Ausbildung von epiretinalen Strängen und sekundärem, traktionsbedingtem Foramen

Differentialdiagnose. Die **Retinoschisis** (vgl. *Kapitel 13.6.3.5*) kann meist aufgrund ihrer Lage, der Beidseitigkeit, der fehlenden Progredienz und des ophthalmoskopischen Aspektes von der Ablatio retinae abgegrenzt werden. Wichtig ist die Erkennung eines **malignen Melanoms,** das sich unter einer exsudativen Netzhautablösung verbergen kann. Die Ultraschalluntersuchung hilft hier in der Differentialdiagnose weiter. **Aderhautabhebungen,** die nach Glaukomoperationen, aber auch nach Ablatio- oder Kataraktchirurgie auftreten können, lassen sich anhand ihrer orange-bräunlichen Farbe und des soliden Aspektes von einer Ablatio retinae unterscheiden. Auch zeigen Aderhautabhebungen keine bewegliche oder wellige Oberfläche, wie das meist bei Netzhautablösungen der Fall ist.

Therapie. Die Therapie der **rhegmatogenen Ablatio** besteht im Verschluß des Netzhautloches, das zu der Ablösung geführt hat. Hierzu wird bei nur flach abgehobener Netzhaut nach Eröffnung der Bindehaut eine **transsklerale Kryokoagulation** des Netzhautdefektes durchgeführt. Diese führt zu einer sterilen Entzündung und anschließenden **Verklebung zwischen Netzhaut und Pigmentepithel** bzw. Bruchscher Membran. Bei höherblasigen Netzhautablösungen muß eine Tamponade des Foramens durch eine auf die Sklera genähte **Silikonplombe** oder zirkulär um den Bulbus gelegten **Silikoncerclage** erreicht werden, die den Bulbus an der Stelle des Foramens eindellt und so das Pigmentepithel und die Aderhaut der abgehobenen Netzhaut wieder annähert *(Abbildung 296)*. Gelingt dieses nicht vollständig, so wird zusätzlich die subretinale Flüssigkeit durch **transsklerale Punktion** nach außen drainiert. Mit diesen Verfahren kann in 90% der Fälle eine primäre Wiederanlegung der Netzhaut erreicht werden.

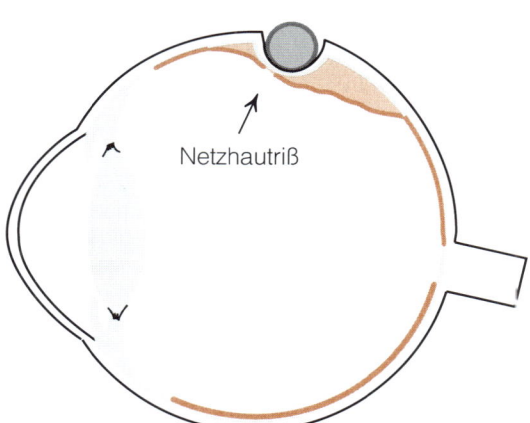

Abb. 296: Prinzip der eindellenden Operation. Durch das Aufnähen einer Plombe auf die Sklera wird diese eingedellt und damit dem Netzhautriß soweit angenähert, daß dieser tamponiert wird

Bei Vorliegen einer **Traktionsablatio** sind in der Regel glaskörperchirurgische Operationsverfahren **(Pars-plana-Vitrektomie)** erforderlich. Mittels feiner intraokularer Instrumente, die über zwei Zugänge in der Pars-plana-Region in das Auge eingeführt werden, kann der gesamte Glaskörper einschließlich der Membranen entfernt werden. Oft erfolgt dann eine kurz- oder längerfristige **innere Tamponade** der Netzhaut mit einem Gas (Luft, Schwefelhexafluorid) oder mit einem durchsichtigen **Silikonöl,** das in das Auge eingebracht wird. Bei Riesenrissen der Netzhaut ist eine zirkuläre Eindellung des Bulbus (Cerclage) und eine gleichzeitige Vitrektomie mit **Silikonölauffüllung** erforderlich, um die Netzhaut zu stabilisieren (vergleiche *Kapitel 12.6*).

Exsudative Netzhautablösungen werden in der Regel nicht operiert. Hier steht die Behandlung des ursächlichen Leidens **(antientzündliche Therapie, Tumorbestrahlung)** im Vordergrund (vergleiche *Kapitel 9.5.4.3*).

Differentialdiagnose
Die **Retinoschisis,** das **Aderhautmelanom** u. die **Aderhautabhebung** lassen sich anhand der Lage, des ophthalmoskopischen Bildes, der Symptomatologie u. der **Ultraschalluntersuchung** von einer Netzhautablösung unterscheiden.

Therapie
Die rhegmatogene Ablatio ist in 90% durch **eindellende Operationsverfahren** (Segmentplombe, Cerclage) u. **Kryokoagulation** des Netzhautdefektes zu beheben. Die Eindellung nähert Aderhaut u. Pigmentepithel der abgehobenen Netzhaut wieder an u. verschließt dadurch den Netzhautdefekt indirekt von außen *(Abb. 296)*. Reicht die Eindellung alleine nicht aus, kann sie mit einer **Punktion der subretinalen Flüssigkeit** kombiniert werden.

Das Vorliegen einer Traktionsablatio erfordert meist den Einsatz der **Glaskörperchirurgie** (Pars-plana-Vitrektomie) mit Entfernung des Glaskörpers u. **temporäre Tamponade der Netzhaut von innen** (Luft, Schwefelhexafluorid) oder permanente Tamponade durch **Silikonöl.**

Therapie der exsudativen Ablatio durch Behandlung des ursächlichen Leidens **(Steroide, Bestrahlung).**

Prophylaxe
Die Prophylaxe der Ablatio retinae erfolgt durch **Laser- oder Kryokoagulation** der Vorstufen des Netzhautrisses. Indiziert ist dies bei **äquatorialen Degenerationen u. Hufeisenrissen.** Besonders wichtig ist die Prophylaxe bei **familiärer Belastung, höherer Myopie, Aphakie u. Ablatio am Partnerauge.**

13.6.9 Netzhauttumoren

13.6.9.1 Retinoblastom

Definition ▶

Epidemiologie
In der BRD **50 Neuerkrankungen pro Jahr.** Bei **30%** der Patienten tritt der Tumor **beidseits** auf. Die Erkrankung tritt meist vor dem 3. Lebensjahr auf.
Ätiologie
6% der Tumoren werden **autosomal-dominant** vererbt, 94% kommen durch eine **Genmutation** zustande. Häufig liegt eine partielle Deletion des langen Armes von Chromosom 13 vor.
Klinik
Es finden sich am Augenhintergrund **weiße, prominente Herde,** die einzeln oder multipel vorkommen. Die bevorzugte Lage ist der **hintere Augenpol** (Abb. 297).

Prophylaxe. Da sich Netzhautlöcher häufig in Netzhautarealen entwickeln, die prädisponierende Veränderungen zeigen, ist eine gewisse Prophylaxe möglich. Diese ist von besonderer Bedeutung bei Patienten mit **erblicher Belastung** hinsichtlich Netzhautablösungen, **bei höherer Myopie,** bei Aphakie und bei bereits abgelaufener **Netzhautablösung am Partnerauge.** Die wichtigsten prädisponierenden Veränderungen sind die **äquatorialen Degenerationen,** am gefährlichsten sind die sogenannten **gittrigen Degenerationen.** Sie finden sich bei 40% der Netzhautablösungen und liegen meist in der Äquatorregion des Bulbus oder anterior des Äquators. Rundlöcher sind als relativ harmlos zu betrachten, da der Deckel des Loches bereits komplett ausgerissen ist und somit kein Glaskörperzug mehr ansetzen kann. Am wichtigsten ist die Prophylaxe bei **symptomatischen Hufeisenrissen,** da diese typischerweise zu einer Netzhautablösung führen. Die Prophylaxe besteht in der **Laserkoagulation** (siehe *Kapitel 13.7*) oder in einer **Kryotherapie.** Gelegentlich wird auch eine Plombe auf die Sklera genäht, um den Glaskörperzug zu entlasten.

13.6.9 Netzhauttumoren

13.6.9.1 Retinoblastom

> *Definition.* Das Retinoblastom ist der häufigste bösartige intraokulare Tumor im Kindesalter.

Epidemiologie. In der Bundesrepublik Deutschland wird mit einer Inzidenz von **50 Fällen pro Jahr** gerechnet. Der Tumor tritt in 30% der Fälle an **beiden Augen** auf. 90% aller Fälle werden vor dem 3. Lebensalter manifest.

Ätiologie. 94% der Retinoblastome sind an eine **Genmutation** geknüpft. **6%** werden vererbt. In vielen Fällen konnte eine partielle Deletion des langen Armes des Chromosomes 13 nachgewiesen werden, aber auch nichtgenetische Faktoren sollen bei der Entstehung von Retinoblastomen eine Rolle spielen. Die Vererbung erfolgt **autosomal-dominant** mit hoher Penetranz.

Klinik. Am Augenhintergrund zeigen sich die Tumoren als **weiße,** prominente, von dilatierten retinalen Gefäßen gespeiste Läsionen. Die Tumoren wachsen meist am hinteren Augenpol, können aber bereits **in der Netzhaut multiple Absiedelungen** entwickeln (*Abbildung 297*).

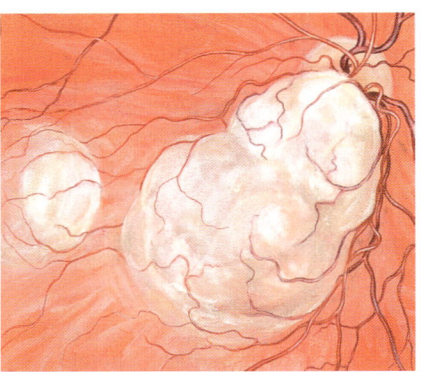

Abb. 297: Retinoblastom. Fortgeschrittenes Retinoblastom, ausgehend von der peripapillären Netzhaut. Absiedelung im Makulabereich

Auch eine Aussaat in den Glaskörper oder sogar in die Vorderkammer unter dem Bild eines **Pseudohypopyons** ist möglich. In Einzelfällen ist das Auge nahezu vollständig von Tumormassen ausgefüllt. Über den Nervus opticus kommt es zur **zerebralen Invasion,** über die Emissarien der Aderhautgefäße zur Beteiligung der Orbita. Die Tumoren können aus ungeklärten Ursachen in Einzelfällen (1%) spontan ausheilen und vernarben.

In Entwicklungsländern kommt es wegen fehlender Operationsmöglichkeiten zum blumenkohlartigen, extraorbitalen Wachstum des Tumors *(Abbildung 12, Kapitel Augapfel)*.

Diagnose. Da die Tumoren im Kindesalter auftreten, werden sie meist erst spät entdeckt. Typische Zeichen sind ein **plötzlich auftretendes Innenschielen** (Esotropie, vergleiche *Kapitel 18.5.2)* des nicht mehr sehenden Auges sowie eine weiße Pupille **(Leukokorie oder amaurotisches Katzenauge).** Wird ein Kind wegen positiver Familienanamnese regelmäßig untersucht, so sieht man das Frühstadium des Tumors als kleine gelblich-weiße und prominente Knötchen der Netzhaut. Die Diagnose kann durch eine **Ultraschalluntersuchung** untermauert werden, die bei Retinoblastomen typischerweise **Verkalkungen im Tumorgewebe** nachweisen kann. Zur Differentialdiagnose siehe *Tabelle 37* (vgl. *Kapitel 12.5.1.2).*

Therapie. Die Behandlung besteht bei fortgeschrittenen und entsprechend großen Retinoblastomen in der **Entfernung des Auges.** Dies ist bei den meisten Patienten die Methode der Wahl, da der Tumor meist erst in fortgeschrittenem Stadium entdeckt wird *(Abbildung 12, Kapitel Augapfel).* Bei kleineren Retinoblastomen kann versucht werden, das Auge durch **Bestrahlung des Tumors, Kryokoagulation oder Photokoagulation** zu erhalten. Insbesondere bei bilateralem Retinoblastom bemüht man sich, das bessere der beiden Augen auf diese Weise zu erhalten. Die Behandlung wird mit einer **Chemotherapie** kombiniert, wenn bereits Metastasen vorliegen oder das Auge massiv befallen ist. Die Überlebensrate der Kinder mit Retinoblastom liegt heute bei 90%. Eine schlechte Prognose haben Patienten mit Invasion des N. opticus. Bei Patienten mit ausgeheiltem bilateralen Retinoblastom besteht im späteren Lebensalter ein erhöhtes Risiko, ein **osteogenes Sarkom** zu entwickeln.

Wichtig ist die **genetische Beratung** von Patienten mit Retinoblastom und deren Eltern, da insbesondere bei bilateralem Retinoblastom ein hohes Risiko (98%) der Vererbung besteht. Eine **molekulargenetische Diagnostik** kann bei einem Teil der Patienten die Vorhersagegenauigkeit des Vererbungsmodus erhöhen und muß daher durchgeführt werden.

Der klinische Fall. Ein 2jähriges Mädchen wird wegen Einwärtsschielens des rechten Auges seit 4 Monaten und einem »eigenartig weißen Reflex in der Pupille« rechts beim Augenarzt vorgestellt. Bei der Fundusskopie fällt ein großer, 12 dpt prominenter, heller, stark vaskularisierter Tumor am hinteren Augenpol auf, der bereits die Papille überdeckt und in dem sich echographisch Verkalkungen nachweisen lassen. Das linke Auge ist gesund.

Das rechte Auge wird enukleiert; die histologische Untersuchung bestätigt die klinische Diagnose eines **Retinoblastoms.** Im Optikusstumpf und in der Sklera sind keine Tumorzellen nachweisbar. Eine kinderärztliche Untersuchung ergibt keinen Hinweis auf das Vorliegen von Metastasen.

Alle 3 Monate werden Untersuchungen der Augenhöhle rechts und der Netzhaut links in Narkose durchgeführt. Ein halbes Jahr nach Enukleation tritt ein etwa 1 x 1,5 Papillendurchmesser großer heller Tumor oberhalb der Papille des linken Auges auf, der wegen seiner Größe gut mit **Lichtkoagulation** zum Schrumpfen gebracht werden kann. Daraufhin tritt kein weiteres Rezidiv mehr auf.

Diagnose
Ein **plötzliches Innenschielen** des Kleinkindes u. die **Leukokorie (amaurotisches Katzenauge)** führen zur Verdachtsdiagnose. Im Ultraschall bestätigen **Verkalkungen im Tumorgewebe** die Diagnose. Zur Differentialdiagnose s. *Tab. 37.*

Therapie
Eine **Enukleation** ist bei großen Tumoren nicht zu vermeiden. Bei kleinen Tumoren u. befallenem Zweitauge sollte der Versuch des Bulbuserhaltes durch **lokale Bestrahlung, Kryokoagulation oder Laserkoagulation** unternommen werden. Außerdem muß eine adjuvante Chemotherapie bei fortgeschrittenen Tumoren durchgeführt werden. **Eine genetische Beratung der Patienten u. Verwandten muß erfolgen.**

Zusätzlich sind eine **Glaskörperaussaat** u. ein **Vorderkammerbefall** möglich. Eine **zerebrale** u. **Orbitainvasion** kann im fortgeschrittenen Stadium beobachtet werden. **Spontanheilung** in 1%.

◄ **Der klinische Fall**

13.6.9.2 Astrozytom

13.6.9.2 Astrozytom

Definition ▶

Klinik
Es finden sich **maulbeerartige, weißliche, verkalkte, vermutlich kongenitale Tumoren** am hinteren Augenpol *(Abb. 298)*.

> **Definition.** Das Astrozytom oder astrozytische Hamartom ist eine vermutlich kongenitale Veränderung, die meist in der Nähe der Papille liegt und keine malignen Eigenschaften aufweist.

Klinik. Das Astrozytom und die Angiomatosis retinae (siehe unten) gehören zu den **Phakomatosen,** d. h. Mißbildungskrankheiten mit nävusartigen Veränderungen an Haut, Augen, ZNS und anderen Organen.

Es handelt sich bei dem Astrozytom um **weißliche, kugelige, maulbeerartige Tumoren** von 1 – 2 Papillendurchmessern, die, wenn überhaupt, nur sehr langsam wachsen *(Abbildung 298)*. Sie gehen von der retinalen Nervenfaserschicht aus und sind verkalkt.

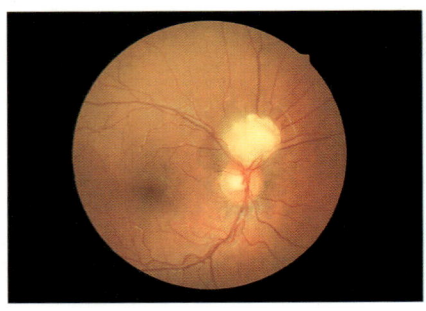

Abb. 298: Astrozytisches Hamartom. Maulbeerartiger Tumor, der der Netzhaut kugelig aufsitzt

Die Tumoren haben keine maligne Potenz u. wachsen kaum. In 50% der Fälle findet sich eine **tuberöse Hirnsklerose.**

Astrozytome können ohne Beteiligung anderer Organe auftreten und haben dann keine weitere pathognomonische Bedeutung. Sie werden aber auch bei etwa 50% der Patienten mit **tuberöser Hirnsklerose** beobachtet. Hierbei treten verkalkende astrozytische Hamartome der Basalganglien und Ventrikel auf, die mit **mentaler Retardierung und Krampfanfällen** einhergehen können. Typisch ist die Hautbeteiligung in Form des **Adenoma sebaceum.**

Diagnose
Eigenfluoreszenz der Läsion bei Betrachtung mit blauem Licht.

Diagnose. In der Fluoreszenzangiographie zeigen Astrozytome eine **Eigenfluoreszenz,** das heißt, die Tumoren leuchten auch ohne Injektion von Fluoreszein im Blaulicht auf.

Differentialdiagnose
Es müssen M. Coats, Retinoblastom, Toxoplasmose u. Toxocaragranulom ausgeschlossen werden.

Differentialdiagnose. Astrozytome müssen differentialdiagnostisch vom Retinoblastom, der Coats-Erkrankung, der Toxoplasmose oder einem Toxocaragranulom abgegrenzt werden.

Therapie
Es ist keine Behandlung erforderlich.

Therapie. Es ist keine Therapie erforderlich. Untersuchungen zur Frage der zerebralen Beteiligung **(tuberöse Hirnsklerose)** sollten erfolgen.

13.6.9.3 Angiomatosis retinae

13.6.9.3 Angiomatosis retinae

Definition ▶

Klinik
Es findet sich ein kapilläres Hämangiom der Netzhaut eines oder beider Augen *(Abb. 299)*. Als Begleiterkrankungen werden **zerebrale Hämangioblastome,**

> **Definition.** Bei der Angiomatosis retinae (Morbus Hippel) kommt es zur Entwicklung **kapillärer Hämangiome** in der Netzhaut.

Klinik. Die kongenitalen Veränderungen betreffen bei 50% der Patienten beide Augen. Am Augenhintergrund findet sich eine (gelegentlich auch mehrere) **orangerote kugelige Läsion,** die von einer stark verdickten Arterie gespeist wird und in eine dilatierte und stark geschlängelte Vene drainiert *(Abb. 299)*. Die Erkrankung kommt sporadisch vor, aber **auch autosomal-dominant mit inkompletter Penetranz.** 20 Prozent der Patienten entwickeln **zerebrale Hämangioblastome**

(Kleinhirn). Auch Nierenzysten, Hypernephrome und Phäochromozytome werden beobachtet. Eine Angiomatosis retinae mit zerebraler Beteiligung wird als **Morbus Hippel-Lindau** bezeichnet (vergleiche *Kapitel 2.5.8.1.8*).

Nierenzysten, Hypernephrome u. Phäochromozytome beobachtet. Als **Morbus Hippel-Lindau** wird die Angiomatosis retinae mit zerebraler Beteiligung bezeichnet.

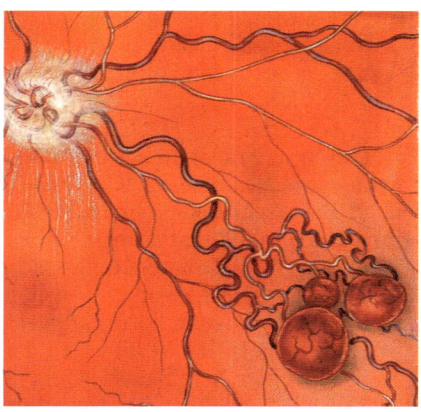

Abb. 299: Angiomatosis retinae. Gefäßknoten in der mittleren Peripherie der Netzhaut mit stark erweiterten zuführenden und abführenden Gefäßen

Therapie. Die Behandlung der retinalen Angiome besteht aus Licht- und Kältekoagulation.

Therapie
Licht- oder Kältekoagulation der Läsion.

13.7 Lasertherapie der Netzhaut

Das Prinzip der Lichtkoagulation wurde von Gerd Meyer-Schwickerath in den 60er Jahren entwickelt und in die Augenheilkunde eingeführt. Zu Beginn dieser Entwicklung wurde ein Xenonbogen verwendet, um die hohen zur Koagulation erforderlichen Lichtenergien zur Verfügung zu stellen. Seit Entwicklung der Laserröhren dominiert der **Argonlaser** in der Photokoagulationsbehandlung der Netzhaut. Die beiden von dem Argonlaser emittierten Wellenlängen (488 nm und 514 nm) werden zu einem großen Teil im Pigmentepithel der Netzhaut absorbiert. Hierdurch kommt es zu einer lokalen **Erhitzung des Pigmentepithels,** die zu einer Verbrennung der darüberliegenden Netzhautschichten und der darunter liegenden Choriocapillaris führt.

Die wichtigsten **Indikationen** für eine Laserbehandlung der Netzhaut sind einerseits Erkrankungen, die auf Grund einer retinalen Ischämie zu **Gefäßproliferationen** führen, vor allem **die diabetische Retinopathie** und **retinale Thrombosen**, und andererseits die **Behandlung von Netzhautlöchern oder anderen Vorstufen der Netzhautablösung** (s. *Tabelle 43*).

13.7 Lasertherapie

Prinzip

Die Lichtkoagulation wurde von **G. Meyer-Schwickerath** in den 60er Jahren entwickelt. Das Laserlicht einer geeigneten Wellenlänge (z. B. Argonlaser) führt durch **Absorption im Pigmentepithe** zu einer lokalen **Verbrennung des Pigmentepithels** u. der benachbarten Strukturen von Aderhaut u. Netzhaut.

Indikationen: siehe *Tab. 43*

Tabelle 43: Indikationen zur Lasertherapie		
Diagnose	**Ziel**	**Applikationsweise**
Proliferative diabetische Retinopathie	Zerstörung hypoxisch-ischämischer Netzhaut	panretinal unter Aussparung der Makula
Diabetisches Makulaödem	Reduktion der Gefäßleckage	fokal im Bereich der Leckagen, Einzelherde
Retinale Thrombosen	Zerstörung hypoxisch-ischämischer Netzhaut	thrombotisches Areal, Einzelherde
Netzhautlöcher, äquatoriale Degeneration	Anheftung der Netzhaut an das Pigmentepithel	zirkulär um Foramen, Einzelherde
Subretinale Neovaskularisation	Zerstörung der Membran	fokal, konfluierend
Retinopathia centralis serosa	Erneuerung retinaler Pigmentepithelzellen	fokal am Quellpunkt, zarte Einzelherde
Tumoren	lokale Destruktion	fokal, konfluierend, kräftige Herde

Die Wirkung bei ischämischen Netzhauterkrankungen liegt in einer **Senkung des Sauerstoffbedarfes der Netzhaut,** da die Zahl der Sauerstoff verbrauchenden Photorezeptoren reduziert wird. Außerdem kommt es zu einer **Pigmentepithelregeneration.**

Die Wirkung der Laserkoagulation zur **Ablatioprophylaxe** liegt in der Erzeugung einer mechanisch **stabilen Narbenbildung** zwischen Netzhaut einerseits u. Pigmentepithel u. Bruchscher Membran andererseits **(Retinopexie)** *(Abb. 300).*

Der genaue Wirkungsmechanismus der Photokoagulation bei ischämischen Netzhauterkrankungen ist noch nicht bekannt. Es wird postuliert, daß die Zerstörung der stark Sauerstoff verbrauchenden Photorezeptoren zu einer **Umverteilung des retinalen Blutflusses** und damit zu einer Verbesserung der Sauerstoffversorgung der verbleibenden Netzhaut führt. Hierdurch soll der Ischämiestimulus, der zur Ausbildung retinaler Neovaskularisationen führt, unterbunden werden. Außerdem kommt es im Rahmen der Reparationsvorgänge nach Laserkoagulation zu einer **Proliferation des Pigmentepithels.**

Bei der Koagulation im Rahmen der Ablatioprophylaxe führt die Verbrennung im Bereich des Pigmentepithels zu einer **Retinopexie,** das heißt zu einer **Anheftung der Netzhaut an das Pigmentepithel und die Bruchsche Membran.** Durch die Lasereffekte kommt es zu einer Gewebszerstörung, die Reparationsvorgänge unter Bildung einer narbigen Verbindung zwischen Pigmentepithel und Bruchscher Membran einerseits sowie der Netzhaut andererseits hervorruft. Werden um ein Netzhautloch, von dem eine Ablatio retinae auszugehen droht, zahlreiche solcher Lasereffekte gesetzt, so führt dies zu einer festen Verbindung der Netzhaut mit ihrer Unterlage, die der Entwicklung einer Netzhautablösung in den meisten Fällen vorbeugt *(Abbildung 300).*

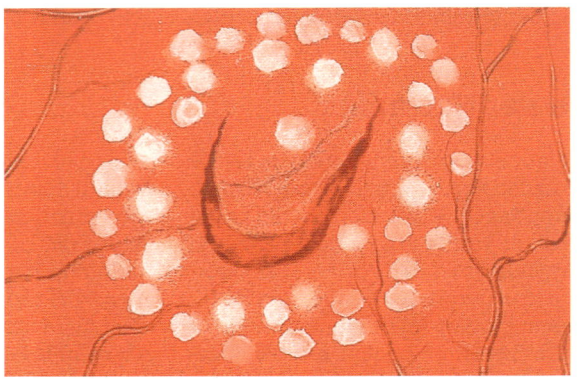

Abb. 300: Retinopexie bei Netzhautforamen. Laserkoagulationseffekte um Hufeisenforamen mit einem durch Glaskörperzug leicht hochstehendem Deckel

Bei manifester Netzhautablösung ist eine Laserkoagulation wirkungslos, da die Laserenergie durch die ödematöse Netzhaut das Pigmentepithel nicht erreicht und der Abstand zwischen Pigmentepithel und Netzhaut zu groß ist, um eine Anheftung der Netzhaut zu erreichen.

Weitere Indikationen sind die direkte thermische Zerstörung von **subretinalen Proliferationen** im Rahmen der altersbedingten Makulopathie sowie die **Entfernung erkrankter Pigmentepithelzellen** bei der Chorioretinopathia centralis serosa.

Die wichtigste Nebenwirkung ist die **Verschlechterung eines diabetischen Makulaödems.** Außerdem kann es zu **Schrumpfung epiretinaler Membranen, Blutungen, Aderhautabhebungen** u. subjektiv störenden **Skotomen** kommen. Bei geeigneter Koagulationstechnik sind die Nebenwirkungen aber weitgehend vermeidbar.

Als mögliche Nebenwirkung sind die **Verschlechterung eines diabetischen Makulaödems,** die Induktion einer epiretinalen Gliose, die akzidentelle Koagulation der Fovea centralis, retinale oder **chorioidale Blutungen** bei zu hoher Laserenergie oder reversible, exsudative Netzhautablösungen bei zu hoher Anzahl an Laserexpositionen zu nennen. Auch kommt es bei ausgedehnten Koagulationen zur **Entstehung von Skotomen und Verschlechterung des Dämmerungssehens,** da bei panretinalen Koagulationen (z. B. bei diabetischer Retinopathie, *Abbildung 301*) eine große Anzahl der Stäbchen durch die Koagulation zerstört werden. Die meisten der Nebenwirkungen sind aber durch eine geeignete Koagulationsmethode vermeidbar. Auch wiegt die Verbesserung der Prognose bei ansonsten deletär verlaufender Retinopathie diese Nachteile bei weitem auf.

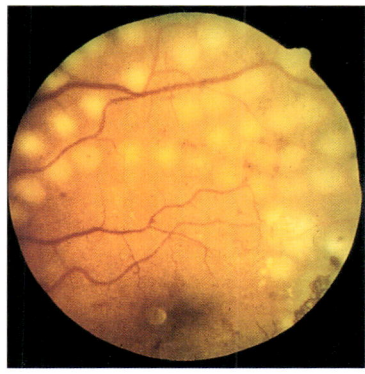

Abb. 301: Lichtkoagulation bei diabetischer Retinopathie

Der klinische Fall. Eine 42jährige Frau mit einer Myopie von 4,5 dpt. bemerkt nach einem Hustenanfall ein bei Augenbewegungen auftretendes Blitzen in der nasalen Gesichtsfeldhälfte ihres rechten Auges. Vor drei Jahren hatte die Patientin eine **Netzhautablösung** am linken Auge erlitten, die operativ versorgt worden war. Da sich die Netzhautablösung seinerzeit ebenfalls durch das Auftreten von Photopsien bemerkbar gemacht hatte, sucht die Frau sofort sehr beunruhigt ihren behandelnden Augenarzt auf. Dieser stellt mittels indirekter Ophthalmoskopie und Kontaktglasuntersuchung fest, daß sich im Äquatorbereich der Netzhaut ein **Foramen** mit einem durch **Glaskörperzug** hochstehenden Netzhautdeckel gebildet hat. Die umgebende Netzhaut ist aber noch nicht abgehoben und das Sehvermögen einschließlich einer Gesichtsfelduntersuchung nicht beeinträchtigt. Es kann daher eine sofortige Laserkoagulation zirkulär um das Netzhautloch durchgeführt werden, um der Entwicklung einer Ablatio retinae vorzubeugen. Die Lasertherapie erfolgt in Tropfanästhesie und komplikationslos. Die Patientin kann nach der Behandlung die Praxis wieder verlassen. Die vorerst täglich durchgeführten Kontrolluntersuchungen zeigen, daß sich keine Netzhautablösung entwickelt. Nach zehn Tagen sind die Lasereffekte um das Foramen vernarbt. Es kann von einer Stabilität der Netzhaut in diesem Bereich ausgegangen werden. Dennoch muß die Patientin wegen der Gefahr des Auftretens weiterer Netzhautlöcher in regelmäßiger Kontrolle bleiben. Auch persistieren die Photopsien, die allerdings nur bei stärkeren Bulbusbewegungen aufteten, noch für einige Wochen, bis es schließlich zu einer spontanen Separation des Glaskörpers von dem Netzhautdeckel kommt.

◀ **Der klinische Fall**

14 Papille und Sehnerv

14 Papille und Sehnerv

Die **Neuroophthalmologie** ist ein interdisziplinärer Komplex zwischen Neurologie, Ophthalmologie u. Neurochirurgie.

Die in diesem Kapitel abgehandelte Problematik ist wesentlicher Bestandteil der **Neuroophthalmologie,** eines interdisziplinären Komplexes zwischen Neurologie, Ophthalmologie und Neurochirurgie.

14.1 Anatomie

14.1 Anatomie

14.1.1 Sehnerv

14.1.1 Sehnerv

Der Sehnerv (Nervus opticus, Fasciculus opticus) ist eine **extrakraniell verlaufende Hirnbahn.** Er enthält bindegewebige Septen u. etwa 1 Million Nervenfasern. Außerhalb des Augapfels haben sie eine Umhüllung **(Markscheiden, Gliascheiden).**

Der Sehnerv (Nervus opticus, Fasciculus opticus) ist eine **extrakraniell verlaufende Hirnbahn,** die morphologisch und funktionell der weißen Hirnsubstanz entspricht. (Da es sich um keinen peripheren Nerv handelt, ist die Bezeichnung N. opticus eigentlich nicht korrekt.) Er enthält bindegewebige Septen und etwa 1 Million Nervenfasern, die aus den Ganglienzellen der Netzhaut stammen und das 3. Neuron bilden (vergleiche *Kapitel 15.1*). Die Neuriten (Achsenzylinder der retinalen Ganglienzellen) erhalten erst außerhalb des Augapfels nach dem Durchtritt durch die Sklera, der Lamina cribrosa, ihre Umhüllung mit **Markscheiden (Gliascheiden).** Die Nervenfasern der Macula lutea liegen im Zentrum des Nervenstranges.

Der Sehnerv verläuft 25 bis 40 mm **s-förmig** in der Orbita **(Pars orbitalis).** Danach schließt sich die **Pars intracanalis et intracranialis** an *(Synopsis 31).* Im **Canalis opticus** liegt er neben der Keilbeinhöhle u. den Siebbeinzellen.

Der Sehnerv verläuft 25 bis 40 mm lang **s-förmig** in der Orbita, damit eine Anpassung an extreme Augenbewegungen gewährleistet ist **(Pars orbitalis).** Seine extraorbitale Strecke bis zum Chiasma opticum beträgt etwa 18 mm **(Pars intracanalis et intracranialis,** *Synopsis 31). Im* **Canalis opticus,** der eine Lumenweite von 4 bis 5 mm besitzt, befindet er sich in unmittelbarer Nachbarschaft zur Keilbeinhöhle und zu den Siebbeinzellen. Hier ist er bei Knochenfrakturen oder Blutungen, oft aber auch durch Kallusbildung besonders gefährdet.

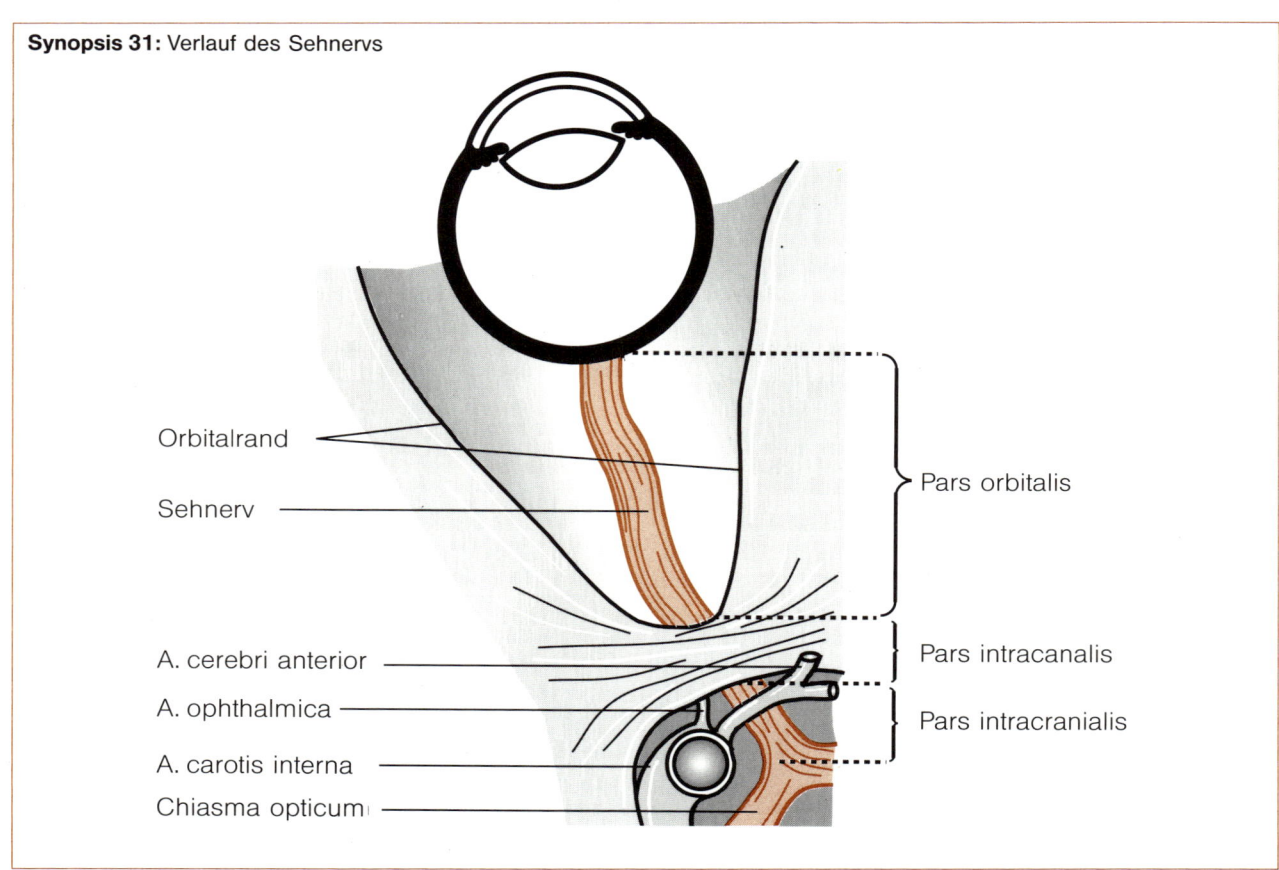

Synopsis 31: Verlauf des Sehnervs

Orbitalrand

Sehnerv

Pars orbitalis

A. cerebri anterior

Pars intracanalis

A. ophthalmica

Pars intracranialis

A. carotis interna

Chiasma opticum

Der Sehnerv wird von **Dura** und **Pia mater** sowie von der **Arachnoidea** umhüllt, die am Augapfel fest mit der Sklera verwoben sind *(Synopsis 32)*. Der Subarachnoidalraum enthält allerdings keinen Liquor.

Der Sehnerv wird umgeben von **Dura** u. **Pia mater** sowie der **Arachnoidea** *(Synopsis 32)*.

Synopsis 32: Schematisierter Quer- und Längsschnitt durch den Sehnerv

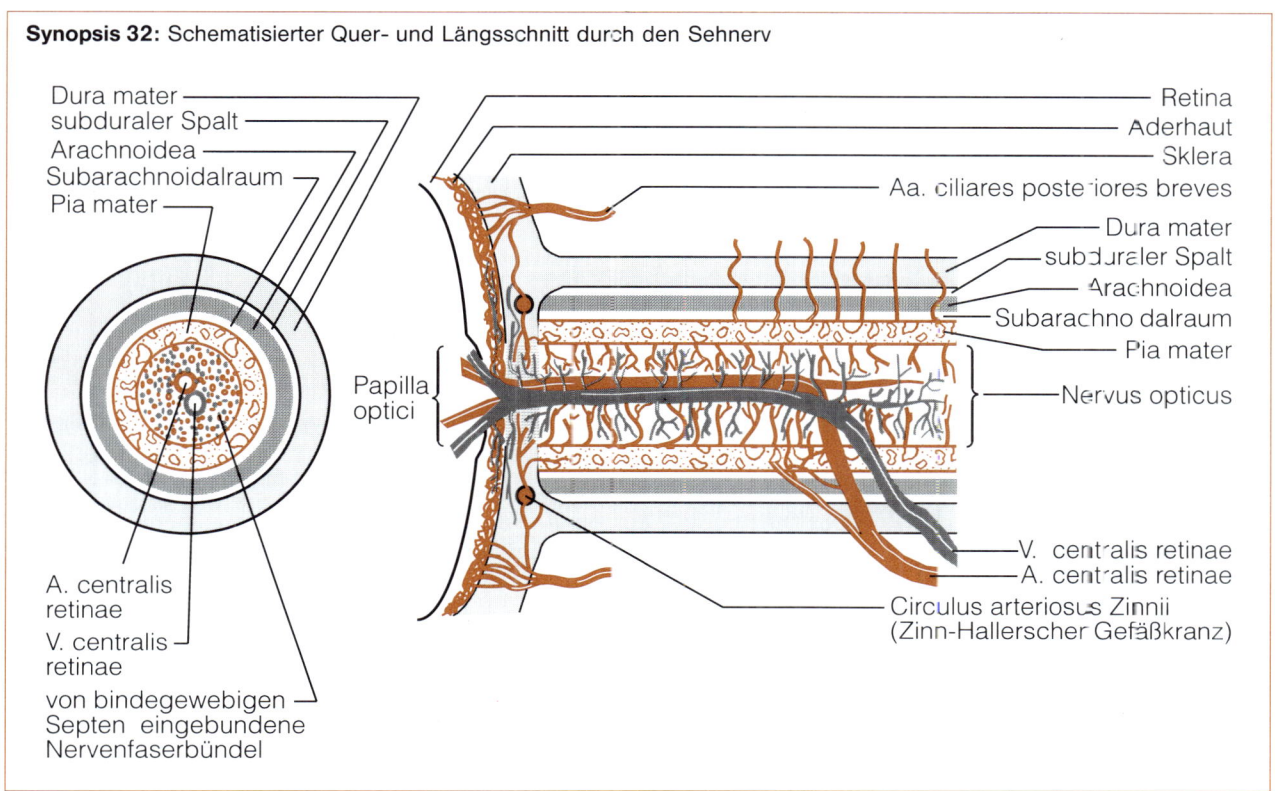

Dura mater
subduraler Spalt
Arachnoidea
Subarachnoidalraum
Pia mater

Retina
Aderhaut
Sklera
Aa. ciliares posteriores breves
Dura mater
subduraler Spalt
Arachnoidea
Subarachnoidalraum
Pia mater
Nervus opticus

Papilla optici

A. centralis retinae
V. centralis retinae
von bindegewebigen Septen eingebundene Nervenfaserbündel

V. centralis retinae
A. centralis retinae
Circulus arteriosus Zinnii (Zinn-Hallerscher Gefäßkranz)

Merke. Auf Grund der Verbindung mit dem Subarachnoidalraum des Gehirns wird ein erhöhter Druck des Liquor cerebrospinalis auf Sehnerv und Papille übertragen, wo er eine Papillenschwellung in Form einer Stauungspapille hervorruft.

◀ **Merke**

Die **Blutversorgung** des Sehnervs erfolgt durch Gefäße aus der Pia mater. Im Papillenbereich bilden die Aderhautgefäße, die aus den kurzen hinteren Ziliararterien stammen, den **Zinn-Hallerschen Gefäßkranz (Circulus arteriosus Zinnii),** der für die Genese von Glaukomschäden von Bedeutung ist *(Synopsis 32; Synopsis 25, Kapitel Glaukom,* vergleiche *Kapitel 11.1.3)*.

Aus der A. carotis interna zweigt die A. ophthalmica ab und gelangt durch das Foramen opticum zusammen mit dem Sehnerv in die Orbita *(Synopsis 1, Kapitel Orbita)*. In 2% der Fälle stammt die A. ophthalmica nicht aus der A. carotis interna, sondern aus der A. meningea media). Die A. ophthalmica verläuft in der Orbita unter dem Sehnerv in seiner Durascheide. Aus ihr stammt die **A. centralis retinae,** die etwa 10 mm hinter dem Bulbus in den Sehnerv eintritt und diesen z. T. mit versorgt *(Synopsis 32)*.

Der hintere Abschnitt des N. opticus wird von der A. carotis interna und der A. cerebri anterior gabelförmig umfaßt *(Synopsis 31)*.

Die **Blutversorgung** erfolgt durch Gefäße der Pia mater. Im Papillenbereich befindet sich der **Zinn-Hallersche Gefäßkranz (Circulus arteriosus Zinnii,** *Synopsis 32 u. 25, Kapitel Glaukom)*.

Die A. ophthalmica gelangt durch das Foramen opticum mit dem Sehnerv in die Orbita *(Synopsis 5, Kapitel Orbita)*. Aus ihr stammt die **A. centralis retinae,** die hinter dem Bulbus in den Sehnerv eintritt u. ihn mit versorgt *(Synopsis 32)*.

14.1.2 Papille

An sich ist die Bezeichnung Papille (lat. = warzenähnliche Erhebung) irreführend, da sie normalerweise keine Prominenz aufweist.

14.1.2 Papille

Die Papille (Papilla optici) ist blaßrosa, längsoval, u. temporal etwas
heller als nasal *(Abb. 302)*. Sie ist
3,5 bis 4 mm (12° bis 17°) von der
Fovea centralis entfernt u. bildet im
Gesichtsfeld den **blinden Fleck.**

Die Papille (Papilla optici) ist blaßrosa gefärbt, längsoval, und temporal oft etwas heller als nasal, weil in den hier eintretenden Makulafasern (papillomakuläres Bündel) weniger Gefäße verlaufen *(Abbildung 303 und 304)*. Sie ist 3,5 bis 4 mm (12° bis 17° von der Fovea centralis entfernt und bildet im Gesichtsfeld wegen des Fehlens von Sinneszellen den sog. **blinden Fleck** (vergleiche *Kapitel 17.5.1.4*). Da die nasalen Nervenfasern zahlreicher als die temporalen sind, bilden sie am nasalen Papillenrand oft einen kleinen Wulst; aus diesem Grunde ist die Papille nasal auch oft etwas unschärfer als temporal begrenzt.

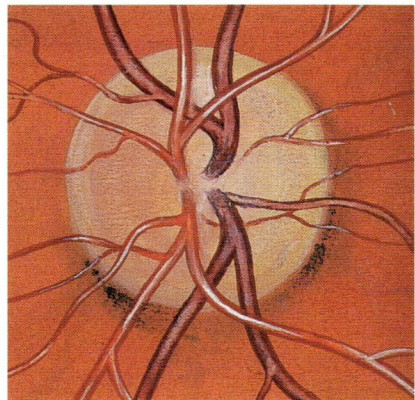

Abb. 302: Normale Papille (linkes Auge)

Der Durchmesser der Papille
beträgt etwa 1,7 mm.

Der Durchmesser der Papille beträgt etwa 1,7 mm. Es gibt allerdings eine erstaunliche interindividuelle Größenvariabilität (Makro- und Mikropapille).

Ein praktischer Tip ▶

Ein praktischer Tip: Da die exakte Beschreibung der Größe und Lokalisation von pathologischen Veränderungen am Augenhintergrund wegen der problematischen Ausmessung nicht einfach ist, wird häufig auf das Maß des **Papillendurchmessers** (PD) zurückgegriffen. Z. B.: Ein Aderhautnävus befindet sich 3 PD temporal oberhalb der Papille und hat eine Größe von 2 x 3 PD.

Fallweise ist um die Papille herum
Pigment sichtbar.

Fallweise ist sichel- oder ringförmig um die Papille herum **Pigment** (meist bei dunkelhäutigen Menschen) sichtbar.

Der **Gefäßtrichter** (Aufzweigung in
vier Äste, Gefäßbaum) liegt etwa in
der Papillenmitte.
Ist der Gefäßtrichter vertieft, liegt
eine **Papillenexkavation** vor. Sie ist
beim Vorliegen eines **Glaukoms** von
diagnostischer Bedeutung
(Abb. 234, Kap. Glaukom). Ihre
Größe wird als **cup-disc-ratio (CD)**
angegeben. Bei einer tiefen Exkavation ist die **Lamina cribrosa** der
Sklera sichtbar. Die **senile Exkavation** tritt durch Flüssigkeitsverlust
auf. Bei großer Exkavation ist der
neuroretinale Randsaum klein.

Die **Netzhautgefäße** treten mit großer Variabilität aus der Papille hervor. Der **Gefäßtrichter,** in dem oft bereits die Aufzweigung in vier Äste erkennbar ist (Gefäßbaum), liegt meist etwa in der Papillenmitte.

Ist der Gefäßtrichter vertieft, liegt eine **Papillenexkavation** vor. Sie ist heller als die normale Papillenfarbe und kommt durch das Abstreifen der Markscheiden beim Durchtritt durch die Lamina cribrosa mit der damit verbundenen Volumenverminderung zustande. Sie ist insbesondere beim Vorliegen eines **Glaukoms** von diagnostischer Bedeutung *(Abbildung 234, Kapitel Glaukom,* vergleiche *Kapitel 11.3.6)*. Ihre Größe wird als **cup-disc-ratio (CD)** angegeben (Verhältnis Exkavation zu Papillendurchmesser). Bei einer tiefen Exkavation ist die weißlich-gelbliche **Lamina cribrosa** der Sklera erkennbar. Die **senile Exkavation** tritt durch Flüssigkeitsverlust des alternden Papillengewebes auf. Je größer die Exkavation, desto kleiner ist der **neuroretinale Randsaum,** der die retinalen Nervenfasern enthält.

Ein spontaner **Venenpuls** hat keine
pathologische Bedeutung. Eine
arterielle Pulsation ist immer pathologisch.
  Zilioretinale Gefäße stammen
aus dem ziliaren Blutkreislauf
(Abb. 303a).

Ein spontaner **Venenpuls** kommt etwa bei 70% aller Papillen vor und hat keine pathognomonische Bedeutung. Eine **arterielle Pulsation** ist immer pathologisch (hoher Augeninnendruck, Aorteninsuffizienz).
  Bei etwa 10% aller Augen bestehen **zilioretinale Gefäße**. Sie stammen nicht aus dem retinalen, sondern aus dem ziliaren Blutkreislauf (Aa. ciliares posteriores breves, *Abbildung 303a*).

Merke ▶

> ***Merke.*** Bei einer Embolie der A. centralis retinae bleibt das zentrale Sehen erhalten, falls eine zilioretinale Arterie existiert (vergleiche *Kapitel 13.3* und *13.6.1.3*).

14.2 Embryologie

Der epitheliale **Augenbecherstiel** entwickelt sich analog des Augenbechers. Seine Zellen differenzieren sich zu Glia (Stützgewebe des Nervensystems), die Nerven wachsen erst später ein. Optikusscheiden und Septengewebe im Sehnerv sind mesenchymalen Ursprungs. Schließt sich die Becherspalte nicht oder nur unvollständig in der 6. Embryonalwoche, entstehen Sehnervenkolobome.

14.3 Untersuchungsmethoden

Zur neuroophthalmologischen Untersuchung gehören folgende Prüfungen:
- **Sehschärfe** (vergleiche *Kapitel 17.2*)
- **Gesichtsfeld** (vergleiche *Kapitel 17.5*)
- **Augenmotilität** (vergleiche *Kapitel 18.4.1*)
- **Pupillenreaktion** (vergleiche *Kapitel 10.2* und *10.3*)
- **Akkommodationsbreite** (vergleiche *Kapitel 16.3*)
- **Hornhautsensibilität** (vergleiche *Kapitel 6.4*)
- **Ophthalmoskopie** (vergleiche *Kapitel 13.4.1* und *13.4.2*).

Fallweise können die Beobachtung eines Nystagmus (vergleiche *Kapitel 18.5.5*), Röntgenaufnahmen des Schädels und der Orbita einschließlich des Canalis opticus, die Messung des Exophthalmus (vergleiche *Kapitel 4.3*), die Prüfung des Farbensinns (vergleiche *Kapitel 17.4.2*) und die Ableitung visuell evozierter Potentiale (vergleiche *Kapitel 15.2*) notwendig sein.

Ein praktischer Tip: Die **Prominenz einer Papille** wird geschätzt, indem mit einem Handophthalmoskop (direkte Ophthalmoskopie) der Punkt der höchsten Prominenz auf der Papille scharf eingestellt wird. Nachdem die Dioptrien abgelesen wurden, wird der gleiche Vorgang mit einem Punkt neben der Papille wiederholt, der sich im Netzhautniveau befindet *(Synopsis 33)*. Die Dioptriendifferenz ergibt den Grad der Prominenz. **1 Dioptrie entspricht etwa 0,3 mm** (vergleiche *Kapitel 13.4*).

Die Papillenexkavation kann stereoskopisch vermessen werden (vergleiche *Kapitel 11.3.6*). Zu weiteren Untersuchungsmöglichkeiten siehe *Kapitel 13.4*.

14.2 Embryologie

Die Zellen des **Augenbecherstiels** differenzieren sich zur Glia, die Nerven wachsen erst später ein. Schließt sich die Becherspalte nicht, entstehen Sehnervenkolobome.

14.3 Untersuchungsmethoden

Zur neuroophthalmologischen Untersuchung gehören insbesondere:
- **Sehschärfe**
- **Gesichtsfeld**
- **Augenmotilität**
- **Pupillenreaktion**
- **Akkommodationsbreite**
- **Hornhautsensibilität**
- **Ophthalmoskope**

◄ **Ein praktischer Tip**

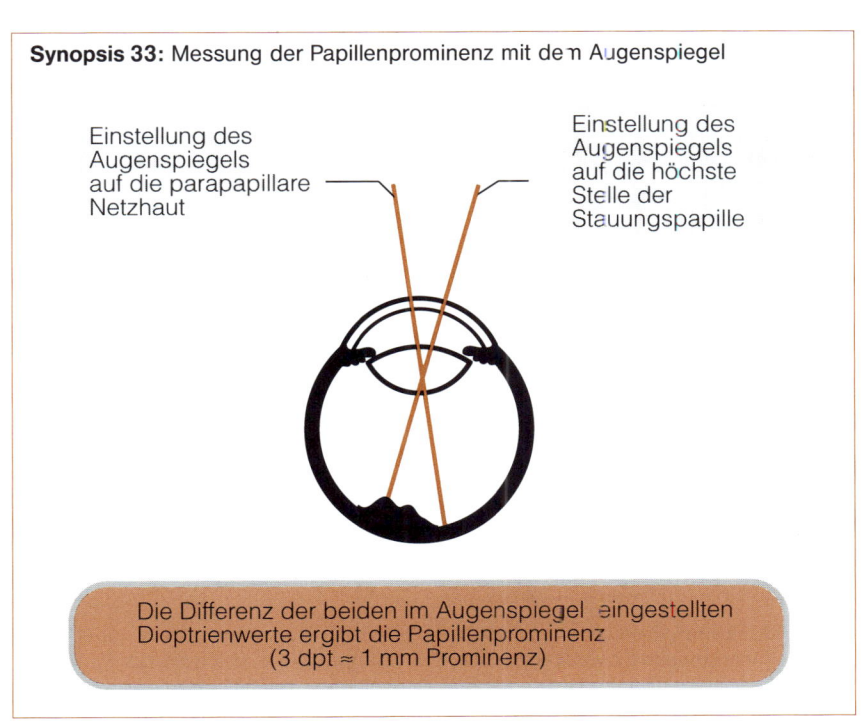

Synopsis 33: Messung der Papillenprominenz mit dem Augenspiegel

Einstellung des Augenspiegels auf die parapapillare Netzhaut

Einstellung des Augenspiegels auf die höchste Stelle der Stauungspapille

Die Differenz der beiden im Augenspiegel eingestellten Dioptrienwerte ergibt die Papillenprominenz
(3 dpt ≈ 1 mm Prominenz)

14.4   Pathologie

14.4.1   Fehlbildungen

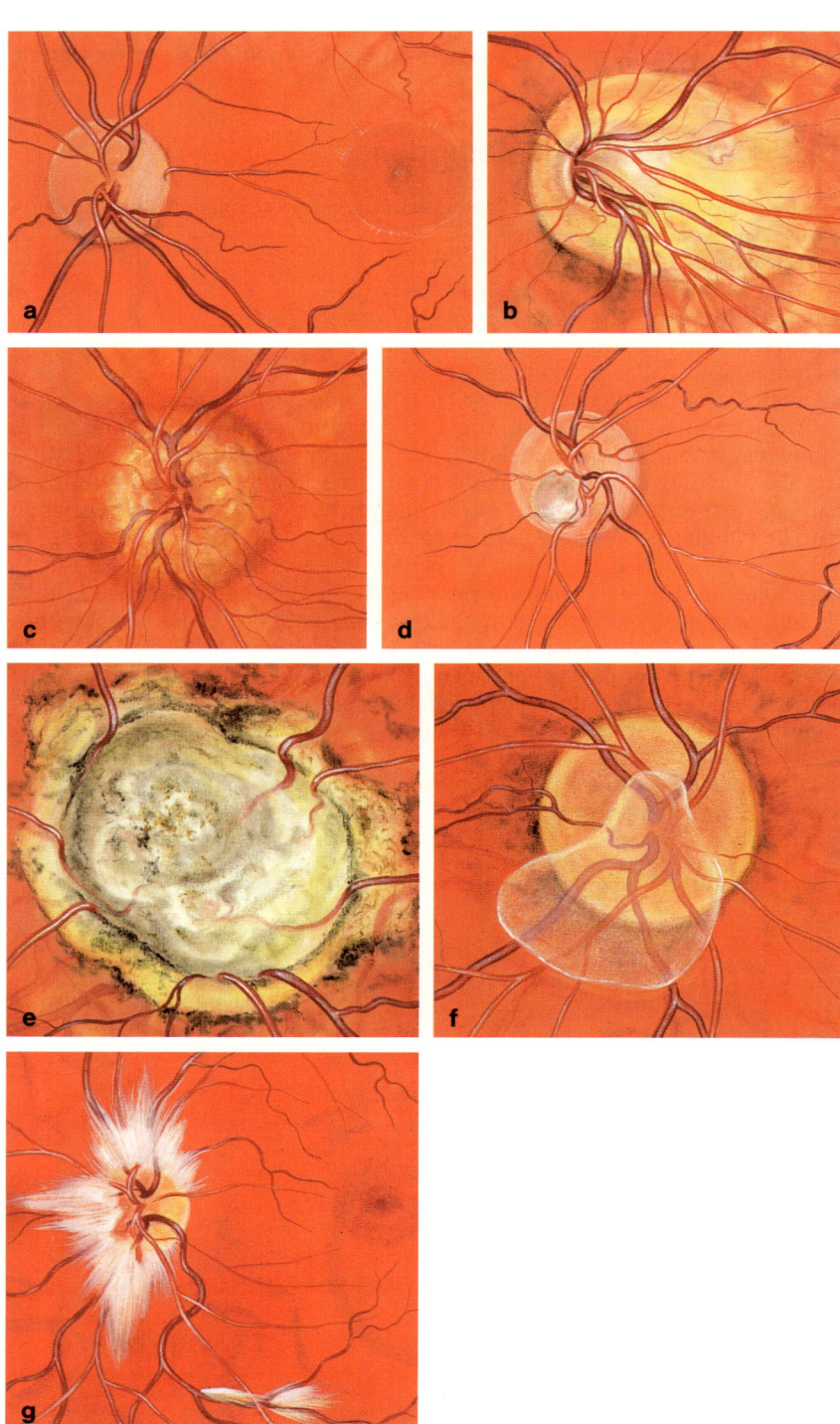

Abb. 303: Papillenanomalien. **a** zilioretinale Arterie; **b** Conus temporalis mit schrägem Sehnerveneintritt; **c** Drusenpapille; **d** Grubenpapille; **e** Kolobom der Papille; **f** Membrana epipapillaris als rudimentäre A. hyaloidea; **g** Fibrae medullareś

14.4.1.1 Konusbildung

Ein peripapillärer Konus ist harmlos und ausgesprochen häufig, insbesondere dann, wenn der Sehnerv schräg durch die Sklera hindurchtritt (**schräger Sehnerveneintritt**). Er besitzt eine weißliche Farbe, weil über der Sklera die Aderhaut fehlt. Der Konus ist meist halbkreisförmig angelegt, die Lokalisation beliebig, meist temporal (**Conus temporalis,** *Abbildung 303b*). Er tritt besonders bei **Achsenmyopie** auf (**Conus myopicus,** vergleiche *Kapitel 16.4.2.2*) und kann sogar durch eine zirkuläre Aderhautatrophie den gesamten Sehnerv umgeben.

Liegt der Konus am unteren Papillenrand (**Conus inferior**), wird er als **rudimentäres Kolobom** aufgefaßt und geht mit Funktionseinbußen einher.

14.4.1.2 Mikropapille

Aplasien oder Hypoplasien der Papille sind bei einer Mikrozephalie fast regelmäßig anzutreffen. Dabei ist die Zahl der Nervenfasern deutlich reduziert, das Gliagewebe ist hyperplastisch. Meist liegen weitere Fehlbildungen des Augapfels vor, z. B. Kolobome oder ein Mikrophthalmus.

14.4.1.3 Drusenpapille

Klinik. Drusen der Papille sind oft doppelseitig auftretende, gelblichweiße, hyaline Kügelchen, die ein kristall- oder sagokornähnliches Aussehen besitzen und die Papillenkonfiguration erheblich verändern können: Sie führen zu **unscharfen Papillengrenzen** und **leichter Vorwölbung** in den Glaskörperraum *(Abbildung 303c)*. Mitunter sind die Gesichtsfeldaußengrenzen eingeschränkt.

Ätiologie. Ursächlich handelt es sich meist um harmlose Normvarianten, sie können aber auch nach einer Papillitis (vergleiche *Kapitel 14.4.2.2.1*) oder einer Stauungspapille (vergleiche *Kapitel 14.4.2.1*) auftreten.

Differentialdiagnose. Die differentialdiagnostische Abgrenzung zur **Papillitis** und **Stauungspapille** erfolgt mittels Fluoreszenzangiographie. Im Ultraschall lassen sich die Drusen gut darstellen.

Ein praktischer Tip: Drusen leuchten im indirekten Licht hell auf. Dabei muß man den Lichtkegel des Augenspiegels neben die Papille richten, das Streulicht macht die Veränderungen gut sichtbar. Auch im rotfreien Licht (Herausfiltern des roten Lichts) sind die Drusen erkennbar.

14.4.1.4 Grubenpapille

Es handelt sich um eine meist einseitige, graue, tiefe Aushöhlung des temporalen Papillenteils *(Abbildung 303d)*. Die Gruben sind oft randständig und stellen **rudimentäre Kolobome des Sehnervs** dar (der Übergang zum Optikuskolobom ist fließend). Nicht selten bestehen erhebliche Gesichtsfelddefekte und Sehschärfeneinschränkungen.

14.4.1.1 Konusbildung

Ein peripapillärer Konus tritt häufig bei **schrägem Sehnerveneintritt** (**Conus temporalis,** *Abb. 303b*) oder bei **Achsenmyopie** auf (**Conus myopicus**). Er ist weiß, weil über der Sklera die Aderhaut fehlt.

Liegt der Konus unten (**Conus inferior**), handelt es sich um ein **rudimentäres Kolobom** mit Funktionseinbußen.

14.4.1.2 Mikropapille

Aplasien oder Hypoplasien der Papille sind bei einer Mikrozephalie häufig. Meist liegen weitere Augenfehlbildungen vor

14.4.1.3 Drusenpapille

Klinik
Drusen der Papille treten doppelseitig auf und sind gelblichweiße, hyaline Kügelchen. Sie führen zu **unscharfen Papillengrenzen** u. **leichter Prominenz** *(Abb. 303c)*.
Ätiologie
Es handelt sich um eine Normvariante.

Differentialdiagnose
Die Abgrenzung zur **Neuritis nervi optici** u. **Stauungspapille** erfolgt fluoreszenzangiographisch und im Ultraschall.

◀ **Ein praktischer Tip**

14.4.1.4 Grubenpapille

Es ist eine einseitige, graue, tiefe Aushöhlung des temporalen Papillenteils *(Abb. 303d)* u. stellt ein **Kolobom des Sehnervs** mit Gesichtsfelddefekten u. Sehschärfeneinschränkungen dar.

14.4.1.5 Kolobome der Papille

Sie beruhen auf einem meist einseitigen defekten Verschluß der Becherspalte, der nicht selten in ein Netzhaut-Aderhautkolobom übergeht.
Die gesamte Papille ist vergrößert, evtl. findet sich bräunlich-graues Bindegewebe im Kolobombereich *(Abb. 303e)*. Das zentrale Sehen ist stark reduziert.

14.4.1.6 Persistenz der A. hyaloidea / Bergmeister-Papille

Bei unvollständigem Zurückbilden der A. hyaloidea findet man epipapilläre **Schleier** ohne Funktionsausfälle **(Bergmeister-Papille).**
Er kann auch die Papille überspannen **(Membrana epipapillaris,** *Abb. 303f)*.

14.4.1.7 Markhaltige Nervenfasern

Klinik
Sind die bulbären Nervenfasern mit Markscheiden umgeben, imponieren sie als peripapilläre, **unscharf begrenzte, weiße Streifen (Fibrae medullares** *Abb. 303g)*.
Differentialdiagnose
Im Gegensatz zur **Sehnervenentzündung** führen sie zu keinem Funktionsverlust.

14.4.1.8 Pseudopapillenödem

siehe *Kapitel 14.4.2.5*

14.4.2 Papillenschwellungen

Zu Ursachen u. Kardinalsymptomen des Papillenödems s. *Tab. 44.*

14.4.2.1 Stauungspapille

Definition ▶

Ätiologie
Bei **raumfordernden zerebralen Prozessen** überträgt sich der erhöhte Hirndruck über den Subarachnoidalraum auf die Papille.

14.4.1.5 Kolobome der Papille

Papillenkolobome sind wesentlich seltener als die der Netz- und Aderhaut und beruhen auf **Defekten beim Verschluß der Becherspalte.** Mitunter gehen sie direkt in ein Netzhaut-Aderhautkolobom über. Sie sind meist einseitig (vergleiche *Kapitel 9.5.1.4*).

Bei diesen schweren Sehnervenmißbildungen ist oft die gesamte Papille vergrößert, mitunter findet sich bräunlich-graues Bindegewebe im Kolobombereich *(Abbildung 303e)*. Das zentrale Sehen ist stark reduziert, das periphere Gesichtsfeld oft erhalten.

14.4.1.6 Persistenz der A. hyaloidea / Bergmeister-Papille

Bildet sich die A. hyaloidea, die in der Embryonalzeit den Glaskörper und die Linse mit Blut versorgt (vergleiche *Kapitel 1.2* und *12.2*), nur unvollständig zurück, findet man auf der Papille aufsitzende weißliche, z. T. durchsichtige **Schleier (Bergmeister-Papille).** Sie flottieren im Glaskörper, bleiben meist unbemerkt und ziehen keine Funktionsausfälle nach sich.

Bei größerer Ausprägung überspannt eine Membran die Papille teilweise oder vollständig **(Membrana epipapillaris,** *Abbildung 303f)*.

14.4.1.7 Markhaltige Nervenfasern

Klinik. Die Nervenfasern außerhalb des Bulbus sind von Markscheiden (Myelinscheiden) umgeben. Verlaufen sie weiter, treten sie innerhalb der Nervenfaserschicht der Netzhaut als peripapilläre, mitunter auch papillenferne, **unscharf begrenzte, weiße Streifen (Fibrae medullares,** *Abbildung 303g)* in Erscheinung.

Differentialdiagnose. Das klinische Bild ähnelt einer **Sehnervenentzündung (Papillitis).** Allerdings führen markhaltige Nervenfasern nie zu einem Funktionsverlust.

14.4.1.8 Pseudopapillenödem

siehe *Kapitel 14.4.2.5*

14.4.2 Papillenschwellungen

Die unterschiedlichen Ursachen des Papillenödems und ihre Kardinalsymptome sind in *Tabelle 44* zusammengefaßt.

14.4.2.1 Stauungspapille

> *Definition.* Die Stauungspapille ist eine durch hirndrucksteigernde Prozesse hervorgerufene, meist doppelseitige, aber seitenungleiche Schwellung der Papille.

Ätiologie. Da der Sehnerv über die Optikusscheiden mit dem Subarachnoidalraum verbunden ist, übertragen sich Hirndrucksteigerungen durch **raumfordernde zerebrale Prozesse** auf die Papille.

Tabelle 44: Differentialdiagnose des Papillenödems	
Krankheitsbild	**Kardinalsymptome**
Stauungspapille	Papille ödematös und hyperämisch, unscharf begrenzt, bis zu 12 dpt prominent, kleine Papillenrandblutungen; Visus und Gesichtsfeld zunächst normal, später vergrößerter blinder Fleck; beim Übergang in eine Optikusatrophie größere funktionelle Ausfälle
Papillitis	Papille ödematös und hyperämisch, unscharf begrenzt, bis zu 2 dpt prominent, kleine Papillenrandblutungen; Gefäßtrichter oft mit entzündlichem Exsudat gefüllt; dumpfer Orbitaschmerz; Zentral- oder Zentrozökalskotom mit erheblicher Sehverschlechterung; Übergang in eine sekundäre (postneuritische) Atrophie mit unscharfer Begrenzung
Vordere ischämische Optikusneuropathie (Apoplexia papillae)	Papille ödematös, blaß, unscharf begrenzt, bis zu 2 dpt prominent, feinste papilläre und peripapilläre Blutungen; Erblindung, Prognose infaust
Arteriitis temporalis	Papille ödematös, blaß, unscharf begrenzt, bis zu 2 dpt prominent, keine Blutungen; Netzhautarterien fadendünn mit unregelmäßigen Reflexen; Kopfschmerzen; Temporalarterien geschlängelt, verdickt, hart und pulslos; Erblindung, Prognose quoad vitam et visum schlecht
Pseudopapillenödem (Pseudoneuritis, Pseudostauungspapille)	oft bei kleinen hyperopen Augen, meist doppelseitig; Die Papille ist unscharf begrenzt, bis zu 2 dpt prominent; keine Blutungen oder Ödeme; normales Gesichtsfeld, normale Sehschärfe

Am häufigsten tritt sie bei Prozessen des Kleinhirns, des Kleinhirnbrückenwinkels, der Epiphyse, der Vierhügelgegend und des **IV. Ventrikels (Tumor, Hirnabszeß, Meningitis, Enzephalitis, zerebrale Blutung, Aneurysma, Zystizerkus, Eklampsie, Schädeltrauma),** am seltensten bei Tumoren der Schädelbasis auf. Ein erhöhter Hirndruck muß allerdings eine Zeitlang bestehen, damit er zu einer Stauungspapille führt (bei Tumoren oft einige Jahre, bei akuter Drucksteigerung mehrere Stunden).

Aber auch bei einer **chronischen Nephritis** und einem langanhaltenden **Bluthochdruck** mit hohen diastolischen Werten (vergleiche *Kapitel 13.6.2.1*) kann eine Stauungspapille auftreten.

Einseitige Stauungspapillen werden bei Orbitatumoren und -phlegmonen beobachtet.

Merke. Eine Stauungspapille ist kein obligatorisches Symptom eines erhöhten Hirndruckes und ohne Wert für Tumor- und Seitenlokalisation. Fast die Hälfte aller Hirntumoren verursachen keine Stauungspapille.

Dies tritt besonders bei Prozessen des Kleinhirns, des Kleinhirnbrükkenwinkels, der Epiphyse, der Vierhügelgegend u. des IV. Ventrikels auf **(Tumor, Abszeß, Entzündung, Blutung, Aneurysma, Zystizerkus, Eklampsie, Trauma).**

Aber auch bei **chronischer Nephritis** u. einem langanhaltenden **Bluthochdruck** kann eine Stauungspapille auftreten.

◄ Merke

Klinik
Die Papille ist ödematös, hyperämisch u. **unscharf begrenzt**
(Abb. 304e), am Papillenrand finden
sich radiäre, streifenförmige Blutungen, die Papille ragt pilzförmig in
den Glaskörperraum hinein, mitunter bestehen **Netzhautfältelungen.**
Die **Prominenz** kann bis zu 12 dpt
(4 mm) betragen. Der Gefäßtrichter
ist im Unterschied zur Neuritis nervi
optici kaum mit Exsudat gefüllt.

Klinik. Eine Stauungspapille ist gekennzeichnet durch **Gewebsödem und Hyperämie** mit erweiterten papillären Gefäßen und Kapillaren, die anfänglich nur die
nasale Papille betreffen kann. Manchmal treten kleine radiäre, streifenförmige
Papillenrandblutungen auf. Beim Fortschreiten ragt die Papille pilzförmig in
den Glaskörperraum hinein und über den Papillenrand hinweg.

Die **Prominenz** kann bis zu 12 dpt (4 mm) betragen. Die Papille ist **unscharf
begrenzt** *(Abbildung 304e)*. Der Gefäßtrichter ist im Unterschied zur Neuritis
nervi optici kaum mit Exsudat ausgefüllt. Fallweise entstehen besonders in
Richtung Makula **Netzhautfältelungen.**

Bei einer Optikusatrophie kann das Papillengewebe nicht mehr quellen, bei
einer Myopie ist die Schwellfähigkeit relativ gering.

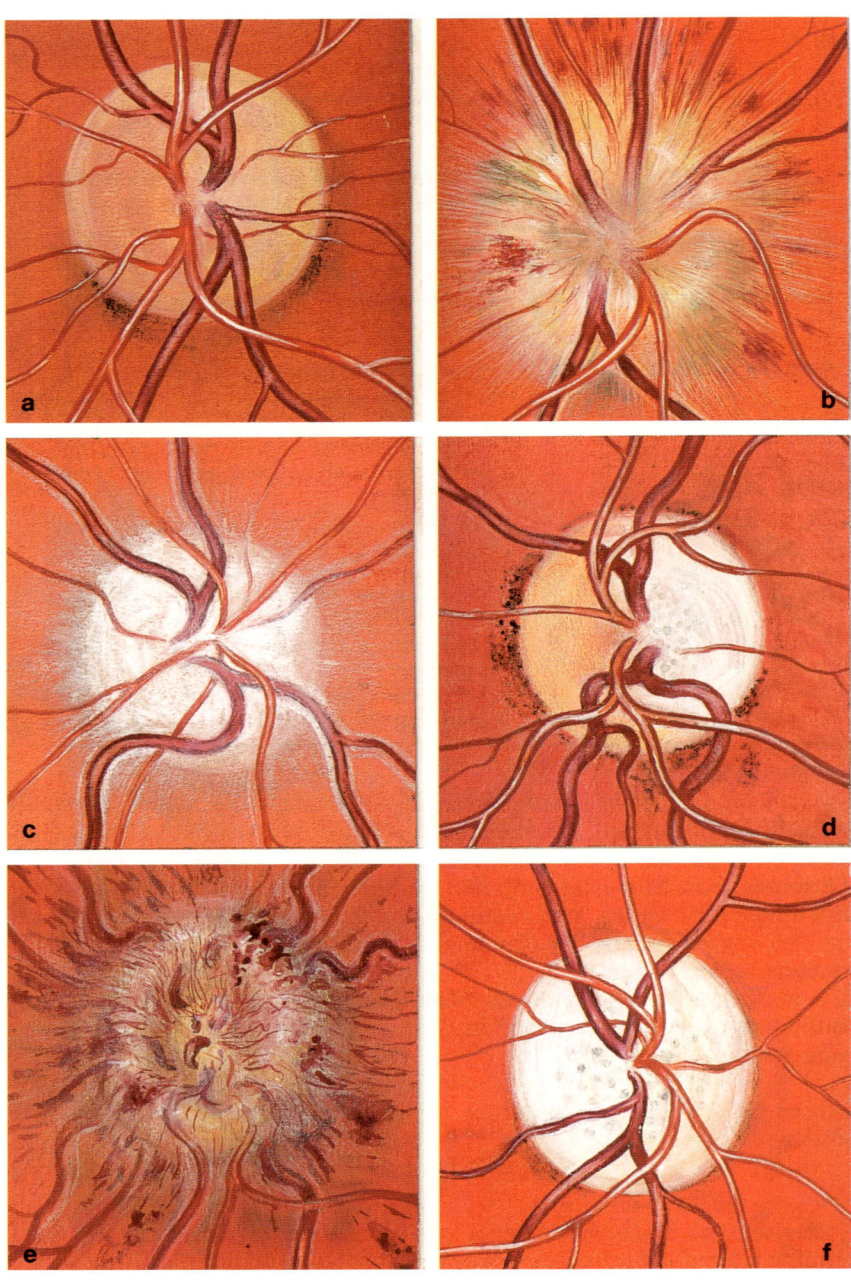

Abb. 304: Ödem und Atrophie der Sehnervenpapille. **a** normale Papille; **b** Papillitis;
c postneuritische Atrophie; **d** temporale Abblassung der Papille nach Neuritis retrobulbaris; **e** prominente Stauungspapille; **f** primäre Optikusatrophie

Zunächst wird das Sehen durch die Stauungspapille nicht beeinträchtigt (wichtiger Unterschied zur Neuritis nervi optici). Das erste Symptom ist eine **Vergrößerung des blinden Fleckes** *(Abbildung 305)*. Beim Übergang der Stauungspapille in eine Atrophie treten Gesichtsfelddefekte verschiedener Art auf, die meist nur im Falle einer Beeinträchtigung des zentralen Gesichtsfeldes wahrgenommen werden.

Diagnose. Die Vergrößerung des blinden Fleckes läßt sich am besten mit einem speziellen Computerprogramm mit Hilfe eines **automatischen Perimeters** (vergleiche *Kapitel 17.5.1.3*) oder am **Bjerrum-Schirm** (vergleiche *Kapitel 17.5.1.4*) ermitteln. Das Papillenödem kann am besten **fluoreszenzangiographisch** dargestellt werden.

Die Abklärung der Ursache erfolgt vornehmlich durch den Neurologen und Neurochirurgen, seltener durch den Internisten.

Merke. Beim Vorliegen einer Stauungspapille ist eine Mitbeurteilung der Netzhautgefäße unabdingbar, um auch einen Hypertonus oder eine chronische Nephritis als Ursache zu erkennen (vergleiche *Kapitel 13.6.2.1*).

Differentialdiagnose. Die Stauungspapille muß von einem harmlosen **Pseudopapillenödem (Pseudostauungspapille)** mit normalem blinden Fleck und normalem Befund bei der Fluoreszenzangiographie abgegrenzt werden (vergleiche *Kapitel 14.4.2.6*).

Bei **Papillenschwellungen entzündlicher oder vaskulärer Genese**, bei denen auch unscharfe Papillengrenzen vorliegen *(Tabelle 45)*, finden sich massive Sehstörungen. Bei der Papillitis beträgt die Papillenprominenz höchstens 2 dpt.

Besondere Krankheitsbilder

● Bei Keilbeinflügel-, Olfaktorius- und Stirnhirnprozessen kommt es zuweilen zum **Foster-Kennedy-Syndrom** mit einer Optikusatrophie durch Tumordruck auf den Sehnerv des einen Auges und später einer Stauungspapille durch einen erhöhten intrakraniellen Druck am anderen Auge (vergleiche *Kapitel 15.3.2.1*). Der Tumor liegt hier auf der Seite des Auges mit der Optikusatrophie.
● Eine **Stauungspapille e vacuo** bildet sich bei starker einseitiger artefizieller Hypotension des Augapfels, beispielsweise nach perforierender Hornhautverletzung mit längere Zeit bestehender Fistelbildung.
● Seltener ist eine Stauungspapille bei **essentieller Liquordruckerhöhung** ohne neurologische Symptomatik. Unter dem ständig erhöhten Liquordruck unklarer Genese kommt es zu einer allmählichen konzentrischen Gesichtsfeldeinschränkung mit langsamer Erblindung.

Therapie. Sie ist vorwiegend eine neurochirurgische und zielt auf die Senkung des Druckes im Liquor cerebrospinalis.

Prognose. Die Rückbildung einer Stauungspapille nach Normalisierung des Hirndrucks benötigt mehrere Wochen. Meist blaßt die Papille dabei langsam ab, es bleibt eine mehr oder weniger stark ausgeprägte sekundäre **Optikusatrophie** zurück.

14.4.2.2 Neuritis nervi optici

Je nach Sitz der **Sehnervenentzündung** werden eine bulbäre Form **(Papillitis)** und eine retrobulbäre Form **(Retrobulbärneuritis)** unterschieden.

Zunächst wird das Sehen nicht beeinträchtigt (wichtiger Unterschied zur Neuritis nervi optici). Das erste funktionelle Symptom ist eine **Vergrößerung des blinden Fleckes** *(Abb. 305)*.

Diagnose
Gesichtsfeldveränderungen werden mit **automatischer Perimetern** oder am **Bjerrum-Schirm** ermittelt. Das Papillenödem läßt sich am besten **fluoreszenzangiographisch** darstellen. Wichtig ist eine rasche Abklärung der Ursache.

◀ **Merke**

Differentialdiagnose
Bei dem **Pseudopapillenödem** ist der blinde Fleck u. das Fluoreszenzangiogramm normal. Bei **Papillenschwellungen entzündlicher oder vaskulärer Genese** finden sich massive Sehstörungen; die Papillenprominenz beträgt bis 2 dpt.

Besondere Krankheitsbilder
Bei Keilbeinflügel-, Olfaktorius- u. Stirnhirnprozessen kann es zum **Foster-Kennedy-Syndrom** mit Optikusatrophie durch Tumordruck auf den Sehnerv u. Stauungspapille durch erhöhten intrakraniellen Druck am anderen Auge kommen. Eine **Stauungspapille e vacuo** bildet sich bei okularer Hypotension. Seltener ist eine Stauungspapille bei **essentieller Liquordruckerhöhung** ohne neurologische Symptomatik.

Therapie
Neurochirurgisch zur Senkung des Hirndruckes.

Prognose
Meist blaßt die Papille ab, es verbleibt eine **Optikusatrophie**.

14.4.2.2 Neuritis nervi optici

Je nach Sitz werden eine bulbäre **(Papillitis)** u. eine retrobulbäre Form **(Retrobulbärneuritis)** unterschieden.

14.4.2.2.1 Papillitis

Definition ▶

Ätiologie
Allergisch-hyperergische u. **immunologische Faktoren.** Es kommen in Frage: **fortgeleitete u. fokale Entzündungen, Infektionskrankheiten, Enzephalitis** u. **exogene toxische Schädigungen.**
In bis zu 70% der Fälle bleibt die Genese unklar.

Klinik
Die **Papillengrenzen sind verwaschen u. unscharf.** Die Papille ist hyperämisch, ihr Gefäßtrichter oft mit **entzündlichem Exsudat** gefüllt. Die Papille ist leicht prominent (bis zu 2 dpt, *Abb. 304b*). DD zur Stauungspapille.
Es wird ein **dumpfer Schmerz in der Orbita** wahrgenommen, der sich bei Druck auf den Bulbus verstärkt.
Im Gesichtsfeld befindet sich ein **Zentralskotom** *(Abb. 305b).* Bei einem **Zentrozökalskotom** umfaßt das zentrale Skotom den blinden Fleck *(Abb. 305d).*

14.4.2.2.1 Papillitis

> **Definition.** Es handelt sich um eine Entzündung des Sehnervenkopfes (Papille), die ophthalmoskopisch zu typischen Veränderungen und zu einem plötzlichen Funktionsverlust führt.

Ätiologie. Ursächlich spielen wie bei der Uveitis in erster Linie allergisch-hyperergische und **immunologische Faktoren** eine Rolle. Darüber hinaus kommen in Frage: **fortgeleitete Entzündungsprozesse** aus der Nachbarschaft (Orbita, Nasennebenhöhlen, Schädelbasis), **fokale Entzündungsprozesse** insbesondere im Kopfbereich, **Infektionskrankheiten** (Viruserkrankungen, Lues, Malaria, Typhus, Fleckfieber), **Enzephalitis** und **exogene toxische Schädigungen** (Methanol, Chinin, Blei, Chloramphenicol, Myambutol). Gelegentlich tritt die Papillitis bei Diabetes mellitus, perniziöser Anämie, AIDS, Schwangerschaft, Stillzeit und der Einnahme von Ovulationshemmern auf.
In bis zu 70% der Fälle bleibt die Genese unklar.

Klinik. Die **Papillengrenzen sind verwaschen** und **unscharf.** Die Papille ist hyperämisch, ihr Gefäßtrichter oft mit **entzündlichem Exsudat** gefüllt. Die Prominenz der Papille überschreitet selten Werte über 2 dpt *(Abbildung 304b,* wichtigstes Unterscheidungsmerkmal zur beginnenden Stauungspapille). Manchmal finden sich streifige Netzhautzeichnungen in Papillennähe (Ödem der peripapillären Nervenfasern), Gefäßeinscheidungen, Entzündungszellen im Glaskörper und umschriebene Papillenrandblutungen.
Äußerlich ist das Auge reizfrei. Mitunter wird ein **dumpfer Schmerz in der Orbita** wahrgenommen, der sich bei Druck auf den Bulbus verstärkt.
Der Patient nimmt eine plötzliche Sehverschlechterung durch ein mehr oder weniger großes **Zentralskotom** wahr *(Abbildung 305b).* Seltener ist das Gesichtsfeld konzentrisch eingeengt; dann ist der Visus oft noch relativ gut. Bei einem **Zentrozökalskotom** umfaßt das zentrale Skotom auch den blinden Fleck *(Abbildung 305d).*

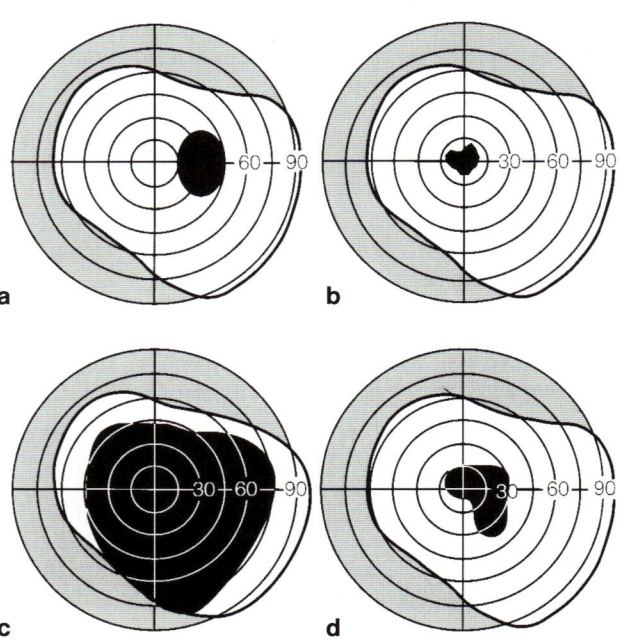

Abb. 305: Gesichtsfeldausfälle bei Optikusprozessen des rechten Auges. **a** Vergrößerung des blinden Fleckes bei Stauungspapille; **b** zentrales Skotom bei Papillitis oder Retrobulbärneuritis; **c** massiver zentraler Gesichtsfeldausfall bei einer vorderen ischämischen Optikusneuropathie; **d** Zentrozökalskotom bei Papillitis oder Retrobulbärneuritis

Komplikationen. Später erfolgt oft ein Übergang in eine sekundäre (postneuritische) **Atrophie mit unscharfer Begrenzung** zur Netzhaut *(Abbildung 304c)* und entsprechenden Gesichtsfelddefekten.

Diagnose. Sie ergibt sich meist aus dem typischen Papillenbefund und dem deutlichen Visusverlust mit Zentralskotom. Eine neurologische und internistische Abklärung ist unerläßlich. Im Ultraschall ist der Sehnerv in etwa 90% verdickt.

Differentialdiagnose. Die Papillitis muß von einem harmlosen **Pseudopapillenödem (Pseudoneuritis)** mit normalem Gesichtsfeld abgegrenzt werden (vergleiche *Kapitel 14.4.2.6*). Bei der Fluoreszenzangiographie werden allerdings die papilläre Hyperämie und Exsudationen im Gegensatz zum Pseudopapillenödem deutlich.

Die Unterscheidung von **Papillenschwellungen vaskulärer Genese** ist besonders bei älteren Patienten schwierig *(Tabelle 43)*. Bei der **Stauungspapille** beträgt die Papillenprominenz bis zu 12 dpt.

Merke. Die Unterscheidung zwischen Stauungspapille und Papillitis ist wichtig:
Bei der **Stauungspapille** findet sich ein auffälliger Papillenbefund mit Unschärfe und deutlicher Prominenz (bis zu 12 dpt) und keiner Sehverschlechterung, lediglich einer Vergrößerung des blinden Fleckes.
Bei der **Papillitis** ist die Papille ebenfalls unscharf begrenzt, weit weniger prominent (bis zu 2 dpt) und verursacht durch ein Zentralskotom einen massiven Visusabfall. Im Gefäßtrichter befindet sich oft ein entzündliches Exsudat.

Therapie. Neben der kausalen neurologischen oder internistischen Therapie werden meist oral **Kortikosteroide** hoher Dosierung (Initialdosis 100 mg) verabreicht.

Prognose. Sie hängt in erster Linie von der Grunderkrankung ab. Spontanheilungen mit langsamer Verbesserung der hochgradig verminderten Sehschärfe und Abschwächung des Zentralskotoms sind möglich. Oft erfolgt aber nach einigen Wochen trotz entsprechender Therapie eine **allmähliche Abblassung der Papille** mit Übergang zur weißlichen, postneuritischen Atrophie. Rezidive und Erblindung sind möglich.

14.4.2.2.2 Neuritis retrobulbaris / Retrobulbärneuritis

Definition. Die Entzündung des Sehnervs liegt hinter dem Augapfel, so daß ophthalmoskopisch keine Veränderungen sichtbar sind, während der Patient über einen Funktionsverlust klagt.

Merke. Bei der Retrobulbärneuritis sieht der Patient nichts und der Augenarzt nichts.

Ätiologie. Neben den Ursachen für die Entstehung einer Papillitis ist die Retrobulbärneuritis in **20%** der Fälle **monosymptomatisches Frühsymptom** bei **multipler Sklerose** bzw. Encephalitis disseminata.

Komplikationen
Oft entwickelt sich eine postneuritische **Atrophie mit unscharfer Begrenzung** *(Abb. 304c)*.

Diagnose
Sie wird gestellt auf Grund des Papillenbefundes u. dem Visusverlust.

Differentialdiagnose
Pseudopapillenödem (normales Gesichtsfeld).

Die Unterscheidung von **Papillenschwellungen vaskulärer Genese** ist mitunter schwierig. Bei der **Stauungspapille** ist die Papillenprominenz höher.

◄ Merke

Therapie
Neben der ursächlichen Therapie **Kortikosteroide.**

Prognose
Sie hängt von der Grunderkrankung ab. Spontanheilungen sind möglich. Oft erfolgt eine **Abblassung der Papille** mit Übergang zur Atrophie. Rezidive u. Erblindung sind möglich.

14.4.2.2.2 Neuritis retrobulbaris / Retrobulbärneuritis

◄ Definition

◄ Merke

Ätiologie
Die Retrobulbärneuritis ist in **20% Frühsymptom bei multipler Sklerose.**

Klinik
Die Papille ist unauffällig. Mitunter liegen Augenmuskellähmungen u. eine träge Pupillenreaktion vor. Die Patienten geben **dumpfe retrobulbäre Schmerzen** an. Die Sehschärfe ist durch ein **Zentralskotom oder Zentrozökalskotom** *(Abb. 305b u. 305d)* reduziert.

Komplikationen
Es ist eine Wiederherstellung des Sehvermögens als auch eine Papillenabblassung (meist **partielle Optikusatrophie**, *Abb. 304d*) möglich. **Die multiple Sklerose ist ausgesprochen rezidivfreudig.**

Diagnose
Oft wird nur ein Verdacht geäußert, da die Papille unauffällig ist. Durch das **VEP** läßt sich die Diagnose objektivieren.

Differentialdiagnose
Bei Läsionen der Sehbahn proximal des Chiasmas sind Visus- u. Gesichtsfeldeinschränkungen doppelseitig.

Therapie u. Prognose
entsprechen der der Papillitis.

Der klinische Fall ▶

14.4.2.3 Vordere ischämische Optikusneuropathie / Optikomalazie / Apoplexia papillae

Definition ▶

Ätiologie
Vermutlich plötzliche Durchblutungsstörung im Zinn-Hallerschen Gefäßkranz bei schwerer Arteriosklerose oder Diabetes mellitus (**diabetische Papillopathie**, vgl. *Synopsis 29, Kap. Netzhaut*).

Klinik. Der Papillenbefund ist völlig unauffällig. Mitunter liegen gleichzeitig flüchtige Augenmuskellähmungen (passagere Doppelbilder, vergleiche *Kapitel 18.5.3*) und eine träge Pupillenreaktion vor.

Häufiger geben die Patienten **dumpfe, retrobulbäre Schmerzen** an, die sich bei **Bewegung** oder **Druck** auf das Auge verstärken.

Die Sehschärfe ist wie bei der Papillitis hochgradig durch ein **Zentralskotom** *(Abbildung 305b)* oder Zentrozökalskotom *(Abbildung 305d)* herabgesetzt. Oft liegt der Visus unter 0,1.

Komplikationen. Der Verlauf kann sehr verschiedenartig sein: Sowohl eine spontane Besserung mit völliger Wiederherstellung des Sehvermögens als auch eine totale, häufiger jedoch temporale Papillenabblassung **(partielle Optikusatrophie**, *Abbildung 304d*) mit hochgradiger Sehminderung sind möglich.

Die multiple Sklerose ist ausgesprochen rezidivfreudig.

Diagnose. Sie ist nicht leicht zu stellen. Oft kann nur ein Verdacht geäußert werden (Ausschlußdiagnose), zumal der Papillenbefund unauffällig ist. Durch eine **verlängerte Latenzzeit der visuell evozierten Potentiale (VEP**, vergleiche *Kapitel 15.2*) läßt sich die Diagnose objektivieren.

Differentialdiagnose. Differentialdiagnostisch kommen alle Läsionen der Sehbahn proximal des Chiasmas in Frage, wobei allerdings die Visus- und Gesichtsfeldeinschränkungen doppelseitig auftreten.

Therapie und Prognose entsprechen der der Papillitis. Es werden Kortikosteroide hoher Dosierung gegeben. Oft geht die Retrobulbärneuritis in eine postneuritische Optikusatrophie über.

Der klinische Fall. Ein 24jähriger Mann sucht wegen einer Sehverschlechterung und dumpfen retrobulbären Augenschmerzen, die sich bei Augenbewegung etwas verstärken, den Augenarzt auf. Die Sehschärfe beträgt rechts 0,1, links 1,0. Die Gesichtsfelduntersuchung rechts ergibt ein großes Zentrozökalskotom von etwa 10°, temporal in Richtung blinder Fleck 20° Durchmesser. Der übrige augenärztliche Befund bleibt unauffällig. Das VEP zeigt rechts mit 145 msec deutlich verlängerte Latenzzeiten bei normalen Amplituden.

Wegen des Verdachtes auf eine **Retrobulbärneuritis** wird eine umfangreiche Durchuntersuchung eingeleitet, wobei der Neurologe eine multiple Sklerose diagnostiziert. Daraufhin wird mit Steroiden (Ultralan oral, Initialdosis 100 mg) behandelt. Schon nach wenigen Tagen kommt es zu einem schnellen Visusanstieg; nach einer Woche ist die volle Funktion wiederhergestellt.

Im Laufe der nächsten Jahre treten weitere retrobulbäre Neuritiden beiderseits auf, die rechts wegen der Ausbildung eines Zentralskotoms zu einem eingeschränkten Visus von 0,5, links zu keiner Funktionsbeeinträchtigung führen. Die rechte Papille ist temporal deutlich abgeblaßt (partielle Optikusatrophie), die linke ist unauffällig.

14.4.2.3 Vordere ischämische Optikusneuropathie / Optikomalazie / Apoplexia papillae

Definition. Es handelt sich um eine akute Minderdurchblutung des Sehnervenkopfes mit meist praktischer Erblindung.

Ätiologie. Die ischämische Läsion des N. opticus ist einem ischämischen Insult des Gehirns vergleichbar. Es wird eine **plötzliche Durchblutungsstörung im Zinn-Hallerschen Gefäßkranz** meist auf dem Boden einer schweren Arteriosklerose angenommen.

Bei Diabetikern wird die vordere ischämische Optikusneuropathie häufiger beobachtet (**diabetische Papillopathie**, vergleiche *Synopsis 29, Kapitel Netzhaut*).

Klinik. Meist kommt es zu einer plötzlichen, massiven Sehverschlechterung mit Erblindung, seltener treten große zentrale Skotome mit unbedeutenden peripheren Gesichtsfeldresten auf *(Abbildung 305c).* Die Pupille reagiert äußerst träge oder zeigt eine amaurotische Starre.

Die **Papille** ist **ödematös,** 1 bis 2 dpt prominent und deutlich **blaß.** Es liegen feinste papilläre und peripapilläre Blutungen vor.

Therapie. Sie entspricht der der Zentralarterienembolie (vergleiche *Kapitel 13.6.1.3).*

Prognose. Sie ist trotz rheologischer und entzündungshemmender Therapie infaust. Nur in den ersten 12 bis 24 Stunden bestehen gewisse Chancen, einige periphere Gesichtsfeldteile zu reaktivieren. Es resultiert eine sekundäre Optikusatrophie.

14.4.2.4 Arteriitis temporalis / Riesenzellarteriitis / Morbus Horton

> **Definition.** Es handelt sich um eine akute Minderdurchblutung des Sehnervenkopfes durch eine lokalisierte Entzündung der zuführenden arteriellen Gefäße mit plötzlicher Erblindung.

Ätiologie. Die akute Durchblutungsstörung des Sehnervenkopfes wird durch eine **Arteriitis der A. ophthalmica** meist älterer Menschen jenseits des 70. Lebensjahres verursacht. Gleichzeitig liegen Entzündungszeichen in anderen Arterien, insbesondere der A. temporalis, vor.

Klinik. Das klinische Bild ist dem der vorderen ischämischen Optikusneuropathie ähnlich: Es liegt ein **blasses, ischämisches Papillenödem** mit unscharfen Papillengrenzen vor. Die retinalen Arterien sind fadendünn und zeigen wegen der organischen Wandverdickungen unregelmäßige Reflexe.

Die A. temporalis ist an beiden Schläfen **verdickt, hart, vermehrt geschlängelt** und **pulslos** *(Abbildung 306a).* Es bestehen **heftige Kopfschmerzen.**

Der Prozeß ist meist zunächst einseitig, das zweite Auge folgt allerdings meist bald nach.

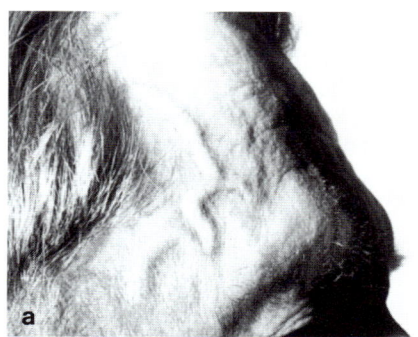

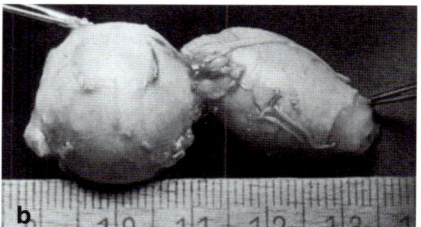

Abb. 306: a Verdickte, verhärtete und stark geschlängelte A. temporalis bei Riesenzellarteriitis; **b** Optikusgliom nach der Exstirpation mitsamt dem Augapfel

Klinik

Es liegen große Zentralskotome bis hin zur Erblindung vor. Die Pupille reagiert träge oder ist amaurotisch. Die **Papille** ist **ödematös,** 1 bis 2 dpt prominent, deutlich **blaß** u. zeigt feinste Blutungen.

Therapie

Wie bei Zentralarterienembolie.

Prognose

Sie ist infaust. Es resultiert eine Optikusatrophie.

14.4.2.4 Arteriitis temporalis / Riesenzellarteriitis / Morbus Horton

◀ Definition

Ätiologie

Sie wird durch eine **Arteriitis der A. ophthalmica** verursacht.

Klinik

Sie ist der der vorderen ischämischen Optikusneuropathie ähnlich: **blasses, ischämisches Papillenödem** mit unscharfen Papillengrenzen, fadendünne, retinale Arterien. Die **A. temporalis** ist **verdickt, hart, vermehrt geschlängelt** u. **pulslos** *(Abb. 306a).* Es bestehen heftige **Kopfschmerzen.**

> **Merke.** Da die Riesenzellarteriitis auch in zerebralen Gefäßen auftreten kann, ist sie eine akute, lebensbedrohliche Erkrankung.

Therapie
Bei hohen Steroidgaben wird mitunter ein peripherer Gesichtsfeldrest erhalten. Die Therapie wird als Prophylaxe für das andere Auge über Jahre fortgesetzt.

Therapie. Nur bei hoher Dosierung von Kortikosteroiden gelingt es mitunter, einen peripheren Gesichtsfeldrest zu erhalten. Die Therapie muß auch als Prophylaxe für das andere Auge mit kleineren Dosen über Monate und Jahre fortgesetzt werden.

Diagnose
Sie wird histologisch nach **Biopsie bzw. Resektion der A. temporalis** gestellt (rundzellige Infiltrationen der Arterienwände mit Riesenzellen). Die **BSG** ist stark erhöht.

Diagnose. Die Arteriitis ist durch rundzellige Infiltrationen der Arterienwände mit Riesenzellen gekennzeichnet, die histologisch gut nachweisbar sind. Aus diesem Grunde ist eine **Biopsie bzw. Resektion der A. temporalis** zur Sicherung der Diagnose vor der langdauernden Therapie mit Kortikosteroiden notwendig. Die **Blutsenkung** ist stark erhöht (Sturzsenkung, vergleiche *Kapitel 13.6.1.3*).

Prognose
Sie ist quoad vitam et visum schlecht.

Prognose. Sie ist quoad vitam et visum schlecht.

Der klinische Fall ▶

Der klinische Fall. Der diensthabende praktische Arzt wird am Wochenende zu einer 72jährigen Dame gerufen, die über einen plötzlichen Visusverlust am rechten Auge berichtet, der ihr in den frühen Morgenstunden aufgefallen sei. Die Patientin gibt an, daß sie seit Wochen an frontalen Kopfschmerzen leide, selbst beim Kauen tue es ihr weh. Sie habe deshalb Kopfschmerzmittel von ihrem behandelnden Arzt erhalten. Bei der Untersuchung zeigt sich, daß die Patientin am rechten Auge kein Licht mehr wahrnimmt. Die Tastuntersuchung der Schläfe zeigt eine verdickte, pulslose und verhärtete Schläfenarterie. Die Papille ist blaß und unscharf begrenzt, die Netzhaut zeigt bis auf eine mäßige Fundussklerose keine Auffälligkeiten. Auf Befragen gibt die Patientin an, daß sie in den letzten Wochen auch an Gewicht verloren habe. Die Patientin wird deshalb unter der Verdachtsdiagnose eines **Morbus Horton** sofort in die nächste Klinik eingewiesen. Die dort durchgeführte Blutsenkung zeigt schon nach wenigen Minuten die erwartete Sturzsenkung. Es wird deshalb mit einer intravenösen Therapie von 100 mg Urbason solubile begonnen: Das rechte Auge kann hierdurch jedoch nicht gerettet werden. Eine Biopsie der A. temporalis bestätigt zwei Tage später die Diagnose. Entsprechend der durch die Cortisontherapie jetzt abfallenden Senkung wird die Cortisondosis bis auf eine Erhaltungsdosis von 15 mg täglich reduziert. Das Sehvermögen des linken Auges kann dadurch erhalten werden.

14.4.2.5 Pseudopapillenödem

14.4.2.5 Pseudopapillenödem

Diese Normvariante tritt bei **kleinen, hypermaturen Augen** meist **doppelseitig** auf. Die Papille ist unscharf begrenzt, leicht prominent (**Pseudoneuritis, Pseudostauungspapille**) u. zeigt keine Blutungen oder Ödeme.

Das Pseudopapillenödem ist eine physiologische Variante des Sehnervenkopfes, die insbesondere bei **kleinen, hypermaturen Augen** meist **doppelseitig** auftritt (vergleiche *Kapitel 16.4.2.1*): Die Papille ist unscharf begrenzt und bis zu 2 dpt prominent (**Pseudoneuritis, Pseudostauungspapille**), sie weist jedoch keine Blutungen oder Ödeme auf; das Fluoreszenzangiogramm bleibt ohne pathologischen Befund. Das Gesichtsfeld einschließlich des blinden Fleckes ist völlig unauffällig.

14.4.3 Optikusatrophie

14.4.3 Optikusatrophie

Definition ▶

> **Definition.** Unter Optikusatrophie werden alle Formen von Degeneration bzw. Schwund der Markscheiden und Achsenzylinder des N. opticus als Folge einer Schädigung des 3. Neurons der Sehbahn zusammengefaßt.
> Die exakte Bezeichnung ist Atrophia fasciculi optici.

Ätiologie
Die Ursachen sind **vaskulär, postneuritisch, retinal, glaukomatös, posttraumatisch, toxisch, hereditär** bedingt. Es gibt eine **primäre** u. eine **sekundäre Atrophie.**

Ätiologie. Die Ursachen sind uneinheitlich (**vaskulär, postneuritisch, retinal, glaukomatös, posttraumatisch, toxisch, hereditär**). Es wird grundsätzlich zwischen einer **primären** und einer **sekundären Atrophie** unterschieden.

Merke. Eine sekundäre Optikusatrophie ist immer Folge einer vorausge-gangenen Erkrankung von Netzhaut bzw. Sehnerv oder bei Glaukom. Meist tritt sie nach einem Papillenödem auf, dann ist die Papille unscharf begrenzt *(Abbildung 304c).*

Unter primärer Atrophie werden alle anderen Formen zusammengefaßt, dabei sind die Papillengrenzen scharf *(Abbildung 304f).*

◀ Merke

Die unterschiedlichen Ursachen der Optikusatrophie und ihre Kardinalsym-ptome sind in *Tabelle 45* zusammengefaßt.

Zu Ursachen u. Kardina symptomen der Optikusatrophie s. *Tab. 45.*

Klinik. Das charakteristische Merkmal einer Optikusatrophie ist die **blasse Pa-pille.** Die Blässe ist Ausdruck der Degeneration der Achsenzylinder; es bleibt le-diglich die weiße Glia übrig. Durch den Verlust der Gewebsmasse ist häufig die Lamina cribrosa sichtbar *(Abbildung 304f).* Der atrophische Sehnerv ist deutlich dünner als normal.

Die Sehbeeinträchtigung ist sehr unterschiedlich: Es können **Zentral-** *(Abbil-dung 305b)* und **Zentrozökalskotome** *(Abbildung 305d),* **große Gesichtsfelddefekte** *(Abbildung 305c)* oder **Erblindung** vorliegen.

Es kann keinesfalls von der Blässe der Papille auf die Größe der Gesichtsfeld-ausfälle geschlossen werden.

Klinik
Durch die Degeneration der Ach-senzylinder ist die **Papille blaß,** die Lamina cribrosa wird sichtbar *(Abb. 304f).* Der atrophische Seh-nerv ist dünner.
Die Atrophie führt zu **Zentral-** *(Abb. 305b)* u., **Zentrozökalskoto-men** *(Abb. 305d),* **großen Gesichts-felddefekten** *(Abb. 305c)* oder **Erblindung.**

Diagnose. Durch spezielle moderne Farbmeßmethoden kann das Ausmaß der Papillenabblassung und eine mögliche Progredienz der Atrophie gemessen wer-den. Latenzzeit und Amplituden der visuell evozierten Potentiale (**VEP,** verglei-che *Kapitel 15.2*) können wichtige Informationen über die verbliebene Rest-funktion geben. Perimetrie und Fundusskopie spielen aber nach wie vor die wichtigste Rolle.

Diagnose
Perimetrie u. Fundusskopie sind besonders wichtig. Das **VEP** gibt wichtige Informationen über die ver-bliebene Funktion.

Tabelle 45: Optikusatrophien und ihre Kardinalsymptome

Art der Optikusatrophie	Kardinalsymptome
toxische Optikusatrophie (Tabak, Alkohol, Methylalkohol, Blei, Arsen, Thallium, Chinin, Ethambutol) **primär**	Zentral- bzw. Zentrozökalskotom; Farbensinnstörungen; keine Progredienz bei Absetzen der Noxe
hereditäre Lebersche Optikusatrophie **primär**	85% Männer, Auftreten zwischen 20. und 30. Lebensjahr; plötzliche Visusverschlechterung mit Zentralskotom; imponiert als bilaterale Retrobulbärneuritis
autosomal-dominante Optikusatrophie **primär**	manifestiert sich in jedem Alter; positive Familienanamnese; schleichende Visusverschlechterung mit Zentralskotom; Farbensinnstörung im Blau-Gelb-Bereich
Behrsche komplizierte Optikusatrophie **primär**	Auftreten im frühen Kindesalter; Kombination mit neurolo-gischen Krankheitsbildern, Strabismus oder Nystagmus
aufsteigende (retinale) Optikusatrophie **sekundär**	Schädigung des III. Neurons peripher der Papille (chorioreti-nitische Narben, Zentralarterienembolie, Retinopathia pigmentosa); Papille gelblich blaß und leicht unscharf
absteigende Optikusatrophie **sekundär**	Schädigung des Nervus opticus, Chiasma opticum oder Tractus opticus (Fraktur im Canalis opticus, Arachnoiditis opticochias-matica, Hydrocephalus internus, Dyskranien, Tumorkompression)
postneuritische Optikusatrophie **sekundär**	nach Papillitis: Papille blaß, manchmal grauweißlich, unscharf; nach Retrobulbärneuritis: partielle, temporale Papillenabblassung, scharfrandig
Optikusatrophie nach Stauungspapille **sekundär**	Papille unscharf begrenzt, grauweißlich, etwas prominent
glaukomatöse Optikusatrophie **sekundär**	Papillenexkavation mehr als $1/3$ des Papillendurchmessers, progredient, Abknickung der Gefäße, Halo glaucomatosus

Therapie
Sie richtet sich nach der Grunderkrankung u. ist unbefriedigend.

14.4.3.1   Primäre Optikusatrophie

14.4.3.1.1 Toxische Optikusatrophie

Tabak, Alkohol (Tabak-Alkohol-Amblyopie), **Methylalkohol, Blei, Arsen, Thallium, Chinin** u. **Ethambutol** können den Sehnerv schädigen u. zu einem Zentral- bzw. Zentrozökalskotom führen.

Bei längerer Einnahme von **Ethambutol** kommt es zu Farbensinnstörungen u. der Ausbildung eines Zentralskotoms. Bei den betroffenen Patienten sind häufige augenärztliche Kontrollen notwendig.

14.4.3.1.2 Hereditäre Optikusatrophie
Die **Lebersche Optikusatrophie** tritt vorzugsweise bei Männern vor dem 30. Lebensjahr auf.

Klinik
Es tritt eine beidseitige **plötzliche Visusverschlechterung mit Zentralskotom** ein. Die **Papille** ist wie bei einer **Retrobulbärneuritis** (wichtigste DD) **unauffällig**. Später kommt es zu einer zunehmenden **Papillenabblassung**

Diagnose
Pathognomonisch sind der bilaterale Befall ohne neurologische Symptomatik; typische Familienanamnese.

Therapie und Prognose
Eine Therapie gibt es nicht. Oft bleibt ein kleiner peripherer Gesichtsfeldrest erhalten.

Die **autosomal dominante Optikusatrophie** manifestiert sich in jedem Lebensalter u. tritt in allen Generationen einer Familie auf.

Klinik
Die **Sehverschlechterung mit Zentralskotom** u. die Papillenabblassung beginnen beiderseits **schleichend**.

Therapie. Die Therapie richtet sich nach der Grunderkrankung, ist aber meist äußerst problematisch und unbefriedigend. Auch durchblutungsfördernde Mittel oder Vitamin-B-Komplex können oft keine wesentliche Besserung erbringen.

14.4.3.1   Primäre Optikusatrophie

14.4.3.1.1 Toxische Optikusatrophie

Ein chronischer Abusus von **Tabak** und **Alkohol** mit Störung der Resorption von Vitamin B (Tabak-Alkohol-Amblyopie), **Methylalkohol, Blei-, Arsen-, Thallium-, Chininintoxikation,** längere Einnahme des Tuberkulostatikums **Ethambutol** können den Sehnerv schädigen und zu einem Zentral- bzw. Zentrozökalskotom führen. Wird die Noxe rechtzeitig abgesetzt, kann dem Fortschreiten des Prozesses oft Einhalt geboten werden.

Methylalkohol führt bereits bei niedriger Dosierung innerhalb weniger Stunden zu zerebralen Störungen mit zentralen Gesichtsfelddefekten.

Bei längerer Einnahme von **Ethambutol** in einer Dosierung von 3mal täglich 25 mg kommt es vor der Ausbildung von Zentralskotomen im Gesichtsfeld zu Farbensinnstörungen. Deshalb sind bei den betroffenen Patienten häufige augenärztliche Kontrollen, insbesondere eine Prüfung des Farbensinns notwendig (vergleiche *Kapitel 17.4.2* und *17.4.3.3*).

14.4.3.1.2 Hereditäre Optikusatrophie

● Die **Lebersche Optikusatrophie** tritt in 85% aller Fälle beim männlichen Geschlecht meist zwischen dem 20. und 30. Lebensjahr auf. Die Vererbung ist oft **X-chromosomal rezessiv** oder unvollständig dominant.

Klinik. Die Symptomatik ist gekennzeichnet durch eine erhebliche, relativ **plötzliche Visusverschlechterung mit Zentralskotom,** die sich innerhalb von Tagen oder wenigen Wochen zunächst einseitig ausbildet. Das andere Auge folgt allerdings oft kurze Zeit später nach. Da die **Papille** anfangs **unauffällig** ist, wird die Erkrankung oft zunächst als **Retrobulbärneuritis** (wichtigste Differentialdiagnose) fehlgedeutet. Später kommt es zu einer zunehmenden **Papillenabblassung** oft nur der temporalen Papillenhälfte.

Diagnose. Pathognomonisch ist der bilaterale Befall ohne neurologische Symptomatik. Oft führt auch die Familienanamnese zur Diagnose.

Therapie und Prognose. Die Erkrankung ist keiner Therapie zugänglich. Oft bleibt ein kleiner peripherer Gesichtsfeldrest mit einem bescheidenen Visus erhalten.

● Die **autosomal dominante Optikusatrophie** manifestiert sich sowohl in der Jugend als auch im Alter und tritt in allen Generationen einer Familie auf.

Klinik. Die **Sehverschlechterung mit Zentralskotom** beginnt beiderseits **schleichend,** so daß sie zunächst vom Patienten oft nicht bemerkt wird. Die Papillenabblassung erfolgt sehr langsam, so daß zuweilen, insbesondere im mittleren Lebensalter, auch an ein **Weitwinkelglaukom** oder ein **Niederdruckglaukom** (wichtigste Differentialdiagnose, vergleiche *Kapitel 11.5.2.3* und *11.5.2.6*) gedacht wird.

Diagnose. Typisch sind die bereits in der Frühphase der Erkrankung auftretenden Störungen des Farbensinns, insbesondere im Blau-Gelb-Bereich.

Therapie und Prognose. Sie entsprechen der der Leberschen Optikusatrophie.

● Die **Behrsche Optikusatrophie** wird meist autosomal rezessiv, aber auch autosomal dominant vererbt und tritt im frühen Kindesalter, oft in Kombination mit neurologischen Krankheitsbildern in Erscheinung (Behrsche komplizierte Optikusatrophie). Wegen der frühen Manifestation werden häufig Strabismus und Nystagmus beobachtet.

14.4.3.2 Sekundäre Optikusatrophie

14.4.3.2.1 Aufsteigende (retinale) Optikusatrophie

Durch eine Schädigung des III. Neurons peripher von der Papille (Ganglienzell- und Nervenfaserschicht der Netzhaut) kommt es zu einem aufsteigenden Nervenfaserschwund, insbesondere bei ausgedehnten chorioretinitischen Narben, Zentralarterienembolie oder Retinopathia pigmentosa.

Die Papille ist **gelblich blaß** und **leicht unscharf,** die Netzhautgefäße sind meist eng. Es findet sich ein typischer Netzhautbefund.

14.4.3.2.2 Absteigende Optikusatrophie

Wenn der Nervus opticus oder das Chiasma (seltener der Tractus opticus) geschädigt wird, degenerieren die Nervenfasern „absteigend". Die absteigende Optikusatrophie trifft nach **traumatischen Läsionen** (Fraktur im Canalis opticus bei Schädelbasisbrüchen, Optikusscheidenhämatom, vergleiche *Kapitel 14.5*), **Arachnoiditis opticochiasmatica** (vergleiche *Kapitel 15.3.2.2*), **Hydrocephalus internus, Dyskranien** (vergleiche *Kapitel 4.4.1.1*) oder **Kompression durch Tumoren** auf (vergleiche *Kapitel 14.4.5*).

Bei einem Optikusscheidenhämatom führt der Druck auf den Sehnerv innerhalb von etwa vier Wochen zur Papillenabblassung (vergleiche *Kapitel 14.5*).

14.4.3.2.3 Postneuritische Optikusatrophie

Nach einer Papillitis ist die Papille **blaß**, manchmal **grauweißlich** verfärbt und **unscharf** *(Abbildung 304c).* Zuweilen befinden sich Drusen zwischen den Nervenfasern (vergleiche *Kapitel 14.4.1.3*), die Netzhautgefäße sind mitunter eingescheidet.

Nach einer Retrobulbärneuritis ist meist nur die **temporale Papillenhälfte** wegen einer Schädigung des über diese hinwegziehenden papillomakulären Bündels **abgeblaßt (partielle Optikusatrophie,** *Abbildung 304d).* Die Papille ist meist scharfrandig und nasal gut gefärbt.

14.4.3.2.4 Atrophie nach Stauungspapille

Die Papille ist **unscharf begrenzt, grauweißlich,** oft noch etwas **prominent** und enthält manchmal Drusen. Sie ähnelt mitunter der postneuritischen Optikusatrophie.

Diagnose
Typisch sind frühe Farbensinnstörungen im Blau-Gelb-Bereich.

Therapie und Prognose
Wie bei der Leberschen Optikusatrophie.

Die **Behrsche Optikusatrophie** tritt im frühen Kindesalter, oft in Kombination mit neurologischen Krankheitsbildern, Strabismus u. Nystagmus auf.

14.4.3.2 Sekundäre Optikusatrophie
14.4.3.2.1 Aufsteigende (retinale) Optikusatrophie
Sie entsteht durch eine Schädigung der Ganglienzell- u. Nervenfaserschicht der Netzhaut (chorioretinitische Narben, Zentralarterienembolie, Retinopathia pigmentosa). Die Papille ist **gelblich blaß** u. **leicht unscharf,** die Netzhautgefäße sind eng.

14.4.3.2.2 Absteigende Optikusatrophie
Wenn Nervus opticus, Chiasma oder Tractus opticus geschädigt werden (**Trauma, Arachnoiditis opticochiasmatica, Hydrocephalus internus, Dyskranien, Tumorkompression**), degenerieren die Nervenfasern „absteigend".

14.4.3.2.3 Postneuritische Optikusatrophie
Nach einer Papillitis ist die Papille **blaß, grauweißlich** u. **unscharf** *(Abb. 304c).* Zuweilen sind Drusen eingelagert, die Netzhautgefäße eingescheidet.
Nach einer Retrobulbärneuritis ist die Papille **temporal abgeblaßt** **(partielle Optikusatrophie,** *Abb. 304d),* nasal gut gefärbt u. scharfrandig.

14.4.3.2.4 Atrophie nach Stauungspapille
Die Papille ist **unscharf, grauweißlich,** etwas **prominent** u. enthält Drusen.

14.4.3.2.5 Glaukomatöse Atrophie

Die **glaukomatöse Papillenexkavation** nimmt mehr als ¹/₃ des Papillendurchmessers ein, schreitet fort, erreicht den Papillenrand u. führt zur Gefäßabknickung *(Abb. 234a bis c, Kap. Glaukom).* Die Lamina cribrosa ist sichtbar. Im Spätstadium bildet sich ein aderhautatrophischer peripapillärer Ring **(Halo glaucomatosus,** *Abb. 234d, Kap. Glaukom).*

14.4.4 Sehnerventumoren

Es gibt primäre u. sekundäre (fortgeleitete oder metastatische) Geschwülste.

Neurofibrome, Optikusgliome *(Abb. 306b)* u. **Meningeome** bedingen einen einseitigen Exophthalmus, eine Stauungspapille oder absteigende Optikusatrophie. Bei einem Neurofibrom ist der Knochenkanal erweitert, bei einem Meningeom destruiert.

Ein **Melanozytom** ist ein seltener, gutartiger, schwärzlicher, etwas prominenter Papillentumor *(Abb. 307a).* Im Gegensatz zum Aderhautmelanom ist kein Wachstum nachweisbar.

Angiome am Papillenrand imponieren als Gefäßschlingen *(Abb. 307b).*

14.4.3.2.5 Glaukomatöse Atrophie

Durch länger bestehendes Regulationsdefizit im Sehnervenkopf bei Vorliegen eines Glaukoms entsteht eine **glaukomatöse Papillenexkavation,** sofern sie mehr als ¹/₃ des Papillendurchmessers einnimmt, oft fortschreitend schließlich den Papillenrand erreicht und zur Abknickung der Gefäße führt *(Abbildung 234a bis c, Kapitel Glaukom).* Manchmal ist innerhalb der atrophischen Papillenexkavation die Lamina cribrosa sichtbar. Im Spätstadium bildet sich ein aderhautatrophischer Ring um die Papille **(Halo glaucomatosus,** *Abbildung 234d, Kapitel Glaukom,* vergleiche *Kapitel 11.3.6).*

14.4.4 Sehnerventumoren

Es gibt primäre und sekundäre (fortgeleitete oder metastatische) Geschwülste. Sie treten häufiger im retrobulbären Anteil des N. opticus und weniger im Papillenbereich auf.

Neurofibrome, Optikusgliome (meist bei Kindern, *Abbildung 306b)* und **Optikusscheidenmeningeome** (meist bei älteren Menschen) führen zu einem allmählichen einseitigen Exophthalmus, zur Stauungspapille oder absteigenden Optikusatrophie, insbesondere dann, wenn sich der Tumor im Canalis opticus befindet und auf den Sehnerv drückt: Bei einem Neurofibrom tritt oft eine röntgenologisch nachweisbare Erweiterung, bei einem Meningeom eine Destruktion des Knochenkanals ein (vergleiche *Kapitel 4.4.6).*

Bei einem **Melanozytom** handelt es sich um einen seltenen, gutartigen, schwärzlichen, etwas prominenten Papillentumor *(Abbildung 307a),* der oft nur schwer von einem auf die Papille übergegriffenen Aderhautmelanom abgegrenzt werden kann. Im Gegensatz zum Aderhautmelanom ist allerdings kein Wachstum nachweisbar. Der fluoreszenzangiographische Befund unterscheidet sich nicht wesentlich voneinander.

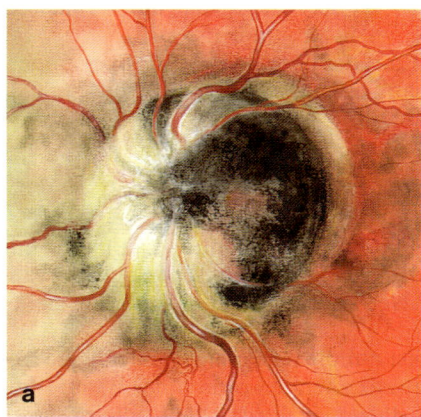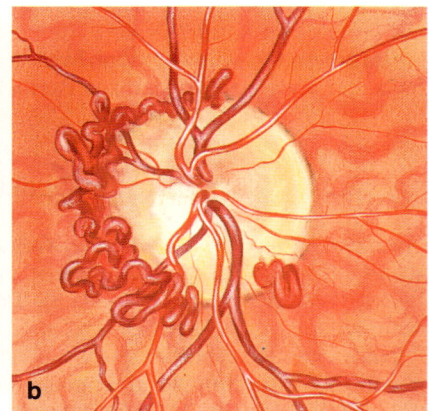

Abb. 307: Optikustumoren. **a** Melanozytom der Papille; **b** Angiom am Papillenrand

Angiome am Papillenrand imponieren nicht selten als auffällige Gefäßschlingen *(Abbildung 307b),* die oft nur zufällig entdeckt werden und keine klinische Bedeutung haben.

Der klinische Fall. Bei einem 6jährigen Knaben wird anläßlich einer Vorschuluntersuchung ein Visus von nur 0,5 auf dem linken Auge bei voller Sehschärfe rechts festgestellt. Die Refraktionsbestimmung ergibt eine geringe physiologische Hyperopie von beiderseits +1,25. Ein Strabismus liegt nicht vor, so daß eine Schielamblyopie ausscheidet. Bei der Fundusskopie findet sich eine deutliche Abblassung der gesamten linken Papille. Das Gesichtsfeld zeigt zentrale und nasale Ausfälle.

Eine daraufhin durchgeführte neurologische und kinderärztliche Untersuchung weist eine **Neurofibromatose (M. Recklinghausen)** mit einem kleinen Neurofibrom im linken Canalis opticus aus, das im Röntgenbild zu einer deutlichen Vergrößerung des Knochenkanals mit einem Durchmesser von mehr als 10 mm geführt hat **(absteigende Optikusatrophie)**.

Nach einem ausführlichen Gespräch mit den Eltern entschließt man sich zu einem abwartenden Verhalten, zumal Neurofibrome oft keine wesentliche Wachstumstendenz zeigen und eine Operation nicht unwesentliche Risiken in sich birgt. Der Knabe wird bis zum 18. Lebensjahr regelmäßig kontrolliert, ohne daß eine Funktionsverschlechterung festgestellt wird.

◄ Der klinische Fall

14.5 Verletzungen

Bei einem Abriß des Sehnervs **(direkte traumatische Optikusläsion)** durch Pfählungsverletzungen kann der Bulbus vor die Orbita luxieren **(Avulsio** oder **Evulsio bulbi**, *Abbildung 8, Kapitel Augapfel,* vergleiche *Kapitel 4.5.2).*

Drücken Blutungen auf den Sehnerv (z.B. **Optikusscheidenhämatome, indirekte traumatische Optikusläsionen)**, kommt es zur plötzlichen Erblindung mit amaurotischer Pupillenstarre, ausgelöschten visuell evozierten Potentialen (vergleiche *Kapitel 15.2)* und späterer absteigender Optikusatrophie (vergleiche *Kapitel 4.5.4).* Anfangs ist der Papillenbefund meist unauffällig. In seltenen Fällen wird der Sehnerv durch eine Fragmentverschiebung der Frakturteile im Canalis opticus gequetscht oder abgeschnitten. Zur Diagnosesicherung wird auf die Computertomographie oder eine Röntgendarstellung des Canalis opticus nach Rhese-Goalwin zurückgegriffen. Eine intensive Kortikosteroidtherapie oder operative Entlastung (transantroethmoidal, transethmoidosphenoidal oder transsphenoidal) ist oft problematisch.

14.5 Verletzungen

Bei einem Sehnervenabriß kann der Bulbus vor die Orbita luxieren **(Avulsio** oder **Evulsio bulbi, direkte traumatische Optikusläsion**, *Abb. 8, Kap. Augapfel).*
Drücken Blutungen auf den Sehnerv (z. B. **Optikusscheidenhämatome, indirekte traumatische Optikusläsionen)**, tritt eine plötzliche Erblindung mit amaurotischer Pupillenstarre u. Optikusatrophie ein. Die medikamentöse (Kortikosteroide) und chirurgische Therapie (Entlastungsoperation) sind oft wenig hilfreich.

◄ Der klinische Fall

Der klinische Fall. Bei einem Autounfall mit anterofrontalem Aufprall erleidet ein 22-jähriger junger Mann ein schweres Polytrauma und wird in eine chirurgische Klinik eingeliefert. Der augenärztliche Konsilarius stellt bei dem noch Bewußtlosen bis auf ein Hyposphagma (vergleiche *Kapitel 5.6.1)* und oberflächlichen Hornhautschnittwunden ohne Anzeichen einer Perforation beiderseits keine weiteren Augenschäden fest (vergleiche *Kapitel 6.6.4)* und verordnet Bepanthen-Augensalbe zur Reepithelisierung der Hornhaut. Unmittelbar nach Wiedererlangung des Bewußtseins bemerkt der Patient einen vollständigen Visusverlust auf dem linken Auge. Der Augenarzt findet eine afferente Pupillenstörung links **(amaurotische Pupillenstarre**, fehlende Pupillenreaktion bei direkter Beleuchtung bei erhaltener konsensueller Lichtreaktion, vergleiche *Kapitel 10.5.1.1)* bei normalem Papillenbefund. Wegen des Verdachtes auf eine traumatische Optikusläsion wird eine Computertomographie des Canalis opticus durchgeführt, die eine **Fraktur des kleinen Keilbeinflügels** mit einstrahlenden Fissurlinien in den Canalis opticus allerdings ohne Fragmentverschiebungen sichtbar werden läßt. An der Orbitaspitze befindet sich ein **subperiostales Hämatom mit Sehnervenkompression**.
Daraufhin wird mit einer intensiven Kortikosteroidtherapie begonnen (3 mg/kg Körpergewicht Dexamethason alle 6 Stunden i.v., später 1 mg/kg Körpergewicht pro Tag). Da unter dieser Behandlung innerhalb von 5 Tagen keine Besserung eintritt, entschließen sich die Neurochirurgen zu einer transantroethmoidalen Intervention mit Eröffnung der Optikushüllen, um den Canalis opticus zu entlasten und um das Hämatom auszuräumen. Die Operation verläuft komplikationslos; es tritt aber kein Funktionsanstieg ein. 4 Wochen nach dem Unfall entwickelt sich eine totale sekundäre **absteigende Optikusatrophie** (vergleiche *Kapitel 14.4.3.2.2.).*
Leider kommt es trotz medikamentöser und chirurgischer Therapie nur in etwa $^1/_5$ aller Fälle von Amaurose bei indirekten traumatischen Optikusläsionen zu einer Verbesserung der Sehfunktion. Die Prognose ist besonders schlecht, wenn die Erblindung unmittelbar nach dem Unfall eintritt.

15   Sehbahn

15.1 Anatomie

Die Sehbahn zieht von der Papille
bis zum hinteren Hirnpol. Zu den
Stationen der Sehbahn sowie ihrer
Schädigungsmöglichkeiten siehe
Synopsis 34.

15   Sehbahn

15.1   Anatomie

Die Sehbahn zieht von der Papilla nervi optici, eigentlich von der Ganglienzell-
schicht der Netzhaut, wo das 3. Neuron beginnt, bis zum hinteren Hirnpol, dem
Ende der optischen Wahrnehmungsbahn (siehe *Kapitel 13.1*). Die einzelnen
Stationen der Sehbahn sowie ihrer Schädigungsmöglichkeiten sind in der *Synopsis 34* zusammengefaßt.

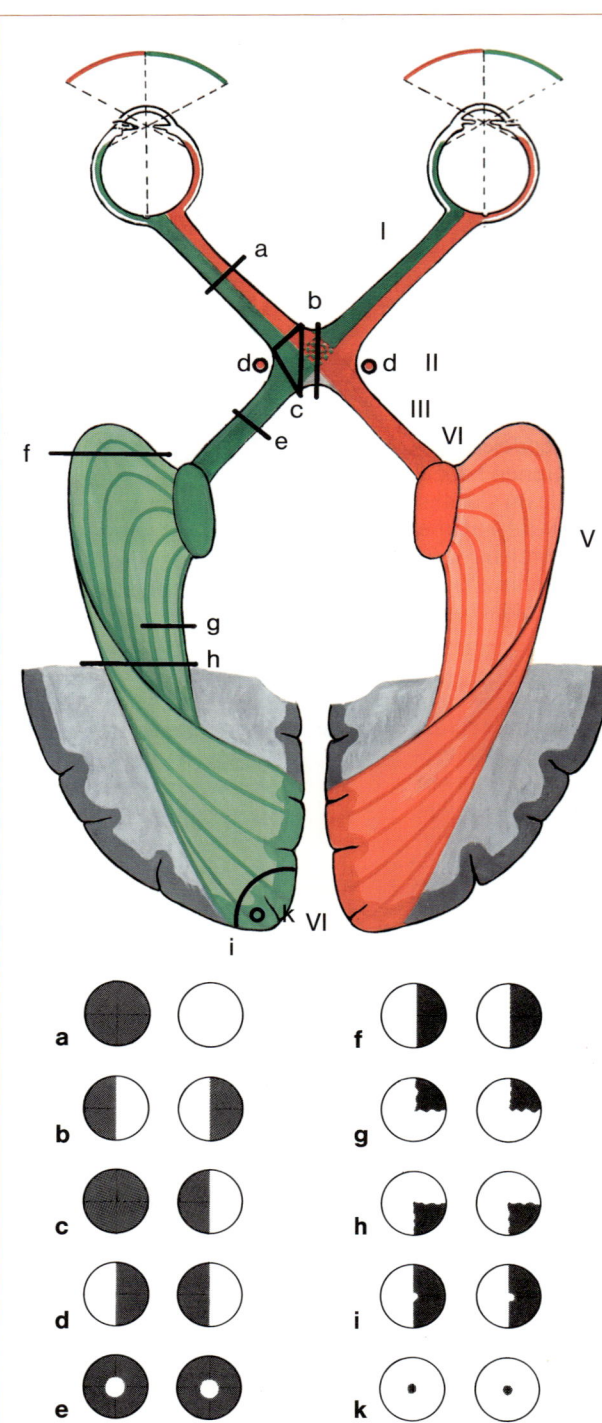

Synopsis 34: Die Sehbahn mit ihren wichtigsten Läsi-
onsmöglichkeiten und den entsprechenden Gesichtsfeldausfällen.

I Nervus (Fasciculus) **opticus** (Sehnerv);

II Chiasma opticum (Sehnervenkreuzung);

III Tractus opticus;

IV Corpus geniculatum laterale (primäres Sehzentrum,
lateraler Kniehöcker);

V Sehstrahlung (Radiatio optica);

VI Sehrinde (kortikales Sehzentrum, Area striata,
parastriata und peristriata);

a einseitige Amaurose bei Optikusläsion;

b heteronyme bitemporale Hemianopsie **(Scheuklappenphänomen)** bei Chiasmasyndrom;

c linksseitige Amaurose und rechtsseitiger halbseitiger
Gesichtsfeldausfall bei Läsion im Chiasma mit Übergreifen auf den linken Sehnerv;

d heteronyme binasale Hemianopsie bei doppelseitigem Aneurysma der A. carotis interna;

e konzentrische Gesichtsfeldeinengung bei Arachnoiditis opticochiasmatica;

f rechtsseitige homonyme Hemianopsie bei links-
seitiger Läsion des Tractus opticus;

g rechtsseitiger Quadrantenausfall oben bei Läsion der
Sehstrahlung;

h rechtsseitiger Quadrantenausfall unten bei Läsion im
Bereich der Sehstrahlung;

i homonyme rechtsseitige Hemianopsie mit Aussparung der Makula bei Läsion im Bereich der Sehstrahlung;

k Ausfall im rechtsseitigen zentralen Gesichtsfeld
(Flimmerskotome) bei Migraine ophthalmique

Die Sehbahn setzt sich zusammen aus:
- **Nervus (Fasciculus) opticus** (Sehnerv, I),
- **Chiasma opticum** (Sehnervenkreuzung, II),
- **Tractus opticus** (Sehstrang, III),
- **Corpus geniculatum laterale** (lateraler Kniehöcker, primäres Sehzentrum, IV),
- **Sehstrahlung** (Gratioletsche Sehstrahlung, Radiatio optica, V),
- **Sehrinde** (kortikales Sehzentrum, Area striata, parastriata und peristriata in der Fissura calcarina, VI).

Das **Chiasma opticum** liegt auf der Sella turcica und der Hypophyse, hält aber meist einen Abstand bis zu 1 cm zu seiner Unterlage. Die seitliche Begrenzung bildet die A. carotis interna *(Abbildung 308)*.

Die Sehbahn besteht aus: **Nervus opticus (I), Chiasma opticum (II), Tractus opticus (III), Corpus geniculatum laterale (IV), Sehstrahlung (V) und Sehrinde (VI).**

Das **Chiasma opticum** liegt auf der Sella turcica u. der Hypophyse. Die seitliche Begrenzung bildet die A. carotis interna (Abb. 308).

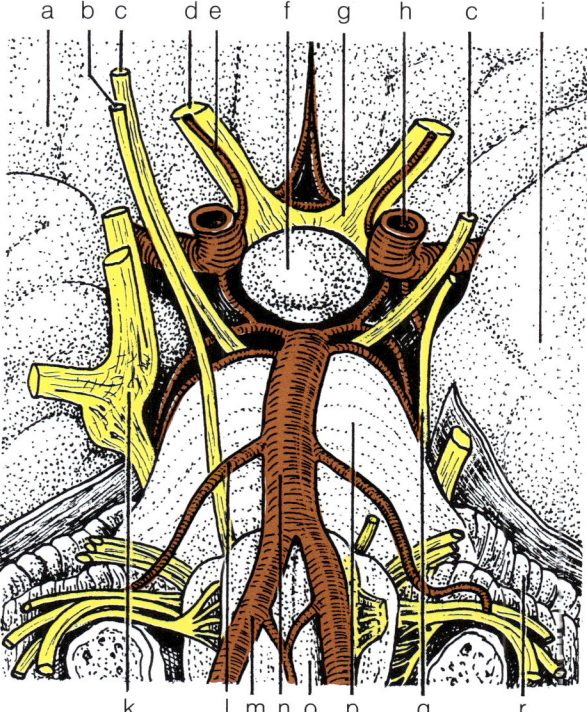

a b c d e f g h c i

Abb. 308: Topographie der Chiasma-Gegend.
a Lobus frontalis;
b N. abducens;
c N. oculomotorius;
d Fasciculus opticus;
e A. ophthalmica;
f Hypophyse;
g Chiasma opticum;
h A. carotis interna;
i Lobus temporalis;
k Ganglion semilunare mit den 3 Ästen des N. trigeminus;
l A. cerebelli anterior inferior;
m A. vertebralis;
n A. basilaris;
o Pyramide;
p Pons;
q N. trochlearis;
r Cerebellum

k l m n o p q r

Merke. Im Chiasma kreuzen die medialen Netzhauthälften (temporale Gesichtsfeldhälften), die lateralen Netzhauthälften (mediale Gesichtsfeldhälften) nicht.

◀ **Merke**

Aus diesem Grunde verlaufen die Fasern der nasalen Netzhaut des einen Auges mit denen der temporalen Netzhaut des anderen Auges im Tractus opticus zusammen.

Im Corpus geniculatum laterale, das sich in unmittelbarer Nachbarschaft zur Capsula interna und zum Thalamus befindet, beginnt das 4. Neuron.

Die **Sehstrahlung** verläuft im hinteren Teil der Capsula interna und zieht durch die Parietal-, Temporal- und Okzipitallappen des Gehirns zur Sehrinde.

Im Corpus geniculatum laterale beginnt das 4. Neuron.

Die **Sehstrahlung** verläuft im hinteren Teil der Capsula interna.

Die **Area striata** ist für die Gesichtsfeldlokalisation, die **Areae para- u. peristriata** sind für Assoziationen, reflektorische Okulomotorik, Binokularsehen u. optische Erinnerung verantwortlich *(Abb. 309)*.

Die **Area striata** (Area 17 nach Brodmann) ist in erster Linie für die Gesichtsfeldlokalisation, die **Areae para- und peristriata** (Area 18 und 19) sind für die Assoziationen insbesondere zum okulomotorischen Zentrum des Vorderhirns, für die reflektorische Okulomotorik, das Binokularsehen und die optische Erinnerung verantwortlich *(Abbildung 309)*.

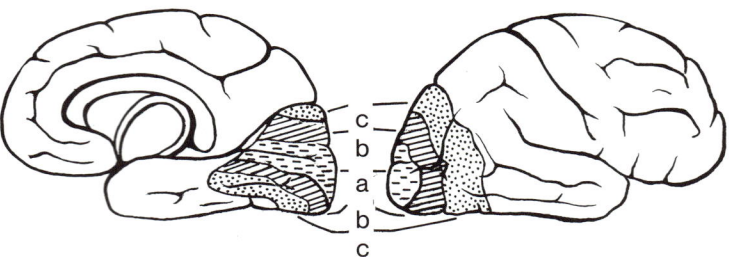

Abb. 309: Die kortikalen Sehzentren (Sehrinde in den Okzipitallappen). **a** Area striata; **b** Area parastriata; **c** Area peristriata

15.2 Untersuchungsmethoden

15.2 Untersuchungsmethoden

Merke ▶

> **Merke.** Zur Diagnose und Feststellung der Lokalisation von Schädigungen der Sehbahn führen Gesichtsfelduntersuchungen, die Beurteilung der Papillen und die Überprüfung des Pupillenverhaltens.

Zur Untersuchung des Gesichtsfeldes siehe *Kapitel 17.5,* der Pupillomotorik *Kapitel 10.3,* zu Veränderungen des Papillenbefundes *Kapitel 14.*

Durch Darbietung von Licht- oder Musterreizen werden **visuell evozierte Potentiale (VEP)** induziert. Störungen des Sehnervs u. der Sehbahn können sich in Amplitudenreduktion, Latenzzeitverlängerung u. völligem Fehlen jeglicher Antwort ausdrücken.

Durch Darbietung von Licht- oder Musterreizen werden **visuell evozierte Potentiale (VEP)** induziert, die als das »EEG der Sehrinde« aufzufassen sind. Die Ableitung erfolgt an der Haut des Hinterkopfes. Neben der Verwendung dieser Methode zur objektiven Sehschärfebestimmung können sich Störungen des Sehnervs und der Sehbahn in Amplitudenreduktion, Latenzzeitverlängerung und im völligen Fehlen jeglicher Antwort ausdrücken.
Bei einer Neuritis nervi optici und Demyelinisierung (multiple Sklerose) ist die Leitungsgeschwindigkeit im Sehnerv deutlich reduziert (vergleiche *Kapitel 14.4.2.2.2*), bei Amaurose sind die Potentiale ausgelöscht (vergleiche *Kapitel 14.5*).

Die neurologische u. neuroradiologische Diagnostik **(CT bzw. NMR)** sind besonders wichtig.

Die neurologische, insbesondere die neuroradiologische Diagnostik **(Computer- bzw. Kernspintomogramm)** geben letztendlich die entscheidenden Informationen über Art und Lokalisation von Sehbahnläsionen.

15.3 Pathologie

15.3 Pathologie

Schädigende Ursachen: **Tumoren, Blutungen, Aneurysmen, Ischämien, Entzündungen, Traumen oder Degenerationen**.
Zu Läsionen der Sehbahn u. Gesichtsfeldausfällen s. *Tab. 46.*

Als schädigende Ursachen kommen **Tumoren, Blutungen, Aneurysmen, Ischämien, Entzündungen, Traumen oder Degenerationen** in Frage, die entsprechend ihrem Sitz zu typischen Symptomen und Ausfällen führen.
Die möglichen Läsionen der Sehbahn mit den entsprechenden Gesichtsfeldausfällen sind in der *Tabelle 46* zusammengestellt.

Ein praktischer Tip ▶

Ein praktischer Tip: Zum Verständnis der Gesichtsfeldausfälle ist zu berücksichtigen, daß die nasale Netzhaut Lichtreize aus dem temporalen Gesichtsfeld, die temporale Netzhaut aus dem nasalen Gesichtsfeld empfängt (siehe *Synopsis 34*).

Merke ▶

> **Merke.** Einseitige Störungen des Gesichtsfeldes betreffen den gleichseitigen Optikus, heteronyme (ungleichseitige, d. h. entweder beide nasale oder temporale) Gesichtsfeldausfälle sind Ausdruck einer Chiasmaschädigung, homonyme (gleichseitige, d. h. entweder rechts- oder linksseitige) eines zentral vom Chiasma gelegenen Prozesses.

Tabelle 46: Läsionen der Sehbahn mit den entsprechenden Gesichtsfeldausfällen

Sehbahnläsion	Gesichtsfeldausfall
des Fasciculus opticus	gleichseitige Amaurose
des mittleren Chiasmas **(Chiasmasyndrom)**	heteronyme bitemporale Hemianopsie (Scheuklappenphänomen)
des seitlichen Chiasmas (beiderseits)	heteronyme binasale Hemianopsie
bei Strikturen und Zysten der Arachnoidea im Chiasmabereich **(Arachnoiditis opticochiasmatica)**	konzentrische Einengung; hemianopische **Quadrantenanopsien** in vielen Variationen
des Tractus opticus	homonyme Hemianopsie
des Corpus geniculatum laterale	homonyme Hemianopsie
der Sehstrahlung	homonyme Hemianopsien; homonyme Quadranten-anopsien; zuweilen mit Aussparung der Makula
der Sehrinde	homonyme Hemianopsie
bei **Migraine ophthalmique**	Flimmerskotome

15.3.1 Läsionen des Sehnervs

Unterbrechungen des Sehnervs führen zur **einseitigen Amaurose** *(Synopsis 34a)* mit **gleichseitiger amaurotischer Pupillenstarre,** aber intakter indirekter Pupillenreaktion. Häufig ist die Unterbrechung unvollständig, z. B. nach Entzündungen. Die einzelnen Ursachen sind in den *Kapiteln 14.4* und *14.5* dargestellt.

15.3.2 Läsionen im Chiasmabereich

Läsionen im Chiasmabereich unterscheiden sich von denen des Sehnervs durch **beidseitige, heteronyme (ungleichseitige) Gesichtsfeldausfälle.**

15.3.2.1 Chiasmasyndrom

Definition. Es ist gekennzeichnet durch eine ein- oder beidseitige **Optikusatrophie** mit **Abnahme der Sehschärfe** und einer **heteronymen, bitemporalen Hemianopsie** (Halbseitenausfall des Gesichtsfeldes).

Ätiologie. Meist handelt es sich um intraselläre Tumoren (Hypophysenadenome) mit Kompression der mittleren, sich kreuzenden Sehnervenfasern *(Abbildung 310a).* Es kommen aber auch supraselläre Tumoren in Frage, insbesondere Meningeome *(Abbildung 310b),* die von oben auf das Chiasma drücken, aber auch multiple Sklerose und Lues. Kraniopharyngeome können das Chiasma von dorsal komprimieren *(Abbildung 310c).*

15.3.1 Läsionen des Sehnervs

Unterbrechungen des Sehnervs führen zur **einseitigen Amaurose** *(Synopsis 34a)* mit **gleichseitiger amaurotischer Pupillenstarre,** aber intakter indirekter Pupillenreaktion.

15.3.2 Läsionen im Chiasmabereich

Sie verursachen **beidseitige, heteronyme Gesichtsfeldausfälle.**

15.3.2.1 Chiasmasyndrom

◄ Definition

Ätiologie
Meist handelt es sich um intraselläre Tumoren (Hypophysenadenome, *Abb. 310a)* u. supraselläre Tumoren (Meningeome, *Abb. 310b).* Es kommen aber auch multiple Sklerose, Lues u. Kraniopharyngeome ursächlich in Frage *(Abb. 310c).*

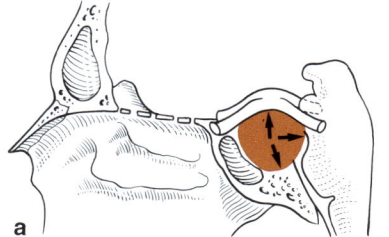 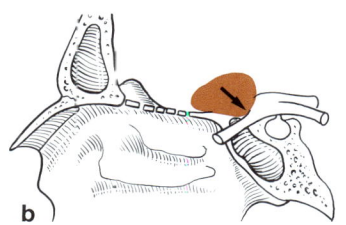 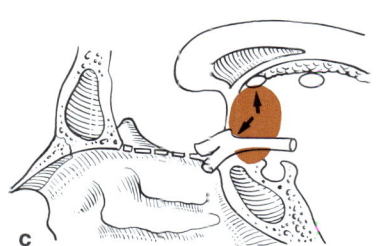

Abb. 310: Druckrichtung von sellanahen Tumoren gegen das Chiasma. **a** Hypophysenadenom; **b** Meningeom des Tuberculum sellae; **c** Kraniopharyngeom

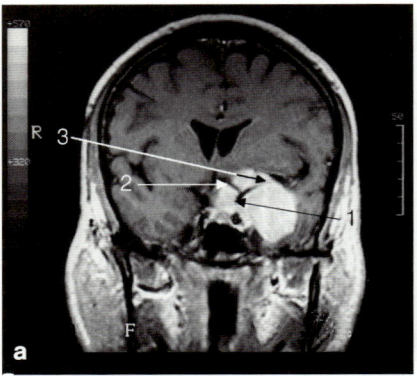 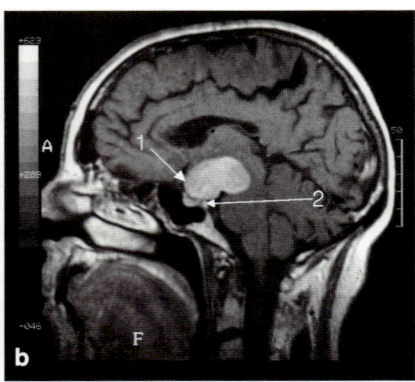 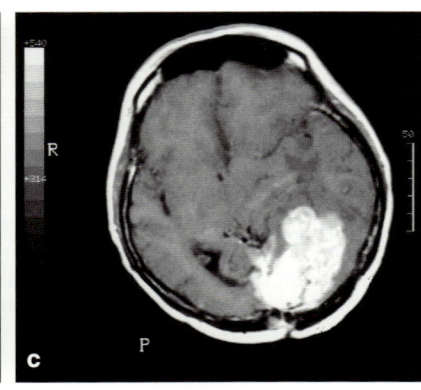

Abb. 311: Kernspintomographische Aufnahmen von intrakraniellen, die Sehbahn beeinflussenden Tumoren (T1-Wichtung mit Kontrastmittel).

a Keilbeinmeningeom mit Ummauerung der A. carotis interna (1), der A. cerebri anterior (2) und der A. cerebri media (3, Koronaraufnahme)

b Vom Hypophysenstiel ausgehendes Kraniopharyngeom mit Kompression auf das Mittelhirn. 1 Sehnerv, Übergang zum Chiasma opticum; 2 Hypophyse (Sagittalaufnahme)

c Rezidiv eines Hämangioblastoms des Okzipiallappens (Axialaufnahme)

Klinik
Durch Druck auf das Chiasma entsteht eine **Sehnervenatrophie** mit Sehstörungen. Nicht immer stimmen Papillenblässe u. Ausmaß der Visusreduktion überein.

Die **heteronymen bitemporalen Gesichtsfeldausfälle (Scheuklappenphänomen,** *Synopsis 34b)* sind oft nicht kongruent u. unvollständig. Zuweilen ist ein Auge beim Übergreifen des Prozesses auf den Sehnerv oder Traktus einer Seite amaurotisch *(Synopsis 34c).*

Bei Hypophysentumoren liegen auch **endokrine Störungen** vor.

Diagnose
Destruierende Veränderungen der Sella turcica oder des Keilbeins im Röntgen führen zur Diagnose *(Abb. 311a u. b, 312).*

Klinik. Durch Druck auf das Chiasma entsteht eine sekundäre, absteigende **Sehnervenatrophie** mit Sehstörungen, die nicht selten zunächst das einzige Symptom darstellen und viele Patienten zuerst zum Augenarzt führen. Nicht immer stimmen Papillenblässe und Ausmaß der Visusreduktion überein. Oft fällt anfangs als Zeichen der einseitigen absteigenden Atrophie nur eine tiefere Exkavation der Papille im Vergleich zur anderen Seite auf, wie sie physiologischerweise oder auch im Zusammenhang mit einem Glaukom angetroffen werden kann (vergleiche *Kapitel 11.3.6* und *14.4.3.2.2).*

Ein Chiasmasyndrom entwickelt sich langsam und ist kein Frühsymptom eines Hypophysentumors.

Die **heteronymen bitemporalen Gesichtsfeldausfälle (Scheuklappenphänomen,** *Synopsis 34b)* sind oft nicht kongruent und unvollständig.

Zuweilen ist ein Auge wegen der Schleifenbildung der nasalen Sehnervenfasern innerhalb des Chiasmas amaurotisch (blind). (Die nasalen Netzhautfasern kreuzen nicht nur im Chiasma, sondern bilden im Chiasma eine Schleife, wobei der Faserverlauf zum Teil retrograd im kontralateralen Sehnerv verläuft.) Dies trifft insbesondere zu, wenn sich die Läsion am vorderen Anteil des Chiasmas befindet. Ähnliche Gesichtsfeldausfälle werden beim Übergreifen des Prozesses auf den Sehnerv oder den Traktus einer Seite beobachtet *(Synopsis 34c).* Stauungspapillen sind dabei sehr selten.

Bei Hypophysentumoren liegen darüber hinaus **endokrine Störungen** wie Akromegalie, Dystrophia adiposogenitalis, Zwergwuchs oder Kachexie vor.

Diagnose. Neben der ophthalmologischen Symptomatik führen die röntgenologisch nachweisbaren destruierenden Veränderungen der Sella turcica, in ausgeprägten Fällen mit Einbruch in das Keilbein, zur Diagnose *(Abbildung 311a* und *b, 312).*

Differentialdiagnose. Bei Keilbeinflügel-, Olfaktorius- und Stirnhirnprozessen kommt es zuweilen zum **Foster-Kennedy-Syndrom** mit einer Optikusatrophie durch Tumordruck auf einem Auge und einer Stauungspapille durch einen erhöhten intrakraniellen Druck am anderen Auge (vergleiche *Kapitel 14.4.2.1*).

Therapie. Sie besteht in einer möglichst frühzeitigen Behandlung des Grundleidens, meist eines neurochirurgischen Eingriffes, bei Inoperabilität auch in einer Bestrahlung.

Prognose. Sie ist abhängig vom Grundleiden, bei rechtzeitiger Operation oft aber nicht schlecht. In der Frühphase ist eine Rückbildung der Gesichtsfeldausfälle möglich, im fortgeschrittenen Stadium kommt es postoperativ meistens zu einem weiteren Gesichtsfeldverfall.

Der klinische Fall. Ein 65jähriger männlicher Patient ist wegen Kopfschmerzen, Schläfrigkeit, Durstgefühl und häufigen Schweißausbrüchen in allgemeinärztlicher Behandlung. Ein Diabetes mellitus wird ausgeschlossen. Eine zunehmende Sehverschlechterung führt den Patienten zum Augenarzt, wo eine partielle Optikusatrophie, links mehr als rechts, und eine unvollständige **heteronyme bitemporale Hemianopsie** bei einem Visus von beiderseits 0,6 festgestellt werden.

Im Computertomogramm stellt sich ein großer **Hypophysentumor** mit zentraler Nekrose und Einbruch in die linke Keilbeinhöhle dar *(Abbildung 312)*, der operiert wird. Histologisch handelt es sich um ein eosinophiles Hypophysenadenom. Postoperativ bessert sich unter entsprechender hormoneller Substitutionstherapie das Allgemeinbefinden deutlich, die Papillen blassen jedoch weiter ab. 6 Monate nach der Operation beträgt die Sehschärfe beidseits etwa 0,3; der Halbseitenausfall hat sich komplettiert. Danach bleibt der Augenbefund stabil.

15.3.2.2 Andere Chiasmaläsionen

Heteronyme binasale Hemianopsien sind sehr selten und treten bei Prozessen auf, die das Chiasma seitlich komprimieren *(Synopsis 34d)* und die nichtkreuzenden Nervenfasern schädigen. Dies ist in erster Linie bei doppelseitigen Aneurysmen oder bei Sklerose der A. carotis interna der Fall *(Abbildung 308)*.

Narbig schrumpfende Strikturen sowie raumfordernde Zysten im Bereich der Arachnoidea des Chiasmas können im Gefolge seröser Meningitiden oder posttraumatisch auftreten **(Arachnoiditis opticochiasmatica)** und zu allmählich zunehmenden, unregelmäßigen Gesichtsfeldausfällen führen. Dabei werden sowohl **konzentrische Einengungen** *(Synopsis 34e)* als auch hemianopische und sektorenförmige Ausfälle beobachtet.

Häufig liegen darüber hinaus noch eine Optikusatrophie, Augenmuskellähmungen, gegebenenfalls auch eine Stauungspapille vor.

Differentialdiagnose
Bei Keilbeinflügel-, Olfaktorius- u. Stirnhirntumoren kann ein **Foster-Kennedy-Syndrom** auftreten (Optikusatrophie auf dem einen u. Stauungspapille am anderen Auge).

Therapie
Möglichst frühzeitige Behandlung des Grundleidens.

Prognose
In der Frühphase ist eine Rückbildung der Gesichtsfeldausfälle möglich

◄ **Der klinische Fall**

15.3.2.2 Andere Chiasmaläsionen

Heteronyme binasale Hemianopsien treten bei doppelseitigen Aneurysmen oder Sklerose der A. carotis interna *(Abb. 308, Synopsis 34d)* auf.

Narbig schrumpfende Strikturen, raumfordernde Zysten im Bereich der Arachnoidea des Chiasmas **(Arachnoiditis opticochiasmatica)** führen zu unregelmäßigen Gesichtsfeldausfällen **(konzentrische Einengungen**, *Synopsis 34e)*.

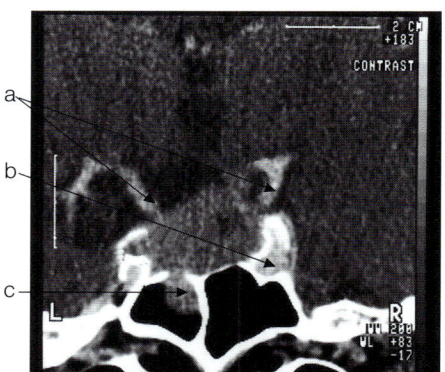

Abb. 312: Hypophysenadenom mit zentraler Nekrose und Einbruch in die linke Keilbeinhöhle im Computertomogramm nach intravenöser Kontrastmittelapplikation (koronare Schnittführung). **a** suprasellärer Abschnitt der A. carotis interna; **b** kavernöser Abschnitt der A. carotis interna; **c** Einbruch des Tumors in die Keilbeinhöhle

15.3.3 Läsionen des Tractus opticus und des Corpus geniculatum laterale

Ätiologie
Sie sind bei Prozessen verschiedener Hirnregionen möglich.

Klinik
Die Gesichtsfeldausfälle bestehen in einer gekreuzten **homonymen Hemianopsie** *(Synopsis 34f)*. Die Ausfälle sind bei Läsionen am Traktusende oder im Corpus geniculatum laterale oft komplett, meistens aber inkomplett u. inkongruent. Manchmal liegen beidseitige diskrete **Optikusatrophien** vor.

Diagnose
Aufgrund des ophthalmologischen, neurologischen u. radiologischen Befundes.

Therapie
Sie ist ursächlich ausgerichtet.

Prognose
Gesichtsfeldausfälle bilden sich meist nicht zurück.

15.3.4 Läsionen der Sehstrahlung

Ätiologie
Meist vaskuläre Insulte, Erweichungsherde oder Tumoren.

Klinik
Die Gesichtsfeldausfälle können sehr vielgestaltig sein **(homonyme Hemianopsien, Quadrantenanopsien,** *Synopsis 34g* und *h,* evtl. Aussparung der Makula, *Synopsis 34i).*

Diagnose
Durch CT u. NMR.

Therapie
Hängt von der Ursache ab.

Prognose
Die Gesichtsfeldausfälle bilden sich selten zurück.

15.3.3 Läsionen des Tractus opticus und des Corpus geniculatum laterale

Ätiologie. Läsionen am Tractus opticus sind bei Prozessen der Temporallappen, der Hirnschenkel sowie der hinteren Thalamusanteile, am Corpus geniculatum laterale bei Prozessen des Thalamus und der Capsula interna möglich. Auch Aneurysmen der A. communicans posterior kommen in Betracht.

Klinik. Die typischen Gesichtsfeldausfälle bestehen in einer gekreuzten **homonymen (gleichseitigen) Hemianopsie**: bei einer linksseitigen Läsion fallen die rechten Gesichtsfeldhälften beider Augen aus und umgekehrt *(Synopsis 34f)*. Die Ausfälle sind bei Läsionen am Traktusende oder im Corpus geniculatum laterale oft komplett, andernfalls inkomplett und inkongruent, da sich die korrespondierenden Sehbahnfasern beider Augen noch nicht vollständig zusammengelagert haben.

Manchmal liegen beidseitige mehr oder weniger diskrete **Optikusatrophien** vor.

Diagnose. Sie wird auf Grund des ophthalmologischen und neurologischen Bildes sowie des Ergebnisses der Computer- bzw. Kernspintomographie gestellt.

Therapie. Sie ist ursächlich ausgerichtet.

Prognose. Sie ist ungewiß, oft ernst. Auftretende Gesichtsfeldausfälle bilden sich meist nicht zurück.

15.3.4 Läsionen der Sehstrahlung

Ätiologie. Es handelt sich meist um vaskuläre Insulte, Erweichungsherde oder Tumoren im Bereich der Capsula interna sowie des Parietal-, Temporal- oder Okzipitallappens.

Klinik. Die Gesichtsfeldausfälle können auf Grund der breiten Auffächerung der Sehstrahlung sehr vielgestaltig sein. Meist handelt es sich um **homonyme Hemianopsien** oder **Quadrantenanopsien** *(Synopsis 34g* und *h),* zuweilen ist die Makula im Gesichtsfeld ausgespart *(Synopsis 34i)*, insbesondere bei Prozessen im Okzipitallappen. Die Gesichtsfeldausfälle sind um so kongruenter, je näher die Läsion an der Sehrinde liegt.

Die Pupillenreaktion und die Papillen sind normal.

Diagnose. Sie wird in erster Linie computer- und kernspintomographisch gestellt.

Therapie. Sie hängt von der Ursache ab und erfolgt durch den Neurologen, evtl. durch den Neurochirurgen.

Prognose. Sie ist meist ernst. Die Gesichtsfeldausfälle bilden sich kaum zurück.

15.3.5 Läsionen der Sehrinde

Ätiologie. Neben vaskulären Insulten einschließlich Gefäßspasmen (z. B. bei eklamptischer Amaurose, Migraine ophthalmique, bei Intoxikationen oder Urämie), Erweichungsherden sowie Tumoren des Okzipitalhirns *(Abbildung 311c)* kommen auch Verletzungen des Okzipitalpols, insbesondere Contre-coup-Wirkungen bei Schädelkontusionen, in Betracht.

Klinik. Die Gesichtsfeldausfälle ähneln denen bei Läsionen der Sehstrahlung und sind **homonym-hemianopisch.**

Falls nicht infolge des allgemeinen Hirndrucks eine Stauungspapille vorliegt, ist der Papillenbefund unauffällig.

Bei der **Migraine ophthalmique** (ophthalmische Migräne) treten auch **Flimmerskotome** *(Synopsis 34k),* Lichtblitze, stundenlange Kopfschmerzen, Schwindel, Erbrechen und Überempfindlichkeit der Sinnesorgane, zuweilen auch flüchtige Augenmuskellähmungen **(Migraine ophthalmoplégique,** ophthalmoplegische Migräne) auf.

Komplikationen. Bei ausgedehnten Prozessen der Sehrinde, insbesondere nach Hinterkopfverletzungen, können die Gesichtsfeldausfälle temporal und nasal auftreten und zur **Rindenblindheit (kortikale Amaurose)** führen. Die Pupillenreaktionen sind normal.

Die **Seelenblindheit (optisch-visuelle Agnosie)** tritt bei Erkrankungen der Assoziationszentren und Randzonen der Sehrinde auf, oft verbunden mit Ausfällen in anderen Rindenbezirken. Die Betroffenen können zwar sehen, das Gesehene aber nicht deuten. Dazu gehören auch die **Alexie** (Leseblindheit) und die **Farbenagnosie** (Nichterkennen von Farben).

Diagnose. Sie wird durch Computer- und Kernspintomographie gestellt.

Therapie. Sie erfolgt durch den Neurologen.

Prognose. Bei vorübergehenden Durchblutungsstörungen (z. B. Gefäßspasmen) ist sie gut, ansonsten schlecht.

Der klinische Fall. Ein 70jähriger Alkoholiker leidet an einem schweren Hypertonus und einer ausgeprägten Arteriosklerose. Als Zeichen einer intermittierenden vertebrobasilären Insuffizienz gibt er Episoden von Verschwommensehen, Diplopie, Schwindel und flackernden Skotomen an. Bei einer Ultraschall-Doppler-Sonographie sowie Angiographie der hirnversorgenden Gefäße wird rechts 2 cm distal der Gabelung der A. carotis communis eine ausgeprägte Stenosierung der A. carotis interna mit Einengung des Lumens von mehr als 90% festgestellt. Bei Störungen des Karotissystems treten meist anfallartige monokulare Störungen auf, die der Patient nach gezieltem Befragen auch als rechtsseitige Amaurosis-fugax-Attacken von etwa 10minütiger Dauer beschreibt. Eine Operation wird vom Patienten abgelehnt.

2 Jahre später erleidet der Patienten einen **rechtshirnigen Apoplex** mit einer **linksseitigen homonymen Hemianopsie.** Im CT des Schädels stellen sich die ischämischen Hirninfarkte als hypodense Zonen im Bereich der rechten Capsula interna dar. Ein Jahr darauf erfährt der Patient einen abermaligen Apoplex, jetzt im Versorgungsgebiet beider Aa. cerebri posteriores, die ihre hauptsächliche Blutzufuhr aus der A. basilaris empfangen und die Sehrinde versorgen. Der Patient bietet neben zahlreichen neurologischen Symptomen das klassische Bild einer **Rindenblindheit** mit vollständigem Verlust der optischen Wahrnehmung, aber erhaltener Pupillenreaktion auf Licht. Er verstirbt kurze Zeit nach seinem zweiten Hirninfarkt.

15.3.5 Läsionen der Sehrinde

Ätiologie
Es kommen vaskuläre Insulte, Gefäßspasmen, Erweichungsherde, Tumoren *(Abb. 311c)* u. Verletzungen des Okzipitalpols in Betracht.

Klinik
Die Gesichtsfeldausfälle sind **homonym-hemianopisch.**

Bei der **Migraine ophthalmique** treten vorzugsweise **Flimmerskotome** *(Synopsis 34k),* Lichtblitze, Kopfschmerzen, Schwindel, Erbrechen u. flüchtige Augenmuskellähmungen **(Migraine ophthalmoplégique)** auf.

Komplikationen
Bei ausgedehnten Prozessen der Sehrinde tritt eine **Rindenblindheit** mit normalen Pupillenreaktionen auf.

Bei der **Seelenblindheit** können die Betroffenen zwar sehen, das Gesehene aber nicht deuten. Dazu gehören auch **Alexie** (Leseblindheit) u. **Farbenagnosie** (Nichterkennen von Farben).

Diagnose
Durch CT u. NMR.

Therapie
Sie erfolgt durch den Neurologen.

Prognose
Bei vorübergehender Durchblutungsstörungen gut, ansonsten schlecht.

◄ **Der klinische Fall**

16 Optik des Auges

Das Auge ist wie ein **Fotoapparat** aufgebaut: Hornhaut u. Linse sind das Objektiv, die Iris ist die Blende, die Netzhaut der Film.
Die Pupille dient der Verbesserung der Schärfentiefe, Abblendung u. Lichtregelung. Den Hauptteil der Lichtanpassung leistet die Netzhaut.

Der Aufbau des Auges ist dem eines **Fotoapparates** vergleichbar: Die Hornhaut und Linse entsprechen dem Objektiv, die Iris der Blende und die Netzhaut dem Film.

Die Pupille dient der Verbesserung der Sehschärfentiefe, Abblendung von Randstrahlen und kurzfristigen Lichtregelungen. Der Hauptanteil der Lichtanpassung des Auges wird allerdings durch die Adaptation der Netzhaut geleistet, die länger andauernde Helligkeitsunterschiede ausgleicht (vergleiche *Kapitel 17.1.1*). Auf der Netzhaut werden die Gegenstände der Außenwelt verkleinert und umgekehrt abgebildet.

16.1 Refraktion / Brechungszustand

Definition ▶

16.1 Refraktion / Brechungszustand

> **Definition.** Die **Refraktion** (D) eines Auges wird bestimmt vom Verhältnis zwischen seiner Achsenlänge und Brechkraft der brechenden Medien.

Die Brechkraft entspricht dem reziproken Wert der **Brennweite** (f) **(D = 1/f)** u. wird in Dioptrien (dpt) angegeben.

Sie entspricht dem reziproken Wert der **Brennweite** (f) einer Linse
$$(D = 1/f)$$
und wird in Dioptrien (dpt) angegeben. Die normale Achsenlänge (Abstand Hornhaut – Makula) beträgt etwa 24 mm, die Brechkraft der Hornhaut 43 dpt, die der Linse 19 dpt.

Ein praktischer Tip ▶

Ein praktischer Tip: Beträgt der Brechwert einer Linse 1 dpt, dann werden parallel auftretende Strahlen im Brennpunkt 1 m hinter der Linse vereinigt, bei 2 dpt in 50 cm, bei 5 dpt in 20 cm. Es gibt **Konvex-(Sammel-)Linsen** *(Synopsis 35a bis c)* und **Konkav-(Zerstreuungs-)Linsen** *(Synopsis 35d bis f)*.

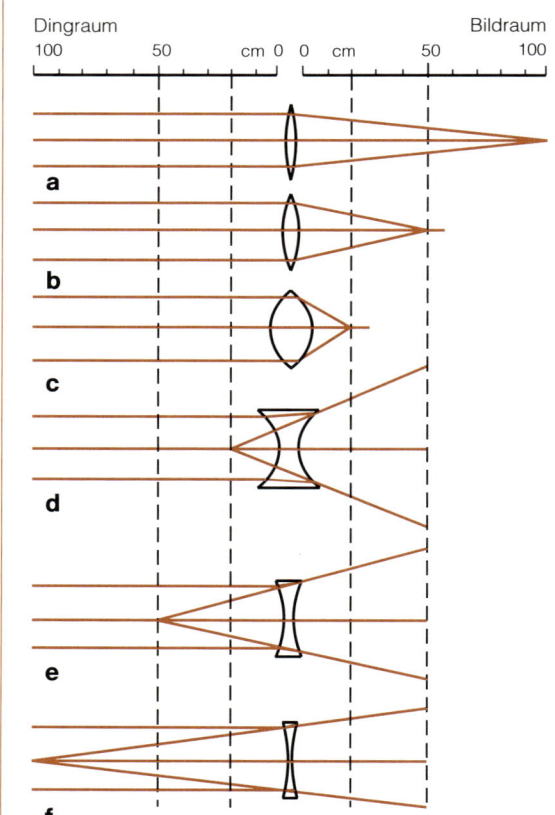

Synopsis 35: Brechkraft von Linsen.

a Sammellinse von 1 dpt Stärke, der Brennpunkt liegt 100 cm hinter der Linse;
b Sammellinse von 2 dpt Stärke, der Brennpunkt liegt 50 cm hinter der Linse;
c Sammellinse von 5 dpt Stärke, der Brennpunkt liegt 20 cm hinter der Linse;
d Zerstreuungslinse von –5 dpt Stärke, der Brennpunkt liegt 20 cm vor der Linse im virtuellen Bildraum;

e Zerstreuungslinse von –2 dpt Stärke, der Brennpunkt liegt 50 cm vor der Linse;

f Zerstreuungslinse von –1 dpt Stärke, der Brennpunkt liegt 100 cm vor der Linse

Bei einem Mißverhältnis zwischen Achsenlänge und Brechwert liegt eine **Fehlsichtigkeit,** eine **Refraktionsanomalie (Ametropie)** vor, so daß sich parallel einfallende Lichtstrahlen entweder vor der Netzhaut **(Myopie)** oder dahinter **(Hyperopie)** vereinigen.

16.2 Abbildungsfehler

Generell haben Linsen und auch Augen eine Reihe von optischen Mängeln **(Abbildungsfehler, Aberrationen).**

Um diese Abbildungsfehler zu reduzieren und eine besonders gute Abbildungsqualität zu erreichen, werden in bestimmten Fällen die Linsen speziell geschliffen (aplanatische und asphärische Linsen), beispielsweise zur indirekten Ophthalmoskopie (vergleiche *Kapitel 13.4.2*).

16.2.1 Chromatische Aberration

Das Auge ist nicht »farbkorrigiert«: Kurzwelliges Violett wird stärker gebrochen als langwelliges Rot *(Abbildung 313a)*. Daher ist bei monochromatischem Licht die Trennschärfe des Auges um 5 bis 20% besser als bei normalem Mischlicht.

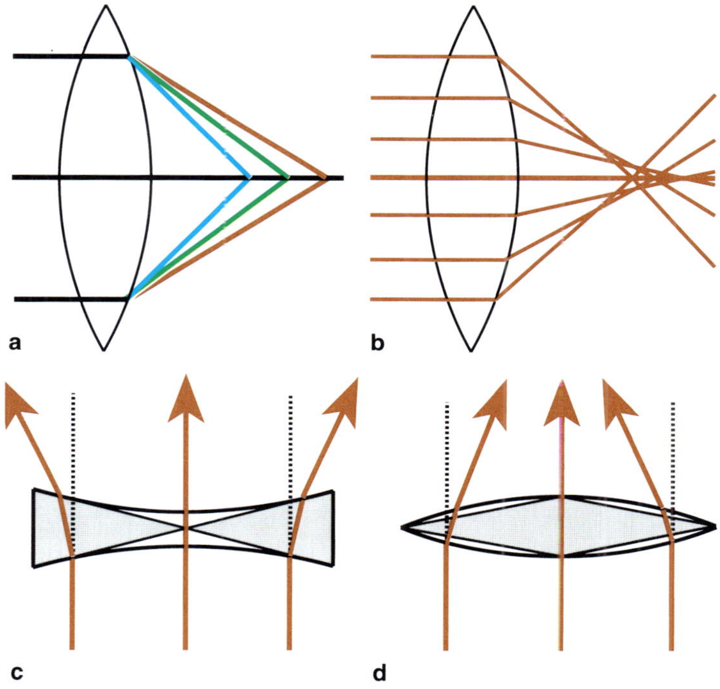

Abb. 313: Abbildungsfehler. **a** chromatische Aberration; Rot wird stärker gebrochen als Violett: **b** sphärische Aberration; **c** und **d** prismatische Ablenkung bei parazentralem Blick durch ein Konkav- bzw. ein Kovexglas; ein Prisma bricht den durchfallenden Lichtstrahl um die Prismenbasis herum

16.2.2 Sphärische Aberration

Durch stärkere Lichtbrechung der Randstrahlen von Linse und Hornhaut entsteht keine punktuelle Abbildung, sondern eine Brennfläche *(Abbildung 313b)*. Allerdings blendet die Iris alle peripher ins Auge einfallenden Lichtstrahlen aus: Je kleiner die Pupille ist, desto besser ist auch die Tiefenschärfe. Eine Pupillenerweiterung hat daher immer eine Sehverschlechterung zur Folge.

Bei einem Mißverhältnis zwischen Achsenlänge u. Brechwert entsteht eine **Fehlsichtigkeit (Refraktionsanomalie, Ametropie).**

16.2 Abbildungsfehler

Um Abbildungsfehler (Aberrationen) von Linsen zu reduzieren, werden in bestimmten Fällen **aplanatische, asphärische Linsen** verwendet.

16.2.1 Chromatische Aberration

Kurzwelliges Violett wird stärker gebrochen als langwelliges Rot *(Abb. 313a)*. Bei monochromatischem Licht ist die Trennschärfe des Auges besser als bei Mischlicht.

16.2.2 Sphärische Aberration

Randstrahlen werden beim Durchtritt durch eine Linse stärker gebrochen *(Abb. 313b)*. Die Iris blendet alle peripher ins Auge fallenden Lichtstrahlen aus. Eine Pupillenerweiterung führt deshalb zu einer Sehverschlechterung.

16.2.3 Astigmatische Aberration

Beim schrägen Blick durch eine
Linse tritt eine deutliche Verzeich-
nung auf, da jede Linse auch als
Prisma wirkt *(Abb. 313c u. d)*.

Merke ▶

16.2.3 Astigmatische Aberration

Beim schrägen Blick durch eine Linse kommt ihre **prismatische Wirkung** zum Tragen *(Abbildung 313c und d)*. Damit ist eine deutliche Verzeichnung, insbesondere bei stärker brechenden Brillengläsern, verbunden.

> ***Merke.*** **Jede Linse wirkt auch als Prisma.** Prismen lenken den Sehstrahl jeweils um die Prismenbasis herum, das Auge sieht den Gegenstand damit zur Prismenkante verlagert *(Abbildung 314a)*.
>
> Darüber hinaus kommt es beim Blick durch ein Prisma zu einer spektralen Zerlegung des weißen Mischlichts, wobei der Rotanteil weniger gebrochen wird als der Violettanteil *(Abbildung 314b)*.

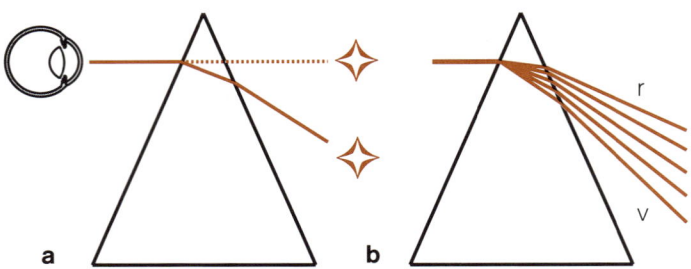

Abb. 314: Optische Wirkung von Prismen. **a** ——— Ablenkung der Sehrichtung an beiden Prismenflächen um die Prismenbasis herum; ········ das Auge sieht den Gegenstand zur Prismenkante verlagert; **b** spektrale Zerlegung des weißen Mischlichtes durch Prismen; der Rotanteil (r) wird weniger gebrochen als der Violettanteil (v)

16.3 Akkommodation

Definition ▶

16.3 Akkommodation

> ***Definition.*** Akkommodation ist die Fähigkeit der Linse, ihre Brechkraft so zu verändern, damit alle Sehobjekte zwischen Nah- und Fernpunkt des Auges auf der Netzhaut scharf abgebildet werden *(Synopsis 36)*.

Synopsis 36: Refraktionsverhältnisse des Auges bei Akkommodation. **a** bei Akkommodation in die Ferne werden nahe gelegene Objekte hinter der Netzhaut abgebildet; **b** bei Akkommodation in die Nähe werden fern gelegene Objekte vor der Netzhaut abgebildet

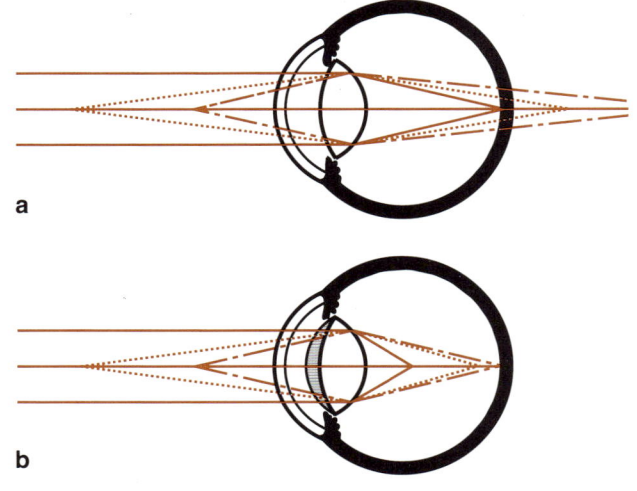

Dabei wird unter **Nahpunkt** die kürzeste, unter **Fernpunkt** die weiteste Entfernung verstanden, in der scharf gesehen werden kann. Die Strecke zwischen Nah- und Fernpunkt ist der **Akkommodationsbereich.** Er ist in erster Linie von der Refraktion des Auges abhängig.

Die Akkommodation erfolgt willensunabhängig, kann aber auch bewußt gesteuert werden. Ihre Dauer beträgt 0,5 bis 1,5 sec, die Entspannung beansprucht eine etwas kürzere Zeit.

Die **Akkommodationsbreite** gibt den maximalen Umfang der Brechkraftzunahme an. Liegt der Nahpunkt eines Auges in 20 cm Entfernung und der Fernpunkt im Unendlichen, so besteht eine Akkommodationsbreite von 5 dpt. Die Akkommodationsbreite verringert sich im Laufe des Lebens, der Nahpunkt rückt zunehmend in die Ferne (*Abbildung 315,* vergleiche *Tabelle 47*).

Der **Nahpunkt** ist die kürzeste, der **Fernpunkt** die weiteste Entfernung, in der scharf gesehen wird. Dazwischen liegt der **Akkommodationsbereich.**
Die Akkommodation erfolgt willensunabhängig.

Die **Akkommodationsbreite** gibt den maximalen Umfang der Brechkraftzunahme an. Sie verringert sich im Laufe des Lebens, der Nahpunkt rückt zunehmend in die Ferne (*Abb. 315,* vgl. Tab. 47)

Tabelle 47: Altersabhängige Veränderung der Akkommodationsbreite und des Nahpunktes bei Emmetropie		
Alter in Jahren	Akkommodations- breite in dpt	Nahpunkt bei Emmetropie in cm
10	15,0	7
20	10,0	10
30	7,0	14
40	4,5	22
50	2,5	40
60	1,0	100
70	0	unendlich

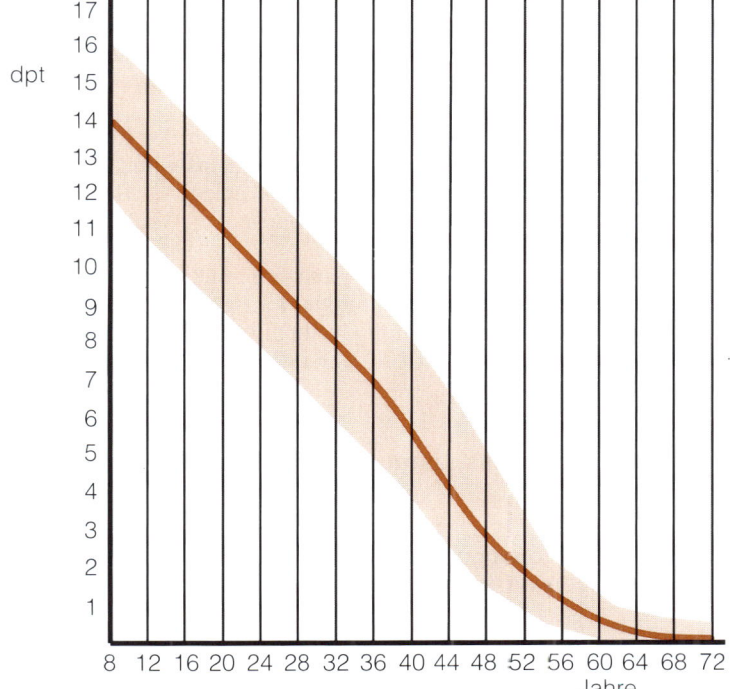

Abb. 315: Streubreite und Durchschnittswerte der Akkommodationsbreite in Abhängigkeit vom Alter. Abszisse: Alter in Jahren; Ordinate: Akkommodationsbreite in dpt

**16.3.1 Akkommodations-
mechanismus**
Wenn sich der Ziliarmuskel kontra-
hiert, erschlaffen die Zonulafasern.
Durch die Elastizität der Linsen-kap-
sel kommt es zu einer stärkeren
Krümmung mit Brechkraftzunahme
(Abb. 316).

16.3.1 Akkommodationsmechanismus

Durch Kontraktion des ringförmigen Ziliarmuskels verengt sich dieser und
führt zur Erschlaffung der Zonulafasern, an denen die Linse aufgehängt ist. Bedingt durch die Elastizität der Linsenkapsel kommt es zu einer stärkeren Krümmung, insbesondere der hinteren Linsenkapsel, woraus eine Brechkraftzunahme resultiert (siehe *Kapitel 10.2, 16.3* und *18.3.4* und *Abbildung 316).* Die
Vorderkammer wird dabei flacher.

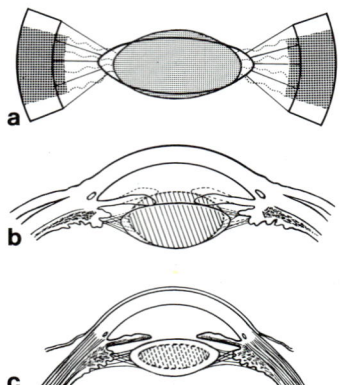

Abb. 316: Akkommodationsmechanismus.
a —— Zonulafasern gespannt (Akkommodation in die Ferne) ······· Zonulafasern entspannt (Akkommodation in die Nähe); **b** Veränderungen im Bereich der Vorderkammer
und an der Iris nach Akkommodation;
c Behinderung der Akkommodation durch
einen großen Linsenkern bei Presbyopie

Bei einer Insuffizienz der Zonulafasern resultiert eine kugelförmige
Linse **(Sphärophakie)** mit Linsenmyopie.

Zerreißt die Zonula bei einem Trauma oder ist sie infolge einer Bildungsanomalie nicht angelegt, entsteht insbesondere bei Jugendlichen und Kindern
eine kugelförmige Linse **(Sphärophakie)** und konsekutiv eine Linsenmyopie
(vergleiche *Kapitel 8.5.6.7).*

Hört jeglicher Akkommodationsimpuls auf, tritt eine **Akkommodationsruhelage** mit einer Myopie auf.

Hört jeglicher Akkommodationsimpuls auf, beispielsweise beim Fliegen in großer Höhe durch ein reizarmes Gesichtsfeld oder beim Sehen in der Nacht, resultiert die **Akkommodationsruhelage** mit einer Myopie von –0,5 bis –4,0 dpt (Raum-
myopie, Nachtmyopie).

Die Akkommodation wird begleitet
von Konvergenzstellung u. Pupillenverengung **(Naheinstellungsreaktion).**

Reflektorisch wird die Akkommodation begleitet von der Konvergenzstellung beider Augen und einer Pupillenverengung **(Naheinstellungsreaktion).** Gesteuert werden alle drei Reaktionen von präokzipital gelegenen Rindenzentren;
von dort aus verlaufen die Akkommodationsimpulse zum Okulomotoriuskerngebiet (vergleiche *Kapitel 18.3.4).*

Der Ziliarmuskel wird durch Parasympathikolytika (Atropin, Scopolamin u. Cyclopentolat) gelähmt,
gleichzeitig tritt eine Mydriasis auf
(Zykloplegika).

Die Ziliarmuskelfunktion kann durch parasympathikuslähmende Medikamente (Parasympathikolytika, Anticholinergika) ausgeschaltet werden, insbesondere durch Atropin, Scopolamin und Cyclopentolat, die auch zu einer Mydriasis führen (vergleiche *Kapitel 10.4.1.2).* Derartige Medikamente werden als
Zykloplegika bezeichnet.

16.3.2 Akkommodationsspasmus

16.3.2 Akkommodationsspasmus

Definition ▶

> ***Definition.*** Unter Akkommodationsspasmus wird eine fehlerhafte Akkom-
> modationsinnervation verstanden, die eine Linsenmyopie zur Folge hat.

Ätiologie
Meist **funktionell** infolge übermäßiger akkommodativer Anstrengung
bei nicht korrigierter Hyperopie
oder Presbyopie, seltener bei Mioti-
kagabe u. Neurosen.

Ätiologie. Meist liegen **funktionelle Ursachen,** bedingt durch eine Übererregbar-
keit des Akkommodationszentrums bzw. infolge übermäßiger akkommodativer
Anstrengung bei nicht korrigierter Hyperopie (vergleiche *Kapitel 16.4.2.1)* oder
Presbyopie, vor. Aber auch bei hochdosierten Miotika, Neurosen und bei labi-
len, neurasthenischen Personen können Ziliarmuskelkrämpfe auftreten.

Merke ▶

> ***Merke.*** Kommt es bei Schulkindern plötzlich zu einer Myopie, insbeson-
> dere mit wechselnder Höhe, muß auch an einen Akkommodationsspasmus
> gedacht werden.

Ein **organisch bedingter Spasmus** kann einerseits ausgelöst werden durch Reizung im Okulomotoriuskerngebiet (Epilepsie, Commotio cerebri, Hirndruck, zerebrale Erkrankungen); andererseits kann er durch Veränderungen des Ziliarmuskels selbst bedingt sein, beispielsweise nach einer Contusio bulbi.

Klinik. Die Patienten geben häufig an, nach intensivem Nahsehen nicht mehr schnell auf scharfes Sehen in die Ferne umschalten zu können. Mitunter kann der Ziliarmuskelkrampf Schmerzen verursachen.

Bei funktionellen Ursachen treten nicht selten Stirnkopfschmerzen, Lichtscheu (Photophobie), Doppelbildwahrnehmung (Diplopie) und Mikropsie (verkleinerndes Sehen) auf.

Therapie. Sie richtet sich gegen das bestehende Grundleiden. Bei Vorliegen einer Hyperopie muß eine Brille ordiniert werden. Rezidivieren Akkommodationskrämpfe, kann eine Therapie mit schwach wirkenden Zykloplegika, z. B. Tropicamid (Mydriatikum) oder Cyclopentolat, erwogen werden.

Zur exakten Refraktionsbestimmung bei Kindern bzw. bei hyperopen jüngeren Personen ist immer eine medikamentöse Lähmung des Ziliarmuskels notwendig.

16.3.3 Akkommodationslähmung

> *Definition.* Bei einer Akkommodationslähmung durch Parese des parasympathisch innervierten M. ciliaris entfernt sich wie bei der Presbyopie der Nahpunkt vom Auge.

Ätiologie. Neben einer artifiziellen, **medikamentösen** Akkommodationslähmung mit lokal oder allgemein angewendeten Parasympathikolytika kommen **periphere** (Okulomotoriusparese, Läsion des Ganglion ciliare oder des Ziliarmuskels) und **zentrale** Ursachen (Schädigung des Akkommodationszentrums bei Diphtherie, Meningitis, Apoplexie, Schädelbasisfraktur, Tumor, multipler Sklerose, Lues oder Intoxikation) in Frage.

Klinik. Die Akkommodationslähmung tritt plötzlich mit Schwierigkeiten beim Sehen in der Nähe auf. Bei Einseitigkeit erscheinen dem akkommodationsparetischen Auge die Gegenstände kleiner als auf dem anderen Auge (Mikropsie).

Die Lähmung kann ein- und doppelseitig mit und ohne Pupillenbeteiligung auftreten. Bei einer Mitbeteiligung des M. sphincter pupillae ist die Pupille weit **(Mydriasis);** dann liegt eine **Ophthalmoplegia interna** vor (vergleiche *Kapitel 18.5.3.3).*

Besondere Krankheitsbilder

● Die **postdiphtherische Akkommodationslähmung** ist toxisch bedingt, tritt beidseitig einige Wochen nach der Infektion **ohne Pupillenbeteiligung** auf. Zuweilen ist sie mit Gaumensegelparesen und Bewegungsstörungen an den unteren Extremitäten vergesellschaftet. Sie verschwindet nach einigen Wochen spontan. Diphtherieserum kann sie nicht verhindern.

● Beim **Botulismus,** einer bakteriellen Lebensmittelvergiftung, tritt die Akkommodationslähmung mit Sprach-, Schluck- und Augenmuskelstörungen **(Diplopie)** sowie mit obligaten gastrointestinalen Beschwerden in Erscheinung. Stets liegt auch eine **Mydriasis** vor.

● In der Frühphase einer **sympathischen Ophthalmie** (vergleiche *Kapitel 9.5.3.4)* tritt eine Abnahme der Akkommodationsbreite wegen einer Akkommodationslähmung auf.

Diagnose. Die Refraktion und der verbliebene Akkommodationsbereich müssen gemessen und mit den altersüblichen Grenzwerten verglichen werden.

Therapie. Sie ist ausgerichtet auf die Behandlung der Ursache.

Als **organische** Ursachen kommen Reizungen im Okulomotoriuskerngebiet oder Veränderungen des Ziliarmuskels in Frage.

Klinik
Die Patienten haben Probleme bei der Akkommodation in die Ferne. Bei funktionellen Ursachen treten auch Stirnkopfschmerzen, Photophobie, Diplopie u. Mikropsie auf.

Therapie
Bei Vorliegen einer Hyperopie wird eine Brille ordiniert, bei rezidivierenden Akkommodationskrämpfen wird mit schwach wirkenden Zykloplegika therapiert.
Zur exakten Refraktionsbestimmung bei Kindern ist eine Zykloplegie notwendig.

16.3.3 Akkommodationslähmung

◄ **Definition**

Ätiologie
Es kommen **medikamentöse** (Parasympathikolytika), **periphere** (Okulomotoriusparese, Läsion des Ganglion ciliare oder des Ziliarmuskels) u. **zentrale** Ursachen in Frage.

Klinik
Plötzliche Nahsehschwierigkeiten. Sie tritt ein- u. doppelseitig mit u. ohne Pupillenbeteiligung auf. Bei einer Mitbeteiligung des M. sphincter pupillae **(Mydriasis)** liegt eine **Ophthalmoplegia interna** vor.

Besondere Krankheitsbilder
Die **postdiphtherische Akkommodationslähmung** tritt Wochen nach der Infektion **ohne Pupillenbeteiligung** auf u. verschwindet spontan. Beim **Botulismus** ist die Akkommodationslähmung mit einer **Mydriasis** u. **Diplopie** vergesellschaftet.

Bei einer **sympathischen Ophthalmie** nimmt in der Frühphase die Akkommodationsbreite ab.

Diagnose
Refraktion u. Akkommodationsbereich müssen gemessen werden.
Therapie
Sie ist ursächlich ausgerichtet.

16.3.4 Presbyopie / Alterssichtigkeit

Definition ▶

Ätiologie
Sie beruht auf Sklerosierung u. Vergrößerung des Linsenkerns mit Verlust der Elastizität der Linsenkapsel (Abb. 316c).

Klinik
Der Nahpunkt rückt in die Ferne. Ein 45jähriger Emmetroper kann einen Gegenstand in der Nähe nicht mehr scharf auf der Netzhaut abbilden. Die Akkommodationsbreite nimmt ab.

Ein praktischer Tip ▶

Ein hypermetroper Patient muß bereits beim Sehen in die Ferne akkommodieren. Deswegen hat er früher Schwierigkeiten beim Sehen in der Nähe als ein Emmetroper.

Ein Patient mit einer Myopie von –3,0 dpt benötigt auch im Alter kein Leseglas, da sein Fernpunkt ohnehin bei 33 cm liegt.

Diagnose
Sie wird oft schon anamnestisch gestellt.

Therapie
Die Korrektur erfolgt mit Sammellinsen (Tab. 47). Die Stärke der Nahbrille richtet sich nach dem Alter u. der gewünschten Leseentfernung. Die Nahkorrektur wird zur Fernkorrektur addiert.

Der klinische Fall ▶

16.3.4 Presbyopie / Alterssichtigkeit

Definition. Die Presbyopie ist der allmähliche, altersbedingte Verlust des Naheinstellungsvermögens der Augen.

Ätiologie. Sie beruht auf einer Sklerosierung und Vergrößerung des Linsenkerns mit Verlust der Elastizität der Linsenkapsel (*Abbildung 316c*). Dieser Prozeß beginnt bereits im jugendlichen Alter und behindert die Wölbung der Linse bei der Akkommodation (vergleiche *Kapitel 8.1* und *9.3*).

Klinik. Da der Nahpunkt wie bei einer Akkommodationslähmung immer weiter in die Ferne rückt, kommt es bei einem Emmetropen im Alter von etwa 45 Jahren zur Unfähigkeit, einen Gegenstand in einer Entfernung von 30 bis 40 cm scharf auf der Netzhaut abzubilden. Die Akkommodationsbreite nimmt ab. Die Patienten geben Schwierigkeiten beim Lesen an und halten den Lesetext der besseren Erkennung wegen weiter weg vom Auge.

Ein praktischer Tip: Die Akkommodationsbreite bei einem 45jährigen, rechtsichtigen Patienten beträgt etwa 3 dpt, d. h. sein Nahpunkt liegt 33 cm vor seinen Augen. Damit benötigt er zum Lesen eine Nahkorrektur in Form einer Sammellinse von etwa +1,0 dpt. Bei einem 65- bis 70jährigen Emmetropen hat das Nahadditionsglas etwa +2,5 dpt erreicht (vergleiche *Tabelle 47*).

Ein **hypermetroper Patient** muß zwecks Selbstkorrektur seines Brechungsfehlers bereits beim Sehen in die Ferne akkommodieren. Deswegen hat er früher Schwierigkeiten beim Sehen in der Nähe als ein Emmetroper und benötigt eher eine Lesekorrektur, sofern er keine vollauskorrigierte Fernbrille trägt.

Ein **Patient mit einer Myopie** von –3,0 dpt benötigt auch im Alter kein Leseglas, da sein Fernpunkt ohnehin bei 33 cm liegt, d. h. daß er im Nahbereich bis 33 cm alle Gegenstände scharf auf der Netzhaut abbilden kann, bei größeren Entfernungen allerdings auf seine Fernkorrektur angewiesen ist.

Diagnose. Sie ist einfach aus der Schilderung der Beschwerden der Patienten und der Zuordnung zu ihrem Alter zu stellen.

Therapie. Die Korrektur erfolgt je nach Alter und Einschränkung der Akkommodationsbreite mit Sammellinsen (*Tabelle 47*). Die Stärke der Nahbrille richtet sich nach dem Alter und der gewünschten Lese- bzw. Arbeitsentfernung: je näher sich der Lesetext am Auge befinden soll, desto stärker muß der Nahzusatz sein. Bei Hyperopie, Myopie oder Astigmatismus wird er zu der bestehenden Fernkorrektur addiert (vergleiche *Kapitel 16.5*).

Der klinische Fall. Ein 48jähriger, etwas kurzsichtiger Bürokaufmann sucht wegen Lesebeschwerden den Augenarzt auf. Er gibt an, zunächst beim Lesen seine Fernbrille, die beiderseits eine Brillenglasstärke von –1,0 enthält, abgesetzt zu haben; seit einem Jahr kann er aber auch ohne Brille nur noch lesen, wenn er die Zeitung weit von den Augen entfernt hält.

Die Sehschärfe beträgt mit der eigenen Korrektur 1,0, der erforderliche Nahzusatz zum Lesen +1,75. Es liegt eine **Presbyopie** vor, die wegen der bestehenden geringen Myopie zunächst durch das Lesen ohne Brille kompensiert werden konnte. Dem Patienten wird eine Bifokalbrille empfohlen, um sowohl in der Ferne als auch in der Nähe optimal sehen zu können, ohne die Brille abzusetzen oder zu wechseln (vergleiche *Kapitel 16.5.1*). Für die Ferne konnten die alten Werte übernommen werden (beiderseits –1,0); das Nahglas ist +0,75 dpt stark. Der übrige Augenbefund einschließlich des intraokularen Druckes ist normal.

16.4 Refraktionsanomalien

16.4.1 Emmetropie / Rechtsichtigkeit

> **Definition.** Emmetropie liegt vor, wenn ohne akkommodative Einstellung der Brennpunkt des Auges die Netzhautebene trifft.

Im emmetropen Auge vereinen sich durch die Brechkraft von Hornhaut und Linse parallel einfallende Strahlen auf der Netzhaut; der Fernpunkt liegt im Unendlichen *(Synopsis 37a)*. Strahlen von nahegelegenen Objekten vereinigen sich hinter der Netzhaut *(b)*, es sei denn, die Linsenwölbung wird durch Akkommodation verstärkt *(c)*. Beim Vorliegen einer Presbyopie ist ein Nahzusatz in Form einer Sammellinse notwendig *(d)*.

Im emmetropen Auge vereinen sich parallel einfallende Strahlen auf der Netzhaut; der Fernpunkt liegt im Unendlichen *(Synopsis 37a)*. Strahlen von nahegelegenen Objekten vereinigen sich hinter der Netzhaut *(b)*, bei Akkommodation auf ihr *(c)*. Bei einer Presbyopie ist ein Nahzusatz notwendig *(d)*.

Synopsis 37: Refraktionsverhältnisse des Auges bei Emmetropie. **a** Akkommodation in die Ferne, parallel einfallende Strahlen vereinigen sich auf der Netzhaut; **b** Akkommodation in die Ferne, Strahlen von nahegelegenen Objekten vereinigen sich hinter der Netzhaut; **c** Akkommodation in die Nähe, Strahlen von nahegelegenen Objekten vereinigen sich auf der Netzhaut; **d** beim Vorliegen einer Presbyopie ist ein Nahzusatz in Form einer Sammellinse notwendig

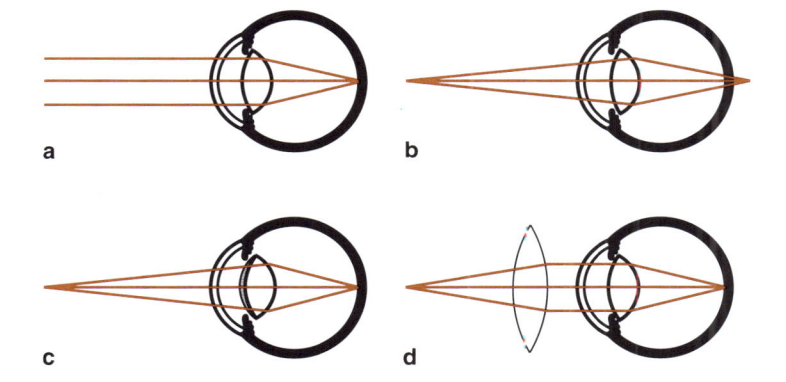

> **Merke.** Emmetropie bedeutet nicht volle Sehschärfe; diese kann trotz Emmetropie durch Trübung der brechenden Medien, Netzhaut- bzw. Optikusschäden oder funktionell bei Amblyopie herabgesetzt sein.

Bei den meisten Neugeborenen besteht eine geringe Hyperopie (**Neugeborenenhyperopie**). Bis zum 25. Lebensjahr nimmt ihre durchschnittliche Höhe etwas ab, es kommt zu einer Emmetropisation. Im Alter verschiebt sich wegen einer Verstärkung des Brechungsindexes der Linse, bedingt durch die Sklerosierung ihres Kerns, die Refraktion zur myopen Seite.

Bei den meisten Neugeborenen besteht eine **Neugeborenenhyperopie**. Im Alter verschiebt sich die Refraktion zur myopen Seite.

Die **Refraktionskurve** der europäischen Bevölkerung zwischen 20 u. 30 Jahren zeigt einen Gipfel bei +1,0 *(Abb. 317)*.

Die **Refraktionskurve** der europäischen Bevölkerung zwischen 20 und 30 Jahren zeigt einen deutlichen Gipfel bei +1,0 (leichte Hyperopie, *Abbildung 317*). In Asien ist die Anzahl der Myopen größer als in Mitteleuropa.

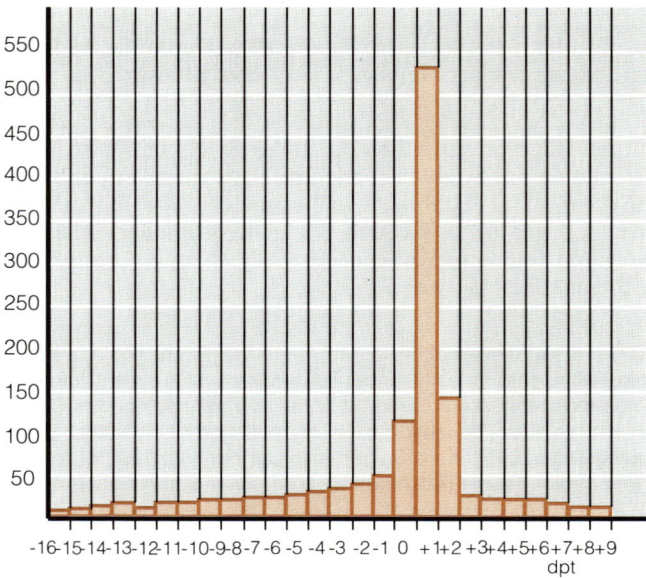

Abb. 317: Häufigkeit der Gesamtrefraktion von 500 mitteleuropäischen Personen (1000 Augen) im Alter von 20 bis 30 Jahren; Ordinate: Fallzahl; Abszisse: Refraktion in Dioptrien

16.4.2 Ametropie / Fehlsichtigkeit

16.4.2 Ametropie / Fehlsichtigkeit

Definition ▶

> **Definition.** Der Ametropie liegt ein Mißverhältnis zwischen Achsenlänge und Brechkraft des Auges zugrunde.

Der Fernpunkt liegt nicht wie bei der Emmetropie im Unendlichen, so daß beim akkommodationslosen Auge von weit entfernten Objekten kein scharfes Bild auf der Netzhaut entstehen kann.

Die Ursachen liegen entweder in einer Abweichung der Länge des Bulbus **(Achsenametropie)** oder in einer pathologischen Brechkraft der brechenden Medien **(Brechungsametropie,** *Synopsis 38).*

Die Ursachen liegen entweder in einer Abweichung der Länge des Bulbus **(Achsenametropie)** oder in einer **Brechungsametropie** bei pathologischer Brechkraft der brechenden Medien.

Die verschiedenen Formen der Ametropie sind in der *Synopsis 38* zusammengefaßt.

Synopsis 38: Ursachen der Ametropie. **a** Achsenametropie (E = Emmetropie, M = Achsenmyopie, H = Achsenhyperopie); **b** Brechungsametropie (E = Emmetropie, M = Brechungsmyopie, H = Brechungshyperopie)

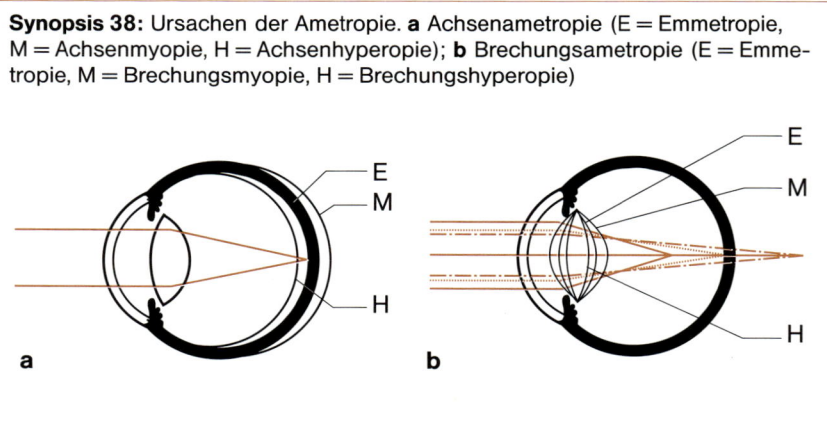

16.4.2.1 Hyperopie / Hypermetropie / Übersichtigkeit

Definition. Das Auge ist im Verhältnis zu seiner Brechkraft zu kurz, so daß der Brennpunkt paralleler einfallender Lichtstrahlen hinter der Netzhaut liegt *(Synopsis 39a, Tabelle 48).*

Nur divergent in das Auge einfallende Strahlen vereinigen sich auf der Netzhaut *(Synopsis 39b).* Der imaginäre Fernpunkt befindet sich virtuell hinter dem Auge.

Ätiologie. Als Ursachen kommen eine **Brechungshyperopie** bei normaler Achsenlänge, aber zu niedriger Brechkraft, und eine **Achsenhyperopie** bei normaler Brechkraft, aber zu kurzer Augenachse, in Frage *(Synopsis 38).*

Eine Achsenhyperopie ist fast immer **angeboren.** 1 mm Achsenverkürzung bewirkt eine Hyperopie von etwa 3 dpt.

Eine Sonderform nimmt die Linsenlosigkeit bzw. die totale Linsenluxation ein (**aphakische Hyperopie,** *Synopsis 39e,* vergleiche *Kapitel 8.5.6.7),* die auch als Brechungshyperopie aufzufassen ist. Hierbei ist für die Gesamtbrechkraft des Auges nur noch die vordere Hornhautfläche von Bedeutung.

16.4.2.1 Hyperopie/
            Hypermetropie/
            Übersichtigkeit
◀ Definition

Nur divergent in das Auge einfallende Strahlen vereinigen sich auf der Netzhaut *(Synopsis 39b)*
Ätiologie
Brechungshyperopie bei zu niedriger Brechkraft oder eine **Achsenhyperopie** bei zu kurzer Augenachse *(Synopsis 38).* Eine Achsenhyperopie ist fast immer **angeboren.**

Die Linsenlosigkeit bzw. die totale Linsenluxation (**aphakische Hyperopie,** *Synopsis 39e)* ist eine Sonderform der Brechungshyperopie.

Tabelle 48: Merkmale und Unterschiede zwischen Hyperopie und Myopie

	Hyperopie	Myopie
Ursachen	Auge zu kurz, Brechkraft zu gering	Auge zu lang, Brechkraft zu stark
Lage des Brennpunktes	vor der Netzhaut	hinter der Netzhaut
Fernpunkt	imaginär hinter dem Auge	zwischen Auge und unendlich
Nahpunkt	vom Auge fortgerückt	ans Auge herangerückt
Vorkommen	meist angeboren	oft vererbt
vordere Augenabschnitte	flache Vorderkammer, starker Ziliarmuskel	tiefe Vorderkammer, atrophischer Ziliarmuskel
Augenhintergrund	Pseudoneuritis optici bzw. Pseudostauungspapille, Tortuositas vasorum	Conus myopicus, myopische Makulopathie, Staphyloma posticum verum, Fuchsscher Fleck, Lacksprünge, äquatoriale Degenerationen, Gefahr der Netzhautablösung
Sehen ohne Korrektur	in der Nähe stärker als in der Ferne eingeschränkt	in der Ferne eingeschränkt
Kompensation	Akkommodation	Blinzeln
Korrektur	Konvex(Plus-)gläser, Sammellinsen, Kontaktlinsen	Konkav(Minus-)gläser, Zerstreuungslinsen, Kontaktlinsen
Sehen mit Brillenkorrektur	vergrößernd	verkleinernd
Brillenordination	stärkstes Konvexglas	schwächstes Konkavglas
Beziehung zum Schielen	Neigung zur Esotropie durch Akkommodationsspasmus	bei hoher Myopie scheinbare Esotropie, selten akuter Strabismus
asthenopische Beschwerden	bei fehlender Korrektur durch ständige Akkommodation	bei Überkorrektur durch überflüssige Akkommodation

Synopsis 39: Refraktionsverhältnisse des Auges bei Hyperopie.

a Brennpunkt parallel einfallender Lichtstrahlen liegt hinter der Netzhaut;

b divergent in das Auge einfallende Strahlen vereinigen sich auf der Netzhaut;

c Korrektur durch ein Konvexglas (Plus-Glas, Sammellinse);

d Akkommodation beim Blick in die Ferne;

e Linsenlosigkeit (aphakische Hyperopie);

f Korrektur einer Aphakie mit einem Konvexglas;

g Korrektur einer Aphakie mit einer Kontaktlinse;

h Korrektur einer Aphakie mit einer Vorderkammerlinse (Pseudophakie)

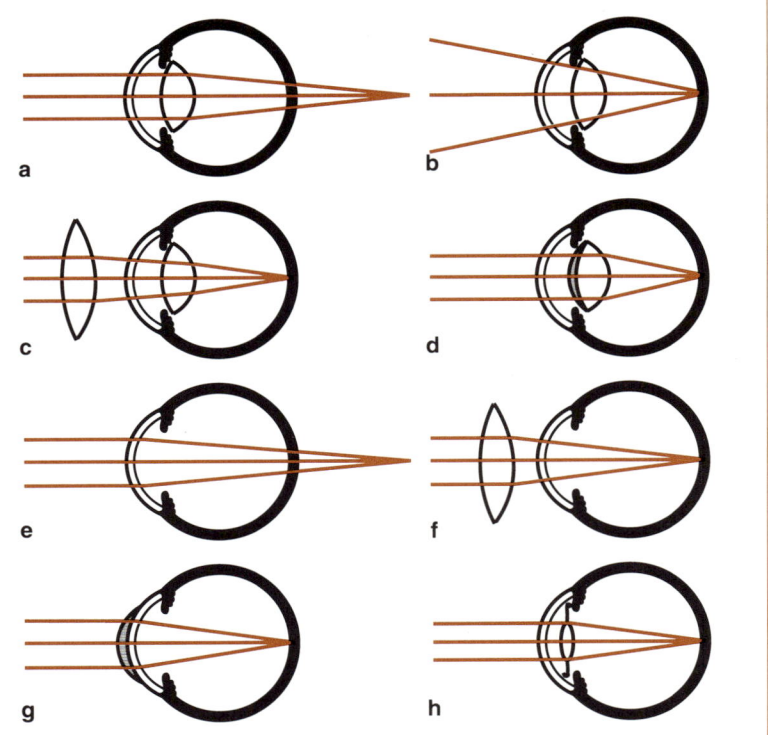

Der Bau des hyperopen Auges
Das achsenhyperope Auge hat eine flachere Vorderkammer, eine dicke Sklera u. einen starken Ziliarmuskel.

Merke ▶

Mitunter sind die Papillengrenzen verwaschen u. leicht prominent (**Pseudopapillenödem, Pseudoneuritis, Pseudostauungspapille**). Funktionsstörungen fehlen.
Am zentralen Augenhintergrund sind die Netzhautgefäße vermehrt geschlängelt (**Tortuositas vasorum**).
Höhere Grade einer Hyperopie sind zuweilen erblich u. weisen andere Bildungsanomalien auf. Im Extremfall liegt ein **Mikrophthalmus** vor.

Das Sehen des Hyperopen
Die Sehschärfe ist besonders in der Nähe eingeschränkt. In der Jugend werden geringe oder mittlere Hyperopien durch eine verstärkte Akkommodation kompensiert. Hyperope müssen bereits beim Blick in die Ferne akkommodieren *(Synopsis 39d)*. Diese Dauerbeanspruchung kann zu einem **Akkommodationsspasmus** führen.

Der Bau des hyperopen Auges. Das achsenhyperope Auge hat eine etwas flachere Vorderkammer, eine überdurchschnittlich dicke Sklera und einen stark entwickelten Ziliarmuskel (ständige Akkommodation auch beim Blick in die Ferne).

Merke. Wegen der flachen Vorderkammer neigen Hyperope verstärkt zum chronischen Engwinkelglaukom (vergleiche *Kapitel 11.5.2.4*).

Mitunter sind die Papillengrenzen verwaschen und verbreitert, zuweilen ist die Papille auch leicht prominent (**Pseudopapillenödem, Pseudoneuritis, Pseudostauungspapille,** vergleiche *Kapitel 14.4.2.5*). Allerdings fehlen jegliche Funktionsstörungen, beispielsweise ein vergrößerter blinder Fleck wie bei einer echten Stauungspapille. Dennoch kann der Papillenbefund bei Hyperopie differentialdiagnostische Schwierigkeiten bereiten.

Am zentralen Augenhintergrund sind die Netzhautgefäße vermehrt geschlängelt (**Tortuositas vasorum**).

Höhere Grade einer Hyperopie sind zuweilen erblich und weisen noch andere Bildungsanomalien auf. Im Extremfall liegt ein **Mikrophthalmus,** ein zu kleines Auge vor.

Das Sehen des Hyperopen. Die Sehschärfe ist bei höheren Hyperopien besonders bei älteren Personen in der Nähe stärker eingeschränkt als in der Ferne. In der Jugend werden geringe oder mittlere Hyperopien meist durch eine verstärkte Akkommodation kompensiert.

Hyperope müssen bereits beim Blick in die Ferne akkommodieren *(Synopsis 39d)*. Diese Dauerbeanspruchung der Akkommodation hat zur Folge, daß sich bei der Korrektur einer Hyperopie der Ziliarmuskel nicht sogleich vollkommen entspannt und ein Teil der Hyperopie zunächst latent bleibt (**Akkommodationsspasmus**).

Diese **latente Hyperopie** beträgt bei Jugendlichen etwa $^1/_2$, im mittleren Alter $^1/_4$ der **totalen Hyperopie**. Sofern ein jugendlicher Hyperoper ständig seine Fernkorrektur trägt, verringert sich die latente Hyperopie, da die Augen allmählich einen Teil ihrer Akkommodationsspannung aufgeben. Bei extremer Naharbeit kann sich der latente Anteil der Hyperopie allerdings wieder vergrößern.

Der sofort durch ein Brillenglas zu korrigierende Anteil heißt **manifeste Hyperopie**. Im Alter ist die manifeste und die totale Hyperopie gleich groß, weil keine nennenswerte Akkommodation mehr möglich ist.

> **Merke.** Wegen der latenten Hyperopie muß bei Kindern und Jugendlichen eine Brillenbestimmung in **Zykloplegie** (Lähmung des Ziliarmuskels) erfolgen, durch die der Akkommodationsspasmus weitgehend gelöst wird und das wirkliche Ausmaß der Hyperopie in Erscheinung tritt.
>
> Es sollte das **stärkste Konvexglas** verschrieben werden, mit dem die beste Fernschärfe zu erzielen ist.

Das Tragen einer Korrektur führt bei Hyperopen zu einer Akkommodationsentlastung und bei älteren Patienten zu einer Verbesserung der Sehschärfe insbesondere in der Nähe; das Netzhautbild ist je nach Stärke der Sammellinse größer als bei einem Emmetropen.

Hyperope Kleinkinder neigen zum **Begleitschielen**, da Akkommodation und Konvergenz eng miteinander gekoppelt sind (vergleiche *Kapitel 18.5.2*). Die Dauerbeanspruchung der Akkommodation, die mit Konvergenzimpulsen verbunden ist, kann somit zur Aufgabe des Binokularsehens und zum Einwärtsschielen **(Esotropie)** führen.

Infolge der ständigen Akkommodation können im Zusammenhang mit einer verminderten Akkommodationsbreite im Alter, durch Krankheiten, Überforderung oder intensive Naharbeit **asthenopische Beschwerden (Asthenopien)** auftreten, die sich in Augen- und Kopfschmerzen, Augenbrennen, Blepharokonjunktivitiden, verschwommenem Sehen und schneller Ermüdbarkeit äußern (vergleiche *Kapitel 18.5.1*).

Diagnose. Sie wird durch die Refraktionsbestimmung, gegebenenfalls in Zykloplegie, gestellt.

Therapie. Eine geringe oder mittlere Hyperopie wird bei Jugendlichen durch Akkommodation kompensiert. Sie bedarf bei fehlenden Beschwerden keiner Korrektur. Liegen Asthenopien oder Sehstörungen vor, erfolgt die Korrektur durch **Konvexgläser (Plus-Gläser, Sammellinsen,** *Synopsis 39c*). Die Festlegung der Höhe der zu verordnenden Brille bedarf mitunter Fingerspitzengefühls und Erfahrung, weil nicht die totale Hyperopie auskorrigiert werden muß.

Aphake Patienten werden heutzutage seltener mit Sammellinsen **(Stargläser,** *Synopsis 39f*), sondern häufig mit **Kontaktlinsen** (*Synopsis 39g*) oder intraokularen Linsen **(Pseudophakie,** *Synopsis 39h*) versorgt (vergleiche *Kapitel 8.7*).

16.4.2.2 Myopie / Kurzsichtigkeit

> **Definition.** Das Auge ist im Verhältnis zu seiner Brechkraft zu lang, so daß der Brennpunkt parallel einfallender Lichtstrahlen vor der Netzhaut liegt (*Synopsis 40a, Tabelle 48*).

Nur die Strahlen von nahegelegenen Objekten werden auf der Netzhaut vereinigt (*Synopsis 40b*). Der Fernpunkt des myopen Auges liegt nicht im Unendlichen wie bei einem Emmetropen, sondern nahe am Auge, bei einer Myopie von –2,0 dpt z. B. in 50 cm, bei einer Myopie von –10,0 dpt in 10 cm.

Diese damit verbundene **latente Hyperopie** beträgt bei Jugendlichen etwa $^1/_2$, im mittleren Alter $^1/_4$ der **totalen Hyperopie**. Der sofort durch ein Brillenglas zu korrigierende Anteil heißt **manifeste Hyperopie**.

◄ Merke

Das Netzhautbild ist je nach Stärke der benötigten Sammellinse größer als bei einem Emmetropen.

Hyperope Kleinkinder neigen zur **Esotropie**, da Akkommodation u. Konvergenz eng miteinander gekoppelt sind.

Infolge der ständigen Akkommodation können **Asthenopien** auftreten, die sich in Augen- u. Kopfschmerzen, Augenbrennen, Blepharokonjunktivitiden, verschwommenem Sehen u. schneller Ermüdbarkeit äußern.

Diagnose
Sie wird durch die Refraktionsbestimmung gestellt.

Therapie
Eine geringe oder mittlere Hyperopie bei Jugendlichen bedarf bei fehlenden Beschwerden keiner Korrektur. Liegen Asthenopien oder Sehstörungen vor, erfolgt die Korrektur durch **Konvexgläser** (*Synopsis 39c*). Aphake Patienten werden selten mit Sammellinsen, eher mit Kontakt- oder intraokularen Linsen versorgt (*Synopsis 39f – h*)

16.4.2.2 Myopie / Kurzsichtigkeit

◄ Definition

Nur die Strahlen von nahegelegenen Objekten werden auf der Netzhaut vereinigt (*Synopsis 40b*). Der Fernpunkt liegt nahe am Auge.

Myops heißt **Blinzelgesicht,** da der Kurzsichtige durch Blinzeln eine verbesserte Bildschärfe erreicht **(stenopäisches Sehen).**

Ätiologie
Brechungsmyopien bei zu starker Brechkraft u. **Achsenmyopien** bei zu langer Augenachse *(Synopsis 38).*
Eine Achsenmyopie wird nicht selten **rezessiv vererbt.** Bei **Frühgeburten** ist sie deutlich häufiger anzutreffen u. oft angeboren.
Die seltenere Brechungsmyopie kann durch **Keratokonus, Sphärophakie** oder **Linsenmyopie bei Kernkatarakt** hervorgerufen werden.

Myops heißt **Blinzelgesicht,** da der Kurzsichtige durch Blinzeln eine Verkleinerung der Zerstreuungskreise auf der Netzhaut und eine Verbesserung der Bildschärfe erreicht **(stenopäisches Sehen).**

Ätiologie. Als Ursachen kommen eine **Brechungsmyopie** bei normaler Achsenlänge, aber zu starker Brechkraft, und eine **Achsenmyopie** bei normaler Brechkraft, aber zu langer Augenachse in Frage *(Synopsis 38).*

Eine Achsenmyopie wird nicht selten **rezessiv vererbt.** Bei **Frühgeburten** ist sie deutlich häufiger anzutreffen und oft angeboren. 1 mm Achsenverlängerung bewirkt eine Myopie von etwa 3 dpt.

Die wesentlich seltenere Brechungsmyopie kann durch eine vermehrte Krümmung der Hornhaut **(Keratokonus,** vergleiche *Kapitel 6.5.1.3)* bzw. der Linse **(Sphärophakie),** aber auch durch eine Erhöhung der Brechzahl der Linse infolge Trübung des Linsenkerns **(Linsenmyopie bei Katarakt,** vergleiche *Kapitel 8.5.2.3* und *8.5.6.7)* hervorgerufen werden. Bei einer derartigen Kernkatarakt entsteht zuweilen ein doppelter Brennpunkt *(Synopsis 40f).*

Synopsis 40: Refraktionsverhältnisse des Auges bei Myopie.

a Brennpunkt parallel einfallender Lichtstrahlen liegt vor der Netzhaut;

b Strahlen von nahegelegenen Objekten werden auf der Netzhaut vereinigt;

c Korrektur durch ein Konkavglas (Minus-Glas, Zerstreuungslinse);

d Korrektur durch Kontaktlinse;

e Linsenentfernung zwecks Brechkraftminderung;

f Kernkatarakt mit doppeltem Brennpunkt

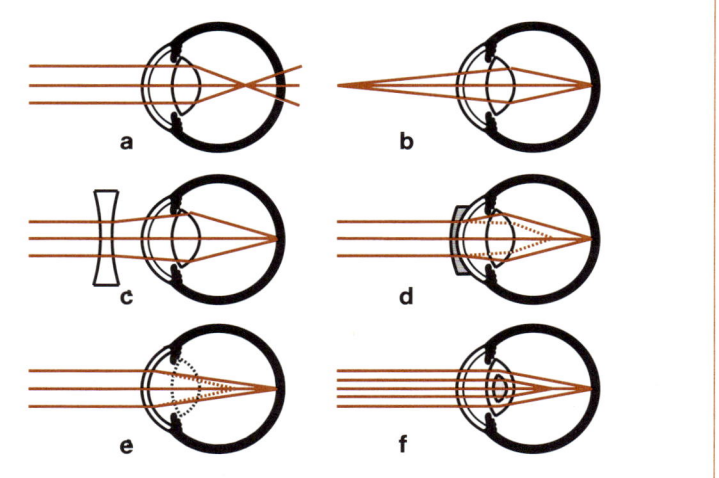

Exogene Faktoren werden abgelehnt.
Der Bau des myopen Auges
Die Achsenmyopie entwickelt sich meist bis zum 30. Lebensjahr. Mit der **Bulbusverlängerung** ist eine **Skleraverdünnung** verbunden. Die verdünnte Sklera kann sich am hinteren Augenpol ausstülpen **(Staphyloma posticum verum).**
Bedingt durch die Vergrößerung des Auges kommt es zu einem **scheinbaren Einwärtsschielen.**
Der Ziliarkörper des myopen Auges ist atrophisch, die Vorderkammer vertieft.
Da der Glaskörper nicht mit dem Auge mitwächst, kann er sich von der Netzhaut ablösen **(hintere Glaskörperabhebung).** Der Patient nimmt dies als »fliegende Mücken« **(Mouches volantes)** wahr.
Am Augenhintergrund fallen Degenerationen der Aderhaut u. des retinalen Pigmentepithels später um die gesamte Papille herum auf **(Conus myopicus).**

Die Bedeutung **exogener Faktoren,** beispielsweise intensive Naharbeit, ist für die Entstehung einer Myopie höchst umstritten, wird aber meist abgelehnt.

Der Bau des myopen Auges. Die Achsenmyopie entwickelt sich insbesondere in den ersten 3 Lebensjahrzehnten. Mit der allmählichen **Verlängerung des Bulbus** ist eine **Verdünnung der Sklera** in der hinteren Bulbushälfte verbunden. Hochgradig kurzsichtige Augen können sogar die Form einer Birne oder eines Eis annehmen. Die verdünnte Sklera kann sich am hinteren Augenpol ausstülpen und zu einem **Staphyloma posticum verum** (vergleiche *Kapitel 7.3.1.5)* führen.

Bedingt durch die Vergrößerung des Auges kommt es zu einer Verlagerung seiner Achsen und zuweilen zu einem **scheinbaren Einwärtsschielen** oder aber zu einem **akuten Strabismus** (vergleiche *Kapitel 18.5.2.4).*

Da das unkorrigierte myope Auge kaum akkommodieren muß, ist sein Ziliarkörper atrophisch. Die Vorderkammer ist vertieft.

Der Glaskörper wächst mit dem Auge nicht mit, so daß er sich verflüssigen und von der Netzhaut ablösen kann **(hintere Glaskörperabhebung,** vergleiche *Kapitel 12.5.2.4).* Der Patient nimmt diese störende, aber harmlose Glaskörperdestruktion als »fliegende Mücken« **(Mouches volantes,** vergleiche *Kapitel 12.5.2.2)* wahr.

Auch am Augenhintergrund kommt es zu typischen Veränderungen. Zunächst fallen Degenerationen der Aderhaut und des retinalen Pigmentepithels am temporalen Papillenrand (peripapilläre chorioretinale Atrophie), später auch in der ganzen Zirkumferenz um die Papille auf, so daß dort die Sklera sichtbar wird **(Conus myopicus).** Mitunter liegt ein schräger Durchtritt des Sehnervs durch die Sklera vor (vergleiche *Kapitel 14.4.1.1; Abbildung 303b, Kapitel Papille* und *Sehnerv).*

Im fortgeschrittenen Stadium bildet sich eine myopische Makuladegeneration (**myopische Makulopathie**, *Abbildung 282b, Kapitel Netzhaut,* vergleiche *Kapitel 13.6.3.4*) aus, die zu Anfang in klumpigen Wucherungen des Pigmentepithels, später in Aderhautrarefizierungen und Blutungen mit Neigung zu starker Pigmentierung besteht (**Fuchsscher Fleck der Makula**). Dehiszenzen in der Lamina elastica der Aderhaut in der Nähe der Makula werden als **Lacksprünge** bezeichnet (vergleiche *Kapitel 9.5.2.6*). Die Bezeichnung **maligne (exzessive) Myopie** faßt die schweren Fundusveränderungen zusammen.

Die Gesamtheit dieser morphologischen Veränderungen wird als **Myopie-Syndrom** bezeichnet.

Das Sehen des Myopen. Myope sehen ohne Korrektur in der Nähe ausgezeichnet, wenn nicht eine myopische Makulopathie vorliegt, in der Ferne hingegen schlecht.

Im Alter, wenn der Emmetrope wegen seiner Presbyopie auf ein Nahglas angewiesen ist, vermag der Kurzsichtige ohne Korrektur zu lesen, wobei er den Lesetext etwa in Höhe des Fernpunktes seines Auges hält.

> **Merke.** Zur Korrektur der Myopie muß das **schwächste Konkavglas** verordnet werden, mit dem die beste Fernsehschärfe zu erzielen ist. Bei der Verschreibung von zu starken Gläsern muß der jugendliche Myope verstärkt akkommodieren, woraus nicht selten **asthenopische Beschwerden** resultieren.

Das Tragen einer Korrektur führt bei Myopen zu einer wesentlichen Verbesserung der Sehschärfe in der Ferne, allerdings ist das Netzhautbild je nach Stärke des Zerstreuungsglases kleiner als bei Emmetropen.

Komplikationen. Bei myopen Augen sind **Netzhautablösungen** häufig, weil wegen der Netzhautverdünnung in der Fundusperipherie (**äquatoriale Degeneration**) leicht Netzhautlöcher entstehen (vergleiche *Kapitel 13.6.8*).

Myopische Makulopathien mit oder ohne Fuchsschen Fleck reduzieren die Sehschärfe nicht selten durch die Ausbildung eines Zentralskotoms auf $1/25$ oder schlechter.

Diagnose. Sie wird durch die typischen Beschwerden beim Sehen in der Ferne und die Refraktionsbestimmung gestellt.

Therapie. Die Korrektur erfolgt durch **Konkavgläser (Minus-Gläser, Zerstreuungslinsen,** *Synopsis 40c*). Bei höheren Myopien werden häufig **Kontaktlinsen** *(Synopsis 40d)* wegen der weniger starken Bildverkleinerung und den oft lästigen dicken Brillengläsern bevorzugt; oft wird damit auch eine bessere Sehschärfe erreicht. Das Tragen der Brille oder Kontaktlinsen hat allerdings keinen Einfluß auf das Fortschreiten der Myopie.

Erfahrungsgemäß lernen Patienten mit geringen Myopien recht gut, auch ohne Brille auszukommen, was allerdings zu Lasten der Sehschärfe für die Ferne geht. Das Sehen ohne Brille ist kurzzeitig in gewissen, allerdings sehr engen Grenzen durch funktionelle Übungen besserungsfähig; ein **Sehtraining** als Therapie wird aber überwiegend abgelehnt.

Operative bzw. laserchirurgische Eingriffe an der Hornhaut (Excimer-Laser, vergleiche *Kapitel 6.7*) sowie die Implantation einer **intraokularen Zerstreuungslinse** in die Vorderkammer des linsenhaltigen, myopen Auges zur Brechkraftreduktion sind nur in Ausnahmesituationen medizinisch vertretbar.

Wegen der Gefahr einer Netzhautablösung wurde die früher praktizierte Methode der **Linsenentfernung** zwecks Brechkraftminderung einer hohen Myopie wieder aufgegeben *(Synopsis 40e)*.

Später bildet sich eine **myopische Makulopathie** mit Wucherungen des Pigmentepithels, Aderhautrarefizierungen, Blutungen mit Neigung zu starker Pigmentierung (**Fuchsscher Fleck der Makula**) aus. Dehiszenzen in der Aderhaut werden als **Lacksprünge** bezeichnet (**maligne Myopie**).

Die Gesamtheit der Veränderungen heißt **Myopie-Syndrom.**

Das Sehen des Myopen
Myope sehen ohne Korrektur in der Nähe ausgezeichnet, in der Ferne hingegen schlecht.
Im Alter vermag der Kurzsichtige ohne Korrektur zu lesen.

◄ Merke

Das Netzhautbild ist je nach Stärke des benötigten Zerstreuungsglases kleiner als bei Emmetropen.

Komplikationen
Bei myopen Augen sind **Netzhautablösungen** wegen äquatorialer Degenerationen häufig.
Myopische Makulopathien reduzieren die Sehschärfe wegen eines Zentralskotoms.

Diagnose
Sie wird durch die Refraktionsbestimmung gestellt.

Therapie
Die Korrektur erfolgt durch **Konkavgläser** *(Synopsis 40c)*. Bei höheren Myopien werden **Kontaktlinsen** *(Synopsis 40d)* bevorzugt; oft wird damit auch eine bessere Sehschärfe erreicht.

Ein **Sehtraining** als Therapie wird überwiegend abgelehnt.

Operative bzw. laserchirurgische Eingriffe an der Hornhaut sowie die Implantation einer **intraokularen Zerstreuungslinse** sind nur in Ausnahmesituationen vertretbar.

Ein praktischer Tip ▶

Ein praktischer Tip: Zur Feststellung, ob eine Myopie oder Hyperopie vorliegt, setzt man ein schwaches Plus-, dann ein Minusglas vor das zu untersuchende Auge, etwa 0,5 bis 1,0 dpt. Bessert das Minusglas die Sehschärfe, dann handelt es sich um eine Myopie; bessert das Plusglas, dann liegt eine Hyperopie vor. Kommt es beim Vorsetzen dieses Plusglases weder zu einer Sehverbesserung noch zu einer Sehverschlechterung, handelt es sich um eine latente Hyperopie, bei der sich durch das Glas die Akkommodation vermindert hat.

Bei Emmetropie verschlechtert ein Plusglas die Sehschärfe in der Ferne auf jeden Fall, ein Minusglas läßt evtl. die Sehschärfe unbeeinflußt, weil seine optische Wirkung durch Akkommodation kompensiert werden kann.

Nach jeder monokularen Brillenbestimmung muß ein **binokularer Feinabgleich** erfolgen.

Nach jeder monokularen Brillenbestimmung muß ein **binokularer Feinabgleich** erfolgen, bei dem die Verträglichkeit beider Gläser während des beidseitigen Sehens überprüft und gegebenenfalls ihre Stärke geringfügig geändert wird. Es kommt nicht nur darauf an, daß der Patient beidseitig scharf sieht, sondern daß er seine Brille auch gut verträgt und als binokular angenehm empfindet.

Der klinische Fall ▶

Der klinische Fall. Ein 7jähriges Mädchen sucht den Augenarzt auf, weil es an der Tafel in der Schule nicht mehr alles lesen kann. Bei der Refraktionsbestimmung stellt sich eine **Myopie** von rechts −1,5 dpt, links von −2,25 dpt heraus. Der übrige Augenbefund ist unauffällig.

Das Kind wird daraufhin jedes Jahr vorstellig, bei jeder Untersuchung steigt die Kurzsichtigkeit um etwa −1 dpt, wobei die Progredienz links etwas stärker ist als rechts. Im 14. Lebensjahr wird eine Brille von rechts −8,0, links −10,5 benötigt.

Im 20. Lebensjahr beträgt die Sehschärfe aufgrund einer beginnenden myopischen Makulopathie rechts mit einem Glas der Stärke −13,0 dpt 0,6, links mit −17,5 dpt 0,5.

Außerdem befinden sich in beiden Augen im temporal oberen Netzhautquadranten äquatoriale Degenerationen mit der Gefahr einer Lochbildung. Eine Argonlaserbehandlung riegelt die Degenerationsareale beiderseits ab.

Die Patientin entschließt sich zum Tragen von harten Kontaktlinsen, die zu einer Verbesserung der Sehschärfe um jeweils 0,1 führen. In den darauffolgenden Jahren kommt es nur noch zu einer mäßigen Progredienz der Höhe der Myopie, dafür nehmen die **myopischen Fundusveränderungen** weiterhin zu. Bei regelmäßigen Augenhintergrundskontrollen kommen links weitere äquatoriale Degenerationen zum Vorschein, die mit Laserkoagulationen versorgt werden. Im 40. Lebensjahr beträgt der Visus mit optimaler Korrektur rechts 0,4, links 0,25. Im 46. Lebensjahr tritt eine Makulablutung mit späterer Ausbildung eines Fuchsschen Flecks links auf, der die Sehschärfe auf $^1/_{15}$ reduziert. Es handelt sich um eine **maligne Myopie.**

16.4.2.3 Transitorische Refraktionsanomalien
Dabei handelt es sich um vorübergehende Änderungen der Brechkraft der Linse durch **Diabetes mellitus, Sulfonamide** oder **Bulbuskontusionen.**

16.4.2.3 Transitorische Refraktionsanomalien

Dabei handelt es sich um vorübergehende Änderungen der Brechkraft der Linse unterschiedlicher Ursache, meist in Richtung Myopie. Der **Diabetes mellitus** mit erhöhten Blutzuckerwerten führt durch eine Linsenquellung zu einer Brechungsmyopie (vergleiche *Synopsis 29, Kapitel Netzhaut*), ebenso Medikamente, insbesondere **Sulfonamide,** und **Bulbuskontusionen** mit Ziliarkörperspasmus bzw. -ödem.

16.4.2.4 Astigmatismus / Stabsichtigkeit

16.4.2.4 Astigmatismus / Stabsichtigkeit

Definition ▶

> *Definition.* Beim Astigmatismus handelt es sich um eine Krümmungsanomalie der brechenden Medien, bei der ein punktförmiges Objekt strich- bzw. stabförmig auf der Netzhaut abgebildet wird (Astigma = ohne Punkt).

Es besteht **Brennpunktlosigkeit,** die Hornhautoberfläche ist nicht sphärisch *(Synopsis 41a und 41b).*

Die brechenden Flächen des Auges, besonders die Hornhautoberfläche, sind meist nicht sphärisch (kugelförmig, *Synopsis 41a*) geformt, sondern brechen in einem Meridian stärker als in dem dazu senkrecht stehenden *(Synopsis 41b)*. Deshalb ist die Objektabbildung in einem Brennpunkt unmöglich, es besteht **Brennpunktlosigkeit.**

Synopsis 41: Refraktionsverhältnisse des Auges bei Astigmatismus. **a** sphärische Refraktion (in beiden Meridianen gleiche Brechkraft); **b** Astigmatismus (horizontaler Meridian bricht schwächer als der vertikale); **c** irregulärer Astigmatismus mit unregelmäßiger Hornhautwölbung und -brechkraft; **d** irregulärer Astigmatismus mit Kontaktlinsenkorrektur

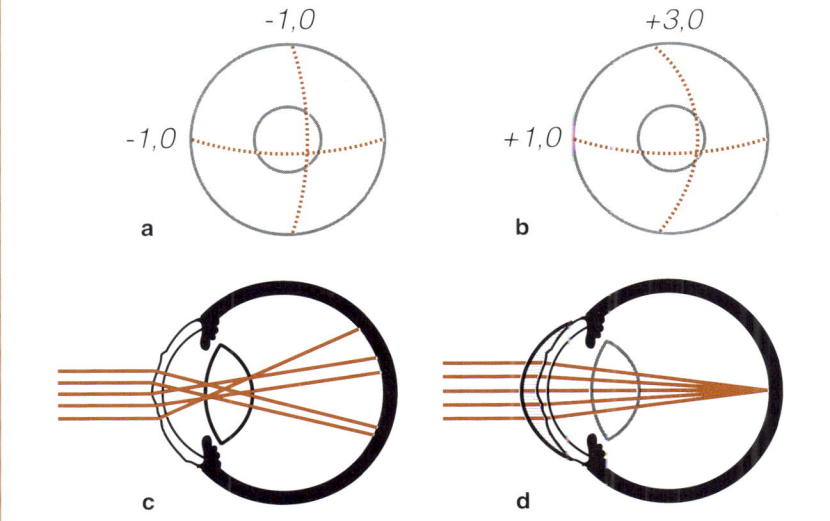

Ätiologie. Es wird zwischen einem **regulären** und **irregulären Astigmatismus** unterschieden. Beim regulären Astigmatismus besteht eine ungleiche Brechkraft in 2 senkrecht aufeinanderstehenden Meridianen *(Synopsis 41b,* vergleiche *Kapitel 6.4, Abbildung 125),* die selten schräg liegen.

Wenn im vertikalen stärker als im horizontalen Meridian gebrochen wird, liegt ein **Astigmatismus »nach der Regel«** vor, im entgegengesetzten Fall ein **Astigmatismus »gegen die Regel«.** Der Astigmatismus nach der Regel ist wesentlich häufiger und wird bis zu einem Brechkraftunterschied von 0,75 dpt als physiologisch angesehen. Er entsteht durch den Druck des Oberlides auf die Hornhaut und führt zu keiner Beeinträchtigung des Sehens.

Ein höherer regulärer Astigmatismus ändert sich während des Lebens kaum. Sowohl seine Achsenrichtung als auch seine Höhe können **vererbt** werden.

Beim **irregulären Astigmatismus** sind Wölbung und Brechkraft der brechenden Medien unregelmäßig, z. B. nach **Hornhautulzerationen** oder **-narben** *(Synopsis 41c).* Auch ein fortgeschrittener **Keratokonus,** eine **Katarakt** mit inhomogenen Trübungen bzw. ein **Lentikonus** verursachen einen irregulären Astigmatismus.

Ein vorübergehender Astigmatismus tritt nach **Glaukom- und Kataraktoperationen** durch die operativ bedingte Verziehung der Hornhaut auf.

Das Sehen des astigmatischen Auges. Das astigmatische Auge sieht alles verzerrt. Das vergebliche Bemühen, den Brechungsfehler durch Akkommodation auszugleichen, führt häufig zu **asthenopischen Beschwerden.**

Ein irregulärer Astigmatismus verursacht wegen der unregelmäßigen Lichtbrechung **Blendung.**

Diagnose. Eine grobe Orientierung über das Vorliegen eines Astigmatismus gestattet die **Placido-Scheibe** (vergleiche *Kapitel 6.4).* Die exakte Messung von Höhe und Achse erfolgt mit dem **Ophthalmometer** bzw. mittels computergestützter **Hornhauttopographie** (vergleiche *Kapitel 6.4).*

Ätiologie
Beim **regulären Astigmatismus** besteht eine ungleiche Brechkraft in 2 senkrecht aufeinanderstehenden Meridianen *(Synopsis 41b).* Wenn im vertikalen stärker als im horizontalen Meridian gebrochen wird, liegt ein **Astigmatismus »nach der Regel«** vor, im entgegengesetzten Fall ein **Astigmatismus »gegen die Regel«.** Ein höherer regulärer Astigmatismus ändert sich während des Lebens kaum.

Beim **irregulären Astigmatismus** sind Wölbung u. Brechkraft der brechenden Medien unregelmäßig **(Hornhautulzerationen** oder **-narben,** *Synopsis 41c,* **Keratokonus, Katarakt, Lentikonus).**

Ein vorübergehender Astigmatismus tritt nach **Glaukom- u. Kataraktoperationen** auf

Das Sehen des astigmatischen Auges
Das astigmatische Auge sieht alles verzerrt. Es können **asthenopische Beschwerden** u. beim irregulären Astigmatismus **Blendung** auftreten.

Diagnose
Sie wird mit der **Placido-Scheibe** oder dem **Ophthalmometer** gestellt.

Therapie
Die Korrektur des regulären Astigmatismus sollte frühzeitig durch **Zylindergläser** erfolgen; diese brechen nur in einer Richtung *(Abb. 318d)*. Sie können als konvexe und konkave Zylinder geschliffen *(Abb. 318a bis c)* u. mit sphärischen Gläsern kombiniert werden.

Therapie. Die Korrektur des regulären Astigmatismus sollte möglichst frühzeitig durch **astigmatische Gläser (Zylindergläser)** erfolgen; diese brechen nur in einer Richtung, in *Abbildung 318d* in der Horizontalen. Ihre Achsenrichtung ist bei der Brillenverordnung in Winkelgrad anzugeben. Sie werden als konvexe und konkave Zylinder geschliffen *(Abbildung 318a* bis *c)* und können mit Minus- und Plusgläsern kombiniert werden.

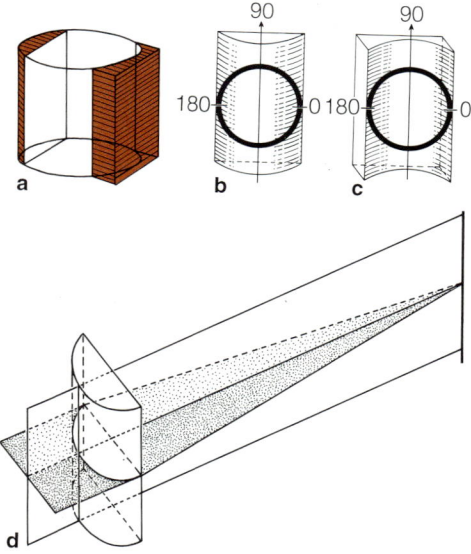

Abb. 318: Aufbau und Wirkung von Zylindergläsern. **a** bis **c** konvexe und konkave Zylindergläser als Ausschnitt bzw. Abdruck eines Zylinders mit Achsenangabe; **d** senkrecht auf ein vertikales Zylinderglas auftreffende Strahlen werden im vertikalen Meridian überhaupt nicht, im horizontalen Hauptschnitt wie durch eine Konvexlinse gebrochen

Bei zu später Korrektur entsteht eine **Refraktionsamblyopie**.

Erfolgt die Korrektur zu spät, muß mit einer **Refraktionsamblyopie** gerechnet werden (vergleiche *Kapitel 18.3.3*). Eine erstmalige optimale Brillenkorrektur mit höheren Zylindergläsern bringt jenseits der Kindheit zuweilen mehr Beschwerden als Vorteile (das Sehen ist zwar schärfer, das starke Glas ist ungewohnt und macht Beschwerden); in diesem Falle muß die Höhe des Zylinderglases langsam verstärkt werden.

Ein irregulärer Hornhautastigmatismus kann nur mit Kontaktlinse ausgeglichen werden *(Synopsis 41d)*. Gelingt dies nicht, wird eine Keratoplastik notwendig.

Ein irregulärer Hornhautastigmatismus kann durch eine Brille nicht korrigiert werden. Falls die Hornhautmitte klar ist, kann eine harte Kontaktlinse eine deutliche Sehverbesserung erbringen *(Synopsis 41d)*. Andernfalls muß eine Keratoplastik erwogen werden. In Ausnahmefällen kann eine **Keratotomie** (vergleiche *Kapitel 6.7.6*) oder eine Oberflächenveränderung der Hornhaut mit dem **Excimer-Laser** (vergleiche *Kapitel 6.7.7*) durchgeführt werden.

16.4.2.5 Anisometropie

16.4.2.5 Anisometropie

Definition ▶

Definition. Die Anisometropie ist ein Sehungleichgewicht beider Augen, die durch ungleiche Brechkraft bedingt ist (Ungleichsichtigkeit).

Eine Brille kann größere Brechkraftdifferenzen wegen ungleich großer Netzhautbilder (Aniseikonie) u. unterschiedlicher Brillenstärken nur unbefriedigend ausgleichen. **Kontaktlinsen** eignen sich besser.

Die Korrektur einer Anisometropie ist problematisch. Eine Brille kann größere Brechkraftdifferenzen wegen ungleich großer Netzhautbilder (Aniseikonie) und unterschiedlicher Brillenstärken nur unbefriedigend ausgleichen. **Kontaktlinsen** eignen sich zum Ausgleich wesentlich besser.

Gelingt die beidseitige Korrektur im Vorschulalter nicht, besteht die Gefahr der Entstehung einer **Refraktionsamblyopie** auf dem höherbrechenden Auge (vergleiche *Kapitel 18.3.3*). Das Binokularsehen ist bei höheren Anisometropien in jedem Fall gefährdet, es besteht eine auffallende Neigung zu Heterophorien und zum Schielen.

Ist ein Auge hyperop, das andere myop, wird mitunter das übersichtige für das Sehen in der Ferne, das kurzsichtige für die Nähe verwendet, ohne daß eine Amblyopie entsteht.

16.4.2.6 Aniseikonie

> **Definition.** Eine Aniseikonie liegt vor, wenn ein Sehobjekt ungleich große Bilder auf den Netzhäuten beider Augen erzeugt.

Aniseikonien treten in erster Linie bei Anisometropien auf. Sie sind der Hauptgrund für die Unverträglichkeit unterschiedlich starker Brillengläser. Meist werden bereits Bildgrößenunterschiede von über 5% nicht mehr toleriert. Bei brillenkorrigierter einseitiger Aphakie beträgt die Aniseikonie zwischen 20 und 30% (vergleiche *Kapitel 8.7.1*).

16.5 Korrektur von Refraktionsfehlern

16.5.1 Brillen

Früher gab es **Bikonvex-(Bikonkav-)** sowie **Plankonvex-(Plankonkav-)Linsen** mit vielen optischen Nachteilen *(Abbildung 319a bis d, 320)*. Die Abbildungsfehler der heute verwendeten durchgebogenen, punktuell abbildenden Gläser sind demgegenüber gering *(Menisken, Abbildung 319e und f)*.

16.5.1.1 Mehrstärkengläser

Bei Zweistärkengläsern **(Bifokalgläser)** sind in einer Brille Fern- und Nahkorrektur zusammengefaßt, was beim Vorliegen einer Ametropie und einer Presbyopie wegen des ständigen Wechsels zwischen Fern- und Nahbrille besonders vorteilhaft ist *(Abbildung 319g und h)*. Mitunter wird der dabei auftretende **Bildsprung** als lästig empfunden.

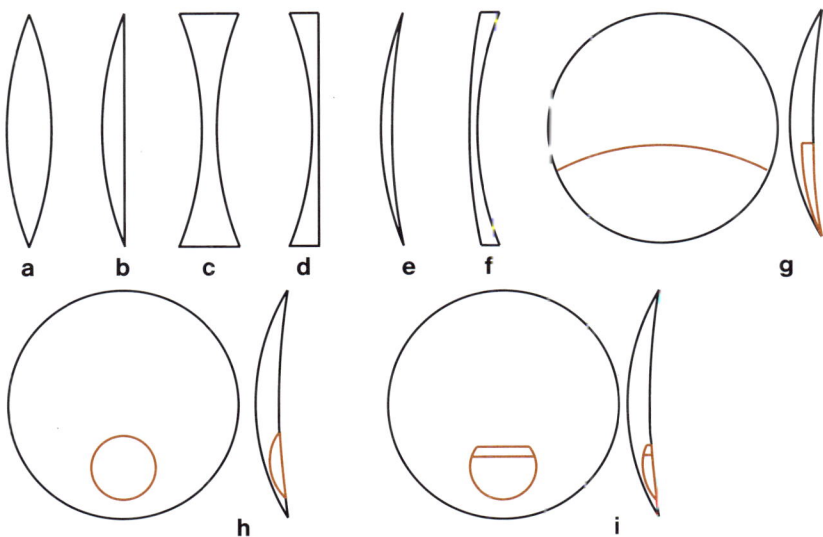

Abb. 319: Brillengläser für die sphärische Korrektur. **a** bikonvex; **b** plankonvex; **c** bikonkav; **d** plankonkav; **e** und **f** Menisken, konkavkonvex und konvexkonkav; **g** und **h** Bifokalgläser; **i** Trifokalglas

Gelingt eine Korrektur im Vorschulalter nicht, entsteht eine **Refraktionsamblyopie** auf dem höherbrechenden Auge. Das Binokularsehen ist gefährdet, es besteht eine Neigung zu Heterophorien u. zum Schielen.

16.4.2.6 Aniseikonie

◄ Definition

Sie treten in erster Linie bei Anisometropien auf. Bildgrößenunterschiede von über 5% werden oft nicht mehr toleriert. Bei brillenkorrigierter einseitiger Aphakie beträgt die Aniseikonie 20 bis 30%.

16.5 Korrektur von Refraktionsfehlern
16.5.1 Brillen

Früher gab es **Bikonvex-(Bikonkav-)** sowie **Plankonvex-(Plankonkav-)Linsen** *(Abb 319a bis d, 320)*. Heute werden durchgebogene, punktuell abbildende Gläser verwendet *(Abb. 319e u. f)*.

16.5.1.1 Mehrstärkengläser

Bei Zweistärkengläsern **(Bifokalgläser)** sind in einer Brille Fern- u. Nahkorrektur zusammengefaßt *(Abb. 319g u. h)*. Mitunter stört der auftretende **Bildsprung.**

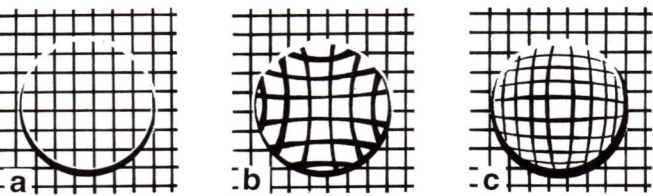

Abb. 320: Kissen- und tonnenförmige Verzeichnung durch dicke Konvex- **(b)** bzw. Konkavgläser **(c)**

Bedarf es der scharfen Abbildung in einer dritten Entfernung, werden **Trifokalgläser** ordiniert *(Abb. 314i)*. Es gibt auch Gläser mit einem gleitenden Übergang vom Fern- zum Nahteil **(Gleitsichtgläser,** *Abb. 321)*.

Bedarf es der scharfen Abbildung einer dritten, im endlichen Bereich liegenden Entfernung, können **Trifokalgläser** ordiniert werden *(Abbildung 319i)*. Darüber hinaus gibt es Gläser mit einem kontinuierlichen, gleitenden Übergang vom Fern- zum Nahteil **(Gleitsichtgläser,** Progressivgläser, *Abbildung 321)*, die alle mittleren Entfernungen übergangslos berücksichtigen, wenn der Blick entsprechend gehoben oder gesenkt wird. Diese Gläser sind kosmetisch unauffällig, werden aber nicht immer gut vertragen.

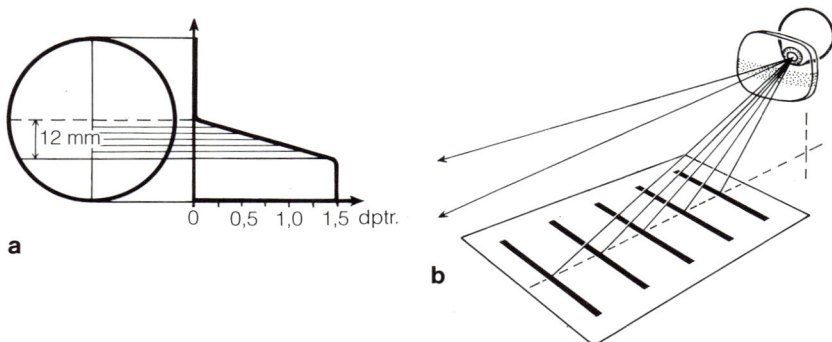

Abb. 321: Optische Wirkung von Gleitsichtgläsern zum Ausgleich der Presbyopie.
a Anstieg der Brechkraft im unteren Bereich des Brillenglases um 1,5 dpt;
b gleitende Brechkraft bei unterschiedlichem Leseabstand

16.5.1.2 Spezialgläser

Kunststoffgläser dienen der Gewichtsparnis bei höhergradiger Refraktionsanomalie.
Lichtschutzgläser (Absorptionsgläser) können bei verstärkter Blendungsempfindlichkeit hilfreich sein.
Phototrope, selbsttönende Gläser verstärken die Absorption entsprechend des Lichteinfalls automatisch.
Entspiegelte Gläser vermeiden Lichtreflexionen. Für Sehschwache gibt es **Lupen- und Fernrohrbrillen** mit Vergrößerungssystemen, bei speziellen Arbeiten **Schutzbrillen**.

16.5.1.2 Spezialgläser

Kunststoffgläser dienen in erster Linie der Gewichtsparnis bei höhergradiger Refraktionsanomalie oder Anisometropie. Sie sind allerdings kratzempfindlich.
Lichtschutzgläser (Absorptionsgläser) können bei verstärkter Blendungsempfindlichkeit, insbesondere bei Trübungen der brechenden Medien und chronischen Augenerkrankungen, hilfreich sein. **Phototrope, selbsttönende Gläser** verstärken die Absorption entsprechend des Lichteinfalls automatisch, hellen sich aber nach Fortfall der Sonneneinwirkung nur allmählich auf. **Entspiegelte Gläser** vermeiden Lichtreflexionen auf der Brille.

Für Sehschwache gibt es **Lupen- und Fernrohrbrillen** mit Vergrößerungssystemen, die aber das Gesichtsfeld nicht unwesentlich einschränken (vergleiche *Kapitel 16.5.4*).

Spezielle **Arbeitsschutzbrillen** können als Schutz vor ultraviolettem Licht, z. B. beim Schweißen, vor Wärmestrahlung, bei Hochofenarbeitern, oder vor Fremdkörpern bzw. Verätzungen dienen.

16.5.1.3 Brillenanpassung

Entweder werden entsprechende **Probiergläser** in ein Probierbrillengestell eingesteckt oder die Brille mit einem **Phoropter** bestimmt.

16.5.1.3 Brillenanpassung

Um das passende Brillenglas für den Patienten zu finden, werden entsprechende **Probiergläser** aus einem Brillenkasten entnommen, der das ganze Sortiment an Plus-, Minus- und Zylindergläsern enthält, und in ein Probierbrillengestell eingesteckt. Bei einem **Phoropter** befinden sich alle notwendigen Gläser in einer vor das Gesicht des Patienten schwenkbaren Refraktioniereinheit. Durch eine mechanische oder automatische Bedienung kann in kürzester Zeit die entsprechende Brillenglaskombination eingestellt werden.

Ein praktischer Tip: Um herauszufinden, welches Glas sich in der Brille befindet, bewegt man es einige Zentimeter vor den eigenen Augen hin und her: Beim Minusglas machen die durch das Glas erkennbaren Objekte gleichsinnige, beim Plusglas gegensinnige Scheinbewegungen.

Zylindergläser erkennt man, indem sie vor dem Auge des Untersuchers um die eigene Achse gedreht werden, wobei Verzerrungen entstehen (**qualitative Brillenglasbestimmung**).

Die exakte Feststellung des Brechwertes eines Brillenglases erfolgt mit dem **Scheitelbrechwertmesser** (Bewegen einer Millimeterschraube, um eine Fokussierung zu erreichen) oder durch **automatische Refraktometer**.

Eine große Bedeutung besitzt die optimale **Zentrierung** der Gläser. Sind stärker brechende Gläser dezentriert, kann auf Grund der prismatischen Wirkung eines jeden Brillenglases eine Heterophorie mit asthenopischen Beschwerden induziert werden. Deshalb ist die **Messung des Pupillenabstandes** besonders wichtig.

Bei stärkeren Gläsern muß darüber hinaus auf den richtigen Abstand zwischen Hornhaut und hinterem Glasscheitel geachtet werden. Differiert dieser **Hornhautscheitelabstand** bei Brillenanpassung und eigener Brille, reduziert sich wegen einer Verschiebung des Brennpunktes die Sehschärfe.

Merke. Jede Brillenordination sollte mit einer Augenuntersuchung und bei Personen über 40 Jahren mit der Messung des intraokularen Druckes zwecks Früherkennung eines Glaukoms verbunden werden (vergleiche *Kapitel 11.5.2.3*).

◀ **Ein praktischer Tip**

Die Feststellung des Brechwertes eines Brillenglases erfolgt mittels **Scheitelbrechwertmesser** oder **automatischem Refraktometer**. **Bei stärkerer Dezentrierung** eines Brillenglases kann auf Grund seiner prismatischen Wirkung eine Heterophorie mit asthenopischen Beschwerden entstehen. Deshalb ist die **Messung des Pupillenabstandes** wichtig. Differiert der **Hornhautscheitelabstand** bei Brillenanpassung u. eigener Brille, verschiebt sich der Brennpunkt.

◀ **Merke**

16.5.2 Kontaktlinsen

Kontaktlinsen befinden sich, im präkornealen Tränenfilm schwimmend (vergleiche *Kapitel 3.2*), unmittelbar auf der Hornhautoberfläche. Sie bewegen sich und führen bei richtiger Anpassung, adäquater Pflege und ausreichender Tränenmenge zu keiner Irritation des Auges.

Die wichtigsten **Kennwerte** von Kontaktlinsen sind neben materialspezifischen Parametern (z. B. Sauerstoffdurchlässigkeit) der zentrale Rückflächenkrümmungsradius, Durchmesser und die optische Wirkung.

Kontaktlinsen müssen sehr individuell angepaßt und ausgewählt werden.

16.5.2.1 Formstabile Kontaktlinsen

Harte Kontaktlinsen sind **formstabil** und bedürfen der Gewöhnung in der Anfangsphase. Ihr Durchmesser ist kleiner als der der Hornhaut *(Abbildung 322)*. Sie gleichen einen Astigmatismus und Keratokonus besonders gut aus.

16.5.2 Kontaktlinsen

Kontaktlinsen schwimmen im präkornealen Tränenfilm. Sie sind bei richtiger Anpassung, adäquater Pflege u. ausreichender Tränenmenge gut verträglich **Kennwerte** von Kontaktlinsen sind materialspezifische Konstanten, der zentrale Rückflächenkrümmungsradius, der Durchmesser u. die optische Wirkung.

16.5.2.1 Formstabile Kontaktlinsen

Harte Kontaktlinsen sind **formstabil** u. bedürfen der Gewöhnung. Sie eignen sich gut für die Korrektur eines Astigmatismus oder Keratokonus *(Abb. 322)*.

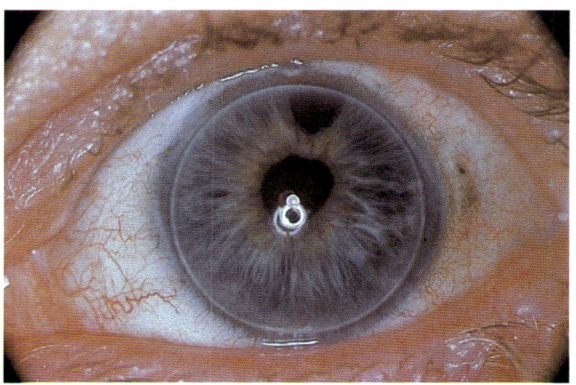

Abb. 322: Formstabile Kontaktlinse zur Korrektur einer Aphakie (oben basales Kolobom)

16.5.2.2 Weiche Kontaktlinsen

Weiche Kontaktlinsen erfordern einen größeren Pflegeaufwand, sind aber besser verträglich.
Nur in Ausnahmefällen werden **Dauertragelinsen** angepaßt.
Für Aniridie u. Albinos gibt es **eingefärbte Kontaktlinsen (Iris-print-Linsen)**. Weiche Linsen können auch als Medikamententräger oder als Verband bei chronischen Hornhauterkrankungen oder kleineren Hornhautperforationen verwendet werden.

16.5.2.3 Vorteile von Kontaktlinsen

Die Vorteile von Kontaktlinsen bestehen in einer **exakteren optischen Abbildung. Anisometropien** lassen sich besser auskorrigieren. Es kommt zu keiner prismatischen Ablenkung, die Gesichtsfeldeinschränkung durch die Brille entfällt. Kontaktlinsen eignen sich gut für Patienten mit **Keratokonus, Astigmatismus u. Aphakie.**

16.5.2.4 Nachteile von Kontaktlinsen

Trotz moderner sauerstoffdurchlässiger Materialien ist der Stoffwechsel der Hornhaut beeinträchtigt. Kontaktlinsen sind pflegeaufwendig. Die individuelle Verträglichkeit ist verschieden. **Nachtpausen** sind erforderlich.
Personen mit **Störungen des präkornealen Tränenfilms** sind weniger für das Tragen von Kontaktlinsen geeignet.
Weiche Kontaktlinsen **speichern Toxine u. Allergene.**

Merke ▶

16.5.2.5 Komplikationen beim Tragen von Kontaktlinsen

Zu lange getragene Kontaktlinsen können zu dauerhaften **Hornhauttrübungen** führen. Bei harten Linsen sind durch Manipulationen **Hornhauterosionen** möglich. Weiche Linsen fördern eine oberflächliche **Hornhautvaskularisation.**

16.5.2.2 Weiche Kontaktlinsen

Weiche Kontaktlinsen eignen sich weniger zur Korrektur des Astigmatismus, weil sie die Form der Hornhaut annehmen. Sie erfordern einen größeren Pflegeaufwand und sind etwas besser verträglich, insbesondere in der Eingewöhnungszeit. Ihr Durchmesser ist größer als der der Hornhaut. Nur in Ausnahmefällen, z. B. bei der Korrektur einer Aphakie älterer Menschen, werden **Dauertragelinsen** angepaßt, die einige Wochen im Auge verbleiben dürfen, danach aber gründlich gereinigt werden müssen.

Für kongenitale oder traumatische Aniridie und für Albinos stehen **eingefärbte Kontaktlinsen** zur Verfügung (**Iris-print-Linse**, vergleiche *Kapitel 9.5.1.5*). Weiche Linsen können auch als Medikamententräger oder als Verband bei chronischen Hornhauterkrankungen oder kleineren, insbesondere zentralen perforierenden Hornhautverletzungen verwendet werden.

Bifokale Kontaktlinsen haben sich noch nicht durchsetzen können.

16.5.2.3 Vorteile von Kontaktlinsen

Die Vorteile von Kontaktlinsen bestehen wegen des Wegfalls des Hornhautscheitelabstandes in einer **exakteren optischen Abbildung** mit nur unwesentlicher Bildverkleinerung bei **Myopie** und Bildvergrößerung bei Hyperopie oder **Aphakie. Anisometropien** lassen sich demzufolge besser auskorrigieren. Beim seitlichen Blick kommt es zu keiner prismatischen Ablenkung, die Gesichtsfeldeinschränkung durch die Brille entfällt.

Kontaktlinsen eignen sich darüber hinaus besonders gut für Patienten mit **Keratokonus** oder **Astigmatismus.**

16.5.2.4 Nachteile von Kontaktlinsen

Der wichtigste Nachteil liegt trotz moderner sauerstoffdurchlässiger Materialien in der Beeinträchtigung des Stoffwechsels der Hornhaut. Kontaktlinsen sind pflegeaufwendig; die individuelle Verträglichkeit ist sehr verschieden. **Nachtpausen** sind bis auf besondere Ausnahmen unbedingt erforderlich, damit sich das Hornhautepithel erholen kann.

Personen mit **Störungen des präkornealen Tränenfilms,** insbesondere mit einem Sicca-Syndrom (vergleiche *Kapitel 3.4.5* und *6.5.9.3*), sind weniger für das Tragen von Kontaktlinsen geeignet.

Bei weichen Kontaktlinsen besteht immer die Gefahr, daß **Toxine** oder **Allergene** (Reinigungsflüssigkeit, Konservierungsmittel und Wirkstoffe von Augentropfen) im Material **gespeichert** werden. Dieses Phänomen wird zum Teil ausgenutzt, indem weiche Kontaktlinsen als **Medikamententräger** verwendet werden.

> **Merke.** Verunreinigte Kontaktlinsen sind eine ständige Infektionsgefahr. Der Kontaktlinsenhygiene kommt daher eine wichtige Bedeutung zu.

16.5.2.5 Komplikationen beim Tragen von Kontaktlinsen

Zu lange getragene Kontaktlinsen aller Art können zu dauerhaften **Hornhauttrübungen** führen. Bei harten Linsen sind durch Manipulationen **Hornhauterosionen** möglich. Weiche Linsen fördern eine oberflächliche **Hornhautvaskularisation** (vergleiche *Kapitel 6.3*) und können schwere chronische Konjunktividen bedingen. Auch **Pflegefehler** und **Allergien auf Pflegemittel** können die Hornhaut vorübergehend lädieren und die Bindehaut reizen.

Hornhauterosionen werden unter weichen Kontaktlinsen nicht bemerkt, so daß manche Patienten ihre Linsen bei Hornhautdefekten im Auge belassen, um den Schmerz zu vermeiden. Daraus können bei bakterieller oder mykotischer Infektion schwere Hornhautinfiltrationen und -ulzerationen mit Narbenbildung entstehen.

Werden weiche Kontaktlinsen über Jahre getragen, kann sich eine **großfollikuläre Konjunktivitis** mit pflastersteinartigen Proliferationen der Conjunctiva tarsi des Oberlides als allergische Reaktion auf denaturierte Proteine ausbilden (vergleiche *Kapitel 5.5.7.4*). Bei der Verwendung von nichtsterilen Kontaktlinsenlösungen und bei unhygienischer Handhabung kann eine schwere **Akanthamöbenkeratitis** resultieren (vergleiche *Kapitel 6.5.8*).

> ***Merke.*** Eine regelmäßige Hornhautkontrolle bei Kontaktlinsenträgern ist unerläßlich.

16.5.3 Prismen

Prismen werden bei Beschwerden infolge einer Heterophorie, bei Augenmuskelparesen und als Vorbereitung einer Schieloperation bei Begleitschielen verordnet (vergleiche *Kapitel 18.5.2*). Sie brechen die Lichtstrahlen um die Prismenbasis herum *(Abbildung 314)* und können mit Plus-, Minus- oder Zylindergläsern kombiniert werden.

Ihre optische Wirkung wird in Prismendioptrien (pdpt) angegeben: Ein Prisma mit der Stärke von 1 pdpt lenkt einen Lichtstrahl in 1 m Entfernung um 1 cm ab.

16.5.4 Vergrößernde Sehhilfen

Liegt ein Zentralskotom mit einer erheblichen Reduktion der zentralen Sehschärfe vor (vergleiche *Kapitel 17.5.2.1*), kann das Sehvermögen durch die Ordination vergrößernder Sehhilfen bis zu einem gewissen Grad verbessert werden.

Alle vergrößernden Systeme besitzen den Nachteil der Verkleinerung des Gesichtsfeldes. Ihr Gebrauch erfordert Geduld, Gewöhnung und Geschicklichkeit. Die Anpassung muß individuell erfolgen und bedarf der Kenntnis der Sehbeeinträchtigung und des noch vorhandenen Sehvermögens, um dieses optimal für das Lesen auszunutzen. Die Kooperation von Optiker und Augenarzt ist unerläßlich.

Am einfachsten ist die **Verstärkung der Nahbrille.** Sie wird aber mit dem Nachteil erkauft, daß der Lesetext oder die Handarbeit näher ans Auge gebracht werden muß. Je stärker die Nahbrille, desto geringer ist der Lese- oder Arbeitsabstand. Die Vergrößerung (V) ist abhängig von der Brennweite der Sammellinse (D, gemessen in Dioptrien) und beträgt

$$V = D/4$$

Ein praktischer Tip: Eine 10 dpt starke Sammellinse vergrößert demnach $2\frac{1}{2}$fach, muß aber 10 cm dicht an das zu erkennende Objekt herangeführt werden, um ein scharfes Bild zu erzeugen.

Bei einer mäßigen Sehbeeinträchtigung können **Lupen** hilfreich sein, die es in verschiedenen Stärken, feststehend oder freihändig zu halten, beleuchtet oder unbeleuchtet gibt.

Ist der Verlust der Sehschärfe stärker, kann auf **Lupenbrillen, Fernrohrbrillen** oder **Prismen-Lupenbrillen** zurückgegriffen werden. Dabei wird auf ein oder beide Brillengläser ein optisches Vergrößerungssystem montiert, welches einem Fernrohr ähnelt, für Nähe und Ferne eingestellt werden kann und auf dem Galilei- oder Keplersystem beruht.

Bei starker Beeinträchtigung der Sehschärfe kann u.U. ein **Fernsehlesegerät** das Lesen wieder ermöglichen. Dabei wird ein Lesetext über ein aufwendiges elektronisches System auf einem Bildschirm bis zu einer 45fachen Vergrößerung abgebildet.

Auch **Pflegefehler u. Allergien auf Pflegemittel** können die Hornhaut lädieren u. die Bindehaut reizen. Bei weichen Kontaktlinsen kann sich nach Jahren eine **großfollikuläre Bindehautentzündung,** bei Verwendung von unsterilen Kontaktlinsenflüssigkeiten eine **Akanthamöbenkeratitis** ausbilden.

◄ Merke

16.5.3 Prismen

Prismen werden bei Heterophorien, Augenmuskelparesen u. als Vorbereitung einer Schieloperation verordnet. Sie brechen die Lichtstrahlen um die Prismenbasis herum *(Abb. 307).* Ein Prisma mit der Stärke von 1 pdpt lenkt einen Lichtstrahl in 1 m Entfernung um 1 cm ab.

16.5.4 Vergrößernde Sehhilfen

Bei einer Visusreduktion kann das Sehvermögen durch vergrößernde Sehhilfen verbessert werden.

Alle vergrößernden Systeme verkleinern das Gesichtsfeld. Ihr Gebrauch erfordert Geduld, Gewöhnung u. Geschicklichkeit. Die Anpassung muß individuell erfolgen.

Am einfachsten ist die **Verstärkung der Nahbrille.** Dabei muß der Lesetext näher ans Auge gebracht werden. Die Vergrößerung (V) ist abhängig von der Brennweite der Sammellinse (D, in Dioptrien) u. beträgt **V = D/4.**

◄ Ein praktischer Tip

Bei geringer Sehbeeinträchtigung werden **Lupen** verschiedener Stärken verwendet.

Ist die Sehbeeinträchtigung stärker, wird auf **Lupenbrillen, Fernrohrbrillen** oder **Prismen-Lupenbrillen** für Nähe bzw. Ferne zurückgegriffen.

In schweren Fällen kann ein **Fernsehlesegerät** das Lesen über ein aufwendiges elektronisches System mit Bildschirmabbildung ermöglichen.

17 Sehvermögen

Definition ▶

> **Definition.** Die Gesamtleistung des Sehorgans (Lichtsinn, Sehschärfe, Farbensehen und Gesichtsfeld) wird als **Sehvermögen** bezeichnet.

17.1 Lichtsinn

17.1 Lichtsinn

Definition ▶

> **Definition.** Unter Lichtsinn wird die Fähigkeit der Lichtsinneszellen verstanden, die elektromagnetische Strahlung zwischen 380 und 760 nm, also das sichtbare Licht, in einen elektrischen Impuls umzuwandeln.

Die Stäbchen der Netzhaut vermitteln das **Dämmerungs-**, die Zapfen das **Farb- und Tagsehen.** In der Dämmerung werden Farben nicht wahrgenommen (vergleiche *Kapitel 13.3*).

Die Stäbchen der Netzhaut vermitteln das **Dämmerungs-**, die Zapfen das **Farb- u. Tagsehen.**
Je nach Helligkeit wird zwischen Tagsehen **(photopischem Sehen)**, Dämmerungssehen **(mesopischem Sehen)** u. Nachtsehen **(skotopischem Sehen)** unterschieden.

- Tagsehen **(photopisches Sehen)** besteht bei einer Gesichtsfeldleuchtdichte von mehr als 10 cd/m²,
- Dämmerungssehen **(mesopisches Sehen)** bei einer Leuchtdichte von 0,01 bis 10 cd/m² und
- Nachtsehen **(skotopisches Sehen)** bei einer Leuchtdichte von unter 0,01 cd/m². Skotopisches Sehen ist gekennzeichnet durch ein Zentralskotom mit exzentrischer Fixation.

Die Dämmerungssehschärfe nimmt nach dem 50. Lebensjahr allmählich ab, besonders bei medikamentöser Miosis.

Merke ▶

> **Merke.** Ältere Glaukompatienten, die mit Miotika behandelt werden, sollten auf das Führen von Kraftfahrzeugen während der Dämmerung und in der Nacht verzichten (vergleiche *Kapitel 11.5.2.3*).

17.1.1 Hell- und Dunkeladaptation

17.1.1 Hell- und Dunkeladaptation

Definition ▶

> **Definition.** Adaptation ist die Anpassung des Lichtsinnes an verschiedene Helligkeitsstufen durch Vergrößerung bzw. Verkleinerung der Pupillenweite, Übergang vom Zapfen- auf das Stäbchensehen sowie Veränderung der Rezeptorenempfindlichkeit. Sie macht sowohl ein Sehen im Sonnenlicht als auch bei Nacht möglich.

Bei **Helladaptation** wird das **Rhodopsin** ausgebleicht; das Stäbchensehen fällt aus.
Die **Dunkelanpassung** erfolgt durch die Regeneration des Rhodopsins. Sie steigt zunächst rasch an **(Sofortadaptation)** u. verbessert sich noch innerhalb einer Stunde **(Daueradaptation, Abb. 323).**

Bei **Helladaptation** wird der Sehpurpur in den Stäbchen innerhalb von 3 bis 10 Minuten durch Bleichung des Chromoproteins **Rhodopsin** zerstört; das Stäbchensehen fällt damit aus.

Die **Dunkelanpassung** erfolgt durch die Regeneration des Rhodopsins. Sie steigt in den ersten 5 Minuten rasch an **(Sofortadaptation)**, führt allerdings erst nach etwa 30 Minuten zu einem guten Nachtsehen *(Abbildung 323)*. Innerhalb einer Stunde verbessert sich die Dämmerungssehleistung noch geringfügig **(Daueradaptation).**

Die **Momentadaptation** ist die Fähigkeit, nach kurzdauerndem Lichtreiz den alten Adaptationszustand wiederherzustellen.

17.1.2 Adaptometrie

17.1.2 Adaptometrie

Nach 10minütiger intensiver Helladaptation wird abgedunkelt u. mit Lichttestmarken verschiedener Helligkeit die Reizschwelle **(Minimum perceptibile)** ermittelt.

Die Adaptometrie ist die Untersuchung der Adaptationsfähigkeit des Auges: Dabei wird nach einer 10minütigen intensiven Helladaptation der Sehraum abgedunkelt und mit Lichttestmarken verschiedener Helligkeitsstufen die Reizschwelle **(Minimum perceptibile)** ermittelt, die gerade noch zu einer Lichtempfindung führt.

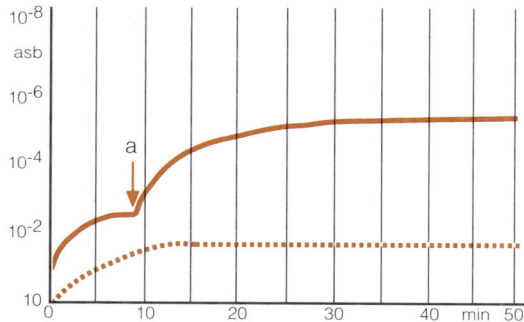

Abb. 323: Adaptationskurve. Abszisse: Adaptationsdauer in Minuten; Ordinate: Leuchtdichte der Testmarke in Apostilb (1 asb = 0,3189 cd/m²). —— normaler Kurvenverlauf mit Kohlrauschschem Knick (a); ······· Adaptationsstörung bei Retinopathia pigmentosa

Mit ihrer Registrierung beim Übergang von Hell- zur Dunkeladaptation entsteht eine typische **Adaptationskurve.** Sie zeigt zwischen der 3. und 8. Adaptationsminute den **Kohlrauschschen Knick,** der mit dem Übergang vom Zapfenzum Stäbchensehen zusammenhängt *(Abbildung 323).* Verläuft die Kurve flacher oder steigt langsamer an, liegt eine **Adaptationsstörung** vor.

17.1.3 Blendungsempfindlichkeit

> **Definition.** Blendung ist eine Störung des Adaptationszustandes durch die »Übersteuerung« der auf eine geringere Leuchtdichte eingestellten Netzhaut mit Visusminderung.

Relativblendung entsteht durch hohe Leuchtdichtedifferenzen im Sehfeld, z. B. durch entgegenkommende Fahrzeuge bei Nacht; **Absolutblendung** führt zum reflektorischen Lidschluß.

Mit **Nyktometer** bzw. **Mesoptometer** werden Sofortadaptation, Blendungsempfindlichkeit und Readaptation nach Blendung getestet, wobei nach intensiver Blendung Optotypen in rascher Folge dargeboten werden. Für die Fahrtauglichkeit ist weniger der Endzustand der Adaptation als vielmehr die Geschwindigkeit der Adaptation und Readaptation entscheidend.

17.1.4 Pathologie

17.1.4.1 Nachtblindheit (Hemeralopie)

Bei einer Funktionsstörung des Stäbchenapparates kommt es zu Sehbeeinträchtigungen in der Dämmerung oder des Nachts.

Ist die Nachtblindheit **angeboren,** liegt meist ein dominanter Erbgang, nicht selten verbunden mit einer Achsenmyopie, ohne objektiven krankhaften Befund vor **(essentielle Nachtblindheit).**

Erworbene Nachtblindheit tritt als Frühsymptom bei **Vitamin-A-Mangel** in der Nahrung, Resorptionsstörungen des Darmes oder Leberzirrhose auf **(Mangelhemeralopie).** Ursache ist eine unzureichende Bildung von Rhodopsin mit späterer Degeneration des retinalen Pigmentblattes. In Entwicklungsländern ist sie nicht selten mit **Bitotschen Bindehautflecken** *(Abbildung 99, Kapitel Bindehaut,* vergleiche *Kapitel 5.5.1.3),* **Hornhautxerose** und **Keratomalazie** *(Abbildung 134, Kapitel Hornhaut,* vergleiche *Kapitel 6.5.3.6)* vergesellschaftet. Alle Augenveränderungen durch Vitamin-A-Mangel werden unter der Bezeichnung **Xerophthalmie** zusammengefaßt. Darüber hinaus finden sich Haut- und Schleimhautveränderungen, Wachstumsstörungen und eine Beeinträchtigung der Hämatopoese.

Weiterhin ist die Hemeralopie Frühsymptom der **Retinopathia pigmentosa** (vergleiche *Kapitel 13.6.5.1)* und wird auch bei größeren **Netzhaut-Aderhautnarben, Siderosis bulbi** *(Abbildung 187, Kapitel Linse,* vergleiche *Kapitel 8.5.8.5),* einigen Formen der **Optikusatrophie** und erheblichen Trübungen der brechenden Medien **(dioptrische Hemeralopie)** angetroffen. Bei einigen Formen der Nachtblindheit ist das Elektroretinogramm ausgelöscht.

Die **Adaptationskurve** zeigt zwischen der 3. u. 8. Adaptationsminute den **Kohlrauschschen Knick** (Abb. 323). Verläuft die Kurve flacher, liegt eine **Adaptationsstörung** vor.

17.1.3 Blendungsempfindlichkeit

◄ Definition

Relativblendung entsteht durch hohe Leuchtdichtedifferenzen. **Absolutblendung** führt zum reflektorischen Lidschluß.

Mit **Nyktometer** bzw. **Mesoptometer** werden Sofortadaptation, Blendungsempfindlichkeit u. Readaptation nach Blendung getestet.

17.1.4   Pathologie
17.1.4.1 Nachtblindheit (Hemeralopie)

Die **angeborene** Nachtblindheit wird meist dominant vererbt; nicht selten liegt bis auf eine Achsenmyopie kein pathologischer Befund vor **(essentielle Nachtblindheit).**

Erworbene Nachtblindheit tritt als Frühsymptom bei **Vitamin-A-Mangel** auf **(Mangelhemeralopie).** In Entwicklungsländern ist sie mit **Bitotschen Bindehautflecken, Hornhautxerose** u. **Keratomalazie** vergesellschaftet. Alle Augenveränderungen durch Vitamin-A-Mangel werden als **Xerophthalmie** bezeichnet.

Weiterhin wird die Hemeralopie bei **Retinopathia pigmentosa, Netzhaut-Aderhautnarben, Siderosis bulbi, Optikusatrophie** u. Trübungen der brechenden Medien **(dioptrische Hemeralopie)** angetroffen.

17.1.4.2 Tagblindheit (Nyktalopie)

Bei **Albinismus, totaler Farben-blindheit, Aniridie, Mydriasis, Makuladegenerationen** u. **Trübungen der brechenden Medien** ist die Blendungsempfindlichkeit erhöht.

17.2 Sehschärfe

Definition ▶

Als normale bzw. volle Sehschärfe gilt ein Visus von 1,0 (=100%). Jugendliche erreichen oft eine bessere Sehschärfe. Im Laufe des Lebens nimmt der Visus ab.

Die **Noniussehschärfe** (Abb. 324) vermag zwei gegeneinander verschobene Linien zu erkennen. Ihr Auflösungsvermögen ist höher.

Textlesen wird als **Minimum legibile** bezeichnet;

Die Sehschärfe ist abhängig von der **Helligkeit u. der spektralen Zusammensetzung** des Lichtes.

Je peripherer ein Objekt auf der Netzhaut abgebildet wird desto schlechter wird die Sehschärfe (Abb. 325). Bei einer **Achromatopsie** (totale Farbenblindheit) beträgt die Sehschärfe maximal 0,1 (=10%).

17.1.4.2 Tagblindheit (Nyktalopie)

Bei **Albinismus, totaler Farbenblindheit, Aniridie, Mydriasis, Makuladegenerationen** und **Trübungen der brechenden Medien** ist die Blendungsempfindlichkeit stark erhöht, ohne daß eine echte Adaptationsstörung vorliegt.

17.2 Sehschärfe

> ***Definition.*** Die zentrale Sehschärfe **(Visus)** ist die Fähigkeit des Auges, zwei eng beieinander liegende Punkte getrennt voneinander wahrzunehmen. Dieses optische Auflösungsvermögen wird als **Trennschärfe (Minimum separabile)** bezeichnet und ist eine Leistung des Zapfenapparates der Netzhautmitte (Fovea centralis).

Die höchstmögliche Trennschärfe liegt bei 30 Bogensekunden, dies entspricht einem Zapfendurchmesser und einer umgerechneten Sehschärfe von 2,0 (=200%). Als normale bzw. volle Sehschärfe ist ein Visus von 1,0 (=100%) festgelegt worden. Jugendliche erreichen allerdings oft eine bessere Sehschärfe. Im Laufe des Lebens nimmt der Visus kontinuierlich ab.

Die **Noniussehschärfe** (*Abbildung 324*) vermag zwei gleichgerichtete, etwas gegeneinander verschobene Linien zu erkennen. Ihr Auflösungsvermögen ist höher und liegt bei bis zu 5 Bogensekunden.

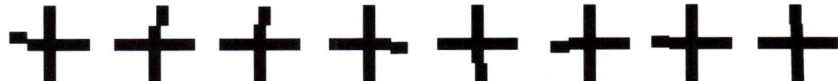

Abb. 324: Prüfung der Noniussehschärfe, bei der zwei gleichgerichtete, etwas gegeneinander verschobene Linien innerhalb des Kreuzes erkannt werden müssen

Das Lesen von kleingeschriebenem Text wird als **Minimum legibile** bezeichnet, bei dem neben der Trennschärfe auch Intellekt, Formenerkennungsvermögen sowie Erfahrung und Abstraktion eine Rolle spielen. Um flüssig lesen zu können, wird ein Areal von 4° um die Stelle des schärfsten Sehens (Foveola) beansprucht. Dieses Netzhautgebiet entspricht etwa der Größe der Papille.

Die Sehschärfe ist abhängig von der **Helligkeit und der spektralen Zusammensetzung** des Lichtes. Sie ist bei einer Leuchtdichte zwischen 100 und 10000 cd/m² optimal und bei monochromatischem Licht besser als bei weißem Mischlicht. Der binokulare Visus ist höher als der monokulare.

Je peripherer ein Objekt auf der Netzhaut abgebildet wird, desto schlechter wird die Sehschärfe (*Abbildung 325*), weil in der Netzhautperipherie mehr Netzhautelemente an eine einzige Nervenfaser gebunden sind als in der Fovea centralis. Bei einem Ausfall des Zapfenapparates, z. B. bei einer **Achromatopsie** (totale Farbenblindheit, vergleiche *Kapitel 17.4.3.2),* beträgt die Sehschärfe wegen eines Zentralskotoms maximal 0,1 = 10% (vergleiche *Abbildung 347, Kapitel Augenmotilität/Binokularsehen/Schielen).*

Abb. 325: Abfall der Sehschärfe zur Netzhautperipherie hin. **a** Fovea centralis; **b** blinder Fleck durch Fehlen der Sehelemente auf der Papilla nervi optici

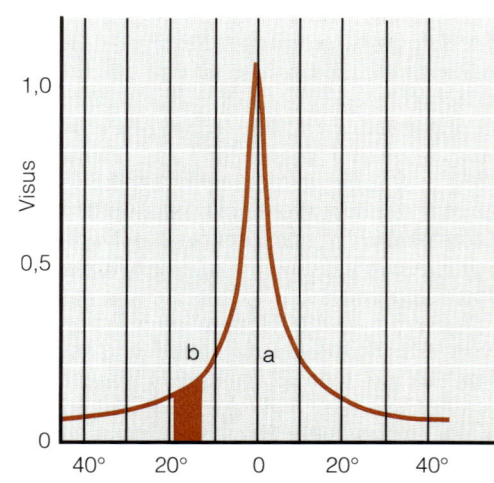

Die Sehschärfe steigt im Kindesalter stetig an und beträgt bei einem 6 Monate alten Kind etwa 0,3, bei einem einjährigen etwa 0,5. Ihre Entwicklung vollzieht sich nur dann normal, wenn sich durch adäquate optische Stimulationen Netzhaut und Sehrinde ausdifferenzieren können. Erfolgen diese Stimulationen in den ersten 6 Lebensjahren nicht oder nur unvollständig, z. B. beim kindlichen Einwärtsschielen auf dem schielenden Auge, entwickelt sich eine **Amblyopie** (vergleiche *Kapitel 18.3.3*), die zu einem späteren Zeitpunkt irreversibel ist.

17.2.1 Sehschärfenprüfung

Die Sehschärfe wird **subjektiv** mit Sehzeichen **(Optotypen)** geprüft. Mit Ausnahme der bildhaften Optotypen und Lesetexte basieren sie auf dem **Snellenschen Prinzip,** bei dem die Optotypen auf 25 quadratische Felder mit einer Seitenlänge von 1 Winkelminute oder einem Vielfachen davon aufgetragen werden *(Abbildung 326).*

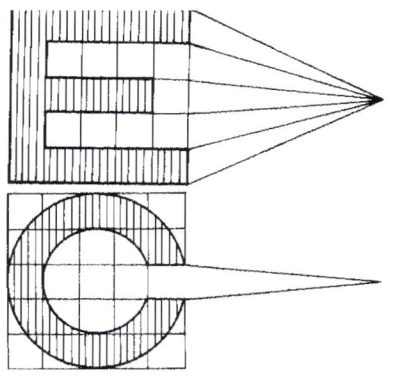

Abb. 326: Sehproben. Pflügerscher Haken und Landoltscher Ring, die entsprechend des Snellenschen Prinzips auf 25 quadratische Felder mit einer Seitenlänge von 1 Winkelminute aufgetragen wurden

Am besten ist die Sehschärfenprüfung mit **Landoltschen Ringen;** sie gelten nach einer DIN-Vorschrift als Normsehzeichen. Aber auch **Pflügersche Haken, Zahlen** und **Buchstaben** werden verwendet. Die Öffnung des Ringes, die Abstände der Hakenarme und die Dicke der Optotypen beträgt jeweils 1 Winkelminute. Allerdings können Gleichheit der Strichstärke und Lückengröße bei Zahlen und Buchstaben nur teilweise, bei bildhaften Optotypen überhaupt nicht gewährleistet werden.

Für Kinder gibt es besondere **Bildtafeln,** bei denen das Formenerkennen und die Erfahrung zwangsläufig eine große Rolle spielen. Darüber hinaus wirkt sich nachteilig aus, daß sich Kinder mitunter unterschiedliche Größenverhältnisse nebeneinander schwer vorstellen können *(Abbildung 327).*

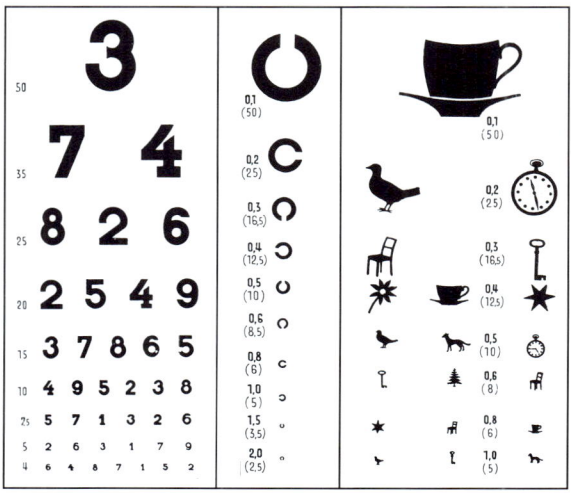

Abb. 327: Sehprobentafel mit Zahlen, Landoltschen Ringen und bildhaften Optotypen

Die Sehschärfe beträgt bei einem 6 Monate alten Kind etwa 0,3, bei einem einjährigen 0,5. Ihre Entwicklung vollzieht sich nur unter adäquater optischer Stimulation von Netzhaut u. Sehrinde; ansonsten resultiert in den ersten 6 Lebensjahren eine **Amblyopie.**

17.2.1 Sehschärfenprüfung

Die Sehschärfe wird mit Sehzeichen **(Optotypen)** geprüft. Sie basieren auf dem **Snellenschen Prinzip** *(Abb. 326).*

Die Sehschärfenprüfung erfolgt mit **Landoltschen Ringen, Pflügerschen Haken, Zahlen** oder **Buchstaben.**

Für Kinder gibt es besondere **Bildtafeln,** bei der das Formenerkennen u. die Erfahrung eine große Rolle spielen (Abb. 327).

Die Entwicklung der Sehleistung bei Kleinstkindern kann in besonderen Fällen mittels **visuell evozierter Potentiale (VEP)** oder dem **Preferential looking** erfolgen.

In Ausnahmefällen kann man sich bei Säuglingen einen groben Eindruck von der Entwicklung der Sehleistung machen. Dies erfolgt mittels **visuell evozierter Potentiale (VEP,** vergleiche *Kapitel 15.2)* oder dem **Preferential looking.** Bei letzterer Methode werden dem Kind vor neutralem Hintergrund zwei Areale angeboten, wobei auf dem einen ein Gittermuster abgebildet ist. Die Dicke der Gitterlinien kann variiert werden. Die untersuchten Kinder wenden bei entsprechender Aufmerksamkeit ihren Kopf dem »interessanteren« Feld mit den Gitterlinien zu.

Durch die Bewegung von Optotypen wird die **dynamische Sehschärfe** ermittelt.

Der mittels langsam sich bewegender Optotypen bestimmte Visus ist besser, mittels schnell sich bewegender deutlich schlechter als die Sehschärfe für ruhende Objekte **(dynamische Sehschärfe).**

Die **objektive Sehschärfenprüfung** wird unter Ausnutzung des optokinetischen Nystagmus oder mittels **VEP** durchgeführt.

Die **objektive Sehschärfenprüfung** wird unter Ausnutzung des optokinetischen Nystagmus (vergleiche *Kapitel 18.5.5)* mittels Darbietung von unterschiedlich großen, sich bewegenden Streifenmustern oder mittels **VEP** durchgeführt. Auf Grund von bemerkenswerten Unsicherheitsfaktoren wird sie allerdings selten angewendet.

17.2.1.1 Fernsehschärfe

Die Prüfung erfolgt in 5 oder 6 m. Erst wird ohne Korrektur das rechte Auge, später das linke **(Sehleistung, Rohvisus, Visus naturalis, Visus sine correctione-sc),** dann mit korrigierendem Glas **(Visus cum correctione-cc)** geprüft *(Tabelle 49).*

Ein praktischer Tip ▶

17.2.1.1 Fernsehschärfe

Zur Ausschaltung von Akkommodationsimpulsen erfolgt die Prüfung der Sehschärfe in einer Entfernung von 5 oder 6 Metern. Es wird zunächst das rechte Auge ohne korrigierendes Glas **(Sehleistung, Rohvisus, Visus naturalis, Visus sine correctione-sc),** dann mit korrigierendem Glas **(Visus cum correctione-cc)** geprüft und das linke abgedeckt, dann umgekehrt. Das Vorgehen der Prüfung der Fernsehschärfe ist in *Tabelle 49* dargestellt.

Ein praktischer Tip: Der Patient muß bei der Sehschärfenprüfung mit dem Rücken zum Licht sitzen, damit die Sehproben nicht blenden oder spiegeln. Die Leuchtdichte im Prüfraum sollte etwa 40 cd/m^2 betragen, um reproduzierbare und standardisierte Prüfungsbedingungen zu schaffen.

Die unterschiedlich großen Optotypen werden mit einem **Sehzeichenprojektor** dargeboten. Bei Nichterkennen der Optotypen wird eine **Sehzeichentafel** in 1 m dargeboten.

Die unterschiedlich großen Optotypen werden meist mit einem **Sehzeichenprojektor** dargeboten. Dabei befindet sich der Patient unter dem Sehzeichenprojektor, so daß er die Sehzeichen unabhängig von der Prüfungsentfernung stets unter dem gleichen Sehwinkel wahrnimmt. Neben jeder Optotypenreihe ist der entsprechende Visus abzulesen.
    Ist der Patient nicht in der Lage, die Optotypen in 5 bzw. 6 Metern zu erkennen, wird eine **Sehzeichentafel** in 1 Meter dargeboten.

Ein praktischer Tip ▶

Ein praktischer Tip: Die Sehschärfe wird bei der Verwendung von Sehzeichentafeln durch die Formel ausgedrückt:

$$V = d/D$$

(V = Visus, d = Prüfungsentfernung, D = Entfernung, in der die Balkenbreite der Optotype unter dem Gesichtswinkel von 1 Winkelminute erscheint, bzw. die Entfernung, in der die betreffende Optotype von einer Person mit einer Sehschärfe von 1,0 gerade noch wahrgenommen werden kann; sie ist neben jeder Sehzeichenreihe vermerkt, vergleiche *Abbildung 327).* Die Visusangabe in Bruchform kann bei Bedarf in Dezimalform bzw. Prozentsatz umgerechnet werden.

Bei schlechterer Sehschärfe läßt man die Finger in 1 m zählen **(Fingerzählen-FZ),** die Hand vor dem Auge bewegen **(Handbewegung-HB),** die Wahrnehmung von Licht **(Lichtscheinwahrnehmung)** bzw. der Lichtrichtung **(Lichtrichtungsangabe, Lichtprojektion)** feststellen. Wird nichts erkannt, liegt eine **Amaurose** vor.

Kann der Patient die Sehzeichen in 1 m nicht mehr wahrnehmen, wird die Prüfungsentfernung weiter, z. B. auf 50 cm, verkürzt. Das Erkennen der Anzahl der Finger in 1 m **(Fingerzählen-FZ)** entspricht etwa einem Visus von $^1/_{50}$. Bei noch schlechterer Sehschärfe wird eine Hand in einer Entfernung von 30 cm vor dem zu prüfenden Auge bewegt **(Handbewegung-HB),** die Wahrnehmung von Licht **(Lichtscheinwahrnehmung)** bzw. die Richtung getestet, aus der das Licht in das Auge einfällt **(Lichtrichtungsangabe, Lichtprojektion).** Bei einer **Amaurose** (Blindheit) fehlt jegliches Sehvermögen einschließlich der Lichtscheinwahrnehmung.

Ein praktischer Tip: Bei der Prüfung der Lichtscheinwahrnehmung bzw. der Lichtprojektion muß der Raum vollkommen abgedunkelt und das Partnerauge abgedeckt werden. Als Lichtquelle dienen Taschenlampe oder Augenspiegel, der Untersuchungsabstand beträgt etwa 30 cm.

◀ **Ein praktischer Tip**

Tabelle 49: Vorgehen bei der Prüfung der Fernsehschärfe

- Rohvisus (sc)
- Visus mit Brille oder Korrektur (cc)
- Visus in 5 Metern
- Visus in 1 Meter
- Fingerzählen (FZ)
- Handbewegungen (HB)
- Lichtscheinwahrnehmung (lux)
- Lichtscheinprojektion (projectio)

17.2.1.2 Nahsehschärfe

17.2.1.2 Nahsehschärfe

Sie ist für viele Menschen wichtiger als die Fernsehschärfe und wird meistens mit **Lesetexten** unterschiedlicher Größe, z. B. mit denen nach **Nieden** (Nieden I kleinste Schrift, Nieden XIII größte Schrift), besser jedoch mit kleinen Optotypen in 30 bis 40 cm Entfernung geprüft. Bei Vorliegen einer Presbyopie muß ein Nahzusatz gewählt werden (vergleiche *Kapitel 16.3.4*).

Bei einer **Schielamblyopie** (vergleiche *Kapitel 18.3.3*) ist die Lesefähigkeit oft viel schlechter als die mit Einzeloptotypen ermittelte Sehschärfe. Auch bei einer **Halbseitenblindheit** (vergleiche *Kapitel 15.3.3*) ist das Lesen erheblich gestört, insbesondere bei einer rechtsseitigen homonymen Hemianopsie.

Sie wird meistens mit **Lesetexten** unterschiedlicher Größe, z. B. mit denen nach **Nieden,** besser jedoch mit kleinen Optotypen in 30 bis 40 cm Entfernung geprüft. Bei **Schielamblyopie** u. **Halbseitenblindheit** ist die Lesefähigkeit oft schlechter als die mit Einzeloptotypen ermittelte Sehschärfe.

Der klinische Fall. Ein 66jähriger Patient sucht wegen einer Sehverschlechterung, links mehr als rechts, einen Augenarzt auf. Dort wird neben der klinischen Untersuchung der Visus ermittelt.

Beim rechten Auge besteht mit und ohne Korrektur ein Fünfmetervisus, beim linken Auge liegt auf Grund einer ausgeprägten Kernkatarakt eine Linsenmyopie vor: Ohne Gläserkorrektur sieht der Patient nur Fingerzählen, mit Korrektur mit einem stärkeren konkaven Glas besteht ein Einmetervisus.

Bei der Bestimmung der Nahsehschärfe wird wegen der altersbedingten Akkommodationseinschränkung ein Nahzusatz von +2,5 dpt zur Fernkorrektur hinzugegeben, mit der allerdings auch auf dem besseren rechten Auge ein komfortables Lesen nicht mehr möglich ist. Die Sehschärfe (Visus) des Patienten beträgt:

◀ **Der klinische Fall**

$$V \quad \text{R s.c.} = 0,2; \text{ c.c.} (-1,5) = 0,4; +2,5 \text{ Addition} = \text{Nieden VI}$$
$$\text{L s.c.} = \text{FZ}; \text{ c.c.} (-7,0) = 1/15; +2,5 \text{ Addition} = \text{Nieden XII}$$

8 Wochen nach der extrakapsulären Kataraktextraktion mit Implantation einer Hinterkammerlinse links (vergleiche *Kapitel 8.6.3.3*) erleidet der Patient eine Zentralarterienembolie auf dem rechten Auge (vergleiche *Kapitel 13.6.1.3*) bei der trotz entsprechender Behandlung keine Sehverbesserung erreichbar ist. Er vermag rechts nur noch Handbewegungen wahrzunehmen, die Richtung des einfallenden Lichtes wird richtig angegeben. Seine Sehschärfe beträgt nun:

$$V \quad \text{R HB; lux +; projectio recta}$$
$$\text{L s.c.} = 0,6; \text{ c.c } (-0,75) = 0,8; +2,5 \text{ Addition} = \text{Nieden I}$$

17.3 Kontrastsensitivität

17.3 Kontrastsensitivität

Während bei der Sehschärfenprüfung Optotypen unter optimalen Kontrastbedingungen dargeboten werden, untersuchen **Kontrastsensitivitätstests** die Erkennbarkeit von Streifen- oder Schachbrettmustern mit unterschiedlicher Helligkeitsdifferenz.

Damit können oftmals Sehstörungen erfaßt werden, die sich mit der herkömmlichen Visusbestimmung nicht verifizieren lassen, zumal hierbei den Sehbedingungen im täglichen Leben, insbesondere im Straßenverkehr, stärker Rechnung getragen wird. Bei beginnender Katarakt, Frühformen des Glaukoms, Optikusprozessen und Schielamblyopie kann es zu erheblichen Diskrepanzen zwischen der Sehschärfe und der Kontrastwahrnehmung kommen.

Kontrastsensitivitätstests untersuchen die Erkennbarkeit von Streifen- oder Schachbrettmustern mit unterschiedlicher Helligkeitsdifferenz.
Bei beginnender Katarakt, Frühformen des Glaukoms, Schielamblyopie u. Optikusprozessen kann es zu erheblichen Diskrepanzen zwischen der Sehschärfe u. der Kontrastwahrnehmung kommen.

17.4 Farbensinn

Definition ▶

17.4 Farbensinn

> **Definition.** Der Farbensinn ist die Fähigkeit, **Farbton, –helligkeit** und **-sättigung** der Lichtstrahlen einer Wellenlänge zwischen 760 nm (rot) und 380 nm (violett) wahrzunehmen.

Das menschliche Auge ist befähigt, mehrere Tausend Farbnuancierungen zu differenzieren.

17.4.1 Farbwahrnehmung

Sie ist nur bei intaktem **Zapfenapparat** der Netzhaut möglich. Die Zapfen enthalten drei verschiedene Pigmente, die je nach Wellenlänge des Lichtes gereizt werden u. zu Farbempfindungen führen.

Durch Mischung der Grundfarben **Rot, Grün** u. **Blau** werden nach der **Young – v. Helmholtzschen Theorie** alle Farben des Spektrums wahrgenommen **(Trichromasie).**

17.4.1 Farbwahrnehmung

Ein normales Farbunterscheidungsvermögen ist nur bei intaktem **Zapfenapparat** der Netzhaut möglich. Die Zapfen enthalten drei verschiedene farbspezifische Pigmente, die je nach Wellenlänge des einfallenden Lichtes unterschiedlich gereizt werden und zu entsprechenden Farbempfindungen führen (vergleiche *Kapitel 13.3*).

Durch Mischung der Grundfarben **Rot, Grün** und **Blau** können entsprechend der **Young – v. Helmholtzschen Theorie** alle Farbtöne des Spektrums wahrgenommen werden **(Trichromasie).**

Die Empfindung **Weiß** entsteht, wenn alle Spektralfarben vorhanden sind, **Schwarz** ist der Simultankontrast zum hellsten Weiß. Fällt kein Licht ins Auge, wird ein dunkles Grau als sog. **Eigenlicht** der Retina gesehen.

17.4.2 Farbensinnprüfung

Pseudoisochromatische Tafeln nach **Ishihara** oder **Stilling-Velhagen** enthalten Zahlen u. Buchstaben in Verwechslungsfarben *(Abb. 328 links).* Die Prüfung erfolgt bei Tageslicht u. Helladaptation.

17.4.2 Farbensinnprüfung

Sehr häufig werden bei der Diagnostik von Farbensinnstörungen **pseudoisochromatische Tafeln** nach **Ishihara** oder **Stilling-Velhagen** verwendet. Sie enthalten Zahlen und Buchstaben, die aus kleinen Farbkreisen in Verwechslungsfarben mit gleichem Helligkeitswert, aber verschiedenen Farbtönungen bzw. -sättigungen bestehen *(Abbildung 328 links).* Die Prüfung erfolgt bei Tageslicht und Helladaptation in etwa 50 bis 100 cm Entfernung. Patienten mit Farbensinnstörungen können die Testtafeln nicht richtig erkennen.

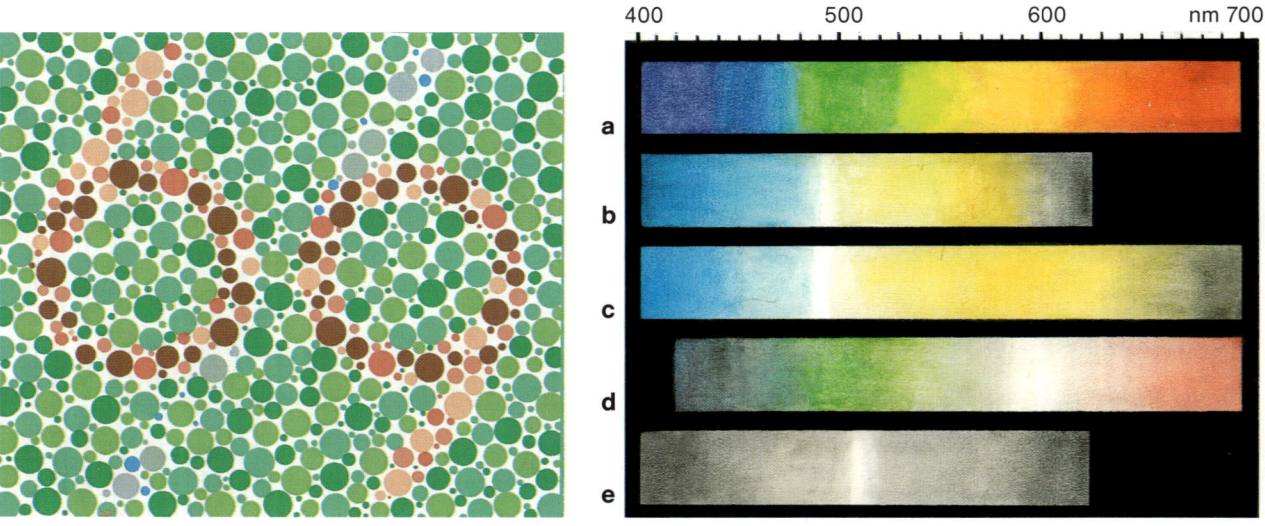

Abb. 328: Links: Pseudoisochromatische Tafel nach Stilling-Velhagen zur Prüfung des Farbensinns.
Rechts: Die Farbspektren bei verschiedenen Formen der Farbensinnstörungen im Vergleich zu Farbwahrnehmung eines Farbtüchtigen (Trichromasie, **a**); **b** für den Protanopen (Rotblinden); **c** für den Deuteranopen (Grünblinden); **d** für den Tritanopen (Blau-Gelb-Blinden); **e** für den Monochromaten (völlig Farbblinden).

Bei den **Farbenfleckverfahren** wird der Patient aufgefordert, Farbabstufungen nach dem Farbton zu ordnen. Am bekanntesten sind der **Farnsworth-Test** und der **Panel-D-15-Test.** Ersterer besteht aus 85 farbigen Scheiben, die wie beim Domino aneinandergelegt werden müssen; letzterer aus 15 kleinen Farbmarken, die nach der Ähnlichkeit herauszusuchen und an eine blaue Farbmarke anzureihen sind. Bei Farbensinnstörungen kommt es zu typischen Verwechslungen innerhalb der farblich aufeinander abgestimmten Reihe, die als Achsen in ein Schema eingetragen werden *(Abbildung 329)*.

Bei **Farbenfleckverfahren** muß der Patient Farbabstufungen nach dem Farbton ordnen (**Farnsworth-Test, Panel-D-15-Test**). Bei Farbensinnstörungen kommt es zu typischen Verwechslungen innerhalb der farblich aufeinander abgestimmten Reihe *(Abb. 329)*.

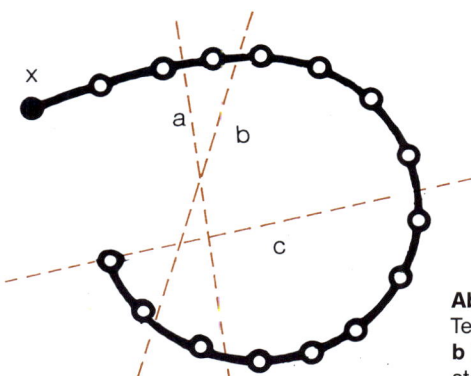

Abb. 329: Schema des Panel-D-15-Tests mit Fehlerlinien für **a** Protanopie; **b** Deuteranopie; **c** Tritanopie. **x** feststehende blaue Testmarke

Quantitative Ergebnisse liefert der Farbenmischapparat (Nagelsches **Anomaloskop).** Die Prüfscheibe besteht aus 2 Hälften; die untere Hälfte enthält ein spektrales Gelb, das in der Helligkeit variiert werden kann. In der oberen Hälfte muß der Patient durch Mischung der Farben Rot und Grün einen Farbton einstellen, der dem Gelb in der unteren Prüfscheibenhälfte entspricht. Der Rotblinde mischt zu viel Rot, der Grünblinde zu viel Grün ein. Aus der Einstellung wird der **Anomaliequotient** berechnet, der eine quantitative Aussage über das Ausmaß der Farbensinnstörung zuläßt.

Quantitative Aussagen über das Ausmaß der Farbensinnstörung gestattet das **Anomaloskop.** Der Patient muß Farben mischen. Entsprechend der Mischung wird der **Anomaliequotient** berechnet.

17.4.3 Pathologie

17.4.3.1 Angeborene Farbensinnstörung

Angeborene Störungen des Farbensinnes sind stets beidseitig, nicht progredient und werden meist X-chromosomal rezessiv vererbt, Frauen sind Konduktorinnen. Bis auf die totale Farbenblindheit führen sie zu keiner Verminderung der Sehschärfe.

Farbentüchtigkeit wird als **Trichromasie** bezeichnet. Besteht die Farbenempfindung nicht aus 3, sondern nur aus 2 Komponenten, liegt eine **Dichromasie** vor. Bei einem Ausfall der Rotwahrnehmung wird von **Protanopie,** der Grünwahrnehmung von **Deuteranopie,** der Blau- bzw. Gelbwahrnehmung von **Tritanopie** gesprochen. Für jede Anopie ergeben sich typische Spektren *(Abbildung 328 rechts)*.

Häufig besteht kein völliger Ausfall der Empfindlichkeit für eine Farbe, sondern nur ein partieller Defekt des Zapfenmechanismus mit Erhöhung der Reizschwelle **(anomale Trichromasie).** Eine Rotschwäche wird als **Protanomalie,** eine Grünschwäche als **Deuteranomalie,** eine Blau-Gelb-Schwäche als **Tritanomalie** bezeichnet.

Bei einer **Farbenasthenopie** werden die Farben zwar richtig erkannt, bei längerer Beobachtungszeit wird die Farbwahrnehmung jedoch unsicher.

17.4.3 Pathologie

17.4.3.1 Angeborene Farbensinnstörung

Sie sind beidseitig, nicht progredient u. X-chromosomal rezessiv vererbt.
Besteht die Farbenempfindung nicht aus 3 **(Trichromasie),** sondern nur aus 2 Komponenten, liegt eine **Dichromasie** vor. Ein Ausfall der Rotwahrnehmung wird als **Protanopie,** der Grünwahrnehmung als **Deuteranopie,** der Blau- bzw. Gelbwahrnehmung als **Tritanopie** bezeichnet *(Abb. 328 rechts)*.
Bei einem partiellen Zapfendefekt liegt eine **anomale Trichromasie** vor (Rotschwäche = **Protanomalie,** Grünschwäche = **Deuteranomalie,** Blau-Gelb-Schwäche = **Tritanomalie).**
Bei einer **Farbenasthenopie** wird die Farbwahrnehmung nach längerer Beobachtungszeit unsicher.

Etwa **8% aller Männer** haben eine angeborene Störung des Farbensinnes. Frauen in 0,4% *(s. Tab. 50).* Farbensinngestörte bemerken ihre sensorische Unvollkommenheit oft nicht.

Etwa **8% aller Männer** haben eine angeborene Störung des Farbensinnes. Die Häufigkeit und Vererbung von Farbensinnstörungen sind in *Tabelle 50* zusammengestellt. Frauen sind zu etwa 0,4% betroffen, wobei beide X-Chromosomen die Fehlanlage tragen. Blau-Gelb-Störungen sind extrem selten und werden autosomal-dominant vererbt.

Farbensinngestörte können Probleme in Verkehrsberufen, als Maler und Elektriker haben, obwohl sie oftmals ihre sensorische Unvollkommenheit nicht primär erkennen.

Tabelle 50: Farbensinnstörungen		
Farbensinn	Häufigkeit des Vorkommens bei Männern	Vererbung
Trichromasie (= alle 3 Zapfentypen vorhanden)		
normale Trichromasie	92%	
Deuteranomalie (Grün-Schwäche)	5%	X-rezessiv
Protanomalie (Rot-Schwäche)	1%	X-rezessiv
Tritanomalie (Blau-Gelb-Schwäche)	0,00001%	autosomal-dominant
Dichromasie (= nur 2 Zapfentypen vorhanden)		
Deuteranopie (Grün-Blindheit)	1%	X-rezessiv
Protanopie (Rot-Blindheit)	1%	X-rezessiv
Tritanopie (Blau-Gelb-Blindheit)	0,001%	autosomal-dominant

Ein praktischer Tip ▶

Ein praktischer Tip: Rot-Grün-Blinde vermögen dennoch geringste Helligkeits- und Sättigungsunterschiede für die Differenzierung der Farben auszunutzen. Sie können sich auch damit behelfen, ein rotes bzw. grünes Glas vor die Augen zu halten: Durch ein rotes Glas erscheinen grüne Farben, durch ein grünes Glas rote Farben grau bzw. schwarz.

17.4.3.2 Totale Farbenblindheit (Monochromasie, Achromatopsie)

17.4.3.2 Totale Farbenblindheit (Monochromasie, Achromatopsie)

Infolge Fehlens der Zapfen fällt das Farbensehen total aus *(Abb. 328e);* eine zentrale Fixation ist nicht möglich. Es besteht **Nystagmus**, erhebliche Sehschwäche von etwa 0,1, ein **Zentralskotom** u. Lichtscheu (**Photophobie**).

Infolge Fehlens der Zapfen ist neben dem vollständigen Ausfall des Farbensehens mit der ausschließlichen Wahrnehmung von Grautönen *(Abbildung 328e)* eine zentrale Fixation nicht möglich. Da das makuläre Sehen nicht vorhanden ist, besteht ein **Nystagmus** und eine erhebliche **Sehschwäche.** Die Sehschärfe beträgt etwa 0,1, im Gesichtsfeld findet sich ein großes **Zentralskotom.** Da der hemmende Einfluß der Zapfen auf die Stäbchen entfällt, besteht Lichtscheu (**Photophobie**), die zum Gebrauch von Lichtschutzgläsern zwingt.

Die Monochromasie ist häufig mit Myopie und Astigmatismus vergesellschaftet.

17.4.3.3 Erworbene Farbensinnstörungen

17.4.3.3 Erworbene Farbensinnstörungen

Sie sind einseitig, pro- oder regredient, gehen mit einer Reduktion des Visus einher u. kommen bei Netzhauterkrankungen (Störung des Blau-Gelb-Sehens) u. Läsionen des Sehnervs u. der Sehbahn (Störung der Rot-Grün-Empfindung) vor.

Erworbene Farbensinnstörungen sind meist einseitig, z. T. pro- oder regredient, gehen oft mit einer Reduktion der Sehschärfe einher und kommen im Zusammenhang mit **Augenerkrankungen** vor: Bei Schäden der Netzhaut leidet vornehmlich die Blau-Gelb-, des Sehnervs und der Sehbahn die Rot-Grün-Empfindung.

Passagere Farbensinnstörungen treten vorzugsweise bei Arzneimittelüberdosierungen und Intoxikationen auf. So kann eine **Xanthopsie** (Gelbsehen) beispielsweise nach Streptomycin, Sulfonamiden, Salicylsäure und DDT-Vergiftung, eine **Zyanopsie** (Blausehen, Kornblumenphänomen) nach Digitalis und CO-Vergiftung und **Erythropsie** (Rotsehen) bei Tabakvergiftung vorkommen.

Unter der Therapie von **Ethambutol** treten sehr frühzeitig Farbensinnstörungen auf, die regelmäßige augenärztliche Kontrollen erfordern (vergleiche *Kapitel 14.4.3.1.1*).

Chromatopsien, das Sehen von farbigen Flecken im Gesichtsfeld, können fallweise bei Netzhauterkrankungen und intraokularen Blutungen beobachtet werden. **Aphake Patienten** klagen gelegentlich über Erythropsie.

17.5 Gesichtsfeld

> **Definition.** Das Gesichtsfeld ist die Gesamtheit der bewußt gewordenen optischen Reize auf der Netzhaut bei fixierter Bulbus-, Kopf- und Rumpfstellung und ist das Ergebnis der Funktion aller Netzhautstellen.

Es werden das **zentrale** (30°) und das **periphere Gesichtsfeld** unterschieden. Letzteres ist für die Orientierung im Raum unentbehrlich und reicht bei Geradeausblick nach temporal bis über 90°, nach unten bis 70°, nach oben sowie nasal bis 60° *(Abbildung 330a)*.

Die Gesichtsfelder beider Augen decken sich bis auf eine etwa 30° breite temporale Sichel *(Abbildung 330b)*.

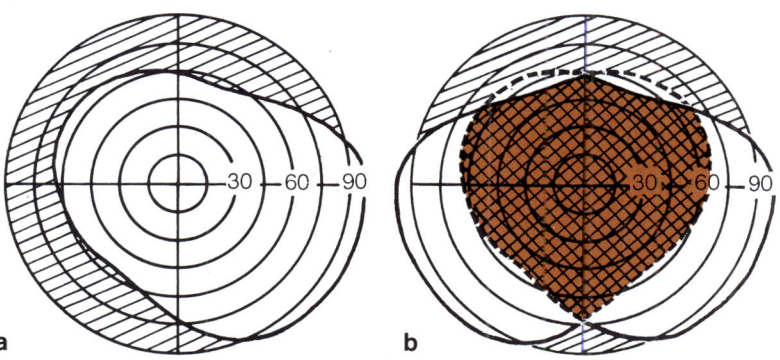

a   b

Abb. 330: Gesichtsfeldaußengrenzen. **a** normales Gesichtsfeld des rechten Auges; **b** normales binokulares Gesichtsfeld (rot) mit den beiden temporal gelegenen, nur von jeweils einem Auge gesehenen »Halbmonden«

> **Merke.** Das Gesichtsfeld besitzt große diagnostische Bedeutung bei **Erkrankungen der Netzhaut sowie der Sehbahn** und ist damit auch von **neurologischem Interesse.**

17.5.1 Perimetrie

Die Untersuchung des Gesichtsfeldes wird Perimetrie genannt, sie wird immer monokular vorgenommen. Die Prüfung erfolgt mit **Perimetern.** Es existiert eine Vielzahl von Techniken und Geräten. Bei allen Methoden muß der Patient bei definiertem Adaptationszustand und bestimmter Umfeldhelligkeit einen festen Punkt fixieren und angeben, wann er eine auftauchende Marke wahrnimmt. Es kann sowohl das **zentrale** als auch das **periphere Gesichtsfeld** mit **weißen** oder **farbigen Marken** unterschiedlicher Größe und Helligkeit getestet werden.

Für jeden Netzhautpunkt gibt es unterschiedliche **Empfindlichkeitsschwellen** für weißes und farbiges Licht. In der Gesichtsfeldmitte ist die Empfindlichkeit am größten, in der äußersten Gesichtsfeldperipherie werden keine Farben mehr

Xanthopsie (Gelbsehen) tritt nach Intoxikation mit Streptomycin, Sulfonamiden, Salicylsäure u. DDT, **Zyanopsie** (Blausehen, Kornblumenphänomen) nach Digitalis u. CO sowie **Erythropsie** (Rotsehen) bei Tabakvergiftung auf.

17.5 Gesichtsfeld

◄ Definition

Es werden das **zentrale** u. das **periphere Gesichtsfeld** unterschieden, letzteres reicht bei Geradeausblick nach temporal bis über 90°, nach unten u. nach oben sowie nasal bis 60° *(Abb. 330a).*
Die Gesichtsfelder beider Augen überlappen sich *(Abb. 330b).*

◄ Merke

17.5.1 Perimetrie

Die Untersuchung des Gesichtsfeldes erfolgt mit **Perimetern.** Der Patient muß einen festen Punkt fixieren u. angeben, wann er eine auftauchende Marke unterschiedlicher Größe, Farbe u. Helligkeit wahrnimmt.

Für jeden Netzhautpunkt gibt es **Empfindlichkeitsschwellen.** In der Gesichtsfeldmitte ist die Empfindlichkeit am größten, in der äußersten Gesichtsfeldperipherie am geringsten: Das Gesichtsfeld ist für Farben kleiner als das für weißes Licht *(Abb. 331).*

wahrgenommen, da hier die Zapfen fehlen: Das Gesichtsfeld für Farben ist kleiner als das für weißes Licht *(Abbildung 331).* Bei älteren Menschen liegen die Empfindlichkeitsschwellen höher als bei jüngeren.

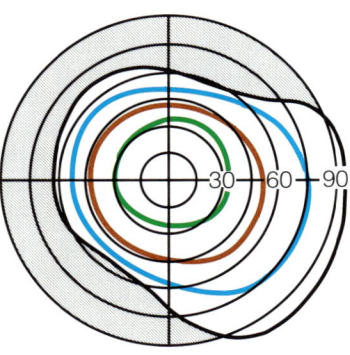

Abb. 331: Gesichtsfeldaußengrenzen für die Wahrnehmungen von Farben (Farbisopteren)

17.5.1.1 Parallelversuch

Er dient zur schnellen Orientierung, insbesondere über Außengrenzen u. Halbseitenausfälle **(Konfrontationstest, Vergleichsperimetrie).**

Ein praktischer Tip ▶

17.5.1.1 Parallelversuch

Er dient zur schnellen Orientierung über das Gesichtsfeld und ist auch am Krankenbett praktikabel. Insbesondere Außengrenzen und Halbseitenausfälle lassen sich damit gut bestimmen **(Konfrontationstest, Vergleichsperimetrie).**

Ein praktischer Tip: Arzt und Patient sitzen sich in etwa 50 cm Abstand gegenüber; jeder verdeckt ein Auge mit der Hand so, daß sich jeweils die gegenüberliegenden Augen fixieren können. Der Arzt führt einen Wattebausch von außen in allen Quadranten genau in der Mitte zwischen beiden Personen in das Gesichtsfeld hinein. Der Patient gibt an, wann er den Wattebausch sieht, während der Untersucher die Angabe mit seiner eigenen Wahrnehmung vergleicht.

17.5.1.2 Kinetische (Isopteren-) Perimetrie

Dabei werden die äußeren Gesichtsfeldgrenzen mit sich bewegenden Testmarken ermittelt. Meist werden **Kugelperimeter** verwendet. Die Verbindungslinien zwischen den aufgefundenen Gesichtsfeldorten gleicher Empfindlichkeit heißen **Isopteren** *(Synopsis 42 oben).*

17.5.1.2 Kinetische (Isopteren-)Perimetrie

Dabei werden die äußeren Gesichtsfeldgrenzen mit unterschiedlich großen, auf eine Fläche projizierten, sich bewegenden Testmarken ermittelt. Der Leuchtdichteunterschied zwischen Testmarke und Hintergrund kann in Stufen variiert werden. Meist werden **Kugelperimeter nach Goldmann** bzw. das **Tübinger Perimeter** verwendet. Die Marken werden von peripher nach zentral geführt, bis sie vom Patienten wahrgenommen werden. Die Verbindungslinien zwischen den aufgefundenen Gesichtsfeldorten gleicher Empfindlichkeit bezeichnet man als **Isopteren** *(Synopsis 42 oben).*

17.5.1.3 Statische (Profil-) Perimetrie

Die Helligkeitsschwellen verschiedener Netzhautstellen werden durch allmähliche Änderung der Leuchtdichte einer ruhenden Reizmarke bestimmt *(Synopsis 42 unten).*
Auf dem Prinzip der statischen Perimetrie basieren **automatische Perimeter.** Die Patientenantworten werden automatisch ausgewertet u. ausgedruckt *(Abb. 333, 334 u. 336).*

17.5.1.3 Statische (Profil-)Perimetrie

Es werden die Helligkeitsschwellen verschiedener Netzhautstellen eines Gesichtsfeldmeridians durch allmähliche Steigerung der Leuchtdichte einer ruhenden Reizmarke bestimmt. Dabei ergibt sich ein Profilschnitt *(Synopsis 42 unten).*
Auf dem Prinzip der statischen Perimetrie basieren auch **automatische Perimeter,** bei denen verschiedene Untersuchungsstrategien in Form von Programmen in den Computer eingegeben werden können, um spezielle Gesichtsfelduntersuchungen durchzuführen (Außengrenzen, zentrales Gesichtsfeld, blinder Fleck). Die Patientenantworten werden automatisch ausgewertet und ausgedruckt *(Abbildung 333, 334 und 336).* Ihr Nachteil liegt in der beträchtlichen Anforderung an die Konzentration des Patienten.

Synopsis 42: Perimetrie. Oben: Isopterenperimetrie, bei der bewegte Lichtmarken (horizontale Pfeile) von außen ins Gesichtsfeld geführt werden. Die Lokalisation der wahrgenommenen Marken gleicher Größe und Helligkeit werden miteinander verbunden und ergeben konzentrische Kreise (Isopteren).
Unten: Profilperimetrie, bei der die Helligkeit unbewegter Lichtmarken (vertikale Pfeile) bis zur Überschreitung der Empfindlichkeitsschwelle gesteigert wird. Das Empfindlichkeitsgefälle wird im Profil dargestellt.
a blinder Fleck; **b** Darbietung der Testmarken verschiedener Größe und Helligkeit (unten am größten); **c** Testmarkenleuchtdichte (peripher am hellsten)

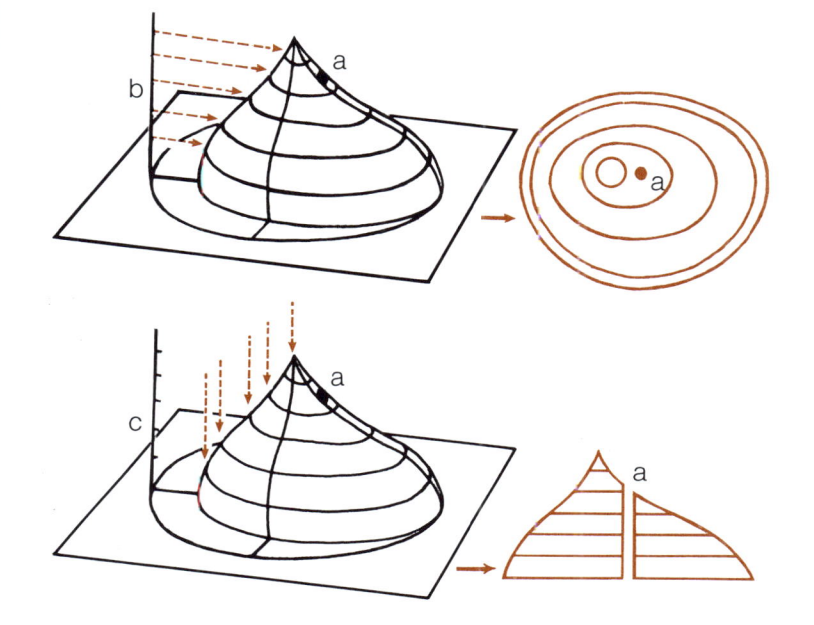

17.5.1.4 Kampimetrie

17.5.1.4 **Kampimetrie**

◀ Definition

Definition. Die Kampimetrie ist die Untersuchung des zentralen und parazentralen Gesichtsfeldes bis 30° an planen dunklen Flächen, z. B. dem **Bjerrum-Schirm.**

Der **blinde Fleck,** der Eintritt des Sehnervs in den Bulbus, der etwa 12° bis 17° temporal vom Fixationspunkt liegt, läßt sich mit dieser Methode besonders gut bestimmen (vergleiche *Kapitel 14.1.2* und *Abbildung 332b*), des weiteren **Zentralskotome (Skotometrie)** und Bildverzerrungen (**Metamorphopsien,** vergleiche *Kapitel 17.5.2*).
Die Kampimetrie kann auch **binokular** mit einem **Stereoskop** (vergleiche *Kapitel 18.4.17*) durchgeführt werden. Dabei wird die Fixation durch das gesunde Auge übernommen, was insbesondere bei der Bestimmung größerer zentraler Skotome vorteilhaft ist.

Damit lassen sich besonders gut der **blinde Fleck Zentralskotome (Skotometrie)** u. **Metamorphopsien** bestimmen *(Abb. 332b)*.

Die Kampimetrie kann auch **binokular** mit einem **Stereoskop** durchgeführt werden.

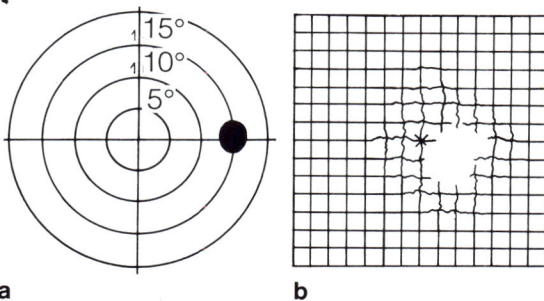

a   **b**

Abb. 332: Perimetrie des zentralen Gesichtsfeldes. **a** am Bjerrum-Schirm ermittelter blinder Fleck des rechten Auges; **b** Linienverzerrungen des Amsler-Netzes bei Makuladegeneration (Metamorphopsien)

Bei der **Rauschfeldkampimetrie** sieht der Patient in einen flimmernden Monitor, auf dem sich eine Vielzahl von grauen Punkten unterschiedlicher Helligkeit bewegt. Innerhalb von Skotomen erscheinen die Flimmerpunkte unbewegt.

In letzter Zeit wird zunehmend die **Rauschfeldkampimetrie (Flimmerperimetrie)** angewendet: Der Patient sieht in einen flimmernden Monitor, auf dem sich eine Vielzahl von grauen Punkten unterschiedlicher Helligkeit unsystematisch bewegt. Das Monitorbild erinnert an das »Rauschen« eines Fernsehers. Der Patient nimmt das Rauschen innerhalb von Skotomen nicht wahr, dort erscheinen die Flimmerpunkte unbewegt.

17.5.1.5 Amsler-Netz

Es wird zur Feststellung des zentralen Gesichtsfeldes verwendet und besteht aus einem Rastergitter mit zentralem Fixationspunkt.
Bei zentralen Skotomen nimmt der Patient scheinbare Löcher im Liniengitter wahr, bei Metamorphopsien ist das Netz unregelmäßig verzerrt *(Abb. 332b)*.

17.5.1.5 Amsler-Netz

Zur Feststellung kleiner zentraler Skotome und Metamorphopsien als Folge von entzündlichen oder degenerativen Prozessen in der Netzhautmitte kann auch das Amsler-Netz verwendet werden. Es besteht aus einem viereckigen Rastergitter mit einem zentralen Fixationspunkt.

Bei zentralen Skotomen nimmt der Patient scheinbare Löcher im Liniengitter wahr, bei Metamorphopsien ist das Netz unregelmäßig verzerrt *(Abbildung 332b)*.

17.5.2 Pathologie

Gesichtsfeldausfälle entstehen durch Trübungen der brechenden Medien u. Schädigungen der Fotorezeptoren sowie ihrer nachgeschalteten Neurone. Zu typischen Ausfällen s. *Tab. 51*.

17.5.2 Pathologie

Gesichtsfeldausfälle entstehen durch präretinale Veränderungen wie Trübungen der brechenden Medien, Schädigungen der Fotorezeptoren und der nachgeschalteten Retinaschichten sowie durch Läsionen des Sehnervs, der Sehbahn und der Sehzentren. Typische Ausfälle sind in der *Tabelle 51* zusammengefaßt.

Tabelle 51: Gesichtsfeldausfälle	
Gesichtsfeldausfall	**Vorkommen**
Skotome (inselförmige Ausfälle) objektive, negative	Erkrankung der optischen Leitungsbahn, blinder Fleck
subjektive, positive	Trübung der brechenden Medien
absolute	Wahrnehmung aufgehoben
relative	Wahrnehmung nur reduziert
zentrale	bei Retrobulbärneuritis, Retinopathia centralis serosa, Makuladegeneration
sektorenförmige, kometenschweifartige	Chorioretinitis juxtapapillaris
Vergrößerung des blinden Fleckes	Stauungspapille
Bjerrum-Skotom	Beginn einer glaukomatösen Optikusatrophie
Rönne-Sprung	nasale Gesichtsfeldeinschränkung bei Glaukom
Ringskotom	beginnende Retinopathia pigmentosa, ringförmige Netzhaut-Aderhautnarben
konzentrische Gesichtsfeldeinengungen	fortgeschrittene Retinopathia pigmentosa, Arachnoiditis opticochiasmatica, Neurasthenie, Hysterie
Metamorphopsien (Verzerrungen)	Verlagerugen der Sinnesepithelien der Netzhaut (Entzündungen, Degenerationen)
Hemianopsien (Halbseitenausfälle)	
heteronyme bitemporale Hemianopsie (Scheuklappenphänomen)	Chiasmasyndrom, Hypophysenprozesse
heteronyme binasale Hemianopsie	bilaterale Aneurysmen der A. carotis interna
homonyme Hemianopsie	Läsionen im Tractus opticus oder zentral davon (Apoplex)
horizontale Hemianopsie	Schüsse quer durch das Okzipitalhirn (sehr selten)
Quadrantenanopsie (Quadrantenausfall)	unvollständige Hemianopsie, Arachnoiditis opticochiasmatica, Optikusprozesse, ausgedehnte Netzhaut-Aderhautnarben

Die Gesichtsfeldaußengrenzen sind abhängig von der **Lage des Bulbus in der Orbita** (vergleiche *Kapitel 4.4*): bei Exophthalmus ist das Gesichtsfeld größer, bei Enophthalmus enger. Beim Vorliegen **einer Blepharochalasis** (*Abbildung 333b*, vergleiche *Kapitel 2.5.2.1*) oder **Ptosis** (vergleiche *Kapitel 2.5.1.6 und 2.5.3.3*) ist das Gesichtsfeld nach oben eingeschränkt.

Durch **psychologische Einflüsse** wie Ermüdung, unruhiges Prüfungsmilieu, zu hastig durchgeführte Prüfung und schlechte Mitarbeit des Patienten kann ein normales Gesichtsfeld als verengt erscheinen.

Bei **Brillenträgern** ist das Gesichtsfeld je nach Brillenfassung mehr oder weniger eingeschränkt. Dies wirkt sich insbesondere beim Tragen einer Starbrille negativ aus (vergleiche *Kapitel 8.7.1*).

Die Gesichtsfeldaußengrenzen sind abhängig von der **Lage des Bulbus in der Orbita** (Ex-, Enophthalmus), den **Oberlidverhältnissen** (Ptosis, Blepharochalasis) u. **Faktoren wie Ermüdung u. Patentenmitarbeit Brillenfassungen** schränken das Gesichtsfeld ein.

17.5.2.1 Skotome

17.5.2.1 Skotome

> **Definition.** Skotome (griechisch: Schatten) sind mehr oder weniger große inselförmige Ausfälle im Gesichtsfeld.

◄ **Definition**

Skotome können durch Erkrankungen der optischen Leitungsbahn bzw. der Retina verursacht werden **(objektive, negative Skotome)** oder sind bedingt durch Trübungen der brechenden Medien **(subjektive, positive Skotome)**. Letztere treten beispielsweise bei Glaskörpertrübungen (fliegende Mücken, Mouches volantes, vergleiche *Kapitel 12.5.2*) auf und werden von Patienten zuweilen als sehr störend empfunden. Zu den objektiven Skotomen, die meist nicht bewußt wahrgenommen werden, sofern sie nicht zentral liegen, gehört auch der blinde Fleck (vergleiche *Kapitel 14.1.2*).

Innerhalb von **absoluten Skotomen** ist die Wahrnehmung aufgehoben, innerhalb von **relativen Skotomen** reduziert. Bei Farbenskotomen ist lediglich die Erkennbarkeit einer Farbe ausgefallen.

Zentrale Skotome (*Abbildung 333a*) sind stets verbunden mit einer Herabsetzung der Sehschärfe und Beeinträchtigung der Farbwahrnehmung, beispielsweise bei einer Retrobulbärneuritis, Retinopathia centralis serosa oder Makuladegeneration.

Sie sind bedingt durch Erkrankungen der optischen Leitungsbahn bzw. der Retina **(objektive, negative Skotome)** oder durch Trübungen der brechenden Medien **(subjektive, positive Skotome).** Auch der blinde Fleck ist ein objektives Skotom.

Innerhalb von **absoluten Skotomen** ist die Wahrnehmung aufgehoben, von **relativen Skotomen** reduziert. **Zentrale Skotome** (Abb. 333a) sind verbunden mit Visusreduktion u. Farbensinnstörung (Retrobulbärneuritis, Retinopathia centralis serosa, Makuladegeneration).

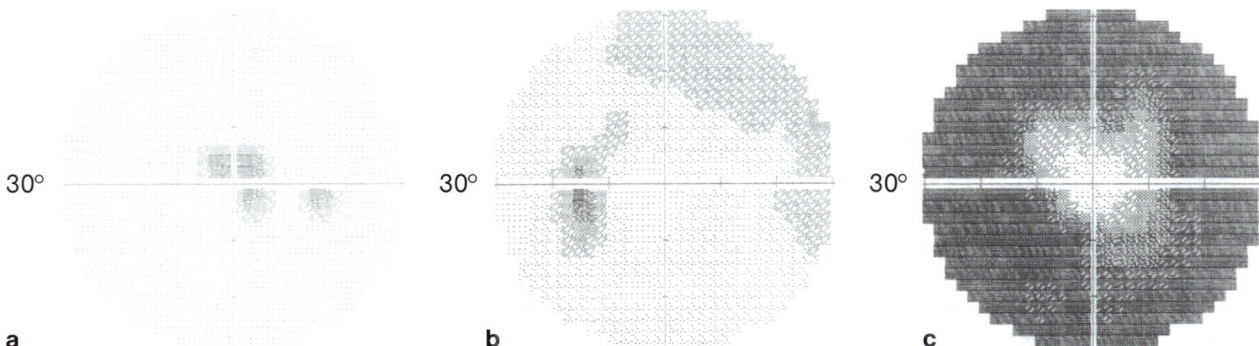

30°   30°   30°

a   b   c

Abb. 333: Computerperimetrie. **a** Zentralskotom bei einer Retinopathia centralis serosa des rechten Auges mit normal großem blinden Fleck; **b** Vergrößerung des blinden Fleckes des linken Auges bei Stauungspapille, das Gesichtsfeld oben ist durch eine Blepharochalasis eingeschränkt; **c** Konzentrische Gesichtsfeldeinengung auf etwa 10° des rechten Auges bei Retinopathia pigmentosa

Bei einer Chorioretinitis juxtapapillaris, einer peripapillären Netzhaut-Aderhautentzündung (vergleiche *Kapitel 9.5.3.3*), finden sich sektorenförmige oder kometenschweifartige Gesichtsfeldausfälle bis ins Zentrum, die den blinden Fleck mit einschließen.

Bei einer Chorioretinitis juxtapapillaris finden sich sektorenförmige Gesichtsfeldausfälle, die den blinden Fleck mit einschließen.

Eine **Vergrößerung des blinden Fleckes** tritt bei Stauungspapillen *(Abb. 333b)*, ein **Bjerrum-Skotom** zu Beginn einer glaukomatösen Optikusatrophie, ein **Rönne-Sprung** bei fortgeschrittener glaukomatöser Optikusatrophie u. ein **Ringskotom** bei beginnender Retinopathia pigmentosa auf.

Eine **Vergrößerung des blinden Fleckes** ohne Visusreduktion ist typisch für eine Stauungspapille *(Abbildung 333b,* vergleiche *Kapitel 14.4.2.1).*

Ein **Bjerrum-Skotom,** ein vom blinden Fleck ausgehendes, bogenförmiges Skotom um den Fixierpunkt herum *(Abbildung 233b, Kapitel Glaukom)* tritt zu Beginn einer glaukomatösen Optikusatrophie auf, ein **Rönne-Sprung** *(Abbildung 233c, Kapitel Glaukom),* eine nasale Gesichtsfeldeinschränkung, bei fortgeschrittener glaukomatöser Optikusatrophie (vergleiche *Kapitel 11.3.5)* und ein **Ringskotom** bei beginnender Retinopathia pigmentosa und ringförmigen Netzhaut-Aderhautnarben.

17.5.2.2 Konzentrische Gesichtsfeldeinengungen

Sie können bei starker Ausprägung, z. B. bei fortgeschrittener Retinopathia pigmentosa, zu einer erheblichen Beeinträchtigung der Orientierungsfähigkeit führen **(Flintenröhrengesichtsfeld).**
Bei Arachnoiditis opticochiasmatica finden sich meist unregelmäßig konzentrische Ausfälle.

17.5.2.2 Konzentrische Gesichtsfeldeinengungen

Sie können bei starker Ausprägung, z. B. einer fortgeschrittenen Retinopathia pigmentosa, manchmal auch bei Optikusatrophie, zu einer erheblichen Beeinträchtigung der Orientierungsfähigkeit führen: Gesichtsfelder von 5° Durchmesser bedeuten trotz einer guten zentralen Sehschärfe praktische Erblindung **(Flintenröhrengesichtsfeld).**

Die typischen Gesichtsfeldveränderungen bei Arachnoiditis opticochiasmatica (vergleiche *Kapitel 15.3.2.2)* bestehen in allmählich zunehmenden, unregelmäßig konzentrischen, manchmal aber auch hemianopischen oder sektorenförmigen Ausfällen.

Eine funktionelle Einengung ohne organische Veränderungen kommt bei Neurasthenie u. Hysterie vor.

Eine funktionelle Einengung der Gesichtsfelder ohne organische Veränderungen kommt bei Neurasthenie und Hysterie ohne Beeinträchtigung der Raumorientierung vor. Bei Netzhautablösungen ist das Gesichtsfeld unregelmäßig begrenzt und eingeschränkt.

17.5.2.3 Metamorphopsien

17.5.2.3 Metamorphopsien

Definition ▶

> **Definition.** Metamorphopsien sind durch Verlagerung der Sinnesepithelien der Netzhaut oder zerebral verursachte Verzerrungen im zentralen Gesichtsfeld *(Abbildung 332b).*

Sie treten auf bei Makulaveränderungen u. Erkrankungen des ZNS, mitunter mit **Mikro- bzw. Makropsien** (verkleinerndes bzw. vergrößerndes Sehen).

Sie treten besonders bei Entzündungen oder Degenerationen im Bereich der Makula oder bei Erkrankungen des ZNS auf und werden als sehr beeinträchtigend empfunden. Zuweilen sind sie mit **Mikro- bzw. Makropsien,** dem verkleinernden bzw. vergrößernden Sehen, vergesellschaftet.

17.5.2.4 Hemianopsien

17.5.2.4 Hemianopsien

Halbseitenblindheit kommt bei Läsionen im Bereich der Sehbahn vor. Liegt ein Chiasma-Syndrom vor, resultiert eine **heteronyme bitemporale Hemianopsie (Scheuklappenphänomen).**

Treten Läsionen im Tractus opticus oder weiter zentral auf (Apoplex), kommt es zur **homonymen Hemianopsie** *(Abb. 334).*

Verschiedene Formen der Halbseitenblindheit kommen bei Läsionen im Bereich der Sehbahn vor (vergleiche *Kapitel 15.3).*

Liegt ein Chiasma-Syndrom bei Hypophysenprozessen vor, resultiert eine **heteronyme bitemporale Hemianopsie (Scheuklappenphänomen),** bei doppelseitigem Aneurysma der A. carotis interna in der Gegend des Chiasmas eine **heteronyme binasale Hemianopsie** *(Synopsis 34, Kapitel Sehbahn).*

Treten Läsionen im Tractus opticus oder weiter zentral auf, beispielsweise bei einem Apoplex (vergleiche klinischen Fall im *Kapitel Sehbahn),* kommt es zur **homonymen Hemianopsie** *(Abbildung 334),* wobei bei einer linksseitigen Störung die rechten Gesichtsfeldhälften beider Augen ausfallen und umgekehrt.

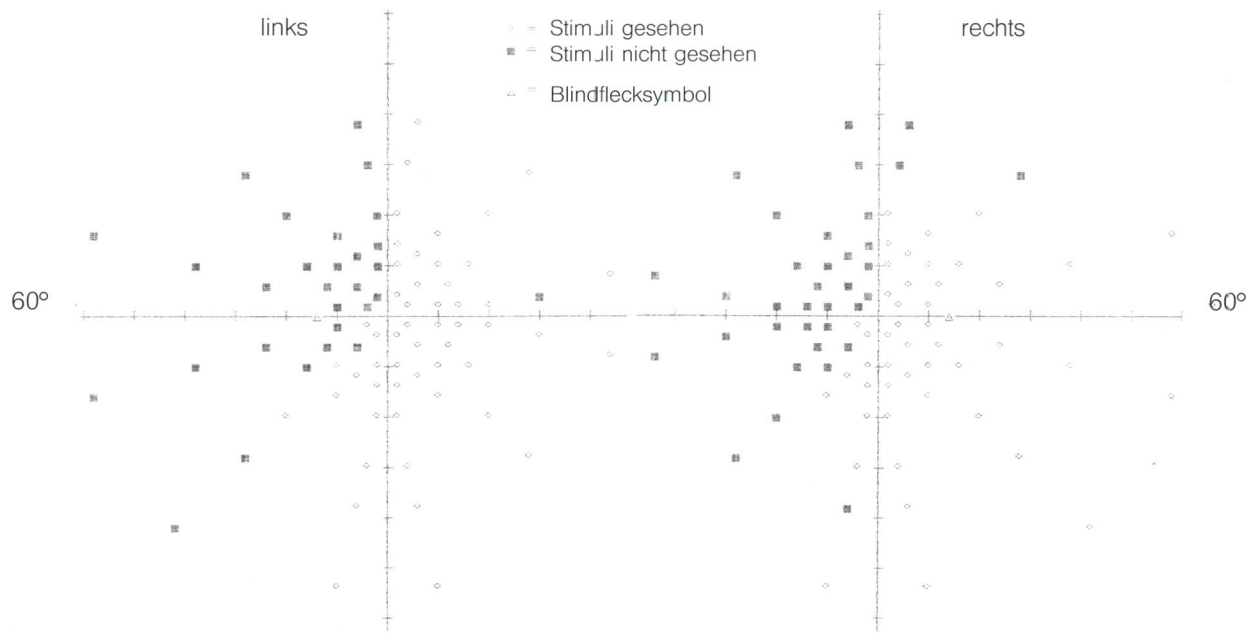

links   ◇ = Stimuli gesehen   rechts
    ▦ = Stimuli nicht gesehen
    △ = Blindflecksymbol

60°   60°

Abb. 334: Computerperimetrie. Unvollständige linksseitige homonyme Hemianopsie nach einem rechtshirnigen Apoplex

Sehr seltene **horizontale Hemianopsien** sind bei Schüssen quer durch das Okzipitalhirn beobachtet worden.

Unvollständige Hemianopsien, Optikusprozesse und ausgedehnte Netzhaut-Aderhautnarben können zu **Quadrantenausfällen (Quadrantenanopsien)** führen.

Der klinische Fall. Ein 20jähriger Patient zieht sich bei einer Schlägerei eine schwere Augapfelkontusion rechts zu. In der *Abbildung 335* ist neben einem deutlichen konjuntivalen Reizzustand und einer limbusnahen **Erosio des Hornhautepithels** nasal eine ausgeprägte **Iridodialyse,** ein Abriß der Iris an ihrer Wurzel (vergleiche *Kapitel 9.6.1),* sichtbar, aufgrund dessen der Patient über Blendungsgefühl klagt. Sehschärfe, Gesichtsfeld und intraokularer Druck sind 2 Wochen nach dem Trauma unauffällig.

Unvollständige Hemianopsien, Optikusprozesse u. ausgedehnte Netzhaut-Aderhautnarben können zu **Quadrantenausfällen (Quadrantenanopsien) führen.**

◄ **Der klinische Fall**

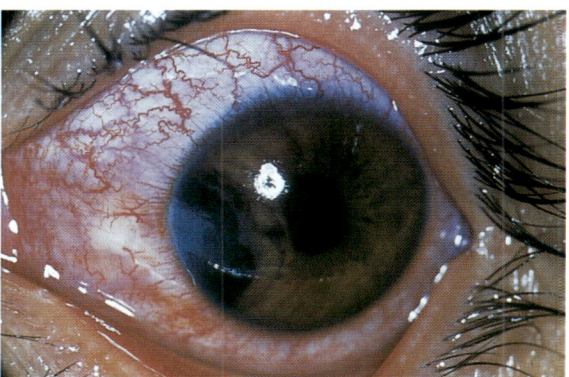

Abb. 335: Schwere Contusio bulbi mit konjunktivalem Reizzustand, limbusnaher Erosio des Hornhautepithels nasal und Iridodialyse

Zwei Jahre später sucht der Patient wegen der Verordnung einer Lichtschutzbrille einen Augenarzt auf, der bei noch vollem Visus einen Augeninnendruck rechts von 35 mmHg mißt und einen Gesichtsfeldausfall nasal unten mit Bogenskotom temporal feststellt (Rönne-Sprung, *Abbildung 336a*). Die Papille ist temporal fast randständig exkaviert, die Cup-disc-Ratio beträgt 0,7 (vergleiche *Kapitel 14.1.2*). Das **Sekundärglaukom** wird mit einem Betablocker eingestellt, der intraokulare Druck ist daraufhin kompensiert.

Der Patient appliziert seine Augentropfen jedoch nicht und erscheint für ein weiteres Jahr nicht mehr beim Augenarzt. Bei einer späteren Konsultation ist das Gesichtsfeld weiter verfallen, es besteht nur noch ein Gesichtsfeldrest oben *(Abbildung 336b)*, die Papille ist nahezu zirkulär randständig exkaviert, der Visus beträgt bei exzentrischer Fixation nur noch 0,15, der Augeninnendruck 36 mmHg. Nach nochmaliger eindringlicher Aufklärung und Einstellung des Sekundärglaukoms sucht der Patient erst nach 18 Monaten wieder die Sprechstunde auf, ohne die Therapie regelmäßig angewendet zu haben: Das Gesichtsfeld ist praktisch nicht mehr erhebbar, es finden sich nur noch parazentrale Reste *(Abbildung 334c)*, der Visus beträgt $^1/_{25}$ suchend.

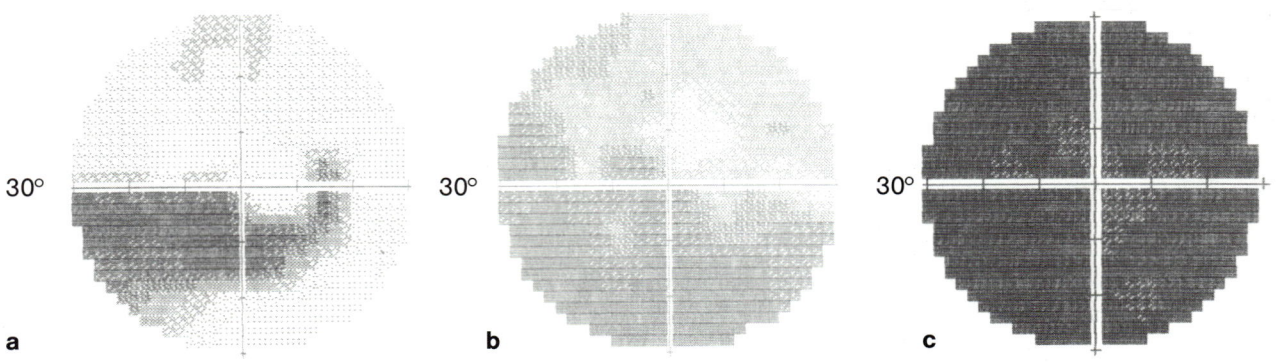

30°   30°   30°

a   b   c

Abb. 336: Computerperimetrie der Gesichtsfeldveränderungen bei Glaukom des rechten Auges. **a** Gesichtsfeldausfall nasal unten mit Bogenskotom unter Einbeziehung des blinden Fleckes (Rönne-Sprung); **b** weiterer Gesichtsfeldverfall unten mit Gesichtsfeldresten oben; **c** praktisch nicht mehr erhebbares Gesichtsfeld mit parazentralen Gesichtsfeldresten

17.6 Blickfeld

> **Definition.** Unter Blickfeld wird die Gesamtheit der Objekte verstanden, die bei fixiertem Kopf, aber bei bewegtem Auge gesehen werden können.

Es ist von der Kontraktionsfähigkeit der äußeren Augenmuskulatur abhängig (vergleiche *Kapitel 18.5.4*) und beträgt in horizontaler Richtung etwa 260°.

Unter Ausnutzung von Körperbewegungen entsteht das **Umblickfeld,** das weit mehr als einen Kreis umfaßt und bei älteren Menschen und Patienten mit M. Bechterew eingeschränkt ist.

18 Augenmotilität / Binokularsehen / Schielen

18.1 Anatomie

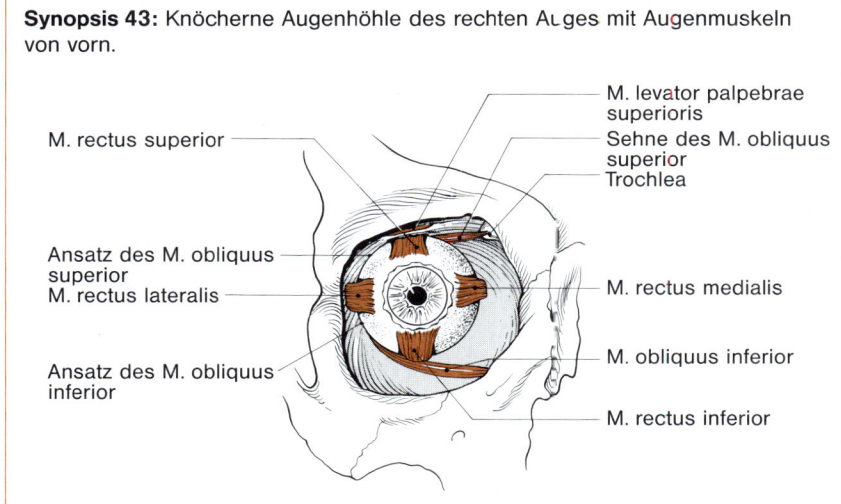

Synopsis 43: Knöcherne Augenhöhle des rechten Auges mit Augenmuskeln von vorn.

M. levator palpebrae superioris

Sehne des M. obliquus superior
Trochlea

M. rectus superior

Ansatz des M. obliquus superior
M. rectus lateralis

M. rectus medialis

M. obliquus inferior

Ansatz des M. obliquus inferior

M. rectus inferior

Die Beweglichkeit des Auges wird durch 4 gerade und 2 schräge Augenmuskeln gewährleistet. Die 4 geraden sind die **Mm. rectus superior, inferior, medialis (internus) und lateralis (externus).** Sie haben am Anulus tendineus, einem sehnigen Ring an der knöchernen Begrenzung des Canalis opticus in der Orbitaspitze, zusammen mit dem M. levator palpebrae superioris, dem Lidheber, und dem **M. obliquus superior** ihren Ursprung. Der M. obliquus superior, einer der beiden schrägen Augenmuskeln, führt vom Anulus tendineus am oberen inneren Orbitarand über die Trochlea, einem rollenähnlichen Knorpel, und inseriert am Bulbus von medial kommend unter dem Ansatz des M. rectus superior. Der zweite schräge Augenmuskel, der **M. obliquus inferior,** entspringt in der Nähe der Tränensackgrube (nasale Orbitawand), zieht am Boden der Orbita nach lateral und rückwärts zum Bulbus, wo er den M. rectus inferior überkreuzt *(Synopsis 43* sowie *Abbildungen 337, 338* und *339).*

Die Beweglichkeit des Auges erfolgt durch 4 gerade (**Mm. rectus superior, inferior, medialis u. lateralis**) u. 2 schräge Augenmuskeln **(M. obliquus superior u. inferior).** Sie haben zusammen mit dem M. levator palpebrae superioris am Anulus tendineus ihren Ursprung. Eine Ausnahme bildet der M. obliquus inferior, der in der Nähe der Tränensackgrube entspringt *(Synopsis 43, Abb. 337, 338 u. 339).*

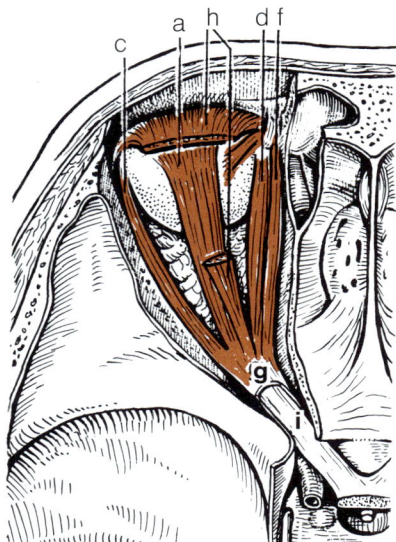

a h d f
c

Abb. 337: Orbita von oben und lateral.
a M. rectus superior;
c M. rectus lateralis;
d M. rectus medialis;
f M. obliquus superior mit Trochlea;
g Anulus tendineus;
h M. levator palpebrae superioris;
i Fasciculus opticus; M. rectus inferior ist verdeckt

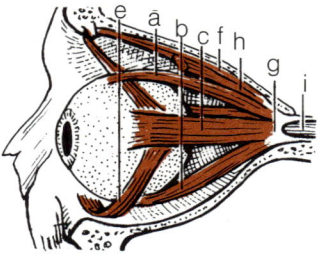

Abb. 338: Orbita von lateral.
a M. rectus superior;
b M. rectus inferior;
c M. rectus lateralis;
e M. obliquus inferior;
f M. obliquus superior mit Trochlea;
g Anulus tendineus;
h M. levator palpebrae superioris;
i Fasciculus opticus; M. rectus medialis verdeckt

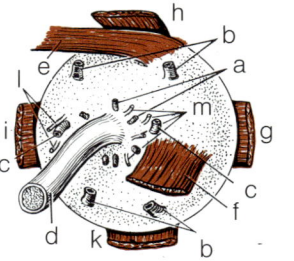

Abb. 339: Der Augapfel mit den Muskelansätzen von hinten.
a und **c** Aa. posteriores ciliares breves et longi;
b Vortexvenen;
d Fasciculus opticus;
e M. obliquus superior;
f M. obliquus inferior;
g, **h**, **i** und **k** Mm. rectus lateralis, superior, medialis und inferior;
l und **m** Nn. ciliares longi et breves

Die Augenmuskeln ziehen durch die Tenonsche Kapsel. Zwischen den Augenmuskeln u. der Orbita befinden sich Spannbänder, das wichtigste ist das **Lockwoodsche Ligament** in der unteren Orbitaregion. Der **N. oculomotorius (N. III)** innerviert alle Augenmuskeln mit Ausnahme des M. obliquus superior **(N. trochlearis, N. IV)** u. des M. rectus externus **(N. abducens, N. VI).** Die Augenmuskelkerne liegen im Hirnstamm am Boden des 4. Ventrikels. Sie sind durch den **Fasciculus longitudinalis posterior** miteinander verbunden *(Abb. 340)*. Der N. abducens hat den längsten intrakraniellen Weg.

Die Augenmuskeln sind im Fettgewebe der Orbita von einem zarten Perimysium umgeben. Sie ziehen durch die Tenonsche Kapsel, die an der Orbitawand fixiert ist und sich zeltförmig in der Orbita ausspannt. Zwischen den Augenmuskeln und der Orbita befinden sich Halte- bzw. Spannbänder; das wichtigste ist das **Lockwoodsche Ligament,** welches sich hängemattenartig in der unteren Orbitaregion ausdehnt.

Der **N. oculomotorius (N. III)** innerviert alle Augenmuskeln mit Ausnahme des M. obliquus superior **(N. trochlearis, N. IV)** und des M. rectus lateralis **(N. abducens, N. VI).** Die Augenmuskelkerne liegen im Hirnstamm am Boden des 4. Ventrikels (Aquaeductus Sylvii). Sie sind durch das hintere Längsbündel **(Fasciculus longitudinalis posterior)** miteinander verbunden. Vom Kerngebiet des N. oculomotorius etwas unterhalb der oberen Vierhügel gehen motorische und parasympathische Fasern aus; auch Konvergenz und Akkommodation werden von hier gesteuert. Kaudal davon unterhalb der unteren Vierhügel liegt das Kerngebiet des N. trochlearis. Der Kern des N. abducens in der Medulla oblongata liegt in unmittelbarer Nähe des Fazialiskerns, dessen Fasern den Abduzenskern in einer Schlinge umziehen (inneres Fazialisknie, *Abbildung 340*). Der N. abducens hat den längsten intrakraniellen Weg, so daß es mannigfaltige Möglichkeiten der Schädigung gibt, insbesondere in der Nähe zu den Gefäßen der Hirnbasis und beim Überqueren des Felsenbeins.

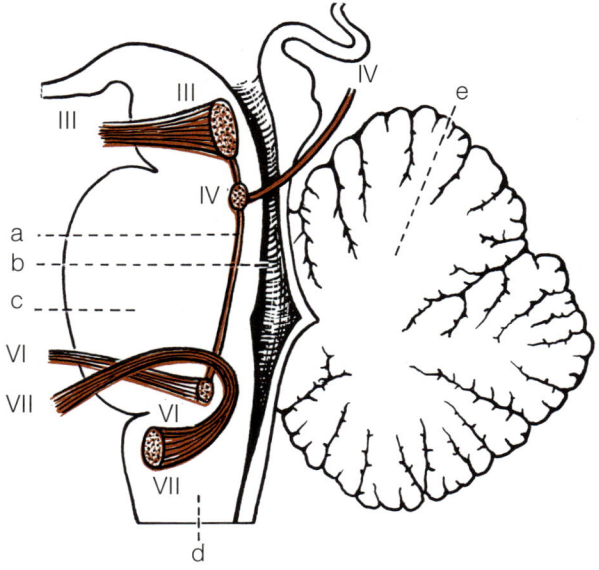

Abb. 340: Lage der Augenmuskelkerne (Sagittalschnitt durch Brücke und Kleinhirn).
a hinteres Längsbündel (Fasciculus longitudinalis posterior), das alle Augenmuskelkerne miteinander verbindet;
b Aquaeductus Sylvii,
c Pons (Brücke);
d Medulla oblongata;
e Cerebellum. III, IV, VI u. VII Gehirnnerven bzw. ihre Kerne

Die Impulse für reflektorische, unwillkürliche Augenbewegungen (Fixations-, Führungs-, Folge- und Einstellbewegungen) kommen aus der Area striata, parastriata und peristriata (**okzipitales Blickzentrum**, vergleiche *Kapitel 15.3.5*). Das **frontale Blickzentrum** reguliert willkürliche Augenbewegungen (Kommando- und Suchbewegungen). Seitliche Blickbewegungen werden darüber hinaus durch das pontine Blickzentrum, vertikale durch ein Zentrum im Vierhügelbereich gesteuert (*Abbildung 341*).

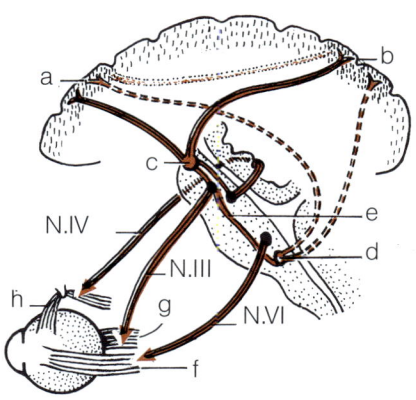

Abb. 341: Blickzentren.
a Frontale Blickzentren;
b okzipitale Blickzentren;
c Zentrum für vertikale Blickbewegungen;
d Zentrum für horizontale Blickbewegungen;
e hinteres Längsbündel;
f M. rectus lateralis (N. VI);
g M. rectus medialis (N. III);
h M. obliquus superior (N. IV); Verbindungen der Blickzentren mit den Augenmuskelkernen durch kortikonukleäre Bahnen

Es bestehen weiterhin sehr enge Beziehungen zum zentralen Vestibularapparat, z. B. beim kalorischen und Drehnystagmus (vergleiche *Kapitel 18.5.5*). Bei Kopfneigung veranlaßt er eine kompensatorische Bulbusrollung (*Abbildung 342*).

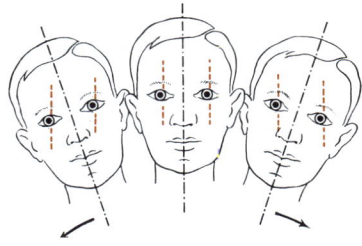

Abb. 342: Vestibular ausgelöste Bulbusrollung bei Kopfneigung

Während bei der Skelettmuskulatur eine Nervenfaser 140 Muskelfasern erregt, kommen bei den Augenmuskeln auf eine Nervenfaser nur etwa 4 – 6 Muskelfasern. Diese enge neuronale Verschaltung ermöglicht eine erstaunliche sensomotorische Präzision.

Es gibt zwei Typen von Augenmuskelfasern: Die mit **Fibrillenstruktur** (tetanische Fasern) sind für die raschen Blickbewegungen zuständig, die mit **Felderstruktur** (tonische Fasern) für langsame Fusionsbewegungen. Die maximale Kraft der äußeren Augenmuskeln ist 200mal größer, als für den normalen Bewegungsablauf erforderlich wäre. Aus dieser Tatsache läßt sich ihre geringe Ermüdbarkeit erklären.

18.2 Embryologie

Die äußeren Augenmuskeln stammen vom Mesenchym ab, das die Augenblase umgibt. Im 3. Embryonalmonat beginnt ihre Entwicklung und Differenzierung, ausgehend von 3 Wachstumszentren, die später von 3 unterschiedlichen Hirnnerven innerviert werden.

Die Impulse für reflektorische Augenbewegungen kommen aus der Area striata, parastriata u. peristriata (**okzipitales Blickzentrum**), für willkürliche Augenbewegungen vom **frontalen Blickzentrum**. Seitliche Blickbewegungen werden durch das pontine Blickzentrum, vertikale durch ein Zentrum im Vierhügelbereich gesteuert (*Abb. 341*).

Es bestehen sehr enge Beziehungen zum zentralen Vestibularapparat (*Abb. 342*).

Augenmuskelfasern mit **Fibrillenstruktur** (tetanische Fasern) führen rasche Blickbewegungen aus, die mit **Felderstruktur** (tonische Fasern) langsame Fusionsbewegungen.

18.2 Embryologie

Die äußeren Augenmuskeln sind mesenchymalen Ursprungs

18.3   Physiologie

18.3.1 Motorik

Die horizontalen Augenmuskeln
wenden das Auge nach außen
(Abduktion) bzw. innen (Adduktion). Alle anderen Augenmuskeln
haben hebende bzw. senkende,
abduktorische bzw. adduktorische u.
rollende Wirkung. Vorwiegend
Heber sind M. rectus superior u.
M. obliquus inferior, vorwiegend
Senker sind M. rectus inferior u.
M. obliquus superior. Zur Hauptaktionsrichtung der 6 Augenmuskeln
s. Abb. 343.

Unter den Augenmuskeln gibt es
Synergisten, die beide Augen in
gleicher Richtung, u. Antagonisten,
die beide Augen in entgegengesetz-
ter Richtung bewegen. Synergisten
führen zu assoziierten Blickbewegungen, Antagonisten zu dissoziierten Blickbewegungen.

18.3.2 Sensorik

Sie führt zu einem binokularen,
beidäugigen Seheindruck. Motorik
u. Sensorik beider Augen sind eng
aneinander gekoppelt, so daß die
Paarigkeit des Sehorgans subjektiv
nicht bemerkt wird (Zyklopenauge,
imaginäres Mittelauge).

18.3.2.1 Binokularsehen

Es werden 3 qualitative Stufen des
Binokularsehens unterschieden:

1. Das Simultansehen besteht in
der gleichzeitigen Wahrnehmung
zweier verschiedener Bilder.
2. Die Fusion verschmilzt die Bilder
beider Augen zu einem Seheindruck. Bei einer Störung kommt es
zum Horror fusionis.
3. Die höchste Stufe ist die Stereoskopie, die dreidimensionale Wahrnehmung.

18.3 Physiologie

18.3.1 Motorik

Die horizontalen Augenmuskeln (Mm. rectus lateralis et medialis) wenden das Auge ausschließlich nach außen (**Abduktion**) bzw. innen (**Adduktion**). Alle anderen Augenmuskeln haben je nach Muskelverlauf, Bulbusansatz und Blickstellung neben einer hebenden bzw. senkenden Wirkung auch eine abduktorische, adduktorische und rollende Wirkung. Vorwiegend **Heber** sind M. rectus superior und M. obliquus inferior, vorwiegend **Senker** sind M. rectus inferior und M. obliquus superior. **Einwärtsroller** sind darüber hinaus der M. rectus superior und der M. obliquus superior, **Auswärtsroller** der M. rectus inferior und der M. obliquus inferior. Die Hauptaktionsrichtungen der 6 Augenmuskeln sind in der *Abbildung 343* dargestellt. Die Muskelfunktionen sind aber auch von der Blickrichtung abhängig.

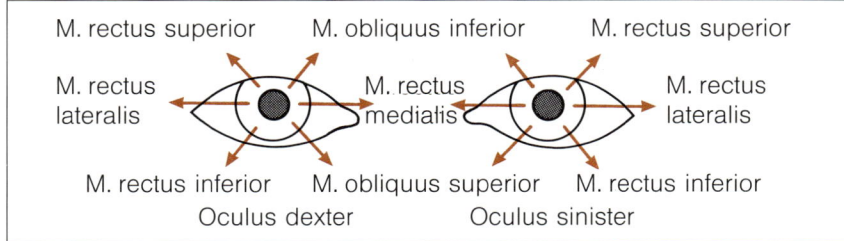

Abb. 343: Hauptaktionsrichtung der 6 Augenmuskeln des rechten und linken Auges

Es gibt **Synergisten,** d. h. Muskeln, die beide Augen in gleicher Richtung bewegen (z. B. die Mm. rectus lateralis rechts und medialis links) und **Antagonisten** (z. B. beide Mm. recti mediales), die beide Augen in entgegengesetzte Richtungen bewegen. Synergisten führen zu assoziierten (= gleichsinnigen, konjugierten) Blickbewegungen, z. B. nach rechts oder links, Antagonisten zu dissoziierten (= gegensinnigen, disjugierten) Blickbewegungen, z. B. zur **Konvergenz** oder **Divergenz.**

18.3.2 Sensorik

Während die Aufgabe der Motorik darin besteht, beide Augen auf das Sehobjekt zu richten, obliegt es der Sensorik, die 2 wahrgenommenen Netzhautbilder so zu verarbeiten, daß ein binokularer, beidäugiger Seheindruck entsteht. Motorik und Sensorik beider Augen sind äußerst komplex und so eng aneinander gekoppelt, daß die Paarigkeit des Sehorgans subjektiv nicht bemerkt wird (**Zyklopenauge, imaginäres Mittelauge**).

18.3.2.1 Binokularsehen

Es werden 3 Qualitäten von Binokularsehen differenziert, die sich qualitativ voneinander unterscheiden:

● Das **Simultansehen** besteht in der gleichzeitigen Wahrnehmung zweier verschiedener Bilder durch die Netzhäute beider Augen.

● Unter **Fusion** wird die Fähigkeit verstanden, die Bilder beider Augen zu **einem** Seheindruck zu verschmelzen. Bei einer Störung kommt es zum **Horror fusionis,** eine Form der Doppelbildwahrnehmung (**Diplopie**).

● Die höchste Stufe des Binokularsehens ist die **Stereoskopie,** die Fähigkeit zur dreidimensionalen Wahrnehmung.

Die Bilder, die in beiden Augen entstehen, sind nicht völlig gleich. Ursache dafür ist die unterschiedliche Lage der Augen (**Stellungsparallaxe**).

Ein praktischer Tip: Betrachtet man einen Gegenstand in etwa 30 cm Entfernung und schließt abwechselnd das eine und das andere Auge, dann tritt die Unterschiedlichkeit der von beiden Augen gesehenen Bilder deutlich in Erscheinung. Beim gleichzeitigen Sehen mit beiden Augen verschmelzen beide Bilder trotz ihrer Verschiedenartigkeit zu einem einzigen Bild. Überwiegt in diesem fusionierten Bild der Seheindruck des rechten Auges, liegt eine **Rechtsdominanz** oder Rechtsäugigkeit vor, beim Überwiegen des linken Auges eine **Linksdominanz** oder Linksäugigkeit.

◀ **Ein praktischer Tip**

Binokulares Einfachsehen hat zur Voraussetzung, daß die Abbildung eines Gegenstandes auf Netzhautpunkte fällt, die die gleiche Richtungsempfindung besitzen. Die Fovea hat beispielsweise den Richtungswert »geradeaus«, ein Punkt unterhalb von ihr den Richtungswert »oberhalb von geradeaus«, da auf der Netzhaut alles seitenverkehrt abgebildet wird. Solche sensorisch letztlich identische bzw. gleichgelagerte Stellen werden als Deckpunkte oder **korrespondierende Netzhautpunkte** bezeichnet *(Abbildung 344)*.

Sensorisch identische bzw. gleichgelagerte Netzhautstellen mit gleicher Richtungsempfindung werden als Deckpunkte oder **korrespondierende Netzhautpunkte** bezeichnet.

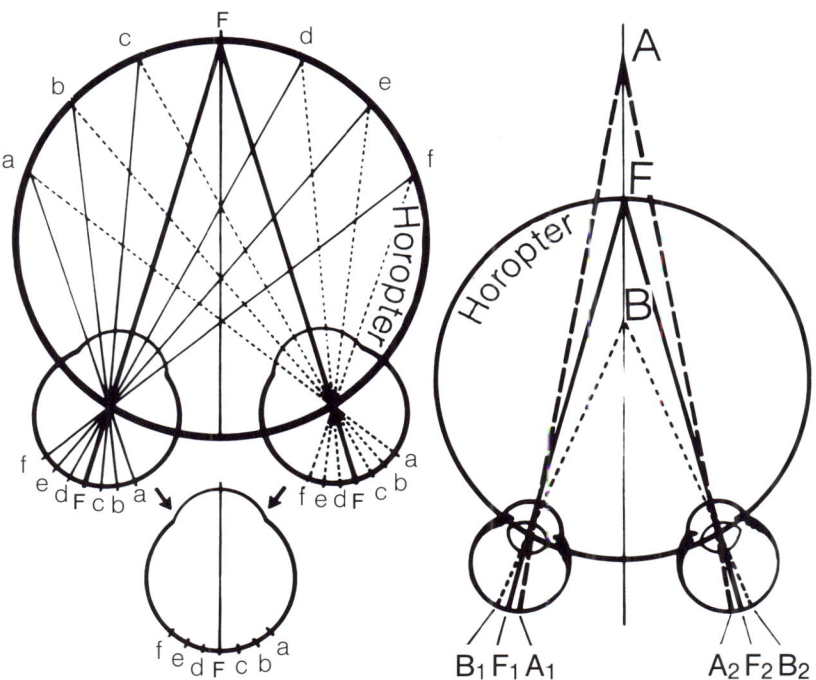

Abb. 344: Links: Korrespondierende Netzhautstellen mit Horopter (Sehkreis). Rechts: Querdisparate Abbildung von Punkten vor und hinter dem Horopter; die Punkte A und B werden stereoskopisch hinter bzw. vor dem Fixationspunkt F gesehen

Es werden nur solche Objektpunkte auf korrespondierenden Netzhautstellen abgebildet, die auf einem Kreis liegen. Er kann für jede Fixationsentfernung konstruiert werden. Dieser Kreis wird **Horopter (Sehkreis)** genannt *(Abbildung 344)*. Objektpunkte außerhalb des Horopters treffen nicht auf korrespondierende, sondern auf **querdisparate Netzhautstellen** und werden doppelt wahrgenommen. Diese Diplopie ist physiologisch und wird nicht bewußt. Sofern solche querdisparate Netzhautstellen dicht an korrespondierenden Netzhautpunkten liegen, d. h. innerhalb der sogenannten **Panumschen Areale,** wird der vermittelte Seheindruck verschmolzen, was mit dem Eindruck vor oder hinter dem Fixationspunkt verbunden ist und ein dreidimensionales, **stereoskopisches Sehen** auslöst. Die Ausdehnung eines Panumschen Areals hängt von seiner Lage auf der Netzhaut ab: Sie ist peripher wesentlich größer als zentral, wo der horizontale Durchmesser etwa 7 Winkelminuten beträgt.

Es werden nur solche Objektpunkte auf korrespondierenden Netzhautstellen abgebildet, die auf dem **Horopter (Sehkreis)** liegen *(Abb. 344)*. Objektpunkte außerhalb des Horopters treffen auf **querdisparate Netzhautstellen.** Sofern sie dicht an korrespondierenden Netzhautpunkten liegen, d. h. innerhalb eines **Panumschen Areals,** wird das **stereoskopische Sehen** ausgelöst.

Die **Bewegungsparallaxe** ist die räumliche Wahrnehmung, bedingt durch die entfernungsabhängige parallaktische Verschiebung der Sehobjekte bei Bewegung.

Neben dem stereoskopischen Sehen existieren allerdings noch andere Möglichkeiten der räumlichen Wahrnehmung, z. B. die **Bewegungsparallaxe,** der entfernungsabhängigen parallaktischen Verschiebung der Sehobjekte bei Bewegung.

18.3.2.2 Suppression

Bei Störungen der Sensomotorik kann die Empfindung eines Auges unterdrückt werden, um Doppelbilder zu eliminieren, beispielsweise bei schielenden Kindern.
Diese **Hemmung** ist im schielenden Auge unterschiedlich stark ausgeprägt u. besonders groß in der Makulagegend **(Zentralskotom)** u. dort, wo das gleiche Bild empfangen wird wie in der Makula des nichtschielenden Auges **(Fixierpunktskotom).**

18.3.2.2 Suppression

Bei Störungen der Motorik oder der Fusion kann die Empfindung eines Auges unterdrückt werden, um lästige Doppelbilder zu eliminieren. Auch unter physiologischen Bedingungen ist dies möglich, beispielsweise beim monokularen Mikroskopieren.

Dieser Vorgang spielt insbesondere bei schielenden Kindern eine Rolle, die normalerweise auf Grund der unterschiedlichen Sehrichtungen beider Augen Doppelbilder angeben müßten (vergleiche *Kapitel 18.5.2*). Durch zentrale Hemmungsmechanismen wird aber der Seheindruck des schielenden Auges unterdrückt (supprimiert). Diese **Suppression (Hemmung)** ist in der Netzhaut des schielenden Auges unterschiedlich stark ausgeprägt und besonders groß in der Makulagegend **(Zentralskotom)** und dort, wo das Schielauge das gleiche Bild empfängt wie die Makula des nichtschielenden Auges **(Fixierpunktskotom).**

18.3.2.3 Anomale Netzhautkorrespondenz

Unter physiologischen Bedingungen besitzen nur korrespondierende Netzhautpunkte den gleichen Richtungswert **(normale Netzhautkorrespondenz).**

Bei Schielenden mit **anomaler Netzhautkorrespondenz** ist während des binokularen Sehaktes die Richtungsempfindung verschoben: Die subjektive Richtung »geradeaus« im Schielauge liegt nicht mehr in der Fovea centralis, sondern **extrafoveolar,** in der sog. **Pseudomakula** *(Abb. 345).*

18.3.2.3 Anomale Netzhautkorrespondenz

Neben der Suppression gibt es noch eine zweite Möglichkeit der sensorischen Anpassung an eine Schielstellung im Vorschulalter, um Diplopie auszuschließen: die anomale Netzhautkorrespondenz. Sie tritt vorzugsweise an Netzhautstellen auf, wo das Bild nicht gehemmt wird. Unter physiologischen Bedingungen besitzen nur korrespondierende Netzhautpunkte den gleichen Richtungswert **(normale Netzhautkorrespondenz).**

Bei Schielenden mit **anomaler Netzhautkorrespondenz** ist während des **binokularen Sehaktes** die Richtungsempfindung des Schielauges entsprechend dem Schielwinkel verschoben: Die subjektive Richtung »geradeaus« im Schielauge liegt nicht mehr in der Fovea centralis, sondern **extrafoveolar,** in der sog. **Pseudomakula,** die allerdings nie die anatomischen Bedingungen für optimales Sehen erfüllen kann *(Abbildung 345).* Eine anomale Netzhautkorrespondenz besagt nicht, daß der Patient beim ausschließlichen Sehen mit dem Schielauge **(monokularer Sehakt)** nicht doch mit der Fovea centralis fixiert und in diesem Fall eine volle Sehschärfe aufweisen kann.

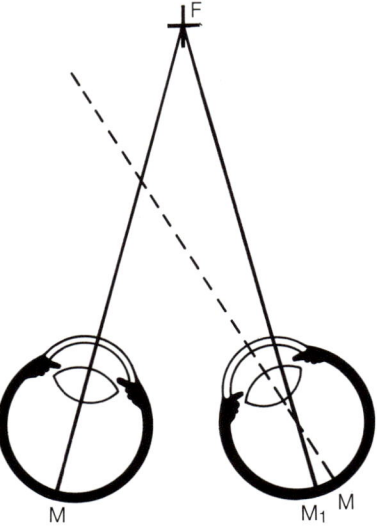

Abb. 345: Anomale Netzhautkorrespondenz mit Ausbildung einer Pseudomakula (M$_1$). M = Makula

18.3.3 Amblyopie

> **Merke.** Das Sehen und das Binokularsehen sind sinnesphysiologische Vorgänge, die sich in der frühen Kindheit durch die Ausbildung von entsprechenden Strukturen im visuellen Kortex entwickeln. Bleiben die notwendigen Reize durch Hemmung oder organische Ursachen aus, ist die Funktion für immer gestört. Diese sensitive Phase ist im ersten Lebensjahr besonders stark ausgeprägt, reicht aber etwa bis ins 6. Lebensjahr.

> **Definition.** Unter Amblyopie wird eine **funktionelle Schwachsichtigkeit** unterschiedlicher Ursache verstanden, die organisch allein nicht erklärt werden kann. Liegt eine Kombination zwischen organischer und funktioneller Ursache vor, spricht man von einer **relativen Amblyopie.**

Formen

● Die wichtigste Form ist die **Schielamblyopie.** Sie tritt bei einseitigem (**monolateralem**) Schielen im Vorschulalter durch die anhaltende Suppression in Form des Zentral- und Fixierpunktskotoms auf (vergleiche *Kapitel 18.5.2*). Diese Hemmung ist zwischen dem 10. und 24. Lebensmonat besonders intensiv und wird mit zunehmendem Alter immer weniger reversibel. Aus diesem Grunde muß zunächst die Therapie darauf gerichtet sein, den einseitigen in einen wechselnden (**alternierenden**) Strabismus zu überführen.

● Bei beidseitigen (**bilateralen**) Brechungsfehlern (Refraktionsanomalien), insbesondere beim Vorliegen eines Astigmatismus, der in der Jugend nicht entsprechend auskorrigiert wird, kann auf der Netzhaut beider Augen kein scharfes Bild entstehen; eine volle Sehschärfe kann sich selbst dann nicht mehr ausbilden, wenn der Brechungsfehler später ausgeglichen wird.

● Liegen bei beiden Augen unterschiedliche Brechkräfte vor (**Anisometropie**), wird nicht selten das Auge mit dem höheren Brechungsfehler sehschwach (**Amblyopia ex anisometropia, Refraktionsamblyopie,** vergleiche *Kapitel 16.4.2.5*), wenn nicht beizeiten eine Korrektur der Refraktionsanomalie erfolgt. Im Einzelfall kann nicht gleich eine volle Korrektur, sondern eine allmähliche Annäherung an diese vorgenommen werden. Ein Problem für das Fusionieren beider Bilder stellt auch nach adäquater Brillenkorrektur der Bildgrößenunterschied zwischen beiden Augen (**Aniseikonie,** vergleiche *Kapitel 16.4.2.6*) dar, der mit Kontaktlinsen noch am geringsten ist. Bei hoher einseitiger Myopie oder bei Aphakie ist die optische Korrektur besonders problematisch.

● Erhält die Netzhaut keine Seheindrücke, weil eine angeborene Ptosis oder eine kongenitale Katarakt vorliegen, entsteht eine Sehschwäche wegen des Nichtgebrauchs des Auges (**Amblyopia ex anopsia, Deprivationsamblyopie**). Oftmals ist diese durch zusätzliche zentrale Hemmungsfaktoren größer, als sie dem organischen Schaden entspricht (relative Amblyopie). Nur bei rechtzeitiger Operation in den ersten Lebensmonaten ist eine adäquate Entwicklung der Sehschärfe möglich.

● Bilaterale Amblyopien werden bei Störungen der Fixation, insbesondere beim **Nystagmus,** angetroffen.

Formen
1. Die **Schielamblyopie** tritt bei einseitigem (**monolateralem**) Schielen im Vorschulalter durch die anhaltende Suppression auf. Bei wechselseitigem (**alternierendem**) Strabismus besteht diese Gefahr nicht.

2. Bei beidseitiger Brechungsfehlern, die in der Jugend nicht auskorrigiert werden, entstehen unscharfe Bilder. Eine volle Sehschärfe bildet sich bei späterer Korrektur nicht mehr aus.

3. Liegen bei beiden Augen unterschiedliche Brechkräfte vor (**Anisometropie**), wird das Auge mit dem höheren Brechungsfehler ohne Korrektur sehschwach (**Amblyopia ex anisometropia**).

4. Erhält die Netzhaut bei angeborener Ptosis oder kongenitaler Katarakt keine Seheindrücke, entsteht eine Sehschwäche wegen Nichtgebrauchs des Auges (**Amblyopia ex anopsia, Deprivationsamblyopie**).

5. Bilaterale Amblyopien werden beim **Nystagmus** angetroffen.

◀ Der klinische Fall

Der klinische Fall. Bei einem sechsjährigen Mädchen fällt anläßlich einer Vorschuluntersuchung eine Cataracta zonularis (vergleiche *Kapitel 8.5.2.2*) auf dem rechten Auge auf. Die Kerntrübung der Linse ist nicht übermäßig stark ausgeprägt, so daß der Einblick auf den Fundus kaum beeinträchtigt ist. Dennoch beträgt die Sehschärfe nur 0,2. Das linke Auge zeigt keine pathologischen Veränderungen.
Es liegt eine **Amblyopia ex anopsia** vor, wobei die Katarakt allein den schlechten Visus nicht erklärt. Der Seheindruck des kataraktösen Auges wurde offensichtlich zusätzlich unterdrückt und gehemmt (**relative Amblyopie**). Von einer Operation wird Abstand genommen, weil die sensitive Phase der Entwicklung der Sehschärfe schon vorbei ist (vergleiche *Kapitel 17.2*).

18.3.4 Akkommodation und Konvergenz

Damit ein nahegelegenes Objekt scharf gesehen werden kann, müssen die Augen akkommodieren u. zur Vermeidung von Diplopie konvergieren. Akkommodation u. Konvergenz werden reflektorisch begleitet von einer Pupillenverengung **(Naheinstellungsreaktion).**

Die Kopplung zwischen Akkommodation u. Konvergenz kann bei Hyperopen zum Einwärtsschielen führen, da beim Sehen in der Nähe stärker akkommodiert werden muß als normalerweise.

18.4 Untersuchungsmethoden

18.4.1 Prüfung der Augenmotilität

Der Patient muß in alle **9 Blickrichtungen** schauen *(Abb. 346 u. 347)*.

18.4.2 Doppelbildprüfung

Dabei werden Abstand u. Lage der Doppelbilder zueinander registriert, wobei ein **Rotglas** vor das rechte Auge gesetzt wird *(Abb. 346)*.

Exakter ist die Untersuchung am **Hess-Schirm.** Der Patient trägt eine Rot-Grün-Brille u. muß neun rote Punkte, die den Blickrichtungen entsprechen, der Reihe nach fixieren u. mit einem grünen Zeigestab aufsuchen.

18.3.4 Akkommodation und Konvergenz

Damit ein nahegelegenes Objekt scharf gesehen werden kann, muß das Auge akkommodieren, d. h. den optischen Apparat für das Sehen in der Nähe einstellen. Dies erfolgt über die parasympathischen Fasern des N. oculomotorius, was zu einer Kontraktion des Ziliarmuskels mit Entspannung der Zonulafasern und stärkeren Krümmung der Linse, insbesondere der hinteren Linsenkapsel, führt (siehe *Kapitel 10.2* und *16.3*). Damit ein nahegelegenes Objekt nicht nur scharf, sondern auch einfach (nicht doppelt) gesehen wird, müssen die Augen auch konvergieren, d. h. die Gesichtslinien beider Augen schneiden sich im Fixationsobjekt durch die Bewegung beider Augen nach innen. Akkommodation und Konvergenz werden reflektorisch begleitet von einer Pupillenverengung **(Naheinstellungsreaktion,** vergleiche *Kapitel 16.3.1).*

Die sehr enge Kopplung zwischen Akkommodation und Konvergenz führt bei Hyperopen leicht zum Einwärtsschielen, da sie beim Sehen in der Nähe stärker akkommodieren müssen als Normalsichtige.

18.4   Untersuchungsmethoden

18.4.1   Prüfung der Augenmotilität

Der Patient wird aufgefordert, in alle **9 Blickrichtungen** zu schauen *(Abbildungen 346* und *347)*, unter Umständen einem Fixationsobjekt folgend, während der Untersucher ihm gegenübersitzt. Jeder Augenmuskel hat eine Hauptaktionsrichtung, in die das Auge bei einer Parese nicht oder nur unvollkommen gewendet werden kann. Beim Vorliegen eines Schielwinkels wird beobachtet, ob er konstant oder variabel ist.

18.4.2   Doppelbildprüfung

Dabei werden Abstand und Lage der Doppelbilder zueinander registriert, wobei man ein **Rotglas** vor das rechte Auge setzt, so daß der Patient beide Bilder voneinander differenzieren kann. Der Abstand der Doppelbilder ist bei Blickwendung in die Hauptaktionsrichtung des gelähmten Muskels am größten, z. B. bei einer Lähmung des rechten N. abducens beim Blick nach rechts *(Abbildung 346)*.

Exakter ist die Untersuchung am **Hess-Schirm** oder **Hess-Lees-Screen:** Der Patient trägt eine Rot-Grün-Brille und muß neun rote Punkte, die den Blickrichtungen entsprechen, der Reihe nach fixieren und mit einem grünen Zeigestab aufsuchen. Die roten Fixierpunkte können dabei nur durch das Rotglas, der grüne Zeiger nur durch das Grünglas wahrgenommen werden. Von der Lage der aufgezeichneten Doppelbilder kann auf die vorliegende Augenmuskellähmung geschlossen werden.

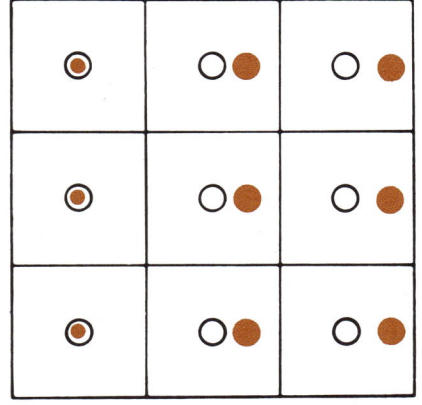

Abb. 346: Ergebnis der Doppelbildprüfung in 9 Blickrichtungen mit einem Rotglas vor dem rechten Auge bei einer Abduzenslähmung rechts. Großer Abstand der Doppelbilder beim Blick nach rechts (R), keine Doppelbilder beim Blick nach links (L)

18.4.3 Elektromyographie

Bei der Elektromyographie werden feine Nadelelektronen unter lokaler Anästhesie in die Augenmuskeln eingestochen und Aktionspotentiale abgeleitet.

   Sie registriert die Muskelpotentiale zur Diagnose von Augenmotilitätsstörungen und okularen Myopathien, ihre Abgrenzung gegenüber Pseudoparalysen sowie ein frühzeitiges Erkennen beginnender Reinnervation, womit eine Operationsindikation besser gestellt werden kann.

18.4.4 Prüfung der Fixation

Dabei läßt man das Schielkind auf ein Sternchen in einem Augenspiegel sehen und beobachtet den Augenhintergrund. Fällt das Sternchen auf die Fovea centralis, dann besteht eine foveolare, andernfalls eine parafoveolare, makuläre, paramakuläre oder exzentrische Fixation. Je weiter der Fixationspunkt von der Fovea centralis entfernt ist, desto schlechter ist die Sehschärfe *(Abbildung 347)*. Die Therapie beim Begleitschielen ist anfänglich darauf gerichtet, eine extrafoveolare in eine foveolare Fixation zu überführen (vergleiche *Kapitel 18.5.2*).

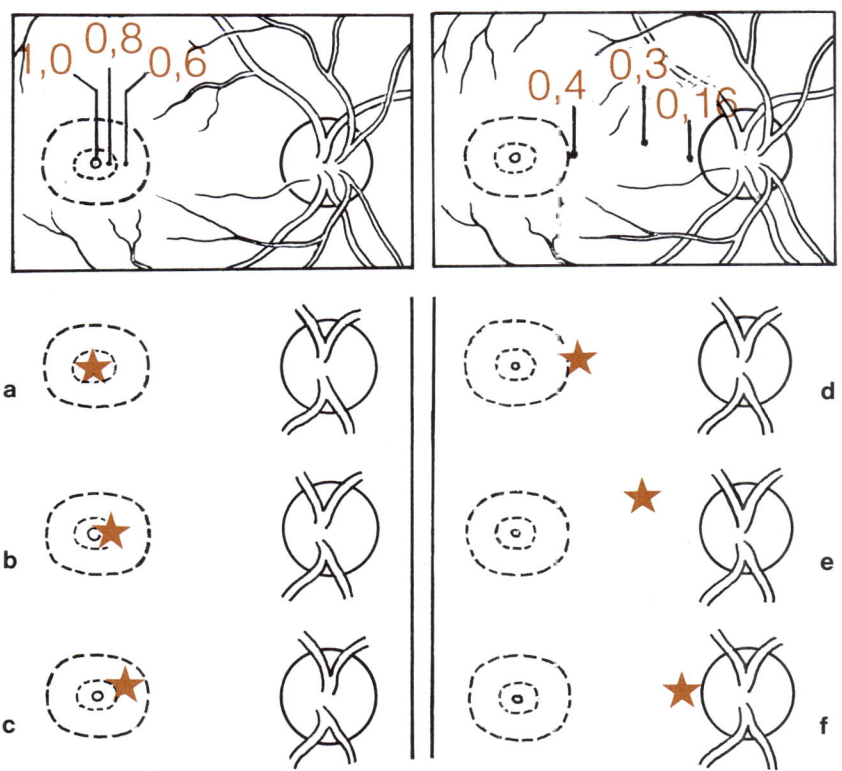

Abb. 347: Oben: Sehschärfe in Abhängigkeit vom Fixationspunkt auf der Netzhaut. Unten: Fixationsarten. **a** foveolare; **b** parafoveolare; **c** makuläre, **d** paramakuläre; **e** und **f** exzentrische Fixation

18.4.5 Taschenlampentest

Dabei handelt es sich um einen sehr einfach durchzuführenden Test zur Diagnose insbesondere des Begleitschielens. Mit Hilfe einer Taschenlampe, die in Augenhöhe etwa 30 cm vor dem Kopf des zu Untersuchenden gehalten wird, entstehen Reflexbilder auf der Hornhaut. Bei normalem Binokularsehen und bei Pseudostrabismus (vergleiche *Kapitel 18.5.2.5*) sind diese symmetrisch, bei Einwärts-, Auswärts- oder Höhenschielen asymmetrisch angeordnet *(Abbildung 341)*.

18.4.3 Elektromyographie

Es werden Nadelelektronen unter lokaler Anästhesie in die Augenmuskeln eingestochen u. Aktionspotentiale abgeleitet

18.4.4 Prüfung der Fixation

Beim Blick auf ein Sternchen in einem Augenspiegel wird die Fixationsstelle am Augenhintergrund geprüft. Diese kann foveolar, parafoveolar, makulär, paramakulär oder exzentrisch gelegen sein. Je weiter der Fixationspunkt von der Fovea centralis entfernt ist, desto schlechter ist die Sehschärfe *(Abb. 347)*.

18.4.5 Taschenlampentest

Mit Hilfe einer Taschenlampe werden Reflexbilder auf der Hornhaut erzeugt. Im Normalfall sind diese symmetrisch, bei Einwärts-, Auswärts- oder Höhenschielen asymmetrisch angeordnet *(Abb. 348)*.

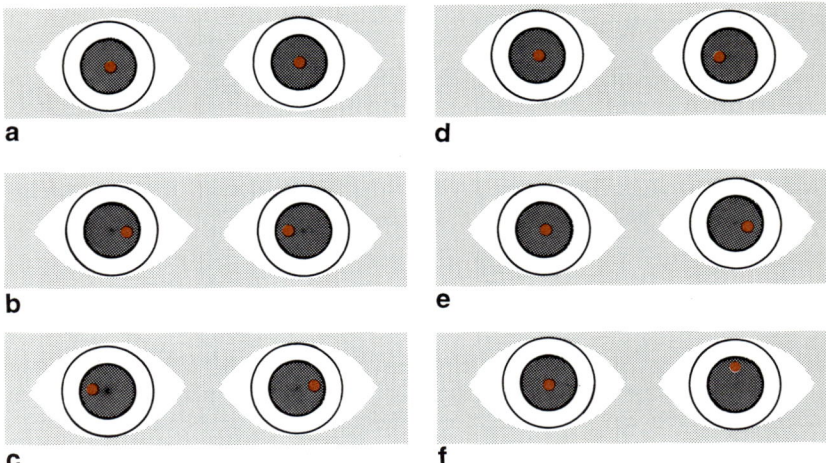

Abb. 348: Verhalten der Reflexbildchen. **a** bis **c** symmetrische Lage bei normalem Binokularsehen; **d** bis **f** asymmetrische Lage bei Schielenden (Auswärts-, Einwärts- und Höhenschielen)

Ein praktischer Tip ▶

Ein praktischer Tip: Bei der Untersuchung im **durchfallenden Licht** (**Brücke-Test,** vergleiche *Kapitel 8.4*) leuchtet das fixierende Auge hell und rot auf, während das schielende oft dunkler bleibt.

18.4.6 Abdecktest (Cover-Test)

18.4.6 Abdecktest (Cover-Test)

Man läßt den Patienten geradeaus sehen u. deckt mit der Hand wechselseitig das fixierende Auge ab. Beim Schielen kommt es zu einer **Einstellbewegung** des anderen, bislang schielenden Auges, das nunmehr das fixierende Auge ist *(Abb. 349 u. 350).*

Der Cover-Test ist die wichtigste Untersuchung der Augenmotilität. Man läßt den Patienten geradeaus sehen und deckt mit der Hand oder einer Abdeckscheibe wechselseitig das fixierende Auge ab. Beim Schielen kommt es zu einer **Einstellbewegung** des anderen, bislang schielenden Auges, das nunmehr das fixierende Auge ist *(Abbildung 349,* vergleiche *Kapitel 18.5.2).* Voraussetzung ist, daß der Patient wenigstens kurzzeitig ein Objekt fixieren kann. Bei hohen Amblyopien und exzentrischer Fixation ist dies nicht der Fall; der Patient führt Suchbewegungen aus *(Abbildung 350).*

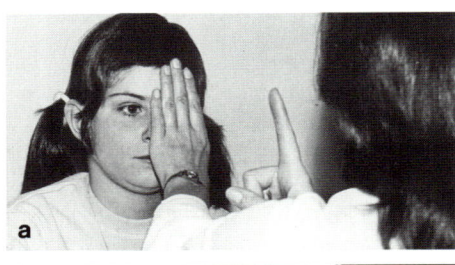
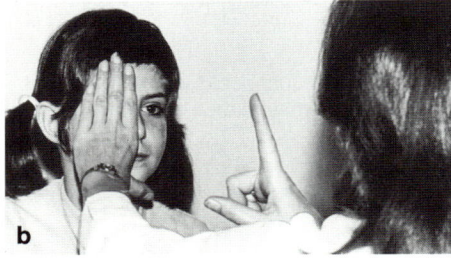

Abb. 349: Wechselseitiges Abdecken beider Augen im Cover-Test zur Feststellung von Einstellbewegungen

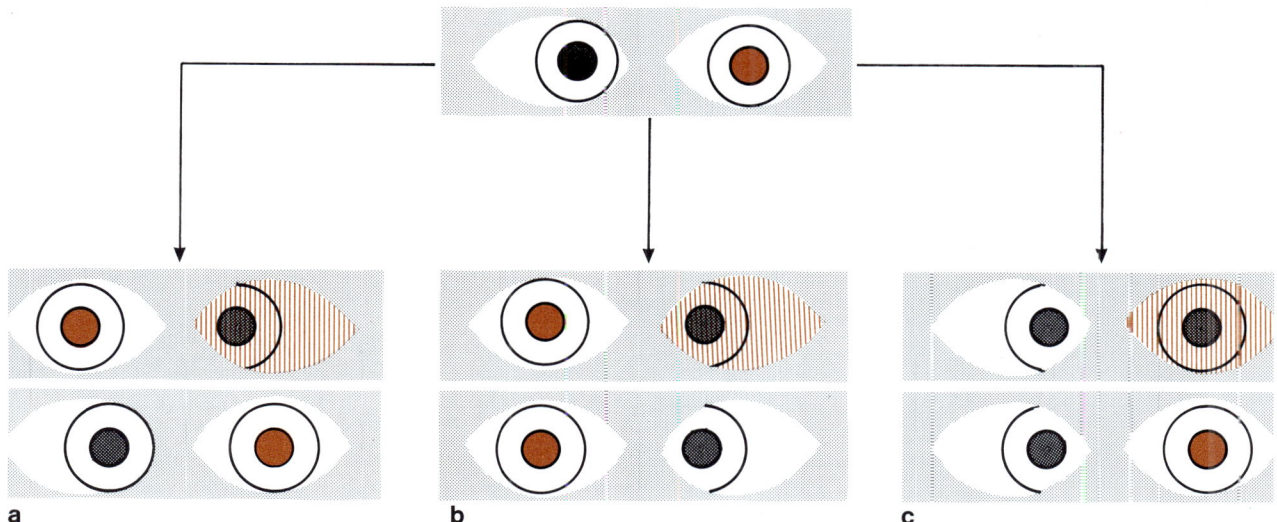

a   b   c

Abb. 350: Ergebnismöglichkeiten des Cover-Tests bei rechtsseitigem Einwärtsschielen und Fixation mit dem linken Auge. Die Schraffur kennzeichnet das abgedeckte Auge. Die rote Pupille bezeichnet jeweils das fixierende Auge. **a** Unilaterales Schielen: nach Wegnahme der abdeckenden Hand schielt das Kind sofort wieder mit dem rechten Auge; **b** Alternierendes Schielen: nach Wegnahme der abdeckenden Hand wird die Fixation auf dem vorher schielenden Auge gehalten **c** Unilaterales Schielen bei exzentrischer Fixation und hoher Schielamblyopie: trotz Abdeckens des fixierenden Auges bleibt das schielende Auge in Schielstellung.

18.4.7 Prismencovertest

Beim Cover-Test werden während des wechselseitigen Abdeckens solange Prismen zunehmender Stärke vor das aufzudeckende Auge gehalten, bis keine Einstellbewegungen mehr wahrzunehmen sind. Erfolgen die Einstellungen von innen (konvergent), muß die Prismenbasis außen, bei Einstellbewegungen von außen (divergent) die Basis innen angeordnet werden. Die Spitze des Prismas zeigt demzufolge immer in die Schielrichtung. Mittels dieser Methode ist eine Messung des Schielwinkels für Nähe und Ferne möglich.

18.4.8 Aufdecktest

Beim Aufdecktest kommt es nicht wie beim Cover-Test darauf an, das jeweils nicht verdeckte Auge zu beobachten, sondern darauf, ob das aufgedeckte Auge nach der Dissoziation der Seheindrücke mit einer langsamen Fusionsbewegung die Fixation und den beidseitigen Sehakt wieder aufnimmt *(Abbildung 351)*. Dies trifft bei Heterophorien (latentem Schielen, siehe *Kapitel 18.5.1*) zu. Während der Fusionsbewegung nimmt der Untersuchte sich einander nähernde Doppelbilder wahr. Kommt es zu keiner Fusionsbewegung, liegt eine Orthophorie vor.

18.4.7 Prismencovertest

Dabei werden während des wechselseitigen Abdeckens beim Cover-Test Prismen zunehmender Stärke vor das aufzudeckende Auge gehalten, bis keine Einstellbewegungen mehr auftreten.

18.4.8 Aufdecktest

Beim Aufdecktest zur Diagnostik von Heterophorien wird beobachtet, ob das aufgedeckte Auge mit einer langsamen Fusionsbewegung am beidseitigen Sehakt wieder teilnimmt *(Abb. 351)*.

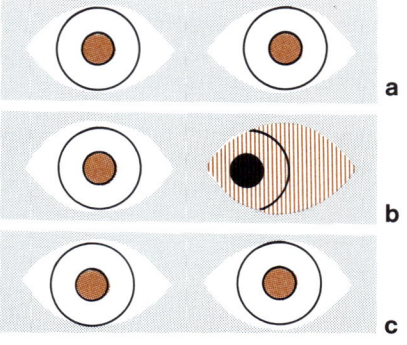

a

b

c

Abb. 351: Heterophorieprüfung durch Ab- (**b**) und Aufdecken (**c**) des linken Auges zum Ausschalten bzw. Wiederauslösen des Fusionsreflexes. **a** und **c** bei freiem Blick

18.4.9 Schielwinkelmessung mit dem Maddox-Kreuz

Zur Schielwinkelmessung wird an einer Tangentenskala das Spiegelbild eines zentralen Lichts auf der Hornhaut eines Auges beobachtet, während das andere Auge dem Zeigefinger des Untersuchers folgt (Abb. 352).

18.4.9 Schielwinkelmessung mit dem Maddox-Kreuz

An einer Tangentenskala, dem Maddox-Kreuz, wird das Spiegelbild des zentralen Lichts der Skala auf der Hornhaut des schielenden Auges beobachtet. Wenn das Auge schielt, befindet sich der Lichtreflex zunächst dezentral. Die Fixation des anderen Auges wird mit dem Zeigefinger des Untersuchers so lange zur Seite geführt, bis es auf die Mitte der Skala zu blicken scheint, d. h. das Reflexbild des Lämpchens sich in der Hornhautmitte abbildet. Danach wird der Schielwinkel an der Skala in Grad abgelesen *(Abbildung 352)*. Der Patient fixiert demnach nur mit einem Auge, während der Untersucher den Lichtreflex auf der Hornhaut des anderen Auges beobachtet.

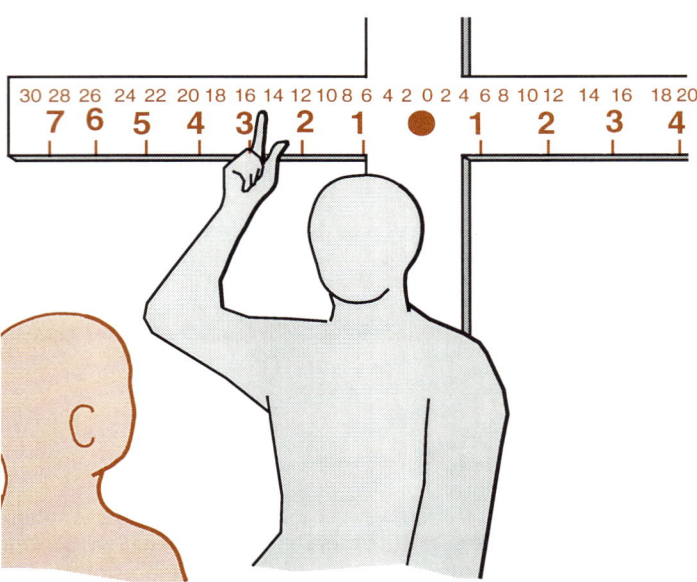

Abb. 352: Bestimmung des Schielwinkels am Maddox-Kreuz anhand des Hornhautspiegelbildes des schielenden Auges, während das andere Auge den Finger des Untersuchers fixiert und seiner Bewegung auf der Skala folgt. Der Zeigefinger wird so lange zur Seite geführt, bis das Schielauge auf das Lämpchen in der Mitte der Skala zu blicken scheint. Die Zahl, auf die der Finger zeigt, entspricht dem Schielwinkel

Merke ▶

> **Merke.** Der Schielwinkel kann mittels ablenkender Prismen in Prismendioptrien (pdpt) oder am Maddox-Kreuz in Grad bestimmt werden, wobei **2 pdpt etwa 1° entsprechen.**

18.4.10 Heterophoriemessung mit dem Stäbchenglas nach Maddox

Dabei wird beim Fixieren der punktförmigen Lichtquelle des Maddox-Kreuzes vor ein Auge das dunkelrote Maddox-Glas gesetzt, das die punktförmige Lichtquelle zu einem Strich auszieht. Bei Heterophorien befindet sich dieser Strich neben dem Fixierlicht.

18.4.10 Heterophoriemessung mit dem Stäbchenglas nach Maddox

Dabei läßt man die punktförmige Lichtquelle des Maddox-Kreuzes fixieren und setzt vor ein Auge das dunkelrote Maddox-Glas. Es besteht aus mehreren nebeneinander angeordneten dunkelroten Zylindergläsern, die eine punktförmige Lichtquelle zu einem Strich ausziehen, sonst aber keinen Seheindruck zulassen. Wird das weiße Licht auf dem roten Strich gesehen, besteht kein Schielwinkel. Bei Heterophorien weichen auf Grund der Trennung der Seheindrücke und der Aufhebung des Fusionsreizes die Augen in ihre Ruhelage ab, d. h. der rote Strich befindet sich neben dem Fixierlicht und gibt auf der Skala die Höhe der Heterophorie an (vergleiche *Kapitel 18.5.1*).

18.4.11 Graefe-Test

Beim Graefe-Test wird vor ein Auge ein Prisma mit der Basis oben gesetzt, das die Sehrichtung ablenkt und zu einer Trennung der Seheindrücke beider Augen führt. Es entstehen vertikale Doppelbilder. Sofern diese nicht direkt senkrecht übereinander stehen, besteht eine horizontale Heterophorie.

18.4.12 Pola-Test

Der Pola-Test beruht auf dem gleichen Prinzip wie der Graefe-Test, nur daß die Trennung der Seheindrücke beider Augen nicht durch Prismen, sondern durch Polarisationsgläser erreicht wird. Diese lassen das Licht nur einer Schwingungsrichtung passieren und löschen das übrige Licht aus. Die Prüfung der Heterophorie beruht auf einer unterschiedlich polarisierten Darbietung von Objekten, die durch eine Polarisationsbrille betrachtet werden müssen.

18.4.13 Synoptophoruntersuchung

Mittels 2 abgewinkelten Röhren werden mit einem Spiegel jedem Auge für sich jeweils Bilder dargeboten, die zu einem Bild fusioniert werden müssen *(Abbildung 353)*. Die Arme sind schwenkbar, so daß sie dem Schielwinkel angepaßt werden können (Schielwinkelmessung). Andererseits kann damit ein bereits fusioniertes Bild durch ein Auseinanderschwenken der Arme so belastet werden, bis das Bild wieder in seine 2 Komponenten zerfällt (Bestimmung der **Fusionsbreite,** vergleiche *Kapitel 18.5.1)*. Darüber hinaus können mit diesem Gerät normale bzw. anomale Netzhautkorrespondenz sowie räumliches Sehen festgestellt werden.

18.4.11 Graefe-Test

Es wird vor ein Auge ein Prisma mit der Basis oben gesetzt, das die Sehrichtung ablenkt u. vertikale Doppelbilder erzeugt. Stehen diese nicht direkt senkrecht übereinander, besteht eine Heterophorie.

18.4.12 Pola-Test

Die Trennung der Seheindrücke beider Augen wird durch Polarisationsgläser erreicht. Die Prüfung der Heterophorie beruht auf der Darbietung unterschiedlich polarisierter Objekte, die durch eine Polarisationsbrille betrachtet werden.

18.4.13 Synoptophoruntersuchung

Es werden jedem Auge Bilder dargeboten, die zu einem Bild fusioniert werden müssen *(Abb. 353)*. Damit können Schielwinkel u. **Fusionsbreite** gemessen sowie Netzhautkorrespondenzverhalten u. räumliches Sehen festgestellt werden.

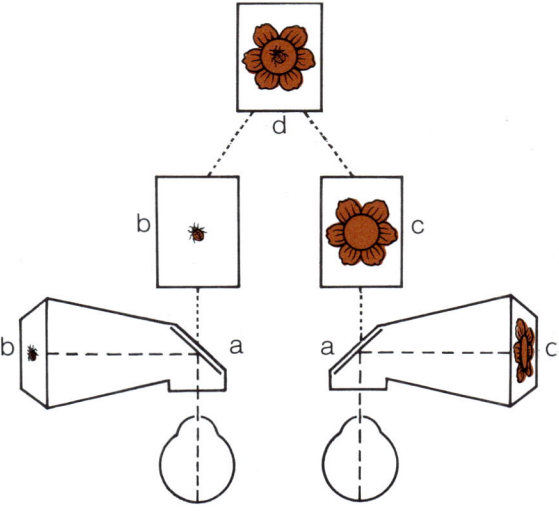

Abb. 353: Schema der Synoptophoruntersuchung. **a** Spiegel; **b** Bild für das linke Auge; **c** Bild für das rechte Auge; **d** fusioniertes Bild

18.4.14 Feststellung der retinalen Korrespondenz mit Nachbildern

Nachbilder sind subjektive Sehwahrnehmungen nach dem Blick auf eine helle Lampe.
Zur Prüfung der Korrespondenz fixiert der Patient mit einem Auge einen senkrechten, mit dem anderen Auge einen waagerechten Leuchtstab. Bei normaler retinaler Korrespondenz ergibt sich ein regelrechtes, bei anomaler Korrespondenz ein verschobenes Kreuz (Abb. 354).

18.4.14 Feststellung der retinalen Korrespondenz mit Nachbildern

Nachbilder sind subjektive Sehwahrnehmungen, die noch andauern, wenn das Objekt verschwunden ist oder die Augen geschlossen werden. Sie sind besonders eindrucksvoll beim Blick in eine helle Lampe.

Zur Prüfung der Korrespondenz fixiert der Patient mit einem Auge die Mitte eines hellen, senkrechten, mit dem anderen Auge eines waagerechten Leuchtstabes nacheinander. Bei normaler retinaler Korrespondenz ergibt sich im Nachbild ein regelrechtes, bei anomaler Korrespondenz ein verschobenes Kreuz *(Abbildung 354)*.

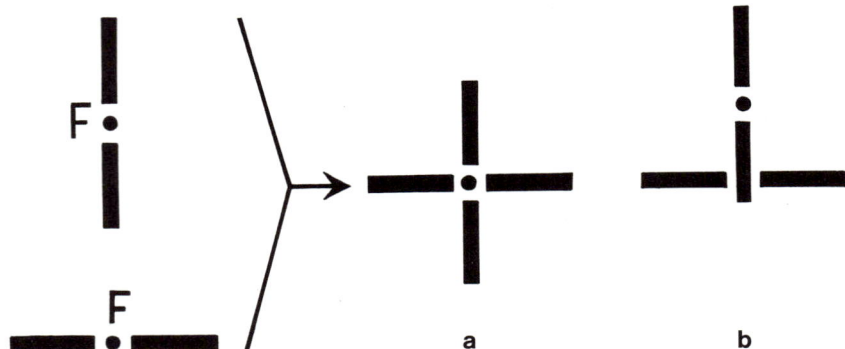

Abb. 354: Die Nachbilder beider Augen nach Blendung unter Fixation des zentralen Punktes F eines vertikalen Leuchtstabes mit dem rechten und eines horizontalen Leuchtstabes mit dem linken Auge. Bei normaler Korrespondenz entsteht im bin- okularen Nachbild ein Kreuz (**a**), bei anomaler Korrespondenz nicht (**b**)

18.4.15 Korrespondenzprüfung mit den Streifengläsern nach Bagolini

Werden fein gerillte Gläser, die eine Lichtquelle als Lichtstreifen ausziehen, vor beide Augen gehalten, wird ein Lichtkreuz gesehen. Dieses Kreuz nimmt bei unterschiedlichen sensorischen Veränderungen typische Formen an *(Abb. 335)*.

18.4.15 Korrespondenzprüfung mit den Streifengläsern nach Bagolini

Fein gerillte Gläser, die eine punktförmige Lichtquelle – ähnlich wie das Stäbchenglas nach Maddox – als Lichtstreifen ausziehen, allerdings die Sehschärfe nahezu unbeeinflußt lassen und somit den natürlichen Sehbedingungen eher entsprechen, werden in einer Versuchsbrille so angeordnet, daß die Lichtstreifen ein diagonales Kreuz bilden. Wird beim Vorliegen von Einstellbewegungen im Cover-Test das Kreuz wahrgenommen, so liegt eine anomale Netzhautkorrespondenz vor. Bei einem Fixierpunktskotom im schielenden Auge ist ein Leuchtstreifen unterbrochen, bei vollständiger Suppression eines Auges wird nur ein Balken des Kreuzes gesehen *(Abbildung 355)*.

18.4.16 Untersuchung des binokularen Simultansehens mit dem Worth-Test

Der Test besteht aus farbigen Sehobjekten *(Abb. 356)*, die beim Tragen einer Rot-Grün-Brille beiden Augen unterschiedlich zugeordnet werden u. bei Begleit- u. Lähmungsschielen typische Lageveränderungen erfahren.

18.4.16 Untersuchung des binokularen Simultansehens mit dem Worth-Test

Der Test besteht meistens aus einem grünen Stern, zwei roten Kreisen und einem weißen Quadrat *(Abbildung 356a)*. Der Patient trägt eine Rot-Grün-Brille, die die Bilder beider Augen trennt und das linke Auge Stern und Quadrat, das rechte Auge Quadrat und beide Kreise sehen läßt.

Beim Begleitschielen (siehe *Kapitel 18.5.2*) besteht wegen der monokularen Suppression meist nur Monokularsehen *(Abbildung 356b und c)*, beim Lähmungsschielen (siehe *Kapitel 18.5.3*) werden die Bilder versetzt wahrgenommen *(Abbildung 356 d u. e)*.

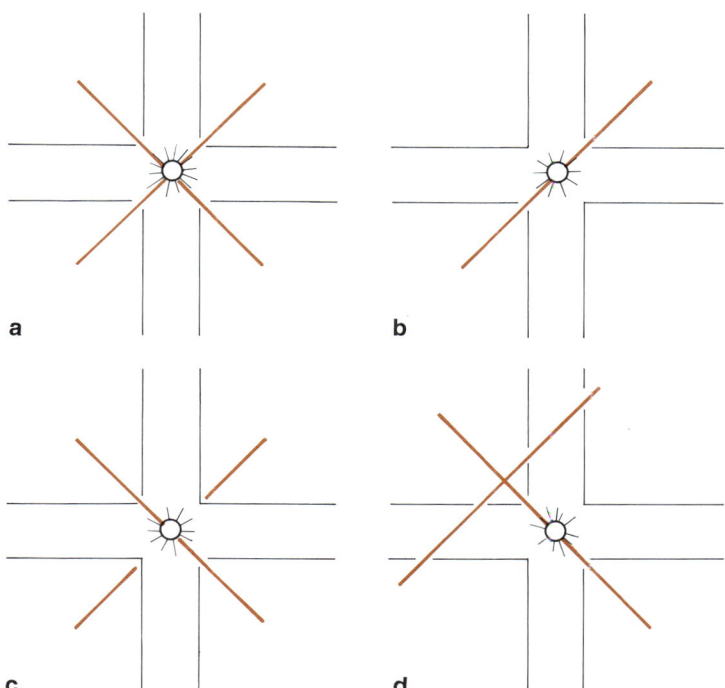

Abb. 355: Untersuchung mit den Streifengläsern nach Bagolini. **a** normale Netz-hautkorrespondenz; **b** Suppression eines Auges; **c** Suppression des Streifens innerhalb des Fixierpunktskotoms; **d** Verschiebung eines Streifens bei Strabismus und anomaler Netzhautkorrespondenz

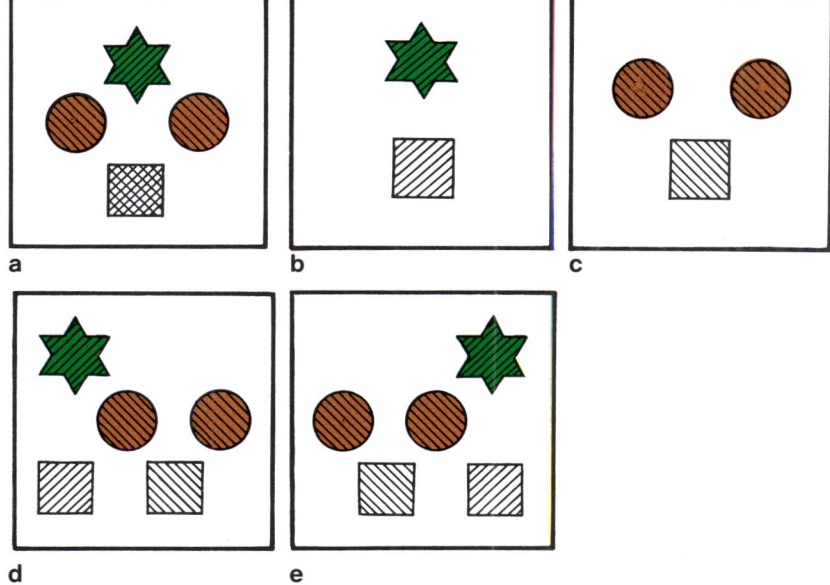

Abb. 356: Untersuchung des binokularen Simultansehens mit dem Worth-Test (**a**), wegen der Fusion beider weißer Quadrate wurde es doppelt schraffiert dargestellt. Durch Farbdissoziation mittels Rot-Grün-Brille sieht das linke Auge den grünen Stern (**b**), das rechte Auge die beiden roten Kreise (**c**). Die weißen Quadrate werden von beiden Augen gesehen. Bei normalem Simultansehen erscheinen alle 4 Figuren am richtigen Platz (**a**), bei Begleitschielen besteht monokulare Suppression (**b** oder **c**), bei Lähmungsschielen werden die Bilder versetzt wahrgenommen (**d** oder **e**)

18.4.17 Untersuchung der Stereoskopie

Haploskopische Verfahren beruhen auf der getrennten Darbietung sich geringfügig unterscheidender Bilder, die nicht auf korrespondierenden, sondern auf querdisparaten Netzhautstellen abgebildet werden. Es entsteht ein artifizieller räumlicher Eindruck **(Synoptophor, Stereoskop, Farb- bzw. Polarisationstrennung, Titmus-Test)**.
Beim **Dreistäbetest** wird der Patient aufgefordert, 3 Stäbe in unterschiedlicher räumlicher Tiefe auf gleiche Höhe einzustellen.
Der **Treffversuch** prüft das Raumsehen bei Kindern *(Abb. 357)*.

18.4.17 Untersuchung der Stereoskopie

Die meisten Tests zur Untersuchung der Stereoskopie beruhen auf **haploskopischen Verfahren,** bei denen nach Trennung der Seheindrücke beider Augen sich geringfügig unterscheidende, horizontal verschobene Bilddetails dargeboten werden. Diese Details werden aufgrund der geringen Detailverschiebung nicht auf korrespondierenden, sondern auf querdisparaten Netzhautstellen abgebildet und fusioniert. Es entsteht ein artifizieller räumlicher Eindruck. Derartige Untersuchungen sind mit dem **Synoptophor,** dem **Stereoskop** oder mittels **Farb- bzw. Polarisationstrennung (Titmus-Test)** möglich.

Bei anderen Tests wird eine Beurteilung des räumlichen Sehens unter **natürlichen Bedingungen** vorgenommen: Beim **Dreistäbetest** wird der Patient aufgefordert, 3 Stäbe, die sich in einer unterschiedlich räumlichen Tiefe befinden, auf gleiche Höhe einzustellen. Der **Treffversuch** prüft das Raumsehen bei Kindern, die aufgefordert werden, einen vorgehaltenen Stift mit einem anderen am Ende zu berühren *(Abbildung 357)*. Dabei wird die Treffsicherheit unter binokularen und monokularen Verhältnissen miteinander verglichen.

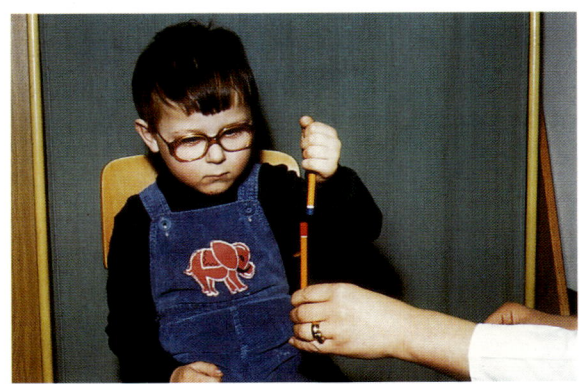

Abb. 357: Treffversuch: Das Kind hält einen Stift mit dem stumpfen Ende nach unten und versucht damit, einen zweiten vom Untersucher mit dem stumpfen Ende nach oben gehaltenen Stift zu treffen

18.5 Pathologie

Definition ▶

Zu Schielformen siehe *Tabelle 52*.

18.5.1 Heterophorien (latentes Schielen)

Definition ▶

18.5 Pathologie

> **Definition.** Unter **Schielen (Strabismus, Heterotropie)** wird ein Stellungsfehler der Augen verstanden, bei dem eine der beiden Augachsen von der Parallelstellung abweicht.

Die verschiedenen Schielformen sind in der *Tabelle 52* zusammengefaßt.

18.5.1 Heterophorien (latentes Schielen)

> **Definition.** Unter Heterophorie wird eine **Störung des Muskelgleichgewichtes** beider Augen verstanden, die durch den Fusionszwang latent gehalten wird.

Unter **Orthophorie** wird ein ideales Augenmuskelgleichgewicht, unter **Esophorie** eine Abweichung der Sehachsen nach Konvergenz, unter **Exophorie** nach Divergenz u. unter **Hyperphorie** in der Vertikalen verstanden.

Ein ideales, ausgewogenes Augenmuskelgleichgewicht **(Orthophorie)** liegt nur selten vor: Die Orthophorie ist die anomale, die Heterophorie die normale Situation, bei über 70% aller Menschen ist eine Heterophorie latent vorhanden. Man spricht von **Esophorie** bei Abweichung der Sehachsen nach Konvergenz, **Exophorie** bei Abweichung nach Divergenz und **Hyperphorie** bei Abweichung in der Vertikalen.

Tabelle 52: Schielformen

latentes Schielen (Heterophorie)	Störung des Muskelgleichgewichtes beider Augen, die durch den Fusionszwang latent gehalten wird
Begleitschielen (Strabismus concomitans, Heterotropie)	Schielen, bei dem die Gesichtslinien beider Augen nicht auf ein und dasselbe Objekt gerichtet sind; der Schielwinkel ist bei allen Blickrichtungen etwa gleich, die Augenmuskeln funktionieren normal, das schielende Auge »begleitet« das nichtschielende
Lähmungsschielen (Strabismus paralyticus)	Schielen, das durch den Funktionsausfall von einem oder mehreren Augenmuskeln bedingt ist; der Schielwinkel ist von der Blickrichtung abhängig
Pseudostrabismus	scheinbares Schielen, vorgetäuscht durch einen Epikanthus, Hypertelorismus oder einen »Winkel Kappa«

Ätiologie. Meist ist die **Fusion** schwach entwickelt, oder die **Fusionsbreite,** d. h. die mit dem Synoptophor ermittelte motorische Belastbarkeit der Fusion, ist reduziert. Zusätzliche exogene Faktoren wie Alkoholgenuß, Streß, Ermüdung, psychische Belastungen oder allgemeine Erkrankungen führen zu Beschwerden.

Klinik. In den allermeisten Fällen bleiben Heterophorien latent. Treffen mehrere ungünstige Faktoren aufeinander, entstehen **muskulär bedingte Asthenopien.** Sie äußern sich in Kopfschmerzen, verschwommenem Sehen, schneller Ermüdbarkeit, zuweilen auch Diplopie.

Akkommodative Asthenopien treten bei fehlerhafter oder mangelnder optischer Korrektur (vergleiche *Kapitel 16.4.2.1*), **nervöse Asthenopien** bei nervöser Erschöpfung und vegetativen Dystonien auf. **Asthenopische Beschwerden** sind häufiger refraktionsbedingt und werden seltener durch Heterophorie verursacht. Nur 10% aller Heterophorien führen zu asthenopischen Beschwerden.

Komplikationen. Bei schwacher Fusion und extremer Belastung kann die Heterophorie dekompensieren oder zu einem periodischen bzw. zu einem manifesten Schielen, einer **Heterotropie** oder **akutem Strabismus** führen. Dabei werden Doppelbilder wahrgenommen.

Diagnose. Es kommen alle Tests zur Anwendung, die den Fusionsreflex aufheben (Aufdecktest, Stäbchenglas nach Maddox, Graefe-Test, Pola-Test). Die Fusionsbreite wird am Synoptophor gemessen.

Therapie. Eine Behandlung ist nur bei Beschwerden notwendig. Sie besteht in orthoptischen (augenmuskeltrainierenden) Übungen (z. B. Konvergenzübungen bei Exophorie), der Verordnung von Prismenbrillen (wegen teilweiser Verstärkung der Heterophorie nicht unumstritten) zur Entlastung des fehlerhaften Muskelgleichgewichts, der eventuellen Behandlung einer auslösenden allgemeinen Ursache und in Ausnahmefällen in einer Operation.

Ätiologie
Meist ist die **Fusion** oder die **Fusionsbreite,** die motorische Belastbarkeit der Fusion, schwach entwickelt.

Klinik
Bei stärkerer Belastung entstehen **muskulär bedingte Asthenopien** mit Kopfschmerzen, verschwommenem Sehen, schneller Ermüdbarkeit u. Diplopie.

Komplikationen
Bei schwacher Fusion u. extremer Belastung kann die Heterophorie zum manifesten Schielen **(Heterotropie** oder **akuter Strabismus)** führen.

Diagnose
Es kommen alle Tests zur Anwendung, die den Fusionsreflex aufheben.

Therapie
Sie besteht in orthoptischen (augenmuskeltrainierenden) Übungen, der Verordnung von Prismenbrillen, der Behandlung der auslösenden Ursache, evtl. in einer Operation.

18.5.2 Begleitschielen (Strabismus concomitans, Heterotropie)

Zu Merkmalen des Begleitschielens s. *Tab. 53*, zur Einteilung des Begleitschielens *Tab. 54*.

Definition ▶

18.5.2 Begleitschielen (Strabismus concomitans, Heterotropie)

Die wichtigsten Merkmale des Begleitschielens und die Differentialdiagnose zum Lähmungsschielen sind in der *Tabelle 53* zusammengefaßt, die Einteilung des Begleitschielens zeigt *Tabelle 54*.

> **Definition.** Ein Begleitschielen liegt vor, wenn die Sehachsen beider Augen nicht auf ein und dasselbe Objekt gerichtet sind, der Schielwinkel aber in allen Blickrichtungen ungefähr gleich bleibt.
> Es handelt sich um eine sensomotorische Adaptationsstörung des immaturen optischen Systems, bedingt durch eine primäre motorische Störung oder Schädigung des Binokularsehens.

Tabelle 53: Differentialdiagnose zwischen Lähmungs- und Begleitschielen

	Strabismus paralyticus	Strabismus concomitans
Ursachen	Erkrankung der Augenmuskeln sowie ihrer Nerven und Kerne	Hyperopie, Vererbung, Fusionsschwäche, einseitige Sehschwäche, perinatale Schäden,
Beginn des Schielens	alle Altersstufen, Beginn oft plötzlich	frühe Kindheit, Beginn oft allmählich
Diplopie	immer vorhanden	nicht vorhanden (monokulare Suppression)
Schielwinkel	in Aktionsrichtung des gelähmten Muskels am größten, primärer < sekundärer Schielwinkel	in allen Blickrichtungen etwa gleich, primärer = sekundärer Schielwinkel
Kopfzwangshaltung	oft vorhanden	nicht vorhanden
Sehschärfe	unbeeinflußt	oft einseitige Amblyopie
Stereoskopie	erhalten, aber durch Diplopie funktionsunfähig	nicht vorhanden, Ausbildung einer anomalen Korrespondenz
Lokalisation der Sehdinge im Raum	falsch	richtig
Diagnose	Prüfung der Augenmotilität und der Doppelbilder	Taschenlampentest, Cover-Test
Therapie	Abklärung, ursächliche Behandlung, Mattglas, Prismen	Okklusion, Prismen, Orthoptik

Tabelle 54: Einteilung des Begleitschielens

Einteilung nach	Bezeichnung
der Ebene, in der das Auge abweicht	**Strabismus horizontalis** Strabismus concomitans convergens **(Esotropie)** Strabismus concomitans divergens **(Exotropie)** **Strabismus verticalis (Hypertropie)**
Einseitig-/Beidseitigkeit	**Strabismus monocularis/unilateralis, Strabismus alternans**
den zeitlichen Zusammenhängen	**intermittierend:** Schielwinkel abhängig von der Fixationsentfernung **periodisch:** zeitweises Schielen, **manifest:** permanentes Schielen
dem Beginn des Schielens	**kongenital** (frühkindliches Schielsyndrom), **erworbenes Schielen** (Lebensalter 1 - 3 Jahre), **normosensorisches Spätschielen**
der Ursache	**Strabismus accommodativus** (akkommodativer Strabismus) **essentieller Strabismus** (Ursache unbekannt)
der Manifestation	**primär** **konsekutiv:** aus einer anderen Schielform entstanden **Strabismus secundarius:** Abweichen eines Auges durch Erblindung

◀ Merke

Merke. Einwärtsschielen wird als Esotropie oder Strabismus convergens, Auswärtsschielen als Exotropie oder Strabismus divergens, Höhenschielen als Hypertropie oder Strabismus verticalis bezeichnet *(Abbildung 358).*

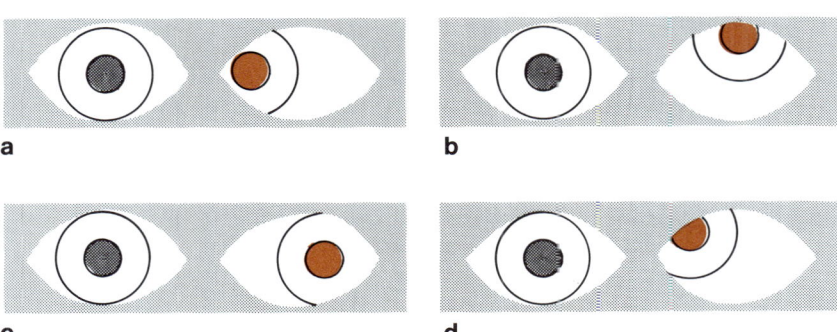

a   b

c   d

Abb. 358: Schielformen; rot: schielendes Auge. **a** Einwärtsschielen; **b** Höhenschielen; **c** Auswärtsschielen; **d** kombiniertes Höhen- und Einwärtsschielen

Ätiologie. Das Begleitschielen tritt bei etwa 3% aller Kinder auf. Nicht selten bleiben die Ursachen im Verborgenen.

Ätiologie
Das Begleitschielen tritt bei 3% aller Kinder auf

◀ Merke

Merke. In den ersten Lebensjahren sind die sensomotorische Koordination und das Binokularsehen sehr labil. Treten in dieser Phase Sehstörungen der optischen Wahrnehmung auf, kann das Sehgleichgewicht empfindlich gestört werden und zu einem Strabismus führen.

● Unumstritten ist der Faktor der **Vererbung,** zumal bei ca. 60% aller Schielenden eine entsprechende Anamnese bei Verwandten besteht.
● Häufig liegen **Refraktionsanomalien** vor, wobei Hypermetropie zum Einwärtsschielen und Myopie, wenn auch in weit geringerem Umfange, zum Auswärtsschielen disponieren: Der Hyperope muß zur Selbstkorrektur seiner Übersichtigkeit beim Sehen auch in die Ferne akkommodieren, ohne konvergieren zu dürfen. Mit der Akkommodation erfolgt aber stets auch ein Konvergenzimpuls (siehe *Kapitel 18.3.4*), der zum Einwärtsschielen führen kann **(akkommodativer Strabismus);** beim Sehen in der Nähe ist wegen der zusätzlichen Akkommodation der Schielwinkel besonders groß. Daher steht die Brillenkorrektur der Hyperopie bei Schielenden an erster Stelle der Therapie.
● Bei **einseitiger Sehschwäche,** bedingt durch hohe Kurzsichtigkeit, Hornhautnarben, Linsentrübungen oder Makulaveränderungen, tritt nicht selten ein Schielen, meist ein Auswärtsschielen auf.
● Bedeutung hat weiterhin eine **Fusionsschwäche,** zuweilen auch im Zusammenhang mit einer ungleichen Brechkraft **(Anisometropie),** einer ungleichen Bildgröße **(Aniseikonie)** beider Augen oder nach länger dauerndem einseitigen Augenverband bei Bestehen einer Heterophorie.
● Weiterhin kommen **perinatale Schädigungen** (Frühgeburt, Asphyxie), zentrale Schädigungen durch Infektionskrankheiten (Masern, Keuchhusten), Enzephalitiden, Gehirntraumen, supranukleare Störungen, Fehlinnervationen der Augenmuskeln oder Koordinationsstörungen im nervösen okulomotorischen Apparat in Frage.

Klinik. Der Schielbeginn liegt meist in den ersten drei Lebensjahren, oder die Kinder kommen bereits mit einem Strabismus zur Welt **(kongenitaler Strabismus).** Mitunter tritt das Schielen zunächst zeitweise, nach Belastungen oder im Verlauf von Allgemeinkrankheiten auf. Der **Schielwinkel** ist in allen Blickrichtungen gleich und unabhängig davon, ob mit dem rechten oder linken Auge geschielt wird. Eine Kopfzwangshaltung wird nicht eingenommen.

Unumstritten ist der Faktor der **Vererbung.**
Häufig liegen **Refraktionsanomalien** vor, wobei Hypermetropie zum Einwärtsschielen **(akkommodativer Strabismus** u. Myopie zum Auswärtsschielen disponieren. Die Brillenkorrektur der Hyperopie steht bei Schielenden an erster Stelle.
Bei **einseitiger Sehschwäche** tritt nicht selten ein Auswärtsschielen auf.

Bedeutung haben weiterhin **Fusionsschwäche Anisometropie, Aniseikonie,** länger dauernder einseitiger Augenverband bei Heterophorie, perinatale u. zentrale Schäden, Fehlinnervationen oder Koordinationsstörungen der Augenmuskeln.

Klinik
Das Schielen ist entweder **kongenital** oder beginnt in den ersten drei Lebensjahren. Mitunter tritt es zeitweise, nach Belastungen oder Allgemeinkrankheiten auf. Der **Schielwinkel** ist in allen Blickrichtungen gleich.

Sensorische Anpassung / Komplikationen
Sehr schnell kommt es zur **Suppression** mit der Gefahr einer irreversiblen Hemmung der Sehfunktionen u. der Ausbildung einer **Amblyopie,** die besonders bei **unilateralem Strabismus** auftritt.

Merke ▶

Bei **alternierendem Strabismus** *(Abb. 359)* wechseln Fixations- u. Suppressionsphasen einander ab, die Gefahr der Entstehung einer Amblyopie ist wesentlich geringer. Es liegt eine **anomale Netzhautkorrespondenz** vor.

Sensorische Anpassung / Komplikationen. Durch die Abweichung der Gesichtslinien müßten theoretisch zu Beginn der Erkrankung Doppelbilder auftreten, die allerdings nur von älteren Kindern und dann auch nur kurzzeitig angegeben werden. Sehr schnell kommt es zur **Suppression** des doppelt erscheinenden Bildes des schielenden Auges mit der Gefahr einer andauernden, später irreversiblen Hemmung der Visusentwicklung und der Ausbildung einer **Amblyopie.** Diese sensorische Anpassung an die Schielstellung tritt vorzugsweise bei **einseitigem, unilateralem (monolateralem) Strabismus** auf und ist ohne entsprechende Gegenmaßnahme bei zwei Drittel aller schielenden Kinder zu beobachten.

> **Merke.** Normalerweise ist etwa nach dem 6. Lebensjahr das Sehen voll entwickelt und das Binokularsehen so stabil, daß eine neue Amblyopie, aus welchem Grund auch immer, nicht mehr auftreten kann.

Bei **wechselseitigem (alternierendem) Strabismus** *(Abbildung 359)* wechseln Fixations- und Supressionsphasen zwischen beiden Augen einander ab, die Gefahr der Entstehung einer Amblyopie ist wesentlich geringer. Bei dieser Schielform korrespondiert die Makula des fixierenden Auges mit einem peripheren Netzhautort des schielenden Auges **(anomale Netzhautkorrespondenz).** Das daraus resultierende Binokularsehen ist allerdings schlecht, ein stereoskopisches Sehen besteht nicht oder ist minderwertig (siehe *Kapitel 18.3.2* und *18.3.3*).

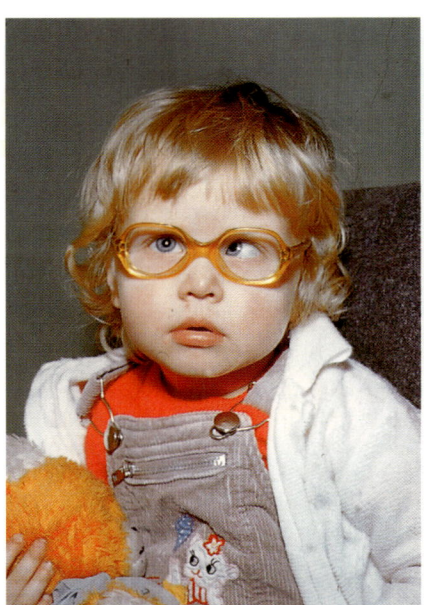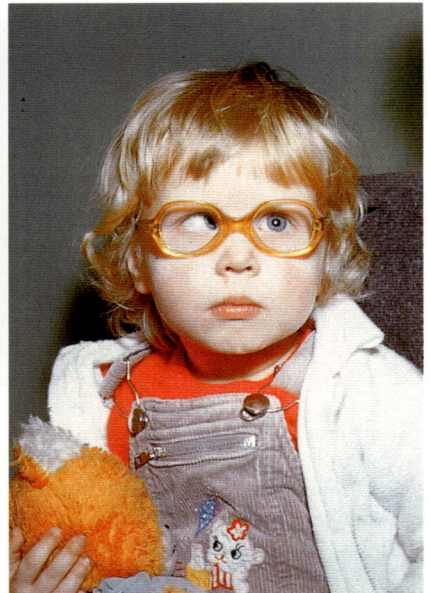

Abb. 359: Wechselseitiger (alternierender) Strabismus convergens bei Rechts- und Linksfixation

Diagnose
Taschenlampentest, Cover-Test, Messung des Schielwinkels, Überprüfung der Fixation u. Bestimmung der retinalen Korrespondenz führen zur Diagnose.

Merke ▶

Diagnose. Bei Säuglingen und Kleinstkindern sowie bei kleinen Schielwinkeln ist die Stellung der Diagnose zuweilen nicht einfach. Im Zweifelsfalle müssen häufigere Untersuchungen durchgeführt werden. Der Taschenlampentest, Cover-Test, die Messung des Schielwinkels mittels Maddox-Kreuz oder Synoptophor, die Überprüfung der Fixation und des sensorischen Verhaltens (Bestimmung der retinalen Korrespondenz) führen aber stets zur Diagnose.

> **Merke.** Auch intraokulare Tumoren, insbesondere **Retinoblastome,** können bei Kindern einen Strabismus hervorrufen (sekundärer Strabismus, vergleiche *Kapitel 13.6.9.1*). Aus diesem Grunde ist bei jedem Schielkind eine vollständige augenärztliche Untersuchung einschließlich einer **Fundusskopie** in Mydriasis unumgänglich.

Differentialdiagnose. Eine Abgrenzung gegenüber **Heterophorien** ist mitunter nicht leicht, zumal sie in Heterotropien übergehen können. Dennoch gilt, daß bei Heterophorien die Sehachsen beider Augen nur nach Abdecken abweichen und die Fusion das Muskelungleichgewicht latent hält, während bei Heterotropien die Sehachsen permanent abweichen, was durch Abdecken einfacher feststellbar ist.

Therapie. Der **Korrektur des Brechungsfehlers** kommt die vordringlichste Bedeutung zu. Beim Einwärtsschielen und bei Vorliegen einer Hyperopie kann damit der akkommodative Anteil des Schielwinkels beseitigt werden *(Abbildung 360)*. Bei einem akkommodativ ausgelösten Strabismus ist damit besonders bei Schielbeginn ein normales Binokularsehen wieder herstellbar.

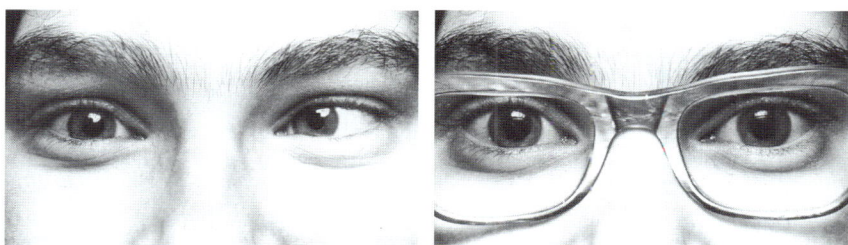

Abb. 360: Der Einfluß der Hyperopiekorrektur mit Plusgläsern auf den Schielwinkel (akkommodativer Strabismus)

Die Refraktionsbestimmung erfolgt in **Zykloplegie,** der medikamentösen Lähmung des Ziliarmuskels zur Beseitigung des Akkommodationskrampfes, beispielsweise nach Eintropfen von Cyclopentolat (Ziliarmuskellähmung für einige Stunden) oder Atropin (Ziliarmuskellähmung von etwa einer Woche).

Mittels Schattenprobe **(Skiaskopie)** wird die Gesamtbrechkraft des Auges ausgemessen und eine entsprechende **Brille** ordiniert. Das Prinzip besteht darin, daß ein Strahlengang, der durch ein Hindernis, z.B. eine Blende, beschnitten wird, auf einem Projektionsschirm bzw. im Beobachterauge eine Licht-Schatten-Bewegung hervorruft. Dabei wirft der Untersucher mit einem durchbohrten Planspiegel Licht in das zu untersuchende Auge, so daß die Pupille rot aufleuchtet. Bei Drehung des Spiegels vor dem Beobachterauge um seine eigene Achse tritt in der Pupille ein Schatten auf, dessen Verlaufsrichtung bei Hyperopie gleichsinnig und bei Myopie gegensinnig zur Spiegeldrehung erfolgt. Durch das Vorsetzen von Gläsern wird der Brechungsfehler auskorrigiert; die gegensinnige Bewegung schlägt in eine gleichsinnige um und umgekehrt.

Ist der Schielwinkel bei Einwärtsschielen und Hyperopie in der Nähe größer als in der Ferne **(Konvergenzexzeß,** vergleiche *Kapitel 18.5.2.1.6),* können auch von Kindern **Bifokalbrillen** (vergleiche *Kapitel 16.5.1.1)* getragen werden, wobei der Nahzustand meist 3 Dioptrien beträgt.

Im Vorschulalter wird bei einem einseitigen Strabismus mit der Gefahr einer Amblyopie bzw. beim Vorliegen einer Schielschwachsichtigkeit das bessere Auge für eine gewisse Zeit vollständig abgedeckt **(Vollokklusion),** um das gefährdete oder amblyope Auge zu trainieren und das monolaterale Schielen in ein alternierendes Schielen zu überführen. Die sicherste Okklusion erfolgt mit einem Pflaster, das das gesamte Auge abdeckt (Elastopad). Häufige Visuskontrollen sind notwendig, damit nicht das okkludierte Auge eine **Deprivationsamblyopie** entwickelt (vergleiche *Kapitel 18.3.3).* Oft dauert es nur wenige Wochen, bis sich eine Amblyopie zurückgebildet hat. **Rezidivamblyopien** sind allerdings bei fehlender Nachsorge möglich. Im weiteren Verlauf sollte deshalb die Okklusion zeitlich (z. B. einstündiges Verkleben eines Auges am Tag) oder in ihrer Stärke (Sehschärfenherabsetzung mittels Folien, die auf das Brillenglas geklebt werden) variiert werden **(Teilokklusion),** z. T. kann auch als Amblyopieprophylaxe eine **alternierende Okklusion** durchgeführt werden.

 Bei Säuglingen genügt oft nur eine **Atropineinträufelung** in das bessere Auge zwecks Sehschärfenherabsetzung.

Differentialdiagnose
Mitunter ist eine Abgrenzung gegenüber **Heterophorien** nicht einfach, bei denen allerdings die Sehachsen beider Augen nur nach Abdecken abweichen.

Therapie
Der **Korrektur des Brechungsfehlers,** beim Einwärtsschielen der Hyperopie, kommt die vordringlichste Bedeutung zu. Damit wird der akkommodative Anteil des Schielwinkels beseitigt *(Abb. 360).*

Die Refraktionsbestimmung erfolgt in **Zykloplegie.**

Mittels **Skiaskopie** wird die Gesamtbrechkraft des Auges ausgemessen u. eine entsprechende **Brille** orciniert.

Bei einem **Konvergenzexzeß** können von Kindern **Bifokalbrillen** getragen werden.

Im Vorschulalter wird bei einem einseitigen Strabismus das bessere Auge für eine gewisse Zeit vollständig abgedeckt **(Vollokklusion),** um das amblyope Auge zu trainieren u. das monolaterale Schielen in ein alternierendes Schielen zu überführen. Häufige Visuskontrollen sind notwendig, damit nicht das okkludierte Auge eine **Deprivationsamblyopie** entwickelt. **Rezidivamblyopien** sind bei fehlender Nachsorge möglich. Im weiteren Verlauf wird deshalb eine **Teilokklusion,** z. T. auch eine **alternierende Okklusion** durchgeführt. Bei Säuglingen genügt oft nur eine **Atropineinträufelung** in das bessere Auge.

Bei exzentrischer Fixation sollte zunächst eine **inverse Dauerokklusion** des amblyopen Auges durchgeführt werden, um die exzentrische Fixation zu lockern.

Bei exzentrischer (nicht zentraler) Fixation sollte man zunächst eine Dauerokklusion des amblyopen Auges durchführen **(inverse Okklusion),** um die exzentrische Fixation zu lockern, und erst später mit der Okklusion des führenden Auges beginnen.

Im Schulalter und später ist eine derartige Behandlung meist ohne Effekt, weil die Amblyopie irreversibel geworden ist. Auch eine apparative Beübung der Sehschärfe, wie sie früher häufig vorgenommen wurde **(Pleoptik),** vermag dann die Amblyopie kaum zu bessern.

Merke ▶

> *Merke.* Der **Früherkennung** eines Strabismus concomitans im Vorschulalter kommt wegen der Amblyopiegefahr und der weitgehenden Therapieresistenz der Schielschwachsichtigkeit im Schulalter eine immens wichtige Bedeutung zu.

Beim Vorliegen eines alternierenden Strabismus kann insbesondere präoperativ der Schielwinkel mit **Prismenfolien** ausgeglichen werden, die auf die Brille aufgeklebt werden *(Abb. 361).*

Beim Vorliegen eines alternierenden Strabismus kann der Schielwinkel mit Prismenfolien ausgeglichen werden, die auf die Brille aufgeklebt werden, allerdings die Sehschärfe etwas reduzieren. Liegt ein Einwärtsschielen vor, wird die Prismenbasis außen, bei einem Auswärtsschielen innen angebracht (vergleiche *Kapitel 16.5.3* und *Abbildung 361).* Die **Prismenkorrektur** wird häufig präoperativ und zur Abklärung der Frage, ob ein Binokularsehen zustande kommt, angewendet.

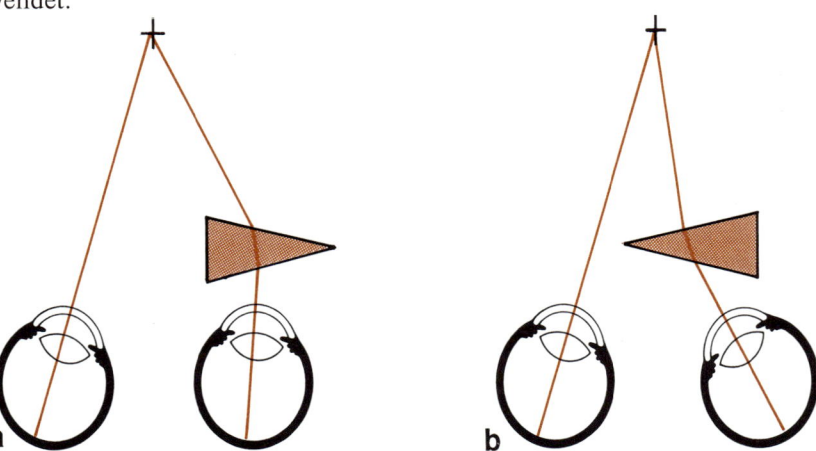

Abb. 361: Wirkung der Prismenkorrektur bei Auswärts- (**a**) und Einwärtsschielen (**b**). Die Prismenstärke wird meist auf beide Augen verteilt

Übungen des binokularen Sehens **(Orthoptik)** zielen darauf ab, die anomale Korrespondenz zu durchbrechen u. ein normales beidäugiges Sehen mit Stereoskopie herzustellen.

Übungen des binokularen Sehens **(Orthoptik)** zielen darauf ab, bei beiderseits gutem Sehvermögen die anomale Korrespondenz zu durchbrechen und ein normales beidäugiges Sehen mit Stereoskopie herzustellen. Die Beübung erfolgt in einer **Sehschule** an besonderen Geräten, z. B. am Synoptophor, unter Anleitung einer **Orthoptistin**. Die Behandlungen werden je nach Situation vor oder nach einer Schieloperation durchgeführt, können aber leider entsprechend der Struktur der Störung des Binokularsehens nur in wenigen Fällen eine verwertbare Stereoskopie erbringen.

18.5.2.1 Einwärtsschielen / Esotropie / Strabismus concomitans convergens

Je früher der **Zeitpunkt des Schielbeginns** liegt, desto unwahrscheinlicher ist die Erlangung eines Binokularsehens.

18.5.2.1 Einwärtsschielen / Esotropie / Strabismus concomitans convergens

Etwa 80 bis 90% aller Patienten mit manifestem Strabismus schielen nach innen. Der **Zeitpunkt des Schielbeginns** ist von entscheidender prognostischer Bedeutung. Je früher er liegt, desto unreifer ist die sensomotorische Feinabstimmung und desto unwahrscheinlicher ist die Erlangung eines Binokularsehens.

18.5.2.1.1 Kongenitale Esotropie

Die kongenitale Esotropie ist bereits bei der Geburt vorhanden oder wird im Laufe der ersten 6 Lebensmonate diagnostiziert. Sie zeigt gewisse Besonderheiten und Abweichungen von der erworbenen Esotropie, die bis zum 3. Lebensjahr auftritt: Ein großer, wechselnder Schielwinkel und eine Schiefhaltung des Kopfes lassen einige Parallelen mit dem Lähmungsschielen erkennen; weiterhin werden Nystagmus, Verrollung der Augen und ein zusätzliches Höhenschielen beobachtet. Oft wird beim Vorliegen dieser Symptome auch vom **frühkindlichen Schielsyndrom** gesprochen. Eine funktionelle Heilung ist nahezu ausgeschlossen.

Der klinische Fall. Eineiige Zwillinge kommen als Frühgeburt mit einem Geburtsgewicht von etwa 1000 g zur Welt. Für einige Tage nach der Geburt ist eine Sauerstoffgabe erforderlich. Regelmäßige augenärztliche Kontrollen ergeben zunächst keinen pathologischen Befund, insbesondere keinen Anhalt für eine Retinopathia praematurorum (vergleiche *Kapitel 13.6.1.6*). Im 3. Lebensmonat fällt bei beiden Mädchen nahezu gleichzeitig ein Einwärtsschielen mit stark schwankendem Schielwinkel und feinschlägigem Nystagmus auf **(frühkindliches Schielsyndrom)**. Durch eine Okklusionsbehandlung wird das zunächst monolaterale Schielen innerhalb von 4 Wochen in ein alternierendes Schielen überführt. Ab dem 2. Lebensjahr wird eine leichte Kopfschiefhaltung beobachtet *(Abbildung 362)*. Es besteht eine anomale Korrespondenz. Die Skiaskopie erbringt eine sehr geringe Hyperopie, die nicht korrigiert werden muß. Der Visus beträgt im 5. Lebensjahr bei beiden Kindern und auf beiden Augen etwa 0,6. Nach einer Schieloperation zunächst rechts, dann links verkleinert sich der Schielwinkel deutlich und beträgt bei Einschulung bei beiden Kindern nur noch etwa 4 – 6°, fällt aber kosmetisch nicht mehr auf. Ein stereoskopisches Sehen besteht nicht.

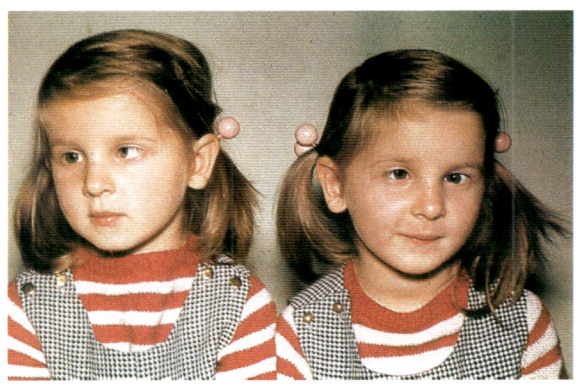

Abb. 362: Eineiige Zwillinge mit einem frühkindlichen Schielsyndrom

18.5.2.1.2 Akkommodativer Strabismus

Liegt eine Hyperopie vor, nach deren Korrektur sich der Schielwinkel deutlich verkleinert oder nicht mehr besteht, wird vom **akkommodativen Strabismus** gesprochen. Kann keine erkennbare Ursache für das Einwärtsschielen gefunden werden, spricht man von einem **essentiellen Strabismus.**

18.5.2.1.3 Normosensorisches Spätschielen

Der Zeitpunkt des normosensorischen Spätschielens nach dem 3. Lebensjahr trifft bereits auf ein recht gut entwickeltes Binokularsehen. Aus diesem Grunde geben die kleinen Patienten anfänglich auch Doppelbildwahrnehmungen an. Wird die Therapie rechtzeitig eingeleitet, nimmt das Binokularsehen keinen weiteren Schaden und kann sich weiterentwickeln. Eine **rechtzeitige Operation** ist angezeigt. Die Prognose ist hinsichtlich der Bewahrung oder Wiedererlangung der Stereoskopie günstig. Die Ursache ist unbekannt.

18.5.2.1.1 Kongenitale Esotropie

Die kongenitale Esotropie ist bereits bei der Geburt oder kurz danach vorhanden. Sie ist charakterisiert durch einen großen, wechselnder Schielwinkel, Schiefhaltung des Kopfes, Nystagmus, Verrollung der Augen u. ein zusätzliches Höhenschielen **(frühkindliches Schielsyndrom).**

◄ **Der klinische Fall**

18.5.2.1.2 Akkommodativer Strabismus

Liegt eine Hyperopie vor, nach deren Korrektur der Schielwinkel sich verkleinert, wird vom **akkommodativen Strabismus,** bei nicht erkennbarer Ursache vom **essentiellen Strabismus** gesprochen.

18.5.2.1.3 Normosensorisches Spätschielen

Der Zeitpunkt des **normosensorischen Spätschielens** nach dem 3. Lebensjahr trifft bereits auf ein gut entwickeltes Binokularsehen. Wird die Operation rechtzeitig durchgeführt, entsteht kein weiterer Schaden.

18.5.2.1.4 Mikrostrabismus

Der **Mikrostrabismus,** ein kosmetisch relativ unauffälliges Einwärtsschielen mit einem Schielwinkel bis zu 5°, der nicht selten unbemerkt bleibt, nimmt eine gewisse Sonderstellung ein: Die anomale Netzhautkorrespondenz ist funktionell hochwertig und vermag Fusionsbewegungen und Stereoempfindung auszulösen. Die geringfügig ausgeprägte Amblyopie läßt immerhin noch einen Visus zwischen 0,5 und 0,8 zu. Der Mikrostrabismus kommt vorzugsweise unilateral vor und zeigt deutliche hereditäre Zusammenhänge.

Der klinische Fall. Bei einer Einstellungsuntersuchung fällt bei einem 18jährigen Mann eine rechtsseitige Sehschwäche von 0,5 bei voller Sehschärfe links auf. Diese Sehschwäche sei dem Patienten noch nie aufgefallen. Eine gründliche augenärztliche Untersuchung ergibt einen kleinen, manifesten Schielwinkel nach innen von 4°, eine anomale Netzhautkorrespondenz, zentrale Fixation und ein sehr grobes stereoskopisches Sehen. Eine Therapie ist nicht mehr möglich; der Patient wird über das Wesen seines **Mikrostrabismus** aufgeklärt. Die Refraktionsbestimmung im Zykloplegie ergibt eine Hyperopie von rechts +3,0 und links von +1,25.

18.5.2.1.5 A- und V-Syndrom

Mitunter kann beobachtet werden, daß der Schielwinkel beim Einwärtsschielen während der Blickhebung abnimmt und bei Blicksenkung zunimmt **(A-Syndrom).** Das umgekehrte Verhalten (Schielwinkelzunahme bei Blickhebung und -abnahme bei Blicksenkung) wird als **V-Syndrom** bezeichnet *(Abbildung 363).*

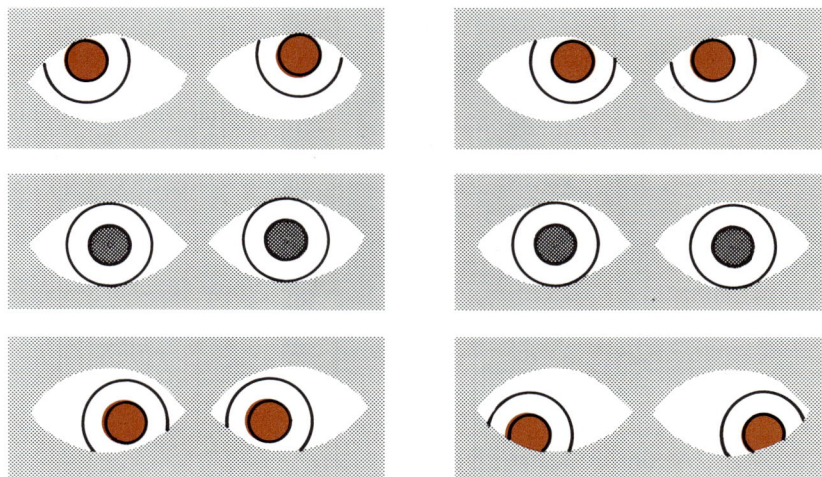

Abb. 363: V- und A-Syndrom; die roten Pupillen charakterisieren die Abweichung der Sehachsen

18.5.2.1.6 Störungen des Akkommodations-Konvergenz-Verhältnisses

Ist die enge Kopplung zwischen Akkommodation und Konvergenz gestört, kann eine Brillenkorrektur den Schielwinkel nicht vollständig ausgleichen, und es besteht eine Diskrepanz der Größe des Schielwinkels bei Nah- und Fernfixation (Konvergenzexzeß, Divergenzexzeß, Konvergenzschwäche, Divergenzschwäche). Beim **Konvergenzexzeß** verbleibt nach Brillenordination ein Restschielwinkel, der für die Nähe größer ist als für die Ferne.

Marginalspalte

18.5.2.1.4 Mikrostrabismus

Der **Mikrostrabismus** ist ein kosmetisch relativ unauffälliges Einwärtsschielen mit einem Schielwinkel bis zu 5°, einer anomalen Netzhautkorrespondenz mit Stereoempfindung u. nur geringfügig ausgeprägter Amblyopie.

Der klinische Fall ▶

18.5.2.1.5 A- und V-Syndrom

Nimmt der Schielwinkel beim Einwärtsschielen während der Blickhebung ab u. bei Blicksenkung zu, liegt ein **A-Syndrom,** beim umgekehrten Verhalten ein **V-Syndrom** vor *(Abb. 363).*

18.5.2.1.6 Störungen des Akkommodations-Konvergenz-Verhältnisses

Bei einer Diskrepanz der Schielwinkelgröße bei Nah- und Fernfixation liegt ein Konvergenzexzeß, Divergenzexzeß, eine Konvergenzschwäche oder Divergenzschwäche vor.

18.5.2.2 Auswärtsschielen / Exotropie / Strabismus concomitans divergens

Das Außenschielen spielt nicht so eine große Rolle wie die Esotropie: Allerdings ist auffällig, daß unter den Patienten mit Exotropie relativ viele Erwachsene sind: Bei Kindern ist das Verhältnis Strabismus convergens zu Strabismus divergens 4:1, bei Erwachsenen 2:1. Mikrostrabismus sowie A- und V-Syndrom sind insgesamt seltener als beim Einwärtsschielen.

Die häufigste Schielform bei Divergenz ist das **intermittierende Außenschielen (Strabismus concomitans divergens intermittens),** bei dem nur in der Ferne eine Exotropie besteht und die Sensorik durch Suppression gestört ist. In der Nähe liegt normales Binokularsehen vor. Normale Netzhautkorrespondenz kann dann je nach Augenstellung im Wechsel mit einer anomalen vorkommen. Bei leichten Fällen tritt das Abweichen nur sporadisch auf, z. B. bei Müdigkeit (periodisches Schielen).

Eine Amblyopie besteht nicht. Häufig liegt eine Myopie vor. Manche Autoren sprechen in diesem Zusammenhang von einem **Divergenzexzeß** (vergleiche *Kapitel 18.5.2.1.6*). Die Konvergenz ist meist gut ausgebildet.

Ein **konsekutives Divergenzschielen** geht aus einem ehemals konvergenten Schielen hervor (vergleiche *Tabelle 54*). Nicht selten liegt eine operative Überkorrektur einer Esotropie zugrunde.

Tritt Erblindung oder eine erhebliche Sehverschlechterung auf einem Auge auf, führt dies bei Erwachsenen meist innerhalb von einigen Jahren zum **sekundären Divergenzschielen (Strabismus secundarius).**

18.5.2.3 Höhenschielen / Hypertropie / Strabismus verticalis

Vertikalabweichungen sind in Kombination mit Horizontalschielen (Strabismus concomitans convergens / divergens) häufig, beispielsweise beim frühkindlichen Schielsyndrom.

Bei einem **assoziierten Höhenschielen** steht immer das gleiche Auge höher. Von einer wechselseitigen Höhenabweichung im Sinne einer alternierenden Hypertropie **(dissoziiertes Höhenschielen)** wird gesprochen, wenn das jeweils nicht fixierende oder beim Cover-Test verdeckte Auge höher steht *(Abbildung 364)*.

Mitunter tritt eine Vertikalbewegung bei horizontalen Blickwendungen am adduzierten Auge, besonders beim Einwärtsschielen, auf **(Strabismus convergens sursoadductorius).**

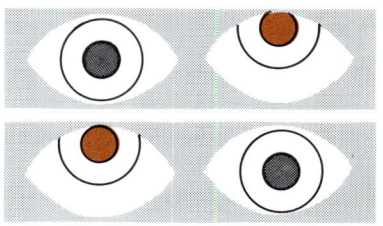

Abb. 364: Dissoziiertes Höhenschielen bei Rechts- und Linksfixation

18.5.2.4 Akuter Strabismus / Strabismus acutus

Ein plötzlich auftretendes Schielen wird zuweilen im Zusammenhang mit einer **dekompensierten Heterophorie** nach psychischem Trauma, körperlicher Überlastung oder vorübergehendem Verband (siehe *Kapitel 18.5.1)* beobachtet.

Eine andere Form tritt ausschließlich bei höhergradigen **Myopen** mit zu schwacher Brillenkorrektur auf. Ihre Konvergenz kann durch zu große Annäherung der Lesetexte oder Handarbeit an die Augen überfordert werden, wobei die Divergenz erschlafft (Divergenzschwäche, vergleiche *Kapitel 18.5.2.1.6).* Die Patienten schielen aus diesem Grunde nur beim Sehen in die Ferne nach innen. Beide Formen gehen mit sehr störender Diplopie einher, zumal sie erst im Schul- oder Erwachsenenalter auftreten.

18.5.2.2 Auswärtsschielen / Exotropie / Strabismus concomitans divergens

Die häufigste Schielform ist dabei das **intermittierende Außenschielen,** bei dem nur in der Ferne eine Exotropie besteht u. die Sensorik durch Suppression gestört ist. In der Nähe liegt normales Binokularsehen vor.
In leichten Fällen tritt es nur sporadisch auf (periodisches Schielen). Eine Amblyopie besteht nicht.

Konsekutives Divergenzschielen resultiert aus der operativen Überkorrektur einer Esotropie (s. Tab. 54).

Tritt ein Visusverlust auf einem Auge auf, führt dies zum **sekundären Divergenzschielen.**

18.5.2.3 Höhenschielen / Hypertropie / Strabismus verticalis

Vertikalabweichungen sind in Kombination mit Horizontalschielen häufig.
Bei einem **assoziierten Höhenschielen** steht immer das gleiche Auge höher, bei einem **dissoziierten Höhenschielen** das jeweils nicht fixierende oder beim Cover-Test verdeckte Auge *(Abb. 364).*

18.5.2.4 Akuter Strabismus / Strabismus acutus

Er wird zuweilen im Zusammenhang mit einer **dekompensierten Heterophorie** beobachtet. Eine andere Form tritt ausschließlich bei höhergradig **Myopen** mit zu schwacher Brillenkorrektur auf.

18.5.2.5 Pseudostrabismus

Er entsteht, wenn die Gesichtslinien der Augen nicht durch die Hornhautmitte verlaufen.

18.5.2.5 Pseudostrabismus

Ein scheinbares Einwärts- oder Auswärtsschielen *(Abbildung 365)* entsteht, wenn die Gesichtslinien der Augen nicht durch die Hornhautmitte verlaufen.

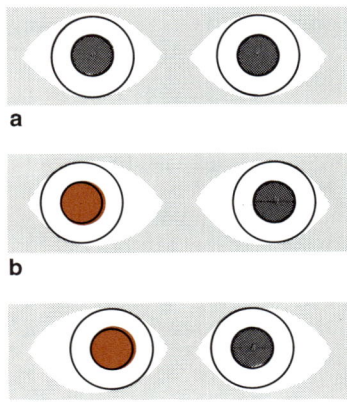

Abb. 365: Scheinbares Schielen (Pseudostrabismus). **a** normale Augenstellung; **b** scheinbares Auswärtsschielen; **c** scheinbares Einwärtsschielen

Beim **Taschenlampentest** befinden sich die Reflexbildchen nicht im Hornhautzentrum, sondern nasal oder temporal davon, d. h. um den **Winkel Kappa** verschoben *(Synopsis 44)*. Im Unterschied zum Strabismus liegen sie aber beidseits stets symmetrisch, d. h. gleich weit vom Limbusrand entfernt *(Abb. 365)*. Beim **Cover-Test** zeigen sich keine Einstellbewegungen.

Auch beim **Taschenlampentest** (vergleiche *Kapitel 18.4.5*) befinden sich die Reflexbildchen nicht im Hornhautzentrum, sondern nasal oder temporal davon, d. h. um den sog. **Winkel Kappa** verschoben *(Synopsis 44)*. Dieser Winkel wird gebildet aus der Gesichtslinie und der optischen Achse des Auges. Liegt das Reflexbild nasal vom Hornhautzentrum, ist der Winkel »positiv«, bei temporaler Abbildung »negativ«. Im Unterschied zum Strabismus liegen sie aber beidseits stets symmetrisch, d. h. gleich weit vom Limbusrand entfernt. Beim **Cover-Test** zeigen sich natürlich keine Einstellbewegungen.

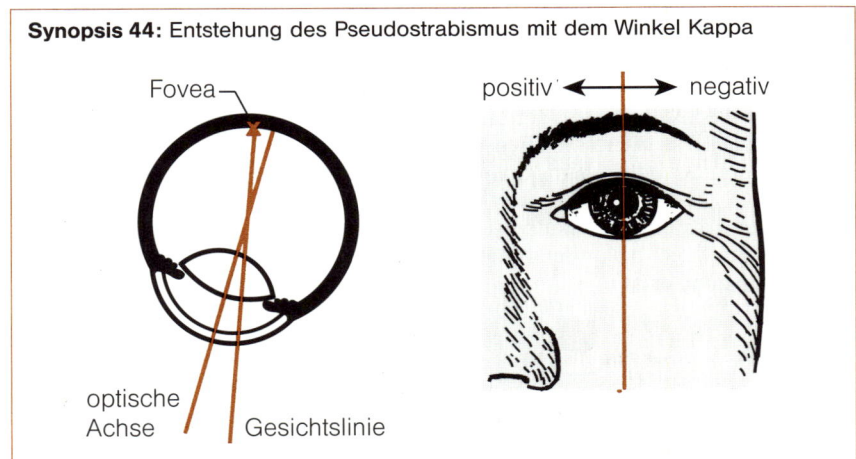

Synopsis 44: Entstehung des Pseudostrabismus mit dem Winkel Kappa

Fovea

positiv ◄──► negativ

optische Achse   Gesichtslinie

Ein Pseudostrabismus wird beim **Hypertelorismus** *(Abb. 366)* u. beim **Epikanthus** *(Abb. 19, Kapitel Lider)* angetroffen.

Der Pseudostrabismus wird häufig bei zu kleinem oder zu großem Augenabstand (**Hypertelorismus,** *Abbildung 366)* angetroffen. Beim **Epikanthus** wird ein Einwärtsschielen vorgetäuscht, weil der nasale weiße Sklerabereich kleiner ist als das temporale Skleradreieck *(Abbildung 19, Kapitel Lider,* vergleiche *Kapitel 2.5.1.4)*.

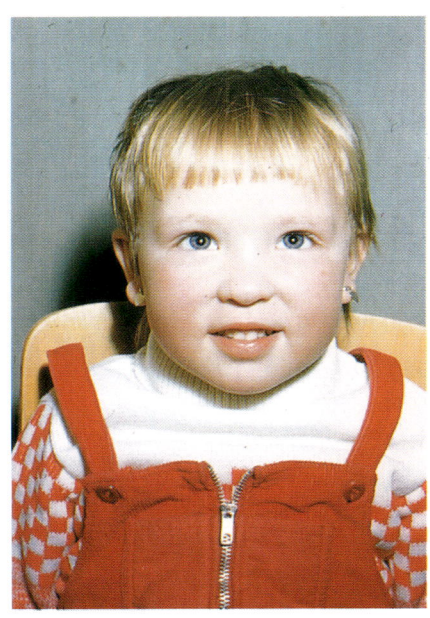

Abb. 366: Hypertelorismus mit ange-
deutetem Epikanthus, welcher ein Einwärtsschielen vortäuscht

18.5.3 Lähmungsschielen (Strabismus paralyticus)

Die wichtigsten Merkmale des Lähmungsschielens und die Differentialdiagnose zum Begleitschielen sind in den *Tabellen 53* und *54* zusammengefaßt.

Definition. Das Lähmungsschielen tritt plötzlich als Folge des Ausfalls eines oder mehrerer äußerer Augenmuskeln in Erscheinung und bedarf der
neurologischen Abklärung.
   Vollständige Lähmungen werden als **Paralysen,** Augenmuskelschwächen
oder unvollständige Lähmungen als **Paresen** bezeichnet.

Ätiologie. **Kongenitale Augenmuskelparesen** werden bei Aplasien von Augenmuskelkernen, pränatalen Enzephalitiden, paradoxen Innervationen und Geburtstraumen beobachtet. Besonders häufig sind eine einseitige Ptosis und Ab-
duzensparesen.
   Myogene Ursachen treten bei Erkrankungen der Augenmuskeln (Myopathien), bei endrokriner Orbitopathie, Myositis, Myotonien, Muskelabrissen
nach Traumen und bei Orbitatumoren in Erscheinung (vergleiche *Kapitel 4.4*).
   Neurogene Ursachen bestehen in Läsionen der Augenmuskelnerven, ihrer
Kerngebiete oder der Verbindungsbahnen zwischen ihnen. Je nach Lokalisation der Schädigung werden unterschieden:

● **Infranukleäre Lähmungen.** Neben orbitalen Ursachen (z. B. Meningo- und
Mukozelen, **Syndrom der Orbitaspitze** mit Trigeminusreizung, Hornhautsensibi-
litätsstörungen, Optikusschädigung, Lähmung verschiedener Augenmuskeln
bis hin zur totalen Ophthalmoplegie, vergleiche *Kapitel 18.5.3.4*) spielen Prozesse der Fissura orbitalis superior, des Sinus cavernosus und der Schädelbasis
eine dominierende Rolle (Aneurysmen, Keilbeinmeningeome, Frakturen, Blutungen, Entzündungen z. B. bei Fokaltoxikose, vaskuläre Insulte).

   Das **Klivuskantensyndrom** entsteht durch Hirndruck, der den N. oculomoto-
rius an die Klivuskante preßt (Mydriasis, Ptosis, Okulomotoriusparese). Das
Gradenigo-Syndrom wird hervorgerufen durch eine Entzündung im Bereich der
Felsenbeinspitze und gilt als schwerste Komplikation der Otitis media bzw. der
Mastoiditis; es zeigt eine gleichseitige Abduzenslähmung und Trigeminusneur-
algie mit Hypakusis.

18.5.3 Lähmungsschielen
(Strabismus paralyticus)
Zu den Merkmalen des Lähmungs-
schielens s. *Tab. 53 u. 54.*

◄ Definition

Ätiologie
Kongenitale Augenmuskelparesen:
bei Aplasien von Augenmuskelker-
nen, Enzephalitiden, paradoxen
Innervationen u. Geburtstraumen.
Myogene Ursachen: bei Myopa-
thien, endokriner Ophthalmopathie,
Myositis, Myotonien, traumatischen
Muskelabrissen u. Orbitatumoren.
Neurogene Ursachen: Läsionen
der Augenmuskelnerven, ihrer Kern-
gebiete oder Verbindungsbahnen.

1. Infranukleäre Lähmungen:
Neben orbitalen Ursachen **(Syndrom der Orbitaspitze)** spielen Prozesse der Fissura orbitalis superior,
des Sinus cavernosus u. der Schädelbasis eine dominierende Rolle.

Das **Klivuskantensyndrom** entsteht
durch Hirndruck, der den N. oculomotorius an die Klivuskante preßt
(Mydriasis, Ptosis, Okulomotoriusparese). Das **Gradenigo-Syndrom** tritt
bei Entzündung im Bereich der
Felsenbeinspitze auf.

2. Bei nukleären Lähmungen liegen entzündliche, tumoröse, vaskuläre, toxische oder degenerative Herde im Bereich der Augenmuskelkerngebiete vor *(Abb. 367)*.

● **Bei nukleären Lähmungen** liegen entzündliche (Meningoenzephalitis, Poliomyelitis, Lues, AIDS), tumoröse, vaskuläre, toxische oder degenerative Herde (multiple Sklerose, Myasthenia gravis) im Bereich der Augenmuskelkerngebiete in der Medulla oblongata vor *(Abbildung 367)*.

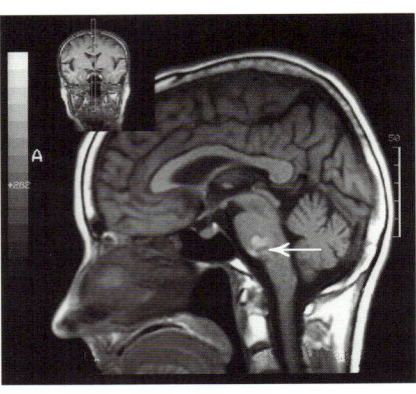

Abb. 367: Eingeblutetes kavernöses Hämangiom (Pfeil) im unteren Abschnitt der Brücke (Pons) mit Abduzens- und Fazialislähmung im Kernspintomogramm (sagittale Schnittführung, T1-Wichtung ohne Kontrastmittel)

3. Internukleäre Lähmungen. Bei Läsionen im Bereich des hinteren Längsbündels.

4. Supranukleäre Lähmungen bei Prozessen im Gebiet der supranukleären Assoziationsbahnen oder Blickzentren.

● **Internukleäre Lähmungen** entstehen bei Läsionen im Bereich des hinteren Längsbündels (vergleiche *Abbildung 340*), und

● **Supranukleäre Lähmungen** bei Prozessen im Gebiet der supranukleären Assoziationsbahnen oder Blickzentren im Hirnstamm oder Kortex (vergleiche *Abbildung 341*).

Merke ▶

> *Merke.* Die vielfältigen Möglichkeiten, die zu einer Augenmuskellähmung führen können, erfordern eine eingehende internistische, neurologische, HNO-ärztliche und radiologische Abklärung.

Klinik
Bewegungseinschränkung u. **Diplopie** in der Wirkungsrichtung des gelähmten Muskels sind die Kardinalsymptome einer Augenmuskelparese.

Klinik. Die **Bewegungseinschränkung** in der Wirkungsrichtung des gelähmten Muskels ist das Kardinalsymptom einer Augenmuskelparese. Gleichzeitig wird damit das Blickfeld des gelähmten Auges kleiner. Es entstehen **Doppelbilder,** die zuweilen mit Schwindel und Übelkeit verbunden sind.

Der Kopf wird so gehalten, daß der paretische Muskel entlastet wird **(kompensatorische Kopfhaltung, okularer Schiefhals).**
Bei kongenitalen Augenmuskellähmungen fehlen Doppelbilder, weil der Seheindruck eines Auges wie beim Begleitschielen supprimiert wird.
Da der Schielwinkel am größten wird, wenn die Augen in die Richtung des gelähmten Muskels bewegt werden, kommt es zu starken **Schielwinkelschwankungen.**

Die Diplopie ist in der Richtung, in die der ausgefallene Muskel das Auge bewegen müßte, am größten. In Blickrichtungen, in denen der paretische Muskel nicht beansprucht wird, besteht kein Doppeltsehen.

Aus diesem Grunde wird der Kopf so gehalten, daß der paretische Muskel entlastet wird und ein Binokularsehen eben noch möglich ist **(kompensatorische Kopfhaltung** in Zugrichtung des paretischen Muskels, **okularer Schiefhals).**

Bei kongenitalen Augenmuskellähmungen fehlen Doppelbilder, weil der Seheindruck eines Auges wie beim Begleitschielen supprimiert wird, desgleichen bei Einäugigen.

Da der Schielwinkel am größten wird, wenn die Augen in die Richtung des gelähmten Muskels bewegt werden, kommt es zu starken **Schielwinkelschwankungen.** Bei einer Lähmung des rechten M. rectus lateralis ist der Schielwinkel beim Blick nach rechts am größten. Allmählich erhält der Antagonist des paretischen Muskels ein Übergewicht, z. B. bei einer Abduzensparese rechts der M. rectus medialis. Dadurch wird der Schielwinkel noch größer.

Merke ▶

> *Merke.* Bei Fixation mit dem gesunden Auge ist der Schielwinkel kleiner als bei Fixation mit dem gelähmten Auge, d. h. **der primäre Schielwinkel ist kleiner als der sekundäre** *(Abbildung 368)*, weil bei der Fixation mit dem gelähmten Auge sowohl dem gelähmten Muskel als auch dem Synergisten am anderen Auge verstärkt Impulse zufließen.

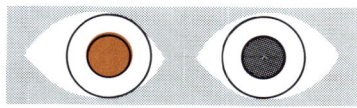

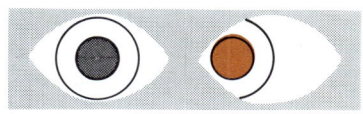

Abb. 368: Primärer (**a**) und sekundärer (**b**) Schielwinkel durch eine rechtsseitige Abduzensparese bei Links- und Rechtsfixation

Durch den starken, aber erfolglosen Innervationsimpuls, den der gelähmte Muskel beim Versuch, in seine Wirkungsrichtung zu blicken, erhält, kommt es zu einer **falschen Lokalisation** der Sehdinge im Raum. Sie scheinen nach der Wirkungsrichtung des gelähmten Muskels verlagert.

Diagnose. Die wichtigsten diagnostischen Maßnahmen bestehen in der Prüfung der Augenmotilität und der Doppelbildlokalisation mit Rotglas oder am Hess-Schirm bzw. am Hess-Lees-Screen *(Abbildung 345)*. Der Cover-Test gibt, wenn überhaupt, nur bei ausgeprägten Lähmungen Informationen. Die Elektromyographie wird nur bei besonderen Fragestellungen durchgeführt.

Therapie. Der Schlüssel liegt im Auffinden der Lähmungsursache und in der **Behandlung des Grundleidens.**

Zur Vermeidung von Doppelbildern kneift der Patient oft schon von sich aus ein Auge zu. Dennoch sollte das gelähmte Auge durch eine Augenklappe oder ein **Mattglas** verdeckt werden.

Da der Schielwinkel in Abhängigkeit von der Blickrichtung schwankt, ist eine Korrektur mit **Prismengläsern** problematisch bzw. unmöglich. Eine **operative Korrektur** sollte aber erst nach 9 Monaten vorgenommen werden, da es in nicht wenigen Fällen auch noch nach längerer Zeit zu deutlichen Rückbildungen kommt.

Prognose. Sie hängt von der Ursache ab und ist bei infektiös oder toxisch bedingten Lähmungen, Diabetes, Lues oder multipler Sklerose oft günstig, bei Tumoren, Traumen, Enzephalitiden oder Blutungen eher ungünstig. Nach 9 Monaten darf mit einer Rückbildung der Lähmungserscheinungen nicht mehr gerechnet werden.

Die unterschiedlichen Lähmungstypen zeigt *Tabelle 55.*

Die Sehdinge im Raum scheinen nach der Wirkungsrichtung des gelähmten Muskels verlagert (**falsche Lokalisation**).

Diagnose
Die wichtigsten diagnostischen Maßnahmen bestehen in der Prüfung der Augenmotilität u. der Doppelbildlokalisation mit Rotglas oder am Hess-Schirm.

Therapie
Das Auffinden der Lähmungsursache u. die **Behandlung des Grundleidens** stehen an erster Stelle.
Zur Vermeidung von Doppelbildern wird das gelähmte Auge durch ein **Mattglas** verdeckt.
Eine **operative Korrektur** wird erst nach 9 Monaten vorgenommen.

Prognose
Bei infektiös oder toxisch bedingten Lähmungen, Diabetes, Lues oder MS oft günstig, bei Tumoren, Traumen, Enzephalitiden oder Blutungen ungünstig.

Die unterschiedlichen Lähmungstypen zeigt *Tab. 55.*

Tabelle 55: Augenmuskelparesen und ihre wichtigsten Merkmale	
Augenmuskellähmung	**Merkmale**
Abduzensparese	Parese des M. rectus lateralis, Abduktion nicht möglich, Kopf zur Lähmungsseite gewendet, wegen langem intrakraniellen Verlauf am häufigsten
Trochlearisparese	Parese des M. obliquus superior (Lesemuskel), Bewegung nach nasal unten nicht möglich, Kopf gesenkt, zur Gegenseite gewendet und zur gegenüberliegenden Schulter geneigt, **Bielschowsky-Phänomen**
äußere Okulomotoriusparese	Parese der Mm. recti sup., inf., med., des M. levator palp. sup. und des M. obl. inf., Bulbus steht nach außen/unten, keine Diplopie wegen **Ptosis**
innere Okulomotoriusparese	Akkommodationslähmung (Lähmung des M. ciliaris) und **Mydriasis** (Lähmung des M. sphincter pupillae)
totale Okulomotoriuslähmung (äußere und innere Okulomotoriuslähmung)	Syndrom der Orbitaspitze, Syndrom der Fissura orbitalis superior, Sinus-cavernosus-Syndrom

18.5.3.1 Abduzensparese

18.5.3.1 Abduzensparese

Das betroffene Auge ist nach nasal gerichtet, da der **M. rectus lateralis** gelähmt u. sein Antagonist eine Überfunktion aufweist. Eine **Abduktion** über die Mittellinie ist nicht möglich *(Abb. 369)*. Um die **gleichnamigen, horizontalen** Doppelbilder zu umgehen, wird eine Kopfzwangshaltung nach der Seite der Lähmung eingenommen.

Sie ist wegen des langen, ungeschützten Verlaufs des Nervs an der Schädelbasis am häufigsten. Das betroffene Auge ist nach nasal gerichtet, da der **M. rectus lateralis** gelähmt und sein Antagonist, der M. rectus medialis, eine Überfunktion aufweist. Eine **Abduktion** über die Mittellinie ist nicht möglich *(Abbildung 369)*. Die **gleichnamigen** (das rechte Auge sieht das rechte, das linke das linke Doppelbild) **horizontalen Doppelbilder** haben ihren größten Abstand beim Abduktionsversuch. Um die Doppelbilder zu umgehen, wird eine Kopfzwangshaltung nach der Seite der Lähmung eingenommen.

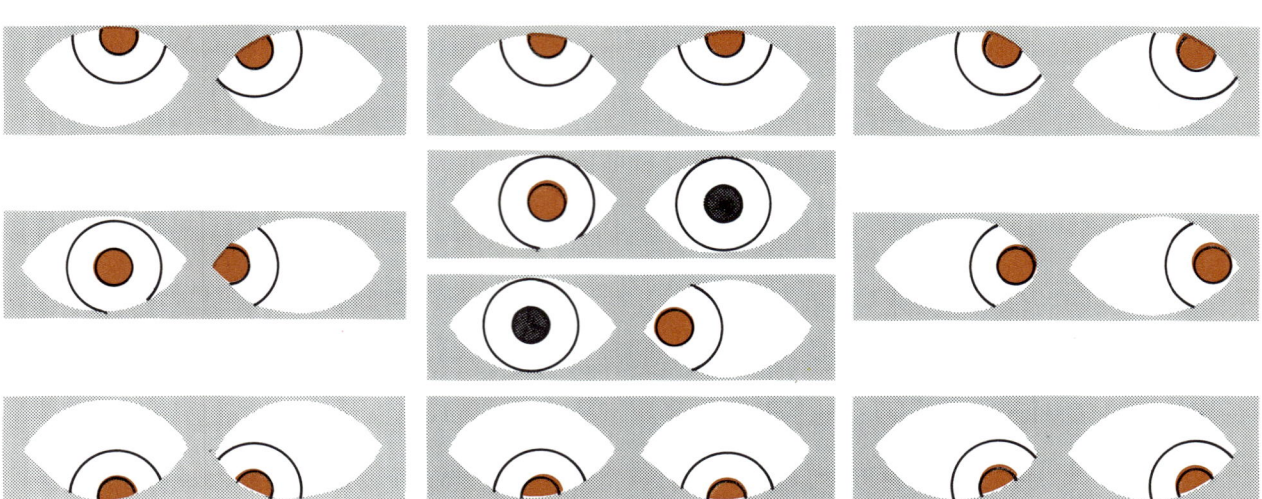

Abb. 369: Augenmotilität bei einer rechtsseitigen Abduzensparese. Die schwarze Pupille in der Bildmitte bestimmt das jeweils fixierende Auge beim Blick geradeaus.

18.5.3.2 Trochlearisparese

18.5.3.2 Trochlearisparese

Bei einer Lähmung des **M. obliquus superior** ist die Motilität beim **Blick nach nasal unten** eingeschränkt *(Abb. 370)*. Die **Doppelbilder sind gekreuzt u. höhendistant.** Das gelähmte Auge steht durch das Überwiegen des M. obliquus inferior nach oben oder temporal oben. Es besteht eine typische kompensatorische Kopfhaltung.

Bei einer Lähmung des **M. obliquus superior,** der das Auge nach einwärts rollt und senkt, ist der **Doppelbildabstand während des Blickes nach nasal unten** am größten und stört besonders beim Lesen oder Treppensteigen. Die **Doppelbilder sind gekreuzt** (das rechte Auge sieht das linke, das linke das rechte Doppelbild) und in der Höhe verschoben. In dieser Richtung ist auch die Motilität eingeschränkt *(Abbildung 370)*. Das gelähmte Auge steht durch das Überwiegen des M. obliquus inferior nach oben oder temporal oben. Es besteht eine Neigung zum Strabismus convergens sursoadductorius (vergleiche *Kapitel 18.5.2.3*) und eine typische kompensatorische Kopfhaltung, wobei der Kopf gesenkt, zur Gegenseite gewendet und zur gegenüberliegenden Schulter geneigt wird.

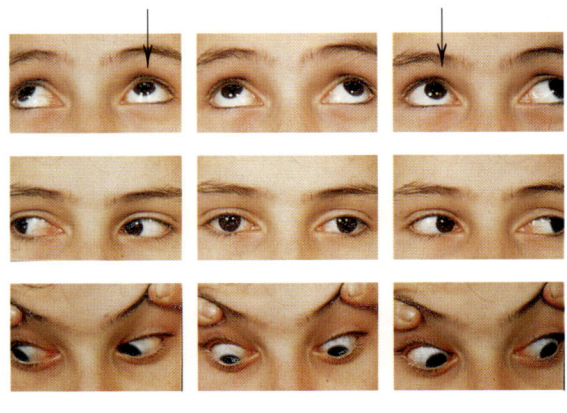

Abb. 370: Beidseitige Trochlearisparese mit Einschränkung der Augenmotilität beim Blick nach nasal unten. Durch sekundäre Hemmung des Antagonisten der Gegenseite (beide Mm. obliqui inferiores) tritt nach längerem Bestehen der Lähmung zusätzlich eine Bewegungseinschränkung nach nasal oben auf (Pfeile)

Wendet man den Kopf zur Seite des gelähmten Auges und läßt mit dem gesunden Auge fixieren, weicht das paretische Auge stark nach oben ab **(Bielschowsky-Phänomen).** Dieser Test dient auch zur differentialdiagnostischen Abklärung eines myogenen Schiefhalses bei Fehlentwicklung der Halsmuskulatur, bei dem der Test keine Auffälligkeiten zeigt *(Abbildung 371).*

Wird der Kopf zur Seite des gelähmten Auges bei Fixation mit dem gesunden Auge gewendet, weicht das paretische Auge stark nach oben ab **(Bielschowsky-Phänomen,** *Abb. 371).*

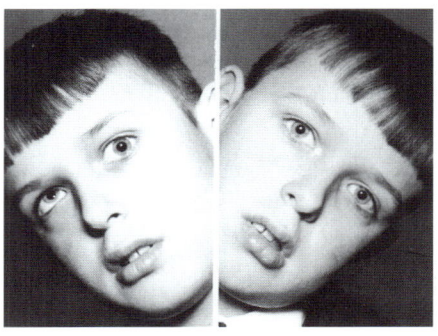

Abb. 371: Kopfneigeversuche nach Bielschowsky. Bedingt durch eine rechtsseitige Trochlearisparese weicht das paretische Auge bei einer rechtsseitigen Kopfneigung nach oben ab

18.5.3.3 Okulomotoriusparese

Die nicht gelähmten M. rectus externus und M. obliquus superior ziehen den Bulbus nach außen unten. Adduktion und Blickhebung sind unmöglich. Wegen der Ptosis infolge der gleichzeitigen Parese des M. levator palpebrae superioris stören die Doppelbilder nicht.

Bei der **kompletten (totalen) Okulomotoriuslähmung** sind Augenmuskeln, Pupillenmotorik und Akkommodation betroffen. Neben der Außenschielstelle fällt eine Mydriasis durch einen Ausfall der im N. oculomotorius verlaufenden parasympathischen Fasern auf.

Eine **äußere Okulomotoriusparese** liegt vor bei einer isolierten Lähmung der vom N. III versorgten äußeren Augenmuskeln. Oftmals sind aber nur einzelne äußere Augenmuskeln betroffen (inkomplette äußere Okulomotoriusparese). Bei einer Lähmung des M. rectus superior und des M. obliquus inferior liegt eine **Heberparese** vor, die Hebung des Auges ist eingeschränkt *(Abbildung 372).*

Im Falle einer ausschließlichen **Akkommodationslähmung** (Lähmung des M. ciliaris) mit **Mydriasis** (Lähmung des M. sphincter pupillae) besteht eine **innere Okulomotoriusparese (Ophthalmoplegia interna,** vergleiche *Kapitel 16.3.3).*

18.5.3.3 Okulomotoriusparese

Die nicht gelähmten M. rectus externus u. M. obliquus superior ziehen den Bulbus nach außen unten. Wegen der **Ptosis** stören die Doppelbilder nicht.
Bei der **kompletten (totalen) Okulomotoriuslähmung** sind Augenmuskeln, Pupillenmotorik u. Akkommodation betroffen.
Eine **äußere Okulomotoriusparese** liegt vor bei einer isolierten Lähmung der vom N. III versorgten äußeren Augenmuskeln. Oftmals liegt eine isolierte **Heberparese** vor *(Abb. 372).*
Bei einer ausschließlichen **Akkommodationslähmung** mit Mydriasis besteht eine **innere Okulomotoriusparese.**

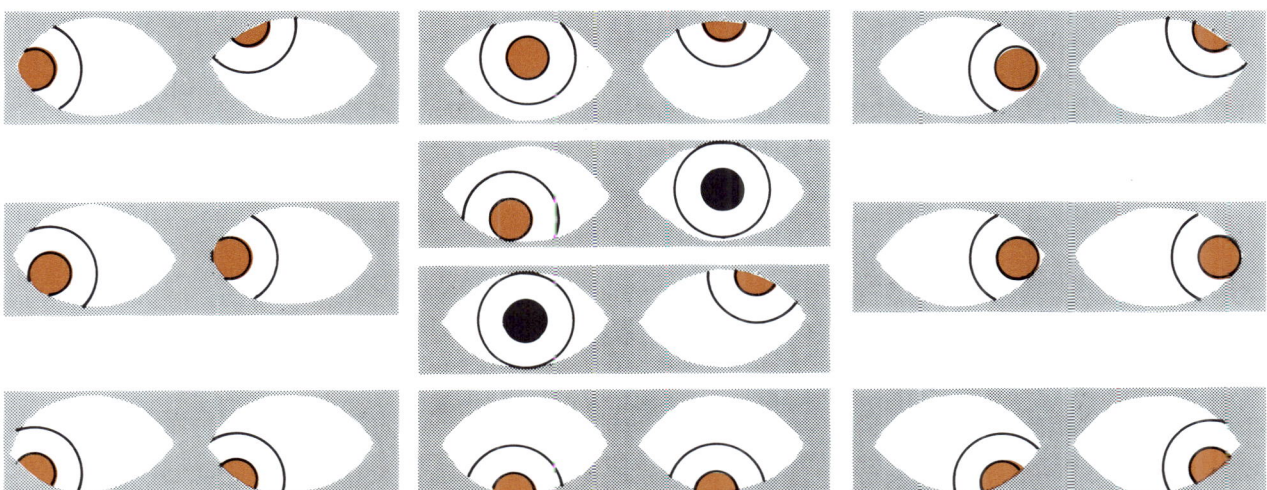

Abb. 372: Die Augenmotilität bei einer rechtsseitigen Parese des M. rectus superior. Die schwarze Pupille in der Bildmitte bestimmt das jeweils fixierende Auge beim Blick geradeaus.

18.5.3.4 Ophthalmoplegia totalis

Lähmung aller äußeren u. inneren Augenmuskeln. Meist ist gleichzeitig die Hornhautsensibilität gestört. Des weiteren kommen vor: Exophthalmus, Stauungspapille oder Optikusatrophie **(Syndrom der Orbitaspitze, Syndrom der Fissura orbitalis superior, Sinus-cavernosus-Syndrom).**

18.5.3.5 Fehlinnervationssyndrome (paradoxe Innervation)

Beim **Marcus-Gunn-Phänomen** öffnet sich das ptotische Oberlid bei Kaubewegung u. Mundöffnung. Durch eine gleichzeitige Innervation von M. rectus internus u. externus kommt es zu einer Bulbusretraktion mit Verengung der Lidspalte bei Adduktion **(Retraktionssyndrom, Stilling-Türck-Duane-Syndrom).**

Der klinische Fall ▶

18.5.3.4 Ophthalmoplegia totalis

Hierbei liegt eine Lähmung aller äußeren **(Ophthalmoplegia externa)** und inneren Augenmuskeln **(Ophthalmoplegia interna)** vor. Meist ist gleichzeitig als Zeichen einer Schädigung des 1. Astes des N. trigeminus die Hornhautsensibilität herabgesetzt oder aufgehoben. Des weiteren kommen vor: Exophthalmus, Stauungspapille oder Optikusatrophie.

Die Ursachen liegen in Krankheitsprozessen begründet, wo N. oculomotorius, N. trochlearis und N. abducens gemeinsam verlaufen **(Syndrom der Orbitaspitze, Syndrom der Fissura orbitalis superior, Sinus-cavernosus-Syndrom).**

18.5.3.5 Fehlinnervationssyndrome (paradoxe Innervation)

Einige Formen von Motilitätsstörungen sind durch angeborene, nicht selten hereditäre Fehlinnervationen von Augenmuskeln bedingt.

Beim **Marcus-Gunn-Phänomen** öffnet sich das ptotische Oberlid bei Kaubewegung und Mundöffnung (vergleiche *Kapitel 2.5.1.6*). Durch entsprechende Übungsbehandlungen kann das Lid ständig offengehalten werden.

Durch eine gleichzeitige Innervation von M. rectus internus und M. rectus externus kommt es zu einer Bulbusretraktion mit Verengung der Lidspalte bei Adduktion. Meist besteht ein geringes Einwärtsschielen und eine eingeschränkte Abduktion **(Pseudo-Abduzensparese, Retraktionssyndrom, Stilling-Türck-Duane-Syndrom).**

Der klinische Fall. Ein vierjähriger Junge wird von einem Traktor angefahren. Auf der kinderärztlichen Wachstation wird nach einer eintägigen Bewußtlosigkeit eine Motilitätsstörung des rechten Auges festgestellt: Das Auge steht in Konvergenzstellung und kann nicht über die Mittellinie geführt werden. Der übrige Augenbefund ist einschließlich der Computertomographie des Schädels unauffällig. Eine Doppelbildwahrnehmung wird nur für einige Tage und auch nicht ständig angegeben.

Es besteht eine **Abduzensparese** rechts, die sehr schnell eine Suppression des Seheindruckes des betroffenen Auges zur Vermeidung von Diplopie nach sich zieht und sicherlich durch einen Abriß des Nervs an der Schädelbasis bedingt ist. Wegen der Gefahr der Entstehung einer Amblyopie wird nach 5 Wochen bei noch voller Sehschärfe eine Okklusion des linken Auges für 1 – 2 Stunden täglich durchgeführt.

Leider kommt es in den darauffolgenden Monaten zu keiner Verbesserung der Lähmung, so daß etwa 9 Monate nach dem Unfall eine Schieloperation durchgeführt werden muß. Zwischenzeitlich erfolgt eine entsprechende orthoptische Beübung der Sensorik am Synoptophor. Nach der Operation hat der Knabe beim Blick geradeaus ein normales Binokularsehen mit Stereoskopie, eine Abduktion des rechten Auges ist allerdings nicht vollständig möglich, hierbei besteht eine Hemmung.

18.5.3.6 Das Sehnensyndrom des M. obliquus superior nach Brown

Ist die Sehne des M. obliquus superior zu kurz oder zu dick, kann sie nicht problemlos über die Trochlea gleiten. Das Krankheitsbild imponiert als Parese des M. obliquus inferior *(Abb. 373).*

18.5.3.6 Das Sehnensyndrom des M. obliquus superior nach Brown

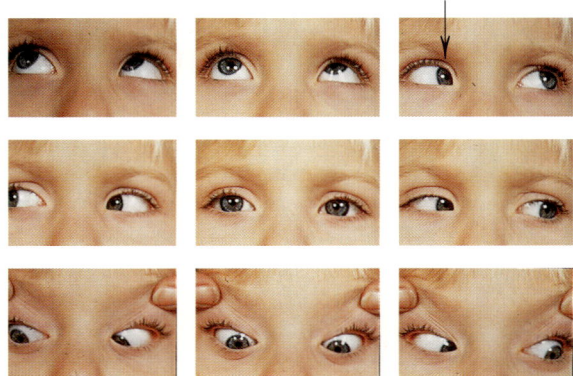

Abb. 373: Sehnensyndrom des rechten M. obliquus superior mit Bewegungseinschränkung beim Blick nach nasal oben (Pfeil)

Ist die Sehne des M. obliquus superior zu kurz oder zu dick, kann sie nicht problemlos über die Trochlea gleiten. Das Krankheitsbild imponiert als Parese des M. obliquus inferior: Das betroffene Auge kann in Adduktion nicht über die Horizontale gehoben werden *(Abbildung 373).*

18.5.4 Blicklähmungen

Blicklähmungen sind Störungen konjugierter (assoziierter oder dissoziierter) Bewegungen beider Augen. Sie treten bei Tumoren, Enzephalitiden bzw. vaskulären Insulten zentral der Augenmuskelkerne oder bei multipler Sklerose auf (supranukleäre Läsion). Eine Diplopie fehlt.

Eine **horizontale Blicklähmung** liegt bei der Unfähigkeit vor, nach rechts oder links zu sehen. Da beide Augen gleichartig betroffen sind, besteht keine Doppelbildwahrnehmung. Durch Überfunktion der Antagonisten kommt es zum Abweichen der Augen in die entgegengesetzte Richtung (**Déviation conjugée, Blickzwangshaltung**).

Vertikale Blicklähmungen nach oben, seltener nach unten bei intaktem Bellschen Phänomen (vergleiche *Kapitel 2.4*) beruhen auf Läsionen im Gebiet der vorderen Vierhügel. Aufgrund der Nähe zu den Augenmuskelkernen sind sie zuweilen auch mit Augenmuskellähmungen kombiniert.

Dissoziierte Blicklähmungen in Form von **Konvergenz- und Divergenzlähmungen** gehen mit entfernungsabhängiger Diplopie einher. Mitunter kann eine Prismenkorrektur für eine bestimmte Entfernung hilfreich sein.

18.5.5 Nystagmus (Augenzittern)

> **Definition.** Unter Nystagmus versteht man ein beidseitiges, willensunabhängiges, rhythmisches Augenrucken (Augenzittern). Die Augenbewegungen sind dabei stets konjugiert, d. h. gleichsinnig.

Es werden physiologische, pathologische, kongenitale und erworbene Nystagmusformen unterschieden.

Ätiologie. ● Der **okulare Nystagmus** ist meist angeboren (**kongenitaler Nystagmus**) oder früh erworben. Mitunter besteht Erblichkeit (**hereditärer Nystagmus**). Dabei liegt regelmäßig ein beidseitiges Zentralskotom mit stark herabgesetzter Sehschärfe vor, so daß eine zentrale Fixation nicht möglich ist (**Amblyopie-Nystagmus**). Er kommt beispielsweise bei totaler Farbenblindheit, Albinismus, Makulanarben, Netzhauterkrankungen, Optikusläsionen, Glaskörpertrübungen, kongenitaler Katarakt, Hydrophthalmie oder dichten, in den ersten Lebensmonaten erworbenen Hornhautnarben vor. Alle Augenveränderungen, die einen Nystagmus hervorrufen können, sind in *Synopsis 45* zusammengestellt. In manchen Fällen verschwindet der Nystagmus, wenn ein Auge eine starke Einwärtsstellung einnimmt (**Nystagmus-Blockierung**).

18.5.4 Blicklähmungen

Blicklähmungen sind Störungen konjugierter Bewegungen beider Augen. Sie treten bei supranukleären Läsionen auf.

Eine **horizontale Blicklähmung** liegt be der Unfähigkeit vor, nach rechts oder links zu sehen mit Abweichen der Augen in die entgegengesetzte Richtung (**Déviation conjugée, Blickzwangshaltung**).

Vertikale Blicklähmungen nach oben, seltener nach unten bei intaktem Bellschen Phänomen beruhen auf Läsionen im Gebiet der vorderen Vierhügel.

Dissoziierte Blicklähmungen in Form von **Konvergenz- u. Divergenzlähmungen** gehen mit entfernungsabhängiger Diplopie einher.

18.5.5 Nystagmus (Augenzittern)

◄ Definition

Ätiologie
Der **okulare Nystagmus** ist meist angeboren oder früh erworben, mitunter erblich. Es liegt ein beidseitiges Zentralskotom mit stark herabgesetzter Sehschärfe vor, so daß eine zentrale Fixation nicht möglich ist (**Amblyopie-Nystagmus**).
Er kommt bei totaler Farbenblindheit, Albinismus, Makulanarben, Optikusläsionen, Glaskörpertrübungen, kongenitaler Katarakt oder frühkindlich erworbenen Hornhautnarben vor (*Syn. 45*).

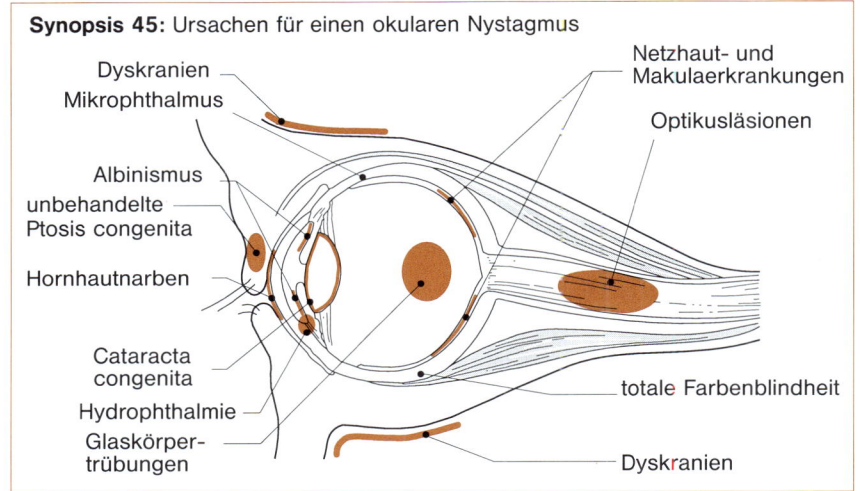

Synopsis 45: Ursachen für einen okularen Nystagmus

Dyskranien
Mikrophthalmus
Albinismus
unbehandelte Ptosis congenita
Hornhautnarben
Cataracta congenita
Hydrophthalmie
Glaskörpertrübungen

Netzhaut- und Makulaerkrankungen
Optikusläsionen
totale Farbenblindheit
Dyskranien

Ein **latenter Nystagmus** entsteht durch Abdecken eines Auges, ein **Endstellungsnystagmus** bei extremen seitlichen Blickbewegungen.

Ein Nystagmus kann auch als Symptom einer Erkrankung des Hirnstammes u. des Kleinhirns **(Hirnstamm-Nystagmus, zentraler Nystagmus),** durch Reizung des Labyrinths oder Schädigung des N. vestibularis **(labyrinthär-vestibulärer Nystagmus),** durch Kalt- oder Warmwasserspülung des äußeren Gehörganges **(kalorischer Nystagmus),** nach Drehbewegungen infolge Strömung der Endolymphe im Labyrinth **(Drehnystagmus)** u. durch sich vor den Augen bewegende Objekte **(optokinetischer Nystagmus)** hervorgerufen werden.

Zu Nystagmusformen s. *Tab. 56.*, zur Einteilung *Tab. 57.*

Klinik
Er wird nach der Schlagrichtung (horizontal, vertikal, rotatorisch), der Art der Augenbewegung **(Pendel-, Rucknystagmus)** u. der Größe der Amplitude (fein-, mittel- u. grobschlägig) eingeteilt.

● Ein **latenter Nystagmus** entsteht durch Abdecken eines Auges, er wird beim Strabismus concomitans häufiger gefunden.
● Bei extremen seitlichen Blickbewegungen kann ein physiologischer horizontaler Rucknystagmus beobachtet werden **(Endstellungsystagmus),** der nur kurzzeitig andauert.
● Ein Nystagmus kann auch als Symptom einer Erkrankung des Hirnstammes und des Kleinhirns infolge Intoxikationen, vaskulärer Insulte, Traumen, Entzündungen, multipler Sklerose oder Tumoren auftreten **(Hirnstamm-Nystagmus, zentraler Nystagmus).** Ein **Blickrichtungsnystagmus** entsteht bei Hirnstamm- oder Kleinhirnläsionen, wobei die schnelle Komponente stets in Blickrichtung erfolgt. Ein grobschlägiger **blickparetischer Nystagmus** wird bei Blickparesen im Zusammenhang mit supranukleären Läsionen beobachtet. Bei Kleinhirnatrophien entstehen richtungwechselnde Oszillationen **(Rebound-Nystagmus).** Durch Lageänderung kann ein **Lagerungsnystagmus** entstehen. Mitunter tritt der Nystagmus spontan auf **(Spontannystagmus).**

● Der **labyrinthär-vestibuläre Nystagmus** wird durch Reizung des Labyrinths oder Schädigung des N. vestibularis hervorgerufen: Der **kalorische Nystagmus** entsteht durch Kalt- oder Warmwasserspülung des äußeren Gehörganges (bei der Spülung mit warmem Wasser geht die schnelle Bewegung zum gespülten Ohr, mit kaltem Wasser vom gespülten Ohr weg).
Auch bei oder nach Drehbewegungen des Körpers ist ein Nystagmus infolge Strömung der Endolymphe im Labyrinth nachweisbar **(Drehnystagmus).** Kalorischer und Drehnystagmus werden oft als **Provokationsnystagmus** bezeichnet.

● Der **optokinetische Nystagmus** wird durch bewegende Objekte, z. B. beim Blick aus dem fahrenden Zug, ausgelöst (Eisenbahnnystagmus).

Verschiedene Formen des Nystagmus sind in der *Tabelle 56,* seine Einteilung in *Tabelle 57* zusammengefaßt.

Klinik. Das Augenzittern kann regelmäßig oder unregelmäßig erfolgen. Es wird nach der Schlagrichtung (horizontal, vertikal, rotatorisch), der Art der Augenbewegung (Pendel-, Rucknystagmus) und der Größe der Amplitude (fein-, mittel- und grobschlägig) eingeteilt. Beim **Pendelnystagmus,** der stets okular bedingt ist, sind Hin- und Herbewegung gleichmäßig, beim **Rucknystagmus** ist die Bewegung in einer Richtung schneller als in der anderen, wobei er nach der schnelleren Phase benannt wird (z. B. Rucknystagmus nach links).

Tabelle 56: Verschiedene Nystagmusformen mit ihren Ursachen

Formen des Nystagmus	Ursachen
okularer Nystagmus	angeboren oder früh erworben, hereditär, beidseitiges Zentralskotom (pathologisch)
latenter Nystagmus	nach Abdecken eines Auges, oft bei Begleitschielen (pathologisch)
Endstellungsnystagmus	bei extremen seitlichen Blickbewegungen (physiologisch)
zentraler Nystagmus	Symptom einer Erkrankung des Hirnstammes oder des Kleinhirns, z. B. Blickrichtungs-, blickparetischer, Spontan-, Lagerungs- oder Rebound-Nystagmus (pathologisch)
labyrinthär-vestibulärer Nystagmus	Reizung des Labyrinths oder Schädigung des N. vestibularis (pathologisch)
kalorischer Nystagmus	Kalt- oder Warmwasserspülung des äußeren Gehörganges (physiologisch)
Drehnystagmus	Strömung der Endolymphe im Labyrinth durch Drehbewegungen (physiologisch)
optokinetischer Nystagmus	sich vor den Augen bewegende Objekte, z. B. Eisenbahnnystagmus (physiologisch)

Tabelle 57: Einteilung des Nystagmus

Einteilung nach	Bezeichnung
der Richtung der schnellen Augenbewegung	rechtsschlägig, linksschlägig
der Regelmäßigkeit der Augenbewegung	regelmäßig, unregelmäßig
der Schlagrichtung der Augenbewegung	horizontal, vertikal, rotatorisch
der Art der Augenbewegung	Pendelnystagmus, Rucknystagmus
Größe der Amplitude der Augenbewegung	fein-, mittel-, grobschlägig
der Ursache	okular, vestibulär, zentral

Häufig tritt der Pendelnystagmus besonders stark beim Blick in eine bestimmte Richtung in Erscheinung. Mitunter wird aber auch eine bestimmte Kopfzwangshaltung eingenommen (**nystagmischer Schiefhals**), wenn damit der Nystagmus weniger stark und infolgedessen die Sehschärfe besser ist.

Verdeckt man bei der Visusprüfung eines Auges das Partnerauge, so verstärkt sich nicht selten das Augenzucken, und der Visus verschlechtert sich merklich. Soll ein Auge von der Fixation ausgeschaltet werden, wird ein starkes Plusglas oder ein lichtdurchlässiges Sichtokklusiv verwendet.

Diagnose. Besonders gut läßt sich der Nystagmus mit Hilfe des direkten Ophthalmoskops durch Beobachtung der Papille beurteilen. Für wissenschaftliche Zwecke können die Bewegungen aufgezeichnet werden (**Nystagmographie**).

Die Abklärung sollte gegebenenfalls zusammen mit dem Neurologen oder HNO-Arzt erfolgen.

Therapie. Beim okularen Nystagmus gibt es keine kausale Therapie. Wenn er durch eine Konvergenz beruhigt werden kann, können Prismen mit der Basis temporal ordiniert werden. In ausgeprägten Fällen werden Operationen an den horizontalen Augenmuskeln versucht (z. B. die **Operation nach Kestenbaum**).

18.5.6 Myopathien

Viele generalisierte Muskelerkrankungen können die Ursache für Veränderungen auch der Augenmuskeln sein:

Die **okulare Myasthenie** ist gekennzeichnet durch rasche Ermüdbarkeit und vielgestaltige Lähmungserscheinungen, insbesondere einer Ptosis, die gegen Abend zunimmt (vergleiche *Kapitel 2.5.3.3*). Ursache ist eine Störung der neuromuskulären Übertragung, meist sind Acetylcholin-Rezeptorantikörper nachweisbar. Die Diagnose wird bestätigt durch eine intramuskuläre Prostigmin- bzw. Tensiloninjektion (Cholinesterasehemmer), nach der es innerhalb von 10 Minuten zu einer kurzzeitigen Besserung der Lähmungserscheinungen kommt.

Bei der **chronischen okularen Muskeldystrophie (Ophthalmoplegia externa chronica progressiva, v. Graefe-Krankheit)** tritt bereits während der ersten Lebensjahre, bedingt durch eine Atrophie des motorischen Kerngebietes, eine fortschreitende, meist doppelseitige Lähmung einzelner oder aller äußeren Augenmuskeln, manchmal bis zur völligen Unbeweglichkeit beider Augen, auf.

Bei hereditären Myotonien kommt es neben einer beidseitigen Katarakt (vergleiche *Kapitel 8.5.6.4*) auch zu Augenmuskellähmungen. Die **Myotonia congenita v. Strümpell (Thomsen-Syndrom)**, die keine Katarakt entwickelt, ist charakterisiert durch die Unfähigkeit, nach kräftigem Lidschluß das Oberlid zu heben.

Mitunter besteht eine bestimmte Kopfzwangshaltung (**nystagmischer Schiefhals**), um den störenden Nystagmus zu unterdrücken.

Verdeckt man bei der Visusprüfung eines Auges das Partnerauge, so verstärkt sich nicht selten der Nystagmus.

Diagnose
Er läßt sich durch Beobachtung der Papille gut beurteilen. Seine Bewegungen können aufgezeichnet werden (**Nystagmographie**).

Therapie
Eine kausale Therapie gibt es beim okularen Nystagmus nicht. In ausgeprägten Fällen werden Operationen an den seitlichen Augenmuskeln versucht.

18.5.6 Myopathien

Die **okulare Myasthenie** ist gekennzeichnet durch rasche Ermüdbarkeit der Augenmuskeln, insbesondere eine Ptosis, die gegen Abend zunimmt. Ursache ist eine Störung der neuromuskulären Übertragung.

Bei der **chronischen okularen Muskeldystrophie** tritt, bedingt durch eine Atrophie des motorischen Kerngebietes, eine fortschreitende Lähmung einzelner oder aller äußeren Augenmuskeln auf.

Die hereditäre **Myotonia congenita v. Strümpell** ist charakterisiert durch die Unfähigkeit, nach kräftigem Lidschluß das Oberlid zu heben.

Beim **M. Basedow** ist nicht selten der M. rectus inferior fibrosiert. Bei der **okularen Myositis** liegen Lidschwellung, Exophthalmus, gemischte Injektion, Chemosis u. Schmerzen vor.

Bei **hohen Myopien** kann eine mechanische Behinderung der Bulbusmotilität auftreten, meist bei Abduktion.

18.5.7 Verletzungen / Blow-out-Fraktur

Bei der **Blow-out-Fraktur** wird der Orbitainhalt durch ein stumpfes Trauma komprimiert u. teilweise durch eine Fraktur des Orbitabodens in die Kieferhöhle gedrückt *(Abb. 374)*. Die Blickhebung ist erschwert. Die Lähmung imponiert als **Heberparese,** obwohl die Heber des Auges unbeteiligt sind. Im Versorgungsgebiet des **N. infraorbitalis** besteht eine **Hypästhesie** der Gesichtshaut. Oft liegt der Bulbus tief in der Orbita **(Enophthalmus).**

Die **endokrine Myopathie** und **okulare Myositis** (vergleiche *Kapitel 4.4.4.5*) können ebenfalls mit einer Beeinträchtigung der Augenmotilität einhergehen.

Beim M. Basedow ist nicht selten der M. rectus inferior fibrosiert. Sonographisch oder computertomographisch sind die Muskeln deutlich verdickt *(Abbildung 86, Kapitel Orbita,* vergleiche *Kapitel 4.4.5.1)*, der M. rectus inferior tumorähnlich aufgetrieben. Bei der Myositis liegen neben der Bewegungseinschränkung der Augenmuskeln auch Lidschwellung, Exophthalmus, gemischte Injektion und Chemosis vor; es bestehen Schmerzen.

Bei **hohen Myopien** tritt nicht selten eine mechanische, durch den Langbau des Bulbus verursachte Behinderung der Bulbusmotilität auf. Meist handelt es sich um eine Einschränkung der Abduktion.

18.5.7 Verletzungen / Blow-out-Fraktur

Bei Traumen im Bereich des Gesichtsschädels oder der Orbita können Augenmotilitätsstörungen mit Diplopie auftreten. Nur selten handelt es sich dabei aber um wirkliche Paresen. Meist stören passagere Hämatome, Schwellungen oder Frakturen die Beweglichkeit des Augapfels.

Bei der **Blow-out-Fraktur** wird der Orbitainhalt durch ein stumpfes Trauma, z. B. den Aufprall eines Tennisballes, komprimiert und teilweise durch eine Fraktur des Orbitabodens in die Kieferhöhle gedrückt *(Abbildung 374)*. Durch die Inkarzeration des M. rectus inferior, mitunter auch des M. obliquus inferior, ist die Blickhebung erschwert. Das Lähmungsbild imponiert als **Heberparese,** obwohl die Heber des Auges unbeteiligt sind. Im Versorgungsgebiet des **N. infraorbitalis** besteht eine **Hypästhesie** der Gesichtshaut. Oft liegt der Bulbus tief in der Orbita **(Enophthalmus,** vergleiche *Abbildung 91, Kapitel Orbita)*. Ein Lidemphysem beruht meist auf einer Fraktur der Lamina papyracea (vergleiche *Kapitel 4.5.3)*.

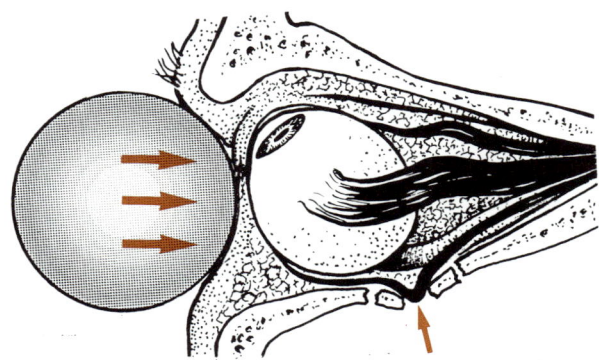

Abb. 374: Blow-out-Fraktur beim Aufprall eines Tennisballs auf das Auge. Der M. rectus inferior wird im Frakturspalt im Orbitaboden eingeklemmt

Kommt es innerhalb einiger Tage zu keiner spontanen Besserung, ist eine kieferchirurgische Reposition der verschobenen Frakturfragmente mit Freilegen der eingeklemmten Muskeln und eventueller Anhebung des Orbitabodens notwendig.

18.6 Operative Therapie der Motilitätsstörungen

Beim **Begleitschielen** sollte zur Korrektur des Schielwinkels der **zu stark wirksame Muskel zurückgenäht** und der **zu schwach wirkende Muskel verkürzt** werden *(Abbildungen 375 und 376)*. Bei einem Einwärtsschielen wird demnach der M. rectus medialis zurückgenäht (rückgelagert) und der M. rectus lateralis verkürzt. Nach einer Schieloperation gibt es trotz exakter Dosierung der Veränderung der Muskelabrollstrecke oft erstaunliche Über- oder Unterfunktionen.

18.6 Operative Therapie der Motilitätsstörungen

Beim **Begleitschielen** wird der **zu stark wirksame Muskel zurückgenäht** u. der **zu schwach wirkende Muskel verkürzt** *(Abb. 375 u. 376)*.

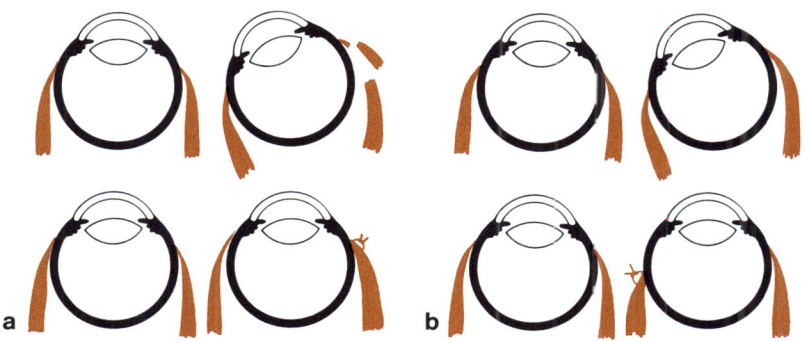

Abb. 375: Muskelverkürzung des M. rectus lateralis **(a)** und Muskelrücklagerung des M. rectus medialis **(b)** bei Einwärtsschielen des rechten Auges

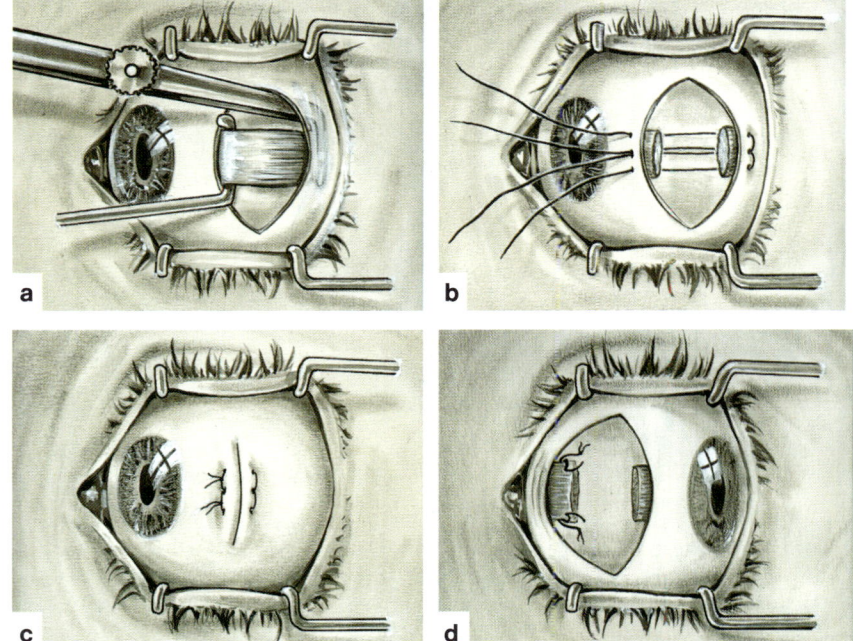

Abb. 376: Operationstechnik beim Begleitschielen. **Muskelverkürzung** (a bis c); **a** Aufsuchen des Muskels mit dem Schielhaken; **b** Durchtrennen und Abschneiden eines Muskelstückes am Muskelansatz, Legen von Muskelfäden; **c** Nach Wiederannähen des resezierten Muskels an seinem Ansatz werden Bindehautnähte gelegt; **d** Zustand nach **Muskelrücknähung** (Rücklagerung)

Die Operation wird aus **kosmetischen Gründen** meist vor der Einschulung vorgenommen, beim normosensorischen Spätschielen wegen der normal entwickelten Sensorik eher.
Verbleibt ein Restwinkel, ist eine zweite Korrektur am anderen Auge notwendig.

Beim **Lähmungsschielen** wird ähnlich vorgegangen. Die Operation sollte frühestens 9 Monate nach Lähmungsbeginn durchgeführt werden.

Die Aussichten, mit einer Frühoperation die sensorische Fehlentwicklung zu beheben, sind gering. Aus diesem Grunde reicht es aus, die Operation aus **kosmetischen Gründen** vor der Einschulung vorzunehmen.

Eine Ausnahme stellt das normosensorische Spätschielen dar, bei dem mit einer Operation nicht zu lange gewartet werden sollte, um die sich bis zum Schielbeginn normal entwickelte Sensorik nicht zu gefährden. Hier kommt es nicht selten nach der Operation zum Parallelstand. Bei den meisten anderen Schielformen verbleibt ein Restwinkel, der mitunter zu einer zweiten Korrektur am anderen Auge Anlaß gibt. Meist erbringt die Operation keine Vorteile für das Binokularsehen, sondern stellt lediglich eine kosmetische Verbesserung dar.

Beim **Lähmungsschielen** wird ähnlich vorgegangen. Die Operation sollte frühestens 9 Monate nach Lähmungsbeginn durchgeführt werden und besteht in einer Schwächung (Rücklagerung) der Antagonisten des gelähmten Muskels am betroffenen oder des Synergisten am anderen Auge. Bei einer Parese des M. rectus medialis rechts könnte der rechte M. rectus lateralis oder der linke M. rectus medialis zurückgelagert werden. Falls dies nicht ausreicht, kann der gelähmte Muskel verkürzt oder gefaltet werden.

19 Sozialophthalmologie und Begutachtung

19.1 Allgemeine Grundlagen

19.1.1 Notwendigkeit der Begutachtung

Unsere heutige Gesellschaft wird zunehmend verwaltet. Immer umfassender werden gesetzliche wie auch privatrechtliche Absicherungsmaßnahmen des einzelnen und bedingen entsprechend vielfältige Rechtsgebiete auch auf gesundheitspolitischem Gebiet. Da Laien, Verwaltungsbeamte und Juristen keinen detaillierten Einblick in die pathophysiologischen Zusammenhänge mit den damit verbundenen Auswirkungen auf die Lebenserwartung und Lebensqualität des einzelnen haben können, ist hier vom Mediziner sachverständige Kompetenz gefordert.

Um Mißverständnisse zu vermeiden, muß er sich auf die spezifische Denk- und Formulierungsweise des Juristen einstellen und zudem die einschlägigen Gesetze und Rechtsnormen kennen. Dazu soll nachfolgend ein allgemeiner rechtsmedizinischer Abriß mit anschließendem speziellen Überblick über die einzelnen Begutachtungsgebiete hilfreich sein.

19.1.2 Was heißt begutachten?

Voraussetzung für ärztliches Handeln ist die Erfassung des Gesundheits-/Krankheitszustandes mit abschließender Diagnosestellung. Wie auf dieser Grundlage die ärztliche Versorgung (Therapie) durch Anwendung bekannter Heilmaßnahmen erfolgt, so wird jetzt bei der Begutachtung das vorliegende Krankheitsbild anhand rechtlich vorgegebener Bestimmungen gewertet und eingeordnet *(Synopsis 46)*. Damit ist zugleich das Vorliegen der gesundheitlichen Voraussetzungen für einen zustehenden Anspruch erbracht. Weitere zudem noch notwendige Rechtsvoraussetzungen (z. B. ob ein Arbeitsunfall vorliegt) tangieren den Mediziner nicht mehr.

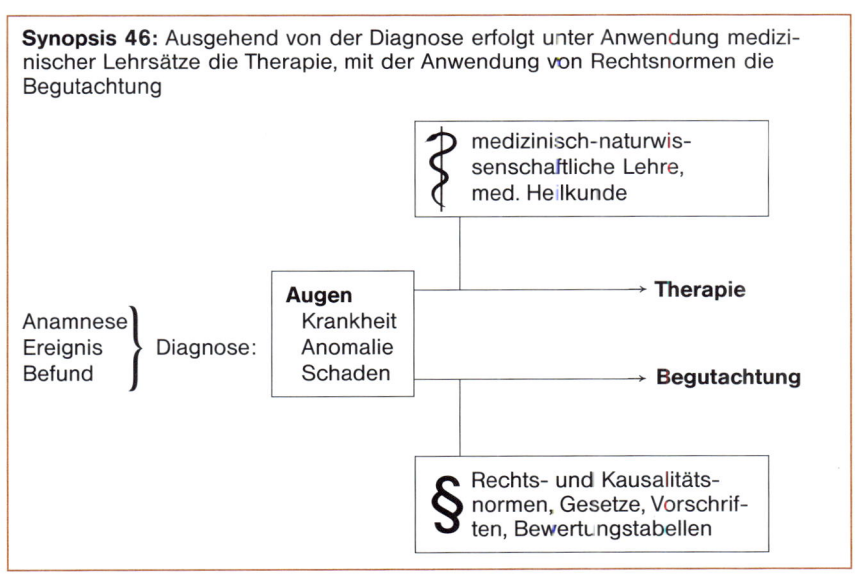

Synopsis 46: Ausgehend von der Diagnose erfolgt unter Anwendung medizinischer Lehrsätze die Therapie, mit der Anwendung von Rechtsnormen die Begutachtung

Merke. Medizinische Begutachtung ist das Werten und Einordnen festgestellter pathophysiologischer Körper-/Geisteszustände in vorgegebene (Rechts-)Bestimmungen.

Diese oft sehr diffizile Arbeit erfordert fundierte Kenntnis sowohl auf medizinischen als auch auf den speziellen Rechtsgebieten. Damit erwachsen dem Gutachter besondere Pflichten und Rechte.

19 Sozialophthalmologie und Begutachtung

19.1 Allgemeine Grundlagen

19.1.1 Notwendigkeit der Begutachtung

Von Verwaltungsbeamten u. Juristen können keine detaillierten Kenntnisse über medizinische u. kausale Zusammenhänge erwartet werden, die zur Beurteilung medizinisch relevanter Fragestellungen erforderlich sind.

Der Gutachter muß sich auf die spezifische Denk- u. Formulierungsweise des Juristen einstellen u. sich in einschlägigen Gesetzen u. Rechtsnormen auskennen.

19.1.2 Was heißt begutachten?

Bei der Begutachtung wird das vorliegende Krankheitsbild anhand rechtlich vorgegebener Bestimmungen gewertet u. eingeordnet (Synopsis 46).

◄ Merke

19.1.3 Pflichten und Rechte des Gutachters

19.1.3 Pflichten und Rechte des Gutachters

Obwohl der Gutachter keine weisende oder richterliche Funktion hat, nimmt er mit seiner medizinischen Sachkenntnis auf gerichtliche u. verwaltungsseitige Entscheidungen Einfluß.

Jeder Arzt ist verpflichtet zu begutachten. Dabei hat er als Unbeteiligter seinem Gewissen nach objektiv zu werten.

In medizinischen Fragestellungen bedarf der Sachbearbeiter oder Jurist in der Regel der ärztlichen Mitarbeit. Der medizinische Sachverständige hat zwar keine weisende oder gar richterliche Funktion, doch wird er mit seiner besonderen Sachkenntnis als Assistent der Verwaltung/des Gerichtes auf Entscheidungen wesentlichen Einfluß nehmen.

Mit der Bestallung ist jeder Arzt berechtigt, seinen Beruf auszuführen; zugleich ist er grundsätzlich auch verpflichtet, als medizinischer Sachverständiger zur Verfügung zu stehen. Dabei hat er als **unbeeinflußter Unbeteiligter** die vorliegenden (medizinischen) Sachverhalte anhand vorgegebener Richtlinien **objektiv zu werten**. Sein Ergebnis für eine Fragestellung kann positiv, negativ oder aber »nicht entscheidbar« lauten. (Letzteres Ergebnis erfüllt in der Regel nicht den Nachweis für eine Anspruchsberechtigung des Betroffenen.) Der Gutachtenauftrag ist gewissenhaft auszuführen. Ansonsten könnten Haftpflichtansprüche entstehen.

Wird ein Gutachten nicht gewissenhaft ausgeführt, können Haftpflichtansprüche entstehen.

   Wenn Interessen kollidieren und der Gutachter seinem Gewissen nach nicht frei entscheiden kann oder er mit dem Fachgebiet nicht vertraut ist, darf er einen erteilten Auftrag begründet zurückgeben.

19.1.4 Das medizinische Gutachten

19.1.4 Das medizinische Gutachten

Für jedes Gutachten ist primär festzustellen, welche Rechtsgrundlage vorliegt, wie die Fragestellung lautet, welche speziellen Tabellen dafür maßgebend sind.

Vor Beginn einer jeden Bearbeitung ist festzustellen,
a) um **welches Rechtsgebiet** es sich handelt und
b) wie die **genaue Fragestellung** lautet.
Mit dieser Feststellung scheiden alle anderen Richtlinien, Tabellen, Aspekte aus. Insbesondere sind weitergehende Fragestellungen nicht ohne ausdrücklichen Auftrag zu bearbeiten (»Überschreiten des Gutachtenauftrages« und damit ggf. Nichtigkeit!).

Folgende Gliederung hat sich bewährt:
- Anamnese
- Krankheitsbeginn u. -verlauf
- Untersuchungsbefund u. Diagnose
- Ausführungen zur Fragestellung
- Wertung aller Fakten
- Beantwortung der Fragestellung

Für das wissenschaftlich abgefaßte Gutachten hat sich folgende Gliederung bewährt:
- Anamnese
  a) nach Aktenlage,
  b) Eigenanamnese,
  c) spezielle hier zur Begutachtung anstehende Anamnese.
- Krankheitsbeginn und -verlauf
- Untersuchungsbefunde mit Diagnose
- Ausführungen der zur Fragestellung gehörenden Detailaspekte (mit Hinweis auf Eindeutigkeit, Unsicherheit oder Zweifel)
- prägnante zusammenfassende Wertung aller Hauptfakten
- Knappe eindeutige Beantwortung der Fragestellung

19.1.5 Die verschiedenen Begutachtungsgebiete

19.1.5 Die verschiedenen Begutachtungsgebiete

Der gleiche Augenschaden kann auf den verschiedenen Rechtsgebieten zu ganz unterschiedlichen Ergebnissen führen.

Ein praktisches Beispiel ▶

Je nachdem welcher Zweck verfolgt wird, gibt es verschiedene Rechts- und damit Begutachtungsgebiete mit unterschiedlichen Bestimmungen. So wird der gleiche Augenschaden bei seiner Begutachtung in den verschiedenen Rechtsgebieten zu ganz unterschiedlichen Wertungen führen.

Ein praktisches Beispiel: Ein bei einer Schlägerei mittelschwer verletztes Auge eines Piloten kann zur Berufsunfähigkeit (Rentenversicherung) führen. Es kann zudem eine lebenslange hohe Zahlung des Verursachers bedingen (Haftpflicht). Dagegen wird die Regulierungssumme einer privaten Unfallversicherung – hier ist das Auge als Organ und nicht der Beruf versichert – sehr niedrig ausfallen, da das verletzte Auge in seiner Funktion nur etwas herabgesetzt ist. Aus gleichem Grunde wird nach dem Schwerbehindertengesetz nur ein GdB von 5% einzuschätzen sein.
   Einen Überblick über die verschiedenen Rechtsgebiete mit ihren tragenden Ideen (= Sinn und Zweck dieses Rechtsgebietes) gibt *Tab. 58.*

Tabelle 58: Begutachtungsgebiete mit ihren verschiedenen Rechtsgrundlagen und medizinischen Beurteilungsmerkmalen

	Gesetzliche Krankenversicherung	Gesetzliche Unfallversicherung	Gesetzliche Rentenversicherung	Versorgungswesen
Rechtsgrundlagen	Sozialgesetzbuch	Sozialgesetzbuch	Sozialgesetzbuch	Sozialgesetzbuch
Tragende Idee	soziale Absicherung im Krankheitsfall	soziale Absicherung bei Arbeitsunfällen	Erhaltung, Besserung, Wiederherstellung der Erwerbstätigkeit und Sicherung des sozialen Standes bei Arbeitsunfähigkeit	staatliche Entschädigung für Dienstunfälle und Opfer besonderer Art
Versicherungspflicht	gesetzlich jeder Arbeitnehmer	gesetzlich jeder Arbeitnehmer	besteht gesetzlich für jeden Arbeitnehmer	–
Versicherter Personenkreis	Arbeitnehmer und Freiwillige	Arbeitnehmer, teilweise Arbeitgeber sowie weitere Personen	Arbeitnehmer	Personen im dienstlichen Auftrag, Opfer etc.
Versicherungsträger	Krankenkassen, Beihilfestellen	Berufsgenossenschaften, Unfallversicherungs-Ausführungsbehörden	Bundes-, Landes-Versicherungsanstalten	Bundesrepublik Deutschland
Med.-ophthalmolog. Beurteilungsgrundlagen	Krankenkassenbestimmungen	MdE-Tabellen der Deutschen Ophthalmolog. Gesellschaft	allgemein- und arbeitsmed. Maßstäbe	Anhaltspunkte für die ärztl. Gutachtertätigkeit im Versorgungswesen
Art der Augenschaden-Regulierung	Heilmaßnahmen Heil-, Hilfsmittel ggf. Krankengeld	Heil- und Präventivmaßnahmen, Heil- und Hilfsmittel, Krankengeld	Kostenübernahme der Maßnahmen, Rentenzahlung	Rentenzahlungen, wirtschaftl. Vergünstigungen
Angabe des Augenschadens	Diagnose	Diagnose mit MdE	funktionell beschreibend	Diagnose mit MdG
Besonderheiten		Arbeitsmed. Maßnahmen		

	Schwerbehindertenwesen	Private Unfallversicherung	Private Berufsunfähigkeitsvers.	Haftpflichtversicherung
Versicherungsart	Sozialrecht	Privatversicherung	Privatversicherung	Privatversicherung
Rechtsgrundlagen	Schwerb.-Gesetz	Zivilrecht	Zivilrecht	Zivilrecht
Tragende Idee	staatl. Vergünstigungen für Personen mit schwerer Körperbehinderung	Versicherung des Körpers mit seinen Funktionen nach individuellem Bedarf	Versicherung gegen Berufsunfähigkeit nach eigenem Bedarf	Wiedergutmachung eines schuldhaft verursachten Schadens. Abdeckung individueller Risiken des tägl. Lebens
Versicherungspflicht	alle Bundesbürger	freiwillig	freiwillig	freiwillig
Versicherter Personenkreis	deutsche Bundesbürger	Vertragsnehmer	Vertragsnehmer	Vertragsnehmer
Versicherungsträger		eigenständige, nach kaufmännischen Gesichtspunkten geleitete private Versicherungsunternehmen		
Med.-ophthalmolog. Beurteilungsgrundlagen	Anhaltspunkte für die ärztl. Begutachtung Behinderter nach dem SchwerbG	Allgemeine Unfallversicherungs-Bedingungen (AUB) Vertrag, Augenbewertungstabellen	konkret verbleibendes Arbeitsvermögen unter der vorhandenen Sehminderung	Zivilrecht (insbesondere §§ 823, 824, 249 BGB), Allgemeine Haftpflicht-Versicherungsbedingungen (AHB)
Art der Augenschaden-Regulierung	wirtschaftl. Vergünstigungen, Hilfen ggf. Zusatzurlaub	absolut; nach vereinbarten %-Sätzen der Gliedertaxe und Vertragssumme	absolut; nach vertraglich vereinbarter Rentensumme	konkret; jeder nachgewiesene wirtschaftl. Schaden ist zu ersetzen; zudem Schmerzensgeld
Angabe des Augenschadens	MdG	als Gebrauchsminderung in Bruchwerten oder als Invaliditäts-%-Satz	%-Satz an verminderter Arbeitsfähigkeit im versicherten Beruf	exakt beschreibende Funktionseinbuße, Vorschäden, künftige Risiken, erlittene Schmerzen, Behandlungen etc.
Besonderheiten				Schmerzensgeld

**19.1.6   Rechts- und Kausalitäts-
           norm**

**19.1.6.1 Möglichkeit –
           Wahrscheinlichkeit**

Zusammenhänge sind in der Begutachtung nicht nach der naturwissenschaftlichen Lehre, **Äquivalenz-
oder Bedingungstheorie,** sondern
nach rechtlich vorgegebenen Kausalitätsnormen zu entscheiden.

Juristisch werden folgende Begriffe
verwendet:

● **Unmöglichkeit**
● **Unwahrscheinlichkeit**
● **Möglichkeit**
● **Wahrscheinlichkeit**
● **mit an Sicherheit grenzender
   Wahrscheinlichkeit**
● **Sicherheit/Gewißheit**

19.1.6   Rechts- und Kausalitätsnorm

19.1.6.1 Möglichkeit – Wahrscheinlichkeit

Der Mediziner wird Zusammenhangsfragen nach der **naturwissenschaftlichen
Lehre** klären: **Ursache für die Änderung eines Zustandes sind alle Ereignisse, die
Bedingung für den Eintritt dieser Zustandsänderung** (z. B. Körperschaden) **waren.**
Für jede Bedingung gilt, daß sie nicht hinweggedacht werden kann (Conditio
sine qua non), ohne daß damit gleichzeitig auch das vorliegende Ergebnis (in
seiner Art) entfiele **(Äquivalenz- oder Bedingungstheorie).** – Diese Denkweise ist
für ärztlich-therapeutische Entscheidungen unumgänglich. Im Falle der Begutachtung stehen jedoch Rechtsfragen an. Sie sind – auch vom Mediziner – nach
bestehenden Rechts- und Kausalitätsnormen zu werten und zu entscheiden
(Synopsis 46). Diese Normen sind von der Rechtsprechung als allgemeingültige
Rechtssätze entwickelt worden. Sie regeln z. B. einen ursächlichen Zusammenhang.

Um Ansprüche durchzusetzen, müssen sie bewiesen werden. Juristisch haben
sich folgende Begriffe entwickelt:

● **Unmöglichkeit:** nicht denkbar, ohne im Widerspruch zur Logik und den natür-
  lichen Gesetzmäßigkeiten zu stehen.
● **Unwahrscheinlichkeit:** denkbar, aber in hohem Maße nicht zutreffend.
● **Möglichkeit:** alles, was den vorliegenden Kenntnissen nicht widerspricht und
  gut denkbar ist (ohne jedoch denknotwendig sein zu müssen).
● **Wahrscheinlichkeit:** es spricht mehr dafür als dagegen. Vgl. Ausführung unter
  »Wahrscheinlichkeitsanforderung im Sozialrecht«.
● **Mit an Sicherheit grenzender Wahrscheinlichkeit.**
● **Sicherheit/Gewißheit:** 100%ig.

**19.1.6.2 Wahrscheinlichkeitsanfor-
           derung im Sozialrecht**

Im Sozialrecht genügt die **einfache
Wahrscheinlichkeit** zur Beweisfüh-
rung. Dies ist der Fall, wenn mehr
dafür als dagegen spricht.

19.1.6.2 Wahrscheinlichkeitsanforderung im Sozialrecht

Das Sozialrecht fordert für einen Beweis die **einfache Wahrscheinlichkeit.** Es
trägt damit der Erkenntnis Rechnung, daß es angesichts der vielen biologischen
Varianten mit ihren unübersehbaren Einwirkungsfaktoren in der Medizin keine
absolut sichere Aussage geben kann. Für die Wahrscheinlichkeit wird daher gefordert, daß »**bei vernünftiger Abwägung aller für und gegen den Zusammenhang
sprechenden Umstände, die für den Zusammenhang sprechenden Erwägungen so
stark überwiegen, daß die dagegen sprechenden für die Bildung und Rechtfertigung
der Überzeugung außer Betracht bleiben können.**«

**19.1.6.3 Wahrscheinlichkeitsanfor-
           derung im Zivilrecht**

Im Zivilrecht ist zumindest **hohe
Wahrscheinlichkeit** gefordert.

19.1.6.3 Wahrscheinlichkeitsanforderung im Zivilrecht

Im Zivilrecht werden an den Beweis höhere Anforderungen als im Sozialrecht
gestellt. Die vorgetragenen Sachverhalte müssen mit zumindest **hoher Wahrscheinlichkeit** überzeugend glaubhaft gemacht werden.

**19.1.6.4 Wahrscheinlichkeitsanfor-
           derung im Strafrecht**

Im Strafrecht ist **mit an Sicherheit
grenzende Wahrscheinlichkeit**
gefordert.

19.1.6.4 Wahrscheinlichkeitsanforderung im Strafrecht

Um Fehlurteile zu Ungunsten eines Angeklagten zu vermeiden, sind die Be-
weisanforderungen äußerst streng. Schlüsse sind mit Sicherheit oder zumindest
mit an Sicherheit grenzender Wahrscheinlichkeit zu ziehen.

(Wenn letzte Zweifel nicht ausgeräumt werden können, kann hier: »In dubio
pro reo« greifen. Diese Vorgabe dient ausschließlich der Wertung von Rechts-
problemen und ist dem medizinischen Gutachten fremd!)

19.1.6.5 Kausalität

Die Kausalität ist eine juristische Zweckschöpfung, um eine Grenze zwischen rechtsrelevant und rechtsunerheblich zu ziehen. In der Begutachtung sollte man unterscheiden:

19.1.6.5 Kausalität

Die Kausalität zieht als juristisches Bewertungsmerkmal eine Grenze zwischen rechtsrelevanten u. rechtsunerheblichen Fakten.

19.1.6.5.1 Haftungsbegründende Kausalität

Sie beantwortet in der Begutachtung den Zusammenhang zwischen angeschuldigtem Ereignis und vorhandenem Gesundheits-/Augenschaden: Ist das Ereignis grundsätzlich geeignet, eine derartige Schädigung zu bewirken bzw. ist es geeignet, eine derartige Schädigung unter den vorliegenden Eigentümlichkeiten des Organismus hervorzurufen? Muß dieser Zusammenhang negativ beantwortet werden, kann in der Regel die weitere Gutachtenausführung unterbleiben, da eine grundlegende Anspruchsvoraussetzung nicht gegeben ist.

19.1.6.5.1 Haftungsbegründende Kausalität

Die haftungsbegründende Kausalität stellt fest, ob eine Noxe geeignet war, eine eingetretene Schädigung zu bewirken.

19.1.6.5.2 Haftungsausfüllende Kausalität

Erst wenn die Schädigung dem Grunde nach anerkannt ist, wird die Frage beantwortet, ob die gesetzte Schädigung auch zu dem jetzt bestehenden (Augen-) Schaden geführt hat oder ob weitere Faktoren (Vorschaden, zusätzliche Krankheit, Degenerationen) mitgewirkt haben. Es kann auch eine haftungsbegründende Kausalität gegeben sein, ohne daß ein Dauerschaden verblieb (häufig bei einer Commotio cerebri).

19.1.6.5.2 Haftungsausfüllende Kausalität

Die haftungsausfüllende Kausalität prüft, ob die Schädigung zu dem Körperschaden geführt hat, ob noch andere Faktoren mitwirkten u. wie hoch der Schaden ist.

19.1.6.5.3 Überholende, konkurrierende, interferierende Kausalität

Die Augenschadenbeurteilung wird erheblich kompliziert, wenn ein progredientes Leiden (z. B. fortschreitende senile Makuladegeneration) von einem Unfallereignis getroffen wird (überholende Kausalität) und das Auge sofort erblindet. – Haben mehrere Ursachen zu dem jetzt bestehenden Augenzustand geführt, von denen aus medizinischer Kenntnis jede für sich alleine bereits dazu geeignet ist einen derartigen Prozeß zu bewirken, können alle gleichwertig in Betracht kommen (**konkurrierende Kausalität**). – Unter **interferierender Kausalität** wird ein schädigungswirksames, aber zeitlich abgrenzbares Ereignis verstanden, das einen Erstprozeß eine gewisse Zeitspanne überlagert hat.

Diese Grundkenntnisse sind Voraussetzung für eine fundierte Begutachtung. In den verschiedenen Rechtsgebieten werden diese Fakten unterschiedlich gehandhabt.

19.1.6.5.3 Überholende, konkurrierende, interferierende Kausalität

Trifft auf ein fortschreitendes Leiden ein weiteres schädigendes Ereignis, das schneller zum Endzustand führt, liegt eine **überholende Kausalität** vor. Wirkt es gleichwertig mit dem Grundleiden, besteht eine **konkurrierende Kausalität**. Wirkt das zweite Ereignis nur einen begrenzten Zeitraum, handelt es sich um eine **interferierende Kausalität**.

19.2 Spezielle Begutachtung (Privatrecht)

19.2.1 Strafrecht

Das Strafrecht soll durch Strafandrohung sozialschädliches Verhalten verhindern. Die Straftat ist eine tatbestandsmäßige, rechtswidrige, schuldhafte Handlung. Der Mediziner wird häufig Körperschäden zu bewerten haben. Diese sollte er ganz exakt beschreiben und in seiner Stellung zu Zusammenhangsfragen alle Gesichtspunkte aufzeigen und erörtern. Nur so kann das Gericht, wie gefordert, eigene Schlüsse ziehen.

19.2.2 Haftpflicht

19.2.2.1 Charakteristik

Unter Haftpflicht wird die Wiedergutmachung eines schuldhaft verursachten Schadens verstanden. Dabei hat der Schädiger natürlich nur für den Schaden einzustehen, wie er ihn verursacht hat. Mitwirkende Faktoren sind nicht mit zu regulieren und im Gutachten daher exakt zu bestimmen. – Von dem Gutachten wird eine ausführliche Darstellung der vorliegenden ophthalmologischen Verhältnisse und der unfallbedingten Mitwirkung erwartet.

19.2.2.2 Immaterieller Schaden

Als Besonderheit auf diesem Gebiet hat das Gutachten zudem auf den immateriellen Schaden **(Schmerzensgeld)** einzugehen. Mit dieser Zuwendung soll ein »**Ausgleich für unverschuldet ertragene körperliche, seelische Schmerzen und entgangene Lebensfreude**« erbracht werden und zugleich eine **Genugtuungsfunktion** gegeben sein. – Das Gutachten hat dementsprechend Art und Schwere der Schmerzen, Schwere der Operationen und Behandlungen als auch Dauer von Krankenhausaufenthalten, ggf. Rehabilitationen etc. aufzuführen und zu würdigen. Je präziser die Fakten dargelegt sind desto fundierter können die Parteien auf dieser Grundlage zu einer für sie gerechten Einigung gelangen. (Der Mediziner kennt nur den medizinischen Teilaspekt; er wird keine weiteren Empfehlungen – insbesondere zur Höhe eines Schmerzensgeldes – geben können!)

19.2.2.3 Arzthaftpflicht

Es handelt sich hier nur um ein kleines spezielles Gebiet der Haftpflicht, gleichwohl ist es für den Mediziner äußerst wichtig.
   Der Arzt haftet grundsätzlich für jede seiner Tätigkeit (aktive Maßnahmen als auch Unterlassungen). Im Falle eines Mißerfolges wird er ggf. nachzuweisen haben, daß er sorgfältig, fachärztlich qualifiziert und nicht rechtswidrig (z. B. ohne gültiges Einverständnis) gehandelt hat. – Dem jungen Kollegen wird zu seinem Selbstschutz dringend empfohlen, sich vor Aufnahme der ärztlichen Tätigkeit mit diesem Gebiet eingehend zu befassen.

19.2.3 Private Unfallversicherung

19.2.3.1 Charakteristik

Die **Private Unfallversicherung (PUV)** ist eine individuell abzuschließende **Körperschaden-Geldsummen-Versicherung**. Versichert wird der **Körper mit seinen Funktionen** (nicht der Beruf!).

19.2.3.2 Begutachtungsmerkmale

Im Falle einer Schädigung ist im Gutachten das **Ausmaß der Beeinträchtigung gegenüber einem gesunden, voll funktionsfähigen, normalen, altersentsprechenden (Augen-)Organ** anzugeben. (Um wieviel ist die Gebrauchsfähigkeit eines geschädigten Auges gegenüber einem gesunden gemindert, d. h. Minderung der Gebrauchsfähigkeit, MdG). Details dazu sind einschlägigen Tabellen zu entnehmen (vergleiche z.B. *Tabelle 59*).

Die Regulierung erfolgt vertraglich grundsätzlich nur einmal und dann endgültig, sobald ein Schaden sicher eingeschätzt werden kann (jedoch spätestens nach 3 Jahren). Mit der Zahlung der vertraglichen Geldsumme ist der Schadensfall endgültig abgeschlossen.

Tabelle 59: Private Unfallversicherung. Minderung der Gebrauchsfähigkeit eines Auges. Wiedergegeben ist die Relation einer Visusminderung zu der daraus resultierenden funktionellen Gebrauchsfähigkeit; so bedeutet z.B. eine Sehminderung (Visus) von 0,5 nicht eine praktische Gebrauchsminderung ebenfalls von 1/2, sondern nur von 4/25. Erst bei einer Sehminderung von 0,2 ist die praktische Gebrauchsfähigkeit eines Auges um die Hälfte beeinträchtigt.

Visus		Minderung der Gebrauchsfähigkeit
1,0	5/5	0
0,8	5/6	1/25
0,63	5/8	2/25
0,5	5/10	4/25
0,4	5/12	6/25
0,32	5/15	8/25
0,25	5/20	10/25
0,2	5/25	12/25
0,16	5/30	14/25
0,1	5/50	17/25
0,08	1/12	18/25
0,05	1/20	20/25
0,02	1/50	23/25
0,0		25/25

19.2.4 Private Krankenversicherung

Für diese selbständige Versicherungssparte gilt nicht das Subsidaritätsprinzip wie in der gesetzlichen Krankenkasse. Es handelt sich hier um eine Gefahrengemeinschaft, deren Leistung für den einzelnen von den kaufmännisch ermittelten Prämien bestimmt wird. Mit einem Privatvertrag können alle Details festgelegt werden. – Das ärztliche Attest hat daher die für den Leistungsanspruch erforderlichen Daten auszuweisen: Art und Umfang der Erkrankung, Behandlungsdauer, ggf. Behandlungsart etc.

19.2.5 Private Berufsunfähigkeitsversicherung

Diese Versicherung gewährt direkte Unterstützung (Rente) für den Fall einer dauernden oder vorübergehenden vollständigen oder teilweisen **Berufsunfähigkeit.** Selbige liegt vor, wenn der Versicherungsnehmer nicht mehr imstande ist, **seinen bisher ausgeübten Beruf** weiter auszuüben. – Somit sind die in den Formulargutachten aufgeführten Fragen sehr sorgfältig zu beantworten.

Die Begutachtung wird sehr diffizil, wenn die Sehfunktion beeinträchtigt ist. Für die jeweils auszuführenden Arbeiten (Tätigkeitsprofil erstellen!) ist im einzelnen zu prüfen, in welchem Ausmaß sie noch durchgeführt werden können. Abschließend ist eine Würdigung des Gesamtbildes vorzunehmen und einzuschätzen, wieviel Prozent der Arbeit nicht mehr wahrgenommen werden kann. Vertraglich ist allgemein festgelegt, daß eine Berufsunfähigkeit bei einer Beeinträchtigung von mehr als 50% angenommen wird

19.2.3.2 Begutachtungsmerkmale

Im Schadensfall ist einzuschätzen, wie hoch die **funktionelle Beeinträchtigung gegenüber einem gesunden Auge** ist (Minderung der Gebrauchsfähigkeit, MdG, *Tab. 59*). Die Regulierung erfolgt einmalig u. endgültig spätestens nach 3 Jahren.

19.2.4 Private Krankenversicherung

Es gilt nicht das Subsidaritätsprinzip der gesetzlichen Krankenkassen. Es handelt sich um eine Gefahrengemeinschaft deren Leistung von Prämien bestimmt wird. Das Gutachten muß die für den Leistungsanspruch notwendigen Daten ausweisen.

19.2.5 Private Berufsunfähigkeitsversicherung

Sie gewährt Unterstützung bei dauernder oder vorübergehender **Berufsunfähigkeit.** Im Gutachten ist zu klären, welche Tätigkeiten bei beeinträchtigter Sehfunktion noch ausgeführt werden können. Dabei sollten Tätigkeitsprofile für das Arbeitsgebiet des Versicherten erstellt werden. Eine Berufsunfähigkeit liegt vor, wenn die Beeinträchtigung mehr als 50% beträgt.

19.3   Spezielle Begutachtung (Sozialrecht)

19.3.1   Gesetzliche Krankenversicherung

19.3.1.1 Charakteristik

19.3   Spezielle Begutachtung (Sozialrecht)
19.3.1   Gesetzliche Krankenversicherung
19.3.1.1 Charakteristik

Krankenkassen sichern allen Mitgliedern gleiche **medizinisch zweckmäßige, aber wirtschaftliche Maßnahmen** im Krankheitsfall zu.

Diese öffentlich-rechtliche Institution versichert als Massenversicherung breiteste Bevölkerungsschichten; dabei werden Ärmere von besser Verdienenden mitgetragen (Solidaritätsprinzip). Allen Mitgliedern stehen die **gleichen medizinisch zweckmäßigen und wirtschaftlichen Leistungen** zu: ambulante und stationäre Behandlung, Heil- und Hilfsmittel, Krankengeld u. a. m.

19.3.1.2 Arbeitsunfähigkeit

19.3.1.2 Arbeitsunfähigkeit

Arbeitsunfähigkeit liegt vor, wenn ein Versicherter seine Berufsarbeit nicht mehr oder nur unter der Gefahr weiterer Verschlimmerung fortsetzen kann.

Kann die Berufsarbeit nicht mehr aufgenommen werden, besteht dauernde Arbeitsunfähigkeit. Umschulungsmaßnahmen sind einzuleiten.

Eine ständig wiederkehrende Begutachtung für den praktisch tätigen Arzt ist die Feststellung einer **Arbeitsunfähigkeit.** Sie liegt vor, **wenn der Versicherte seine vor dem Versicherungsfall ausgeübte Erwerbstätigkeit überhaupt nicht oder nur mit der Gefahr weiterer Verschlimmerung fortsetzen kann.**

Mit dieser Feststellung stehen dem Versicherten Leistungsansprüche verschiedener Art (u. a. Krankengeld) zu.

Kann er seine Berufsarbeit oder eine vergleichbare ähnliche Arbeit nicht mehr aufnehmen, bleibt er dauernd arbeitsunfähig (z. B. Busfahrer bei Erblindung eines Auges). Sobald derartige Situationen absehbar sind, sind sie sofort zu melden, damit unverzüglich Umschulungsmaßnahmen eingeleitet werden können.

Von der Versicherung ausgenommen sind Arbeitsunfälle, für die ein anderer Träger zuständig ist (z. B. Berufsgenossenschaften).

19.3.1.3 Heil- und Hilfsmittel

19.3.1.3 Heil- und Hilfsmittel

Heilmittel sollen ein Leiden heilen oder bessern.
Hilfsmittel ersetzen eine fehlende Körperfunktion (Brillen, Kontaktlinsen, vergrößernde Sehhilfen wie Lupen, Lesestäbe, Fernrohrbrillen und Bildschirmlesegeräte).

Von der Krankenkasse übernommen werden auch Heil- und Hilfsmittel. **Heilmittel** müssen geeignet sein, eine Behinderung zu heilen, zu bessern oder zu lindern. **Hilfsmittel** müssen geeignet sein, eine fehlende Körperfunktion ganz oder teilweise zu ersetzen oder auszugleichen. »Hilfsmittel« sind auf augenärztlichem Gebiet:
- Fernbrille, Lesebrille
- Bifokalbrille
- Multifokalbrille (bei Besonderheiten)
- vergrößernde Sehhilfen (Lesestab, Leselupe, Lupenbrille, Fernrohrbrille, Bildschirm-Lesegerät)
- Kontaktlinsen u. a. m.

19.3.2   Gesetzliche Unfallversicherung

19.3.2.1 Charakteristik

19.3.2   Gesetzliche Unfallversicherung
19.3.2.1 Charakteristik

Sie reguliert **Arbeitsunfallschäden,** erarbeitet Maßnahmen zur **Unfallverhütung** u. zur **Gesundheitsvorsorge am Arbeitsplatz (Arbeitsmedizin).**
Bei einem erlittenen Schaden wird der Werktätige sozial abgesichert (Rehabilitation, Rentenzahlung).

Diese öffentlich-rechtliche Pflichtversicherung (GUV) für alle Werktätigen wird von den Arbeitgebern getragen. Sie reguliert **Arbeitsunfallschäden,** erarbeitet Maßnahmen zur **Unfallverhütung** und zur **Gesundheitsvorsorge am Arbeitsplatz (Arbeitsmedizin).** Die tragende Idee, den Werktätigen am Arbeitsplatz vor Gesundheitsgefahren zu schützen und ihn im Falle eines erlittenen Schadens sozial zu sichern (u. a. Rehabilitation, Rentenzahlung; kein »Schmerzensgeld«, vgl. dazu *Kapitel 19.2.2.2).* Sie entlastet damit die gesetzliche Krankenkasse als auch die Rentenversicherung.

19.3.2.2 Arbeitsunfall

Ein **Arbeitsunfall** ist gegeben, wenn **ein Versicherter ein von außen her auf ihn einwirkendes körperlich schädigendes, plötzliches, d. h. zeitlich eng begrenztes Ereignis erleidet,** das mit seiner versicherten Tätigkeit in ursächlichem Zusammenhang steht. Zur Klärung der haftungsbegründenden als auch haftungsausfüllenden Kausalität (vgl. *Kapitel 19.1.6.5*) genügt auf medizinischem Gebiet die einfache Wahrscheinlichkeit.

Eine **Berufskrankheit** liegt vor, wenn ein bestimmter Personenkreis, der beruflich einer Noxe in erheblich höherem Umfang als die Bevölkerung ausgesetzt ist, an bestimmten Krankheitsbildern erkrankt. Ausschließlich nur die in einer Liste bislang erfaßten Berufskrankheiten können anerkannt werden!

19.3.2.3 Begutachtungsmerkmale

19.3.2.3.1 Arbeitsunfähigkeit

Akute Augenschäden bedingen in der Regel zunächst eine **Arbeitsunfähigkeit** (Definition wie in der Gesetzlichen Krankenversicherung, siehe dort). Alle hier erforderlichen Heilmaßnahmen, Heil- und Hilfsmittel werden von der Berufsgenossenschaft getragen.

19.3.2.3.2 Minderung der Erwerbsfähigkeit

Später wird bei dauernden Augenschäden ermittelt, wie stark die Erwerbsfähigkeit eingeschränkt ist, d. h. zu welchem Prozentsatz eine **Minderung der Erwerbsfähigkeit auf dem gesamten Arbeitsmarkt (MdE)** vorliegt.

Sie bemißt sich nach dem Umfang der verbleibenden Arbeitsmöglichkeit auf dem gesamten Gebiet des Erwerbslebens, der mit dem Rest-Sehvermögen noch ausgeführt werden kann. Einen wesentlichen (Teil-)Aspekt dazu gibt die »**MdE-Tabelle** der Deutschen Ophthalmologischen Gesellschaft 1981« *(Tab. 60)* wieder, die eine Minderung der Sehschärfe der Augen in Beziehung zu der daraus resultierenden MdE setzt.

Tabelle 60: Durch Visusherabsetzung bedingte Minderung der Erwerbsfähigkeit (MdE) auf dem allgemeinen Arbeitsmarkt in %-Sätzen.

Sehschärfe RA		1,0	0,8	0,63	0,5	0,4	0,32	0,25	0,2	0,16	0,1	0,08	0,05	0,02	0
LA		5/5	5/6	5/8	5/10	5/12	5/15	5/20	5/25	5/30	5/50	1/12	1/20	1/50	0
1,0	5/5	0	0	0	5	5	10	10	10	15	20	20	25	25	25[a]
0,8	5/6	0	0	5	5	10	10	10	15	20	20	25	30	30	30
0,63	7/8	0	5	10	10	10	10	15	20	20	25	30	30	30	40
0,5	5/10	5	5	10	10	10	15	20	20	25	30	30	35	40	40
0,4	5/12	5	10	10	10	20	20	25	25	30	30	35	40	50	50
0,32	5/15	10	10	10	15	20	30	30	30	40	40	40	50	50	50
0,25	5/20	10	10	15	20	25	30	40	40	40	50	50	50	60	60
0,2	5/25	10	15	20	20	25	30	40	50	50	50	60	60	70	70
0,16	5/30	15	20	20	25	30	40	40	50	60	60	60	70	80	80
0,1	5/50	20	20	25	30	30	40	50	50	60	70	70	80	90	90
0,08	1/12	20	25	30	30	35	40	50	60	60	70	80	90	90	90
0,05	1/20	25	30	30	35	40	50	50	60	70	80	90	100	100	100
0,02	1/50	25	30	30	40	50	50	60	70	80	90	90	100	100	100
0	0	25*	30	40	40	50	50	60	70	80	90	90	100	100	100

* Prozentsatz variabel

19.3.2.2 Arbeitsunfall

Ein Arbeitsunfall liegt vor, wenn ein Versicherter durch eine **von außen her plötzlich auf ihn einwirkende Noxe eine Schädigung erleidet.**

Eine Berufskrankheit liegt vor, wenn ein Versicherter beruflich lange einer in der Liste der Berufskrankheiten erfaßten Noxe ausgesetzt war u. Schaden erlitten hat.

19.3.2.3 Begutachtungsmerkmale

19.3.2.3.1 Arbeitsunfähigkeit

Akute Augenschäden bedingen eine **Arbeitsunfähigkeit.**

19.3.2.3.2 Minderung der Erwerbsfähigkeit

Minderung der Erwerbsfähigkeit (MdE) ist die **Beeinträchtigung der Arbeitsmöglichkeit auf dem gesamten Gebiet des Erwerbslebens.**
Tab. 60 gibt die MdE bei Visusreduktion wieder.

19.3.2.3.3 Erwerbsunfähigkeit

Erwerbsunfähig ist der Versicherte, der die **Fähigkeit verloren hat,** unter Ausnutzung der Arbeitsgelegenheiten **einen nennenswerten Verdienst zu erlangen.**

19.3.2.4 Arbeitsmedizin

Es existieren berufsgenossenschaftliche Grundsätze für arbeitsmedizinische Vorsorgeuntersuchungen. Der Augenarzt beurteilt die Sehanforderungen u. optischen Korrekturen betreffs Führen von Fahrzeugen, Arbeiten an Bildschirmgeräten u. spezieller Berufseignungen.

19.3.3 Rentenversicherung

19.3.3.1 Charakteristik

Die Rentenversicherung soll die Erhaltung, Besserung oder Wiederherstellung der Berufs- bzw. Erwerbsfähigkeit fördern u. Renten sowie Altersruhegeld verwalten.

19.3.3.2 Berufsunfähigkeit

Berufsunfähig ist, wer nur noch **weniger als die Hälfte erwerbsfähig** sein kann.
Unter **Leistungsfähigkeit** wird das Querschnittsprofil ständig zu erbringender Berufsleistung verstanden.

Für die Bewertung der Berufsunfähigkeit gilt die **zuletzt ausgeübte versicherte Erwerbstätigkeit** u. bezieht sich auf einen körperlich u. geistig Gesunden mit ähnlicher Ausbildung u. gleichwertigen Kenntnissen.

19.3.2.3.3 Erwerbsunfähigkeit

Erwerbsunfähigkeit liegt bei einem Versicherten vor, wenn er »**die Fähigkeit verloren hat, einen nennenswerten Verdienst zu erlangen**«. Er ist also unfähig, sich einen Erwerb zu verschaffen **unter Ausnutzung der Arbeitsgelegenheiten,** die sich ihm nach seinen gesamten Kenntnissen sowie körperlichen und geistigen Fähigkeiten im Bereich des Wirtschaftslebens bieten.

Zum Begriff der **Blindheit** siehe Ausführungen im *Kapitel 19.3.4.*

19.3.2.4 Arbeitsmedizin

Ein weiteres großes Tätigkeitsfeld ist das Gebiet der **Arbeitsmedizin** mit seinen Präventivmaßnahmen. Für die einzelnen Spezialgebiete sind »Berufsgenossenschaftliche Grundsätze für arbeitsmedizinische Vorsorgeuntersuchungen« (z. Z. G 1 bis G 44) ausgearbeitet. Der Augenarzt ist hinsichtlich der Sehanforderungen und optischen Korrekturen befaßt mit den Eignungsfeststellungen für das Führen von Fahrzeugen (G 25), Arbeiten an Bildschirmgeräten (G 37), sowie einer großen Zahl weiterer ganz spezieller Berufseignungen.

19.3.3 Rentenversicherung

19.3.3.1 Charakteristik

Die Aufgaben der Rentenversicherung sind im Sozialgesetzbuch ausgewiesen und erfassen u. a.: Maßnahmen zur Erhaltung, Besserung oder Wiederherstellung der Berufs- bzw. Erwerbsfähigkeit eines Versicherten; Rentenzahlung bei Berufsunfähigkeit oder Erwerbsunfähigkeit; Zahlung von Altersruhegeld.

19.3.3.2 Berufsunfähigkeit

Berufsunfähigkeit ist gegeben, wenn der Versicherte infolge Krankheit, Gebrechen oder Schwäche seiner körperlichen oder geistigen Kräfte **nur noch weniger als die Hälfte erwerbsfähig** sein kann. Die Klärung ist immer eng an das individuelle Leistungsbild mit dem Berufsprofil gebunden. Als **Leistungsfähigkeit** wird in der Sozialmedizin nicht eine auf einen Augenblick begrenzte Maximalleistung verstanden, sondern die als Querschnittsprofil ständig zu erbringende Leistung. **Fähigkeit** ist das persönliche Vermögen, eine Leistung zu erbringen; es ist von vielen Persönlichkeitsmerkmalen gekennzeichnet. – Das **Berufsbild** als charakteristische Bewertungsgrundlage in der RV entspricht dem Tätigkeitsprofil eines zusammenhängenden Arbeitsgebietes.

Für die Bewertung gilt die **zuletzt ausgeübte versicherte Erwerbstätigkeit** (»Bezugsberuf«). Zur Beurteilung ist als Vergleichsperson ein »körperlich und geistig Gesunder mit ähnlicher Ausbildung und gleichwertigen Kenntnissen« zu wählen. Das Ergebnis kann nach einem Urteil des Bundessozialgerichtes lauten: berufsfähig
- vollschichtig
- halbschichtig bis unter vollschichtig
- zweistündig bis unter halbschichtig
- weniger als 2 Stunden
Eine Berufsunfähigkeit kann zeitlich begrenzt oder dauernd bestehen.

19.3.3.3 Erwerbsunfähigkeit

Von der Berufsfähigkeit ist die **Erwerbsfähigkeit** zu unterscheiden. Darunter wird die Fähigkeit verstanden, generell durch regelmäßige Arbeit ein Einkommen zu erzielen. Eine **Erwerbsunfähigkeit (EU)** liegt vor, wenn der Versicherte infolge Krankheit oder Schwäche seiner körperlichen oder geistigen Kräfte **auf nicht absehbare Zeit eine Erwerbstätigkeit in gewisser Regelmäßigkeit nicht mehr ausüben** oder nicht mehr als nur geringfügige Einkünfte durch Erwerbstätigkeit erzielen kann.

19.3.3.3 Erwerbsunfähigkeit

Erwerbsunfähig ist, wer infolge Schwäche oder Körpermängel eine Erwerbstätigkeit auf nicht absehbare Zeit in gewisser Regelmäßigkeit nicht ausüben kann.

19.3.4 Schwerbehindertenwesen

19.3.4.1 Charakteristik

Mit dem 1974 eingeführten Schwerbehindertengesetz soll allen Bundesbürgern, die besonders stark behindert sind, ein gewisser Ausgleich im Berufs- und Sozialleben ermöglicht werden. Dabei ist bedeutungslos, ob die Beeinträchtigung angeboren, erworben oder altersbedingt ist. Die Höhe der Behinderung wird mit einem absoluten Zahlenwert (der dem Grad eines %-Satzes entspricht) angegeben.

19.3.4 Schwerbehindertenwesen

19.3.4.1 Charakteristik

Das Schwerbehindertengesetz gewährt besonders Behinderten im Berufs- u. Sozialleben gewisse Vergünstigungen. Dabei ist die Ursache der Behinderung bedeutungslos.

19.3.4.2 Begutachtungsmerkmale

Der **Grad der Behinderung (GdB)**
- ist das Maß aller Beeinträchtigungen an funktioneller Intaktheit; es gibt den Mangel an körperlichem, geistigem und seelischem Vermögen an,
- gibt den »Verlust an persönlicher Integrität« wieder,
- setzt eine ständige Behinderung voraus (über 6 Monate),
- erfaßt nur die pathologischen Normabweichungen.
Typische **Alterserscheinungen** wie Alterssichtigkeit als auch das Nachlassen der Sehfunktionen bleiben außer Betracht. Dagegen sind **Alterserkrankungen** wie z. B. senile Makuladegeneration, Alterskatarakt mit zu würdigen.

Zu bewerten sind nur die festgestellten tatsächlich vorhandenen Leiden. Risikofaktoren oder weitere in naher Zukunft zu erwartende Beeinträchtigungen können in die Bewertung nicht eingehen.
  Sind mehrfache Beeinträchtigungen (z. B. Visusminderung, Wirbelsäulensyndrom und Asthma) zu bewerten, so ist zweckmäßigerweise zunächst jedes Leiden für sich zu beurteilen und dann in einer Gesamtschau zu bewerten, wie stark der Betreffende insgesamt für sich beeinträchtigt ist.

19.3.4.2 Begutachtungsmerkmale

Der **Grad der Behinderung (GdB)** ist das Maß aller Beeinträchtigungen an funktioneller Intaktheit u geistigem u. seelischem Vermögen Typische **Alterserscheinungen** (Alterssichtigkeit, nachlassende Sehfunktionen) bleiben unberücksichtigt, **Alterserkrankungen** (senile Makuladegeneration, Alterskatarakt) werden berücksichtigt.

Bei mehrfacher Beeinträchtigung wird jedes Leiden für sich beurteilt und dann in der Gesamtheit bewertet.

> **Merke.** Eine einfache mathematische Verrechnung der einzelnen GdB-Grade ist nicht möglich, da sie den praktischen Erfordernissen nicht gerecht wird.

◄ Merke

Auf augenärztlichem Gebiet werden folgende Gruppen unterschieden:
- sehbehindert (Visus unter 0,3)
- hochgradig sehbehindert (Visus unter 0,05)
- blind im Sinne des Gesetzes (Visus unter 0,02)
- blind (wissenschaftlich: keine Lichtwahrnehmung mehr = Amaurose)

Für die Einstufung Sehbehinderter liegen bewährte Bewertungstabellen (so z. B. die MdE-Tabelle der DOG, vgl. *Kapitel 19.3.2*) vor. Einen Sonderfall stellt Blindheit dar.

Augenärztlicherseits werden unterschieden:
- sehbehindert
- hochgradig sehbehindert
- blind im Sinne des Gesetzes
- blind (keine Lichtscheinwahrnehmung, Amaurose)

19.3.4.3 Blindenbegutachtung

Blind ist, wem das **Augenlicht vollständig fehlt** oder **dessen Sehschärfe so gering ist, daß er sich in einer ihm unbekannten Umgebung nicht zurechtfinden kann.** Dies trifft zu, wenn die Sehschärfe auf dem besseren Auge nicht mehr als **1/50 (0,02)** beträgt.

Für die Feststellung der Blindheit ist nicht der Gesamtzustand einer Person, sondern ausschließlich ihr Sehvermögen zu beurteilen.

19.3.5 Bundessozialhilfe

Durch das BSHG soll sichergestellt werden, daß jeder Bundesbürger ein menschenwürdiges Leben führen kann.

Die **Sozialhilfe** greift dann, wenn andere Hilfen nicht vorhanden sind. Das Amt muß dabei von sich aus ohne Aufforderung tätig werden **(Nachgehpflicht).**

Ein praktischer Tip ▶

19.4 Weitere Begutachtungsgebiete

Bei Einstellungsuntersuchungen in der gewerblichen Wirtschaft, zum Flugzeugführer, Bus- u. Taxenfahrer, für Bundesbahn- u. Bundeswehrpersonal, Zahntechniker sowie zur Ausstellung von Führer- u. Sportbootscheinen werden spezielle Kriterien an das Sehorgan gestellt.

19.3.4.3 Blindenbegutachtung

Anhaltspunkte Schwerbehinderte: »**Blind ist, dem das Augenlicht vollständig fehlt**« (=Amaurose).

»Als blind ist auch der Behinderte anzusehen, **dessen Sehschärfe so gering ist, daß er sich in einer ihm fremden Umgebung ohne fremde Hilfe nicht zurechtfinden kann.**« Dieses ist nach allgemeiner Rechtsauffassung der Fall, wenn
– auf dem besseren Auge eine Sehschärfe von nicht mehr als **1/50 (0,02)** besteht oder
– wenn andere Störungen des Sehvermögens von solchem Schweregrad vorliegen, daß sie dieser Sehschärfenbeeinträchtigung gleichzuachten sind. (Dazu liegt eine Reihe exakter Kriterien vor.)

Da Blinden verständlicherweise ein sehr hohes Maß an Unterstützung und Vergünstigung zuteil wird, sind die Voraussetzungen zur Anerkennung ganz exakt zu erfüllen. Eine Zugunstenregelung kann es nicht geben. (So ist ein hochgradig Sehbehinderter, der zudem körperlich und geistig verfallen ist, nicht als blind einzustufen, obwohl es ihm in praxi eindeutig schlechter als einem ansonsten gesunden Blinden ergeht. Augenärztlich ist nicht der Gesamtzustand einer Person, sondern ausschließlich das Sehvermögen zu beurteilen!)

19.3.5 Bundessozialhilfe

Durch das Bundessozialhilfegesetz (BSHG) soll sichergestellt werden, daß jeder Bundesbürger ein Leben führen kann, das der Würde des Menschen entspricht. Damit kommt es einem Auftrag des Grundgesetzes nach.

Träger der Sozialhilfe sind überörtlich die Länder und die von ihnen beauftragten Gemeinden sowie Landkreise und Städte.

Die **Sozialhilfe** soll als letztes der mehrfachen sozialen Netze dann greifen, wenn in der Not andere Hilfen (Krankenversicherung, Altersversorgung, ggf. Familie) nicht vorhanden sind. In solchen Härtefällen ist das Amt verpflichtet, von sich aus tätig zu werden, sobald es davon erfährt **(Nachgehpflicht).** Ein Antrag dazu ist nicht unbedingt erforderlich.

Ein praktischer Tip: Zivil-Blindengeld (wird nach den Ländergesetzen gewährt!) ist **stets** bei dem Versorgungsamt **zu beantragen,** das für den Wohnsitz des Betreffenden zuständig ist. Die Kriterien für Blindheit sind identisch mit den Ausführungen zum Schwerbehindertenwesen.

19.4 Weitere Begutachtungsgebiete

Zu den oben ausgeführten gibt es zahlreiche weitere Gebiete, die eine augenärztliche Stellungnahme/Begutachtung erfordern. Sie können und sollen in dieser Übersicht nicht dargestellt werden. Zu diesen Gebieten gehören die Einstellungsuntersuchungen in der gewerblichen Wirtschaft, wenn besondere Sehanforderungen gegeben sind: Flugzeugführer, Bus- und Taxenfahrer, Bundesbahnpersonal (z. B. Lokführer), Zahntechniker usw., ebenso aber Bundeswehr-Tauglichkeitsuntersuchungen, Untersuchungen bei Verbeamtung, Führerschein- und Sportbootschein-Untersuchungen auf privatem Sektor.

Der hier gutachterlich tätige Kollege wird in den einschlägigen Büchern für die Augenbegutachtung stets die speziellen Grundlagen dazu finden.

Ophthalmologisches Vokabularium

Aberration des Auges	optischer Abbildungsfehler
Ablatio retinae	Netzhautablösung
Abrasio corneae	Entfernung des Epithels der Hornhaut
Achromatopsie/Achromasie	totale angeborene Farbenblindheit
Adaptation	Anpassung der Lichtrezeptoren der Netzhaut an unterschiedliche Helligkeitsstufen
Agnosie	Seelenblindheit
Akkommodation	Anpassung der Augenlinse an das Sehen in der Nähe
Alexie	Leseunfähigkeit, Buchstaben- bzw. Wortblindheit
Amaurose	völlige Blindheit, »schwarzer Star«
Amblyopie	funktionelle Schwachsichtigkeit, meistens infolge Schielens
Aniridie	Fehlen der Regenbogenhaut
Aniseikonie	ungleiche Bildgröße der Abbildung beider Augen
Anisokorie	unterschiedliche Pupillenweite beider Augen
Anisometropie	unterschiedliche Brechkraft beider Augen
Ankyloblepharon	Verwachsung der Lider miteinander bzw. mit dem Augapfel
Anophthalmus	Fehlen des Auges, Augapfellosigkeit
Aphakie	Linsenlosigkeit
Applanation	Messung des Augendruckes durch Abplatten der Hornhaut
Area striata	Sehrinde
Arcus juvenilis	angeborene Randtrübung der Hornhaut, Embryotoxor
Arcus senilis	Gerontoxon, Greisenbogen der Hornhaut
Argonlasertrabekuloplastik	Behandlung des Trabekelwerks mit dem Argonlaser bei Weitwinkelglaukom
Argyrosis	Silberablagerung im Auge
Asthenopie	mangelnde Ausdauer und Schwäche beim Nahsehen akkommodativer, muskulärer oder nervöser Genese
Astigmatismus	Stabsichtigkeit, Krümmungsanomalie des optischen Apparates
Avulsio bulbi	Evulsio bulbi, Verlagerung des Augapfels vor die Lider mit Sehnervenabriß
Bellsches Phänomen	Augapfelverrollung nach oben im Schlaf oder bei Lidschluß
Biometrie	Bestimmung der Brechkraft und der Länge des Auges
Bitotsche Flecken	weiße, schaumige Bindehautflecken im Lidspaltenbereich bei Vitamin-A-Mangel
Blennorrhoe	Eiterabsonderung aus der Lidspalte eines Neugeborenen oder Säuglings
Blepharitis	Lidrandentzündung
Blepharochalasis	Erschlaffung der Lidhaut
Blepharophimose	Verkürzung der Lidspalte in horizontaler Richtung
Blepharorrhaphie	Tarsorrhaphie, temporale Vernähung des Ober- und Unterlides
Blepharospasmus	Lidmuskelkrampf
Bulbus oculi	Augapfel
Buphthalmus	»Ochsenauge«, Hydrophthalmie, Vergrößerung des Auges beim Vorliegen eines kindlichen grünen Stars
Canaliculitis	Entzündung des Tränenkanälchens
Canaliculus	Tränenkanälchen zum Ableiten der Tränenflüssigkeit
Caruncula lacrimalis	Tränenwärzchen im nasalen Lidwinkel
Cataracta (die)	grauer Star, Trübung der Augenlinse
Chalazion (das)	Hagelkorn, chronischer Sekretstau einer Meibomschen Drüse mit tumorartiger Schwellung
Chalcosis bulbi	Kupferablagerung im Auge
Chemosis	Ödem der Bindehaut, verbunden mit ihrer Abhebung von der Lederhaut
Chiasma opticum (das)	Sehnervenkreuzung
Chorioidea	Aderhaut
Chorioretinitis	Entzündung der Aderhaut und der Netzhaut
Chromatopsie	Sehen von farbigen Flecken
Chrysosis	Goldablagerung im Auge
Contusio bulbi	Augapfelprellung
Conus myopicus	Aderhautatrophie in Papillennähe bei Myopie
Corpus ciliare	Ziliarkörper, Strahlenkörper des Auges
Corpus vitreum	Glaskörper des Auges
Dakryoadenitis	Entzündung der Tränendrüse
Dakryozystitis	Entzündung des Tränensackes
Dakryozystorhinostomie	Operative Schaffung einer Verbindung zwischen Tränensack und Nase, CP nach Tot
Descemetozele	bruchsackartige Vorwölbung der elastischen Descemetschen Membran
Deuteranomalie	Schwäche der Grünwahrnehmung

Deuteranopie	Grünblindheit
Dichromasie	Wahrnehmung nur zweier Farbkomponenten
Dioptrie	Brechkrafteinheit, reziproker Wert der Brennweite einer Linse
Diplopie	Doppelbildwahrnehmung
Distichiasis	angeborene Wimpernfehlstellung, doppelte Wimpernreihe
Ductus nasolacrimalis	Tränennasengang
Ektropionieren	Auswärtskehren des Lides zur Inspektion der tarsalen Bindehaut
Ektropium	Auswärtskehrung des Lides
Elektrolyse	Zerstörung des Wimpernbodens durch Gleichstrom
Embryotoxon (das)	angeborene Randtrübung der Hornhaut, Arcus juvenilis
Emmetropie	Rechtsichtigkeit
Endophthalmitis	Panophthalmie, schwere Entzündung des gesamten Auges
Enophthalmus	tiefliegendes Auge
Entropium	Einwärtskehrung des Lides
Enucleatio bulbi	Entfernung des Augapfels
Epiblepharon senile	herabhängendes Oberlid im Alter
Epikanthus	„Mongolenfalte", Hautfalte im Bereich des medialen Oberlides
Epikeratophakie	Aufnähen einer Optik auf die Hornhaut bei höheren Brechungsfehlern
Epilation	Wimpernentfernung
Epiphora	Tränenträufeln
Episkleritis	Entzündung des lockeren Gewebes zwischen Leder- und Bindehaut
Erosio corneae	Defekt des Hornhautepithels
Erythropsie	Rotsehen
Esophorie	Konvergenz der Sehachsen
Esotropie	Einwärtsschielen
Eversio puncti lacrimalis	Abstehendes Tränenpünktchen
Evisceratio bulbi	operative Entfernung des Inhaltes des Auges
Evulsio bulbi	Avulsio bulbi, Verlagerung des Augapfels vor die Lider mit Sehnervenabriß
Excavatio papillae	Aushöhlung des Sehnervenkopfes
Exenteratio orbitae	operative Ausräumung des gesamten Orbitainhaltes
Exophorie	Divergenz der Sehachsen
Exophthalmus	Hervortreten des Augapfels
Exotropie	Auswärtsschielen
extrakapsuläre Kataraktextraktion	Entfernung der Augenlinse ohne ihre Kapsel
Fasciculus opticus	Nervus opticus, Sehnerv
Fibrae medullares	markhaltige retinale Nervenfasern
Fornix conjunctivae	obere und untere Umschlagfalte der Bindehaut beim Übergang der Conjunctiva bulbi in die Conjunctiva tarsi
Fundus oculi	Augenhintergrund
Fundusskopie	Ophthalmoskopie, Betrachtung des Augenhintergrundes
Fusion	binokulare Verschmelzung der Seheindrücke beider Augen zu einem Bild
Gerontoxon	Arcus senilis, Greisenbogen der Hornhaut
Glaukom (das)	grüner Star, Augeninnendrucksteigerung
Gonioskopie	Kammerwinkeluntersuchung mittels Kontaktglas
Goniotrepanation	fistulierende Glaukomoperation im Kammerwinkelbereich, Schaffung eines künstlichen Abflusses mit einem Trepan
Gonoblennorrhoe	durch Gonokokken verursachte gefährliche Bindehautentzündung
Halo glaucomatosus	glaukombedingte Aderhautatrophie um die Papille
Hemeralopie	Nachtblindheit
Hemianopsie	Halbseitenblindheit
Heterochromie	unterschiedliche Struktur oder Farbe beider Regenbogenhäute
Heterophorie	latentes Schielen
Heterotropie	Schielen
Hordeolum	Gerstenkorn, akute Infektion der Zeisschen Talg- oder Mollschen Schweißdrüsen des Lidrandes
Horopter	Sehkreis, Ort aller Objektpunkte, die vom Betrachter gleichweit entfernt zu liegen scheinen
Hydrophthalmie	Vergrößerung des Auges beim Vorliegen eines kindlichen grünen Stars
Hypermetropie (Hyperopie)	Übersichtigkeit, Weitsichtigkeit
Hypertelorismus	sehr weiter Augenabstand
Hyphäma (das)	Blutung in die Augenvorderkammer
Hypopyon (das)	Ablagerung von Fibrin oder Eiter am Boden der Augenvorderkammer
Hyposphagma (das)	Unterblutung der Bindehaut

Imbibition	Durchtränkung
Injektion	Blutgefäßfüllung
intrakapsuläre Kataraktextraktion	Entfernung der Augenlinse mit ihrer Kapsel
Intraokularlinse	künstliche Augenlinse, die nach der Kataraktextraktion ins Auge implantiert wird
Iridektomie	Irisausschneidung
Iridodialyse	traumatischer Irisabriß
Iridodonesis	Irisschlottern bei Aphakie oder Linsenluxation
Iridoplegie	Lähmung der Irismuskulatur, insbesondere des M. sphincter pupillae
Iridotomie	Iriseinschneidung, z.B mit YAG-Laser
Iridozyklitis	Entzündung der Regenbogenhaut und des Strahlenkörpers
Iris	Regenbogenhaut
Iris bombata (bombée)	Napfkucheniris, Verklebung des Pupillenrandes mit der Linse, Vorwölbung der Iris durch Abflußbehinderung des Kammerwassers
Iritis	Regenbogenhautentzündung
Katarakt (die)	grauer Star, Trübung der Augenlinse
Kataraktextraktion	operative Entfernung des grauen Stars
Keratitis	Hornhautentzündung
Keratoglobus	Hornhautvorwölbung
Keratokonus	Kegelbildung der Hornhaut
Keratomalazie	Nekrose des Hornhautgewebes bei Vitamin-A-Mangel
Keratomileusis	Hornhautschleifung, mechanisches Abschleifen von Hornhautanteilen zur Brechkraftänderung
Keratomykose	Pilzinfektion der Hornhaut
Keratophakie	Einbringen einer Sammellinse in das Hornhautstroma
Keratoplastik	Hornhauttransplantation
Keratoprothese	Einsetzen einer künstlichen Optik in die Hornhaut, die die gesamte Dicke der Hornhaut umfaßt
Keratotomie	Einschneiden der Hornhaut
Kolobom	Spaltbildung der Uvea oder des Sehnervs
Konjunktiva	Bindehaut
Konvergenz	Bewegung beider Augen nach innen
Kornea	Hornhaut
Kryopexie	Anheftung der Netzhaut an ihre Unterlage durch Kälte
Kryptophthalmus	stark mißgebildeter, nur in Rudimenten vorhandener Augapfel
Lagophthalmus	mangelhafter Lidschluß
Lamina cribrosa	Skleradurchlöcherung für den Sehnervendurchtritt
Lasertrabekulotomie/ Lasertrabekuloplastik	Aufreißen des Trabekelwerkes mittels Laserstrahlen
Lentikonus	kegelartige Veränderung der Linsenvorder- oder Hinterfläche
Leukokorie	»amaurotisches Katzenauge«, weißes Aufleuchten der Pupille
Leukom	dichte, weiße, ausgedehnte Hornhautnarbe
Limbus corneae	Hornhautrand
Macula corneae	kleine Hornhautnarbe
Macula lutea	gelber Fleck, Stelle des schärfsten Sehens
Madarosis	Wimpernausfall
Makrophthalmus	zu großer Augapfel
Makropsie	Größersehen
Megalokornea	Makrokornea, zu großer Hornhautdurchmesser
mesopisches Sehen	Dämmerungssehen
Metamorphopsie	Verzerrtsehen
Mikrophthalmus	zu kleiner Augapfel
Mikropsie	Kleinersehen
Minimum separabile	Auflösungsvermögen des Auges, Trennschärfe
Miosis	enge Pupille
Miotika	pupillenverengende Medikamente
Monochromasie	Einfarbensehen
Mouches volantes	»fliegende Mücken«, Glaskörpereinlagerungen
Mydriasis	weite Pupille
Mydriatika	pupillenerweiternde Medikamente
Myopie	Kurzsichtigkeit
Myositis	Entzündung der äußeren Augenmuskeln
Nubekula	»Wölkchen«, feinste Hornhautnarben
Nyktalopie	»Nachtsichtigkeit«, Tagblindheit
Nystagmus	Augenzittern, Augenrucken

Occlusio pupillae	Papillenverschluß
Okklusion	Verdecken des besseren Auges zwecks Beübung des amblyopen Partnerauges
Okulopression	Ausüben von Druck auf das Auge
Ophthalmie	Augenentzündung
Ophthalmoplegie	Lähmung aller Augenmuskeln
Ophthalmoskopie	Fundusskopie, Betrachtung des Augenhintergrundes
Optotype	Sehzeichen zur Visusprüfung
Ora serrata	Grenze zwischen Netzhaut und Ziliarkörper
Orbita	Augenhöhle
Orbitotomie	operative Eröffnung der Augenhöhle
Orthophorie/Orthotropie	Parallelstand beider Augen, normales Augenmuskelgleichgewicht
Orthoptik	Behandlung des Schielens durch Beübung der Augenmuskulatur
Pannus	Vaskularisation der Hornhaut
Panophthalmie	Endophthalmitis, schwere Entzündung des gesamten Auges
Papilla nervi optici	Sehnervenkopf, Sehnerveneintritt
Papillitis	Entzündung des Sehnervenkopfes
Penalisation	Herabsetzung der Sehschärfe des besseren Auges zugunsten des amblyopen Auges
Peridektomie	Ausschneidung der Bindehaut
Perimetrie	Gesichtsfeldprüfung
Periphlebitis retinae	Entzündung der Venen der Netzhaut, rezidivierende juvenile Glasköpereinblutung
Peritomie	Abtrennung der Bindehaut am Limbus
Phakoemulsifikation	Zerkleinerung des Linsenkerns mittels Ultraschall
Phlyktäne	kleine rundliche Infiltration der Binde- oder Hornhaut
Photophobie	Lichtscheu
photopisches Sehen	Sehen bei Helladaptation
Photopsie	Sehen von Blitzen und Funken
Phthiriasis	Wimpernbefall mit Filzläusen
Phthisis bulbi	Augapfelschrumpfung nach schwerer Verletzung oder Entzündung
Piëzometrie	Verdrängbarkeit des Bulbus durch das Auflegen von Gewichten bzw. nach Okulopression
Pinguecula	Lidspaltenfleck der Bindehaut
Pleoptik	Maßnahmen zur Amblyopiebehandlung
Plica semilunaris	Schleimhautfalte der Bindehaut im inneren Lidwinkel, rudimentäre Nickhaut
Präzipitate	Leukozytenanlagerung an der Hornhautrückfläche
Presbyopie	Alterssichtigkeit
Protanomalie	Schwäche für die Rotwahrnehmung
Protanopie	Rotblindheit
Protrusio bulbi	Vortreibung des Augapfels
Pseudoexfoliatio lentis	Kapselhäutchen der Linse, feinste membranartige Linsenauflagerung
pseudoisochromatische Tafeln	Farbtafeln mit Verwechslungsfarben mit gleichem Helligkeitswert
Pseudophakie	Korrektur der Linsenlosigkeit mit künstlichen Augenlinsen nach Kataraktoperation
Pseudoptosis	Herabhängen des Oberlides durch Entzündung ohne Vorliegen einer Lähmung
Pterygium	Flügelfell; sich auf die Hornhaut vorschiebende Bindehautfalte
Ptosis	Herabhängen des Oberlides
Punctum lacrimale	Tränenpünktchen
Pupillotonie	langsame Naheinstellungs- und Lichtreaktion, langsame Wiedererweiterung der Pupille
Refraktion	Brechkraft
Retina	Netzhaut
Retinoblastom	im frühen Kindesalter auftretender bösartiger Netzhauttumor
Retinopathie	nicht entzündliche Netzhauterkrankung
Retinoschisis	Netzhautspaltung
Rubeosis	Gefäßneubildung oder -erweiterung
Saccus lacrimalis	Tränensack
Seclusio pupillae	Verklebung des Pupillarrandes mit der Linsenvorderfläche
Siderosis bulbi	»Verrostung« des Auges bei intraokularen Eisensplittern
Skiaskopie	»Schattenprobe« zur Brechkraftbestimmung des Auges
Sklera	Lederhaut
Skotom	Ausfall von Gesichtsfeldteilen
skotopisches Sehen	Sehen bei Dunkeladaptation
Skrofulose	exsudative Diathese meist bei tuberkulin-positiven Kindern
Sphärophakie	Kugellinse
Staphylom	Vorwölbung und Verdünnung der Horn- oder Lederhaut
Stereoskopie	räumliches Sehen, bedingt durch die Stellungsparallaxe beider Augen

Strabismus	Schielen
Superzilium	Augenbrauen
Symblepharon	Verwachsungen von Conjunctiva tarsi und bulbi
sympathische Ophthalmie	schwerste Augenentzündung des kontralateralen Auges nach perforierenden Verletzungen durch immunologische Reaktionen
Synchisis scintillans	glitzernde Stoffwechselablagerungen im Glaskörper
Synechie	Verklebung von Iris und Linsenvorderfläche (hintere Synechie) bzw. von Iris und Hornhautrückfläche (vordere Synechie)
tapetoretinale Degeneration	Degeneration des Pigmentepithels der Netzhaut
Tapetum nigrum	Pigmentepithel der Netzhaut
Tarsorrhaphie	Blepharorrhaphie, temporale Vernähung des Ober- und Unterlides
Tenonitis	Entzündung der Tenonschen Kapsel
Tonometrie	Augendruckmessung
Torticollis ocularis	augenbedingter Schiefhals
Trabeculum corneosclerale	feines Maschenwerk im Kammerwinkel, durch das das Kammerwasser das Auge verläßt
Trabekulektomie	fistulierende Glaukomoperation im Kammerwinkelbereich, Schaffung eines künstlichen Abflusses des Kammerwassers
Trabekulotomie	Aufreißen des Schlemmschen Kanals nach innen bei Hydrophthalmie
Trachom	»Ägyptische Körnerkrankheit«, chronische follikuläre Bindehautentzündung
Tractus opticus	Sehbahn
Trichiasis	schleifende Wimpern auf der Hornhaut
Trichromasie	normale Farbwahrnehmung
Tritanomalie	Schwäche der Blauwahrnehmung
Tritanopie	Blaublindheit
Tunica vasculosa lentis	feine embryonale, sich später zurückbildende Gefäßhaut auf der Linse
Tyndall-Phänomen	Kammerwassertrübung bei Regenbogenhautentzündung
Uvea	Gefäßhaut, Traubenhaut, aus Iris, Ziliarkörper und Aderhaut bestehend
Uveitis	Entzündung der Gefäßhaut
Visus cum correctione	Sehschärfe mit Korrektur
Visus sine correctione	Sehschärfe ohne Korrektur
Vitrektomie	glaskörperchirurgischer Eingriff
Xanthelasma (das)	Lipidablagerung in der Lidhaut
Xanthopsie	Gelbsehen
Xerophthalmie	»trockenes Auge«, Eintrocknung von Binde- und Hornhaut infolge Vitamin-A-Mangel
YAG-Iridotomie	Anlegen eines Irisloches mit Hilfe eines YAG-Lasers
YAG-Kapsulotomie	Entfernung der verdichteten, hinteren Linsenkapsel nach extrakapsulärer Kataraktoperation mittels YAG-Laser
ziliar	zum Ziliarkörper gehörig
Zilien	Wimpern
Zonula ciliaris (Zinni)	Aufhängeapparat der Linse
Zyanopsie	Blausehen
Zyklitis	Entzündung des Ziliarkörpers
Zyklodialyse	operative Ablösung des Ziliarkörpers bei Aphakieglaukom
Zyklodiathermie	Drosselung der Kammerwasserproduktion durch Elektrokoagulation des Ziliarkörpers
Zyklokryothermie	Drosselung der Kammerwasserproduktion durch Vereisung des Ziliarkörpers
Zykloplegie	Lähmung des Ziliarkörpers durch Medikamente
Zykloplegika	ziliarmuskellähmende Medikamente

Weiterführende Literatur (Auswahl)

Monographien und Lehrbücher

Alexandridis, E.: Die Pupille. Springer, Berlin, Heidelberg, New York 1982

Axenfeld, Th.: Pau, H. (Hrsg.): Lehrbuch der Augenheilkunde, Fischer, Stuttgart, Jena, New York 1992

Bonafonte, S.; Muinos, A.; Martinez, O. M.: Taschenatlas Ophthalmologie. Schwer, Stuttgart 1990

Burggraf, H.; Burggraf, A.: Grundlagen augenärztlicher Begutachtung in der Bundesrepublik Deutschland. Fischer, Stuttgart, New York 1984

Francois, J.; Hollwich, F.: Augenheilkunde in Klinik und Praxis, Band 1 bis 4. Thieme, Stuttgart, New York 1977–1991

Guthoff, R.: Ultraschall in der ophthalmologischen Diagnostik. Bücherei des Augenarztes, Band 116. Enke, Stuttgart 1988

Kanski, J. J.: Netzhautablösung. Thieme, Stuttgart, New York 1987

Kaufmann, H.: Strabismus. Enke, Stuttgart 1986

Leydhecker, W.: Die Glaukome in der Praxis, Springer, Berlin, Heidelberg, New York 1990

Leydhecker, W.; Kriegelstein, G. K.: Untersuchungsmethoden des Auges. Fischer, Stuttgart, New York 1981

Mackensen, G.: Neubauer, H. (Hrsg.): Augenärztliche Operationen (2 Bände). Springer, Berlin, Heidelberg, New York 1988/1989

Naumann, G. O. H.: Pathologie des Auges. Springer, Berlin, Heidelberg, New York 1980

Pau, H.: Differentialdiagnose der Augenkrankheiten, Thieme, Stuttgart, New York 1986

Sachsenweger, M.: Taschenbuch der Augenheilkunde in den Tropen. Fischer, Stuttgart, New York 1991

Sachsenweger, R.: Augenärztliche Begutachtung. Thieme, Stuttgart, New York, 1976

Sachsenweger, R.; Sachsenweger, M.: Notfallsituationen am Auge, Thieme, Leipzig 1985

Sachsenweger, R.; Sachsenweger, M.: Kompendium und Atlas der Augenheilkunde, Thieme, Leipzig 1987

Straub, W.: Die ophthalmologischen Untersuchungsmethoden. Enke, Stuttgart 1976

Zeitschriften

Aktuelle Augenheilkunde. Thieme, Stuttgart, New York

Augenärztliche Fortbildung. Jahreskurse für praktische Augenheilkunde. Urban & Vogel, München

Der Augenarzt. Kaden, Heidelberg

der augenspiegel. der augenspiegel Verlags GmbH & Co. KG, Ratingen

Der Ophthalmologe. Springer, Berlin, Heidelberg, New York

Fortschritte der Ophthalmologie. Springer, Berlin, Heidelberg, New York

German Journal of Ophthalmology. Springer, Berlin, Heidelberg, New York

Graefe's Archive for Clinical and Experimental Opthalmology. Springer, Berlin, Heidelberg, New York

Klinische Monatsblätter für Augenheilkunde, Enke, Stuttgart

Zeitschrift für Praktische Augenheilkunde. Kaden, Heidelberg

Sachverzeichnis

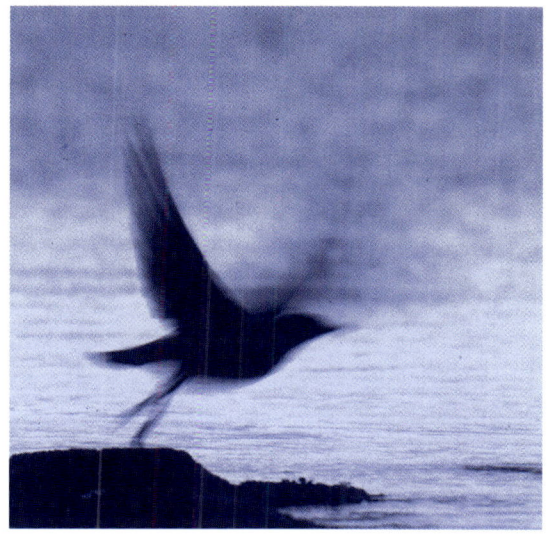

Es gibt viele gute Gründe, warum nahezu jeder zweite junge Arzt MLP-Kunde wird

Aber der wichtigste Grund von allen ist: Seit 25 Jahren beschäftigen wir uns mit den beruflichen und privaten Plänen des jungen Arztes.

Die individuell zugeschnittenen Konzepte umfassen dabei sämtliche wirtschaftlichen und finanziellen Aspekte der Bereiche Existenzplanung, Versicherungen und Bankdienstleistungen. Und da dieser „Service aus einer Hand" absolut unabhängig von allen Banken und Versicherungsgesellschaften ist, erarbeitet der MLP-Berater immer die jeweils günstigsten Angebote aus dem weiten Markt der Finanzdienstleistungen.

Wenn auch Sie von der MLP Erfahrung profitieren möchten, nehmen Sie bitte direkt Kontakt mit uns auf: 0 62 21/308-302.

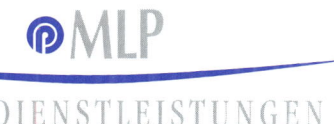

FINANZDIENSTLEISTUNGEN

Unabhängigkeit ist unsere Stärke

Forum 7 · 69126 Heidelberg

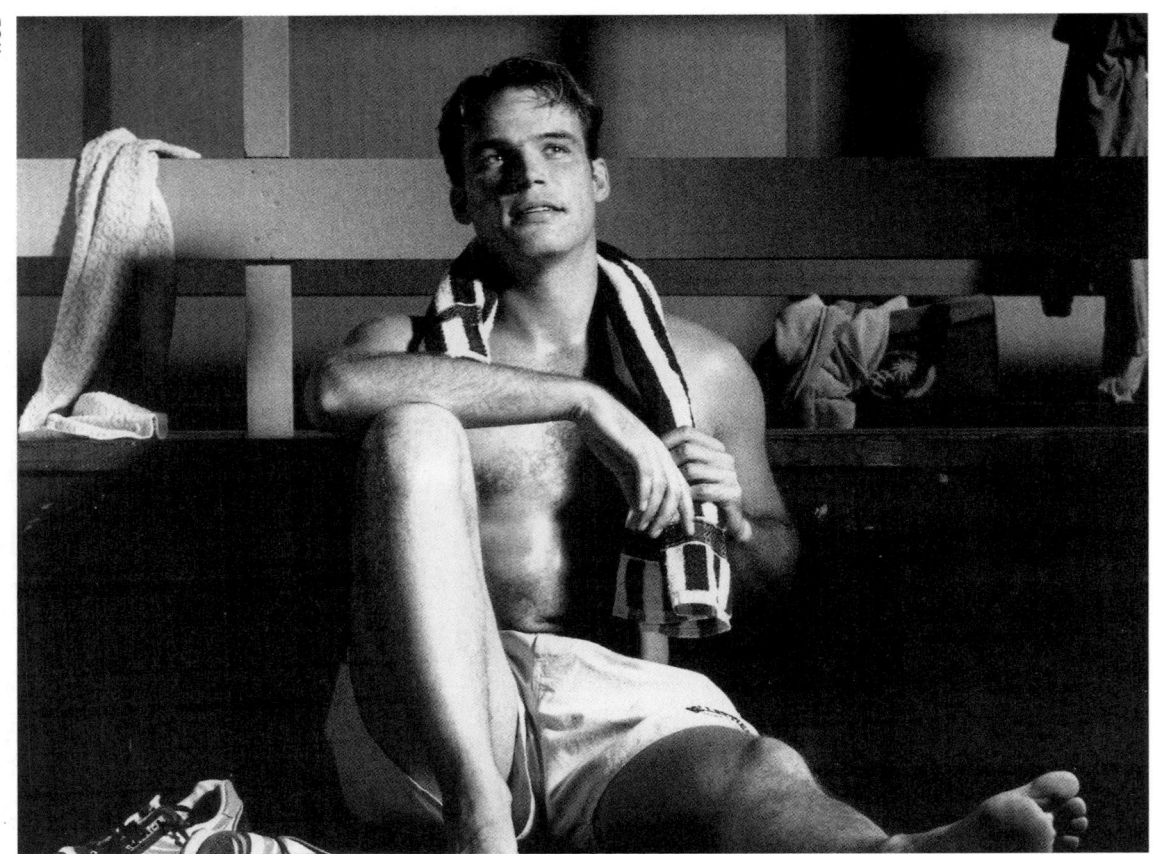

Was ist Ihnen mehr wert als der eigene Körper?

Ihr Körper tut alles für Sie. Also sollten Sie auch alles für ihn tun. Gerade dann, wenn es Ihnen mal nicht so gut geht. Eine private Krankenversicherung der Hallesche-Nationale bietet Ihnen beste finanzielle Sicherheit. Heute und in Zukunft. Hallesche-Nationale Krankenversicherung auf Gegenseitigkeit · Reinsburgstr. 10 · 70178 Stuttgart · Telefon (07 11) 66 03-0

Unternehmensverbund
Alte Leipziger

HALLESCHE-NATIONALE